Schmerztherapie bei Kindern, Jugendlichen und jungen Erwachsenen

Boris Zernikow
(Hrsg.)

Schmerztherapie bei Kindern, Jugendlichen und jungen Erwachsenen

5. Auflage

Mit 45 Abbildungen und 83 Tabellen

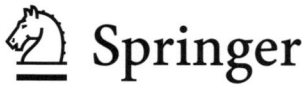 Springer

Herausgeber
Boris Zernikow
Deutsches Kinderschmerzzentrum
Vestische Kinder- und Jugendklinik Datteln-
Universität Witten/Herdecke

Ergänzendes Material finden Sie unter ▶ http://extras.springer.com/978-3-662-45056-7

ISBN 978-3-662-45056-7   ISBN 978-3-662-45057-4 (eBook)
DOI 10.1007/978-3-662-45057-4

Die Deutsche Nationalbibliothek verzeichnet diese Publikation in der Deutschen Nationalbibliografie;
detaillierte bibliografische Daten sind im Internet über ▶ http://dnb.d-nb.de abrufbar.

Springer
© Springer-Verlag Berlin Heidelberg 2003, 2005, 2009, 2015
Planung: Dr. Christine Lerche, Heidelberg
Projektmanagement: Dipl.-Biol. Ute Meyer, Heidelberg
Lektorat: Dipl.-Biol. Sabine Teichert, Itzehoe
Projektkoordination: Barbara Karg, Heidelberg
Umschlaggestaltung: deblik Berlin
Fotonachweis Umschlag: © Jan Greune, Deutsches Kinderschmerzzentrum, Vestische Kinder- und Jugendkli-
nik Datteln – Universität Witten/Herdecke
Herstellung: Crest Premedia Solutions (P) Ltd., Pune, India

Gedruckt auf säurefreiem und chlorfrei gebleichtem Papier

Springer ist Teil der Fachverlagsgruppe Springer Science+Business Media
www.springer.com

Liebe Hannah Sophie!

Voller Energie vorzeitig ins Leben gepurzelt,
hast Du früh Schmerzerfahrungen machen müssen.
In der Hoffnung, dass andere Frühgeborene
und auch ältere Kinder eine so verantwortungsvolle
Schmerztherapie erhalten wie Du,
sei Dir dieses Buch gewidmet.

Geleitwort

Schmerz und Schmerztherapie werden immer noch vernachlässigt innerhalb der Medizin. Die Fortschritte der letzten Jahre, vor allem im Bewusstsein der Öffentlichkeit und auch der Politiker, können nicht darüber hinwegtäuschen, dass das Problemfeld akuter und chronischer Schmerz noch weit von einer Lösung entfernt ist. Immer noch wird postoperativer Schmerz als »natürliche« Folge einer Operation missverstanden, und immer noch ist Schmerz im Bewusstsein vieler etwas, das z. B. zum Tumorleiden dazugehört. Meist handelt es sich bei den Betroffenen um Erwachsene, die sich ausdrücken können und ihre Bedürfnisse durchsetzen können.

Besonders schlimm ist die Situation aber für Kleinkinder und Kinder. Zunächst stand da über viele Jahre die Behauptung im Raum, dass Kinder keine oder weniger Schmerzen verspüren würden. Eine lange Tradition, die z. B. in Beschneidungen und ähnlichen Riten, die sich bis heute noch erhalten haben, ihren Ausdruck findet. Kleinkindern fehlt die Möglichkeit, sich zu artikulieren, zumindest aber kann die Artikulation fehlgedeutet werden. Schmerz, Stress, Unwillen bilden dann fließende Grenzen, und die Interpretation bleibt Erwachsenen vorbehalten, die offensichtlich nicht immer das richtige Verständnis aufbringen. Auch die Interaktion von Eltern mit ihren Kindern ist oft nicht so ausgelegt, dass die wirklichen Wünsche und Bedürfnisse der Kinder ausreichend berücksichtigt werden. All dies macht Kinder, wenn sie Patient werden, wehrlos, verletzlich und teilweise zu Opfern.

Ein anderer Aspekt ist, dass wir noch viel zu wenig von den Auswirkungen der akuten Schmerzen bei Kindern auf das spätere »Schmerzgedächtnis« und auf spätere Lebensweisen wissen. Die Literatur ist gefüllt von Arbeiten über Chronifizierung, aber leer an Arbeiten über die Chronifizierungseinflüsse kindlicher Schmerzen. Wir können nur vermuten, dass kindlicher Schmerz nicht nur biochemische Prozesse auslöst, nicht nur Genveränderungen induziert, sondern auch Verhalten, Reaktionen, Empfinden verändert. Ausreichende Schmerztherapie ist deshalb bei Kindern enorm wichtig, will man nicht völlig unbekannte und vielleicht weitreichende Folgen in der Entwicklung des Kindes riskieren.

Das vorliegende Buch geht auf viele dieser Aspekte ein, gibt praktische Hinweise und Anleitungen, berücksichtigt die psycho-sozialen Auswirkungen chronischer Schmerzen und beschreibt unterschiedliche Krankheitsbilder. Es ist das Verdienst von Herrn Dr. Zernikow, hier das erste umfassende deutsche Lehrbuch für Schmerztherapie bei Kindern vorzulegen und damit ein großes Vakuum auszufüllen. Dieses Vakuum ist besonders bedeutsam geworden, seit der deutsche Ärztetag 1996 beschlossen hat, Schmerztherapie als Weiterbildungsinhalt in jedem klinischen Fach zu verankern, so auch in der Pädiatrie. Pädiater sind nach wie vor in der Deutschen Gesellschaft zum Studium des Schmerzes (DGSS) völlig unterrepräsentiert, auch in der Deutschen Interdisziplinären Vereinigung für Schmerztherapie (DIVS) fehlt eine pädiatrische Beteiligung. Man kann dem Buch und dem Bemühen der Autoren daher nur wünschen, dass notwendige Brücken geschlagen werden, dass Sensibilität und Bewusstsein wachsen, und dass schließlich das vernachlässigte Gebiet kindlicher Schmerzen aus dem Schatten hervorgeholt wird. Unbehandelter Schmerz bei Kindern trifft die wehrlosen Opfer. Dieses Buch bietet die Grundlage für qualifizierte Therapie und eine Beherrschung des Problems kindlicher Schmerzen.

Michael Zenz, Bochum

Vorwort zur fünften Auflage

Liebe Leserinnen und Leser,

pädiatrische Schmerztherapie entwickelt sich dynamisch! Wissenschaftliche Fortschritte und gesellschaftliche Entwicklungen machten eine komplette Überarbeitung aller Kapitel dieses Schmerzbuches notwendig. Auf einige Besonderheiten möchte ich im Folgenden kurz eingehen.

Das neu hinzugekommene, einleitende Kapitel widmet sich der grundlegenden Frage: Was ist Schmerz? Dieses Kapitel ist das Fundament des Buches und sein konzeptioneller Rahmen – aber lesen Sie selbst … und schauen Sie doch ergänzend den Zeichentrickfilm: »Den Schmerz verstehen – und was zu tun ist in 10 Minuten« (▶ http://www.deutsches-kinderschmerzzentrum.de/)! Edukation über die Schmerzentstehung, den Unterschied zwischen akutem und chronischem Schmerz sowie eine angepasste Schmerztherapie ist die Grundlage einer erfolgreichen Behandlung chronischer Schmerzen. Beim Akutschmerz ist eine altersgerechte Aufklärung über Wirkungen und mögliche Nebenwirkungen der Analgetika sowie ihren bestimmungsgemäßen Gebrauch elementar. Edukation kann in jedem Versorgungsetting umgesetzt werden – ambulant ebenso wie stationär, in der Grundversorgung genauso wie in Spezialambulanzen oder tertiären Zentren. Erfolgreiche Edukation von Patient und Eltern setzt eine kompetente Gesprächsführung voraus. Grundlagen der Gesprächsführung und Inhalte von Schmerzedukation werden in ▶ Kap. 23 dargestellt.

3–5 % aller Schulkinder in Deutschland sind durch chronische Schmerzen stark beeinträchtigt: Sie besuchen die Schule nur noch unregelmäßig, sind in ihrer Freizeitausübung stark eingeschränkt und leiden oft unter Traurigkeit oder Ängstlichkeit. Ein Meilenstein der Schmerztherapie dieser Kinder und Jugendlichen mit stark chronifizierten Schmerzen ist die randomisiert kontrollierte Studie von Tanja Hechler, Ann-Kristin Ruhe und Kollegen[1]. Erstmals wurde die Wirksamkeit eines stationären, intensiven multimodalen Schmerztherapieprogramms belegt. Bei den betroffenen Familien konnten die schmerzbedingten (Un) Kosten beispielsweise durch Arbeitszeitausfälle der Eltern reduziert werden. Die finanziellen Belastungen verringerten sich reziprok zum Erfolg der Schmerzbehandlung. Diese und weitere, neue Erkenntnisse machten eine komplette Überarbeitung von ▶ Kap. 24 zur multimodalen Schmerztherapie notwendig.

Aber nicht nur in der Behandlung chronischer Schmerzen wurden neue Erkenntnisse gewonnen und Fortschritte erzielt, sondern auch in der Akutschmerztherapie. Das ▶ Kap. 25 ist neu und widmet sich dem Weg einer Kinderklinik zum schmerzfreien Krankenhaus – dies ist natürlich eine unerreichbare Vision, aber das Ringen um diese Vision geht mit einer realen Reduktion perioperativer Schmerzerfahrungen bei Kindern und Jugendlichen einher.

Die Lebenszeit nach der Pubertät, das Alter zwischen dem 18. und 25. Lebensjahr, die »emerging adulthood«, ist gekennzeichnet durch große Herausforderungen. Junge Erwach-

---

1   Hechler T, Ruhe AK, Schmidt P, Hirsch J, Wager J, Dobe M, Krummenauer F, Zernikow B (2014) Inpatient-based intensive interdisciplinary pain treatment for highly impaired children with severe chronic pain: randomized controlled trial of efficacy and economic effects. Pain 155(1):118–128

sene mit chronischen Schmerzen setzen sich mit ganz speziellen Lebensthemen und Problemen auseinander. Sind sie von chronischen Schmerzen betroffen, finden sie oft eine adäquate Schmerzbehandlung eher in Kinder- und Jugendkliniken als in Einrichtungen für ältere Erwachsene. Wie das aussehen und gelingen kann, beschreibt ▸ Kap. 22.

Neu in der 5. Auflage ist auch ein Kapitel über Aus-, Fort- und Weiterbildung in pädiatrischer Schmerztherapie. Es findet sich nicht in der Printversion des Buches, steht aber im Internet unter ▸ http://extras.springer.com nach Eingabe der ISBN 978-3-662-45056-7 zur Verfügung, ebenso wie das Kapitel zu Angst und Schmerz beim Zahnarzt.

Im Kontrast zu wissenschaftlichen Fortschritten in der pädiatrischen Schmerztherapie stehen gesellschaftliche Rückschritte. Eine effektive Schmerztherapie wird bei nicht-medizinisch indizierter Beschneidung durch die jetzige Gesetzgebung nicht garantiert. Die WHO hat eine pädiatrische Schmerztherapieempfehlung publiziert, die maßgeblich auf Studien an Erwachsenen basiert. Auch deshalb ist sie voller Fehler und Unzulänglichkeiten.[2] Immer mehr Kinder und Jugendliche mit chronischen Schmerzen werden nutzlosen, invasiven oder anderweitig gefährlichen Therapien unterzogen, die größtenteils kritiklos aus der Versorgung schmerzkranker Erwachsener importiert werden, wobei ihr Nutzen selbst bei Erwachsenen umstritten ist.[3] Umso wichtiger ist es, dass Sie, liebe Leserinnen und Leser, up to date bleiben, Ihren pädiatrischen Schmerzpatienten eine effektive sowie risikoarme Schmerzbehandlung anbieten und so unnötiges Leid verhindern.

Wir – die Autorinnen und Autoren des Buches, Frau Barbara Gertz, die alle Manuskripte mit großem Sachverstand und Einsatz bearbeitet hat, sowie die klinischen Teams, welche den Autorinnen und Autoren den Rücken freigehalten haben während ihrer publikatorischen Tätigkeit – wünschen uns, dass durch dieses Buch die Welt für Kinder, Jugendliche und junge Erwachsene schmerzärmer wird. Dann hätte sich die umfangreiche vierte Überarbeitung gelohnt! Aber das, liebe Leserinnen und Leser, haben ganz alleine Sie in der Hand – in Ihrer täglichen Arbeit.

Boris Zernikow
Datteln, im November 2014

2   Drake R, Anderson BJ, Anker JN, Zernikow B (2013) Managing persisting pain in children with medical illnesses: Another frontier unexplored. Paediatr Anaesth 23(5): 381–384
3   Zernikow B, Wager J, Brehmer H, Hirschfeld G, Maier C (2014) Invasive treatments for pediatric complex pain syndrome - a scoping review. Anesthesiol 122(3): 699–707

Vorwort zur ersten Auflage

Noch 1968 hieß es in einem amerikanischen Übersichtsartikel von Swafford u. Allen: »Pädiatrische Patienten benötigen nur selten Schmerzmedikamente. Im Allgemeinen tolerieren sie Schmerzen gut« [Swafford u. Allen (1968) Med Clin N Am 52: 131–136]. 1987 publizierte Anand im Lancet eine richtungweisende Arbeit, als er zeigen konnte, dass Frühgeborene bei der Ductusligatur von einer intraoperativen Fentanylanalgesie profitieren [Anand et al. (1987) Lancet I: 62–66]. Seine Literaturrecherche vor Studienbeginn hatte ergeben, dass damals 3/4 aller Operationen an Frühgeborenen ohne (ausreichende) Analgesie durchgeführt wurden. Nach herrschender Lehrmeinung hatten Frühgeborene keine Schmerzen – wozu sollte man sie dann analgesieren? Heute – nur 13 Jahre später – empfinden wir ein solches Vorgehen zu Recht als barbarisch.

Die Lehrmeinungen haben sich grundlegend geändert: Frühgeborene empfinden Schmerzen nicht viel anders als Erwachsene! Physiologische Besonderheiten, die von Prof. Sandkühler u. Dr. Benrath in ▶ Kap. 1* sehr anschaulich dargestellt werden, lassen vermuten, dass sie vielleicht sogar mehr Schmerzen empfinden.

»L'homme est un apprenti, la douleur est son maître« (»Der Mensch ist ein Lehrling, und Schmerz ist sein Meister«, Alfred de Musset, La Nuit d'Octobre, 1837) erlangt in der Neonatologie traurige Wahrheit. In der Neonatalzeit – bekanntlich die Zeit der größten zerebralen Plastizität – verändern starke Schmerzen das nozizeptive System so sehr, dass der Effekt nach Monaten, vielleicht sogar bis ins Erwachsenenalter hinein nachweisbar ist [Taddio et al. (1997) Lancet 349: 599–603].

Wir können heute hinsichtlich des Schmerzempfindens von Kindern auf deutlich mehr wissenschaftliche Erkenntnisse zurückgreifen als vor 13 Jahren, und dennoch: In der täglichen Routine erhalten Kinder nach wie vor weniger Analgesie als Erwachsene [Petrack et al. (1997) Pediatrics 99: 711–714] und Neugeborene weniger als ältere Kinder [Bauchner et al. (1992) J Pediatr 121: 647–9].

Selbst während der Lebensendphase wird bei Kindern die Schmerztherapie sträflich vernachlässigt [Wolfe et al. (2000) N Engl J Med 342: 326–333]. Hierfür lassen sich 5 Gründe anführen:
1. Noch immer grassiert der Irrglaube, Kinder empfänden weniger Schmerz und könnten sich kaum an erlittene Schmerzen erinnern. Heutzutage vertritt kaum jemand diese Meinung explizit. Aber liegt sie nicht implizit dem beobachteten Unterschied im Analgetikaeinsatz zwischen Pädiatrischen und Neonatologischen Intensivstationen zugrunde?
2. Bei kleineren Kindern sind Schmerzen unzweifelhaft schwerer zu erkennen als bei Erwachsenen. Unter Umständen zeigen Neugeborene unter starkem Schmerz nach außen hin völlige Ruhe.
3. Kindern ist es verwehrt, sich schmerzhaften Eingriffen durch Noncompliance zu entziehen.
4. Gewisse Schmerzen – man denke an Kopf- oder Bauchschmerzen – werden bagatellisiert.

5. Es ist das gemeinsame Bestreben von Kinderärztinnen/ärzten und Krankenschwestern/-pflegern, zu helfen, und nicht zu schaden. Meist gelingt es, Kinder vollständig von ihrer Krankheit zu heilen. Bleibende analgesiebedingte Schäden sind demnach inakzeptabel. Bei Erwachsenen mit ihren chronischen Krankheiten steht eher die Schmerzlinderung im Vordergrund – auch um den Preis körperlicher Integrität.

Zunächst möchten wir Leserinnen und Leser mit den Grundlagen der pädiatrischen Schmerztherapie vertraut machen durch die einleitenden Kapitel zu Schmerzphysiologie, Schmerzmessung, klinischer Pharmakologie, psychologischer Schmerzprävention bei akuten Schmerzen und der Rolle der Kinderkrankenpflege.

Aktuelle, wissenschaftlich fundierte Erkenntnisse werden in den folgenden Kapiteln zu kochbuchartigen Rezepten verdichtet und geben Anleitung, wie in einer Vielzahl von Situationen Schmerzen bei Kindern risikoarm und gleichzeitig effektiv zu therapieren sind (▶ Kap. 6–10; 12–14*).

Ein Schwerpunkt wird auf die Prävention von Stress sowie die psychologische Vor- und Nachbereitung unvermeidbarer Schmerzen gelegt.

Chronische Schmerzen bei Kindern bedürfen eines ausgeklügelten interdisziplinären Behandlungsplans. In ihrer Behandlung spielen neben Kinderärztinnen/Kinderärzten, Kinderkrankenschwestern/-pflegern sowie Krankengymnastinnen/Krankengymnasten auch Psychologinnen/Psycho logen eine wichtige Rolle. Am Beispiel funktioneller Bauchschmerzen (▶ Kap. 11*) und chronischer Kopfschmerzen (▶ Kap. 12*) werden durch ein Team aus Ärztin/Arzt und Psychologin/Psychologe evaluierte interdisziplinäre Therapieansätze vorgestellt. In der postoperativen Phase oder bei schmerzhaften Eingriffen (▶ Kap. 7 und 8*) sind sowohl Kinderärztinnen/ärzte als auch Kinderanästhesistinnen/anästhesisten gefragt.

Wenn irgend möglich, sind Regime mit wissenschaftlichem Wirknachweis aufgelistet. Es ist leider ein Faktum, dass die Studien zu Schmerzen beim Kind in einigen Bereichen noch zu lückenhaft sind, um alle Aussagen wissenschaftlich absichern zu können; durch Sachverstand und langjährige Erfahrung der Spezialisten kommen die Autorinnen und Autoren durchweg zu tragfähigen Empfehlungen.

Ausschließlich auf Erfahrung beruht das Abschlusskapitel dieses Buches über ergänzende, naturheilkundlich orientierte Pflege bei schmerzhaften Erkrankungen. Diese Vorschläge harren noch der dringend notwendigen wissenschaftlichen Verifizierung, um Teil der täglich praktizierten Medizin zu werden. Eine jede Leserin und ein jeder Leser ist eingeladen, daran mitzuarbeiten. Dieses Buch ist ein Beispiel für funktionierende interprofessionelle und interdisziplinäre Kooperation aller beteiligten Berufsgruppen, wie die Autorinnen/Autoren sie sich für jede Kinderklinik wünschen.

Es konnte nur zustande kommen, weil
- die Qualitätssicherungsgruppe der Gesellschaft für Pädiatrische Hämatologie und Onkologie
- den Dres. Fengler, Grießinger und mir das Verfassen von Schmerztherapieempfehlungen anvertraute, deren Verwirklichung insbesondere von Frau Prof. Dr. U. Creutzig und Prof. Dr. G. Henze mit Rat und Tat unterstützt wurde,

- die Deutsche Leukämieforschungshilfe und die Mundipharma GmbH das Projekt STOP (Schmerz-Therapie in der Onkologischen Pädiatrie) förderten, wodurch ich zeitliche Freiräume für die Forschung auf dem Gebiet pädiatrischer Schmerzen erhielt,
- sich Prof. Dr. M. Zenz vor Jahren die Zeit nahm, einen »Frischling« an seinen schmerztherapeutischen Erfahrungen teilhaben zu lassen,
- mein Freund und Mentor Dr. E. Michel sowie meine Frau Dipl.-Psych. Jutta Ossenbrügger viel Zeit, Energie und kritischen Sachverstand bei der »Geburt« dieses Werkes aufbrachten,
- Prof. Dr. W. Andler und der leitende Oberarzt der Vestischen Kinderklinik, Guido Bürk, auf freundschaftliche Art und Weise die teilweise unkonventionellen Wege eines Assistenzarztes mittrugen.

Danken möchte ich allen Autoren für ihr großes Engagement, Frau Dr. Gabriele Lindena (Mundipharma GmbH) für wertvolle Kritik, den Mitarbeitern des Springer-Verlags für ihre professionelle Arbeit, den Hauptsponsoren für ihre Unterstützung sowie ihre konsequente inhaltliche Nichteinmischung und Wilma Henkel für ihre unermüdliche Arbeit mit den Manuskripten. Kann das Buch »Schmerztherapie bei Kindern« nur ein wenig dazu beitragen, die aktuellen Erkenntnisse zur Schmerztherapie bei Kindern in die klinische Praxis umzusetzen, hat sich die Mühe seiner Autoren gelohnt.

Boris Zernikow
Datteln, im Herbst 2000

Inhaltsverzeichnis

III Im Fokus: psychologische Aspekte

IV Im Fokus: pflegerische und komplementäre Aspekte

Autorenverzeichnis

Jürgen Behlert
Vestische Kinder- und Jugendklinik Datteln –
Universität Witten/Herdecke
Deutsches Kinderschmerzzentrum und Kinder-
palliativzentrum
Dr.-Friedrich-Steiner-Straße 5
45711 Datteln
E-mail: j.behlert@kinderklinik-datteln.de

Priv.-Doz. Dr. med. Justus Benrath
Universitätsklinikum Mannheim
Klinik für Anästhesiologie und Operative Inten-
sivmedizin
Theodor-Kutzer-Ufer 1–3
68167 Mannheim
E-mail: justus.benrath@anaes.ma.uni-heidelberg.de

Dr. med. Thomas Berger
Vestische Kinder- und Jugendklinik Datteln –
Universität Witten/Herdecke
Pädiatrische Gastroenterologie und
Heptatologie
Dr.-Friedrich-Steiner-Straße 5
45711 Datteln
E-mail: t.berger@kinderklinik-datteln.de

Dr. med. Jens Berrang
Kinderklinik Dortmund
Klinik für Kinder- und Jugendmedizin
Gastroenterologische Ambulanz
Baurhausstraße 40
44137 Dortmund
E-mail: jens.berrang@klinikumdo.de

Priv.-Doz. Dr. med. Markus Blankenburg
Neuropädiatrie, Zentrum für Kinder- und Jugend-
medizin
Klinikum Stuttgart – Olgahospital
Bismarckstr. 8
70176 Stuttgart
E-mail: m.blankenburg@klinikum-stuttgart.de

Gerhild Blaser
Universitätsklinikum Bonn
Medizinische Klinik und Poliklinik
Wilhelmstraße 35
53111 Bonn
E-mail: g.blaser@netcologne.de

Dr. rer. medic. Dipl.-Psych. Michael Dobe
Vestische Kinder- und Jugendklinik Datteln –
Universität Witten/Herdecke
Deutsches Kinderschmerzzentrum und Kinder-
palliativzentrum
Dr.-Friedrich-Steiner-Straße 5
45711 Datteln
E-mail: m.dobe@kinderklinik-datteln.de

Dr. med. Werner Finke
Marienhospital
Klinik für Anästhesiologie
Hölkeskampring 40
44625 Herne
E-mail: werner-finke@t-online.de

Dr. med. Karl-Heinz Friese
Homöopathischer HNO-Arzt
Marktplatz 3
71263 Weil der Stadt
E-mail: dr.friese@t-online.de

Prof. Dr. med. Michael Frosch
Vestische Kinder- und Jugendklinik Datteln –
Universität Witten/Herdecke
Deutsches Kinderschmerzzentrum und Kinder-
palliativzentrum
Dr.-Friedrich-Steiner-Straße 5
45711 Datteln
E-mail: m.frosch@kinderklinik-datteln.de

Dipl.-Psych. Elisabeth Fusswinkel
Vestische Kinder- und Jugendklinik Datteln –
Universität Witten/Herdecke
Deutsches Kinderschmerzzentrum und Kinder-
palliativzentrum
Dr.-Friedrich-Steiner-Straße 5
45711 Datteln
E-mail: e.fusswinkel@kinderklinik-datteln.de

Prof. Dr. med. Sven Gottschling
Zentrum für Palliativmedizin und Kinderschmerz-
therapie
Universitätsklinikum des Saarlandes
Gebäude 57
Kirrberger Straße 100
D-66421 Homburg/Saar
E-mail: sven.gottschling@uniklinikum-saarland.de

Dr. med. Carola Hasan
Vestische Kinder- und Jugendklinik Datteln –
Universität Witten/Herdecke
Deutsches Kinderschmerzzentrum und Kinder-
palliativzentrum
Dr.-Friedrich-Steiner-Straße 5
45711 Datteln
E-mail: c.hasan@kinderklinik-datteln.de

Priv.-Doz. Dr. rer. nat. Tanja Hechler
Vestische Kinder- und Jugendklinik Datteln –
Universität Witten/Herdecke
Deutsches Kinderschmerzzentrum und Kinder-
palliativzentrum
Dr.-Friedrich-Steiner-Straße 5
45711 Datteln
E-mail: t.hechler@deutsches-kinderschmerzzen-
trum.de

Dr. med. Yvonne Heidenreich
Vestische Kinder- und Jugendklinik Datteln –
Universität Witten/Herdecke
Deutsches Kinderschmerzzentrum und Kinder-
palliativzentrum
Dr.-Friedrich-Steiner-Straße 5
45711 Datteln
E-mail: y.heidenreich@kinderklinik-datteln.de

MScN Susanne Herzog
Evangelisches Krankenhaus Bielefeld
Pflegeentwicklung
Burgsteig 13
33617 Bielefeld
E-mail: susanne.herzog@evkb.de

MScN Bettina Hübner-Möhler
Vestische Kinder- und Jugendklinik Datteln –
Universität Witten/Herdecke
Deutsches Kinderschmerzzentrum und Kinder-
palliativzentrum
Dr.-Friedrich-Steiner-Straße 5
45711 Datteln
E-mail: b.huebner-moehler@kinderklinik-datteln.de

Dr. med. Christoph Hünseler
Universität zu Köln
Klinik und Poliklinik für allgemeine Kinderheil-
kunde
Joseph-Stelzmann-Straße 9
50924 Köln
E-mail: christoph.huenseler@uni-koeln.de

Dipl.-Päd. Senay Kaldirim-Celik
Vestische Kinder- und Jugendklinik Datteln –
Universität Witten/Herdecke
Deutsches Kinderschmerzzentrum und Kinder-
palliativzentrum
Dr.-Friedrich-Steiner-Straße 5
45711 Datteln
E-mail: s.kaldirim-celik@kinderklinik-datteln.de

Dr. med. dent. Johanna Marie Kant
Berufsausübungsgemeinschaft Dres. Johanna
Maria Kant und Johan Kant
Alexanderstraße 93
26121 Oldenburg
E-mail: info@zahnaerzte-kant.de

Dr. med. Petra Köster-Oehlmann
Evangelisches Krankenhaus Lippstadt
Abt. für Anästhesie und Operative Intensivme-
dizin
Wiedenbrücker Straße 33
59555 Lippstadt
E-mail: info@ev-krankenhaus.de

Dr. med. Holger Kriszio
Vestische Kinder- und Jugendklinik Datteln –
Universität Witten/Herdecke
Deutsches Kinderschmerzzentrum und Kinder-
palliativzentrum
Dr.-Friedrich-Steiner-Straße 5
45711 Datteln
E-mail: h.kriszio@kinderklinik-datteln.de

Prof. Dr. phil. Birgit Kröner-Herwig
Georg-August-Universität
Georg-Elias-Müller-Institut für Psychologie
Goßlerstraße 14
37073 Göttingen
E-mail: bkroene@uni-goettingen.de

Dr. med. Brigitte Messerer
Medizinische Universität Graz
Universitätsklinik für Anästhesiologie und Inten-
sivmedizin
Auenbrugger Platz 29
8036 Graz
Österreich
E-mail: brigitte.messerer@medizinunigraz.at

Priv.-Doz. Dr. med. Erik Michel
Kinderklinik
Klinikum Friedrichshafen
Röntgenstraße 2
88048 Friedrichshafen
E-mail: e.michel@klinikum-fn.de

Dipl.-Psych. Mira Mönter
Vestische Kinder- und Jugendklinik Datteln –
Universität Witten/Herdecke
Deutsches Kinderschmerzzentrum und Kinder-
palliativzentrum
Dr.-Friedrich-Steiner-Straße 5
45711 Datteln
E-mail: m.moenter@kinderklinik-datteln.de

Uta Münstermann
Vestische Kinder- und Jugendklinik Datteln –
Universität Witten/Herdecke
Deutsches Kinderschmerzzentrum und Kinder-
palliativzentrum
Dr.-Friedrich-Steiner-Straße 5
45711 Datteln
E-mail: u.muenstermann@kinderklinik-datteln.de

Dr. med. Alexander Reich
St.-Josef-Hospital Warendorf
Abteilung für Anästhesiologie, Intensivmedizin
und Schmerztherapie
Am Krankenhaus 2
48231 Warendorf
E-mail: a.reich@ihwaf.de

Prof. Dr. med. Paul Reinhold
Klinikum Herford
Klinik für Anästhesiologie und Operative Inten-
sivmedizin
Schwarzenmoorstraße 70
52049 Herford
E-mail: dr.reinhold@klinikum-herford.de

Dipl.-Psych. Uta Rohr
Vestische Kinder- und Jugendklinik Datteln –
Universität Witten/Herdecke
Deutsches Kinderschmerzzentrum und Kinder-
palliativzentrum
Dr.-Friedrich-Steiner-Straße 5
45711 Datteln
E-mail: u.rohr@kinderklinik-datteln.de

Prof. Dr. med. Bernhard Roth
Universität zu Köln
Klinik und Poliklinik für Allgemeine Kinderheil-
kunde
Joseph-Stelzmann-Straße 9
50924 Köln
E-mail: bernhard.roth@medizin.uni-koeln.de

MSc Public Health Ann-Kristin Ruhe
Vestische Kinder- und Jugendklinik Datteln –
Universität Witten/Herdecke
Deutsches Kinderschmerzzentrum und Kinder-
palliativzentrum
Dr.-Friedrich-Steiner-Straße 5
45711 Datteln
E-mail: a.ruhe@deutsches-kinderschmerzzen-
trum.de

Univ.-Prof. Dr. med. Jürgen Sandkühler
Medizinische Universität zu Wien
Zentrum für Hirnforschung, Abteilung für Neuro-
physiologie
Spitalgasse 4
1090 Wien
Österreich
E-mail: juergen.sandkuehler@meduniwien.ac.at

Prof. Dr. med. Michael Schäfer
Freie Universität Berlin
Klinik für Anästhesiologie und Operative Inten-
sivmedizin
Hindenburgdamm 30
12200 Berlin
E-mail: micha.schaefer@charite.de

Dr. rer. medic. MScN Pia Schmidt
Vestische Kinder- und Jugendklinik Datteln –
Universität Witten/Herdecke
Deutsches Kinderschmerzzentrum und Kinder-
palliativzentrum
Dr.-Friedrich-Steiner-Straße 5
45711 Datteln
E-mail: p.schmidt@kinderklinik-datteln.de

Priv.-Doz. Dr. med. Michael Überall
Institut für Neurowissenschaften, Algesiologie
und Pädiatrie, Institut für Qualitätssicherung in
Schmerztherapie und Palliativmedizin
Deutsche Gesellschaft für Schmerztherapie
Theodorstraße 1
90489 Nürnberg
E-mail: michael.ueberall@ifnap.de

Dr. med. Paul Vosschulte
Facharztpraxis für Kinder- und Jugendmedizin
Coerdeplatz 10
48147 Münster
E-mail: pvosschulte@aol.com

Dr. rer. nat. Dipl.-Psych. Julia Wager
Vestische Kinder- und Jugendklinik Datteln –
Universität Witten/Herdecke
Deutsches Kinderschmerzzentrum und Kinder-
palliativzentrum
Dr.-Friedrich-Steiner-Straße 5
45711 Datteln
E-mail: j.wager@deutsches-kinderschmerzzen-
trum.de

Dr. med. Christine Wamsler
Vestische Kinder- und Jugendklinik Datteln –
Universität Witten/Herdecke
Deutsches Kinderschmerzzentrum und Kinder-
palliativzentrum
Dr.-Friedrich-Steiner-Straße 5
45711 Datteln
E-mail: c.wamsler@kinderklinik-datteln.de

Prof. Dr. med. Boris Zernikow
Vestische Kinder- und Jugendklinik Datteln –
Universität Witten/Herdecke
Deutsches Kinderschmerzzentrum und Kinder-
palliativzentrum
Dr.-Friedrich-Steiner-Straße 5
45711 Datteln
E-mail: b.zernikow@kinderklinik-datteln.de

Grundlagen

Was ist Schmerz?

Julia Wager, Boris Zernikow

B. Zernikow (Hrsg.), *Schmerztherapie bei Kindern, Jugendlichen und jungen Erwachsenen*,
DOI 10.1007/978-3-662-45057-4_1, © Springer-Verlag Berlin Heidelberg 2015

1

1.1   Einleitung

In diesem Kapitel wird der Begriff Schmerz definiert und die Abgrenzung zwischen akuten und chronischen Schmerzen besprochen. Weiterhin wird eine biopsychosoziale Sichtweise zum Schmerzverständnis vermittelt.

1.2   Definition

Schmerz ist ein universelles Phänomen. Fast jeder Mensch hat schon einmal Schmerzen erlebt; bereits im Neugeborenenalter werden Schmerzen wahrgenommen (Anand 1993). Das Schmerzgeschehen manifestiert sich auf unterschiedlichen Ebenen. Es ist eine Sinnesempfindung und zugleich häufig assoziiert mit einer spezifischen Mimik, mit Lautäußerungen oder einer reflexartigen Rückzugsbewegung. Weiterhin ist Schmerz häufig auch anhand komplexerer Verhaltensweisen zu identifizieren; beispielsweise führt Schmerz zu einer Schonhaltung oder zum Aufsuchen eines Arztes. Auch auf emotionaler und motivationaler Ebene wirken sich Schmerzen aus; meist ist Schmerz mit negativen Emotionen verbunden.

Ein Versuch, dieses komplexe Geschehen in einer einfachen und eindeutigen Definition zu beschreiben, wurde von der Internationalen Gesellschaft zum Studium des Schmerzes (International Association for the Study of Pain, IASP) unternommen. Sie beschreiben Schmerz als »ein unangenehmes Sinnes- und Gefühlserlebnis, das mit aktueller oder potenzieller Gewebeschädigung verknüpft ist oder mit den Begriffen einer solchen Schädigung beschrieben wird« (Merskey u. Bogduk 1994, S. 210). Diese Schmerzdefinition beinhaltet somit zum einen die sensorische Wahrnehmung (**Nozizeption**), beschreibt aber auch den Einfluss emotionaler Komponenten. Die Verhaltensebene wird in dieser Definition vernachlässigt.

Das Sinnes- und Gefühlserlebnis von Schmerzen ist individuell verschieden, d. h., die Wahrnehmung von Schmerzen ist immer subjektiv. Dies zeigt sich u. a. daran, dass ähnliche schmerzauslösende Situationen zu sehr unterschiedlichen Reaktionen führen können. Der empfundene Schmerz und der schmerzauslösende Reiz sind demzufolge nicht gleichzusetzen.

Die IASP-Definition weist zudem darauf hin, dass Schmerz nicht in jedem Falle eine Gewebeschädigung zugrunde liegen muss. Das heißt, es werden unterschiedliche Arten von Schmerz angenommen, solche mit und ohne Gewebeschädigung. Schmerzen können die Folge einer Verletzung sein oder Symptom einer zugrunde liegenden Erkrankung, wie z. B. bei juveniler idiopathischer Arthritis (JIA), chronisch entzündlicher Darmerkrankung oder idiopathischer intrakranieller Hypertension (Pseudotumor cerebri); sie können aber auch eine eigenständige Erkrankung darstellen. Bei einer somatoformen Schmerzstörung (ICD-10: F45:4) bzw. chronischen Schmerzstörung mit somatischen und psychischen Faktoren (deutsche Fassung des ICD-10: F45.41) sind v. a. psychische und soziale Faktoren für die Entstehung und/oder Aufrechterhaltung der Schmerzen ausschlaggebend.

1.2.1   Abgrenzung von akuten und chronischen Schmerzen

Akutschmerz ist meist von kurzer Dauer (Sekunden bis wenige Wochen), und in der Regel ist eine Gewebeschädigung nachweisbar. Die wahrgenommene Schmerzintensität steht zumeist in einem engen Zusammenhang mit dem Ausmaß der Gewebeschädigung, jedoch modifizieren auch hier psychische Faktoren das Schmerzerleben. Akutschmerz hat eine **Warn- und Schutzfunktion**, die zur Schonung des verletzen Körperareals und somit zum Heilungsprozess beiträgt. Der Schmerz klingt mit zunehmender Heilung ab und verschwindet bei komplikationsloser Heilung ganz.

Es gibt aber auch Situationen, bei denen der akute Schmerz schleichend in einen **chronischen Schmerz** übergeht. Beim Übergang zu chronischen Schmerzen wird der Einfluss psychischer und sozialer Faktoren zunehmend relevanter (Eccleston 2001). Anhand der Schmerzwahrnehmung lässt sich jedoch akuter Schmerz nicht von chronischen Schmerzen abgrenzen. Daher wird diese Unterteilung meist basierend auf einem Zeitkriterium vorgenommen. Die geläufigste Definition chronischer Schmerzen stammt von der IASP, die den chronischen Schmerz definiert als »Schmerz, der über die für die Heilung als angemessen betrachtete Zeit hinaus anhält« (Merskey u. Bogduk 1994). Üblicherweise wird dieser Zeitraum auf 3 Monate festgelegt, d. h., von chronischem Schmerz spricht man dann, wenn er länger als 3 Monate anhält. Unter chronischen Schmerzen werden sowohl dauerhafte Schmerzen als auch wiederkehrende Schmerzen (z. B. Migräne) zusammengefasst, solange sie das Zeitkriterium erfüllen.

Diese Definition von chronischen Schmerzen, die sich ausschließlich an einem Zeitkriterium bzw. der Wundheilung orientiert, ist eindimensional. Das Erleben von Schmerzen allein hat eigentlich noch keinen Krankheitswert. Dieser wird nur dann erreicht, wenn der Schmerz als leidvoll wahrgenommen wird und zu Verhaltensänderungen oder emotionaler Beeinträchtigung führt. Ein Klassifikationssystem, das den Aspekt der verhaltensbasierten Beeinträchtigung mit einbezieht, ist die **Chronic-Pain-Grade-Skala**, welche Patienten aufgrund von Schmerzintensität und Beeinträchtigung im Alltag und bei der Arbeit bzw. bei Kindern in der Schule unterschiedlichen Schmerzschweregraden zuordnet (Von Korff et al. 1992; Wager et al. 2013). Die Skala unterscheidet insgesamt vier Schmerzschweregrade (◘ Tab. 1.1).

Obwohl bei den Schweregraden III und IV die Schmerzintensität für die Gruppenzuweisung keine Beachtung findet, wird davon ausgegangen, dass sie zumeist hoch ist. Bislang wurde die Chronic-Pain-Grade-Skala, die ursprünglich für Erwachsene entwickelt wurde (Von Korff et al. 1992), in einer epidemiologischen pädiatrischen Stichprobe (Huguet u. Miro 2008) und in einer klinischen pädiatrischen Stichprobe (Wager et al. 2013) angewendet und hat sich als ein valides Maß erwiesen. Die Ergänzung der Definition chronischer Schmerzen um den Aspekt der schmerzbezogenen Beeinträchtigung ist ein wichtiger Ansatz, um anhaltende klinisch relevante Schmerzen zu identifizieren.

Bei chronischen Schmerzen, die als eigenständige Erkrankung auftreten, ist häufig eine Klärung der Ursachen schwierig. Wichtig für den Umgang mit den Schmerzen ist, dass – im Gegensatz zu akuten Schmerzen – der chronische Schmerz keine Schutz- oder Warnfunktion hat. Das bedeutet, dass

◘ **Tab. 1.1** Chronic-Pain-Grade-Skala – Schweregradeinteilung

Schweregrad	Beschreibung
Grad I	geringe Schmerzintensität, geringe Beeinträchtigung
Grad II	hohe Schmerzintensität, geringe Beeinträchtigung
Grad III	moderate Beeinträchtigung (unabhängig von der Schmerzintensität)
Grad IV	hohe Beeinträchtigung (unabhängig von der Schmerzintensität)

die Beeinträchtigung, die häufig mit chronischen Schmerzen einhergeht, dysfunktional ist. Sie trägt nicht zur Reduktion der Schmerzproblematik bei (eher das Gegenteil tritt ein; es kommt zu einer Verschlimmerung) und bedingt Einschränkungen in unterschiedlichen Lebensbereichen des Kindes.

1.2.2 Klinisch relevanter chronischer Schmerz

Menschen bewerten Schmerzen sehr unterschiedlich und reagieren daher auch mit unterschiedlichem Verhalten auf Schmerzen. Während zu wenig Schonung bei Akutschmerzen eine Gefahr für den Heilungsverlauf darstellt, ist eine ausgeprägte Schonung bei chronischen Schmerzen häufig kontraindiziert und führt allgemein eher zu einer Verschlechterung der Schmerzsituation.

Einige Kinder mit chronischen Schmerzen halten trotz Schmerzen ein relativ normales Funktionsniveau aufrecht, gehen in die Schule und gehen Freizeitaktivitäten nach. Andere reduzieren das Funktionsniveau stark und nehmen immer weniger am Alltag teil. Wieder andere reagieren v. a. emotional auf Schmerzen, d. h., sie machen sich große Sorgen, haben Angst oder werden zunehmend traurig.

Klinisch relevant wird ein chronisches Schmerzproblem v. a. dann, wenn die Schmerzen Einschränkungen im Alltag sowie im Schul- oder Berufsleben oder im psychischen Wohlbefinden bedingen. Dann liegt eine ganz eindeutige Behandlungsindikation vor.

1.3   Schmerz als biopsychosoziales Phänomen

Ein traditioneller Ansatz zur Erklärung von Schmerzen war ein biomedizinisches Modell (Turk u. Okifuji 1999). Dieses Modell nimmt an, dass der Grad der Gewebeverletzung linear mit dem Ausmaß der Schmerzempfindung zusammenhängt. Weiterhin ist eine Modellannahme, dass Schmerzen beim Fehlen einer pathophysiologischen Veränderung eine rein psychische Ursache haben müssen. Dieses streng biomedizinische Modell wurde jedoch schon lange verworfen. Selbst bei Akutschmerz gibt es keinen eindeutigen Zusammenhang zwischen dem Ausmaß der Gewebeverletzung und der empfundenen Schmerzintensität (Turk u. Okifuji 1999). Schmerzerleben ist das Ergebnis eines subjektiven, individuell unterschiedlichen Wahrnehmungsprozesses (Coghill et al. 2003; Legrain et al. 2011).

Das heutige Verständnis von Schmerzen beruht auf einem biopsychosozialen Erklärungsmodell, das im Folgenden detailliert beschrieben wird. Dieses Modell postuliert, dass sich biologische Prozesse, psychologische Faktoren und das soziale Umfeld gegenseitig beeinflussen und einen gemeinsamen Einfluss auf das Schmerzerleben haben. Bei akuten Schmerzen ist dabei der Anteil biologischer Faktoren in der Regel größer als bei chronischen Schmerzen. Jedoch ist festzuhalten, dass jedes Schmerzerleben – sei es akut oder chronisch – Aspekte auf allen drei Ebenen beinhaltet.

1.3.1   Biologische Aspekte bei Schmerzen

Bei einer Gewebeschädigung werden reizspezifische (z. B. Hitze) und polymodale Nozizeptoren erregt. Die Erregung wird über A_δ- und C-Fasern, das Rückenmark und Verschaltungsstationen im Thalamus in den somatosensorischen Kortex sowie weitere Bereiche des Großhirns weitergeleitet (Pathophysiologie des Schmerzes; ▶ Kap. 2 und 3). Der aufsteigenden **Schmerzleitung** steht als Gegenspieler eine absteigende **Schmerzhemmung** gegenüber, die so ausgeprägt sein kann, dass selbst stärkste

Reize nicht als Schmerzen empfunden werden (Beispiel: Fakir).

Dem Akutschmerz liegt meistens eine Gewebeschädigung zugrunde. Es gibt ebenso eine Vielzahl chronischer Erkrankungen, bei denen die Pathophysiologie dauerhaft oder wiederkehrend nozizeptive Reize an das Gehirn weiterleitet. Zu diesen zählen chronisch entzündliche Erkrankungen (z. B. Colitis ulcerosa, Morbus Crohn, juvenile idiopathische Arthritis), genetische Erkrankungen (z. B. Epidermolysis bullosa, Osteogenesis imperfecta), degenerative Erkrankungen (z. B. Arthrose) und Krebserkrankungen (Baumgart u. Sandborn 2012; Birchfield 2001; Fine 2010; Langan et al. 2007; Petty et al. 2004; Rauch u. Glorieux 2004). Bei diesen Erkrankungen nehmen nozizeptive Reize parallel zur Krankheitsaktivität zu oder ab, was Schmerz zu einem Aktivitätsmarker der Grunderkrankung macht. In einigen Fällen berichten Patienten jedoch auch über Schmerzen, ohne dass eine vermehrte Krankheitsaktivität vorliegt – hier besteht die Gefahr, dass sich eine chronische Schmerzstörung entwickelt hat.

- **Geringe physiologische Auffälligkeiten in funktionellen Schmerzen**

Bei funktionellen Schmerzerkrankungen, d. h. Schmerzen ohne eine klare zugrunde liegende Gewebeschädigung, z. B. bei gastrointestinalen Beschwerden mit keiner eindeutigen Pathophysiologie (Drossman et al. 2006), finden sich zwar keine offensichtlichen Entzündungen oder anderweitig bedingten Gewebedestruktionen, dennoch lassen sich auch hier oft »kleinere« Veränderungen der physiologischen Strukturen und Prozesse detektieren. Diese erklären nicht das Ausmaß der Schmerzsymptome und sind nicht bei allen Kindern mit dem jeweiligen Schmerzsymptom vorhanden. Zudem finden sich diese »kleineren« Veränderungen auch bei Kindern, die nicht von Schmerzen berichten.

Kinder mit **funktionellen gastrointestinalen Störungen** haben (vermutlich bedingt durch eine veränderte Funktionsfähigkeit des autonomen Nervensystems) häufiger Obstipation oder eine verringerte Darmkontraktion (Devanarayana et al. 2012). Bei Kindern mit funktioneller Dyspepsie ist die Magenmotilität häufig reduziert (Bufler et al. 2011). Kinder mit Reizdarmsyndrom oder funktionellen Bauchschmerzen haben häufiger Lebensmittelallergien (Saps et al. 2011), Fruktose- oder Laktoseunverträglichkeiten (Gijsbers et al. 2012), veränderte intestinale Mikrobiome (Saulnier et al. 2011), eine erhöhte gastrointestinale Permeabilität, subklinische Darmentzündungen (Shulman et al. 2008) oder geringe Veränderungen der örtlichen Darmimmunologie mit erhöhtem Mastzellenanteil (Gijsbers et al. 2011). Bis zu einem Drittel aller Patienten mit Reizdarmsyndrom haben ihre Symptome nach einem akuten gastrointestinalen Infekt entwickelt (Saps et al. 2008). Daher wird angenommen, dass entzündlich-immunologische Prozesse eine Rolle in der Entwicklung des postinfektiösen Reizdarmsyndroms spielen.

Kinder mit **Spannungskopfschmerzen** haben häufig einen erhöhten Muskeltonus in der Kopf- und Nackengegend (Alonso-Blanco et al. 2011; Soee et al. 2013).

Bezüglich des Zusammenhangs zwischen Hypermobilität der Gelenke und muskuloskelettalen Schmerzen gibt es widersprüchliche Befunde. Während einige Studien starke Zusammenhänge v. a. bei übergewichtigen Kindern berichten (Tobias et al. 2013), werden diese Ergebnisse von anderen angezweifelt. Eine systematische Übersichtsarbeit konnte keine Zusammenhänge für europäische Kinder, sehr wohl aber einen deutlichen Zusammenhang für Kinder aus den afroasiatischen Regionen aufzeigen (McCluskey et al. 2012). Bei Kindern mit chronischen Rückenschmerzen findet sich vermehrt eine gering ausgeprägte Spondylolysis und eine Spondylolisthese (Faingold et al. 2004).

■ **Veränderungen im Nervensystem**
Abweichungen von Körperfunktionen, mögen sie auch noch so klein sein, können den nozizeptiven (A_δ- oder C-Nervenfasern) oder sensorischen (A_β-Nervenbahnen) Input zum zentralen Nervensystem (ZNS) erhöhen. Treten diese Inputs über einen längeren Zeitraum auf, kann dies bei einigen Kindern zu einer peripheren und/oder zentralen **Sensibilisierung** führen (Levy u. Van Tilburg 2012; Metsahonkala et al. 2006; Singh et al. 2012). Die Entstehung einer solchen Sensibilisierung beruht auf dem dauerhaften Erleben von Schmerzen, welches zu Veränderungen im ZNS führt. Diese Veränderungen sind v. a. eine erhöhte Sensitivität für schmerzhafte Reize, aber auch für Reize, die normalerweise nicht schmerzhaft sind; d. h., die Schwelle für das Wahrnehmen schmerzhafter Reize sinkt und eindeutige Schmerzreize werden intensiver wahrgenommen.

Belege für das Vorliegen des Phänomens der Sensibilisierung bei chronischen Schmerzen wurden in zahlreichen Studien gefunden (Soee et al. 2013; Walker et al. 2012; Woolf 2011). Bei Kindern mit unterschiedlichen funktionellen gastrointestinalen Störungen konnte eine viszerale und eine generalisierte Schmerzsensibilisierung nachgewiesen werden (Castilloux et al. 2008; Faure u. Wieckowska 2007; Hoffman et al. 2007).

Jedoch untermauern nicht alle pädiatrischen Studien die Schmerzsensibilisierung (Soee et al. 2013; Tsao et al. 2012). Einige Studien legen auch eine **verminderte Schmerzinhibition** als Ursache für das Erleben chronischer Schmerzen nahe (Wilder-Smith 2011); eine eingeschränkte Inhibition führt zu einer erhöhten Schmerzwahrnehmung.

■ **Erblichkeit chronischer Schmerzen**
Chronischer Schmerz hat eine eindeutige genetische Komponente. Erblichkeit spielt v. a. bei Migräne eine große Rolle (Russell 2008; Stam et al. 2009), ist aber auch bei funktionalen gastrointestinalen Störungen (Grudell et al. 2008; Levy u. Van Tilburg 2012) oder muskuloskelettalen Schmerzen zu beobachten (Champion et al. 2012; Diatchenko et al. 2013). Zwillingsstudien legen zudem nahe, dass auch die **zentrale Sensibilisierung** genetisch mit determiniert wird (Woolf 2011).

1.3.2 Psychologische Aspekte bei Schmerzen

Die psychologische Dimension von Schmerzen umfasst Emotionen und Kognitionen des Kindes, sowie das daraus resultierende Verhalten. Diese einzelnen Faktoren sind sehr individuell und beeinflussen die subjektive Schmerzerfahrung des Kindes (Gatchel et al. 2007; Miro et al. 2007).

1

■ **Emotionen**

Akute Schmerzen bedingen zumeist eine unterschiedlich stark ausgeprägte emotionale Reaktion. Vor allem **Angst** hat in diesem Zusammenhang eine große Bedeutung, sei es Erwartungsangst, eine konditionierte Angst bei wiederholten Eingriffen oder eine im Verlauf auftretende traumaassoziierte Angst (Bakker et al. 2013; Chen et al. 1999; ► Kap. 9). Die bei akuten Schmerzen ausgelösten Ängste und das Stressempfinden können zu einer verstärkten Schmerzwahrnehmung oder anhaltenden Schmerzen führen (Chen et al. 2000; Pagé et al. 2013; Uman et al. 2008). Eine starke Anspannung während eines invasiven medizinischen Eingriffes kann die Durchführung des Eingriffes erschweren (Uman et al. 2008).

Bei Patienten mit chronischen Schmerzen treten vermehrt **depressive und ängstliche Symptome** auf (Zernikow et al. 2012). Pädiatrische Längsschnittstudien legen nahe, dass Depression und Angst zur Aufrechterhaltung von Schmerzen beitragen (Stanford et al. 2008). Es gibt jedoch auch Studien im Erwachsenenbereich, die vermuten lassen, dass chronische Schmerzen depressive Symptome bedingen (Magni et al. 1994).

Neben der allgemeinen emotionalen Beeinträchtigung bei chronischen Schmerzen sollten auch die schmerzspezifischen Emotionen beachtet werden. Eine solche schmerzspezifische Emotion ist die Angst vor Schmerzen, die entsteht, wenn ein Kind einen Reiz, der mit Schmerz assoziiert ist, als bedrohlich interpretiert (Simons et al. 2011). In welchem Ausmaß ein Kind eine erhöhte Ängstlichkeit bei Schmerzen zeigt, hängt vermutlich von unterschiedlichen Prozessen ab: Aufmerksamkeit, kognitive Bewertung und Verhalten. Eine erhöhte Angst vor Schmerzen geht mit erhöhter schmerzbezogener Beeinträchtigung im Alltag einher (Martin et al. 2007; Simons et al. 2011). Zudem führen negative Emotionen zu einer erhöhten Muskelanspannung und physiologischer Erregung, was wiederum auf biologischer Ebene zur Verstärkung und Aufrechterhaltung der Schmerzen beiträgt (Vlaeyen u. Linton 2012).

■ **Kognitionen**

Emotionen hängen eng mit kognitiven Prozessen zusammen; d. h., die Bewertung einer Situation bedingt die affektive Reaktion und diese wiederum beeinflusst die weitere Bewertung der Situation.

Da Schmerz in der Regel mit einer **potenziellen Bedrohung** assoziiert ist, führt das Schmerzerlebnis häufig zu einer erhöhten Vigilanz (Wachheit) und Aufmerksamkeitslenkung auf diesen Reiz, oder aber der Schmerzreiz selbst führt zu einer Unterbrechung der Aufmerksamkeit auf andere Reize (Crombez et al. 2005). Eine Erhöhung der Vigilanz (**Hypervigilanz**) unterliegt nicht der unmittelbaren Kontrolle des Individuums und tritt zügig ein, wenn die Bedrohung durch einen Schmerzreiz hoch ist, das Angstsystem aktiviert ist und das Individuum aus der Situation entkommen möchte, um Schmerzen zu vermeiden. Menschen unterscheiden sich darin, inwieweit sie ihre Aufmerksamkeit auf schmerzhafte Reize richten oder in ihrer Aufmerksamkeit beeinträchtigt werden. Es wird davon ausgegangen, dass frühe Schmerzerfahrungen bereits zu einer entsprechenden Sensibilisierung und Fokussierung auf schmerzhafte Reize führen können (Eccleston 2001; Hermann et al. 2006).

Schmerzspezifische Kognitionen umfassen **Bewertungen** (»appraisal«) sowie **Grundüberzeugungen** (»beliefs«). Schmerzspezifische Bewertungen beziehen sich auf die subjektive Beurteilung einer schmerz-assoziierten Situation und die Einschätzung der eigenen Bewältigungsmöglichkeiten (»coping«). Sie ermöglichen somit eine Einschätzung der Kontrollierbarkeit einer Schmerzsituation bzw. eine Einschätzung, ob die Schmerzsituation so akzeptiert werden kann (Hayes et al. 2012). Bewertungen einer konkreten Situation werden mitbestimmt durch situationsübergreifende Grundüberzeugungen, die sich über die Lebensspanne entwickeln und bei Kindern sehr stark durch die Grundüberzeugungen der Eltern bestimmt werden (Wilson et al. 2011). Typische maladaptive Grundüberzeugungen von Patienten mit chronischen Schmerzen sind »Schmerz ist ein Signal für Verletzung und Aktivität sollte unbedingt vermieden werden« oder »Schmerz kann nicht kontrolliert werden« (Crombez et al. 2003).

Katastrophisieren ist ein kognitiver Stil, der charakterisiert ist durch einen erhöhten Fokus auf Schmerz und übertriebene oder ängstliche Bewertungen von Schmerzsymptomen und deren Konsequenzen (Sullivan et al. 1995). Katastrophisieren stellt somit einen relevanten Faktor für die Wahrnehmung akuter Schmerzen und die Entwicklung sowie Aufrechterhaltung chronischer Schmerzen dar. Es ist mit erhöhter Schmerzintensität und emotionaler Belastung assoziiert (Hermann et al. 2007).

Annahmen über Schmerzen und Schmerzbewertungen haben einen großen Einfluss auf kognitive und verhaltensbasierte **Copingstrategien** (Hechler et al. 2008; Walker et al. 2007). Eine kognitive Copingstrategie, um negative Emotionen zu verhindern, ist beispielsweise die Anpassung (Akkommodation) der Ziele, d. h. eine veränderte Bewertung einer Situation, damit diese akzeptiert werden kann (Walker et al. 2007). Andere hilfreiche kognitive Copingstrategien sind, sich selbst Mut zu machen oder mentale Ablenkung.

■ **Schmerzverhalten**

Verhaltensbasierte Bewältigungsversuche beziehen sich bei akuten Schmerzen v. a. auf Schonung. Weiterhin spielt die Kommunikation der Schmerzen eine wichtige Rolle (Craig 2009). Kommunikation mit der Umwelt findet z. B. über verbale Äußerungen, Weinen oder den Gesichtsausdruck statt. Sie bildet die Grundlage dafür, wie die Umwelt die Schmerzen des Kindes einschätzt und wie sie infolge dessen reagieren.

Bei chronischen Schmerzen lässt sich anhand des Gesichtsausdrucks in der Regel nicht erkennen, ob das Kind aktuell Schmerzen spürt. Dies führt leicht zu der Annahme, dass das Kind keine Schmerzen hat. Jedoch ist dieses Phänomen eher durch Habituation zu erklären.

Das Verhalten von Kindern mit chronischen Schmerzen ist unterschiedlich. Einige Kinder gehen aktiv gegen die Schmerzen vor und lassen sich in ihrem Alltag nicht einschränken. Andere Kinder zeigen eher ein passives Bewältigungsverhalten, d. h., sie vermindern ihre Aktivitäten und nehmen externe Unterstützung in Anspruch. **Aktives Verhalten** ist ein Prädiktor für einen besseren Krankheitsverlauf; es hängt mit weniger Schmerz und schmerzbezogener Beeinträchtigung zusammen (Chambers et al. 2009; Hermann et al. 2007; Reid et al. 1998; Walker et al. 2007).

Passives Verhalten hingegen ist häufig dysfunktional. Schonverhalten, das beim Akutschmerz

sinnvoll und hilfreich ist, wird häufig durch Eltern und Behandler (Ärzte, Pflegende, Psychologen) unterstützt, weil auch sie es intuitiv als angemessen empfinden. Kurzfristig können ein passives, schonendes Verhalten und die Vermeidung von Aktivität bei chronischen Schmerzen eine Verschlimmerung der Symptome verhindern. Langfristig bedingt ein schonender Umgang bei chronischen Schmerzen jedoch eine vermehrte schmerzbezogene Beeinträchtigung, die Zunahme somatischer Symptome und emotionaler Beeinträchtigung (Walker et al. 2007).

■ **Ein übergreifendes Modell der schmerzbezogenen Emotionen, Kognitionen und des Schmerzverhaltens**

Der enge und reziproke Zusammenhang zwischen Emotionen, Kognitionen und Verhalten wird auch in dem **Angst-Vermeidungs-Modell** chronischer Schmerzen deutlich (Asmundson et al. 2012; Vlaeyen u. Linton 2012). Dieses Modell, das primär für muskuloskelettale Schmerzen entwickelt wurde, aber auch auf andere Schmerzprobleme übertragen werden kann, postuliert, dass Angst vor Schmerzen eine zentrale Rolle in der Aufrechterhaltung und Verschlimmerung von chronischen Schmerzen spielt.

Nach diesem Modell führen nicht der sensorische Schmerzreiz, sondern die **dysfunktionalen Bewertungen des Schmerzes**, z. B. katastrophisierende Gedanken, zu erhöhten schmerzbezogenen Ängsten. Diese Ängste bedingen Vermeidungsverhalten, um Situationen, die potenziell Schmerzen auslösen, zu entkommen. Vermeidung einer angstbesetzten Situation führt immer zu einer kurzfristigen Entspannung und zu einer Reduktion der Angst. Dadurch lernen Kinder, das spezifische Verhalten häufiger zu zeigen (operante Konditionierung), wodurch das Vermeidungsverhalten und die funktionale Beeinträchtigung aufrechterhalten werden. Anhaltende Vermeidung ist jedoch eine maladaptive Reaktion und führt zu einem generellen Abfall von Aktivität und körperlicher Fitness sowie zu einem Anstieg von Angst und anderen psychologischen Folgen (Asmundson et al. 2012; Vlaeyen u. Linton 2012). Die pädiatrische Ausarbeitung des Angst-Vermeidungs-Modells betont besonders den reziproken Einfluss von kindlichem

Verhalten und psychologischen Reaktionen mit dem elterlichen Verhalten und ihren psychischen Reaktionen (Asmundson et al. 2012). Beispielsweise hängt protektives Elternverhalten, das von dem Kind als Signal für elterliche Sorge oder Angst interpretiert wird, mit der funktionalen Beeinträchtigung des Kindes zusammen (Asmundson et al. 2012).

1.3.3 Soziale Aspekte bei Schmerzen

Der soziale Kontext eines Kindes wird v. a. durch Familie, Gleichaltrige und Schule bestimmt. Forschung bezüglich des sozialen Umfelds zeigt, dass Eltern und Gleichaltrige sowohl einen positiven als auch einen negativen Einfluss auf das Schmerzproblem des Kindes nehmen können (Miro et al. 2007). Aber es ist nicht nur das Verhalten der Umwelt, das einen Einfluss auf den kindlichen Schmerz hat. Vielmehr ist eine reziproke Beeinflussung von Eigenschaften des Kindes und Bedingungen des sozialen Umfelds anzunehmen (Hermann et al. 2008).

Ein wesentlicher sozialer Wirkfaktor sind Lernprozesse, welche das Schmerzverhalten des Kindes modifizieren (Fordyce 1976). Ein Schmerzverhalten erfolgt zunächst reflexhaft, kann dann aber zunehmend durch entsprechende Verstärkerbedingungen gehäuft auftreten (Flor u. Diers 2006). Zwei zentrale Verstärkermechanismen werden dabei angenommen:

- Positive Verstärkung, z. B. durch erhöhte Aufmerksamkeit der Eltern
- Negative Verstärkung, z. B. durch Vermeidung des Schulbesuchs bei bestehenden Schmerzen

Ein weiterer Lernprozess, der erklären kann, inwieweit soziale Faktoren einen Einfluss auf das Schmerzerleben nehmen, ist das **Modelllernen** (Bandura 1977). Demnach beobachten Kinder z. B. die elterliche Schmerzreaktion und imitieren sie entsprechend.

- **Elterliche psychologische Faktoren**

Ein Kind mit Schmerzen – seien sie akut oder chronisch – zu erleben, führt zu bestimmten emotionalen Reaktionen der Eltern (Goubert et al. 2005).

Die Art und Weise, wie Eltern reagieren, ist stark dadurch geprägt, welche vorherigen Erfahrungen sie gemacht haben, welches Wertesystem sie verinnerlicht haben und wie sie die Situation des Kindes mit Schmerzen bewerten. Die emotionale Reaktion der Eltern bezüglich der Schmerzen des Kindes hat zudem einen Einfluss auf ihre Kognitionen und ihr Verhalten.

Katastrophisierende Gedanken der Eltern bedingen häufig fürsorgliches Verhalten (Goubert et al. 2012) und die Lenkung der Aufmerksamkeit auf die Schmerzen des Kindes (Caes et al. 2012a). Wenn Eltern den Schmerzen viel Aufmerksamkeit schenken, führt dies zu einem Anstieg der Schmerzsymptome (Walker et al. 2006). Eltern, die dazu neigen, katastrophisierende Gedanken zu entwickeln, sind zudem weniger gut in der Lage, das Kind mit Schmerzen dazu anzuhalten, an täglichen Aktivitäten teilzunehmen (Caes et al. 2012b). Mit katastrophisierenden Gedanken assoziierte **Angst- und Stressreaktionen** der Eltern haben zudem einen starken Einfluss auf das Kind, da sie als Warnsignal interpretiert werden (»wenn meine Eltern besorgt sind, dann ist es schlimm«). Dies wiederum erhöht die emotionale Belastung des Kindes.

Eltern können ihr Kind darin unterstützen, den Fokus von den Schmerzen **weg zu lenken** (Walker et al. 2006). Jedoch sollte dies nicht zu einem Ignorieren oder Bagatellisieren der Schmerzen des Kindes führen. Wenn Eltern das Schmerzproblem des Kindes nicht ernst nehmen, neigen Kinder zu depressiver und ängstlicher Stimmung und zu katastrophisierenden Gedanken (Hermann et al. 2008).

In Deutschland gibt es zwischen 6,7 und 13 Millionen Erwachsene mit chronischen Schmerzen (Bas et al. 2013). Kinder von Eltern mit chronischen Schmerzen haben ein erhöhtes Risiko, selbst chronische Schmerzen zu entwickeln. Aktuelle Studien belegen eine deutliche familiäre Häufung chronischer Schmerzen (Hoftun et al. 2013). Einige der oben bereits erwähnten Aspekte (z. B. Emotionen, Grundüberzeugungen und Verhalten) können hier eine Rolle spielen. Beispielsweise haben Kinder von Eltern mit chronischen Schmerzen häufiger katastrophisierende Gedanken (Schanberg et al. 2001). Es ist anzunehmen, dass Eltern mit eigenen Schmerzerfahrungen eher zu einem überprotektiven und -fürsorglichen Verhalten neigen, wenn ihr Kind Schmerzen äußert (Goubert et al. 2005). **Beobachtungslernen** ist ein weiterer Prozess, der die familiäre Häufung von Schmerzen mit erklärt (Goubert et al. 2011). Zusätzlich ist anzunehmen, dass auch genetische Faktoren, z. B. die Vulnerabilität für spezifische Schmerzerkrankungen (z. B. Migräne) oder eine genetisch modifizierte zentrale Sensibilisierung, einen Faktor darstellen, der zu dieser familiären Häufung beiträgt (Hoftun et al. 2013; Woolf 2011).

■ **Gleichaltrige und Schule**
Neben der Familie ist anzunehmen, dass auch Gleichaltrige, der schulische Kontext und Lehrer einen Einfluss auf die Entwicklung und die Aufrechterhaltung von chronischen Schmerzen nehmen. Kinder mit chronischen Schmerzen haben generell weniger Freunde als Kinder, die keine chronischen Schmerzen haben (Forgeron et al. 2010). Sie nehmen zudem weniger an Aktivitäten mit Gleichaltrigen teil (Forgeron et al. 2010). Generell wenden Gleichaltrige ihren chronisch schmerzkranken Freunden v. a. dann Aufmerksamkeit zu, wenn das schmerzkranke Kind schmerzfreie Episoden hat, wohingegen die Aufmerksamkeit reduziert wird, wenn das Kind aktuell Schmerzen erfährt (Merlijn et al. 2003). Lerntheoretisch verstärken sie so das Unterlassen von Schmerzverhalten. Jedoch besteht hierdurch auch die Gefahr, dass sich Kinder mit chronischen Schmerzen von ihren Freunden missverstanden fühlen (Forgeron et al. 2011), da sie v. a. in Situationen, in denen sie Schmerzen haben, Anteilnahme und Zuwendung der Freunde erwarten. Obwohl also die Verminderung der Aufmerksamkeit in einer Schmerzsituation in Bezug auf die Lerntheorie als ein protektiver Faktor gewertet werden kann, bedingt ein solches Verhalten möglicherweise auch **soziale Ausgrenzung** und Einsamkeit von Kindern mit chronischen Schmerzen und trägt somit zu der Entwicklung von depressiven Symptomen bei (Forgeron et al. 2011). Einige Studien berichten eine erhöhte Rate an **Viktimisierung** bei Kindern mit chronischen Schmerzen (Greco et al. 2007; Hjern et al. 2008). Viktimisierung durch Gleichaltrige kann ausschlaggebend für die Entwicklung von Schmerzsymptomen sein; ebenso ist jedoch auch denkbar, dass ein krankes Kind aufgrund seiner generellen Vulnerabilität eher zum Opfer wird.

So wie die Einschränkung in anderen Lebensbereichen führen chronische Schmerzen auch zu einer **Beeinträchtigung in der Schule** (Zernikow et al. 2012). Unregelmäßiger Schulbesuch aufgrund von Schmerzen wirkt sich auf unterschiedlichen Ebenen negativ aus (Logan u. Simons 2010). Häufig fällt die schulische Leistungsfähigkeit deutlich ab, Kinder nehmen sich selbst als weniger leistungsstark und akademisch kompetent wahr und werden zunehmend weniger den Anforderungen des Unterrichts gerecht (Logan et al. 2008; Sato et al. 2007). Diese Auswirkungen gefährden die weitere schulische Entwicklung des Kindes. Kinder, die nicht regelmäßig die Schule besuchen, werden zunehmend isoliert (Forgeron et al. 2010; Sato et al. 2007).

Schließlich führt das Fehlen in der Schule auch zu Reaktionen und Attributionen aufseiten des **Lehrpersonals** (Logan et al. 2007). Lehrer interpretieren chronische Schmerzen in der Regel dualistisch, d. h., sie verfolgen entweder ein psychisches oder somatisches Erklärungsmodell. Lehrer attribuieren v. a. dann körperliche Ursachen, wenn medizinische Befunde vorliegen. Weiterhin zeigte sich, dass Lehrer dann positiv auf einen schmerzkranken Schüler reagieren, wenn ein somatisches Ursachenmodell zugeschrieben wird. Die Unterstützung der Lehrer ist v. a. bei einer hohen Anzahl an schmerzbedingten Schulfehltagen relevant.

■ **Schmerz und Kultur**
Die Kultur, in der ein Kind aufwächst und lebt, hat einen Einfluss auf allgemeine Wertvorstellungen, Grundüberzeugungen, Verhaltensmuster etc. Es ist anzunehmen, dass diese Faktoren ebenfalls das Schmerzerleben, -verhalten und den Schmerzausdruck beeinflussen. Diese Hypothese konnte bislang nicht ausreichend gut belegt oder widerlegt werden, da Studien zum kulturellen oder ethnischen Einfluss auf Schmerzen eine große methodische Herausforderung darstellen. Im Folgenden werden einzelne Studienergebnisse vorgestellt, die sich mit diesen Themen befassen; diese Ergebnisse sollten jedoch mit Vorsicht interpretiert werden, da die Studienlage nicht ausreichend und nicht einheitlich ist.

In Deutschland berichten Kindern mit Migrationshintergrund häufiger wiederkehrende Schmerzen als Kinder ohne Migrationshintergrund (Du et al. 2011; ► Kap. 5). Dies kann auf biologische oder kulturelle Ursachen, aber ebenso auf weitere mit dem Migrationshintergrund assoziierte Faktoren (beispielsweise geringer sozioökonomischer Status, eingeschränkter Zugang zum Bildungs- und Gesundheitssystem, Sprach- und Verständigungsprobleme, Akkulturation, fehlende Krankenversicherung, Rassismus etc.) zurückgeführt werden. Die mit Migrationshintergrund assoziierten Faktoren tragen zu einer erhöhten Stressbelastung bei, welche sich negativ auf Schmerzen auswirkt.

Der Einfluss von Ethnizität auf die Schmerzwahrnehmung wurde von Evans et al. (2008) in einer Laborstudie untersucht. Sie zeigten, dass sich bei akut induziertem Schmerz keine Unterschiede in der Wahrnehmung der Schmerzintensität oder dem Schmerzverhalten (Aufmerksamkeitszuwendung vs. -ablenkung) zeigen. Jedoch unterschied sich die Schmerzsensibilität zwischen den beiden Gruppen in Abhängigkeit des gezeigten Verhaltens. Bei afroamerikanischen Kindern war die Schmerzintensität bei einer Fokussierung der Aufmerksamkeit auf den Schmerz geringer und nahm bei Ablenkung zu. Dieser Zusammenhang war bei amerikanischen Kindern mit europäischer Abstammung entgegengesetzt, d. h. Schmerzzunahme bei Fokussierung und -abnahme bei Ablenkung. Diese Befunde sind ein wichtiger Hinweis für die Anpassung des therapeutischen Vorgehens bei unterschiedlicher Ethnizität (► Kap. 10 und 25).

Einige Studien beschäftigen sich mit dem Einfluss von Ethnizität auf die Schmerzreaktion bereits im Säuglingsalter. Lewis et al. (1993) untersuchten 4 Monate alte Säuglinge, Amerikaner europäischer und japanischer Abstammung, bei einer Routineimpfung. Beide Gruppen hatten eine deutliche Kortisolreaktion, was vermuten lässt, dass die Impfung eine Stressbelastung darstellte; allerdings war die Reaktion der japanischen Säuglinge etwas höher. Weiterhin zeigten sich Unterschiede auf der Verhaltensebene. Während europäisch-amerikanische Säuglinge unmittelbar mit verstärkter körperlicher Aktivität auf die Impfung reagierten, waren die japanischen Säuglinge im Vergleich ruhiger

und beruhigten sich auch schneller wieder. Diese Ergebnisse belegen somit ethnizitätsabhängige Unterschiede in der Reaktion auf akute Schmerzen bzw. Stresssituationen. Weiter zeigen sie, dass eine Stressreaktion auf Verhaltensebene weniger sichtbar sein kann, obgleich sie auf hormoneller Ebene nachweisbar ist. Eine mögliche Erklärung der Studienergebnisse, die auf unterschiedliche Sozialisation abzielt, ist, dass in der japanischen Kultur Säuglinge in der Regel mehr Nähe zu ihren Eltern haben; sie werden viel getragen und schlafen sehr nah bei den Eltern. Aufgrund dieser Nähe ist es nicht notwendig, starke Signale zu senden. Eine weitere biologische Erklärung ist ein genetischer Unterschied, der ein unterschiedliches Temperament der beiden Gruppen bedingt.

Rosmus et al. (2000) führten eine vergleichbare Studie bei 2 Monate alten Säuglingen in Kanada durch. Die Säuglinge hatten entweder einen europäischen oder chinesischen Hintergrund. Die Reaktion der Säuglinge auf eine Impfung zeigte ein umgekehrtes Muster im Vergleich zu den Ergebnissen, die Lewis et al. (1993) ermittelt haben. Die körperliche Reaktion der chinesischen Säuglinge war stärker.

Es zeigen sich auch Hinweise auf Unterschiede bei der Inanspruchnahme von ärztlichen Leistungen. Kinder mit chronischen Schmerzen, die einen Migrationshintergrund haben, suchen häufiger einen Arzt aufgrund ihrer Schmerzen auf (Hirschfeld et al. 2014). Ähnliche Muster lassen sich auch in Erwachsenenpopulationen erkennen (Sandvik et al. 2012).

1.4   Bedeutsamkeit der biopsychosozialen Sichtweise

Akutschmerz und chronische Schmerzen werden sowohl durch biologische, psychologische und soziale Faktoren beeinflusst. Trotz dieser Gemeinsamkeit gibt es jedoch wesentliche Unterschiede dieser beiden Schmerzarten, die im Hinblick auf das Schmerzverständnis, aber v. a. auch für die Diagnostik und Therapie relevant sind. Bei Akutschmerz ist in der Regel eine schmerzauslösende Gewebeschädigung identifizierbar. Diese sollte identifiziert und therapiert, die Nozizeption über einen begrenzten Zeitraum mit Analgetikatherapie kontrolliert werden (▶ Kap. 7). Jedoch beeinflussen auch psychosoziale Faktoren das Schmerzgeschehen; diese sollten bei Bedarf in die Therapie einbezogen werden (▶ Kap. 9).

Bei chronischen Schmerzen ist eine Gewebeschädigung als biologische Komponente häufig nicht eindeutig erkennbar. Bei vielen pädiatrischen Schmerzerkrankungen ist auf der biologischen Ebene häufig nur eine geringe physiologische Abweichung zu identifizieren, die nicht spezifisch für die auftretenden Symptome ist und das Ausmaß der Symptome nicht erklärt. Bei vielen Kindern mit chronischen Schmerzen ist gar kein biologischer Marker identifizierbar. Ein Grund für eine übersteigerte Schmerzwahrnehmung können periphere und zentrale Sensibilisierung sowie eine eingeschränkte inhibitorische Aktivität des ZNS sein. Der gegenseitige Einfluss von Emotionen, Kognitionen und Verhalten sowie deren Einfluss auf die Schmerzwahrnehmung sind groß. Weiterhin spielt auch der soziale Kontext eine wesentliche Rolle bei der Entstehung und Aufrechterhaltung von chronischen Schmerzen. Eltern, Familie, Schule und Gleichaltrige sind relevante Faktoren beim pädiatrischen chronischen Schmerz. Bei chronischen Schmerzen sollte eine übersteigerte, nicht-indizierte medizinische Diagnostik unbedingt vermieden werden und die Therapie sollte einen starken Fokus auf psychologische und soziale Aspekte legen. Medizinische Interventionen sollten nur dann erfolgen, wenn die körperliche Komponente eindeutig die Aufrechterhaltung der Schmerzen mit verursacht und ursächlich behandelt werden kann. Damit Patienten und Eltern die Schmerzen und daraus abgeleitete Interventionen verstehen, ist es von großer Bedeutung, die Multidimensionalität des Schmerzes anschaulich zu erklären. Dies steigert nicht nur das Verständnis chronischer Schmerzen, sondern v. a. auch die Behandlungsmotivation für die erforderlichen therapeutischen Konzepte.

Somit bildet das biopsychosoziale Verständnis chronischer Schmerzen die Grundlage für eine umfangreiche Erfassung schmerzrelevanter Aspekte (▶ Kap. 6) und eine umfassende Schmerztherapie (▶ Kap. 9 und 10).

Literatur

Alonso-Blanco C, Fernandez-de-Las-Penas C, Fernández-Mayoralas DM, de-la-Llave-Rincón AI, Pareja JA, Svensson P (2011) Prevalence and anatomical localization of muscle referred pain from active trigger points in head and neck musculature in adults and children with chronic tension-type headache. Pain Med 12: 1453–1463

Anand KJ (1993) The applied physiology of pain. In: Anand KJ, Mc Grath PJ (eds) Pain in neonates. Elsevier, Amsterdam, pp 39–66

Asmundson GJ, Noel M, Petter M, Parkerson HA (2012) Pediatric fear-avoidance model of chronic pain: Foundation, application and future directions. Pain Res Manag 17: 397–405

Bakker A, Maertens KJ, Van Son MJ, Van Loey NE (2013) Psychological consequences of pediatric burns from a child and family perspective: A review of the empirical literature. Clin Psychol Rev 33: 361–371

Bandura A (ed) (1977) Social Learning Theory. General Learning Press, New York

Bas B, Ferner E, Ernstberger P, et al (2013) Versorgungslage chronisch schmerzkranker Menschen. Antwort der Bundesregierung auf die kleine Anfrage der SPD-Bundestagsfraktion (BT-Drs. 17/14357) vom 22. August 2013. Deutscher Bundestag, Berlin

Baumgart DC, Sandborn WJ (2012) Crohn's disease. Lancet 380: 1590–1605

Birchfield PC (2001) Osteoarthritis overview. Geriatr Nur (Lond) 22: 124–131

Bufler P, Gross M, Uhlig HH (2011) Recurrent abdominal pain in childhood. Dt Ärztebl Intern 108: 295–304

Caes L, Vervoort T, Trost Z, Goubert L (2012a) Impact of parental catastrophizing and contextual threat on parents' emotional and behavioral responses to their child's pain. Pain 153: 687–195

Caes L, Vervoort T, Eccleston C, Goubert L (2012b) Parents who catastrophize about their child's pain prioritize attempts to control pain. Pain 153: 1695–1701

Castilloux J, Noble A, Faure C (2008) Is visceral hypersensitivity correlated with symptom severity in children with functional gastrointestinal disorders? J Pediatr Gastroenterol Nutr 46: 272–278

Chambers CT, Taddio A, Uman LS, McMurtry CM (2009) Psychological interventions for reducing pain and distress during routine childhood immunizations: A systematic review. Clin Ther 31: S77–S103

Champion D, Pathirana S, Flynn C, Taylor A, Hopper JL, Berkovic SF, Jaaniste T, Qiu W (2012) Growing pains: Twin family study evidence for genetic susceptibility and a generic relationship with restless legs syndrome. Eur J Pain 16: 1224–1231

Chen E, Zeltzer LK, Craske MG, Katz ER (1999) Alteration of memory in the reduction of children's distress during repeated aversive medical procedures. J Consult Clin Psychol 67: 481–490

Chen E, Craske MG, Katz ER, Schwartz E, Zeltzer LK (2000) Pain-sensitive temperament: Does it predict procedural distress and response to psychological treatment among children with cancer? J Pediatr Psychol 25: 269–278

Coghill RC, McHaffie JG, Yen YF (2003) Neural correlates of interindividual differences in the subjective experience of pain. Proc Nat Acad Sci USA 100: 8538–8542

Craig KD (2009) The social communication model of pain. Can Psychol 50: 22–32

Crombez G, Bijttebier P, Eccleston C, Mascagni T, Mertens G, Goubert L, Verstraeten K (2003) The child version of the Pain Catastrophizing Scale (PCS-C): A preliminary validation. Pain 104: 639–646

Crombez G, van Damme S, Eccleston C (2005) Hypervigilance to pain: an experimental and clinical analysis. Pain 116: 4–7

Devanarayana NM, Rajindrajith S, Rathnamalala N, Samaraweera S, Benninga MA (2012) Delayed gastric emptying rates and impaired antral motility in children fulfilling Rome III criteria for functional abdominal pain. Neurogastroenterol Motil 24: 420–425

Diatchenko L, Fillingim RB, Smith SB, Maixner W (2013) The phenotypic and genetic signatures of common musculoskeletal pain conditions. Nat Revi Rheumatol 9: 340–350

Drossman DA, Corazziari E, Delvaux M, Spiller RC, Talley NJ, Thompson WG, Whitehead WE (eds) (2006) Rome III: The functional gastrointestinal disorders. Degnon Associates, McLean, VA

Du Y, Knopf H, Zhuang W, Ellert U (2011) Pain perceived in a national community sample of German children and adolescents. Eur J Pain 15: 649–657

Eccleston C (2001) Role of psychology in pain. Br J Anaesth 87: 144–152

Evans S, Lu Q, Tsao JC, Zelter LK (2008) The role of coping and race in healthy children's experimental pain responses. J Pain Manag 1: 151

Faingold R, Saigal G, Azouz EM, Morales A, Albuquerque PA (2004) Imaging of low back pain in children and adolescents. Sem Ultrasound CT MRI 25: 490–505

Faure C, Wieckowska A (2007) Somatic referral of visceral sensations and rectal sensory threshold for pain in children with functional gastrointestinal disorders. J Pediatr 150: 66–71

Fine JD (2010) Review: Inherited epidermolysis bullosa. Orphanet J Rare Dis 5: 12

Flor H, Diers M (2006) Limitations of pharmacotherapy: Behavioral approaches to chronic pain. In: Stein C (ed) Handbook of Experimental Pharmacology. 177th ed. Springer, Heidelberg, pp 415–427

Fordyce WE (1976) Behavioral methods for chronic pain and illness. Mosby, St. Louis

Forgeron PA, King S, Stinson JN, McGrath PJ, MacDonald AJ, Chambers CT (2010) Social functioning and peer relationships in children and adolescents with chronic pain: A systematic review. Pain Res Manag 15: 27–41

Forgeron PA, McGrath P, Stevens B, Evans J, Dick B, Finley GA, Carlson T (2011) Social information processing in adolescents with chronic pain: My friends don't really understand me. Pain 152: 2773–2780

Gatchel RJ, Peng YB, Peters ML, Fuchs PN, Turk DC (2007) The biopsychosocial approach to chronic pain: Scientific advances and future directions. Psychol Bull 133: 581–624

Gijsbers CFM, Kneepkens CMF, Schweizer JJ, Benninga MA, Büller HA (2011) Recurrent abdominal pain in 200 children: Somatic causes and diagnostic criteria. Acta Paediatr 100: e208–e214

Gijsbers CFM, Kneepkens CMF, Büller HA (2012) Lactose and fructose malabsorption in children with recurrent abdominal pain: results of double-blinded testing. Acta Paediatr 101: e411–e415

Goubert L, Craig KD, Vervoort T, Morley S, Sullivan MJL, Williams AC, Cano A, Crombez G (2005) Facing others in pain: The effects of empathy. Pain 118: 285–288

Goubert L, Vlaeyen JW, Crombez G, Craig KD (2011) Learning about pain from others: An observational learning account. J Pain 12: 167–174

Goubert L, Vervoort T, Ruddere L, Crombez G (2012) The impact of parental gender, catastrophizing and situational threat upon parental behaviour to child pain: A vignette study. Eur J Pain 16: 1176–1184

Greco LA, Freeman KE, Dufton L (2007) Overt and relational victimazation among children with frequent abdominal pain: Links to social skills, academic funktioning, and health service use. J Pediatr Psychol 32: 319–329

Grudell ABM, Camilleri M, Carlson P, Groman H, Ryks M, Burton D, Baxter K, Zinsmeister AR (2008) An exploratory study of the association of adrenergic and serotonergic genotype and gastrointestinal motor functions. Neurogastroenterol Motil 20: 213–219

Hayes SC, Strosahl KD, Wilson KG (2012) Acceptance and commitment therapy: an experiential approach to behavior change, Guilford Press, New York

Hechler T, Kosfelder J, Denecke H, Dobe M, Hübner B, Martin A, Menke A, Schroeder S, Marbach S, Zernikow B (2008) Schmerzbezogene Copingstrategien von Kindern und Jugendlichen mit chronischen Schmerzen: Überprüfung einer deutschen Fassung der Paediatric Pain Coping Inventory (PPCI-revised). Schmerz 22: 442–457

Hermann C, Hohmeister J, Demirakca S, Zohsel K, Flor H (2006) Long-term alteration of pain sensitivity in school-aged children with early pain experiences. Pain 125: 278–285

Hermann C, Hohmeister J, Zohsel K, Ebinger F, Flor H (2007) The assessment of pain coping and pain-related cognitions in children and adolescents: Current methods and further development. J Pain 8: 802–813

Hermann C, Zohsel K, Hohmeister J, Flor H (2008) Dimensions of pain-related parent behavior: Development and psychometric evaluation of a new measure for children and their parents. Pain 137: 689–699

Hirschfeld G, Wager J, Zernikow B (2014) Predictors of health care utilization in young children with recurrent pain-a population-based study. PeerJ PrePrints 2:e618v1

Hjern A, Alfven G, Östberg V (2008) School stressors, psychological complaints and psychosomatic pain. Acta Paediatr 97: 112–117

Hoffman I, Vos R, Tack J (2007) Assessment of gastric sensorimotor function in paediatric patients with unexplained dyspeptic symptoms and poor weight gain. J Neurogastroenterol Motil 19: 173–179

Hoftun GB, Romundstad P, Rygg M (2013) Association of parental chronic pain with chronic pain in the adolescent and young adult. JAMA pediatrics 167: 61–69

Huguet A, Miro J (2008) The severity of chronic paediatric pain: An epidemiological study. J Pain 9: 226–236

Langan RC, Gotsch PB, Krafczyk MA, Skillinge DD (2007) Ulcerative colitis: Diagnosis and treatment. Am Fam Physician 76: 1323–1330

Legrain V, Iannetti GD, Plaghki L, Mouraux A (2011) The pain matrix reloaded. A salience detection system for the body. Prog Neurobiol 93: 111–124

Levy RL, Van Tilburg MA (2012) Functional abdominal pain in childhood: Background studies and recent research trends. Pain Res Manag 17: 413–417

Lewis M, Ramsay DS, Kawakami K (1993) Differences between Japanese infants and Caucasian American infants in behavioral and cortisol response to inoculation. Child Dev 64: 1722–1731

Logan DE, Catanese SP, Coakley RM, Scharff L (2007) Chronic pain in the classroom: teachers' attributions about the causes of chronic pain. J Sch Health 77: 248–256

Logan DE, Simons LE (2010) Development of a group intervention to improve school functioning in adolescents with chronic pain and depressive symptoms: a study of feasibility and preliminary efficacy. J Pediatr Psychol 35: 823–836

Logan DE, Simsons LE, Stein MJ, Chastain L (2008) School impairment in adolescents with chronic pain. J Pain 9: 407–416

Magni G, Moreschi C, Rigatti-Luchini S, Merkey H (1994) Prospective study on the relationship between depressive symptoms and chronic musculoskeletal pain. Pain 56: 289–297

Martin AL, McGrath PA, Brown SC, Katz J (2007) Anxiety sensitivity, fear of pain and pain-related disability in children and adolescents with chronic pain. Pain Res Manag 12: 267–272

McCluskey G, O'Kane E, Hann D, Weekes J, Rooney M (2012) Hypermobility and musculoskeletal pain in children: A systematic review. Scand J Rheumatol 41: 329–338

Merlijn VP, Hunfeld JAM, van der Wouden JC, Hazebroek-Kampschreur AA, Koes B, Passchier J (2003) Psychosocial factors associated with chronic pain in adolescents. Pain 101: 33–43

Merskey H, Bogduk N (1994) Classification of chronic pain, IASP Task Force on Taxonomy. IASP Press, Seattle

Metsahonkala L, Anttila P, Laimi K, Aromaa M, Helenius H, Mikkelsson M, Jäppilä E, Viander S, Sillanpää M, Salminen J (2006) Extracephalic tenderness and pressure pain threshold in children with headache. Eur J Pain 10: 581–585

Miro J, Huguet A, Nieto R (2007) Predictive factors of chronic pediatric pain and disability: A Delphi Poll. J Pain 8: 774–792

Pagé MG, Stinson J, Campbell F, Isaac L, Katz J (2013) Identification of pain-related psychological risk factors for the development and maintenance of pediatric chronic postsurgical pain. J Pain Res 6: 167–180

Petty RE, Southwood TR, Manners P, Baum J, Glass DN, Goldenberg J, He X, Maldonado-Cocco J, Orozco-Alcala J, Prieur AM, Suarez-Almazor ME, Woo P (2004) International League of Associations for Rheumatology classification of juvenile idiopathic arthritis: second revision, Edmonton, 2001. J Rheumatol 31: 390–392

Rauch F, Glorieux FH (2004) Osteogenesis imperfecta. Lancet 363: 1377–1385

Reid GJ, Gilbert CA, McGrath PA (1998) The Pain Coping Questionnaire: preliminary validation. Pain 76: 83–96

Rosmus C, Johnston CCl, Chan-Yip A, Yang F (2000) Pain response in Chinese and non-Chinese Canadian infants: is there a difference? Soc Sci Med 51: 175–184

Russell MB (2008) Is migraine a genetic illness? The various forms of migraine share a common genetic cause. Neurol Sci 29: 52–54

Sandvik H, Hunskaar S, Diaz E (2012) Immigrants' use of emergency primary health care in Norway: a registry-based observational study. BMJ Open 12(1): 308

Saps M, Pensabene L, Di Martino L, Staiano A, Wechsler J, Zheng X, Di Lorenzo C (2008) Post-infectious functional gastrointestinal disorders in children. J Pediatr 152: 812–816

Saps M, Lu P, Bonilla S (2011) Cow's-milk allergy is a risk factor for the development of FGIDs in children. J Pediatr Gastroenterol Nutr 52: 166–169

Sato AF, Hainsworth KR, Khan KA, Ladwig RJ, Weisman SJ, Davies WH (2007) School absenteeism in pediatric chronic pain: Identifying lessons learned from the general school absenteeism literature. Child Health Care 36: 355–372

Saulnier DM, Riehle K, Mistretta T-A, Diaz M-A, Mandal D, Raza S, Weidler EM, Qin X, Coarfa C, Milosavljevic A, Petrosino JF, Highlander S, Gibbs R, Lynch SV, Shulman RJ, Versalovic J (2011) Gastrointestinal microbiome signatures of pediatric patients with irritable bowel syndrome. Gastroenterology 141: 1782–1791

Schanberg LE, Anthony KK, Gil KM, Lefebvre JC, Kredich DW, Macharoni LM (2001) Family pain history predicts child health status in children with chronic rheumatic disease. Pediatrics 108: e47

Shulman RJ, Eakin MN, Czyzewski DI, Jarrett M, Ou CN (2008) Increased gastrointestinal permeability and gut inflammation in children with functional abdominal pain and irritable bowel syndrome. J Pediatr 153: 646–650

Simons LE, Sieberg CB, Carpino E, Logan D, Berde C (2011) The Fear of Pain Questionnaire (FOPQ): Assessment of pain-related fear among children and adolescents with chronic pain. J Pain 12: 677–686

Singh P, Agnihotri A, Pathak MK, Shirazi A, Tiwari RP, Sreenivas V, Sagar R, Makharia GK (2012) Psychiatric, somatic and other functional gastrointestinal disorders in patients with irritable bowel syndrome at a tertiary care center. Neurogastroenterol Motil 18: 324–331

Soee AL, Thomsen LL, Tornoe B, Skov L (2013) Reliability of four experimental mechanical pain tests in children. J Pain Res 6: 103–110

Stam AH, Haan J, van den Maagdenberg AMJM, Ferrari MD, Terwindt GM (2009) Migraine and genetic and acquired vasculopathies. Cephalalgia 29: 1006–1017

Stanford EA, Chambers CT, Biesanz JC, Chen E (2008) The frequency, trajectories and predictors of adolescent recurrent pain: A population-based approach. Pain 138: 11–21

Sullivan MJL, Bishop SR, Pivik J (1995) The Pain Catastrophizing Scale: Development and validation. Psychol Assess 7: 524–532

Tobias JH, Deere K, Palmer S, Clark EM, Clinch J (2013) Joint hypermobility is a risk factor for musculoskeletal pain during adolescence: Findings of a prospective cohort study. Arthritis Rheum 65: 1107–1115

Tsao JC, Evans S, Seidman LC, Zeltzer LK (2012) Experimental pain responses in children with chronic pain and in healthy children: How do they differ? Pain Res Manag 17: 103–109

Turk DC, Okifuji A (1999) Assessment of patients' reporting of pain: An integrated perspective. Lancet 353: 1784–1788

Uman LS, Chambers CT, McGrath PJ, Kisely S (2008) A systematic review of randomized controlled trials examining psychological interventions for needle-related procedural pain and distress in children and adolescents: An abbreviated Cochrane Review. J Pediatr Psychol 33: 842–854

Vlaeyen JW, Linton SJ (2012) Fear-avoidance model of chronic musculoskeletal pain: 12 years on. Pain 153: 1144–1147

Von Korff M, Ormel J, Keefe FJ, Dworkin SF (1992) Grading the severity of pain. Pain 50: 133–149

Wager J, Hechler T, Darlington AS, Hirschfeld G, Vocks S, Zernikow B (2013) Classifying the severity of paediatric chronic pain – an application of the chronic pain grading. Eur J Pain 17: 1393–1402

Walker LS, Williams SE, Smith CA, Garber J, Van Slyke DA, Lipani TA (2006) Parent attention versus distraction: Impact on symptom complaints by children with and without chronic functional abdominal pain. Pain 122: 43–52

Walker LS, Smith CA, Garber J, Claar RL (2007) Appraisal and coping with daily stressors by pediatric patients with chronic abdominal pain. J Pediatr Psychol 32: 206–216

Walker LS, Sherman AL, Bruehl S, Garber J, Smith CA (2012) Functional abdominal pain patient subtypes in childhood predict functional gastrointestinal disorders with chronic pain and psychiatric comorbidities in adolescence and adulthood. Pain 153: 1798–1806

Wilder-Smith CH (2011) The balancing act: endogenous modulation of pain in functional gastrointestinal disorders. GUT 60: 1589–1599

Wilson AC, Lewandowski AS, Palermo TM (2011) Fear-avoidance beliefs and parental responses to pain in adolescents with chronic pain. Pain Res Manag 16: 178–182

Woolf CJ (2011) Central sensitization: implications for the diagnosis and treatment of pain. Pain 152: S2–S15

Zernikow B, Wager J, Hechler T, Hasan C, Rohr U, Dobe M, Meyer A, Hübner-Möhler B, Wamsler C, Blankenburg M (2012) Characteristics of highly impaired children with severe chronic pain: a 5-year retrospective study on 2249 pediatric pain patients. BMC Pediatrics 12: 1–12

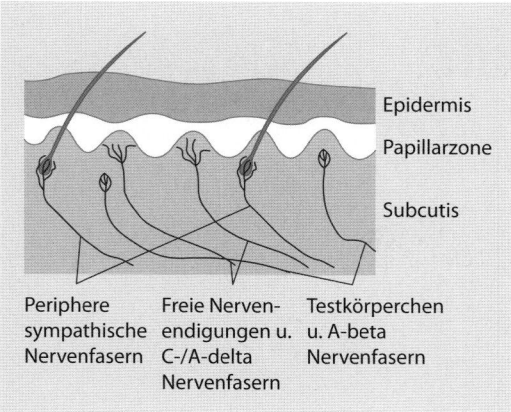

Epidermis

Papillarzone

Subcutis

Periphere sympathische Nervenfasern | Freie Nerven-endigungen u. C-/A-delta Nervenfasern | Testkörperchen u. A-beta Nervenfasern

◻ **Abb. 2.1** Subkutanes Hautgewebe und dessen Innervation durch unterschiedliche sensorische Nervenendigungen. Spezielle Tastkörperchen leiten über myelinisierte A_β-Nervenfasern die Wahrnehmung von Druck und Berührung. Freie Nervenendigungen leiten über nur gering bzw. unmyelinisierte C-/A_δ-Nervenfasern die Schmerzwahrnehmung. Periphere sympathische Nervenfasern innervieren die Hautgefäße wie auch die Haartalg- und Schweißdrüsen

aus. Charakteristisch ist eine scharfe, stechende Schmerzempfindung. Langsam leitende C-Nervenfasern sind durch eine allmählich zunehmende, dumpfe, brennende Schmerzempfindung gekennzeichnet, die über lange Zeit persistieren kann.

Bei einer akuten Verletzung kommt es häufig zu einer zeitlichen Aufeinanderfolge dieser beiden Schmerzempfindungen: Unmittelbar nach dem Reiz (z. B. Nadelstich) wird ein kurzer, stechender Schmerz wahrgenommen (1. Schmerz), der nach einem freien Zeitintervall von einem länger andauernden, brennenden Schmerz abgelöst wird (2. Schmerz). Dies ist dadurch erklärbar, dass A_δ-Nervenfasern schnell adaptieren, sodass bei wiederholter Reizung der stechende Schmerz allmählich abnimmt, während der durch C-Nervenfasern hervorgerufene brennende Schmerz nach wiederholter Reizung in seiner Intensität weiter zunimmt.

Adaptationsmechanismen können bei Nozizeptoren durch die Einwirkung von freigesetzten Gewebemediatoren aufgehoben sein, was eine Senkung der Reizschwelle und damit Sensitivierung des peripheren Nevenendes bewirkt (**periphere Sensitivierung**). Ein geringer Anteil an Nozizeptoren wird nur unter diesen Entzündungsbedingungen, unter

normalen Bedingungen jedoch gar nicht erregt (»**schlafende Nozizeptoren**«; Schaible et al. 2002).

Viszerale Nozizeptoren, die die Eingeweide innervieren, sind überwiegend vom Typ langsam leitender, afferenter C-Nervenfasern. Sie verlaufen zusammen mit sympathisch oder parasympathisch efferenten Nervenfasern zu den Hohlorganen, wie Magen, Darm und Harnblase, und befinden sich dort als freie Nervenendigungen in der Wand des Hohlorgans (Handwerker 1998). Sie reagieren mit zunehmender Aktivität auf Dehnungsreize der Hohlorgane in Abhängigkeit von der Stärke und Schnelligkeit des Dehnungsreizes. Länger dauernde Formen der viszeralen Stimulation sowie entzündliche und hypoxische Stimuli bewirken die Sensibilisierung der unterschiedlichen Nozizeptorpopulationen und die Rekrutierung primär stummer Nozizeptoren. Die hieraus resultierende vermehrte afferente Aktivität hat dann eine gesteigerte Erregbarkeit zentraler Neuronen zur Folge und begünstigt so die Entwicklung chronisch persistierender viszeraler Schmerzzustände.

2.2.3 Erregung und Sensitivierung sensorischer Nervenendigungen

Nozizeptoren befinden sich als freie Nervenendigungen in der Haut. Sie sind in der Mehrzahl der Fälle polymodal, d. h., sie werden durch mechanische, thermische und chemische Reize erregt (Handwerker 1998). Der genaue Mechanismus der Umwandlung eines **mechanischen** Reizes in eine elektrische Erregung dieser Nervenendigungen (**Transduktion**) ist noch nicht vollständig geklärt. Höchstwahrscheinlich erfolgt sie über eine Aktivierung membranständiger Ionenkanäle (Caterina u. Julius 1999; ◻ Abb. 2.2).

Eine **thermische** Reizung von Nozizeptoren führt höchstwahrscheinlich zu einem Anstieg der intrazellulären Ca^{2+}-Konzentration. Untersuchungen haben einen Ca^{2+}-Ionenkanal identifiziert, der durch Hitze aktiviert wird (**Vanilloid-Rezeptor VR1**; Caterina u. Julius 1999). Dieser Vanilloid-Rezeptor wird auch chemisch durch H^+-Ionen und Capsaicin, eine pflanzliche Substanz im roten Pfeffer (Capsicum annuum), erregt (Caterina u. Julius 1999; ◻ Abb. 2.2). Nozizeptive C-Nervenfasern werden daher als Capsaicin-sensitive Nervenfasern charakterisiert.

2

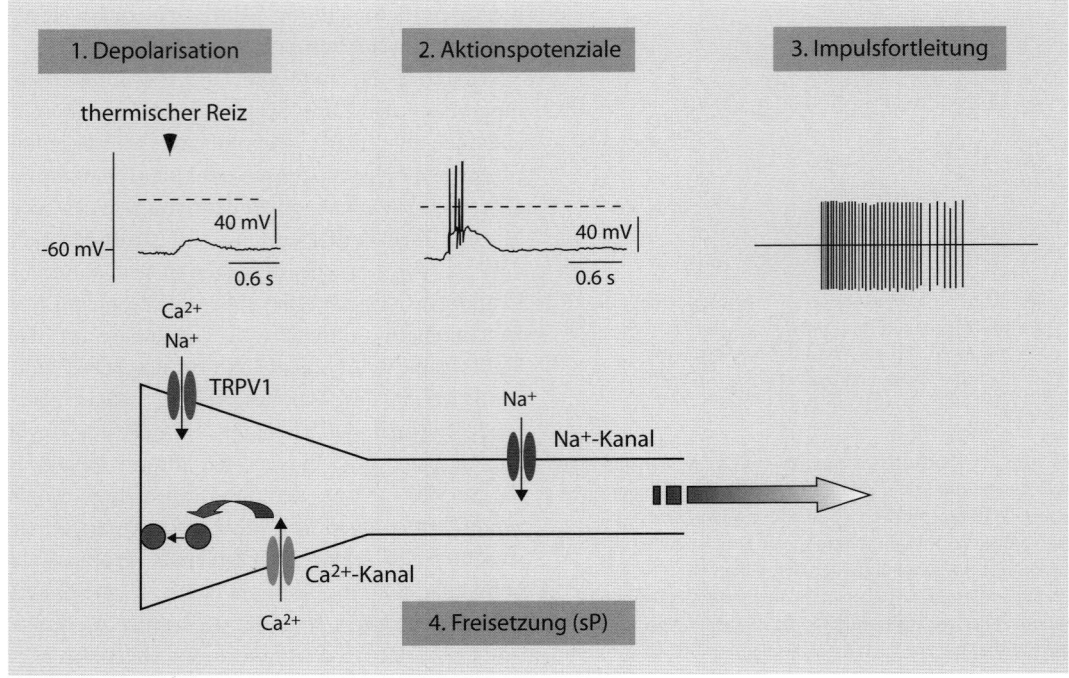

1. Depolarisation

thermischer Reiz

40 mV

-60 mV

0.6 s

Ca^{2+}
Na^+

TRPV1

Ca^{2+}

Ca^{2+}-Kanal

2. Aktionspotenziale

40 mV

0.6 s

Na^+

Na^+-Kanal

3. Impulsfortleitung

4. Freisetzung (sP)

◻ **Abb. 2.2**   Erregung sensorischer Nervenendigungen. Schädliche thermische, mechanische und chemische Reize aktivieren spezifische Ionenkanäle. Dies führt zur Erregung der Zellmembran und damit zur Entstehung eines elektrischen Schmerzimpulses, der dann durch nachgeschaltete, spannungsabhängige Ionenkanäle entlang des peripher sensorischen Neurons zentralwärts zum Hinterhorn des Rückenmarks fortgeleitet wird

Die **chemische** Reizung sensorischer Nervenendigungen erfolgt durch die bei einer Gewebezerstörung freigesetzten Substanzen. **Protonen** entstehen z. B. aus dem Zelluntergang, **Bradykinin** aus der enzymatischen Umwandlung von Kininen der Blutstrombahn, **Prostaglandine** aus der überwiegend durch die Verletzung induzierte Aktivierung der Zyklooxygenase Typ 2 (**COX-2**) und **Zytokine** aus einwandernden Immunzellen (z. B. Granulozyten, Makrophagen).

Die freigesetzten Mediatoren bewirken eine Senkung der Reiz- bzw. Erregungsschwelle und dadurch eine erhöhte Empfindlichkeit von Nozizeptoren (**periphere Sensivierung**; Schaible et al. 2002). Dies geschieht vermutlich über eine durch Kinasen erzeugte Phosphorylierung, z. B. des Vanilloid-Rezeptors, der jetzt nicht mehr ausschließlich bei noxischen Temperaturen, sondern schon bei physiologischen Temperaturen (um 37 °C) erregt wird (◻ Abb. 2.3). Es kommt zu dem klinisch wahrnehmbaren Phänomen der vermehrten Schmerzempfindlichkeit (Hyperalgesie). Auch sog. »**schlafende**

Nozizeptoren«, die auf noxische Reize normalerweise nicht reagieren, werden durch die beschriebenen Vorgänge sensitiviert (Schaible et al. 2002).

2.2.4 Neurogene Entzündung

Im Rahmen einer Gewebeverletzung tragen nicht nur Immunzellen, sondern auch sensorische Nervenfasern (C-Nervenfasern) zur Aufrechterhaltung eines lokalen Entzündungsschmerzes bei (**neurogene Entzündung**; Handwerker 1998). Aus den sensorischen Nervenendigungen werden die Neuropeptide CGRP (»calcitonin gene-related peptide«) und Substanz P in das lokale Gewebe freigesetzt. Hier führen sie durch eine lokale Gefäßerweiterung und Permeabilitätssteigerung zu Schwellung und Ödembildung (◻ Abb. 2.4).

Eine lokale Rötung (Flare-Reaktion) entsteht meist über einen **neurogenen Axonreflex**, der eine fortgeleitete Erregung auf kollaterale Nervenendigungen der C-Nervenfasern überträgt. Durch loka-

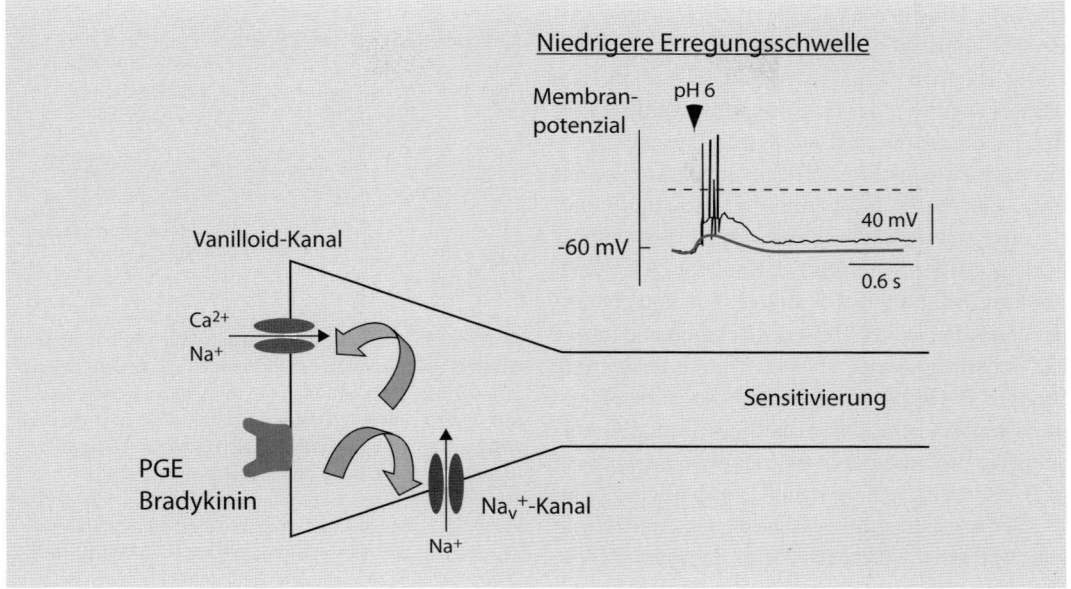

◘ Abb. 2.3 Sensitivierung sensorischer Nervenendigungen. Durch eine Gewebeverletzung freigesetzte Mediatoren (z. B. Bradykinin) bewirken über eine Aktivierung spezifischer Rezeptoren die durch Kinasen hervorgerufene Phosphorylierung von Ionenkanälen. Dies resultiert in der Herabsetzung der Erregungsschwelle sensorischer Nervenendigungen und letztlich in dem klinischen Phänomen der vermehrten Schmerzempfindlichkeit (Hyperalgesie). (Aus: Woolfe u. Salter 2000)

le Einwirkung von Zytokinen kann der Axonreflex verstärkt, durch topische Applikation von Lokalanästhetika jedoch typischerweise aufgehoben werden (Handwerker 1998; ◘ Abb. 2.4).

Eine neurogene Freisetzung der Neuropeptide Substanz P und CGRP wird z. B. durch die Einwirkung von Capsaicin auf sensorische Nervenendigungen (Vanilloid-Rezeptor VR-1) oder durch eine elektrische Reizung afferenter C-Nervenfasern (antidrome Nervenstimulation) hervorgerufen. Unter Entzündungsbedingungen kommt es zu einer vermehrten Synthese und peripheren Freisetzung dieser Neuropeptide, was zu einer Entzündungsverstärkung führt (Handwerker 1998). Diese Mechanismen sind z. B. an der Entstehung und Unterhaltung bestimmten Formen des Kopfschmerzes sowie der Arthritis beteiligt.

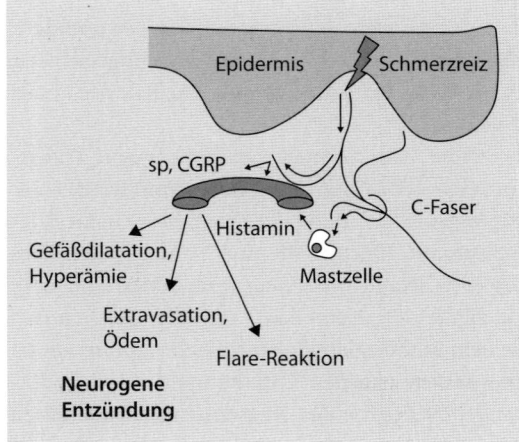

◘ Abb. 2.4 Neurogene Entzündung. Die Erregung sensorischer Nervenendigungen durch einen Schmerzreiz bewirkt über kollaterale Nervenäste eine Freisetzung von Neuropeptiden (sP = Substanz P, CGRP = Calcitonin Gene-Related Peptide; Axonreflex), die über eine Gefäßdilatation, Plasmaextravasation und Degranulation von Mastzellen zu Rötung, Ödem und Flare-Reaktion führen

2.2.5 Neuropathischer Schmerz

Im Unterschied zum Entzündungsschmerz zeigt sich eine andere Qualität des Schmerzes, wenn periphere Nerven geschädigt bzw. durchtrennt werden

2

(Baron u. Jänig 1998). Charakteristisch ist ein brennender, bohrender Spontanschmerz mit zusätzlich einschießenden Schmerzattacken, die durch nur leichtes Berühren der Haut ausgelöst werden (z. B. der Tic douloureux bei der Trigeminusneuralgie). Es liegt meist eine erhöhte Schmerzempfindlichkeit für mechanische und thermische (Hitze und Kälte) Reize (**Hyperalgesie**) und eine vermehrte Empfindlichkeit für Berührungen der Haut vor (**Allodynie**; Baron u. Jänig 1998). Diese Eigenschaften charakterisieren den neuropathischen Schmerz. Periphere Nervenfasern können entweder durch neurotrope Viren (z. B. Herpes zoster), durch bestimmte Stoffwechselstörungen (z. B. diabetische bzw. Alkoholneuropathie) oder durch mechanische Einwirkung (z. B. chirurgische Amputation) geschädigt werden.

Neueste Erkenntnisse weisen einer Aktivierung nahe gelegener Gliazellen (z. B. Schwann-Zellen, Mikroglia) und nachfolgender Zytokinfreisetzung eine entscheidende pathophysiologische Rolle bei der Entstehung neuropathischer Schmerzen zu (Watkins u. Maier 2002). Als Antwort auf den Nervenschaden stehen regenerative Prozesse – unterstützt durch Wachstumsfaktoren (z. B. »nerve growth factor«; **NGF**) – im Vordergrund. Es kommt zu einer erneuten Aussprossung von Nervenfasern (**Neurome**), die jedoch in teilweise ungeordneter Form verlaufen kann (◘ Abb. 2.5; Baron u. Jänig 1998).

Unter dem vermehrten Einfluss von Wachstumsfaktoren kommt es zu einer veränderten Genexpression und damit zur Synthese neuronaler Rezeptoren, Ionenkanäle und Neuropeptide. Dies resultiert letztlich in einem veränderten Phänotyp (Identität) der Nervenzelle (◘ Abb. 2.5). An den Stellen erhöhter Ionenkanaldichte kommt es zu **spontanen, ektopen Entladungen** und nachfolgender Exzitation des Neurons, was sich klinisch als repetitiv spontan einschießende Schmerzen äußert (Schmerzattacken; Baron u. Jänig 1998).

Durch eine deutliche Zunahme sympathoadrenerger Rezeptoren auf der verletzten Nervenfaser sowie der Einsprossung von sympathischen Nervenfasern in die Umgebung des Zellkörpers der verletzten Nervenfaser (im Spinalganglion) können die Schmerzen dem Einfluss des peripheren sympathischen Nervensystems unterliegen (**»sympathetically maintained pain«, SMP**; Baron u. Jänig 1998).

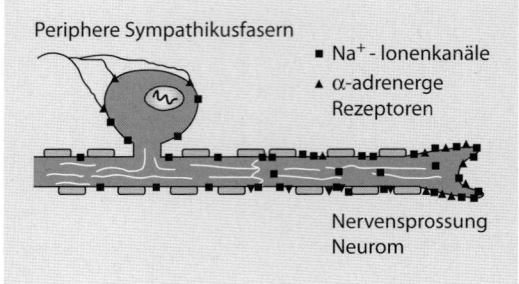

◘ **Abb. 2.5** Periphere Nervenläsion. Infolge einer peripheren Nervenläsion kommt es im Rahmen von Regenerationsprozessen zu einer erneuten Aussprossung von Nervenfasern, einer eventuellen Neurombildung, einer gesteigerten Neusynthese von Na^+-Ionenkanälen und α-adrenergen Rezeptoren sowie einer vermehrten sympathischen Innervation sensorischer Hinterwurzelganglien. Alle diese Veränderungen bewirken eine gesteigerte Erregbarkeit des geschädigten Nervenendes, die mit einer vermehrten Schmerzempfindlichkeit auch gegenüber normalen Reizen, z. B. Berührung (Allodynie), und gelegentlich spontan einschießenden Schmerzen einhergehen

Eine Aktivierung des sympathischen Nervensystems oder die lokale Gabe adrenerger Substanzen kann die Schmerzen aggravieren, während ein Sympathikusblock durch Gabe eines Lokalanästhetikums bzw. Guanethidins sie reduzieren kann. Dies trifft jedoch nur für einen Teil der Patienten zu, die an neuropathischen Schmerzen leiden. Es ist bisher noch ungeklärt, welche Bedingungen mit (SMP) oder ohne (**»sympathetically independent pain«, SIP**) eine Beteiligung des sympathischen Nervensystems einhergehen (Baron u. Jänig 1998).

Neuropathischer Schmerz ist kein einheitliches Schmerzsyndrom, sondern es subsumieren sich unter diesem Begriff eine Vielzahl verschiedener und komplexer Schmerzformen unterschiedlicher Genese: z. B. Phantomschmerz, postherpetische Neuralgie, Trigeminusneuralgie, sympathische Reflexdystrophie, Kausalgie u. a. In einer Konsenskonferenz wurde zum Zwecke größerer Klarheit und Einheitlichkeit der Begriff »**komplexes regionales Schmerzsyndrom**« (**CRPS**) eingeführt (Baron u. Jänig 1998). Danach differenzieren wir zwischen **CRPS Typ I**, das nach einem traumatischen Ereignis auftritt (z. B. Reflexdystrophie, Sudeck-Atrophie), und **CRPS Typ II**, das nach Nervenläsionen entstehen kann (z. B. Kausalgie; Baron u. Jänig 1998). Diese Einteilung wird jedoch in neuerer Zeit kritisch gesehen, da die bisherigen diagnostischen Kriterien keine eindeutige Differenzierung zulassen (Borchers u. Gershwin 2014).

2.3 Zentrale Mechanismen

2.3.1 Spinale Übertragung von Schmerzimpulsen

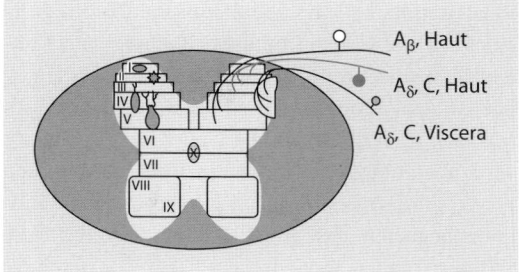

◘ **Abb. 2.6** Spinale Übertragung von Schmerzimpulsen im Hinterhorn des Rückenmarks. Hereinkommende A_β-Nervenfasern enden in den Rexed-Zonen IV und V. C- und A_δ-Nervenfasern enden in den Rexed-Zonen I, II und V. Hier werden die Schmerzimpulse synaptisch auf nachgeschaltete, sensorische Hinterhornneuronen (z. B. den »Wide-dynamic-Range-Neuronen«) umgeschaltet. (Mod. nach Handwerker 1998)

Die aus der Peripherie kommenden sensorischen Nervenfasern enden zentral im Hinterhorn des Rückenmarks. Dort werden die eintreffenden elektrischen Impulse durch synaptische Übertragung auf ein zweites sensorisches Neuron übergeleitet (Transmission; Woolfe u. Salter 2000). Die Lokalisation der zentralen Nervenendigungen im Hinterhorn ist in Abhängigkeit von ihrer Funktion (z. B. nozizeptiv oder mechanosensitiv) und von dem jeweiligen rezeptiven Feld auf der Körperoberfläche bestimmten Zonen zugeordnet. Basierend auf den Erkenntnissen des Neuroanatomen Rexed wird das Hinterhorn in 5 solcher Zonen (Rexed-Zonen) eingeteilt (◘ Abb. 2.6).

Neuronen, die die nozizeptive Information weiterleiten (C- und A_δ-Nervenfasern), enden hauptsächlich in den Zonen I, II und V. Neuronen (A_β-Nervenfasern), die Druck und Berührung weiterleiten, enden hauptsächlich in den Zonen IV und V (◘ Abb. 2.6). Zahlreiche Interneuronen, die hauptsächlich die verschiedenen afferenten und efferenten Neuronen zu einem Netzwerk verschalten, befinden sich in den Zonen II und III (◘ Abb. 2.6). Das nachgeschaltete Hinterhornneuron kann entweder ein »nozizeptiv-spezifisches«, ein »wide dynamic range« (WDR-Neuron) oder ein Interneuron sein. Während Ersteres hauptsächlich nozizeptive Schmerzimpulse weiterleitet, übermittelt das zweite Impulse sowohl von nozizeptiven (A_δ-, C-) als auch von nicht nozizeptiven (A_β-) Nervenfasern. Das dritte gibt Impulse entweder verstärkt als exzitatorisches oder abgeschwächt als inhibitorisches Interneuron weiter.

Auffällig ist, dass die Anzahl nachgeschalteter Neuronen deutlich geringer ist als die Anzahl der aus der Peripherie eintreffenden Afferen-

zen (Konvergenz; Woolfe u. Salter 2000). Daraus wird erkenntlich, dass eine wesentliche Funktion des zweiten sensorischen Neurons die Extraktion und Integration sensorischer Informationen ist. Exemplarisch hierfür sind die WDR-Neuronen, bei denen Impulse sowohl von C- (Nozizeptoren) als auch von A_β-Nervenfasern (Mechanorezeptoren) konvergieren (Woolfe u. Salter 2000). Diese Konvergenz führt zu einer Zusammenlegung von zahlreichen kleineren rezeptiven Feldern, z. B. der Haut, zu einem größeren rezeptiven Feld.

Ein anschauliches Beispiel zeigt uns die Konvergenz von Reizen aus tieferen Körpergeweben (z. B. inneren Organen) und der oberflächlichen Haut. Der bei einer Myokardischämie auftretende Schmerz (Angina pectoris) projiziert sich in die obere linke Körperhälfte und die Innenseite des linken Oberarms. Solche Projektionsfelder innerer Organe auf die Hautoberfläche werden auch Head-Zonen genannt.

Zusätzlich zu den afferenten Nervenfasern aus der Peripherie treffen im Hinterhorn auch absteigende (deszendierende Nervenbahnen) Nervenfasern aus höheren Hirnregionen (Stammhirn) ein (Fields 2000). Sie bewirken über eine Modulation der synaptischen Übertragung hauptsächlich einen hemmenden Einfluss auf die Transmission schmerzhafter Impulse. Durch das komplexe Zusammenspiel all dieser verschiedenen Neuronen ist das Hinterhorn des Rückenmarks eine wichtige

2

Relaisstation, bei der die synaptische Übertragung eines schmerzhaften Impulses abhängig vom Kontext (d. h. gleichzeitige äußere Einflüsse) des jeweiligen Reizes moduliert wird (»gate control« nach Melzack u. Wall 1968). Die Gate-Control-Theorie wird heutzutage nicht mehr in ihrer historischen Form, sondern als Veranschaulichung des Phänomens begriffen, dass im Rückenmark eintreffende Schmerzimpulse in vielfältiger Weise der Regulation (neuronale Plastizität) unterworfen sind.

> Aus der Summe all dieser Regulationsmechanismen ergibt sich eine »zentrale Schmerzschwelle«, die überschritten werden muss, damit ein Schmerzimpuls fortgeleitet (gebahnt) wird.

2.3.2 Synaptische Schmerzimpulsübertragung

Die elektrochemische Übertragung des Schmerzimpulses vom 1. auf das 2. sensorische Neuron erfolgt am synaptischen Spalt zwischen beiden Neuronen (◘ Abb. 2.7). Es kommt zu einer Freisetzung von Überträgerstoffen (Neurotransmitter) und **Neuropeptiden**, die korrespondierende, prä- und/oder postsynaptische Rezeptoren aktivieren (Woolfe u. Salter 2000). Die Effektivität der synaptischen Übertragung hängt von der Art und Anzahl freigesetzter Neurotransmitter, der Dichte und Identität prä- und postsynaptischer Rezeptoren, der Kopplung dieser Rezeptoren an intrazelluläre Botenstoffe und dem Abbau bzw. Abtransport synaptischer Neurotransmitter ab.

Wichtigste, infolge einer hereinkommenden Erregung freigesetzte Neurotransmitter sind die exzitatorischen Aminosäuren **Aspartat** und **Glutamat** (◘ Abb. 2.7; Woolfe u. Salter 2000). Für einen Bruchteil von Millisekunden bis Sekunden werden diese in den synaptischen Spalt sezerniert und aktivieren postsynaptische Ionenkanäle, z. B. **AMPA- und NMDA-Rezeptoren** (AMPA = N-Methyl-D-Aspartat, NMDA = α-Amino-3-Hydroxy-5-Methyl-4-Isoxazol-Propionsäure; Woolfe u. Salter 2000; ► Kap. 3). Besonders die wiederholte Stimulation sensorischer Hinterhornneuronen aufgrund eines andauernden Reizes (z. B. Ent-

zündungsschmerz) führt zur Aktivierung dieser Rezeptoren (Woolfe u. Salter 2000). Neuropeptide (z. B. Substanz P, CGRP) werden für die Dauer von Sekunden aus den afferenten Neuronen freigesetzt und aktivieren korrespondierende Rezeptoren auf prä-, postsynaptischen oder auch entfernter gelegenen Zellmembranen (◘ Abb. 2.7). Dies führt zu einer lang anhaltenden Erregung der Hinterhornneuronen.

Während durch die exzitatorischen Aminosäuren Informationen über Lokalisation, Intensität und Dauer (spezifische Schmerzqualitäten) übertragen werden, dienen freigesetzte Neuropeptide eher der räumlichen und zeitlichen Bahnung des schmerzhaften Impulses (Überwindung der zentralen Schmerzschwelle). Eine Stimulation der Hinterhornneuronen bewirkt über einen Anstieg der intrazellulären Ca^{2+}-Konzentration eine Phosphorylierung intrazellulärer Proteine und eine veränderte Genexpression (z. B. c-Fos-Gen).

2.3.3 Zentrale Sensitivierung

Befindet sich das Hinterhorn des Rückenmarks in Normalzustand, so führt ein Reiz niedriger Intensität (Druck, Berührung) über A_β-Nervenfasern zu einer nicht schmerzhaften und ein Reiz hoher Intensität (Trauma) über A_δ- und C-Nervenfasern zu einer schmerzhaften Wahrnehmung (Woolfe u. Salter 2000). Hereinkommende Schmerzimpulse (C-Fasern) können jedoch infolge einer gleichzeitigen Aktivierung von segmentalen A_β- oder deszendierenden Nervenfasern unterdrückt werden. Dies wird v. a. in Situationen größten Stresses (z. B. Marathonläufer) recht anschaulich (»**gate control**« nach Melzack u. Wall 1968). Segmentale und/oder deszendierende Inhibitionsmechanismen tragen wesentlich zu den analgetischen Wirkungen, die z. B. durch transkutane elektrische Nervenstimulation (TENS), Akupunktur u. a. verursacht werden, bei (Fields 2000).

Befindet sich das Hinterhorn des Rückenmarks jedoch in einem Erregungszustand, z. B. aufgrund eines andauernden Entzündungsschmerzes, so bewirkt die repetitive Stimulation über hereinkommenden C-Nervenfasern eine verstärkte Erregung nachgeschalteter WDR-Neuronen (Sandkühler u.

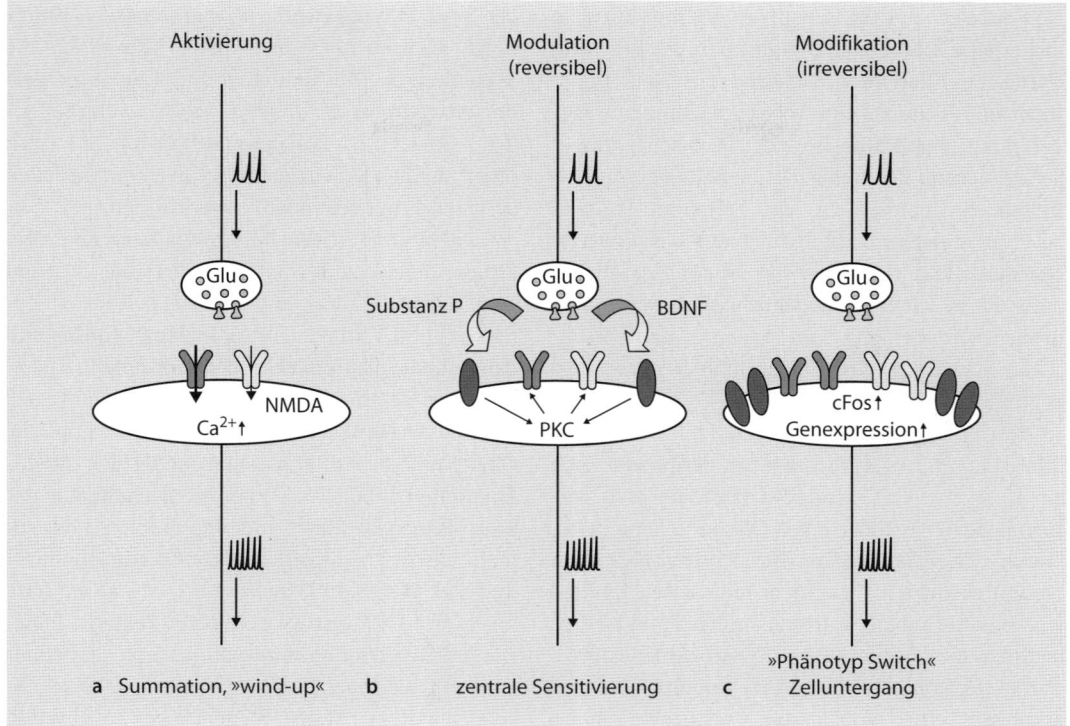

Aktivierung

Modulation (reversibel)

Modifikation (irreversibel)

Glu

Glu

Substanz P

BDNF

Glu

NMDA

$Ca^{2+}\uparrow$

PKC

cFos↑ Genexpression↑

a Summation, »wind-up«

b zentrale Sensitivierung

c »Phänotyp Switch« Zelluntergang

⬛ **Abb. 2.7a–c** Mechanismen zentraler Sensitivierung. **a** Aus der Peripherie hereinkommende schmerzhafte Impulse werden über exzitatorische Neurotransmitter (z. B. Glutamat) synaptisch auf das nachgeschaltete sensorische Neuron übertragen. **b** Eine persistierende Stimulation führt u. a. auch zu einer Freisetzung von Neuropeptiden, die über intrazelluläre Phosphorylierung eine Herabsetzung der Erregungsschwelle bewirken. **c** Die chronische Stimulation des Rückenmarks resultiert unter bestimmten Umständen in einer veränderten Genexpression, sodass neue Gene exprimiert bzw. die Expression bekannter Gene moduliert werden. Letztlich kann dies in einen phänotypischen Switch der Nervenzelle münden. (Aus: Woolfe u. Salter 2000)

Gruber-Schoffnegger 2012). Diese gesteigerte Aktivität der WDR-Neuronen (»wind-up«) geht klinisch mit einer Zunahme der Schmerzen einher. Das Auftreten des Wind-up-Phänomens hängt stark vom Erregungszustand des Hinterhorns ab. Dieses Phänomen ist durch die wiederholte synaptische Freisetzung exzitatorischer Neurotransmitter, die dadurch bewirkte andauernde Erregung der postsynaptischen Zellmembran und letztlich die Aktivierung von NMDA-Rezeptoren zu erklären (Sandkühler u. Gruber-Schoffnegger 2012). Aktivierte NMDA-Rezeptoren führen über einen intrazellulären Einstrom von Ca^{2+}-Ionen zu einer Phosphorylierung intrazellulärer Proteine und zu einer veränderten Genexpression. Als Folge werden die Funktion und die Synthese intrazellulärer Proteine moduliert.

All diese »plastischen« Veränderungen (**Neuroplastizität**) nachgeschalteter sensorischer Neuronen überführen das Hinterhorn von einem ruhenden in einen aktivierten Zustand (**zentrale Sensitivierung**, ⬛ Abb. 2.7; Sandkühler u. Gruber-Schoffnegger 2012). Diese Sensitivierung des Hinterhorns wird durch in den synaptischen Spalt freigesetzte Neuropeptide (Substanz P, CGRP), neu gebildete Prostaglandine und von Glia stammende Zytokine gefördert (Schaible et al. 2002; Watkins u. Maier 2002).

Wissenschaftliche Untersuchungen konnten zeigen, dass eine Blockierung der NMDA-, Neuropeptid- oder Zytokinrezeptoren zu einer Aufhebung des Wind-up-Phänomens führt (Sandkühler u. Gruber-Schoffnegger 2012; Schaible et al. 2002; Watkins u. Maier 2002). Trifft nun ein Reiz niedriger Intensität (Druck, Berührung) über A_β-

Nervenfasern auf das sensitivierte Hinterhorn, so löst er eine schmerzhafte Wahrnehmung aus (**mechanische Allodynie**), während ein Reiz hoher Intensität (Trauma) eine verstärkte Schmerzwahrnehmung (**Hyperalgesie**) bewirkt. Nach erfolgter Sensitivierung kann es auch unabhängig von eintreffenden Impulsen aus der Peripherie spontan zu Entladungen nachgeschalteter sensitivierter Neuronen kommen. Man spricht von der Ausbildung eines »**Schmerzgedächtnisses**«, was einen drohenden Übergang vom akuten in den chronischen Schmerz andeutet (Sandkühler u. Gruber-Schoffnegger 2012).

Nach peripherer Nervenläsion (z. B. C-Nervenfasern) kommt es ähnlich wie am peripheren auch am zentralen Nervenende im Hinterhorn zu entsprechenden Veränderungen (Baron u. Jänig 1998). Durch den Zelluntergang nozizeptiver Neuronen kommt es zunächst zu einem reduzierten Einfluss von exzitatorischen Neurotransmittern und Neuropeptiden am synaptischen Spalt (Baron u. Jänig 1998). Die Weiterleitung schmerzhafter Impulse kann also erschwert sein (Hypoalgesie). Gleichzeitig führen Neuronen mit erhöhter Dichte an Na^+-Ionenkanälen und adrenergen Rezeptoren zu einem gesteigerten sensorischen Input (Baron u. Jänig 1998). An dem Ort der untergegangenen Neuronen kommt es zu trophischen Veränderungen. Es sprossen unter dem Einfluss verschiedener Wachstumsfaktoren (NGF, BDNF u. a.) benachbarte Nervenfasern – v. a. A_β- und sympathische Nervenfasern – in das entsprechende Gebiet ein (Woolfe u. Salter 2000). Dies führt zu zahlreichen neuen synaptischen Kontakten mit nachgeschalteten Neuronen und bewirkt sowohl eine Verstärkung des sensorischen Inputs (zeitliche und räumliche Bahnung) als auch einen verstärkten Einfluss des sympathischen Nervensystems. All dies resultiert in einer zentralen Sensitivierung des Hinterhorns (Woolfe u. Salter 2000).

2.4   Höhere Zentren

2.4.1   Subkortikale und kortikale Schmerzzentren

Wir wissen heute, dass es nicht nur ein, sondern viele verschiedene Hirnzentren gibt, die für die bewusste Wahrnehmung des Schmerzes verantwort-

lich sind. Die nozizeptiven Neuronen des Hinterhorns kreuzen über die vordere Kommissur die Mittellinie des Rückenmarks und steigen im **Vorderseitenstrang** zu höheren schmerzverarbeitenden Zentren (z. B. Thalamus) auf (◻ Abb. 2.8). Grob unterscheiden wir ein laterales von einem medialen System schmerzleitender Nervenbahnen.

Das **laterale System** besteht aus Nervenbahnen, die die Schmerzinformation zahlreicher A_δ- und zum Teil auch C-Nervenfasern aus den Rexed-Zonen I, II und V zum lateralen Thalamus führen und dann über synaptische Umschaltung auf ein 3. sensorisches Neuron zum somatosensorischen Kortex weiterleiten (◻ Abb. 2.8). Die strikte somatotopische Gliederung dieses Bahnsystems findet sich im Homunkulus (Zonen der Körperoberfläche sind in der sensorischen Großhirnrinde repräsentiert) des somatosensorischen Kortex wieder (Hirnregionen S I und S II; ◻ Abb. 2.9). Interessanterweise sind Orte mit hoher Dichte an Nozizeptoren (Hände, Füße) wesentlich größer im **Homunkulus** repräsentiert als Orte mit niedriger Dichte (Oberarm, Oberschenkel). Das laterale System dient also der Lokalisation und Differenzierung von Schmerzreizen.

Das **mediale System** rekrutiert sich hauptsächlich aus den C-Nervenfasern der Rexed-Zonen I und II und zieht in den medialen Thalamusbereich sowie in die Formatio reticularis des Mittelhirns (◻ Abb. 2.9). Es ist nicht somatotopisch gegliedert und steht in Verbindung mit dem Hypothalamus und dem limbischen System. Diese Nervenbahnen dienen v. a. der emotionalen Verarbeitung von Schmerzreizen. Interessanterweise kommt es bei der Abbildung schmerzhafter Testreize durch verschiedene bildgebende Verfahren – neben anderen Hirnregionen – häufig zu einer Aktivierung dieser beiden Strukturen, des somatosensorischen Kortex und des limbischen Systems (Seifert u. Maihöfner 2011).

> Zusammenfassend lässt sich sagen, dass alle wichtigen sensorischen Nervenbahnen im Thalamus enden oder synaptisch umgeschaltet werden. Der Thalamus wird daher auch als »Tor zum Bewusstsein« bezeichnet.

Weitere ZNS-Kerne wie die Hypophyse, das limbische System und die Stammhirnkerne sowie der präfrontale Kortex stehen mit dem Thalamus in

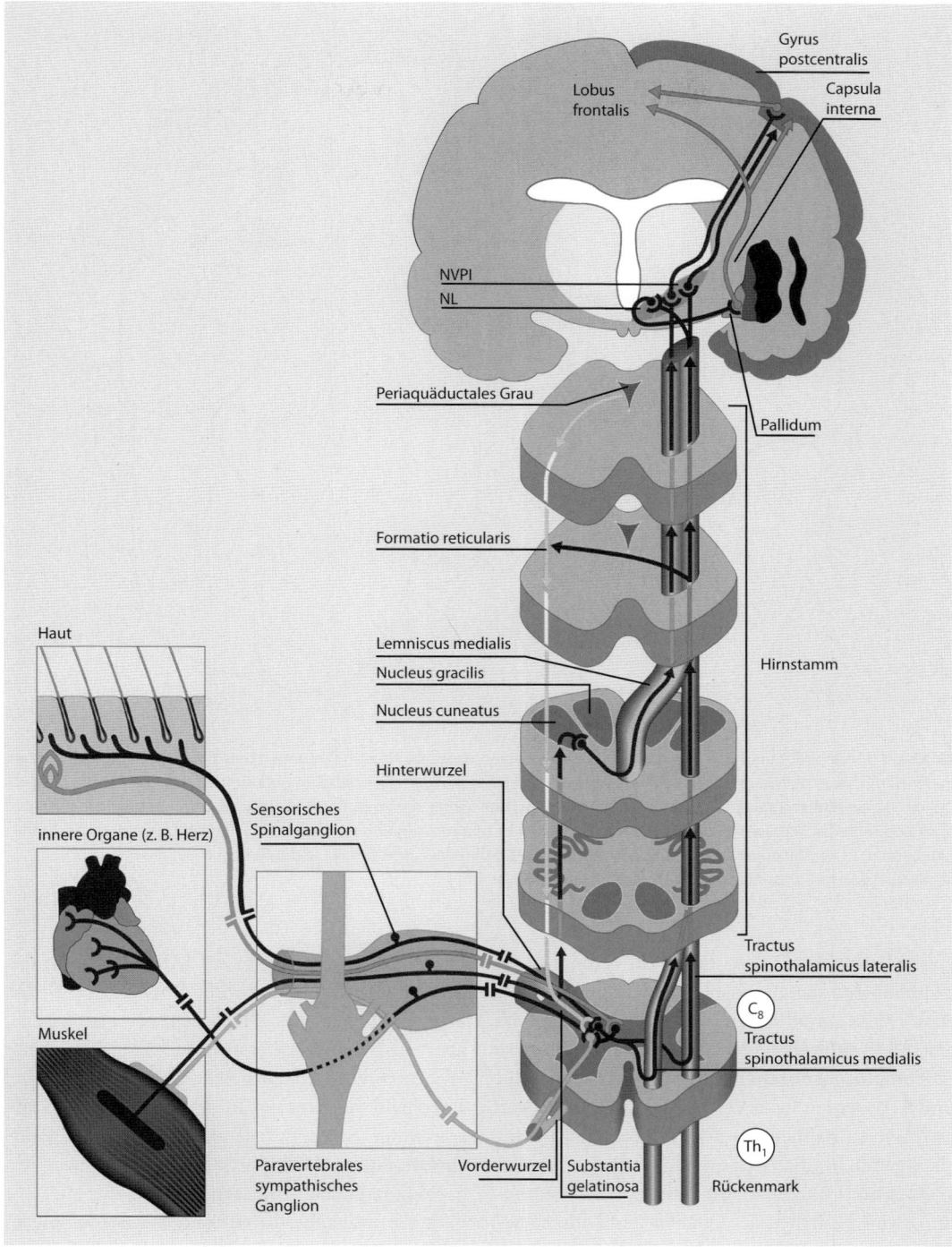

Gyrus
postcentralis

Lobus
frontalis

Capsula
interna

NVPI
NL

Periaquäductales Grau

Pallidum

Formatio reticularis

Haut

Lemniscus medialis

Nucleus gracilis

Nucleus cuneatus

Hirnstamm

Hinterwurzel

Sensorisches
Spinalganglion

innere Organe (z. B. Herz)

Tractus
spinothalamicus lateralis

C_8

Muskel

Tractus
spinothalamicus medialis

Th_1

Paravertebrales
sympathisches
Ganglion

Vorderwurzel

Substantia
gelatinosa

Rückenmark

□ **Abb. 2.8**   Schmerzbahnen zu subkortikalen und kortikalen Zentren. (Aus: Brune et al. 2001)

2

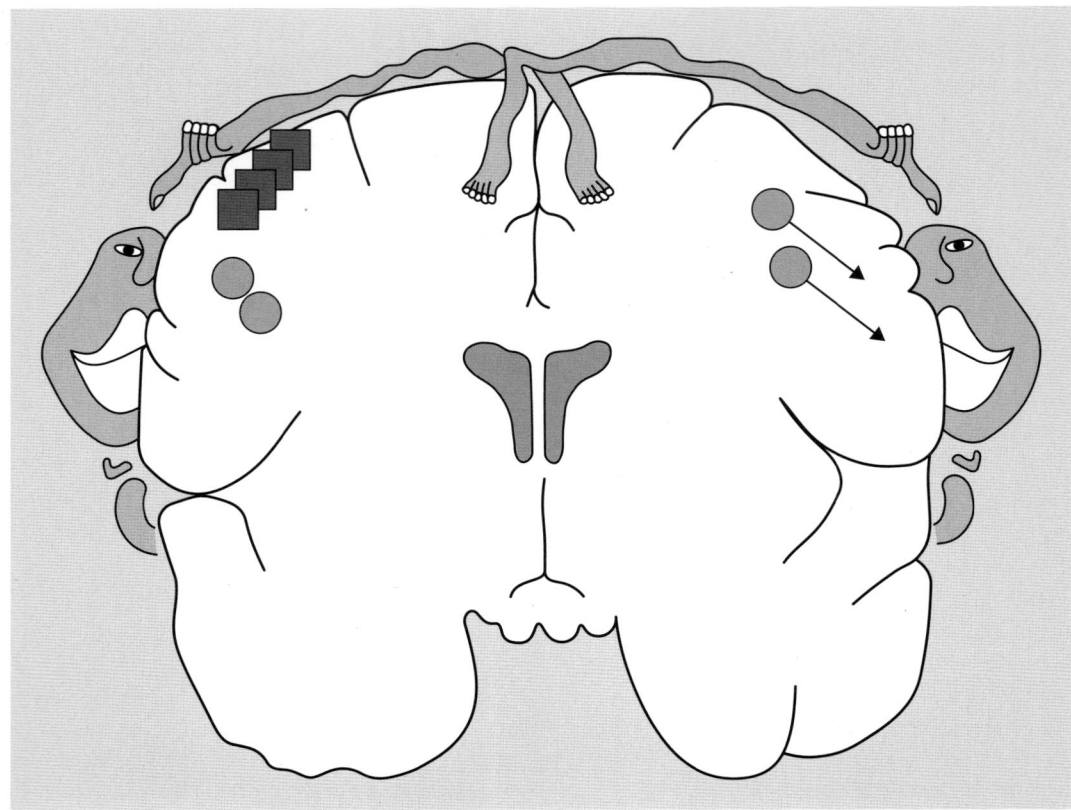

◘ Abb. 2.9   Verschiebungen der kortikalen Repräsentation sensorischer Wahrnehmungen bei Phantomschmerzpatienten. In der Hemisphäre der gesunden Seite (linke Seite der Abbildung) liegen die kortikalen Repräsentationen der Hand (Quadrat) und Lippe (Kreis) eng beieinander. Im somatosensorischen Kortex der amputierten Seite (z. B. Unterarm; mod. nach Flor et al. 1995) fällt das Repräsentationsareal des amputierten Unterarms weg und wird von dem Repräsentationsareal der Lippe neu besetzt. Es kommt zu einer Verschiebung der Repräsentation der Lippe. Die Pfeile deuten auf die Stelle der ursprünglichen kortikalen Repräsentation. (Mod. nach Flor et al. 1995)

enger Verbindung. Dies führt zu Verbindungen zwischen den somatosensorischen und emotional-affektiven Komponenten des Schmerzes. Jedoch erst nach Eintreffen der schmerzhaften Impulse im **somatosensorischen Kortex** (Hirnregionen S I und S II) werden sie in Verbindung mit zahlreichen assoziativen Bahnen aus dem präfrontalen Kortex als eigentliches Schmerzerlebnis wahrgenommen (**Perzeption**): Das heißt, die akute Schmerzempfindung wird bezüglich der Qualität und Differenzierung nach Zeit, Raum und Intensität im Vergleich zu früheren Schmerzerlebnissen beurteilt (Seifert u. Maihöfner 2011).

In diesem Sinne gibt die IASP-Definition des Schmerzes nach Merskey u. Bogduk (1994) das Schmerzerleben des Menschen als sensorische, aber auch emotionale und verhaltensbestimmte Wahrnehmung adäquat wieder (▶ Kap. 1). Entsprechend versucht ein in der Praxis vielfach angewandter Schmerzfragebogen, der **McGill-Pain-Questionnaire (MPQ)**, herauszufinden, welche der 3 Komponenten – die sensorische, die affektive oder die evaluative Komponente – des Schmerzerlebnisses in dem jeweilig individuellen Fall des Patienten im Vordergrund steht.

2.4.2 Kortikale Schmerzrepräsentation

Neueste bildgebende Verfahren haben es in letzter Zeit ermöglicht, ein genaueres Abbild der Vorgänge in den subkortikalen und kortikalen Hirnregionen zu erhalten. Dabei werden entweder die elektrische Aktivität der Schmerzbahnen bzw. Hirnregionen (Elektroenzephalogramm, EEG; somatosensible evozierte Potenziale, SEP), regionale Durchblutungsänderungen (Positronen-Emissions-Tomografie, PET-Scan) oder regional unterschiedliche Sauerstoffkonzentrationen (funktionelle Magnetresonanztomografie, fMRI) als Ausdruck der Hirnaktivität evaluiert. Untersuchungsergebnisse unter Ruhebedingungen werden von denen unter bestimmten Reizsituationen (z. B. lokalisierter Hitzereiz) subtrahiert und dadurch Aktivitätsmuster bestimmter Hirnareale, die spezifisch für den jeweiligen Reiz sind, erhalten. Im Wesentlichen konnten die weiter oben beschriebenen Veränderungen einer Aktivierung des somatosensorischen Kortex (Hirnregionen S I und S II) und des limbischen Systems als Folge bestimmter Schmerzreize bestätigt werden. Darüber hinaus haben diese Verfahren neue Erkenntnisse über neuroplastische Veränderungen im somatosensorischen Kortex infolge chronisch andauernder Schmerzen (z. B. Phantomschmerz) ergeben (Flor 2003).

Ebenso wie in Peripherie und Hinterhorn des Rückenmarks kann es bei persistierendem Schmerz auch im Thalamus und Kortex zu **neuroplastischen Veränderungen** kommen (Flor et al. 1995). Dies wurde besonders gut an Patienten nach Amputation einer Gliedmaße untersucht (◘ Abb. 2.9). Es konnte mittels bildgebender Verfahren (z. B. fMRI, PET) gezeigt werden, dass es infolge der Amputation und der typischen Veränderungen nach einer Durchtrennung peripherer Nerven (▸ Abschn. 2.4.1) zu Verschiebungen in der kortikalen Repräsentation bestimmter Areale der Körperoberfläche kommt (Flor et al. 1995). Beispielsweise zeigte sich bei Patienten mit einer Armamputation in der Hirnhälfte des amputierten Armes die kortikale Repräsentation der Lippe in unmittelbarer Nähe des Kleinfingers, d. h. 2–4 cm entfernt von dem zu erwartenden Hirnareal (◘ Abb. 2.9).

Schmerzen führen also auch auf kortikaler Ebene zu anhaltenden neuroplastischen Veränderungen, die sich in einer Verschiebung der somatotopisch organisierten Repräsentation der Körperoberfläche im Gehirn äußert (Flor 2003). Die Bedeutung dieser Phänomene für den Verlauf und die Therapie chronisch Schmerzkranker beginnt man erst jetzt, langsam zu verstehen.

2.5 Kontrollmechanismen des Schmerzes

2.5.1 Zentrale Kontrollmechanismen

Die Nozizeption und Fortleitung schmerzhafter Reize führt nicht unwiderruflich zur Schmerzperzeption, sondern sie sind auf kortikaler, subkortikaler, spinaler und peripherer Ebene in mannigfaltiger Weise der Modulation ausgesetzt.

Im Unterschied zu den exzitatorischen Mechanismen, die eine Verstärkung der Schmerzwahrnehmung bewirken, gibt es auch inhibitorische Kontrollmechanismen, die zu einer Reduktion der Schmerzwahrnehmung führen. Eine der ersten Beschreibungen solcher Kontrollmechanismen untersuchte den hemmenden Einfluss von A_β-Nervenfasern (Druck, Berührung), deren Erregung zur gleichen Zeit und im selben Segment wie die hereinkommender schmerzleitender C-Nervenfasern eintrifft. Dadurch, dass beide Nervenfasern auf ein und demselben WDR-Neuron konvergieren, können sie sich gegenseitig in ihrer Fortleitung hemmen. Dieses Phänomen der segmentalen Schmerzhemmung wurde erstmals von Melzack u. Wall in der Gate-Control-Theorie beschrieben; d. h., nur unter bestimmten Bedingungen wird der Schmerzreiz durch das »Tor« zu höheren Schmerzzentren durchgelassen (Melzack u. Wall 1968).

Dies wird therapeutisch bei TENS ausgenutzt. Aber auch andere segmentale Neuronen, die Interneuronen, üben mittels ihrer inhibitorischen Synapsen (γ-Aminobuttersäure, GABA, als inhibitorischer Neurotransmitter) einen hemmenden Einfluss aus.

Ein weiteres inhibitorisches System sind die aus den Kerngebieten des Stammhirns (wie zentrales Höhlengrau, Nucleus raphe magnus und Locus coeruleus) herkommenden deszendierenden Nervenbahnen (Fields 2000). Sie nehmen über zahlreiche synaptische Kontakte mit den Neuronen des Hinterhorns (Rexed-Zonen I, IV und V) auf die Schmerzleitung des Rückenmarks Einfluss (Fields 2000). Serotonin und Noradrenalin werden als inhibitorische Neurotransmitter freigesetzt und wirken auf prä- und/oder postsynaptische Rezeptoren des afferenten Neurons ein. Bei körpereigenen Mechanismen wie Stress sowie durch elektrische Stimulation der entsprechenden Kerngebiete des Stammhirns werden diese deszendierenden inhibitorischen Nervenbahnen aktiviert.

Das wirksamste schmerzhemmende System ist jedoch das körpereigene Opiatsystem. Opioidrezeptoren befinden sich auf allen Ebenen schmerzleitender Nervenbahnen (Fields 2000; Zubieta et al. 2000). Sie sind im Kortex, Hypothalamus, limbischen System, Kerngebieten des Stammhirns, prä- und postsynaptisch im Hinterhorn des Rückenmarks und auf den peripheren sensorischen Nervenendigungen vorhanden (Fields 2000; Stein et al. 2003; Zubieta et al. 2000). 3 verschiedene Opioidrezeptoren – μ-, δ- und κ-Opioidrezeptoren – werden unterschieden. Der μ-Opioidrezeptor hat für die Analgesie und viele der zentralen (Sedierung, Atemstillstand, Euphorie u. a.) wie peripheren (Obstipation) Nebenwirkungen die größte Bedeutung.

Im Hinterhorn des Rückenmarks befinden sich endogene (körpereigene) Opiatpeptide, die unter pathologischen Bedingungen, z. B. einer lokalen Entzündung, in ihrer Konzentration hochreguliert werden. Durch ihre Einwirkung auf die prä- und postsynaptischen Opioidrezeptoren des Hinterhorns bewirken sie eine effektive Unterdrückung der Schmerzfortleitung ähnlich wie die intrathekale Opioidgabe (z. B. Morphin) im Rahmen einer Spinal- oder Epiduralanästhesie (Heinke et al. 2011).

2.5.2 Periphere Kontrollmechanismen

Opioidrezeptoren befinden sich nicht nur im ZNS, sondern auch auf peripheren sensorischen Nervenendigungen (Stein et al. 2003). Ihre Anzahl wird unter schmerzhaften Entzündungsbedingungen hochreguliert (Stein et al. 2003). In Übereinstimmung damit bewirkt die lokale Gabe von Morphin eine klinisch relevante Inhibition des Schmerzes am Ort seiner Entstehung (Schäfer u. Stein 1997).

Ähnlich wie Lokalanästhetika können also auch Opioide Schmerzen noch vor ihrem Eintreffen im Hinterhorn des Rückenmarks wirkungsvoll inhibieren. Im Unterschied zu den Lokalanästhetika scheint jedoch die Wirksamkeit peripherer Opioide von einer gesteigerten, elektrischen Spontanaktivität der Neuronen (d. h. Nozizeption) abhängig zu sein.

Opioidpeptide sind in unmittelbarer Nähe peripherer Opioidrezeptoren nachgewiesen worden (Stein et al. 2003). Sie werden von bestimmten Immunzellen, die nach einem lokalen Entzündungsreiz gezielt in das traumatisierte Gewebe einwandern, synthetisiert und unter bestimmten Bedingungen (wie Stress) in das umgebende Gewebe freigesetzt (Stein et al. 2003). Die sich in unmittelbarer Nähe befindenden peripheren Opioidrezeptoren werden in gleicher Weise wie nach einer lokalen Morphingabe aktiviert und wirken dadurch der Entstehung und Unterhaltung eines persistierenden Schmerzreizes entgegen. Interaktionen zwischen dem Immun- und Nervensystem können also sowohl zur Erzeugung als auch zur Kontrolle von Schmerzreizen beitragen.

2.6   Fazit

Schmerz ist als die individuelle sensorische und emotionale Wahrnehmung einer drohenden oder bereits eingetretenen Gewebeschädigung definiert. Ein schmerzhafter Reiz aktiviert die in der Körperperipherie vorhandenen Nozizeptoren, die den Reiz in einen elektrischen Impuls kodieren. Dieser Impuls wird zum Hinterhorn des Rückenmarks und nach synaptischer Übertragung zu höheren, subkortikalen Schmerzzentren und letztlich zum Gehirn fortgeleitet. Erst hier wird der Reiz im Kontext seiner individuellen Situation und früherer Erfahrungen als Schmerzereignis wahrgenommen.

Schmerz dient in seiner physiologischen Funktion der Prävention einer Gewebeschädigung. Ist eine solche Schädigung bereits eingetreten, kommt es zu persistierenden Schmerzreizen, die sowohl in der Peripherie, im Rückenmark als auch im Gehirn zu zahlreichen neuroplastischen Veränderungen führen. Daraus resultiert auf allen genannten Ebenen eine gesteigerte Sensivierung des Nervensys-

tems gegenüber schädlichen wie auch nicht schädlichen Reizen. Gleichzeitig versuchen endogene
Kontrollmechanismen, bei denen das Opiatsystem,
aber auch andere Systeme eine wichtige Rolle spielen, in Peripherie, Rückenmark und Gehirn diesen
pathologischen Veränderungen entgegenzuwirken.

Sowohl die Erzeugung als auch die Kontrolle
von Schmerzen dienen dem Körper zur Verhinde-
rung weiterer Gewebeschadens, zur Unterstützung
der Wundheilung und zur Wiederherstellung einer
normalen Funktionsfähigkeit.

Der Übergang vom akuten in chronischen
Schmerz ist in besonderer Weise von Störungen
des Gleichgewichts zwischen exzitatorischen und
inhibitorischen Mechanismen sowie vom Eintreten
wirksamer therapeutischer Maßnahmen zum frü-
hestmöglichen Zeitpunkt abhängig.

Literatur

Baron R, Jänig W (1998) Schmerzsyndrome mit kausaler
Beteiligung des Sympathikus. Anaesthesist 47: 4–23
Borchers AT, Gershwin ME (2014) Complex regional pain
syndrome: a comprehensive and critical review. Autoim-
mun Rev 13: 242–265
Brune K, Beyer A, Schäfer F (2001) Schmerz: Pathophy-
siologie, Pharmakologie, Therapie. Springer, Berlin,
Heidelberg
Caterina MJ, Julius D (1999) Sense and specificity: a mole-
cular identity for nociceptors. Curr Opin Neurobiol 9:
525–530
Fields HL (2000) Pain modulation: expectation, opioid an-
algesia and virtual pain. Prof Brain Res 122: 245–253
Flor H (2003) Remapping somatosensory cortex after injury.
Adv Neurol 93: 195–204
Flor H, Elbert T, Knecht S, Wienbruch C, Pantev C, Birbau-
mers N, Larbig W, Taub E (1995) Phantom-limb pain as a
perceptual correlate of cortical reorganization following
arm amputation. Nature 375: 482–484
Handwerker HO (1998) Einführung in die Pathophysiologie
des Schmerzes. Springer, Berlin, Heidelberg
Heinke B, Gingl E, Sandkühler J (2011 Jan 26) Multiple targets
of m-opioid receptor-mediated presynaptic inhibition
at primary afferent Ad- and C-fibers. J Neurosci 31:
1313–1322
Melzack R, Wall P (1968) Gate Control Theory of Pain. In:
Soulairoc A, Cahn J, Charpentier J (eds) Pain. New York:
Pain. Academic Press Inc; p 11–32
Merskey H, Bogduk N (1994) Classification of chronic pain:
description of chronic pain syndromes and definitions
of pain terms. In: IASP Task Force on Taxonomy (ed),
IASP Press, Seattle, WA

Price DD (1999) Psychological mechanisms of pain and
analgesia. IASP-Press, Seattle, WA
Sandkühler J, Gruber-Schoffnegger D (2012) Hyperalgesia by
synaptic long-term potentiation (LTP): an update. Curr
opin pharmacol 12: 18–27
Schäfer M (1999) Peripheral opioid analgesia: from experimental to clinical studies. Curr Opin Anaesthesiol 12: 603
Schäfer M, Stein C (1997) Schmerz in der postoperativen
Phase: Medizinische und ökonomische Aspekte. Anaesthesist 46: 120–123
Schaible HG, Ebersberger A, Von Banchet GS (2002) Mechanisms of pain in arthritis. Ann N Y Acad Sci 966: 343–354
Seifert F, Maihöfner C (2011) Functional and structural
imaging of pain-induced neuroplasticity. Curr Opin
Anaesthesiol 24: 515–523
Stein C, Schafer M, Machelska H (2003) Attacking pain
at its source: new perspectives on opioids. Nat Med
9:1003–1008
Watkins LR, Maier SF (2002) Beyond neurons: evidence that
immune and glial cells contribute to pathological pain
states. Physiol Rev 82: 981–1011
Waxman SG, Dib-Hajj S (2005) Erythermalgia: molecular
basis for an inherited pain syndrome. Trends Mol Med
11: 555–562
Weingarten TN, Sprung J, Ackerman JD (2006) Anesthesia
and patients with congenital hyposensitivity to pain.
Anesthesiol 105: 338–345
Woolfe C, Salter MW (2000) Neuronal plasticity: increasing
the gain in pain. Science 288: 1765–1768
Zubieta J, Greenwald MK, Lombardi U (2000) Buprenorphi-
ne-induced changes in μ-opioid receptor availability in
male heroin-dependent volunteers: a preliminary study.
Neuropsychopharmacology 23: 326–334

Nozizeptives System von Früh- und Neugeborenen

Jürgen Sandkühler, Justus Benrath

B. Zernikow (Hrsg.), *Schmerztherapie bei Kindern, Jugendlichen und jungen Erwachsenen*,
DOI 10.1007/978-3-662-45057-4_3, © Springer-Verlag Berlin Heidelberg 2015

3.1 Einleitung

Scheinbar harmlose Schmerzreize können bei Früh- und Neugeborenen das nozizeptive System für Monate oder Jahre ungünstig beeinflussen (Porter et al. 1999). So zeigen Neugeborene, bei denen eine Zirkumzision ohne ausreichende Schmerzbehandlung vorgenommen wurde, auch noch Monate später generell erniedrigte Schmerzschwellen (Taddio et al. 1997). Neuere Arbeiten bestätigen, dass bei Früh- und Neugeborenen Hyperalgesie und Allodynie nicht nur durch große Traumata, z. B. bei Operationen, sondern bereits durch kleinere schmerzhafte Eingriffe, z. B. solche zu diagnostischen Zwecken oder bei der intensivmedizinischen Behandlung, ausgelöst werden können (Abdulkader et al. 2008; Porter et al. 1999; Schmelzle-Lubiecki et al. 2007). Andererseits können Frühgeborene, die während der Zeit der Intensivbehandlung einer Reihe von schmerzhaften Stimuli ausgesetzt sind, im späteren Leben auch unphysiologisch hohe Schmerzschwellen entwickeln (Grunau et al. 1994; Johnston u. Stevens 1996; Schmelzle-Lubiecki et al. 2007). Frühe Schmerzerfahrungen führen nicht nur zu erniedrigten Schmerzschwellen (Hermann et al. 2006), sondern auch zu schmerzspezifischen Aktivierungen, die in der fMRT (Hohmeister et al. 2010) und im EEG gemessen werden können (Slater et al. 2010a–c).

Bei Früh- und Neugeborenen gleicht das nozizeptive System noch nicht dem des Erwachsenen, sondern macht noch eine Reihe von zum Teil erheblichen Entwicklungsschritten durch. Hier sind Grundlagenwissenschaften und klinische Forschung in den letzten Jahren zu Erkenntnissen gelangt, die den klinischen Alltag zu beeinflussen beginnen (American Academy of Pediatrics, Canadian Pediatric Society 2000; Anand u. Hickey 1987; Porter et al. 1999; Rodella et al. 2005; Slater et al. 2010b). Allerdings können Eltern, Anästhesisten und Pädiater die Schmerzintensität bei Früh- und Neugeborenen oft nur schwer abschätzen. Selbst gut etablierte Bögen zur Schmerzeinschätzung ergeben offensichtlich falsch negative Beobachtungen bei der Applikation von Sucrose, einer als Standardanalgetikum applizierten Substanz in der Schmerztherapie Neugeborener (Slater et al. 2010b). Eine adäquate Schmerztherapie bedarf daher auch bei Neugeborenen besonderer Aufmerksamkeit. Mithilfe des EEGs kann nachgewiesen werden, dass bereits Neugeborene ein deutlich unterschiedliches Antwortmuster auf schmerzhafte und nicht schmerzhafte Reize zeigen (Slater et al. 2010a).

In der folgenden Übersicht werden aktuelle Erkenntnisse über die Besonderheiten von Schmerz und Nozizeption beim menschlichen Früh- und Neugeborenen zusammenfassend dargestellt und durch Ergebnisse aus Tierversuchen ergänzt, die wesentlich zum Verständnis der neurobiologischen Vorgänge beigetragen haben.

3.2 Entwicklung des Schmerzverhaltens

Frühgeborene mit einem Geburtsgewicht von unter 1.000 g zeigen bereits in der 26. Woche einen unspezifischen, dennoch deutlichen und gut messbaren Wegziehreflex auf schmerzhafte Reize (◘ Tab. 3.1).

Man muss daher annehmen, dass bereits zu diesem frühen Zeitpunkt nozizeptive Information das Rückenmark erreicht und dort verarbeitet wird. In diesem Entwicklungsabschnitt führen auch nicht schmerzhafte Stimuli zu unspezifischen Wegziehreaktionen (Fitzgerald 1988). Spezifische Reaktionen, wie gezieltes Wegziehen der stimulierten Extremität oder Grimassieren, treten dagegen erst auf, wenn das nozizeptive und motorische System weiter ausgereift sind. Spezifische Reflexe sind dann nur noch auf schmerzhafte Stimulation hin auslösbar (Lloyd-Thomas u. Fitzgerald 1996).

> **Im Gegensatz zu früheren Annahmen liegen die Schmerzschwellen bei Früh- und Neugeborenen generell niedriger, und die Schmerzreaktionen sind stärker ausgeprägt als bei Jugendlichen oder Erwachsenen (Andrews u. Fitzgerald 1994).**

3.2.1 Entwicklung des peripheren sensiblen Nervensystems

Die Innervation der Haut mit myelinisierten, schnell leitenden A-Fasern und nicht myelinisierten, langsam leitenden C-Fasern beginnt bereits am 14. Tag der Embryonalentwicklung (E14) der Ratte (Fitzgerald 1987). Obwohl die Entwicklung

◻ Tab. 3.1 Übersicht über die Entwicklung des Schmerzsystems bei Feten von Mensch und Ratte. Die Ratte hat mit E20 (20. Tag der Embryonalentwicklung) Geburtsreife erlangt

Mensch Woche p. c.	Ratte Tag p. c.	System	Literatur
7.–8.	E15	Reflektorische Bewegung auf Stimulation, Beginn von Spontanbewegungen	Blass et al. 1993, de Vries et al. 1982, Marti et al. 1987
10.–11.	E16	Sensible Versorgung der Hand/Pfote	Fitzgerald 1995
13.–14.	E17	Gesamte Körperoberfläche sensibel innerviert, rezeptive Felder vorhanden	Fitzgerald 1987, Fitzgerald et al. 1994
26.	E19	Wegziehreflex auf noxische Stimulation	Andrews u. Fitzgerald 1994, Fitzgerald 1991
22.–34.	Ab E19	Ausbildung der Projektionsbahnen vom Thalamus zum primär sensorischen Kortex	Fitzgerald et al. 1994
26.–31.	Entfällt	Grimassieren auf noxische Stimulation	Commissiong 1983

der A-Fasern früher als die der C-Fasern beginnt, erfolgt die Innervation der Haut ausgehend vom Rumpf auf die Extremitäten für beide Fasertypen etwa gleichzeitig.

Eine deutliche Zuordnung innervierter Hautareale zu einzelnen Nervenfasern (**rezeptive Felder**) ist bereits ab E17 nachweisbar (Fitzgerald 1987). Sensorische Informationen aus diesen rezeptiven Feldern werden zunächst mit niedrigerer Frequenz und geringerer Geschwindigkeit als beim adulten Tier fortgeleitet. Erst von Geburt an entsprechen Reizschwelle und Entladungsfrequenz von polymodalen, d. h. auf Temperatur und Druck reagierenden Nozizeptoren, denen im Erwachsenenalter. Dagegen erreichen hochschwellige A_δ-Mechanorezeptoren bei der Geburt noch nicht ihre spätere maximale Aktionspotenzialfrequenz. Die niederschwelligen Mechanorezeptoren sind zum Geburtszeitpunkt ebenfalls funktionell noch nicht ausgereift (Baccei u. Fitzgerald 2013).

3.2.2 Entwicklung der spinalen Nozizeption

Zeitgleich zur Innervation der peripheren Gewebe sprossen die sensiblen Fasern in das Rückenmark ein. Die A-Fasern wachsen bei der Ratte ab E15 in das Hinterhorn ein, ab E19 folgen die C-Fasern (Fitzgerald 1987). Es wird vermutet, dass eine erfolgreiche Innervation der Haut das Einwachsen der Nervenfasern in das Rückenmark auslöst (Fitzgerald 1991). Damit ist gewährleistet, dass nur sensible Nervenfasern, denen ein rezeptives Feld zugeordnet ist, Synapsen zu Rückenmarkneuronen ausbilden. Synaptische Verbindungen mit den Motoneuronen sind eine Voraussetzung zum Auslösen von Reflexen und bestehen ab E17 (Ziskind-Conhaim 1990).

Das Einwachsen von A- und C-Fasern in das Hinterhorn folgt der **Somatotopie** (Fitzgerald 1985), d. h., benachbarte Abschnitte der Körperoberfläche lassen sich benachbarten Neuronenpopulationen im Rückenmark und im Kortex zuordnen.

Darüber hinaus entwickeln sich unterscheidbare histologische Schichten (**Laminae**) im Hinterhorn, deren Neuronen unterschiedliche Funktionen ausüben. Beim Erwachsenen enden A_β-Fasern **ausschließlich** in den Laminae III und IV des Hinterhorns. Beim Feten und Neugeborenen enden sie **zusätzlich** in den Laminae I und II und ziehen sich aus diesen innerhalb der ersten 3 Wochen postpartal wieder zurück (Fitzgerald 1991).

3.2.3 Entwicklung der synaptischen Verbindungen im Rückenmark

Die Entwicklung des neuronalen Netzes im Rückenmark verläuft von ventral nach dorsal (Altman u. Bayer 1984). Zuerst entwickeln sich die Motoneuronen im Vorderhorn. Dann folgen die Interneuronen, die synaptische Verbindungen mit den Motoneuronen herstellen. Die Neuronen der Laminae I und II entstehen zuletzt. Auch die Ausbildung der synaptischen Verbindungen verläuft entsprechend von ventral nach dorsal.

Das führt dazu, dass bei Ratten im Hinterhorn der Höhepunkt der **Synaptogenese** zwischen primär afferenten Neuronen und Interneuronen erst innerhalb der 1. Woche postpartal liegt (Fitzgerald 1991). Daher sind bei neugeborenen Tieren die synaptischen Verbindungen zwischen primären Afferenzen und Hinterhornneuronen funktionell noch nicht vollständig ausgereift. So führt elektrische Stimulation von sensiblen Nervenfasern bei Hinterhornneuronen zu Reizantworten mit längerer und stärker variabler Latenz als bei adulten Tieren (Jennings u. Fitzgerald 1998). Hautreize bewirken eine lang anhaltende Erregung von Hinterhornneuronen, und bei wiederholten Reizen können die Reizschwellen deutlich absinken.

Beim Neugeborenen können Erregungen von niederschwelligen A_β-Faserafferenzen Reaktionen auslösen, die beim Erwachsenen nur durch Schmerzreize entstehen. So führt z. B. die wiederholte Stimulation von A_β-Fasern bei Neugeborenen zu verstärkten Reizantworten von Hinterhornneuronen. Eine vergleichbare Zunahme der nozizeptiven Erregungen von Hinterhornneuronen auf einen Testreiz ist beim adulten Tier nur durch die Stimulation von hochschwelligen C-Fasern möglich.

Weiterhin können nicht schmerzhafte Reize in den Hinterhornneuronen die Expression des »immediate early gene« c-fos auslösen, das als Marker für Umbauvorgänge in der Zelle angesehen wird. Diese Genexpression wird im adulten Tier nur durch schmerzhafte Stimuli und durch Erregungen von A_δ- und C-Fasern hervorgerufen (Jennings u. Fitzgerald 1998).

Zusätzlich sind die rezeptiven Felder der Hinterhornneuronen bis 2 Wochen postpartal größer als beim adulten Tier, sodass ein Neuron von einem größeren Hautareal (Schmerz-)Informationen aus der Peripherie erhält (Fitzgerald 1985). Schließlich ist die körpereigene Schmerzhemmung noch nicht wirksam (▶ Abschn. 3.3). Die Folge dieses noch nicht ausgereiften neuronalen Netzwerks ist, dass nicht noxische Reize im Rückenmark Sensibilisie-

rungsmechanismen induzieren können, die sich beim Erwachsenen allein durch Schmerzreize auslösen lassen.

3.2.4 Entwicklung der supraspinalen Schmerzverarbeitung

Mithilfe von Wegziehreflexen lassen sich wichtige Aussagen über die spinalen Mechanismen der Nozizeption treffen. Allerdings führt erst die Verarbeitung dieser nozizeptiven Informationen in Arealen des Gehirns wie dem Thalamus, Gyrus cinguli und somatosensorischem Kortex zum Sinneseindruck »Schmerz« mit seiner affektiven Komponente. Über die supraspinale Verarbeitung nozizeptiver Informationen bei Früh- und Neugeborenen ist erst wenig bekannt. Bereits Frühgeborene zwischen der 26. und 31. Woche reagieren auf schmerzhafte Reizung der Ferse nicht nur mit einem Wegziehreflex, sondern auch mit Tachykardie und Grimassieren (Johnston et al. 1995).

Noch jüngere Frühgeborene zeigen kein Grimassieren auf Schmerzreize, wahrscheinlich weil das komplexe Zusammenspiel der Motoneuronen für die Gesichtsmuskulatur noch nicht ausgereift ist (Baccei u. Fitzgerald 2013). Neue Arbeiten mit fMRT bei Frühgeborenen zeigen, dass schmerzhafte Stimuli bereits in der 25. Woche von nicht schmerzhaften unterschieden werden können (Slater et al. 2008).

Bei der Ratte sind afferente nozizeptive Bahnen zum Thalamus und von dort zum Kortex ab E19 nachweisbar. Zum Zeitpunkt der Geburt sind viele thalamokortikale Synapsen zwar anatomisch vorhanden, ihre Funktion entwickeln sie jedoch erst postpartal. So sind somatosensorisch evozierte Potenziale im somatosensorischen Kortex der Ratte erst am 12. Tag postpartal vollständig ausgereift (Thairu 1971).

Nicht nur Neuronen des Rückenmarks, wie oben beschrieben, sondern auch die Neuronen des somatosensorischen Kortex besitzen bei Geburt größere rezeptive Felder als beim adulten Tier, was auf eine unzureichende Entwicklung der Schmerzhemmung zu diesem Zeitpunkt der Entwicklung zurückzuführen ist (Armstrong-James 1975). Auch im Hippocampus der Ratte konnte eine Entwicklung der exzitatorischen vor den inhibitorischen Mechanismen nachgewiesen werden (Michelson u. Lothman 1989).

3.3 Segmentale und absteigende Schmerzhemmung bei Früh- und Neugeborenen

Die Weiterleitung nozizeptiver Informationen wird im ZNS des Erwachsenen normalerweise sehr gut durch die körpereigene Schmerzabwehr kontrolliert. Im Hinterhorn des Rückenmarks existieren hemmende Synapsen, die durch Freisetzung von hemmenden Aminosäuren, Opioiden und/oder biogenen Aminen nozizeptive Neuronen prä- oder postsynaptisch hemmen.

Hemmende Neuronen können durch Stimulation von niederschwelligen A_α- und A_β-Fasern aktiviert werden. Dieser Mechanismus erklärt die Schmerzlinderung durch hochfrequente TENS mit niedriger Intensität. Hemmende Neuronen werden im Rückenmark auch durch lange absteigende Bahnen aktiviert, deren Ursprung im Hirnstamm, u. a. im periaquäduktalen Grau des Mittelhirns, liegt. Das periaquäduktale Grau ist reich an Opioiden und deren Rezeptoren.

Die **absteigende Hemmung** ist permanent wirksam, unterliegt einem zirkadianen Rhythmus und wird zusätzlich in Stresssituationen aktiviert. Wird die körpereigene Schmerzabwehr durch Rezeptorantagonisten blockiert, entstehen schwerste Formen der Allodynie und der Hyperalgesie. Die Gabe von Rezeptoragonisten hingegen, z. B. Opioiden, führt durch Aktivierung von Opioidrezeptoren im periaquäduktalen Grau und im Rückenmark zu einer sehr wirksamen Schmerzhemmung (Besson u. Chaouch 1987).

Diese Mechanismen der Schmerzhemmung sind bei Früh- und Neugeborenen noch nicht entwickelt. Hemmende Interneuronen bilden sich im Hinterhorn von Ratten erst nach der Geburt aus (Bicknell und Beal 1984), und niederschwellige A_α- und A_β-Fasern enden nicht nur an hemmenden Neuronen, sondern auch an nozizeptiven Neuronen im oberflächlichen Hinterhorn (Fitzgerald et al. 1994; ◘ Abb. 3.1). Erregungen von A_α- und A_β-Fasern können eine **Sensibilisierung des nozi-**

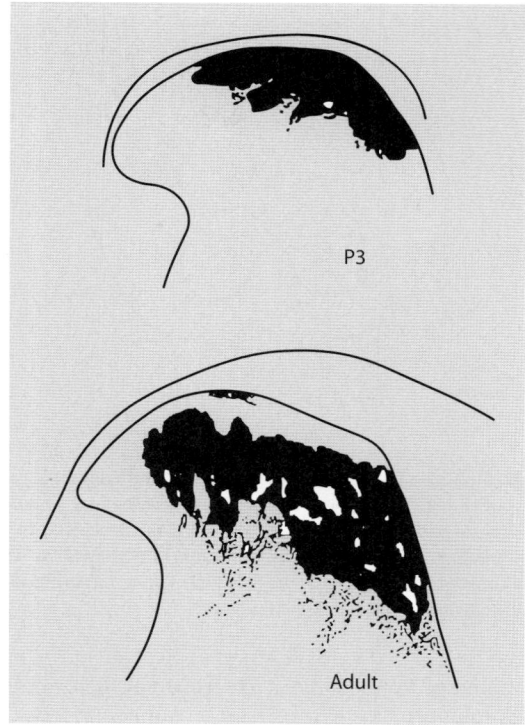

◘ **Abb. 3.1** A-Faserafferenzen enden beim Erwachsenen (adult) nur in den tiefen Schichten des Hinterhorns, während sie bei neonaten Ratten (3. postnataler Tag, P3) zunächst in den oberflächlichen Schichten, später auch in den tiefen Schichten enden. Die Endigungen der A-Fasern sind hier histologisch angefärbt und erscheinen auf den transversalen Schnitten durch das Hinterhorn des Rückenmarks schwarz. Oben ist dorsal, rechts ist medial. (Mod. nach Fitzgerald et al. 1994, S. 225; mit freundlicher Genehmigung von John Wiley & Sons, Inc.)

zeptiven Systems auslösen (Jennings u. Fitzgerald 1998). Daher sind Gegenirritationsverfahren wie TENS, Akupunktur und Vibrationsreize in einem sehr frühen Stadium der Entwicklung aus neurobiologischer Sicht kontraindiziert.

Die absteigende Hemmung entwickelt sich deutlich später als die aufsteigenden nozizeptiven Bahnen (Fitzgerald u. Koltzenburg 1986; ◘ Abb. 3.2), sodass bei Ratten in einem Zeitfenster 2–3 Wochen nach der Geburt der normale Schutzmechanismus der körpereigenen Schmerzabwehr insuffizient ist oder gänzlich fehlt. Dieses Fehlen der absteigenden schmerzhemmenden Bahnen ist abhängig von der Aktivierung spinaler Opioidre-

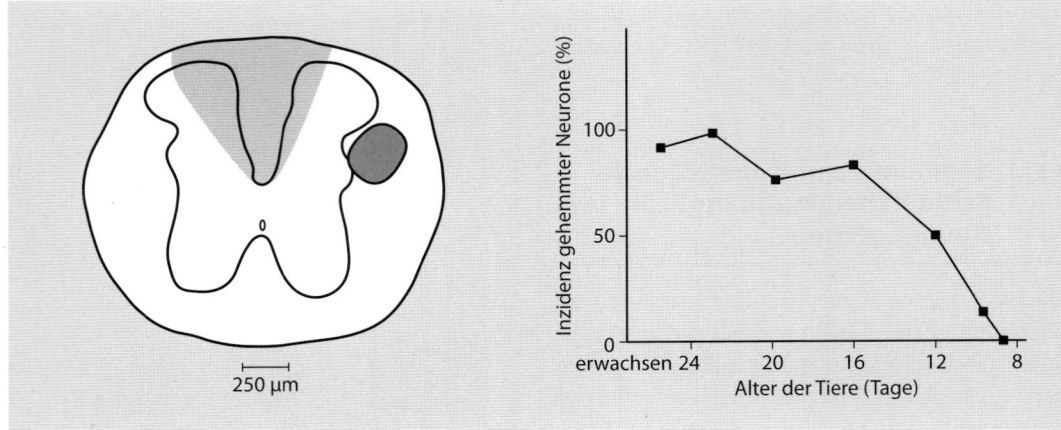

■ **Abb. 3.2**   Die körpereigene Schmerzabwehr entwickelt sich später als das nozizeptive System. Bei adulten Ratten werden nahezu 100 % der nozizeptiven Neurone im Hinterhorn des Rückenmarks durch absteigende Bahnen gehemmt (rechtes Bild, Abszisse: Alter der Tiere, Ordinate: Inzidenz der Neuronen, die durch absteigende Bahnen gehemmt werden). Die Bahnen steigen vom Hirnstamm zum Rückenmark im Funiculus dorsolateralis ab (linkes Bild). Vor dem 8. Tag nach der Geburt ist keine körpereigene Schmerzabwehr nachweisbar (Inzidenz der gehemmten Neuronen = 0). (Mod. nach Fitzgerald u. Koltzenburg 1986, S. 261; © Elsevier)

zeptoren. Werden diese experimentell gehemmt, so führen Reize in einer frühen und dadurch vulnerablen Entwicklungsphase zu einer Verstärkung der schmerzbedingten motorischen Reaktion (Hathway et al. 2012). Darüber hinaus kann man nachweisen, dass die Stimulation des Zentrums der körpereigenen Schmerzabwehr im Hirnstamm bei jungen Tieren zu einer Verstärkung der A-Faser-Aktivierung führt, während bei ausgewachsenen Tieren eine Hemmung der C-Faser-Aktivierung gemessen werden kann (Koch u. Fitzgerald 2014).

3.4   Entwicklung der wichtigsten an der Schmerzverarbeitung beteiligten Neurotransmittersysteme

An den chemischen Synapsen können Informationen kurz- oder langfristig verändert werden. Modulation der synaptischen Übertragungsstärke kann u. a. durch die Expression, Speicherung, Freisetzung oder Inaktivierung von Neurotransmittern und durch Expression, Dichte in der postsynaptischen Membran und Funktionszustand von Transmitterrezeptoren erfolgen.

Während der Embryonalzeit und auch noch nach der Geburt unterliegen die Neurotransmittersysteme im Rückenmark erheblichen entwicklungsbiologischen Veränderungen, die auch die Nozizeption wesentlich beeinflussen. Das Expressionsmuster der Neurotransmitter und der zugehörigen Rezeptoren wandelt sich schnell und mit ihm die Funktion der Synapsen.

3.4.1   Exzitatorische Neurotransmitter

Die Aminosäure Glutamat ist der wichtigste erregende Neurotransmitter im nozizeptiven System. Glutamatrezeptoren sind auf nahezu allen Neuronen im ZNS zu finden. Glutamat aktiviert zwei Klassen von Rezeptortypen:
–   Ionotrope Glutamatrezeptoren sind ligandengesteuerte Ionenkanäle; dazu zählen die NMDA-Rezeptoren und AMPA- bzw. Kainat-Rezeptoren.
–   Metabotrope Glutamatrezeptoren lösen über G-Proteine Signaltransduktionen aus.

▪   **Ionotrope Glutamatrezeptoren**
Im neonatalen Rückenmark sind **NMDA-Rezeptoren** in höherer Dichte als beim Erwachsenen zu

finden (Gonzales et al. 1993). Zusätzlich ist die Bindungsaffinität der NMDA-Rezeptoren im Rückenmark der Ratte für NMDA bis 30 Tage nach der Geburt erhöht (Hori u. Kanda 1994). Die postnatale Reifung der NMDA-Rezeptoren im Hinterhorn des Rückenmarks ist von der Aktivität der C-Fasern abhängig. Ketamin, ein NMDA-Antagonist, kann die induzierte mechanische Hyperalgesie bei neugeborenen Ratten dosisabhängig reduzieren (Vega-Avelaira et al. 2012).

Capsaicin, eine die C-Fasern schädigende Substanz, führt zu einer verzögerten Entwicklung des über die NMDA-Rezeptoren vermittelten Kalziumeinstroms in Hinterhornneuronen (Hori u. Kanda 1994). Ohne die Rezeptoren gibt es bei jungen Tieren (8–14 Tage) in vitro keine C-Faser-induzierte Depolarisation (King u. Lopez-Garcia 1993; Thompson et al. 1992). Der Einstrom von Kalziumionen durch NMDA-Rezeptoren ist ein wichtiger Auslöser für **Langzeitveränderungen** der synaptischen Übertragungsstärke und anderer Zellfunktionen und führt u. a. zur Hyperalgesie bei adulten Tieren (Sandkühler 2009; Sandkühler u. Lee 2013).

AMPA-Rezeptoren zeigen wie die NMDA-Rezeptoren neonatal eine höhere Dichte im Rückenmark als bei adulten Tieren, die sich innerhalb der ersten 3 Wochen postpartal angleicht (Jakowec et al. 1995). Allerdings sind die AMPA-Rezeptoren zunächst funktionell häufig inaktiv und tragen nicht zur schnellen synaptischen Übertragung bei, während sich die NMDA-Rezeptoren bereits aktivieren lassen. Das führt zu dem Phänomen der sog. **stummen Synapsen** (»silent synapses«), die möglicherweise eine Funktion beim Reifungsprozess des neuronalen Netzes spielen. Über die Rolle der AMPA-Rezeptoren beim Frühgeborenen ist bislang noch wenig bekannt.

- **Metabotrope Glutamatrezeptoren**

Metabotrope Glutamatrezeptoren werden anhand von Sequenzhomologien, pharmakologischen Profilen und Signaltransduktionswegen in 3 Gruppen eingeteilt. Aktivierung der Gruppe-I-Rezeptoren aktiviert die Phospholipase C, während die Aktivierung der Gruppe-II- und -III-Rezeptoren zu einer Hemmung der Adenylylzyklase (früher: Adenylatzyklase) führt.

Die Rezeptoren werden während der Embryonalzeit unterschiedlich reguliert. Einige metabotrope Glutamatrezeptoren zeigen niedrigere, andere höhere Konzentration als beim adulten Tier (Catania et al. 1994). Diese Konzentrationsunterschiede gleichen sich bis zur Geburt jedoch aus. Untersuchungen über die funktionelle Bedeutung dieser Konzentrationsunterschiede während der Embryonalzeit stehen noch aus.

- **Neuropeptide**

Neuropeptide wie die **Tachykinine, Substanz P** und **Neurokinin A** spielen bei der Verstärkung von Schmerzinformation im Rückenmark eine wichtige Rolle (▶ Abschn. 3.5.2). Substanz-P-haltige, primär afferente Neuronen sind in der Ratte ab E18–E19 nachweisbar. Erst ab dem 14. postpartalen Entwicklungstag (P14) werden Neuropeptidspiegel wie bei der adulten Ratte erreicht. Andererseits ist die Rezeptorendichte für Substanz P innerhalb der ersten beiden Wochen postpartal stark erhöht.

Zusätzlich findet sich eine im Vergleich zum adulten Tier **inverse Verteilung der Rezeptoren**: In den oberflächlichen Laminae des Hinterhorns sind die Rezeptoren – im Gegensatz zur Situation bei adulten Tieren – rar. Bereits während der Neonatalzeit wird Substanz P durch C-Faserstimulation freigesetzt und führt zu lang anhaltender Depolarisation von Neuronen im Rückenmark (Altman u. Bayer 1984).

3.4.2 Inhibitorische Neurotransmitter

Das funktionelle Gleichgewicht von exzitatorischen und inhibitorischen Neurotransmittersystemen hat eine große klinische Bedeutung, wie pathophysiologische Zustände zeigen, bei denen die inhibitorischen Transmitter oder Synapsen zugrunde gehen und die exzitatorischen überwiegen (Sandkühler 2009; Sandkühler u. Lee 2013).

- **γ-Aminobuttersäure (GABA)**

GABA ist der wichtigste inhibitorische Neurotransmitter im Rückenmark adulter Tiere. Präsynaptische $GABA_B$-Rezeptoren befinden sich auf terminalen sensorischen Afferenzen. Sie hemmen dort den Kalziumeinstrom und damit die Transmitterfreisetzung. Die postsynaptischen GABA$_A$-Rezeptoren öffnen direkt Ionenkanäle, es kommt durch einen Chlorideinstrom in die Zelle zur **Hyperpolarisation**. Die postsynaptischen GABA$_B$-Rezeptoren öffnen Kaliumkanäle. Durch die Aktivierung beider Rezeptortypen wird die postsynaptische Membran hyperpolarisiert und dadurch die Erregbarkeit des Neurons reduziert.

Zum Zeitpunkt der Geburt ist die Hemmung durch postsynaptische GABA$_B$-Rezeptoren nur schwach entwickelt, die präsynaptische GABA$_B$-vermittelte Hemmung jedoch schon wirksam (Gaiarsa et al. 1995a,b). Die Wirkung von GABA-Antagonisten spinal und supraspinal ist höchst unterschiedlich in der Entwicklung. Zwar ist GABA als Transmitter im Rückenmark innerhalb der ersten 2 Wochen postpartal in erhöhter Konzentration zu finden. Allerdings zeigen aktuelle Arbeiten, dass kurz nach der Geburt (P3) Midazolam, das wie andere Benzodiazepine die Wirkung von GABA verstärkt, die mechanische Schwelle für den Wegziehreflex dosisabhängig sogar reduzieren kann. Auch der sedierende Effekt von Midazolam ist bei Tieren kurz nach der Geburt weniger stark ausgeprägt als bei ausgewachsenen (P21; Koch et al. 2008).

Diese Befunde deuten darauf hin, dass das Gleichgewicht zwischen hemmenden und erregenden Synapsen erhebliche Reifungsprozesse unmittelbar postpartal noch nicht stattgefunden haben. So gibt es geradezu ein Umschalten der Wirkung von GABA$_A$-Aktivität: Während die Aktivierung von GABA$_A$-Rezeptoren kurz nach der Geburt exzitatorische Effekte zeigt, ist bei älteren Tieren das Gegenteil der Fall (Hathway et al. 2006). Am ehesten hängt dieses Phänomen damit zusammen, dass die GABAergen hemmenden absteigenden Bahnen noch nicht ausgereift sind, während die spinalen GABAergen hemmenden Systeme bereits funktionieren (Schmelzle-Lubiecki et al. 2007).

■ **Opioide**
Opioide kommen in Neuronen als kurzkettige (Met-Enkephalin, Leu-Enkephalin) und längerkettige (β-Endorphin, Dynorphin) Peptide vor und können u. a. Schmerzinformationen modulieren. Opioide werden seit Jahrhunderten sehr wirksam als **Analgetika** eingesetzt. Sie hemmen die Weiter-

leitung nozizeptiver Informationen im Rückenmark und aktivieren die körpereigene Schmerzabwehr u. a. im periaquäduktalen Grau (► Abschn. 3.3).

Klinisch werden sie seit der Entdeckung von Opioidrezeptoren im Rückenmark auch rückenmarksnah als Zusatz zur Spinal- und Periduralanästhesie appliziert. Auch bei Früh- und Neugeborenen bilden Opioidanalgetika die wichtigste Stütze der Analgesie während der Anästhesie.

Die Verteilung und Dichte von Opioidrezeptoren im ZNS unterliegt in der Embryonalentwicklung starken Veränderungen. Opioide sind im Rattengehirn zeitlich vor den Opioidrezeptoren zu finden. β-Endorphin, Met-Enkephalin und Dynorphin werden ab dem Zeitpunkt E11,5 nachgewiesen, eine Bindung an den μ-Opioidrezeptor zum Zeitpunkt E12,5 (Rius et al. 1991). Während der ersten beiden Wochen postpartal ist die Rezeptoraffinität 3-fach erhöht. Im Hinterhorn des Rückenmarks sind zur Zeit der Geburt μ-Opioidrezeptoren in höherer Dichte als beim adulten Tier zu finden (Rahman et al. 1998).

Weiterhin unterliegen Opioidrezeptoren postpartal noch funktionellen Änderungen. Die analgetische Potenz von Morphin ist bei Ratten unmittelbar postpartal für mechanische Stimuli am höchsten und nimmt dann ab. Für thermische Stimuli besteht jedoch keine Abnahme der analgetischen Potenz (Nandi et al. 2004).

Das Zurückziehen der Rattenpfote von einer heißen Oberfläche (Hot-Plate-Test) kann mit Morphin dosisabhängig (0,5–4,0 mg/kg KG) ab dem 2. postpartalen Tag verzögert werden. Das Maximum dieser Verzögerung liegt jedoch erst am 6. postpartalen Tag (Blass et al. 1993). Bei früh- und neugeborenen Ratten ist die antinozizeptive Wirksamkeit von Morphin innerhalb der ersten Wochen postpartal in einigen Testverfahren 40-fach geringer als bei juvenilen Tieren (Zhang u. Pasternak 1981).

■ **Monoamine**
Monoaminerge Neurotransmitter bilden die wichtigsten Überträgerstoffe der absteigenden Hemmung im Rückenmark (► Abschn. 3.3). Sie wirken direkt oder über zwischengeschaltete Interneuronen hemmend auf nozizeptive spinale Neuronen (Gassner et al. 2009). Noradrenerge Axone wachsen in das Rückenmark zum Zeitpunkt E16 von

ventral ein und erreichen das Hinterhorn des Rückenmarks zum Zeitpunkt der Geburt (Commissiong 1983). Kurz nach der Geburt wird zur Hemmung von Hyperalgesie bei der intrathekalen Gabe des α_2-Agonisten Dexmedetomidin eine geringere Dosierung benötigt als bei ausgewachsenen Tieren (Koch et al. 2008).

3.5 Entwicklung pathologischer Schmerzzustände

Sowohl das nozizeptive als auch das antinozizeptive System des Früh- und Neugeborenen weisen also eine Reihe von Besonderheiten im Vergleich zum Erwachsenen auf. Diese Besonderheiten müssen bei der Behandlung und der Prävention von Schmerzen berücksichtigt werden. Die Unterschiede wirken sich auch auf die Entstehung pathologischer Schmerzzustände aus.

Bei der **Allodynie** werden Schmerzen durch normalerweise harmlose, niederschwellige Reize, z. B. durch Berührungsreize der Haut, ausgelöst. Bei der **Hyperalgesie** führen Schmerzreize zu abnorm gesteigerten Schmerzempfindungen.

Als Ursache für Allodynie und Hyperalgesie wird eine erhöhte Empfindlichkeit von Nozizeptoren (periphere Sensibilisierung) oder von Neuronen des ZNS (zentrale Sensibilisierung) angesehen. Die Sensibilisierung von Nozizeptoren ist normalerweise auf die Dauer der ursprünglichen Gewebeschädigung begrenzt. Die zentralen Mechanismen können hingegen persistieren, auch wenn die primäre Schmerzursache bereits vollständig verschwunden ist. Die lang anhaltende zentrale Veränderung ist gegenwärtig nur schwer zu behandeln, allerdings zeigen aktuelle, präklinische Arbeiten hier erstmals vielversprechende neue Ansätze (Drdla-Schutting et al. 2012; Xanthos u. Sandkühler 2014).

3.5.1 Periphere Sensibilisierung

Durch Öffnen von Ionenkanälen in der Nozizeptormembran kommt es zu einem Einwärtsstrom von Na^+- und Ca^{2+}-Ionen in die Nervenendigung und damit zur Depolarisation (Signaltransduktion). Überschreitet die Depolarisation einen Schwellenwert, erfolgt die Auslösung von Aktionspotenzialen in den nozizeptiven Nervenfasern (Transformation), die bis zu den synaptischen Endigungen der Fasern im oberflächlichen Hinterhorn des Rückenmarks weitergeleitet werden. Ein genaues Verständnis dieser Vorgänge ist von erheblicher klinischer Bedeutung, da die Sensibilisierung von Nozizeptoren offenbar durch Veränderungen in der Signaltransduktion und Transformation zustande kommt und eine der Ursachen für Hyperalgesie und Allodynie nach peripheren Verletzungen und Entzündungen darstellt.

Über die Signaltransduktion bei physiologischen Schmerzreizen ist zurzeit nur wenig bekannt. Hitzereize lösen bei Nozizeptoren durch Öffnen eines nicht selektiven Kationenkanals einen schnellen Einwärtsstrom aus. Dieser Ionenkanal erhöht seine Leitfähigkeit bei hohen Temperaturen, d. h., er ist direkt hitzesensitiv. Eine lang anhaltende Steigerung der Hitzeempfindlichkeit (Hitzesensibilisierung) dieses Kanals kann durch Bildung eines sekundären Botenstoffes (»second messenger«) entstehen. Dies geschieht z. B., wenn bei Entzündungen und Verletzungen das Gewebshormon Bradykinin gebildet wird und an den spezifischen B_2-Bradykininrezeptor der Nozizeptormembran bindet.

Bei einer Reihe von Zellen, u. a. auch bei Hinterwurzelganglienzellen, wurden Ionenkanäle identifiziert, deren Leitfähigkeit sich durch Dehnung der Plasmamembran erhöht. Diese mechanisch ausgelöste Leitfähigkeitsänderung ist vermutlich auch bei der Signaltransduktion an mechanosensitiven Nozizeptoren beteiligt.

Bei Gewebeverletzungen gelangen intrazelluläre Substanzen, z. B. das Adenosintriphosphat, in den Extrazellulärraum und können dort als Indikatoren für Gewebeschäden dienen. Intrazelluläre Substanzen können darüber hinaus auch die Bildung von Indikatorsubstanzen im Extrazellulärraum bewirken. Nozizeptoren besitzen Rezeptoren für diese Substanzen und werden durch sie entweder direkt erregt, oder ihre Empfindlichkeit gegenüber anderen erregenden Substanzen wird gesteigert (Sensibilisierung). So können Nozizeptoren, z. B. durch Protonen und Serotonin direkt erregt und durch Bradykinin und Prostaglandin E_2 sensibilisiert werden. Übersichten finden sich bei (Basbaum et al. 2009; Gold u. Gebhart 2010).

3.5.2 Zentrale Mechanismen der Schmerzverstärkung

Moderne neurobiologische Konzepte gehen heute von fünf grundlegenden zentralnervösen Mechanismen aus, die zur Entstehung, Verstärkung und/oder Chronifizierung beitragen (Sandkühler 2009; Sandkühler u. Lee 2013).

Die fünf zentralnervösen Mechanismen der Schmerzverstärkung

1. **Synaptische Mechanismen:** Diese schließen alle Veränderungen ein, die an nozizeptiven oder hemmenden Synapsen im Rückenmark und im Gehirn beim chronischen Schmerz auftreten können. Dazu zählen Änderungen bei der Speicherung und Freisetzung von Neurotransmittern, also präsynaptische Mechanismen, sowie die Diffusion, die Dichte, die Bindungsstärke und die Leitfähigkeit und schließlich die Inaktivierung von Rezeptoren und Ionenkanälen (postsynaptisch).
2. **Erregbarkeit nozizeptiver Neuronen:** Die Membraneigenschaften nozizeptiver Neuronen bestimmen, ob und wie die synaptischen Ströme, die durch Bindung der Neurotransmitter in den postsynaptischen Neuronen ausgelöst werden, in Salven von Aktionspotenzialen kodiert werden. Die Stärke der Erregung von nozizeptiven Neuronen korreliert eng mit der empfundenen Schmerzintensität, sodass Änderungen der Membraneigenschaften (Eingangswiderstand, Höhe des Ruhemembranpotenzials, Schwellenwert zum Auslösen von Aktionspotenzialen usw.) die Schmerzempfindung direkt beeinflussen können.
3. **Phänotypische Änderungen nozizeptiver Neuronen:** Hierzu zählt die Induktion der De-novo-Synthese von Proteinen, z. B. von neuroaktiven Substanzen, deren Rezeptoren und von Enzymen in den Neuronen. Die Expression neuer Proteine kann die Übertragung nozizeptiver Informationen dauerhaft verstärken oder abschwächen.
4. **Morphologische Umstrukturierungen:** Bei chronischen Schmerzzuständen kann die Struktur des neuronalen Netzwerks im Hinterhorn des Rückenmarks drastisch verändert sein und zur Chronifizierung von Schmerzen beitragen. So können z. B. sensorische Nervenfasern, die durch niederschwellige Reize (Berührungsreize) erregt werden, neue erregende Synapsen mit rein nozizeptiven Neuronen ausbilden, sodass nun Schmerzen durch leichte Berührung ausgelöst werden können (Allodynie).
5. **Neuroinflammation:** Zahlreiche neuere Arbeiten belegen, dass nicht allein Veränderungen der Eigenschaften von Nervenzellen die zentralnervöse Verarbeitung nozizeptiver Informationen bestimmen. Vielmehr spielen ebenso nicht neuronale Zellen des Immun- und Gefäßsystems eine Rolle, die im Rahmen von Verletzungen, Entzündungen und Nervenschädigungen fein abgestimmte Antwortverhalten aufweisen, die man zusammenfassend als »Neuroinflammation« bezeichnet. Dazu zählt die Aktivierung von Mikroglia und Astrozyten, die Degranulation von Mastzellen und das Öffnen der Blut-Hirn-Schranke (Ellis u. Bennett 2013). Neuere Arbeiten belegen, dass nicht allein pathogene Mikroben, Toxine und Autoimmunreaktionen eine Neuroinflammation auslösen können, sondern dass schon die erhöhte Aktivität von Nervenzellen, z. B. beim Schmerzgeschehen, der Epilepsie oder bei Stresssituationen diese herbeiführen (Xanthos u. Sandkühler 2014).

Diese Mechanismen können isoliert oder, was wahrscheinlicher ist, in unterschiedlichen Kombinationen zu lang anhaltenden Veränderungen im ZNS führen, die die Nozizeption wesentlich beeinflussen können. Wir verwenden den noch immer recht populären Begriff »zentrale Sensibilisierung« nicht mehr, da er wegen uneinheitlicher und sich ständig ändernder Definitionen den Anforderungen an einen wissenschaftlichen Terminus technicus in keiner Weise genügt (Sandkühler 2009; Sandkühler u. Lee 2013).

Ein Beispiel soll dieses komplexe Zusammenspiel peripherer und zentraler Vorgänge verdeutlichen: Die Entzündung eines peripheren Gewebes, z. B. der Haut oder eines Gelenks, löst eine phänotypische Veränderung in niederschwelligen A_β-Fasern aus, sodass diese Fasern, die normalerweise keine Neuropeptide synthetisieren, nun das Tachykinin Substanz P exprimieren.

Die Speicherung und Freisetzung von Substanz P an den zentralen Endigungen der A_β-Fasern stellt eine präsynaptische Veränderung dar. Im Rückenmark diffundiert Substanz P extrasynaptisch und erleichtert die Freisetzung von erregenden Aminosäuren wie Glutamat. Zusätzlich verstärkt Substanz P die Wirkung von Glutamat auf das postsynaptische Neuron, sodass die synaptische Übertragungsstärke erhöht wird (**synaptische Potenzierung**).

Substanz P wirkt auch direkt auf die postsynaptische Membran und steigert die Erregbarkeit der nozizeptiven Neuronen. Synaptische Langzeitpotenzierung kann nur in den Neuronen der Lamina I induziert werden, die den Neurokinin-1-Rezeptor für Substanz P exprimieren. Diese Neuronen haben Verbindungen mit Regionen im Hirnstamm (Ikeda et al. 2003). Die Effekte auf die synaptische Übertragung und die Membranerregbarkeit wirken synergistisch und erhöhen die Entladungsraten der nozizeptiven Neuronen auf Schmerzreize. Die starke Erregung der nozizeptiven Neuronen löst nicht nur unmittelbar heftige Schmerzreaktionen aus, wie erhöhte motorische und vegetative Reflexe und Schmerzempfindung (Hyperalgesie), sondern führt auch zu einem drastischen Anstieg der freien zytosolischen Kalziumionenkonzentration ($[Ca^{2+}]_i$) in den nozizeptiven Neuronen des Rückenmarks.

Der Kalziumanstieg kann durch Kalziumeinstrom in die Zellen durch spannungsabhängige Kalziumkanäle, durch ionotrope Glutamatrezeptoren (NMDA- oder AMPA-Rezeptoren) oder durch Freisetzung von Kalzium aus intrazellulären Speichern erfolgen. Ein Anstieg von $[Ca^{2+}]_i$ triggert eine Reihe von zellulären Kaskaden, die letztlich in veränderten Zelleigenschaften, synaptischer Übertragung oder Zelltod münden können. So können kalziumabhängige Proteinkinasen und Phosphatasen den Phosphorylierungsgrad von synaptischen Phosphoproteinen steigern oder reduzieren.

Die Phosphorylierung von AMPA- oder NMDA-Rezeptoren führt zu einer Steigerung der Leitfähigkeit und damit zu einer **Langzeitpotenzierung** der synaptischen Übertragungsstärke. Andere Phosphoproteine steuern in Abhängigkeit von ihrem Phosphorylierungsgrad die Ablesung von Genen im Zellkern und können so ebenfalls Zelleigenschaften langfristig verändern.

Im Tiermodell wurde nachgewiesen, dass eine Nervenverletzung erst im adulten Tier zu mechanischer Hyperalgesie führt, während diese Überempfindlichkeit im jungen Tier nicht gemessen werden kann. Dieses Phänomen geht einher mit einer Aktivierung spinaler Gliazellen (Beggs et al. 2012; Vega-Avelaira et al. 2012) und betont die Wichtigkeit der Induktion der Neuroinflammation, die auch durch starke nozizeptive Reize zur »neurogenen Neuroinflammation« werden kann und bei der Entstehung und Aufrechterhaltung von Schmerzzuständen eine bedeutende Rolle spielt (Xanthos u. Sandkühler 2014).

3.5.3 Sensibilisierungsmechanismen bei Früh- und Neugeborenen

Verletzungen von peripheren Geweben führen bei Neugeborenen zu einem starken Aussprossen von sensiblen A- und C-Fasern in Richtung der Gewebeschädigung. Diese Hyperinnervation bleibt bis in das Erwachsenenalter erhalten, also lange, nachdem eine Wunde vollständig ausgeheilt ist (◘ Abb. 3.3). Vermutlich werden im Wundgebiet chemotaktische Stoffe, z. B. neurotrophe Faktoren, freigesetzt, die das Einsprossen von Nervenfasern bewirken.

Das Nervensystem von Neugeborenen ist gegenüber Verletzungen peripherer Nerven besonders vulnerabel. 75 % aller axotomierten Hinterwurzelganglienzellen gehen bei Neugeborenen zugrunde gegenüber nur 30 % bei Erwachsenen. Im Rückenmark sprossen benachbarte intakte Afferenzen in das denervierte Gebiet ein und bilden neue, somatotopisch inadäquate synaptische Kontakte.

Die so **gestörte Somatotopie** bleibt auch in aufsteigenden Bahnen bis zum somatosensorischen Kortex erhalten (Kaas et al. 1983). Diese neuroplastischen Veränderungen sind bei Neugeborenen stärker ausgeprägt als bei Erwachsenen und können die Verarbeitung von Schmerzreizen ungünstig beeinflussen.

Starke Erregung von C-Fasern löst bei Erwachsenen die in ► Abschn. 3.5.2 genannten zentralnervösen Veränderungen aus, die dann besonders

Normale Innveration der Haut im Erwachsenenalter

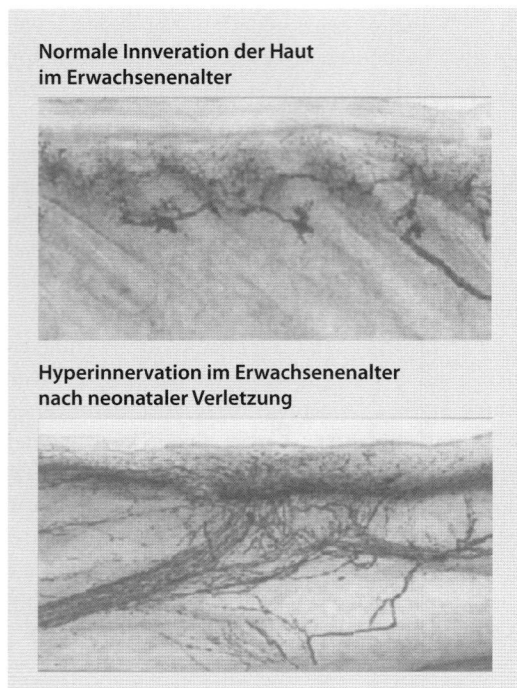

Hyperinnervation im Erwachsenenalter nach neonataler Verletzung

▣ **Abb. 3.3** Verletzungen der Haut führen bei Neonaten zu einer Hyperinnervation, die bis in das Erwachsenenalter hinein nachweisbar bleibt. Hier wurden Nervenfasern histologisch angefärbt und erscheinen schwarz in Schnitten durch die Haut. (Aus: Alvares et al. 2000)

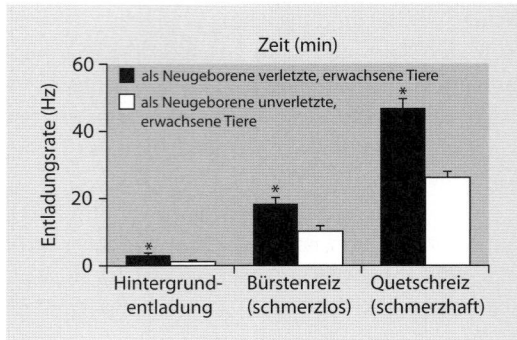

▣ **Abb. 3.4** Verletzungen bei neugeborenen Ratten führen zu einer verstärkten Erregbarkeit nozizeptiver Neuronen im Hinterhorn des Rückenmarks, die bis in das Erwachsenenalter hinein nachweisbar bleibt. Die Hintergrundentladungen und die Entladungen auf nicht schmerzhafte Bürstenreize und schmerzhafte Quetschreize sind bei solchen Tieren signifikant erhöht, die als Neugeborene Verletzungen erlitten haben. (Aus: Blass et al. 1993)

Es ist erwiesen, dass Sensibilisierungen auch bei menschlichen Früh- und Neugeborenen zu Hyperalgesie und Allodynie führen (Fitzgerald et al. 1989; Fitzgerald 1995). Offensichtlich werden jedoch beobachtete Schmerzäußerungen und deren Therapie, z.B. die Gabe von Sucrose, fehlinterpretiert (Slater et al. 2010b).

ausgeprägt sind, wenn die körpereigene Schmerzabwehr keine ausreichende Hemmung der Nozizeption im Rückenmark erzeugt. Bei Frühgeborenen ist die körpereigene Schmerzabwehr noch gar nicht entwickelt (▶ Abschn. 3.3), sodass hier wichtige Schutzmechanismen fehlen (▣ Abb. 3.4).

In der Embryonalentwicklung erreichen die A-Fasern vor den C-Fasern das Rückenmark und können dann, ähnlich wie später nur die C-Fasern, anhaltende Steigerungen der synaptischen Übertragungsstärke und Sensibilisierungen von Neuronen im oberflächlichen Hinterhorn des Rückenmarks auslösen.

Die hieran beteiligten NMDA-Rezeptoren sind bereits sehr früh im Hinterhorn nachweisbar und diffuser verteilt als im Rückenmark von adulten Tieren. Über die Signaltransduktionswege, die bei Neugeborenen zu Sensibilisierungen führen, ist noch wenig bekannt, sie unterscheiden sich aber offenbar in wichtigen Punkten von denen der Erwachsenen.

3.6   Fazit

Die neurobiologischen Erkenntnisse und die klinischen Befunde der letzten Jahre machen es offensichtlich erforderlich, dass speziell angepasste Präventions- und Therapiekonzepte für Früh- und Neugeborene entwickelt werden.

Literatur

Abdulkader HM, Freer Y, Garry EM, Fleetwood-Walker SM, McIntosh N (2008) Prematurity and neonatal noxious events exert lasting effects on infant pain behaviour. Early Hum Dev 84: 351–355
Altman J, Bayer SA (1984) The development of the rat spinal cord. Adv Anat Embryol Cell Biol 85: 1–164
Alvares D, Torsney C, Beland B, Reynolds M, Fitzgerald M (2000) Modelling the prolonged effects of neonatal pain. Prog Brain Res 129: 365–373

American Academy of Pediatrics, Canadian Pediatric Society (2000) Prevention and management of pain and stress in the neonate. Pediatrics 105: 454–461

Anand KJS, Hickey PR (1987) Pain and its effects in the human neonate and fetus. N Engl J Med 817: 1321–1329

Andrews K, Fitzgerald M (1994) The cutaneous withdrawal reflex in human neonates: sensitization, receptive fields, and the effects of contralateral stimulation. Pain 56: 95–101

Armstrong-James M (1975) The functional status and columnar organization of single cells responding to cutaneous stimulation in neonatal rat somatosensory cortex S1. J Physiol 246: 501–538

Baccei M, Fitzgerald M (2013) Development of pain pathways and mechanism. In: McMahon SB, Koltzenburg M, Tracey I, Turk DC (eds) Wall & Melzack's Textbook of Pain: Expert Consult. 6 ed. Philadelphia, PA: Elsevier Saunders, pp 143–155

Basbaum AI, Bautista DM, Scherrer Gg, Julius D (2009) Cellular and molecular mechanisms of pain. Cell 139: 267–284

Beggs S, Currie G, Salter MW, Fitzgerald M, Walker SM (2012) Priming of adult pain responses by neonatal pain experience: maintenance by central neuroimmune activity. Brain 135: 404–417

Besson JM, Chaouch A (1987) Peripheral and spinal mechanisms of nociception. Physiol Rev 67: 67–186

Bicknell HR, Beal JA (1984) Axonal and dendritic development of substantia gelatinosa neurons in the lumbosacral spinal cord of the rat. J Comp Neurol 226: 508–522

Blass EM, Cramer CP, Fanselow MS (1993) The development of morphine-induced antinociception in neonatal rats: A comparison of forepaw, hindpaw, and tail retraction from a thermal stimulus. Pharmacol Biochem Behav 44: 643–649

Catania MV, Landwehrmeyer GB, Tesca CM, Young AB, Penney JB, Standaert DG (1994) Metabotropic glutamate receptors are differentially regulated during development. Neurosci 61: 481–495

Commissiong JW (1983) Development of catecholaminergic nerves in the spinal cord of the rat. Brain Res 264: 197–208

de Vries JI, Visser GH, Prechtl HF (1982) The emergence of fetal behaviour. I. Qualitative aspects. Early Hum Dev 7: 301–322

Drdla-Schutting R, Benrath J, Wunderbaldinger G, Sandlund JT (2012) Erasure of a spinal memory trace of pain by a brief, high-dose opioid administration. Science 335: 235–238

Ellis A, Bennett DLH (2013) Neuroinflammation and the generation of neuropathic pain. Br J Anaesth 111: 26–37

Fitzgerald M (1985) The post-natal development of cutaneous afferent fibre input and receptive field organization in the rat dorsal horn. J Physiol 364: 1–18

Fitzgerald M (1987) Prenatal growth of fine-diameter primary afferents into the rat spinal cord: A transganglionic tracer study. J Comp Neurol 261: 98–104

Fitzgerald M (1988) The development of activity evoked by fine diameter cutaneous fibres in the spinal cord of the newborn rat. Neurosci Lett 86: 161–166

Fitzgerald M (1991) A physiological study of the prenatal development of cutaneous sensory inputs to dorsal horn cells in the rat. J Physiol 432: 473–482

Fitzgerald M (1995) Developmental biology of inflammatory pain. Br J Anaesth 75: 177–185

Fitzgerald M, Koltzenburg M (1986) The functional development of descending inhibitory pathways in the dorsolateral funiculus of the newborn rat spinal cord. Brain Res 389: 261–270

Fitzgerald M, Millard C, McIntosh N (1989) Cutaneous hypersensitivity following peripheral tissue damage in newborn infants and its reversal with topical anaesthesia. Pain 39: 31–36

Fitzgerald M, Butcher T, Shortland P (1994) Developmental changes in the laminar termination of a fibre cutaneous sensory afferents in the rat spinal cord dorsal horn. J Comp Neurol 348: 225–233

Gaiarsa JL, McLean H, Congar P, Leinekugel X, Khazipov R, Tseeb V, Ben-Ari Y (1995a) Postnatal maturation of g-aminobutyric acid A- and B-mediated inhibition in the CA3 hippocampal region of the rat. J Neurobiol 26: 339–349

Gaiarsa JL, Tseeb V, Ben-Ari Y (1995b) Postnatal development of pre-and postsynaptic GABAB-mediated inhibitions in the CA3 hippocampal region of the rat. J Neurophysiol 73: 246–255

Gassner M, Ruscheweyh R, Sandkühler J (2009) Direct excitation of spinal GABAergic interneurons by noradrenaline. Pain 145: 204–210

Gold MS, Gebhart GF (2010) Nociceptor sensitization in pain pathogenesis. Nat Med 16: 1248–1257

Gonzales DL, Fuchs JL, Droge MH (1993) Distribution of NMDA receptor binding in developing mouse spinal cord. Neurosci Lett 151: 134–137

Grunau RV, Whitfield MF, Petrie J (1994) Pain sensitivity and temperament in extremely low birth weight premature toddlers and preterm and fullterm controls. Pain 58: 341–346

Hathway G, Harrop E, Baccei M, Walker S, Moss A, Fitzgerald M (2006) A postnatal switch in GABAergic control of spinal cutaneous reflexes. Eur J Neurosci 23: 112–118

Hathway GJ, Vega-Avelaira D, Fitzgerald M (2012) A critical period in the supraspinal control of pain: Opioid-dependent changes in brainstem rostroventral medulla function in preadolescence. Pain 153: 775–783

Hermann C, Hohmeister J, Demirakca S, Zohsel K, Flor H (2006) Long-term alteration of pain sensitivity in school-aged children with early pain experiences. Pain 125: 278–285

Hohmeister J, Kroll A, Wollgarten-Hadamek I, Zohsel K, Demirakca S, Flor H, Hermann C (2010) Cerebral processing of pain in school-aged children with neonatal nociceptive input: an exploratory fMRI study. Pain 150: 257–267

Hori Y, Kanda K (1994) Developmental alterations in NMDA receptor-mediated [Ca2+] i elevation in substantia gelatinosa neurons of neonatal rat spinal cord. Brain Res Dev Brain Res 80: 141–148

Ikeda H, Heinke B, Ruscheweyh B, Sandkühler J (2003) Synaptic plasticity in spinal lamina I projection neurons that mediate hyperalgesia. Science 299: 1237–1240

Jakowec MW, Fox AJ, Martin LJ, Kalb RG (1995) Quantitative and qualitative changes in AMPA receptor expression during spinal cord development. Neuroscience 67: 893–907

Jennings E, Fitzgerald M (1998) Postnatal changes in responses of rat dorsal horn cells to afferent stimulation: a fibre-induced sensitization. J Physiol (Lond) 509: 868

Johnston CC, Stevens BJ (1996) Experience in a neonatal intensive care unit affects pain response. Pediatrics 98: 925–930

Johnston CC, Stevens BJ, Yang F, Horton L (1995) Differential response to pain by very premature neonates. Pain 61: 471–479

Kaas JH, Merzenich MM, Killackey HP (1983) The reorganization of somatosensory cortex following peripheral nerve damage in adult and developing mammals. Ann Rev Neurosci 6: 325–356

King AE, Lopez-Garcia JA (1993) Excitatory amino acid receptor-mediated neurotransmission from cutaneous afferents in rat dorsal horn in vitro. J Physiol 472: 443–457

Koch S, Fitzgerald M, Hathway G (2008) Midazolam patentiates nociceptive behaviour, sensitizes cutaneous reflexes, and is devoied of sedative action in neonatal rats. Anesthesiol 108: 122–129

Koch SC, Fitzgerald M (2014) The selectivity of rostroventral medulla descending control of spinal sensory inputs shifts postnatally from A-fibre to C-fibre evoked activity. J Physiol 592: 1535–1344

Lloyd-Thomas AR, Fitzgerald M (1996) Do fetuses feel pain? Reflex responses do not necessarily signify pain. BMJ 313: 797–798

Marti E, Gibson SJ, Polak JM, Facer P, Springall DR, Van Aswegen G, Aitchison M, Koltzenburg M (1987) Ontogeny of peptide-and amine-containing neurones in motor, sensory, and autonomic regions of rat and human spinal cord, dorsal root ganglia, and rat skin. J Comp Neurol 266: 332–359

Michelson HB, Lothman EW (1989) An in vivo electrophysiological study of the ontogeny of excitatory and inhibitory processes in the rat hippocampus. Brain Res Dev Brain Res 47: 113–122

Nandi R, Beacham D, Middleton J, Koltzenburg M, Howard RF, Fitzgerald M (2004) The functional expression of mu opioid receptors on sensory neurons is developmentally regulated; morphine analgesia is less selective in the neonate. Pain 111: 38–50

Porter FL, Grunau RE, Anand KJ (1999) Long-term effects of pain in infants. J Dev Behav Pediatr 20: 253–261

Rahman W, Dashwood MR, Fitzgerald M, Aynsley-Green A, Dickenson AH (1998) Postnatal development of multiple opioid receptors in the spinal cord and development of spinal morphine analgesia. Dev Brain Res 108: 239–254

Rius RA, Barg J, Bem WT, Coscia CJ, Loh YP (1991) The prenatal development profile of expression of opioid peptides and receptors in the mouse brain. Dev Brain Res 58: 237–241

Rodella LF, Borsani E, Rezzani R, Ricci F, Buffoli B, Bianchi R (2005) AM404, an inhibitor of anandamide reuptake decreases Fos-immunoreactivity in the spinal cord of neuropathic rats after non-noxious stimulation. Eur J Pharmacol 508: 139–146

Sandkühler J (2009) Models and mechanisms of hyperalgesia and allodynia. Physiol Rev 89: 707–758

Sandkühler J, Lee J (2013) How to erase memory traces of pain and fear. Trends Neurosci 36: 343–352

Schmelzle-Lubiecki BM, Campbell KA, Howard RH, Franck L, Fitzgerald M (2007) Long-term consequences of early infant injury and trauma upon somatosensory processing. Eur J Pain 11: 799–809

Slater R, Cantarella A, Gallela S, Worley A, Boyd S, Meek J, Fitzgerald M (2008) Cortical pain responses in human infants. J Neurosci 26: 3662–3666

Slater R, Worley A, Fabrizi L, Roberts S, Meek J, Boyd S, Fitzgerald M (2010a) Evoked potentials generated by noxious stimulation in the human infant brain. Eur J Pain 14: 321–326

Slater R, Cornelissen L, Fabrizi L, Patten D, Yoxen J, Worley A, Boyd S, Meek J, Fitzgerald M (2010b) Oral sucrose as an analgesic drug for procedural pain in newborn infants: a randomised controlled trial. Lancet 376: 1225–1232

Slater R, Fabrizi L, Worley A, Meek J, Boyd S, Fitzgerald M (2010c) Premature infants display increased noxious-evoked neuronal activity in the brain compared to healthy age-matched term-born infants. Neuroimage 52: 583–589

Taddio A, Katz J, Hersich AL, Koren G (1997) Effects of neonatal circumcision on pain response during subsequent routine vaccination. Lancet 349: 599–603

Thairu BK (1971) Post-natal changes in the somaesthetic evoked potentials in the albino rat. Nat New Biol 231: 30–31

Thompson RJ, Gustafson KE, Hamlett KW, Spock A (1992) Psychological adjustment of children with cystic fibrosis: The role of child cognitive processes and maternal adjustment. J Pediatr Psychol 17: 741–755

Vega-Avelaira D, McKelvey R, Hathway G, Fitzgerald M (2012) The emergence of adolescent onset pain hypersensitivity following neonatal nerve injury. Mol Pain 8: 30

Xanthos DN, Sandkühler J (2014) Neurogenic neuroinflammation: inflammatory CNS reactions in response to neuronal activity. Nat Rev Neurosci 15: 43–53

Zhang AZ, Pasternak GW (1981) Ontogeny of opioid pharmacology and receptors: high and low affinity site differences. Eur J Pharmacol 73: 29–40

Ziskind-Conhaim L (1990) NMDA receptors mediate poly-and monosynaptic potentials in motoneurons of rat embryos. J Neurosci 10: 125–135

Differenzialdiagnose der Schmerzursachen

Erik Michel, Boris Zernikow

B. Zernikow (Hrsg.), *Schmerztherapie bei Kindern, Jugendlichen und jungen Erwachsenen*,
DOI 10.1007/978-3-662-45057-4_4, © Springer-Verlag Berlin Heidelberg 2015

4.1   (Patho-)physiologische Grundlagen

Akuter Schmerz hat die biologische Aufgabe, dem Organismus Vorgänge zu signalisieren, die mit (potenzieller) Gewebeschädigung einhergehen, um sie lokalisieren und identifizieren zu können. Je nach Ursache finden sich charakteristische Muster der Gewebeschädigung, sodass Schmerzqualität, -zeitverlauf und -lokalisation wichtige Hinweise auf die Schmerzursache geben können. Die physiologischen und pathophysiologischen Grundlagen werden ausführlich in ▶ Kap. 2 vorgestellt.

Für die Differenzialdiagnostik von Schmerzen ist das Verständnis der Schmerzprojektion wichtig. Die Axone der primären afferenten Nozizeptoren ziehen via dorsaler Wurzel zum Hinterhorn des Rückenmarks, wo sie synaptische Verbindung zu aufsteigenden Schmerzbahnen aufnehmen. Dabei hat jede Faser eines afferenten Nozizeptors Verbindung zu vielen aufsteigenden Fasern der Schmerzbahn, und jede der letzteren Fasern empfängt Impulse verschiedener afferenter Nozizeptoren (Prinzip der Konvergenz; ▶ Kap. 2). Daraus erklärt sich das Phänomen der **Schmerzprojektion**: Alle spinalen Neuronen, die mit afferenten Fasern der Eingeweide und tiefen muskuloskelettalen Strukturen verbunden sind, empfangen gleichzeitig Signale aus gewissen Hautarealen (»Head-Zonen«). Zentral lässt sich nicht mehr über den Ursprung einer Nozizeption entscheiden, und unter Umständen werden Schmerzen, die ihre Ursache in Veränderungen an einem inneren Organ haben, in entsprechende Hautareale projiziert (◘ Abb. 4.1).

4.2   Identifikation der Schmerzursache

Zwar lassen sich die meisten (nicht alle!) Schmerzen lokalisieren; allerdings ist der Ort des stärksten Schmerzes nicht unbedingt identisch mit dem Ort der Schmerzentstehung (Schmerzprojektion, ▶ Abschn. 4.1). Dennoch empfiehlt sich zur Schmerzlokalisation ein systematisches Vorgehen, das – je nach klinischer Erfahrung des Untersuchers (Leitsymptome!) – selbstverständlich auch abgekürzt werden kann: Zunächst wird – ggf.

nach unterschiedlicher Prioritätensetzung je nach Grundkrankheit des Patienten (Anamnese!) – davon ausgegangen, dass Schmerzlokalisation und Ort der Schmerzentstehung identisch sind. Es sind entsprechende gezielte Untersuchungsmaßnahmen einzuleiten (klinische Untersuchung, klinische Chemie, Bildgebung).

Die Schmerzqualität kann wertvolle Hinweise auf die Schmerzursache geben. Finden sich keine Hinweise auf die zugrunde liegende (lokale) Schmerzursache, wird der Blick mehr auf diejenigen inneren Organe gewendet, die über die Head-Zonen mit dem Ort der Schmerzlokalisation korrespondieren (Schmerzprojektion; ◘ Abb. 4.1), und die nötigen Untersuchungen werden eingeleitet. Wird man auch hier nicht fündig, muss an eine Läsion im Verlauf der Afferenz gedacht werden. Eine vielversprechende klinische Methode zur Ortung einer Störung im Verlauf der Schmerzafferenzen – somit zur Diagnostik von neuropathischen Schmerzen – ist die Quantitative Sensorische Testung (QST; Blankenburg et al. 2010; Rolke u. Radbruch 2012). Mittlerweile liegen dazu für verschiedene Patientengruppen im Kindes- und Jugendalter auch Normwerte vor (Blankenburg et al. 2010, 2011; Hirschfeld et al. 2012). Übrig bleiben schließlich idiopathische Schmerzen, bei denen der Schmerz selbst die Krankheit ist und keine zu behandelnden Ursachen aufzufinden sind (funktionelle Bauchschmerzen etc.). Davon abzugrenzen sind noch definierte kinderpsychiatrische Krankheiten, die mit Schmerzen einhergehen können.

Sensible Störungen sind in ◘ Tab. 4.1 dargestellt.

4.2.1   Schmerzanamnese

Wichtig sind Angaben zu

- Periodik und zeitlicher Charakteristik
- Qualität
- Lokalisation
- Intensität
- Auslösenden und verstärkenden Faktoren
- Lindernden Faktoren
- Modalitäten und Effekten der bisherigen Schmerztherapie (◘ Tab. 4.1, ▶ Abschn. 4.2.2)

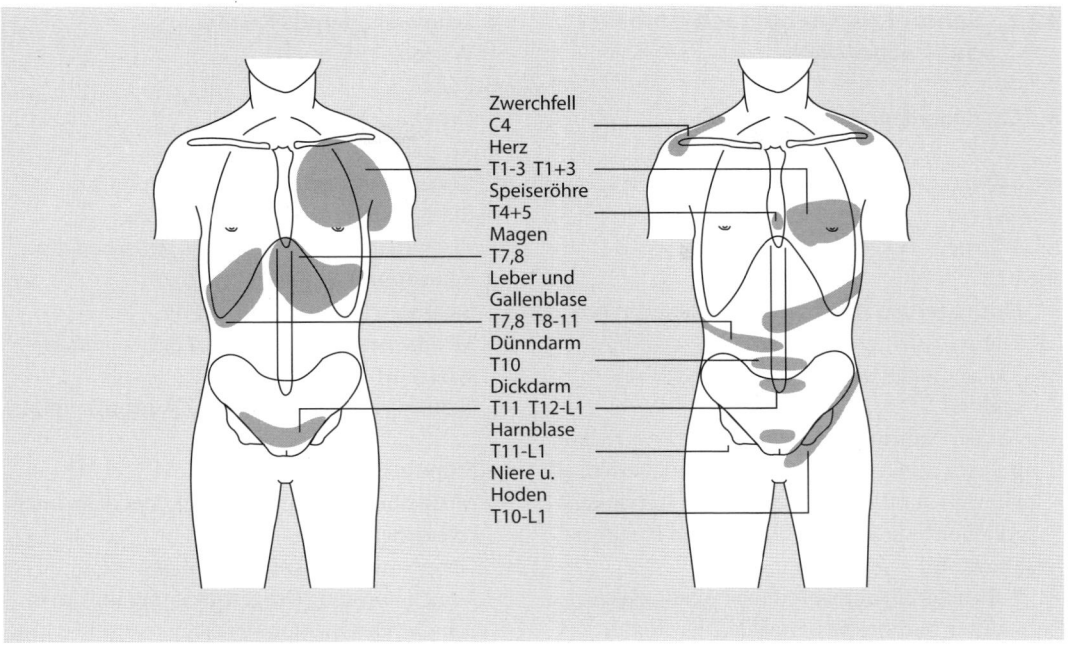

Zwerchfell
C4
Herz
T1-3 T1+3
Speiseröhre
T4+5
Magen
T7,8
Leber und
Gallenblase
T7,8 T8-11
Dünndarm
T10
Dickdarm
T11 T12-L1
Harnblase
T11-L1
Niere u.
Hoden
T10-L1

Abb. 4.1 Dermatome und Head-Zonen für Brust- und Bauchbereich

Tab. 4.1 Begriffsdefinitionen ausgesuchter sensibler Störungen

Begriff	Definition
Allodynie	Schmerzauslösung durch einen Reiz, der normalerweise nicht als Schmerz empfunden wird, z.B. durch Berührung
Analgesie	Fehlende Schmerzwahrnehmung bei einem normalerweise schmerzauslösenden Reiz
Hyper- bzw. Hypoalgesie	Verstärkte bzw. verminderte Schmerzempfindung bei einem normalerweise schmerzauslösenden Reiz
Hyper- bzw. Hypoästhesie	Verstärkte bzw. verminderte Reizwahrnehmung, schmerzhaft oder nicht schmerzhaft
Dysästhesie	Unangenehme abnorme Empfindung, spontan oder provoziert
Parästhesie	Nicht unangenehme, aber abnorme Empfindung, spontan oder provoziert
Hyperpathie	Nach Dauer (verlängerte) und Charakteristik veränderte Schmerzwahrnehmung, z. B. »Brennen« auf Nadelreiz
Kausalgie	Nach inkompletter Läsion eines peripheren Nerven auftretender »brennender« Schmerz in dessen Versorgungsgebiet mit Allodynie und Hyperpathie

4.2.2 Schmerzursache nach dem Ort der Pathologie

- **Charakteristik der Schmerzen**

■■ **Schmerzverschlimmernde Faktoren, Auslöser**
- Wärme
- Kälte
- Hochlagerung (Extremitäten: arterieller Verschluss)
- Tieflagerung (Extremitäten: venöser Verschluss)
- Art der Nahrung (flüssig/fest, pH-Wert, Alkohol etc.; als Hinweis auf stattgehabte Noxen; als Hinweis auf Pathologie, z. B. kalte Getränke, Alkohol, fette Speisen: Gallen- und Pankreasaffektion!)
- Nahrungsaufnahme, zeitliche Abhängigkeit (vorher/nachher besser/schlechter: Reflux; gastrointestinale Ursache)
- Kauvorgang (z. B. Arteriitis temporalis)
- Schlucken (kalte Getränke: Glossopharyngeusneuralgie)
- Schluckakt (ösophagealer oder trachealer Fremdkörper)
- Lokaler Druck (lokaler Prozess)
- Lokale Bewegung (lokaler Prozess)
- Atembewegung (Rippenfrakturen, Pleuritis, Pneumothorax, Oberbauchorgane)
- Loslassschmerz (abdominell: peritonitische Reizung)
- Hüftkompressionsschmerz (z. B. bei Beckenfraktur)
- Körperliche Belastung
- Sprung (abdominell/thorakal: traumatische Zwerchfellruptur)
- Schnelle Drehung um Körperachse (abdominell: stielgedrehte Ovarialzyste)
- Spezielle Sportart (typische Sportverletzung?)
- Miktion (Harnwegsinfekt)
- Defäkation
- Zyklusabhängig (abdominell: Endometriose; Unterleib: Vaginal-/Hymenalatresie)
- Verschiebeschmerz (Portio: Adnexitis)
- Geschlechtsverkehr (Kolpitis)
- Psychischer Stress, Belastungssituation (psychosomatische Beschwerden)

■■ **Schmerzlindernde Faktoren**
- Wärme
- Kälte
- Druck
- Körperliche Aktivität
- Bewegung (rheumatische Erkrankung)
- Ruhigstellung (auch: Schonhaltung)
- Körperhaltung (Seitlagerung, Anziehen der Beine u. a.)
- Bandagen (Gelenkbandage)
- Medikamente (welche?) (Analgetikaentzugssyndrom)
- Nahrungsaufnahme (welche Nahrungsmittel?)

■■ **Frühere Erkrankungen**
- Medikamentenanamnese (ggf. Medikamentenscreening im Urin)
- Genussmittel (Nikotin, Alkohol)
- Drogenkonsum (Drogenscreening im Urin!)
- Schadstoffexposition (häuslich, beruflich; Blei, Thallium)
- Operationen im betreffenden Gebiet (OP-Narben!)
- Familienanamnese (Erbkrankheiten!)
- Umgebungsanamnese (Infektionen!)

Die folgenden Tabellen sollen gemäß dem eben beschriebenen prinzipiellen Vorgehen Hilfestellung geben bei der Erkennung und Lokalisation einer Schmerzursache. Sie beinhalten Differenzialdiagnosen zu
- Kopf- und Gesichtsschmerzen im Kindesalter (◖ Tab. 4.2),
- Thoraxschmerz (◖ Tab. 4.3),
- akutem Bauchschmerz (◖ Tab. 4.4),
- rezidivierendem Bauchschmerz (◖ Tab. 4.5) und
- Gelenk-, Muskel- und Rückenschmerzen (◖ Tab. 4.6).

Daneben zeigt die ◖ Tab. 4.7 eine Auswahl psychischer Störungen mit Schmerzsymptomatik. Häufige Ursachen von Schmerzen bei Kindern mit lebenslimitierenden Erkrankungen (ohne onkologische) sind in ◖ Tab. 4.8 aufgeführt.

◻ **Tab. 4.2** Differenzialdiagnose Kopfschmerzen und Gesichtsschmerzen im Kindesalter (alphabetisch geordnet). In Klammern sind die ICD-10-Codes angegeben

Neurologisch	Nicht-neurologisch
Akut, eher diffus	
A.-carotis- oder A.-vertebralis-Schmerz (G 44.810) (bei Dissektion; Endarteriektomie etc.)	KS bei:
	– Arteriitis (G 44.812)
Akuter KS nach:	– akutem/r Substanzgebrauch/-exposition (Alkohol, Nitrovasodilatatoren/NO-Donatoren, Phosphodiesterasehemmer, Kohlenmonoxid, Natriumglutamat, Kokain, Cannabis, Histamin, Arsen, Blei, Quecksilber etc.) (G 44.4/83)
– HWS-Beschleunigungs- oder Kopftrauma (G 44.841 oder G 44.88)	
– Kraniotomie (G 44.88)	
Husten-KS (G 44.803)	
KS nach/bei:	
– aseptischer Meningitis (G 44.823)	– Fasten (G 44.882)
– benigner/reversibler Angiopathie des ZNS (G 44.81)	– Herpes zoster (G 44.881)
– Hirnvenenthrombose (G 44.810)	– HIV/Aids
– Hypophyseninfarkt (G 44.810)	– Hypoxie und/oder Hyperkapnie (Höhenkopfschmerz, Taucherkopfschmerz, Schlafapnoekopfschmerz) (G 44.882)
– intrakranieller Infektion (bakterielle oder lymphozytäre Meningitis, Enzephalitis, Hirnabszess, subdurales Empyem) (G 44.821)	
– intrathekaler Injektion (G 44.822)	– Kälteexposition (Eiskremkopfschmerz) (G 44.802)
– ischämischem Infarkt oder transitorischer ischämischer Attacke (G 44.810)	– Medikamenteneinnahme (Atropin, Digitalis, Methylphenidat, Glukokortikosteroide, orale Kontrazeptiva etc.) (G 44.41)
– Liquordrucksteigerung bei Hydrozephalus (G 44.82)	
– Liquorunterdruck (postpunktionell; Fistel; idiopathisch) (G 44.820)	
– nicht rupturierter Gefäßmissbildung (G 44.811)	– Substanzentzug (Koffein, Opioide, Östrogen etc.) (G 44.83)
– Tolosa-Hunt-Syndrom (G 44.85)	– systemischer Infektionserkrankung (G 44.881)
– traumatischem/nicht traumatischem intrakranialem Hämatom; epidural, subdural, subarachnoidal (G 44.88/G 44.810)	
– zerebralem Krampfanfall (G 44.82)	
Posttraumatischer KS, akut (G 44.880)	
Primärer Donnerschlag-KS (G 44.80)	
Primärer KS bei körperlicher Anstrengung/sexueller Aktivität (G 44.804/5)	
Akut, eher lokalisiert	
KS bei:	KS bei Erkrankungen:
– Chiari-Malformation Typ I (G 44.82)	– der Schädelknochen (Osteomyelitis, Mastoiditis etc.) (G 44.840)
– primär stechender KS (G 44.800)	– des Halses
	– der Augen
	– der Zähne
	– des Kiefergelenkes
Akut, rezidivierend	
CADASIL (»cerebral autosomal dominant arteriopathy with subcortical infarcts«) (G 44.81)	KS bei:
	– akuter Blutdruckerhöhung (Phäochromozytom, hypertensive Krise) (G 44.813)
Cluster-KS, episodisch (G 44.01)	– Dialyse (G 44.882)
Kraniale Neuralgien (G 44.2x)	– Erkrankungen der Augen (Glaukom, Brechungsfehler, Heterotropie) (G 44.843)
KS vom Spannungstyp (G 42.2x)	– Liquordrucksteigerung, idiopathisch, metabolisch, toxisch, hormonell (G 44.82)
MELAS (mitochondriale Enzephalopathie, Laktatazidose, »stroke-like attacks«) (G 44.81)	
Migräne mit/ohne Aura (G 43.xx)	– Medikamentenübergebrauch (Ergotamin, Triptane) (G 44.411/41)
Paroxysmale Hemikranie (G 43.03)	– zerebralem Krampfanfall (G 44.82)

4

◻ Tab. 4.2   Fortsetzung

Neurologisch	Nicht-neurologisch
SUNCT-Syndrom (»short-lasting unilateral neuralgiform headache attacks with conjunctival injection and tearing«) (G 44.08)	
Syndrom der vorübergehenden Kopfschmerzen und neurologischem Defizit mit Liquorlymphozytose (G 44.82)	
Chronisch, progressiv	
KS bei: – chronischem/r Substanzgebrauch/-exposition (Alkohol, NO-Donatoren, Phosphodiesterasehemmer, Kohlenmonoxid, Natriumglutamat, Kokain, Cannabis, Histamin, Arsen, Blei, Quecksilber etc.) (G 44.4/83) – hypothalamischer/hypophysärer Über- oder Unterfunktion (G 44.822) – intrakraniellem Neoplasma (G 44.822) (auch Meningeosis carcinomatosa) – Liquordrucksteigerung (idiopathisch, metabolisch, toxisch, hormonell) (G 44.82) – Multipler Sklerose (G 44.847) – Neurosarkoidose (G 44.823) – nicht rupturierter Gefäßmissbildung (G 44.811)	KS bei: – Arteriitis (G 44.812) – psychiatrischer Störung (R 51)
Chronisch, nicht progressiv	
	Anhaltender Gesichtsschmerz (G 44.847)
Chronischer KS nach: – HWS-Beschleunigungstrauma (G 44.841) – Kopftrauma (G 44.88) – Kraniotomie (G 44.30)	KS bei: – Arteriitis (G 44.812) – Dauermedikation (anabole Steroide, Amiodaron, Lithiumcarbonat, Schilddrüsenhormone, exogene Hormone etc.) (G 44.4)
Cluster-KS, chronisch (G 44.0x)	– Hypothyreose (G 44.882)
KS nach/ bei: – Liquordrucksteigerung (idiopathisch, metabolisch, toxisch, hormonell) (G 44.82) – Meningitis (G 44.821)	– Liquordrucksteigerung (idiopathisch, metabolisch, toxisch, hormonell) (G 44.82) – psychiatrischer Störung (R 51)
KS vom Spannungstyp, chronisch mit oder ohne perikranialer Schmerzempfindlichkeit (G 44.2 und G 44.28)	Medikamentenübergebrauch (Ergotamin, Triptane, Nicht-Opioidanalgetika; Opioide, Schmerzmittelmischpräparate) (G 44.41/83)
Neu aufgetretener täglicher KS (G 44.2)	Primär schlafgebundener KS (G 44.80)
Paroxysmale Hemikranie, chronisch (G 44.03) oder Hemicrania continua (G 44.80)	
Posttraumatischer KS, chronisch (G 44.3)	
Trigeminusneuralgie (idiopathisch) (G 44.847)	
KS = Kopfschmerz	

◻ **Tab. 4.3** Differenzialdiagnose Thoraxschmerz (alphabetisch geordnet)

Krankheit am Ort der Schmerzlokalisation	Krankheit nicht am Ort der Schmerzlokalisation[a]
Herz und Gefäße	
Aortenaneurysma	Bandscheibenvorfall
Aortenisthmusstenose	Gallenwegserkrankungen
Herzinfarkt/-ischämie (u. a. bei Fehlabgang einer Koronarie!)	Herpes-zoster-Neuralgie
Herzrhythmusstörung	Muskuloskelettaler Schmerz
Perikarderguss	Pankreatitis
Perikarditis (viral, bakteriell, autoimmun, neoplastisch)	Pleurodynie
	Somatisierungsstörung
	Somatoforme Schmerzstörung
	Spinale Affektion (auch: Wurzelaffektionen)
	Subphrenischer Abszess
	Thalliumintoxikation
Lunge und Mediastinum	
Lungenembolie (Schmerzausstrahlung in Schulter möglich)	
Mediastinalemphysem	
Mediastinitis	
Pleuritis, Pleurodynie (Coxsackie), Pneumonie (auch: Tracheitis, Bronchitis)	
Pneumothorax	
Rippenfraktur	
Tuberkulose	
Ösophagus	
Ösophagealer Fremdkörper	
Paraösophageale Hernie	
Refluxösophagitis	
Sonstige	
Erkrankungen der (weiblichen) Brustdrüse	
Gastritis (gelegentlich)	
Knochenneoplasie und andere Tumoren	
Osteomyelitis	

[a] Vergleiche auch ◻ Abb. 4.1, Head-Zonen zu Organerkrankungen mit Schmerzprojektion auf den Thorax

◻ Tab. 4.4   Differenzialdiagnose akuter Bauchschmerzen (alphabetisch geordnet)

Krankheit am Ort der Schmerzlokalisation	Krankheit nicht am Ort der Schmerzlokalisation[a]
Gastroenterologisch	
Abszess	Allergien (an C1-Esterase-Mangel denken)
Appendizitis	basale Pneumonie/Pleuritis
Blähungen (auch bei: Nahrungsmittelallergie, Zöliakie, zystischer Fibrose, Kohlenhydratintoleranz)	Diabetische Ketoazidose
Duodenalulkus	Epilepsie (gelegentlich)
Gallenstein	Familiäres Mittelmeerfieber
Gastritis	Guillain-Barré-Syndrom (Parästhesien)
Hepatitis	Hodentorsion
Hernie, inkarzeriert	Migräne
Ileus, mechanisch/paralytisch	Orchitis, Epididymitis
Intestinale Durchblutungsstörung (mesenterial-arterielle Obstruktion)	Paraneoplastisch
Invagination	Porphyrie
Magenulkus	Purpura Schoenlein-Hennoch
Nahrungsmittelallergie	Radikulitis (Bauchwand)
Meckel-Divertikel, Entzündung	Sichelzellanämie
Obstipation	
Pankreatitis	
Parasitäre Lebererkrankungen (z. B. Echinokokkus)	
Reizdarmsyndrom	
Trauma	
Gynäkologisch	
Adnexitis	
Geburtswehen	
Drohende Uterusruptur	
Dysmenorrhö	
»Mittelschmerz«	
Rupturierte Ovarialzyste	
Rupturierte Tubargravidität	
Vorzeitige Plazentalösung	
Nephrologisch	
Harnwegsinfekt, Pyelonephritis	
Nierenstein	

◻ Tab. 4.4 Fortsetzung

Krankheit am Ort der Schmerzlokalisation	Krankheit nicht am Ort der Schmerzlokalisation[a]
Sonstige (alphabetisch)	
Bauchwandentzündung/-abszess	
Bauchwandhämatom (traumatisch)	
Douglas-Abszess, Psoasabszess	
Milzaffektion (subkapsuläres Hämatom, traumatisch u. a.)	
Peritonitis	
Retroperitoneales Hämatom	
Subkapsuläres Hämatom (Leber, Milz, Niere)	
Tumoren mit Obstruktion eines Hohlorgans (auch: Neuroblastom, Lymphom, Abszess)	

[a] Vergleiche auch ◻ Abb. 4.1, Head-Zonen zu Organerkrankungen mit Schmerzprojektion in den Bauch

◻ Tab. 4.5 Differenzialdiagnose rezidivierender Bauchschmerzen

Gastroenterologisch	Primär nicht gastroenterologisch
Entzündungen/Infektionen	**Systemisch**
Giardiasis/Ascariasis	Autoimmunerkrankungen
Hepatitis	Familiäres Mittelmeerfieber
Lymphadenitis mesenterialis/chronische Appendizitis	Heriditäres angioneurotisches Ödem
Pankreatitis	Juvenile rheumatoide Arthritis
Peptisches Ulkus	Purpura Schoenlein-Hennoch
Yersinien-Enterokolitis	Rheumatisches Fieber
Immunologische/entzündliche Erkrankungen	Sichelzellanämie/Thalassämie
Colitis ulcerosa/Morbus Crohn	Malignome
Nahrungsmittelallergien	**Erkrankungen benachbarter Organe**
Zöliakie	**Gynäkologisch**
Folgen kongenitaler Malformationen	Endometriose
Kongenitale Darmstenose	Dysmenorrhö
Chilaiditi-Syndrom	Entzündungen im kleinen Becken
Duplikatur (intestinal)	Hämatokolpos/Tumoren
Innere Hernie/Leistenhernie/Linea-alba-Hernie	Ovarialzysten oder -tumoren/ovarielle Stieldrehung
Kongenitale Darmstenose	Schwangerschaft
Malrotation	Entzündungen im kleinen Becken
Meckel-Divertikel	**Nephrologisch**
Morbus Hirschsprung	Hydronephrose

4

◘ Tab. 4.5 Fortsetzung

Gastroenterologisch	Primär nicht gastroenterologisch
Oberes Mesenterialarteriensyndrom	Obstruktionen der Harnwege (z. B. Urethralklappe)
Pancreas annulare	Nierenkonkremente
Pankreatikobiliäre Maljunktion mit/ohne Choledochus-zyste	Pyelonephritis/Harnwegsinfektion
Rezidivierender Volvulus	**Pulmonologisch**
Spätfolgen von Traumata	Asthma
Adhäsionen	Pneumonie, rezidivierende
Pankreatische Pseudozyste	Pleurodynie
Subkapsuläre Blutung	Zystische Fibrose
Sonstige	**Muskeln und Faszien**
Gallenblasenerkrankungen	Psoasabszess
Invagination	Sportassoziierte Schmerzen (»Joggerniere«)
Reizdarmsyndrom	**Metabolische Erkrankungen[a]**
Aerophagie	Diabetes mellitus
	Endokrine Erkrankungen mit Obstipation (Hyperparathy-reodismus, Hypothyreose)
	Porphyria congenita
	Sonstige
	Ingestionen/Vergiftungen
	Bleiintoxikation[a]
	Fremdkörperingestion
	Medikamente (Kortikosteroide, Salizylate, Anticholinergi-ka, Phenytoin, Opioide)[a]
	Opioidentzug[a]
	Neurologie/Psychiatrie[a]
	Abdominelle Epilepsie
	Phobien
	Anorexia nervosa/Bulimia nervosa
	Riley-Day-Syndrom

[a] Krankheit nicht unbedingt am Ort der Schmerzlokalisation.

Tab. 4.6 Differenzialdiagnose von Gelenk-, Muskel- und Rückenschmerzen

Lokale Ursachen	Nicht lokale Ursachen
Rückenschmerzen (alphabetisch)	
Aneurysmatische Knochenzysten	Bandscheibenvorfall
Aseptische Nekrosen	Erkrankungen der inneren Organe (Abb. 4.1 Head-Zonen, z. B. bei Ulcus ventriculi
Bandscheibenprolaps	Langerhans-Zell-Histiozytose
Entzündungen (Ostitis, Osteomyelitis, tuberkulöse Spondylitis, Spondylodiszitis etc.)	Leukämie
Funktionell bei »Blockaden« der Wirbelgelenke	Metastasen bei soliden Tumoren
Knochentumoren (benigne/maligne)	Somatoforme Schmerzstörungen/Somatisierungsstörungen
Langerhans-Zell-Histiozytose	Spondylolisthesis
Malignome (Neuroblastom, intramedulläre Tumoren)	
Osteoporose	
Postpunktionsrückenschmerz (nach Lumbalpunktion)	
Posttraumatisch (z. B. nach Frakturen)	
Rheumatoide Arthritis	
Morbus Scheuermann	
Spondylolisthesis	
Gelenkschmerz (alphabetisch)	
Chassaignac-Syndrom (mit Scheinlähmung)	Amyloidose
Traumafolge (Zerrung, Fraktur, Luxation etc.)	Autoimmunerkrankung
Familiäre Osteolysen	Chronisch entzündliche Darmerkrankungen
Gicht	Familiäres Mittelmeerfieber
Hypermobilität	Hämoglobinopathie (z. B. Sichelzellanämie)
Infektiöse Arthritiden (bakteriell, viral etc.) und gelenknahe Osteomyelitis	Hämorrhagischer Erguss (z. B. bei Hämophilie)
Knochennekrosen	Hypothyreose
Osteochondrosen	Kawasaki-Syndrom
Osteoporose	Leukämien
Rheumatische Erkrankungen (rheumatisches Fieber, juvenile idiopathische Arthritis, Psoriasis)	Lysosomale Speicherkrankheiten

4

◘ **Tab. 4.6**   Fortsetzung

Lokale Ursachen	Nicht lokale Ursachen
Tendinitiden	Nervenkompressionen
Tumoren (benigne/maligne)	Parainfektiöse Arthritiden (Yersinien, Borrelien etc.)
Überbelastung	Purpura Schoenlein-Hennoch
	Rachitis
	Sarkoidose
Hüfte, zusätzlich	
Morbus Perthes, Epiphysiolysis capitis femoris, Osteochondrosis dissecans, Synchondrosis ischiopubica/ Morbus van Neck	Erkrankungen im kleinen Becken
Knie, zusätzlich	
Osteopathia patellae juvenilis, Osteochondrosis dissecans, Stellungsanomalien (Genu valgum, varu, recurvatum), habituelle Patellaluxation	
Schulter, zusätzlich	
Skalenus-anterior-Syndrom, Halsrippensyndrom, Thoracic-outlet-Syndrom, Erkrankungen des Halsmarks (z. B. Syringomyelie)	Erkrankungen von Herz, Lunge, Aorta
Gelenkunabhängiger Schmerz	
Entzündung (Myositis, Osteomyelitis, Ostitis, Brodie-Abszess etc.)	A.-spinalis-anterior-Syndrom
Muskeldystrophien	Glykogenosen und andere Enzymdefekte (z. B. bei Mitochondropathien)
Polymyositis	Hypovitaminose (Vitamin C, A)
Schmerzen unklarer Genese (Wachstumsschmerz etc.)	Leukämien, Langerhans-Zell-Histiozytose
Traumafolge (auch bei Misshandlungen)	Maligne Hyperthermie
Tumoren (benigne/maligne)	Morbus Fabry
	Neuritiden
	Schmerzen unklarer Genese (Wachstumsschmerz etc.)
	Skalenussyndrom

◻ **Tab. 4.7** Auswahl psychischer Störungen mit Schmerzsymptomatik. (Mod. nach den klinisch-diagnostischen Leitlinien der Internationalen Klassifikation psychischer Störungen ICD-10, Kap. V (F), der WHO 2009)

Diagnose	Kodierung	Beschreibung
Somatisierungs-störung	F 45.0	– Wiederholtes Auftreten multipler, häufig wechselnder körperlicher Symptome über mindestens 2 Jahre. – Häufig komplizierte Patientenkarriere: Aufsuchen verschiedener, z. T. spezialisierter medizinischer Einrichtungen. – Ausreichende somatische Erklärung liegt nicht vor. – Weigerung des Patienten zu glauben, dass für Symptome keine körperliche Erklärung zu finden ist, trotz vermehrter Untersuchungen. – Gewisse Beeinträchtigung familiärer und sozialer Funktionen durch Symptome und daraus resultierendes Verhalten.
Somatoforme autonome Funktionsstörung	F 45.3X	– Subjektive unspezifische Beschwerden und Funktionsstörungen wechselnder Natur (z. B. Bauchschmerzen). – Vegetative Beteiligung, aber kein Anhalt für eine eindeutige Störung der Struktur oder Funktion des betreffenden Systems oder Organs. – Beschwerden werden vom Patienten einem spezifischen Organ oder System zugeordnet (z. B. unterem Gastrointestinaltrakt). – Zum Teil Vorliegen psychischer Belastungsfaktoren und gegenwärtiger Schwierigkeiten mit Bezug zum Symptom.
Somatoforme Schmerzstörung	F 45.4	– Andauernder Schmerz. – Durch physiologischen Prozess oder körperliche Störung nicht vollständig erklärbar. – Auftreten in Verbindung mit emotionalen Konflikten oder psychosozialen Problemen, die aufgrund ihrer Schwere als entscheidende ursächliche Einflüsse gelten können. – Beträchtlich gesteigerte persönliche oder medizinische Hilfe.
Schmerzstörung mit somatischen und psychologischen Faktoren (Rief et al. 2008)	F 45.41	– Vorhandensein von dauernden, starken Schmerzen, welche zu klinisch signifikanter psychischer Belastung oder zu einer erheblichen Beeinträchtigung in sozialen, beruflichen (schulischen) und anderen Lebensbereichen führen. – Es können psychologische Einflussfaktoren identifiziert werden, die zu dem Verlauf, der Ansprechbarkeit auf therapeutische Interventionen oder zu den Folgen der Schmerzen beitragen. Diese sind z. B. Aufmerksamkeit für die Schmerzwahrnehmung, Überinterpretation sowohl der Schmerzwahrnehmung als auch der Folgen von Schmerzen, Katastrophisieren, andauerndes Denken über schmerzbezogene Faktoren, unflexible monokausale Attribution von Schmerz als Folge rein organischer Ursachen, Vermeidungsverhalten, Angst vor schmerzverursachenden Situationen, Verfall der körperlichen Leistungsfähigkeit. – Wenn biologische oder medizinische Faktoren eruiert werden können, sollte der Diagnose »Schmerzstörung mit somatischen und psychologischen Faktoren« Vorrang gegeben werden. Ansonsten sollte die Diagnose »Anhaltende somatoforme Schmerzstörung« in Betracht gezogen werden. – Die Diagnose sollte nicht gestellt werden, wenn die Schmerzsymptome ausschließlich im Rahmen einer depressiven Episode oder schizophrenen Störung eruierbar sind.
Psychische Faktoren oder Verhaltenseinflüsse bei andernorts klassifizierten Krankheiten	F 54	– Schmerzen im Rahmen körperlicher Erkrankungen (z. B. Colitis ulcerosa). – Psychische Faktoren oder Verhaltenseinflüsse (z. B. Erwartungsängste) nehmen Einfluss auf Manifestation oder Verlauf der körperlichen Erkrankung.

▢ **Tab. 4.8**   Häufige Ursachen von Schmerzen bei Kindern mit nicht-onkologischen lebenslimitierenden Erkrankungen (sortiert nach Häufigkeit – Erfahrung der Autoren)

Schmerzart	Ursache	Klinische Hinweise, Diagnostik
Abdominelle Schmerzen	Gastroösophagealer Reflux, Gastritis	Dystone Bewegungen, nächtliches Erwachen, Nüchternschmerz, Anämie, Gewichtsverlust
	Obstipation	Harter Stuhl; rektale Untersuchung, Sonografie/Röntgen
	Zystitis bei Reflux und wiederholter Katheterisierung	Pathologischer Urinbefund
	Nephrolithiasis – multifaktoriell (Fehlernährung; Immobilisation mit dem daraus resultierenden »Knochenabbau« → Ca-Phosphatsteine, Infektionen etc.)	Schmerzen in Attacken; pathologischer Urinbefund, Ultraschall und Röntgen
Muskel-, Gelenk-, Knochenschmerzen	Muskelschmerz durch Spastik	Lageabhängigkeit; orthopädische Untersuchung
	Gelenkschmerzen durch Kontrakturen	Lageabhängigkeit; orthopädische Untersuchung
	Rückenschmerz bei Skoliose und Blockaden	Druckstellen; orthopädische Untersuchung, Röntgen
	Hüftgelenkluxation	Schmerzen bei Bewegung, nächtliche Schmerzen, die durch Umlagern besser werden; Röntgen
	Pathologische Frakturen bei Osteoporose und schwierigem Handling	Fehlhaltung, Schwellung
	Fehllagerung, falsche Hilfsmittel	Schmerzen bessern sich nach Anpassung der Position oder der Hilfsmittel.
Mund- und Zahnschmerzen	Komplizierte Pflege	Kariöses Gebiss, Aphthen
	Keine regelmäßige Prophylaxe	
	Kommunikationsprobleme bei beginnenden Zahnschmerzen	
Hautschmerzen	Keine, wenig oder pathologische spontane Bewegungen	Sichtbare Dekubiti oder Druckstellen
	Hilfsmittel	
	Postoperativ fixierte Lagerung	
Kopfschmerzen	Shuntdysfunktion (Über- oder Unterdrainage)	Andere Zeichen eines Hirndrucks (Verstärkung der Kopfschmerzen beim Husten und morgens, Erbrechen, Hirnnervenausfälle, Papillenödem etc.) oder einer Überdrainage (Nackensteifigkeit, Fotophobie, pathologisches MRT)
Schmerzen durch medizinische Eingriffen	Anlegen von Venenverweilkanülen	–
	Postoperative Schmerzen	
	Schmerzen im Rahmen der physikalischen Therapie	

Literatur

Blankenburg M, Boekens H, Hechler T, Maier C, Krumova E, Scherens A, Magerl W, Aksu F, Zernikow B (2010) Quantitative Sensorische Testung bei Kindern und Jugendlichen nach dem Protokoll des Deutschen Forschungsverbundes Neuropathischer Schmerz (DFNS). Schmerz 24:380–382

Blankenburg M, Meyer D, Hirschfeld G, Kraemer N, Hechler T, Aksu F, Krumova EK, Magerl W, Maier C, Zernikow B (2011) Developmental and sex differences in somatosensory perception-a systematic comparison of 7- versus 14-year-olds using quantitative sensory testing. Pain 152: 2625–2631

Hirschfeld G, Zernikow B, Kraemer N, Hechler T, Aksu F, Krumova E, Maier C, Magerl W, Blankenburg M (2012) Development of Somatosensory Perception in Children: A Longitudinal QST-Study. Neuropediatrics 43: 10–16

International Headache Society (IHS) (2003) Die internationale Klassifikation von Kopfschmerzerkrankungen. 2. Auflage. Nervenheilkunde 22: 531–670

Rief W, Zenz M, Schweiger U, Rüddel H, Henningsen P, Nilges P (2008) Redefining (somatoform) pain disorder in ICD-10: A compromise of different interest groups in Germany. Curr Opin Psychiatr 21: 178–181

Rolke R, Radbruch L (2012) Screening und Diagnostik neuropathischer Schmerzen. Nervenheilkunde 31: 125–131

World Health Organization (WHO) (2009) Internationale Klassifikation psychischer Störungen. ICD-10 Kapitel V (F). Klinisch-diagnostische Leitlinien. 7. Aufl. Huber, Bern

Epidemiologie funktioneller Schmerzen

Birgit Kröner-Herwig

B. Zernikow (Hrsg.), *Schmerztherapie bei Kindern, Jugendlichen und jungen Erwachsenen*,
DOI 10.1007/978-3-662-45057-4_5, © Springer-Verlag Berlin Heidelberg 2015

5.1   Einleitung

Bevölkerungsepidemiologisch sind bei Kindern und Jugendlichen nahezu ausschließlich Schmerzformen erfasst worden, die als psychophysiologische Funktionsstörungen und nicht als krankheitsabhängige oder nozizeptive Schmerzen (z. B. Tumorschmerz) zu kennzeichnen sind. Somit werden im Folgenden die wesentlichen Befunde zu den häufigsten funktionellen Schmerzsyndromen Bauch-, Kopf- und Rückenschmerz dargestellt.

Bei der Einschätzung von epidemiologischen Daten ist es wichtig, die genaue Art der erfassten Auftretensraten zu beachten. Eher selten wird die Punktprävalenz erfasst (»Hast Du im Augenblick Kopfschmerzen?« oder auch »Hattest Du in der letzten Woche …«). Sehr viel häufiger erheben epidemiologische Studien die sog. Periodenprävalenz (»Hattest Du in den letzten 3 Monaten/im letzten Jahr …«), wobei sich die Referenzperioden, wie die Beispiele zeigen, oft deutlich unterscheiden und Vergleiche zwischen Studien schwierig machen. Gelegentlich wird auch bei Kindern die Lebenszeitprävalenz erhoben (»Hattest Du in Deinem Leben schon einmal Bauchschmerzen?«).

In der Regel sind die Lebenszeitprävalenzen, insbesondere bei älteren Probanden, höher als die Punkt- und Periodenprävalenzen. Die Werte nähern sich bei der Wahl längerer Referenzperioden allerdings aneinander an. So ist z. B. oft kein wesentlicher Unterschied zwischen einer 6-Monats- und einer 12-Monats-Prävalenz zu erkennen.

Eine weitere Quelle der Varianz in Befunden resultiert daraus, dass – wenn es um Kinder jüngeren Alters geht – häufig deren Eltern und nicht die Betroffenen selbst befragt werden (Grøholt et al. 2003; Kröner-Herwig et al. 2007). Verschiedene Studien, die beide Datenquellen (Kinder, Eltern) verglichen, zeigten, dass sich die Angaben von Eltern und Kindern in der Regel deutlich unterschieden. So ergaben sich aus den Antworten der Eltern meist niedrigere Prävalenzwerte, und auch die Symptomschwere wurde geringer eingeschätzt (Kröner-Herwig et al. 2009). Da sich keine Hinweise für eine geringere Zuverlässigkeit kindlicher Aussagen (ab etwa 9/10 Jahren) ergaben (Kröner-Herwig et al. 2009) und Schmerz dem Charakter nach ein subjektives Erleben ist, sollten die Aussagen der Kinder als die verlässlicheren Daten betrachtet werden.

Bei der Einschätzung der Bedeutsamkeit von epidemiologischen Daten sollte man sich immer vor Augen halten, welche konkreten Aussagen aus den Befunden abgeleitet werden können. Die Prävalenzaussage »pain during the preceding 3 months was reported by 85,3 %« (Roth-Isigkeit et al. 2004), die zunächst durch die große Anzahl der offenbar Betroffenen imponiert, hat keinerlei gesundheitspolitische oder versorgungsbezogene Relevanz. Sie verdeutlicht nur, dass fast alle befragten 10- bis 18-Jährigen schon einmal Schmerzen erlebt haben – wo immer lokalisiert, ob primär oder krankheitsbezogen, ob kurzzeitig oder andauernd, von geringer oder hoher Intensität. Nur die Erfassung weiterer Merkmale, wie etwa die Häufigkeit des Auftretens, die Intensität der Schmerzerfahrung oder – noch eindeutiger – die Erfassung der Funktionseinschränkung oder der erlebten Beeinträchtigung lässt eine verlässlichere Einschätzung der klinischen Relevanz zu. Diese letzteren Informationen werden jedoch eher selten erfasst bzw. mitgeteilt.

Während die oft beträchtlichen Varianzen in den Ergebnissen verschiedener epidemiologischer Untersuchungen (vgl. Chitkara et al. 2005) zum Teil durch die oben genannten Unterschiede im methodischen Vorgehen erklärt werden können, bleibt doch ein großer Teil der Ursachen, also der Faktoren, die Einfluss auf das Antwortverhalten der Befragten haben, ungeklärt (z. B. vermittelte Intentionen der Untersuchung, die die Studie tragende Institution, das Setting der Befragung, z. B. ein Interview im schulischen Kontext oder postalisch übermittelte Fragebögen, der genaue Wortlaut der gestellten Fragen, die Skalierung der Antwortmöglichkeiten usw.).

5.2   Bauchschmerz

Der sog. **rezidivierende idiopathische Bauchschmerz (RIB)** oder im Englischen »recurrent abdominal pain« (RAP) wurde in der Arbeit von Apley u. Naish (1958) definiert und erst kürzlich in den sog. ROME-III-Kriterien neu bestimmt (Tidy u. Draper 2013). Um RIB zu diagnostizieren, dürfen keine organischen Verursachungsfaktoren ermittelbar sein. Weiterhin müssen mindestens drei Schmerzepisoden in den letzten drei Monaten aufgetreten sein, die die psychosozialen Aktivitäten der Kinder beeinträchtigt haben (Apley 1975). Diese Art der Definition macht sofort erkennbar, dass die Diagnose RIB in epidemiologischen Studien, die meistens mit Fragebogen arbeiten oder allenfalls mit standardisierten Interviews, sehr schwer bestimmbar ist. Insbesondere das Nichtvorliegen einer organischen Grundlage ist kaum zu operationalisieren, und die Versuche dazu sind oft heterogen.

Bauchschmerz ist der Schmerz, der unter den hier betrachteten Symptomen am frühesten auftreten kann, oft schon vor dem 4. Lebensjahr. In den meisten Studien, in denen verschiedene Schmerzsymptome erfragt wurden, ist »Bauchschmerz« das am zweithäufigsten genannte Symptom nach Kopfschmerz. In einer großen, in nordeuropäischen Ländern durchgeführten Untersuchung zur Gesundheit und zum Wohlbefinden von Kindern zwischen 2 und 17 Jahren (n = 6.040; Grøholt et al. 2003) hatten Bauchschmerzen eine Prävalenz von 8,3 % (elterliche Angaben ggf. unter Beteiligung der Kinder) im Vergleich zur Kopfschmerzprävalenz von 14,3 %. Die Forscher fragten nach wiederkehrenden Schmerzen, definiert als jede/jede 2. Woche auftretend, und ließen zudem die Schwere beurteilen (leicht, mittel, schwer). Nur bei 0,3 % der betroffenen Kinder wurden die Schmerzen als schwer beurteilt, während bei 6,4 % der Kinder von »leichten« Bauchschmerzen ausgegangen wurde. Mit der gebotenen Vorsicht ließe sich sagen, dass zwischen 0,3 und 1,6 % der Kinder und Jugendlichen in dem hier betrachteten Altersbereich (2–17 Jahre) aus der Sicht ihrer Eltern an (behandlungsbedürftigem) RIP von relativ großer Häufigkeit und Schwere litten.

Die Arbeit von Grøholt et al. (2003) zeigte, wie andere auch, dass Schmerzen häufig assoziiert vorkommen. So berichtete die Studie bei 3,4 % der Kinder und Jugendlichen von rekurrierendem Bauch- **und** Kopfschmerz. Sie legte nahe, dass ein höheres Alter bei Bauchschmerz, anders als bei Kopfschmerz, eine eher protektive Wirkung hat. Im Altersbereich 16–17 Jahre nimmt Bauchschmerz in seiner Häufigkeit deutlich ab (7–9 Jahre: Odds-Ratio = 1,0; 16–17 Jahre: Odds-Ratio = 0,60). Weiter zeigte sich, dass RIB (wie alle übrigen Schmerzarten) bei Mädchen häufiger auftritt (Odds-Ratio = 1,93). Interessanterweise erhöhte das Vorliegen von Bauchschmerz bei den Eltern das Risiko für die

Kinder bedeutsam (Odds-Ratio = 1,89), und zwar hier deutlicher als bei anderen Schmerzformen, was auf eine biologische, möglicherweise genetisch angelegte Einflusskomponente hinweist.

Chitkara et al. erstellten 2005 eine Metaanalyse zur Epidemiologie von RIB, wobei sie nur Studien betrachteten, in denen RIB im Wesentlichen nach den Klassifikationskriterien von Apley u. Naish (1958) definiert war: nicht organisch bedingter Bauchschmerz mit mindestens 3 Episoden und/oder wöchentlicher RIB und/oder mit einer Dauer der Symptomatik von > 3 Monaten. Die Autoren identifizierten 14 Studien, die ihren Kriterien entsprachen (wobei der »Ausschluss organischer Verursachung« jedoch eher heterogen operationalisiert war). Die Autoren fanden eine Spannbreite der Prävalenzen von 0,3–19 %(!) mit einem Median von 8,4 %. Prävalenztypen und Schwerekriterien wurden nicht berücksichtigt. Chitkara et al. (2005) bestätigten höhere Prävalenzen bei Mädchen, allerdings je nach Altersstufe mit unterschiedlichem Abstand zu Jungen. Anders als bei Grøholt et al. (2003) wurden zwei Prävalenzspitzen identifiziert, ein Gipfel bei 5 Jahren und ein zweiter zwischen 8 und 10 Jahren.

Eine prospektive Studie an klinisch diagnostizierten RIB-Patienten (n = 132) ergab den interessanten Befund, dass die Kinder, bei denen mit 6 Jahren die Schmerzstörung identifiziert worden war und die 5 Jahre später noch ein hohes Maß an Symptomen und Beeinträchtigung aufzeigten, weniger durch eine hohe Schmerzintensität als durch Ängstlichkeit, Depressivität, geringen Selbstwert und durch das Vorliegen negativer Life Events bei der Ersterhebung gekennzeichnet waren (Mulvaney et al. 2006).

Eine der wenigen Studien, die Aufschluss über die Auftretensrate von Bauchschmerzen in verschiedenen Dekaden des 20. bzw. 21. Jahrhunderts geben könnte, und damit der vielfach geäußerten Annahme eines Anstiegs der allgemeinen Prävalenz nachging, wurde 2012 von den finnischen Autoren Luntamo et al. veröffentlicht. Sie hatten das Auftreten von Bauchschmerzen, anderen Schmerzarten sowie Schlafstörungen und Müdigkeit in repräsentativen Stichproben von 8-jährigen Kindern in den Jahren 1989, 1999 und 2005 untersucht und fanden eine signifikant höhere Prävalenz sowohl für »häufige« wie für »tägliche« abdomi-

5

nale Schmerzen zu den späteren Erhebungszeitpunkten. Während etwa 5 % der Mädchen und Jungen über häufige Bauchschmerzen im Jahr 1989 berichtet hatten, taten dies immerhin 11–12 % im Jahr 2005. Da ein ähnlicher Trend bei allen Symptombereichen zu beobachten war, kann er nicht als **symptomspezifisch** gekennzeichnet werden. Ob dies als ein generelles Anwachsen der sog. »unexplained medical symptoms« unter Umständen auf der Basis verstärkter psychosozialer Stressfaktoren zu werten ist, als Effekt einer höheren sozial vermittelten Wahrnehmungssensitivität oder als verbaler Reaktionsbias mit einer Tendenz, auf Fragen nach Beschwerden mit Zustimmung zu reagieren, muss offen bleiben. Allerdings ist die Studie aufgrund ihrer großen repräsentativen Stichprobe und der Verwendung gleicher Messinstrumente zu den verschiedenen Zeitpunkten zunächst einmal in methodischer Hinsicht als besonders valide zu kennzeichnen.

5.3   Kopfschmerz

Nach den Daten fast aller Untersuchungen zur Epidemiologie von Schmerzen im Kindes- und Jugendalter nimmt Kopfschmerz den ersten Rang in der Prävalenz ein (Grøholt et al. 2003; Hirsch et al. 2006; van Gessel et al. 2011).

Die ersten Episoden von Kopfschmerz wurden von Eltern im Durchschnitt schon im Alter von etwa 7 Jahren beobachtet (Kröner-Herwig et al. 2007). Auch bei Kindern lässt sich migräneartiger Kopfschmerz von Kopfschmerz vom Spannungstyp unterscheiden, wenn auch die Trennung deutlich unsicherer als bei Erwachsenen ist. Basierend auf Symptomschilderungen der Kinder zeigten im Alter von 9–14 Jahren 13,1 % Migräne und 17,6 % Kopfschmerz vom Spannungstyp (nach Kriterien der ICHD-II; Headache Classification Committee of the IHS 2004). Ein großer Teil der Kopfschmerzen war nicht klassifizierbar, d. h., bei vielen Kindern entspricht die Symptomatik nicht vollständig den Kriterien der IHS. So konnten 35,4 % der kindlichen Kopfschmerzen aufgrund der Selbstaussagen in Fragebögen nicht klassifiziert werden (Heinrich et al. 2009).

Wenn man sich auf die Angaben der Kinder bezieht, so wird deutlich, dass diese ihre Schmerzbeschwerden als häufiger und schwerer einschätzten als ihre Eltern. Während im Durchschnitt die Anzahl der Anfälle auf 20 pro ½ Jahr von den Kindern eingeschätzt wurde, gaben Eltern nur etwas mehr als 11 an. Diese berichteten zu 13,4 % wöchentliche Kopfschmerzen, die Eltern nur zu 6,5 %. Auch die durchschnittliche Intensität wurde als geringer beurteilt (3,53 vs. 4,10 auf einer Skala von 0–10; Kröner-Herwig et al. 2009). Dieses Phänomen wird in einer Reihe verschiedener Untersuchungen beschrieben. Man kann also davon ausgehen, dass Eltern – zumindest von Kindern ohne klinisch relevante Beschwerden – den Schmerz ihrer Kinder deutlich unterschätzen.

Aus der Arbeit von Grøholt et al. (2003) ergab sich mit fast 15 % für die Kinder zwischen 2 und 17 Jahren ein hoher Prozentsatz von **rekurrierendem** Kopfschmerz. Ein im Vergleich zu Bauch-/Rückenschmerz größerer, aber doch sehr geringer Prozentsatz der Kinder hatte häufige **und** schwere Kopfschmerzen (0,5 %) im Vergleich zu 10 % mit leichten Kopfschmerzen.

Kröner-Herwig et al. (2010) untersuchten Kinder mit wöchentlichen Kopfschmerzen (n = 335) anhand des Pediatric Migraine Disability Assessment (PedMidas; Hershey et al. 2004), einem Fragebogen zur Erfassung der Interferenz von Kopfschmerz mit täglichen Aktivitäten. Die Studie zeigte unter den Kopfschmerzbetroffenen einen Anteil von 4,8 % schwer belasteter Kinder, während > 50 % keine oder nur eine leichte Beeinträchtigung aufwiesen. Die Definition einer »schweren« Belastung basierte auf einer Normierung klinischer Fälle, sodass keine Überschätzung vorliegen sollte. Somit waren allerdings bezogen auf die gesamte Population nur 0,8 % aller untersuchten Kinder (n = 1.181) schwer von Kopfschmerz beeinträchtigt, in dem Sinne, dass ihre häuslichen, sozialen und schulischen Aktivitäten erheblich eingeschränkt waren.

Der am meisten beeinträchtigende Kopfschmerz ist generell die Migräne (Fuh et al. 2010) mit ihrer mittleren bis hohen Schmerzintensität im Anfall und den belastenden Begleitsymptomen wie Übelkeit, Erbrechen sowie der Verstärkung durch Aktivitäten.

Schon Anttila et al. (2006) konnte bei einem Vergleich von Prävalenzdaten aus Finnland zwischen den Jahren 1974 und 1992 eine Verdopplung der Zahlen in Stichproben 7-jähriger Kinder nachweisen, was besonders wegen der guten Methodik der Studien einen deutlichen Hinweis auf das Anwachsen der Kopfschmerzproblematik bei Kindern in neuerer Zeit gibt. Wie schon beim Bauchschmerz zeigten auch die Daten, die über drei Dekaden hinweg erhoben wurden, einen Anstieg der Kopfschmerzen an. Im Jahr 1989 fanden sich »häufige« Kopfschmerzen bei 13,4 % der Jungen und 10,6 % der Mädchen, während sich mit 16,8 % bei den Jungen und 18,8 % der Mädchen im Jahr 2005 deutlich höhere Prävalenzen ergaben.

Die allgemeine Schmerztheorie (Andrasik et al. 1986) nimmt komplexe interagierende biopsychosoziale Faktoren als Einflussgrößen für das Auftreten von Kopfschmerzen an. Genetische Faktoren gehören zu den wichtigen Einflussgrößen, gerade bei der Migräne. So war die relative Risikowahrscheinlichkeit von Kindern, an Migräne zu leiden, um mehr als das 6-Fache erhöht, wenn ein Elternteil der Kinder an Migräne **und** Kopfschmerz vom Spannungstyp litt (Kröner-Herwig u. Gassmann 2012).

5.4 Rückenschmerz

Während schon seit längerer Zeit das Auftreten von Bauch- und insbesondere Kopfschmerzen bei Kindern und Jugendlichen erforscht wurde, ist Rückenschmerz sehr lange unbeachtet geblieben. Dies geschah wohl aus der Überzeugung heraus, dass es sich um eine »Krankheit« handele, die nur bei Erwachsenen zu finden sei und die wesentlich mit »Verschleiß« im Wirbel- und Skelettapparat einhergeht. Gegen diese Annahme spricht allerdings, dass ca. 90 % der Schmerzen im unteren Rücken (»low back pain«) bei Erwachsenen als unspezifisch gilt, d. h., eine eindeutige organische Diagnose nicht gestellt werden kann (Hildebrandt et al. 2005).

In der bereits zitierten Studie von Grøholt et al. (2003) wurde auch Rückenschmerz erfasst. Sehr auffällig und anders als bei Kopf- und Bauchschmerzen war das Faktum, dass Rückenschmerz über das beobachtete Altersspektrum hinweg in

der Prävalenz sehr deutlich und kontinuierlich zunahm (Referenz = Altersgruppe 7–9 Jahre; Altersgruppe 16–17 Jahre: Odds-Ratio=12,15), während die Zunahme der Kopfschmerzen weitaus geringer war (16–17 Jahre: Odds-Ratio=2,34) und der Bauchschmerz sogar abnahm.

Bezogen auf das gesamte Altersspektrum war der rekurrierende Rückenschmerz die seltenste Schmerzbeschwerde (4,7 %), und schwere Schmerzen wurden nur von 0,2 % der Befragten angegeben. Diese Durchschnittsangabe ist allerdings wegen des beschriebenen Alterstrends mit nur 0,8 % der 7- bis 9-Jährigen, die an Rückenschmerzen litten, aber 10,4 % der 16- bis 17-Jährigen, wenig aussagekräftig. Ähnlich wie Bauch- und Kopfschmerzen wurden Rückenschmerzen eher von Mädchen berichtet.

Saunders et al. (2007) untersuchten an einer Stichprobe von 10- bis 16-Jährigen Rückenschmerz mit der Frage: »Do you get back pain regularly?« Wieder war ein großer Anstieg in den Prävalenzen von 10-Jährigen (3 %) zu 17-Jährigen (13,1 %) zu beobachten. Einen starken Anstieg mit dem Alter beobachteten auch van Gessel et al. (2011), wobei ein Interaktionseffekt darauf hinwies, dass der Anstieg bei Mädchen etwa 3 Jahre früher (ungefähr mit 10 Jahren) einsetzte als bei Jungen (Stichprobe: 9–14 Jahre). Die Dauer der Rückenschmerzepisoden war nur bei 2,5 % der Betroffenen länger als 2 Wochen. Die Schmerzen hatten bei 26,2 % zur Konsultation eines Arztes geführt. Über die erlebte Schwere oder Beeinträchtigung wurde keine Aussage gemacht.

Auch Watson et al. (2002) berichten von einer hohen Prävalenzrate (22 %, Referenzperiode: letzter Monat), wobei nur Kinder und Jugendliche berücksichtigt wurden, die mindestens eine Aktivität (z. B. Schultasche tragen) erfasst im adaptierten Funktionsfragebogen Hannover (Raspe et al. 1990) wegen Schmerz nicht ausüben konnten; die Stichprobe war also vorselektiert.

Die Studie von Hestbaek et al. (2006) an 9.600 dänischen Zwillingen zeigte, dass Rückenschmerz in der Adoleszenz (12–22 Jahre) ein bedeutsamer Prädiktor für Rückenschmerz 12 Jahre später war, insbesondere, wenn dieser als rekurrierend (> 30 Tage im Jahr) beschrieben worden war. Während diese Probanden in 26 % der Fälle auch in der Nachuntersuchung über rekurrierenden Rücken-

schmerz berichteten, lag die Prävalenz in der restlichen Gruppe bei nur 9 %. In der Zwillingsstudie
von El-Metwally et al. (2008) wurde aber der genetische Faktor als von niedriger Bedeutsamkeit
und die Rolle der Umweltfaktoren, die in familiär
geteilte und individuelle Faktoren unterschieden
wurden, als eher groß eingestuft.

Die Autoren der oben genannten Studien weisen auf die große Varianz zwischen den Prävalenzzahlen aus verschiedenen Studien hin und äußer-
ten die Überzeugung, dass dies wesentlich in der
Methodik der Erfassung begründet liegt und nicht
in wirklichen Unterschieden in den Populationen
(Jones et al. 2004; Watson et al. 2002).

Insgesamt zeigt die Befundlage, dass Rückenschmerz als rekurrierender Schmerz einen starken
Anstieg im Übergang vom Kindes- zum Jugendalter aufweist. Bei Jugendlichen tritt er häufiger auf,
als man vermutet hatte; in der Adoleszenz nähern
sich die Prävalenzzahlen sogar denen von Erwachsenen an (Watson et al. 2002).

Allerdings ist das Leiden bzw. der »Krankheits-
druck« meist nicht so groß, dass eine Behandlung
aufgesucht wird. Die subjektive Beeinträchtigung
bzw. die funktionelle Interferenz von Rückenschmerz bei Kindern und Jugendlichen wurden
bisher nicht hinreichend exploriert.

5.5   Schmerz und biopsychosoziale Korrelate

Eine Reihe von Studien hat gezeigt, dass der jeweilig im Fokus stehende Schmerztyp regelmäßig
mit **weiteren Schmerzbeschwerden** assoziiert ist.
Ghandour et al. (2004) berichten von 53,3 % ado-
leszenter Mädchen, die wöchentlichen Kopf- und
Bauchschmerz angaben, und Petersen et al. (2006)
von multiplen Schmerzbeschwerden in 24 % ihrer
Stichprobe (6–13 Jahre). In der Studie von Kröner-
Herwig et al. (2011) waren multiple Schmerzen
(mindestens in zwei Regionen und »manchmal« in
6 Monaten auftretend) häufiger als isolierter Kopf-,
Bauch- oder Rückenschmerz. Schmerzen in bestimmen Körperbereichen sind also offensichtlich
weniger als isolierte, abgrenzbare Krankheitsentitä-
ten, sondern als korrelierte Phänomene auf der Basis einer allgemeinen Vulnerabilität zu verstehen.

Ebenso sind weitere somatische Symptome ver-
schiedener Art (z. B. Müdigkeit, Schlafstörungen,
Schwindel, Übelkeit) eng mit Schmerzen korreliert
(Kröner-Herwig et al. 2008; Luntamo et al. 2012).

Auch eine höhere **psychische Vulnerabilität**
schmerzbetroffener Kinder, einhergehend mit einer erhöhten Depressivität und Ängstlichkeit, wurde in vielen Studien gefunden (vgl. Übersicht von
Balottin et al. 2013a; Koetting O'Byrne 2003; Luntamo et al. 2012). Einige Autoren fanden sogar eine
größere Häufigkeit von krankheitswertigen psychischen Störungen aus dem Angst- und Depressions-
bereich bei den betroffenen Kindern (Egger et al.
1998; Guidetti et al. 1998).

Kröner-Herwig u. Gassmann (2012) berichten, dass internalisierende Symptome mit allen
primären Kopfschmerztypen assoziiert sind, aber
am engsten mit dem am meisten beeinträchtigenden Kopfschmerz, nämlich der Migräne. Auch
zwei weitere psychische Merkmale dysfunktionalen Charakters zeigten sich eng verbunden mit
Kopfschmerzen: die **Angstsensitivität** (Tsao et al.
2009), d. h. die Eigenschaft, sich auf somatische
Symptome der Angst zu fokussieren, einhergehend
mit Ängsten und Befürchtungen hinsichtlich deren
Bedrohlichkeit, ebenso wie die **somatosensorische
Amplifikation** (Barsky et al. 1988), die ebenso eine
Ausrichtung der Wahrnehmung auf körperliche
Prozesse impliziert und eine Tendenz zur Verstärkung der Perzeption und der negativen Bedeutung
dieser Empfindungen.

Die enge Vernetzung psychischer und somatischer Symptome, mit Schmerz im Besonderen,
verbanden im sog. Common-Path-Modell Kato et
al. (2009), die auf der Basis eigener Befunde und
Ergebnissen vieler anderer Studien zur Auffassung
gelangten, dass der Hintergrund dieser dysfunktionalen, somatischen (Schmerz-)Prozesse und psychischen Prozesse (insbesondere Internalisierung)
eine erhöhte negative Affektivität einerseits und
verstärkte sensorische Vigilanz andererseits seien.

Die Koexistenz von Schmerz mit externalisie-
renden Merkmalen (Hyperaktivität, Aggression,
Aufmerksamkeitsstörungen) konnte bis heute noch
nicht ausreichend geklärt werden (Balottin et al.
2013b), allerdings gibt es auch hier empirische Hinweise auf das Vorliegen einer Assoziation (Kröner-
Herwig u. Gassmann 2012).

Von besonderer Bedeutung scheinen auch Bewältigungsstrategien zu sein, die sich auf den Umgang mit Schmerz beziehen. So geht dysfunktionales, von Hilflosigkeit, Vermeidung und kognitiver Verstärkung der Bedrohlichkeit geprägtes Coping mit stärkerem Schmerzerleben und stärkerer Schmerzbelastung einher (Crombez et al. 2003; Hechler et al. 2010; Hermann u. Hohmeister 2012; Kröner-Herwig u. Maas 2013).

Psychosoziale Faktoren wie Life Events (z. B. Trennung der Eltern, Schulwechsel, Krankheit eines Familienmitglieds) sowie Stressoren aus dem Schulbereich (Unterricht, Peer-Interaktion, Lehrerverhalten) scheinen mit häufigeren Schmerzen assoziiert zu sein (Gordon u. Dahl 2004; Kröner-Herwig et al. 2010), ebenso wie familiäre Stressoren (Konflikte, Streit in der Familie, schlechtes Familienklima, ungünstige Erziehungsmethoden; Brattberg 1994; Kröner-Herwig et al. 2008).

Dass auch die Art der Freizeitbeschäftigung mit erhöhtem Schmerz korreliert, lassen einige Studien vermuten – z. B. viel Fernsehen (Aromaa et al. 2000) und, anders als erwartet, zumeist ein höheres Ausmaß an physischen Aktivitäten (Carlsson 1996). In einer eigenen Studie zeigte sich ein hohes Ausmaß an selbstbestimmter Freizeit als protektiver Faktor (Kröner-Herwig et al. 2008). Die Beziehung zu Freunden ist ein weiterer Bereich, der auf seinen Zusammenhang mit Schmerz untersucht worden ist, zu dem es aber widersprüchliche Daten gibt (Kröner-Herwig et al. 2008: viele Freunde = Risiko; Metsahonkala et al. 1998: viele Freunde = Protektion).

Soziale Faktoren wie der sozioökonomische Status (z. B. die Bildung der Eltern, Ein-Eltern-Haushalt, Einkommen der Familie, Arbeitslosigkeit, erlebte finanzielle Belastung) ließen sich nicht durchgängig als Risikofaktoren für erhöhte Schmerzbelastung absichern, zeigten aber gelegentlich eine Assoziation zum Schmerz (Carlsson 1996; Grøholt et al. 2003; Sillanpaa et al. 1991).

Diese Übersicht zeigt, dass verschiedenste psychosoziale Variablen gekoppelt mit biologischen Faktoren als Einflussfaktoren auf Entstehung, Aufrechterhaltung oder Ausmaß der Schmerzbelastung gelten können, die wiederum mit anderen somatischen Beschwerden und psychischen Symptomen assoziiert sind.

5.6 Fazit

Funktioneller Kopf-, Bauch und Rückenschmerz tritt schon im frühen Schulalter mit beträchtlicher Häufigkeit auf. Der Prozentsatz der Schmerzbetroffenen (auch von sehr häufig auftretenden, z. B. wöchentlichen Schmerzen) steigt mit dem Alter deutlich an – mit Ausnahme des rezidivierenden idiopathischen Bauchschmerzes –, am stärksten beim Rückenschmerz. Mädchen sind generell stärker betroffen als Jungen, beim Kopfschmerz zumindest ab dem Alter von etwa 12 Jahren, beim Rückenschmerz schon früher.

Obwohl Schmerzen durchaus weit verbreitet sind, ist der Prozentsatz der durch bestimmte Schmerzen im Wohlbefinden **stark** beeinträchtigten Kinder sehr klein (≤ 1 %). Verschiedene Schmerzen treten häufig vergesellschaftet auf und verweisen auf eine allgemeine Vulnerabilität bei den betroffenen Individuen. Auch andere somatische Beschwerden, ebenso wie psychische Auffälligkeiten, insbesondere einhergehend mit negativer Affektivität (Depressivität, Ängstlichkeit) und perzeptiver sowie kognitiv-emotionaler Symptomverstärkung sind bei diesen Kindern häufig zu beobachten, aber wiederum meist nicht in einem klinisch bedeutsamen Ausmaß.

Generell ist also eine allgemeine biopsychische Vulnerabilität schmerzbetroffener Kinder und Jugendlicher zu erkennen, die letztendlich bei vielen die Gefahr einer Verfestigung oder Chronifizierung der Beschwerden zur Folge hat, was sich in der engen Korrelation von frühen Schmerzbeschwerden und Beschwerden bei Erwachsenen zeigt. Die Belastung durch Schmerz und psychische Symptome liegt aber meist im subklinischen Bereich. Bei behandlungsbedürftigen, schweren Schmerzproblemen im Kindes- und Jugendalter treten aber auch klinisch bedeutsame psychische Störungen häufiger auf.

Somit ist der Gedanke an sekundär-präventive Interventionen bei Kindern und Jugendlichen mit häufigen Schmerzen mit zumindest mittlerem Beeinträchtigungsgrad als lohnenswerte Aufgabe des Versorgungssystems nicht von der Hand zu weisen. Hier könnten allgemein gesundheitsfördernde Interventionen und Maßnahmen zur Erhöhung der Selbstwirksamkeit bezogen auf Schmerzen und allgemein der Gesundheit langfristig nützlich sein. Mehrere Reviews über psychologische Interventionen bei chronischem Kopfschmerz zeigten zumindest für einen kürzeren Zeitraum (6 Monate bis 2 Jahre) sekundär-präventive Erfolge auf (Eccleston et al. 2014; Trautmann et al. 2006).

Literatur

Andrasik F, Blake D, McCarran MS (1986) A Biobehavioral Analysis of Pediatric Headache. In: Krasnegor N, Arasteh J, Cataldo M, (Hrsg.) Child Health Behavior: A Behavioral Pediatrics Perspective. 1. ed. New York: Wiley; pp 394–434

Anttila P, Metsähonkala L, Sillanpää M (2006) Long-term trends in the incidence of headache in Finnish schoolchildren. Pediatrics 117: e1197–e1201

Apley J (1975) The Child with abdominal pains. Blackwell, London

Apley J, Naish N (1958) Recurrent abdominal pains: a field survey of 1,000 school children. Arch Dis Child 33: 165–170

Aromaa M, Sillanpää M, Rautava P, Helenius H (2000) Pain experience of children with headache and their families: a controlled study. Pediatrics 106: 270–275

Balottin U, Poli PF, Termine C, Molteni S, Spada G, Nappi G, Galli F (2013a) A meta-analysis of psychological factors in children with migraine and tension-type headache. J Headache Pain 14: 20

Balottin U, Poli PF, Termine C, Molteni S, Galli F (2013b) Psychopathological symptoms in child and adolescent migraine and tension-type headache: A meta-analysis. Cephalalgia 33: 112–122

Barsky AJ, Goodson JD, Lane RS, Cleary PD (1988) The amplification of somatic symptoms. Psychosom Med 50: 510–519

Brattberg G (1994) The incidence of back pain and headache among Swedish school children. Qual Life Res 3: 27–31

Carlsson J (1996) Prevalence of headache in schoolchildren: relation to family and school factors. Acta Paediatr 85: 692–696

Chitkara DK, Rawat DJ, Talley NJ (2005) The epidemiology of childhood recurrent abdominal pain in Western countries: A systematic review. Am J Gastroenterol 100: 1868–1875

Crombez G, Bijttebier P, Eccleston C, Mascagni T, Mertens G, Goubert L, Verstraeten K (2003) The child version of the Pain Catastrophizing Scale (PCS-C): A preliminary validation. Pain 104: 639–646

Eccleston C, Palermo TM, De C Williams AC, Lewandowski A, Morley S, Fisher E, Law E (2014) Psychological therapies for the management of chronic and recurrent pain in children and adolescents. Cochrane Database Syst Rev 12: CD003968

Egger HL, Angold A, Psych MRC, Costello EJ (1998) Headaches and Psychopathology in Children and Adolescents. J Am Acad Child Adolesc Psychiatry 37: 951

El-Metwally A, Mikkelsson M, Stahl M, Macfarlane GJ, Jones GT, Pulkkinen L, Rose RJ, Kaprio J (2008) Genetic and environmental influences on non-specific low back pain in children: a twin study. Eur Spine J 17: 502–508

Fuh JL, Shuu-Jiu W, Shiang-Ru L, Yi-Chu L, Shih-Pin C, Chin-Yi Y (2010) Headache disability among adolescents: a student population-based study. Headache 50: 210–218

Ghandour RM, Overpeck MD, Huang ZJ, Kogan MD, Scheidt PC (2004) Headache, stomachache, backache, and morning fatigue among adolescent girls in the United States: Associations with behavioral, sociodemographic, and environmental factors. Arch Pediatr Adolesc Med 158: 797–803

Gordon DB, Dahl JL (2004) Quality improvement challenges in pain management. Editorial. Pain 107: 1–4

Grøholt EK, Stigum H, Nordhagen R, Köhler L (2003) Recurrent pain in children, socio-economic factors and accumulation in families. Eur J Epidemiol 18: 965–975

Guidetti V, Galli F, Fabrizi P, Giannantoni AS, Napoli L, Bruni O, Trillo S (1998) Headache and psychiatric comorbidity: clinical aspects and outcome in an 8-year follow-up study. Cephalalgia 18: 455–462

Headache Classification Committee of the International Headache Society (IHS) (2004) Classification and diagnostic criteria for headache disorders, cranial neuralgias and facial pain (second edition). Cephalalgia 24: 1–160

Hechler T, Kosfelder J, Vocks S, Mönninger T, Blankenburg M, Dobe M, Gerlach AL, Denecke H, Zernikow B (2010) Changes in pain-related coping strategies and their importance for treatment outcome following multimodal inpatient treatment: Does sex matter? J Pain 11: 472–483

Heinrich M, Morris L, Kröner-Herwig B (2009) Self-report of headache in children and adolescents in Germany: possibilities and confines of questionnaire data for headache classification. Cephalalgia 29: 864–872

Hermann C, Hohmeister J (2012) Schmerzkatastrophisieren bei Kindern und Jugendlichen. Z Gesundheitspsychol 20: 39–50

Hershey AD, Powers SW, Vockell A, LeCates SL, Segers A, Kabbouche MA (2004) Development of a patient-based grading scale for PedMIDAS. Cephalalgia 24: 844–849

Hestbaek L, Leboeuf-Yde C, Kyvik KO, Manniche C, Sci M (2006) The course of low back pain from adolescence to adulthood: Eight-year follow-up of 9600 twins. Spine 31: 468–472

Hildebrandt J, Müller G, Pfingsten M (2005) Lendenwirbelsäule. Ursachen, Diagnostik und Therapie von Rückenschmerzen. Hildebrandt J, Müller G, Pfingsten M (Hrsg) Urban & Fischer in Elsevier, München

Hirsch C, John MT, Schaller HG, Turp JC (2006) Pain-related impairment and health care utilization in children and adolescents: a comparison of orofacial pain with abdominal pain, back pain, and headache. Quintessence Int 37: 381–390

Jones MA, Stratton G, Reilly T, Unnithan VB (2004) A school-based survey of recurrent non-specific low-back pain prevalence and consequences in children. Health Educ Res 19: 284–289

Kato K, Sullivan PF, Evengard B, Pedersen NL (2009) A population-based twin study of functional somatic syndromes. Psychol Med 39: 497

Koetting O'Byrne K (2003) Psychosocial factors in pediatric tension and migraine headache: A meta-analysis. University of Kansas City, Kansas City, Missouri

Kröner-Herwig B, Gassmann J (2012) Headache disorders in children and adolescents: their association with psychological, behavioral and socio-environmental Factors. Headache 52: 1387–1401

Kröner-Herwig B, Maas J (2013) The German Pain Catastrophizing Scale for Children (PCS-C)psychometric analysis and evaluation of the construct. GMS Psycho-Social-Medicine 10: Doc07

Kröner-Herwig B, Heinrich M, Morris L (2007) Headache in German children and adolescents: A population-based epidemiological study. Cephalalgia 27: 519–527

Kröner-Herwig B, Morris L, Heinrich M (2008) Biopsycho-social correlates of headache: What predicts pediatric headache occurrence? Headache 48: 529–544

Kröner-Herwig B, Morris L, Heinrich M, Gassmann J, Vath N (2009) Agreement of parents and children on characteristics of paediatric headache, other pains, somatic symptoms and depression in an epidemiological study. Clin J Pain 25: 58–64

Kröner-Herwig B, Heinrich M, Vath N (2010) The assessment of disability in children and adolescents with headache: Adopting PedMIDAS in an epidemiological study. Eur J Pain 14: 951–958

Kröner-Herwig B, Gassmann J, van Gessel H, Vath N (2011) Multiple pains in children and adolescents: a risk factor analysis in a longitudinal study. J Pediatr Psychol 36: 420–432

Luntamo T, Sourander A, Santalahti P, Aromaa M, Helenius H (2012) Prevalence changes of pain, sleep problems and fatigue among 8-year-old children: Years 1989, 1999, and 2005. J Pediatr Psychol 37: 307–318

Metsahonkala L, Sillanpaa M, Tuominen J (1998) Social environment and headache in 8-to 9-year-old children: A follow-up study. Headache 38: 222–228

Mulvaney S, Lambert EW, Garber J, Walker LS (2006) Trajectories of symptoms and impairment for pediatric patients with functional abdominal pain: A 5-year longitduinal study. J Am Acad Child Adolesc Psychiatry 45: 737–744

Petersen S, Brulin C, Bergstrom E (2006) Recurrent pain symptoms in young schoolchildren are often multiple. Pain 121: 145–150

Raspe HH, Hagedorn U, Mattussek S (1990) Der Funktionsfragebogen Hannover (FFBH): Ein Instrument zur Funktionsdiagnostik bei polyartikulaeren Gelenkerkrankungen. In: Siegrist J (Hrsg) Wohnortnahe Betreuung Rheumakranker. Stuttgart: Schattauer, S 164–182

Roth-Isigkeit A, Thyen U, Raspe HH, Stöven H, Schmucker P (2004) Reports of pain among German children and adolescents: An epidemiological study. Acta Paediatr 93: 258–263

Saunders K, Korff MV, LeResche L, Mancl L (2007) Relationship of common pain conditions in mothers and children. Clin J Pain 23: 204–213

Sillanpaa M, Piekkala P, Kero P (1991) Prevalence of headache at preschool age in an unselected child population. Cephalalgia 11: 242

Tidy C, Draper R (2013) Recurrent Abdominal Pain in Children. ► http://www.patient.co.uk/doctor/recurrent-abdominal-pain-in-children, Zugegriffen: 14. Sept. 2014

Trautmann E, Lackschewitz H, Kröner-Herwig B (2006) Psychological treatment of recurrent headache in children and adolescents - A meta-analysis. Cephalalgia 26: 1411–1426

Tsao JC, Allen LB, Evans S, Lu Q, Myers CD, Zeltzer LK (2009) Anxiety sensitivity and catastrophizing associations with pain and somatization in non-clinical children. J Health Psychol 14: 1085–1094

van Gessel H Gaßmann J Kröner-Herwig B (2011) Children in Pain: Recurrent Back Pain, Abdominal Pain, and Headache in Children and Adolescents in a Four-Year-Period. J Pediatr 158: 977–983.e2

Watson KD, Papageorgiou AC, Jones GT, Taylor S, Symmons DP, Silman AJ, Macfarlane GJ (2002) Low back pain in schoolchildren: Occurrence and characteristics. Pain 97: 87–92

Messen und Erfassen von Schmerz

Julia Wager, Tanja Hechler, Christoph Hünseler, Boris Zernikow

B. Zernikow (Hrsg.), *Schmerztherapie bei Kindern, Jugendlichen und jungen Erwachsenen*,
DOI 10.1007/978-3-662-45057-4_6, © Springer-Verlag Berlin Heidelberg 2015

6.1 Einleitung

»Schmerz ist genau das, was eine betroffene Person als Schmerz beschreibt« (übersetzt nach McCaffrey 1972). Bei der Erfassung von Schmerz geht es darum, diese subjektive Schmerzerfahrung zu quantifizieren. Zwar gibt es einige Biomarker, die Rückschlüsse auf die Wahrnehmung von Schmerzen zulassen, sie ermöglichen jedoch nicht, das subjektive Schmerzerleben objektiv abzubilden (Legrain et al. 2011). Nach Handwerker (1984, S.87) ist »... der Schmerz eines anderen Menschen nicht unmittelbar, sondern nur durch beabsichtigte oder unwillkürliche Mitteilungen erfassbar.« Entsprechend ist Schmerz im klinischen Kontext nur indirekt, d. h. durch die Erfassung von Indikatoren, quantifizierbar. Mithilfe dieser Indikatoren ist eine Annäherung an die subjektive und individuelle Schmerzerfahrung möglich (Lautenbacher 2007).

Während bis vor ca. 20 Jahren kaum Testverfahren zur Schmerzmessung verfügbar waren, hat der Diagnostiker heute – auch für Kinder und Jugendliche – die Qual der Wahl (Kröner-Herwig 1995; Stinson et al. 2006). Ein wichtiges Kriterium zur Auswahl eines geeigneten Messinstruments ist die psychometrische Qualität des Instruments, denn ein Messinstrument sollte valide und reliabel sein (Bühner 2006). So wird garantiert, dass tatsächlich der interessierende Schmerzparameter zuverlässig erfasst wird. Die Intra- und Interrater-Reliabilität (also die Übereinstimmung zwischen Beobachtern und – bei ein und demselben Beobachter – die Übereinstimmung über mehrere Messzeitpunkte) sowie die interne Konsistenz der Messskala (als Maß der Homogenität zwischen den Items) sollten überprüft und akzeptabel sein (vgl. statistisches Glossar, ► Abschn. 6.9). Weitere, nicht zu vernachlässigende Aspekt sind die Praktikabilität und Akzeptanz einer Skala. Eine umständliche und unübersichtliche Skala, deren Auswertung kompliziert und zeitaufwendig ist, wird schlechter akzeptiert, führt häufiger zu Fehlern und somit zu einer ungenauen Beschreibung der Schmerzen.

Grenzwerte, ab wann ein Wert auffällig ist bzw. auf Therapiebedürftigkeit hinweist, können von großem Nutzen für die klinische Praxis sein. Im Akutschmerz beispielsweise ist ein definierter Grenzwert der Schmerzintensität erforderlich, um festzulegen, ab wann interventionsbedürftige Schmerzen vorlie-

gen, oder um den Erfolg einer Intervention zu bemessen. Aber auch im Bereich chronischer Schmerzen ist es sinnvoll, bestimmte Grenzwerte festzulegen, um beispielsweise die Symptomreduktion im Therapieverlauf bewerten zu können. In einer Studie konnte gezeigt werden, dass bei Kindern und Jugendlichen mit chronischen Schmerzen bereits eine Reduktion der Schmerzintensität von 1 auf einer numerischen Ratingskala (0–10) eine klinische, d. h. für die Kinder nach ihren eigenen Angaben relevante, Veränderung darstellt (Hirschfeld et al. 2014). Da Grenzwerte aus Studien mit Erwachsenen deutlich von denen mit Kindern und Jugendlichen abweichen, ist es wichtig, dass für diese Gruppe spezifische Grenzwerte berechnet werden.

Seit 2005 erarbeitet eine internationale Gruppe aus Klinikern und Forschern Standards zur Erfassung des Schmerzerlebens in pädiatrischen klinischen Studien (Ped-IMMPACT; Initiative on Methods, Measurement and Pain Assessment in Clinical Trials; ► http://www.immpact.org/). Die konkreten Ped-IMMPACT-Empfehlungen berücksichtigen ausschließlich englische Messinstrumente. In diesem Kapitel werden allgemeine Empfehlungen der Ped-IMMPACT-Gruppe mit berücksichtigt, jedoch werden äquivalente deutsche Skalen vorgestellt.

Im Akutschmerz ist die Schmerzintensität der wichtigste zu erfassende Faktor. Er ist ein essenzieller Anhaltspunkt für die Notwendigkeit einer analgetischen Behandlung. Weiterhin bietet bei Akutschmerz aber auch die emotionale Reaktion auf die Schmerzen wichtige Hinweise darauf, ob ein Patient gefährdet ist, prolongierte Akutschmerzen zu entwickeln und eventuell in eine Chronifizierung überzugehen (Lautenbacher et al. 2010; McGrath et al. 2008). Eine Erfassung dieses Aspektes gibt somit Auskunft, ob eine präventive Intervention indiziert ist.

Vor allem bei chronischen Schmerzen ist ein zentrales Merkmal einer guten Schmerzerfassung eine multidimensionale Herangehensweise, um das Schmerzerleben auf möglichst allen Ebenen abzubilden (Dansie u. Turk 2013; ► Kap. 1). Zwar ist auch bei chronischen Schmerzen die Schmerzintensität relevant; eine wichtigere Information für den Krankheitswert und die Behandlungsbedürftigkeit des chronischen Schmerzproblems ist jedoch die Beeinträchtigung aufgrund der Schmerzen in unterschiedlichen Lebensbereichen, wie z. B. Familie, Schule, Freunde, sowie die emotionale Be-

▣ **Tab. 6.1** Ebenen und Indikatoren der Schmerzreaktion	
Ebene	**Indikatoren der Schmerzreaktion**
Schmerzerleben	Verdeckt, indirekt erfassbar; z. B. Schmerzempfinden (sensorisch, affektiv), Emotionen, Kognitionen
Schmerzverhalten	Offen, direkt beobachtbar; z. B. Veränderung der Ausdrucksmotorik (Mimik, Gestik, Körperhaltung), reflektorische und willkürliche schmerzreduzierende Bewegungen, Vermeidungsverhalten, Lautäußerungen, Klagen, Stöhnen
Physiologische Parameter	Verdeckt, direkt erfassbar; z. B. Erregung des nozizeptiven Systems (Freisetzung von algogenen Substanzen), Aktivierung des ZNS (Auftreten evozierter Potenziale), Aktivierung des autonomen Nervensystems (Veränderung von Herzaktivität, Blutdruck, Hautleitfähigkeit, Muskeltonus, Atemfrequenz), Veränderung hormoneller und biochemischer Parameter

6

lastung, die mit den chronischen Schmerzen einhergeht. Neben den Schmerzcharakteristika wie Schmerzort, Schmerzintensität, Schmerzqualität etc. sollten daher folgende Aspekte erfasst werden:
- Schmerzbezogene Kognitionen (z. B. katastrophisierende Gedanken)
- Schmerzverhalten (z. B. schmerzbezogenes Bewältigungsverhalten)
- Schmerzbezogene Beeinträchtigung inklusive Schulfehltage
- Schmerzbezogene Emotionen und generelle psychische Beeinträchtigung
- Lebensqualität

Schmerz kann auf unterschiedlichen Ebenen abgebildet werden (▣ Tab. 6.1). Die Erfassung der verschiedenen Aspekte des Schmerzerlebens und -verhaltens ist bei älteren Kindern und Jugendlichen zumeist als Selbstauskunft möglich. Diese wird als der Goldstandard der Schmerzerfassung angesehen, weil Schmerz ein subjektives Erleben ist. Bei jüngeren Kindern können unterschiedliche Faktoren, wie z. B. die Unreife des Nervensystems, entwicklungsbedingtes Fehlen des Körperschemas oder mangelnde kognitive und sprachliche Fähigkeiten, die Beschreibung und Interpretation des Schmerzempfindens und der damit einhergehenden Kognitionen und Emotionen erschweren. Entsprechend werden drei Arten der Schmerzerfassung im Kindes- und Jugendalter genutzt (Anand u. IEBGNP 2001; Stinson et al. 2006; von Baeyer u. Spagrud 2007):
- Selbsteinschätzung (ab einem Alter von ca. 3 Jahren für einfache Parameter, wie z. B. Schmerzintensität, möglich)

- Fremdeinschätzung anhand der Beobachtung durch Eltern oder Behandelnde
- Erfassung physiologischer Parameter, insbesondere bei Neugeborenen, z. B. maximale Herzfrequenz, Herzfrequenzvariabilität, EEG

Weiterhin stellen auch elterliche Aspekte einen wichtigen Teil der pädiatrischen Schmerzdiagnostik dar, denn elterliche emotionale Rekationen, das elterliche Verhalten und deren Kognitionen sowie die Schmerzgeschichte der Eltern sind von Relevanz für die Entwicklung und Aufrechterhaltung des kindlichen Schmerzproblems (▶ Kap. 1).

Schmerzdiagnostik bei Kindern und Jugendlichen wird eingesetzt zur
- Beschreibung des Schmerzgeschehens unter Berücksichtigung des Entwicklungsalters,
- Analyse der schmerzauslösenden, -aufrechterhaltenden und -verstärkenden Bedingungen,
- systematischen Darstellung des bisherigen Schmerzmanagements und
- Evaluation des therapeutischen Vorgehens.

6.2   Schmerzmessung bei Früh- und Neugeborenen

Dass Früh- und Neugeborene Schmerzen empfinden, ist mittlerweile unumstritten (Anand 1993). Sie werden im Rahmen einer intensivmedizinischen Behandlung häufig schmerzhaften diagnostischen und therapeutischen Maßnahmen ausgesetzt.

Die klinische Beobachtung zeigt, dass die motorische und mimische Reaktionen auf schmerzhafte Reize bei sehr kleinen und unreifen Frühgeboren im Vergleich zum reifen Neugeborenen weniger ausgedehnt, aber die Schmerzschwellen deutlich niedriger sind (Kropp 2004). Eine mögliche physiologische Erklärung ist die noch unvollständig ausgebildete Inhibition und Modulation der afferenten Schmerzimpulse auf spinaler Ebene durch übergeordnete Zentren bei ansonsten funktionsfähigem nozizeptivem System (▶ Kap. 3).

Akute Schmerzen können nicht nur unmittelbar deletäre Auswirkungen auf die aktuelle Situation des Kindes mit Anstieg von Herzfrequenz, Blutdruck, Absinken der transkutanen O_2-Sättigung, Anstieg des intrakraniellen Drucks und einer katabolen Stoffwechselsituation haben. Neuere Studien belegen die negativen Folgen von im Neugeborenenalter erlebten Schmerzen und von einer präemptiven Opioidtherapie auch auf die spätere Schmerzwahrnehmung des Kindes (Allegaert et al. 2013; Hohmeister et al. 2009; Maxwell et al. 2013; ▶ Kap. 20). Diese Erkenntnisse unterstreichen die Forderung nach Schmerz- und Stressvermeidung und einer angepassten analgetischen Therapie bei kranken Früh- und Neugeborenen. Es muss jedoch eingeräumt werden, dass die positiven Langzeitfolgen einer »sanften Pflege« noch nicht nachgewiesen wurden. Allerdings mehren sich die Hinweise darauf, dass eine Versorgung der Kinder gemäß NIDCAP (Neonatal Individualized Developmental Care and Assessment Program), das u. a. Schmerz- und Stressvermeidung umfasst, das Langzeit-Outcome der Kinder verbessern kann (Als et al. 1994; Kleberg et al. 2000, 2002).

6.2.1 Schmerzparameter

Die Schmerzerfassung bei Früh- und Neugeborenen ist eine besondere Herausforderung, da sich Kinder dieses Alters nicht verbal mitteilen können. Schmerzindikatoren bei Neugeborenen sind schmerzassoziierte Verhaltensmuster, die durch Fremdbeurteilung eingeschätzt werden, sowie Veränderungen von Vitalparametern und biochemischen oder hormonellen Größen (Cong et al. 2013; Maxwell et al. 2013). Es existieren aber keine spezifischen Schmerzzeichen oder physiologischen Parameter, d. h., bis heute kann kein Parameter und keine Kombination von Parametern eindeutig

zwischen Situationen mit und denen ohne Schmerz unterscheiden.

Verhaltensmuster bei erlebtem Schmerz im Neugeborenenalter unterscheiden sich nur minimal vom Verhalten bei Hunger oder anderweitig induziertem Stress. Zur Anwendung von Schmerzbeurteilungsskalen ist daher eine große Erfahrung des Anwenders notwendig. Nur so kann das medizinische Personal zu einem validen Schluss kommen, ob das Kind Schmerzen hat und Analgesie benötigt wird, oder ob das Kind vielleicht anderweitig gestresst ist und eher Zuwendung, Nahrung, Ruhe bzw. Abgeschirmtheit oder ein Sedativum benötigt, um wieder zu einem inneren Gleichgewicht zu finden.

Insgesamt werden in der Literatur mindestens 26 Indikatoren zur Schmerzbeurteilung bei Neugeborenen und Säuglingen beschrieben (Büttner u. Finke 2000). Folgende Verhaltensmuster sind jedoch besonders geeignet zur Schmerzerfassung, da sie eine relativ hohe Spezifität und Reliabilität aufweisen:

— Weinen
— Gesichtsausdruck/Mimik
— Veränderungen der Körperhaltung (v. a. Rumpf und Beine)
— Motorische Unruhe

Schmerzerfassungsinstrumente für Neugeborene kombinieren auf unterschiedliche Weise diese und weitere Schmerzindikatoren (◘ Tab. 6.2). Wie in ▶ Kap. 1 beschrieben, gibt es bereits im Säuglingsalter kulturspezifische Unterschiede im Schmerzverhalten. Um diesen Unterschieden Rechnung zu tragen, müssten kultursensitive Instrumente eingesetzt werden. Leider ist deren Entwicklung noch nicht weit fortgeschritten (Kristjansdottir et al. 2012).

Schmerzbedingt kann es auch zu Veränderungen komplexer Verhaltensmuster wie dem Schlaf-Wach-Rhythmus oder in der Kontaktaufnahme kommen. Die Erfassung dieser Verhaltensmuster bedarf einiger Übung und Sensibilisierung aufseiten des Untersuchers, ist dann jedoch in der Regel problemlos durchzuführen. Vereinzelt werden diese Verhaltensaspekte auch in Schmerzskalen genutzt, z. B. in der Berner Schmerz-Skala für Neugeborene (BPSN; Cignacco et al. 2004; Gessler u. Cignacco 2004).

6

◨ **Tab. 6.2**   Schmerzmessung im präverbalen/frühverbalen Alter

Instrument	Kurzbeschreibung	Handha-bung	Wertebereich/Cut-off	Altersgruppe
Postoperative Schmerzen				
KUSS Kindliche Un-behagen- und Schmerzskala (Büttner et al. 1998; ▶ Anhang)	5 Kategorien (Verhalten): Weinen, Ge-sichtsausdruck, Rumpfhaltung, Beinhal-tung, motorische Unruhe **Güte**: valide, praktikabel (einfach und schnell in der Handhabung) **Vorteil**: breiter Altersbereich **Nachteil**: nicht bekannt	+++	Wertebereich: 0–10 Cut-off: 4 Punkte	Reife Neu-geborene bis Ende 4. Lebensjahr
FLACC Face, Leg, Activi-ty, Cry, Consolabi-lity (Merkel et al. 1997; ▶ Anhang)	5 Kategorien (Verhalten): Gesichtsaus-druck, Beinbewegungen, Aktivität, Schrei-en, Möglichkeiten zur Beruhigung **Güte**: praktikabel (einfach und schnell in der Handhabung); englisches Original valide **Vorteile**: breiter Altersbereich **Nachteil**: Deutsche Version nicht ausrei-chend validiert	+++	Wertebereich: 0–10 Cut-off: 2	2 Monate bis 7 Jahre
Invasive Maßnahmen				
BPSN Berner Schmerz-score für Neuge-borene (Cignacco et al. 2004)	9 Kategorien: Schlaf, Weinen, Beruhi-gung, Hautfarbe, Mimik, Körperausdruck, Atmung, Herzfrequenz, arterieller Sauer-stoffpartialdruck (S_aO_2) **Güte**: valide **Vorteil**: auch ohne Vitalparameter ver-wendbar (»subjektive Indikatoren«) **Nachteil**: keine Adjustierung für Gesta-tionsalter	++	Wertebereich: 0–27 Cut-off: < 10 = kein Schmerz; ≥ 11 = Schmerz	Frühgebo-rene, reife Neu-geborene
NIPS Neonatal In-fant Pain Scale (Lawrence et al. 1993; ▶ Anhang)	6 Kategorien: Gesichtsausdruck, Weinen/Schreien, Armbewegungen, Beinbewe-gungen, Atmung, Wachheit/Aufmerk-samkeit **Güte**: nicht validiert, praktikabel (schnell und einfach zu handhaben) **Vorteil**: schnelle Bewertung möglich **Nachteil**: Skala ist nicht symmetrisch. Geringe Trennschärfe in der Graduierung von Schmerzen. Arm- und Beinbewegun-gen sind überschneidende Kriterien und bringen keine Zusatzinformation. Mög-liche Unterschätzung der Schmerzen bei sedierten oder sehr schwachen Kindern; keine Adjustierung für Gestationsalter	+++	Wertebereich: 0–7 Cut-off: –	Früh- und Neugeborene

□ Tab. 6.2 Fortsetzung

Instrument	Kurzbeschreibung	Handha-bung	Wertebereich/Cut-off	Altersgruppe
Beatmung				
Sedierungs-bogen nach Hartwig (Hartwig et al. 1991)	5 Kategorien (Verhalten): Motorik, Mimik, Augen öffnen, Toleranz der Beatmung, Reaktion beim Absaugen **Güte:** einfache Handhabung **Vorteil:** direkte Berücksichtigung der Maßnahme des Absaugens **Nachteil:** unzureichend validiert, erfasst neben Schmerzen auch Disstress	+++	Wertebereich: 3–25 Punkte Zielbereich: 8–14 Punkte Zu schwach sediert > 14 Punkte; zu stark sediert < 8 Punkte	Reife Neu-geborene bis Kleinkinder
N-PASS Neonatal pain, agitation and sedation scale with prolonged pain (Hummel et al. 2008)	5 Kategorien: Schreien/Irritabilität, Wachheit, Mimik, Extremitätentonus, Vital-parameter **Güte:** valide **Vorteil:** symmetrische Skala um Neutral-zustand; berücksichtigt Übersedierung und Gestationsalter; berücksichtigt auch langandauernde, wiederholte Schmerzen **Nachteil:** zusammenfassende Bewertung der Vitalparameter	++	Wertebereich: −10 bis +10 Cut-off: nega-tive Werte als Hinweis auf Sedierung; positive Werte als Hinweis auf Schmerz	Frühgebore-ne, reife Neu-geborene
Prolongierte Schmerzen				
EDIN-Skala Échelle Douleur Inconfort Nouveau-Né (Debillon et al. 2001)	5 Kategorien: Mimik, Körperbewegungen, Schlafqualität, Kontaktaufnahme mit Pfle-genden, Ansprechbarkeit auf beruhigen-de Zuwendung **Güte:** im Deutschen bislang nicht validiert; im französischen Original gute Interrater-Reliabilität, interne Konsistenz und Konstruktvalidität **Vorteil:** Einbezug komplexer Verhaltens-muster **Nachteil:** keine Validierung der deutschen Version; setzt gute Erfahrung des Anwen-ders voraus	++	Wertebereich: 0–15 Cut-off: –	Früh- und Neugeborene
N-PASS Neonatal pain, agitation and sedation scale with prolonged pain (Hummel et al. 2008)	(beschrieben zur »Beatmung«)			

+++ = sehr einfach, ++ = einfach, + = aufwendig/kompliziert

Veränderungen der Vitalparameter (Atem-, Herzfrequenz, Blutdruck, O_2-Sättigung) sind nicht schmerzspezifisch und daher als alleinige Größen für die Schmerzbeurteilung ungeeignet. Sie unterliegen vielerlei Einflüssen (kardiale, pulmonale, zentralnervöse und hämatologische Affektionen); in erster Linie spiegeln die genannten Veränderungen das Vorliegen von allgemeinem Disstress wider (Barr 1992). Büttner u. Finke (2000) befanden, dass Herzfrequenz, Atemfrequenz und Blutdruck als Schmerzparameter in der postoperativen Phase nicht mit den Verhaltensäußerungen korrelieren. Vitalparameter können ggf. ergänzend bei der Erfassung anderer Schmerzparameter wichtige Zusatzinformationen liefern. Jedoch ist zu beachten, dass beispielsweise der COMFORT-Score durch Beschränkung auf verhaltensbezogene Parameter unter Wegfall der physiologischen Parameter eine höhere interne Konsistenz zeigt (Ista et al. 2005).

Moderne biologische Parameter wie Hautwiderstand bzw. -leitfähigkeit, EEG-Veränderungen, Gehirnaktivitätsmessung mittels Nahe-Infrarot-Spektroskopie (NIRS) oder Herzfrequenzvariabilität mögen in Zukunft das Potenzial haben, zu einem verbesserten Monitoring von Schmerzen bei Früh- und Neugeborenen beizutragen, befinden sich aber momentan noch in der Entwicklungsphase (Maxwell et al. 2013). Mithilfe dieser Schmerzparameter konnte jedoch schon jetzt festgestellt werden, dass das Schmerzverhalten (z. B. Mimik) nicht immer hinreichend auf aktuelle Schmerzphasen hinweist, wir also im klinischen Alltag die schmerzbedingte Aktivierung des ZNS übersehen, weil die Frühgeborenen z. B. wegen Erschöpfung, Sedierung oder Muskelrelaxierung kein schmerztypisches Verhalten zeigen können (Slater et al. 2010).

6.2.2 Schmerzskalen

Erfassungsinstrumente für Schmerzen im Neugeborenenalter fokussieren auf Verhaltensaspekte und/oder physiologische Aspekte. Es gibt eine Vielzahl unterschiedlicher Instrumente, da die Anforderungen an ein Schmerzerfassungsinstrument im Säuglingsalter sehr heterogen sind. Die unterschiedlichen Skalen sind jeweils für eine definierte Altersgruppe und spezielle Situationen/Anwen-

dungsgebiete entworfen und validiert (◻ Tab. 6.2). Anwendungsgebiete, in denen die Skalen eingesetzt werden können, sind:

- Postoperativer Schmerz
- Kurze invasive Maßnahmen
- Beatmung
- Prolongierter Schmerz

In englischer Sprache existiert eine Vielzahl validierter Schmerzskalen (Maxwell et al. 2013). In deutscher Sprache sind bis dato drei Skalen validiert:

- Kindliche Unbehagen- und Schmerzskala (KUSS; ► Anhang) zur Erfassung postoperativer Schmerzen
- Berner Schmerzscore für Neugeborene (BPSN) zur Erfassung von Schmerzen bei invasiven Maßnahmen
- Sedierungsbogen nach Hartwig (► Anhang) bei beatmeten Säuglingen

Andere ins Deutsche übersetzte Skalen, wie z. B. die Neonatal Infant Pain Scale (NIPS; ► Anhang; kurze invasive Maßnahmen) oder die Face, Leg, Activity, Cry, Consolability (FLACC; ► Anhang; postoperativer Schmerz), wurden in der Übersetzung bislang nicht validiert, werden jedoch in der klinischen Praxis bereits angewendet.

> **Auf einer neonatologisch-pädiatrischen (Intensiv-)Station werden unterschiedliche Schmerzerfassungsinstrumente benötigt, um den unterschiedlichen Populationen und Situationen gerecht zu werden.**

Bei der Schmerzbeurteilung sind Gestationsalter, Schwere der Erkrankung und die eventuelle Gabe von Sedativa und Muskelrelaxanzien zu berücksichtigen. Ein extrem unreifes, sehr krankes oder tief sediertes Kind mag trotz starkem Schmerzempfinden nur schwache oder gar keine Schmerzäußerungen zeigen. Aus diesen Gründen muss der Untersucher jedes Kind in seiner Gesamtsituation betrachten.

> **Für jedes Kind muss der Schmerzscore individuell im Rahmen der aktuellen Situation interpretiert werden; der resultierende Punktewert allein gibt nicht immer eine zutreffende Auskunft über das Schmerzempfinden.**

Für einige Skalen liegen Cut-off-Werte vor, die dem Anwender anhand des Skalenwerts eine klare Entscheidungsgrundlage liefern, ob therapiebedürftige Schmerzen vorliegen oder nicht (◐ Tab. 6.2). Jedoch muss dieser Cut-off-Wert immer im Gesamtkontext bewertet werden.

■ Erfassung postoperativer Schmerzen im Säuglingsalter

Zur Beurteilung des postoperativen Schmerzes bei nicht beatmeten Neugeborenen bis zum Ende des 4. Lebensjahres ist die Kindliche Unbehagen- und Schmerzskala (KUSS; Büttner u. Finke 2000; Büttner et al. 1998; ▶ Anhang) gut geeignet. Die KUSS berücksichtigt fünf Beobachtungsgrößen aus dem Verhaltensbereich. Sie ist ausgesprochen praktikabel und einfach anzuwenden, gut validiert, reliabel und hat einen definierten Cut-off-Wert von 4 Punkten, ab dem Analgetikabedarf besteht. Für Frühgeborene wurde diese Skala jedoch bislang nicht validiert.

Skalen zur Beurteilung des postoperativen Schmerzes, die KUSS eingeschlossen, sind in der Regel nur für die akute postoperative Phase im Aufwachraum validiert worden. Untersuchungen mit verschiedenen Skalen deuten darauf hin, dass in einer späteren postoperativen Phase die Korrelation der Testwerte mit einer Experteneinschätzung (Suraseranivongse et al. 2001) oder Selbsteinschätzung bei älteren Kindern (Beyer 1984) abnimmt. Die Ergebnisse der Schmerzskalen führten häufiger zu falsch-negativen Ergebnissen, was möglicherweise mit einer stärkeren Selbstkontrolle der Schmerzäußerungen im Rahmen einer Adaptation an die neuen Umstände oder einer Schonhaltung nach Abklingen der postoperativen Aufwachphase zu erklären ist. Diese Ergebnisse verdeutlichen noch einmal, dass jede Skala nur in bestimmten Situationen überprüft wurde und auch nur in diesem Kontext verlässliche Resultate liefert.

Zur postoperativen Schmerzerfassung beatmeter Kinder gibt es bislang kein deutschsprachiges Instrument. In diesem Falle muss ggf. auf den Sedierungsbogen nach Hartwig et al. (1991) zurückgegriffen werden.

■ Erfassung von Schmerzen im Säuglingsalter bei invasiven Maßnahmen

Einige Schmerzskalen für Frühgeborene sind auch für invasive Maßnahmen validiert worden (◐ Tab. 6.2). Dass diese Maßnahmen für das Kind mit Schmerzen verbunden sind, ist dem medizinischen Personal schon im Vorfeld bekannt. Daher dienen diese Skalen ausschließlich zur Kontrolle des Therapieerfolgs oder zum Vergleich verschiedener analgetischer Maßnahmen. Latente Schmerzzustände können mit ihrer Hilfe nicht identifiziert werden.

Zur Einschätzung des Schmerzempfindens bei invasiven Maßnahmen im Neugeborenenalter ist die Neonatal Infant Pain Scale (NIPS; Lawrence et al. 1993; ▶ Anhang) eine häufig eingesetzte Skala, die die Items Gesichtsausdruck, Schreien, Bewegung, Wachheit und Atmung umfasst. Jedem Item können 0, 1 bzw. 2 Punkte zugeordnet werden. Damit lässt dieser Score kaum Raum für eine graduelle Quantifizierung der Schmerzreaktion in leicht, mäßig oder stark. Er trennt lediglich »keine Schmerzreaktion« von »eindeutigen Schmerzreaktionen«. Von Vorteil ist, dass er einfach und schnell zu bewerten ist.

Eine für akute Schmerzen im Rahmen der Intensivbehandlung – auch unter »continuous positive airway pressure« (CPAP) – offenbar gut geeignete, in deutscher Sprache entwickelte Skala ist die Berner Schmerz-Skala für Neugeborene (BPSN; Cignacco et al. 2004; Gessler u. Cignacco 2004). Es ergaben sich gute Übereinstimmungen mit einem vergleichbaren englischen Instrument, dem Premature Infant Pain Profile (PIPP; Stevens et al. 1996). Die Skala berücksichtigt verhaltensbezogene Schmerzäußerungen, komplexe Verhaltensmuster (Schlaf, Fähigkeit zur Beruhigung) und physiologische Parameter (Herzfrequenz, Atmung, SaO_2), die optional bestimmt werden können. Sie besitzt einen klar definierten Cut-off-Wert.

■ Erfassung von Schmerzen bei beatmeten Säuglingen

Für beatmete Früh- und Neugeborene sowie Säuglinge wurde an der Universitätskinderklinik Köln ein von Hartwig entwickelter Sedierungsbogen eingeführt (Hartwig et al. 1991), der sich zur kontinuierlichen Beobachtung beatmeter Kinder auf der Intensivstation eignet (▶ Anhang). Dieser berücksichtigt neben dem kindlichen Verhalten v. a. die Akzeptanz der Beatmung und die damit verbundene schmerzhafte Maßnahme des Absaugens. Die Skala hat sich im täglichen Einsatz bewährt und zeigt gute Übereinstimmungen mit der COM-FORT-Scale, einer englische Skala zur Schmerz-erfassung bei beatmeten Säuglingen, und der visu-ellen Analogskala (Hünseler et al. 2006; ■ Tab. 6.2).

Auch die Neonatal Pain, Agitation and Sedation Scale (N-PASS; ► http://www.anestesiarianimazione.com/2004/06c.asp; Hummel et al. 2008; ■ Tab. 6.2) ermöglicht, Schmerzen speziell auch bei beatmeten Frühgeborenen zu erfassen. Die Skala ist symmet-risch aufgebaut, berücksichtigt Übersedierung und basiert auf den Parametern Schreien, Wachheits-grad, Mimik, Extremitätentonus und Schwankun-gen der Vitalparameter. Ein geringeres Gestations-alter wird mit zusätzlichen Punkten bewertet, sodass unreifere Kinder hier unter der Annahme einer altersphysiologischen Hyperalgesie und einer weniger stark entwickelten Motorik per se einen höheren Wert erhalten.

Interessant im Hinblick auf die Überwachung der Sedierungstiefe von beatmeten Kindern ist in diesem Kontext die kontinuierliche Ableitung des bispektralen Index (BIS) mittels spezieller EEG-Ableitung (Schultz et al. 1999; Watcha et al. 1999). Diese ursprünglich zur Steuerung der Narkosetiefe und Analgesie bei operativen Eingriffen erdachte Methode erlaubt relativ zuverlässig anhand eines absoluten und kontinuierlich angezeigten Werts zwischen 0 und 100 die Einschätzung der Sedie-rungstiefe und eine Abgrenzung von Schmerzreak-tionen. Bei Kleinkindern liegen nur limitierte, bei Neugeborenen bislang keine Erfahrungen vor.

Auch die NIRS lässt Rückschlüsse über die Ak-tivität des somatosensorischen Kortex bei taktilen und schmerzhaften Reizen zu und kann als ein In-dikator für Schmerzwahrnehmung gewertet wer-den, ist jedoch nicht schmerzspezifisch (Bartocci et al. 2006; Slater et al. 2006).

■ **Erfassung prolongierter Schmerzen im Neugeborenen- und Säuglingsalter**

Die gebräuchlichen Schmerzskalen sind in der Regel nur zur Beurteilung von akuten Schmerzzu-ständen entwickelt worden und eignen sich nicht zur Erfassung von langandauernden oder häufig wiederkehrenden, prolongierten Schmerzen. Die Verhaltensmuster bei prolongierten Schmerzen können vollständig verschieden vom Verhalten bei akuten Schmerzen sein. Kinder können auf oft wie-derkehrende Schmerzreize mit einer »Erstarrung« der Mimik und Körperbewegung reagieren. In die-sem Fall lassen sich eventuell durch Überprüfung der Pupillenweite, der Messung des vagalen Tonus oder der Hautleitfähigkeit Auskünfte über den Ak-tivitätszustand des autonomen Nervensystems und damit über Disstress und indirekt über Schmerzen erheben.

Die EDIN-Skala (Échelle Douleur Inconfort Nouveau-Né; Neugeborenen Schmerz- und Unbe-hagenskala; Debillon et al. 2001) ist ein Versuch, prolongierte Schmerzen bei Früh- und Neugebo-renen anhand verschiedener Verhaltensparameter zu erfassen. Diese Skala berücksichtigt v. a. kom-plexe Verhaltensmuster wie das Schlafverhalten und die Interaktionen des Kindes mit dem Pflege-personal. Bei der Behandlung von Frühgeborenen ist eine solche Skala, die die Schmerzempfindung des Kindes in »Ruhe« ohne Stimulation überprüft, von großer Bedeutung, da diese Kinder häufig über viele Wochen auf der Intensivstation verbleiben und dort zahlreichen invasiven und nicht invasiven Maßnahmen ausgesetzt sind (von Baeyer u. Spa-grud 2007). Die psychometrischen Charakteristi-ka einer deutschen Version wurden bislang nicht überprüft.

Weitere Instrumente, die zur Schmerzerfassung bei wiederkehrenden Schmerzen wie auch zur Er-fassung der Sedierungstiefe über einen längeren Zeitraum bei Früh- und Neugeborenen eingesetzt werden können, sind die N-PASS (► Erfassung von Schmerzen bei beatmeten Säuglingen) sowie die an den COMFORT-Score angelehnte COMFORTneo Skala (van Dijk et al. 2009), die allerdings noch wei-terer psychometrischer Testung bedarf.

6.3   Schmerzmessung im Säuglings- und Kleinkindalter (0–3 Jahre)

6.3.1   Schmerzparameter

Gemeinsam ist dieser nur zum Teil präverbalen Al-tersgruppe, dass eine Selbsteinschätzung weiterhin nicht möglich ist. Kinder sind in der Regel erst ab dem 3.–4. Lebensjahr in der Lage, eine zuverlässige Selbsteinschätzung, z. B. anhand einer Gesichter-skala (Faces Pain Scale – Revised; Hicks et al. 2001) vorzunehmen. Die Erfassung des Schmerzerlebens erfolgt in dieser Altersgruppe also primär über Fremdeinschätzung. Dabei lassen sich unterschiedliche Schmerzindikatoren zur Fremdeinschätzung heranziehen (von Baeyer u. Spagrud 2007). Insgesamt unterscheidet man vier Arten von Fremdbeurteilungsskalen.

> **Fremdbeurteilungsskalen zur Schmerzmessung im Säuglings- und Kleinkindesalter (0–3 Jahre)**
>
> - **Verhaltenschecklisten:** Geben eine Liste an Verhaltensweisen (z. B. Weinen) vor; keine Differenzierung der Verhaltensintensität, sondern lediglich Dokumentation, ob Verhalten gezeigt wurde oder nicht, z. B. KUSS (Kindliche Unbehagen- und Schmerzskala; Büttner 1998).
> - **Ratingskalen:** Beinhalten die Beurteilung der Intensität, Häufigkeit und Dauer eines Verhaltens (z. B. Toddler-Preschooler Postoperative Pain Scale, TPPPS; Taddio et al. 1997).
> - **Globale Ratingskalen:** Liefern eine globale Einschätzung des Beurteilers über den Schmerz des Kindes. Dabei kann jedes metrische Instrument (z. B. eine numerische Ratingskala) zur globalen Einschätzung genutzt werden.
> - **Globale Ratingskalen mit Verhaltensanker:** Präsentiert dem Beurteiler eine Schmerzskala, z. B. 0–5. Für jeden dieser Werte wird ein bestimmtes Verhaltensmuster beispielhaft beschrieben, das dem Beurteiler die Einschätzung erleichtert.

6.3.2 Schmerzskalen für das Säuglings- und Kleinkindalter

Die Schmerzskalen für diese Altersgruppe unterscheiden sich bezüglich der angewendeten Beobachtungsparameter sowie der Ausrichtung auf einen spezifischen Altersbereich. Wie auch bei der Schmerzerfassung von Früh- und Neugeborenen ist die Anwendbarkeit dieser Instrumente ebenfalls auf spezifische schmerzhafte Situationen und Anwendungsbereiche beschränkt. Besonders berücksichtigt wird auch hier die Praktikabilität beim Einsatz im klinischen Alltag.

Im deutschen Sprachraum wird zur Beurteilung von postoperativen Schmerzen von Säuglingen und Kleinkindern am häufigsten die KUSS (Büttner 1998) eingesetzt. Weiterhin eignet sich die FLACC (Merkel et al. 1997) zur Erfassung postoperativer Schmerzen in dieser Altersgruppe (◻ Tab. 6.2). Mithilfe von 5 Verhaltenskategorien zur Einschätzung von Gesichtsausdruck, Beinbewegungen, Aktivität, Schreien und der Möglichkeiten zur Beruhigung wird eine Einschätzung der Schmerzintensität vorgenommen. Ein deutlicher Vorteil dieses Instruments ist der breite Altersbereich (2 Monate bis 7 Jahre), der für seine Anwendung vorgesehen ist. Allerdings ist die Skala im Deutschen noch nicht ausreichend validiert.

Zur Beobachtung von Disstress und Schmerz bei beatmeten Kleinkindern auf der Intensivstation kann der Sedierungsbogen nach Hartwig et al. (1991; ◻ Tab. 6.2) eingesetzt werden. Die größten Erfahrungen mit dieser Skala liegen allerdings bei Neugeborenen und Säuglingen vor.

Bei Säuglingen und Kleinkindern kann es sinnvoll sein, die emotionale Beeinträchtigung während schmerzhafter Eingriffe zu erfassen. Im englischen Sprachraum gibt es Instrumente, die dies ermöglichen (Procedure Behavioral Check List, PBCL, LeBaron u. Zeltzer 1984; Procedure Behavioral Rating Scale – Revised, PBRS-R, Katz et al. 1980). Leider gibt es bislang in deutscher Sprache keine validierten Instrumente.

6.4 Schmerzmessung im Kindesalter (4–7 Jahre)

6.4.1 Schmerzparameter

Aufgrund der IASP-Definition (International Association for the Study of Pain), dass es sich bei Schmerzen um ein subjektives Phänomen handelt (Merskey u. Bogduk 1994), halten Finley u. McGrath (1998) die Schmerzmessung mithilfe von Instrumenten der Selbsteinschätzung für die am besten geeignete Methode. Ab etwa dem 4. Lebensjahr, bei kognitiv gut entwickelten Kindern bereits früher, können diese Selbsteinschätzungsinstrumente verwendet werden. Von entscheidender Bedeutung ist, dass der Untersucher eine kindgerechte Sprache wählt.

Im Allgemeinen ist die Sprachfähigkeit der meisten 4- bis 5-Jährigen so weit ausgebildet, dass ein Verständnis von Schmerz oder Wörtern ähnlicher Bedeutung (»Wehtun«, »Aua«, idiosynkratische familiäre Begriffe) möglich ist. Die Kinder können mithilfe von Erläuterungen zwischen Schmerz und Schmerzfreiheit unterscheiden und sind in der Lage, Bilder und Symbole zu benutzen sowie bei kleinen Mengen die Bedeutung von relationalen Begriffen wie »weniger«, »gleich« und »mehr« zu verstehen.

Die Beurteilung der eigenen Schmerzen wird immer auch durch die persönliche Erfahrung mit Schmerz geprägt. Da die meisten jüngeren Kinder auf nur wenige starke Schmerzerfahrungen als Referenzereignis zurückgreifen können, ist daran zu denken, dass der allgemeine Disstress (ein Konglomerat aus Schmerz, Angst, Schreck, Ärger o. Ä.) bei einer erstmaligen größeren Verletzung stärkere Reaktionen hervorrufen kann als bei schmerzerfahrenen Kindern (Abu-Saad et al. 1990). Ebenso ist die Validität der Schmerzmessung bei sehr reaktiven Kindern eingeschränkt, weil Schmerz nicht mehr von Disstress zu unterscheiden ist. Eine Verbesserung der Messung kann erreicht werden, indem – häufig mehrmals – in ruhiger Weise auf das Schmerzverständnis des Kindes eingegangen wird. Andererseits muss berücksichtigt werden, dass wiederholte invasive Prozeduren oder chronische Schmerzen zu einer Schmerzsensibilisierung führen (Hermann et al. 2006; Taddio et al. 1997) und dadurch eine erhöhte Schmerzwahrnehmung bedingen können.

Kinder ab etwa 7 Jahren können Schmerzlokalisation, -intensität und -qualität anhand von Skalen bereits gut einschätzen. Ihre kognitiven Fähigkeiten sind so weit entwickelt, dass sie frühere Schmerzerfahrungen zur Beurteilung ihrer aktuellen Schmerzen zum Vergleich heranziehen können.

6.4.2 Instrumente der Selbsteinschätzung

Eindimensionale Ratingskalen (◘ Tab. 6.3) sind aufgrund ihrer leichten Handhabung und ihrer guten testtheoretischen Absicherung im klinischen Alltag unverzichtbar (Karoly 1991). Sie erlauben den Kindern eine schnelle Einschätzung der Schmerzintensität oder der Schmerzqualität.

Dazu werden Zahlen, Wörter, Chips, Gesichter oder Farben verwendet, die in Anpassung an die kindliche Entwicklungsstufe die Pole und Skalenstufen der jeweiligen Schmerzdimension repräsentieren. Da jüngeren Kindern (3–4 Jahre) die stufenweise Skalierung eines Ereignisses oder Zustandes – insbesondere bei vielen Wahlmöglichkeiten – noch Schwierigkeiten bereitet, neigen sie dazu, nach dem Alles-oder-nichts-Prinzip auch ihren Schmerz nur dichotom einzuschätzen (»Es tut weh« oder »Es tut nicht weh«; Champion et al. 1998).

Um die Diskrimination der Skalenstufen zu erleichtern, sollten z. B. Gesichterskalen nur maximal 6 Gesichter aufweisen, und es sollte durch eine kindgerechte (ggf. wiederholte) Erklärung sichergestellt sein, dass das Kind die verschiedenen Schmerzstufen verstanden hat (Hicks et al. 2001).

Die Schmerzintensität kann bei Kindern auf unterschiedliche Weisen erfasst werden. Gesichterskalen sind für Kinder gut verständlich und werden gut akzeptiert. Die Faces Pain Scale – Revised (FPS-R; Hicks et al. 2001) ist eine valide Skala mit sechs Gesichtern. Der Vorteil dieser Skala ist, dass sie für den Einsatz in unterschiedlichen Kulturkreisen geeignet ist. Denn im Gegensatz, z. B. zur Wong Baker Faces Scale (Wong u. Baker 1988), variieren die Gesichter der FPS-R von einem neutralen Gesicht bis zu einem schmerzverzerrten. Die Wong Baker Faces Scale hingegen variiert von einem lachenden Gesicht bis zu einem weinenden. Die Gesichtsmimik Lachen und Weinen ist zum einen nicht schmerzspezifisch, zum anderen für einige Kulturkreise nicht angemessen. Keine Schmerzen zu haben, ist nicht gleichzusetzen mit glücklich sein und lachen; ebenso bedeutet, starke Schmerzen zu haben, nicht unbedingt, dass das Kind weint und speziell in einigen Kulturen ist Weinen keine akzeptierte Verhaltensweise. Die Oucher Scale (Beyer 1984), entwickelt für Kinder von 3–5 Jahren, bildet

6.4 · Schmerzmessung im Kindesalter (4–7 Jahre)

87

6

◻ Tab. 6.3 Schmerzmessung im Kindesalter (4–7 Jahre): Selbsteinschätzung

Instrument	Kurzbeschreibung	Anwendungsbereich	Handhabung	Altersgruppe
Visuelle Analogskala, VAS (Scott et al. 1977)	10 cm lange horizontale oder vertikale Linie mit den Polen »kein Schmerz« und »stärkster Schmerz«; Erfassung der Dimension Schmerzintensität möglich **Güte**: reliabel und valide, sensibel für Veränderungsmessung **Vorteil**: für alle Altersbereiche einsetzbar **Nachteil**: Farbige grafische Skalen (▶ Abschn. 6.5.2) werden besser verstanden als diese klassische Form.	Akute, rekurrierende und chronische Schmerzen	++	3 Jahre bis Erwachsenenalter
Faces Pain Scale – Revised (Hicks et al. 2001; ▶ Anhang)	Messung der Schmerzintensität durch eine Skala von 6 Skizzen von Erwachsenengesichtern (1–6) von »kein Schmerz« bis »stärkster Schmerz« **Güte**: sehr gute Testgütekriterien; mäßige Reliabilität bei Kindern < 6 Jahren **Vorteil**: keine emotionale Tönung der Gesichter durch Lachen oder Weinen **Nachteil**: Form und Ausdruck der Gesichter finden bei Kindern nur geringe Akzeptanz.	Akute, rekurrierende und chronische Schmerzen	+++	4–12 Jahre
Oucher Scale (Beyer 1984)	Vertikales Set von 6 ansprechenden Fotografien von Kleinkindergesichtern mit unterschiedlichem Ausdruck von Schmerz (»kein Schmerz« bis »stärkster Schmerz«); Wahl des für den Schmerz zutreffenden Gesichtes; Zuordnung einer Zahl (20er-Intervall) auf einer vertikalen numerischen Rating-Skala (NRS) von 0–100 **Güte**: valides und reliables Instrument **Vorteil**: Beachtung kulturspezifischer Unterschiede **Nachteil**: Bei fehlender Identifikation des Kindes mit den Bildern sind Messwerte nicht reliabel.	Postoperative und chronische Schmerzen	++	3–5 Jahre
Poker Chip Tool (Hester et al. 1990)	Wahl von Chips (0–4), die den »pieces of hurt« (Schmerzintensität) entsprechen **Güte**: valides und reliables Instrument **Vorteil**: sehr anschaulich; gut geeignet bei Kindern mit kognitiven und sprachlichen Schwierigkeiten; besonders hilfreich bei Erstmessung mit Erläuterung des Schmerzkonzepts **Nachteil**: Das Verständnis der Kategorie »kein Schmerz« (ebenfalls durch einen Chip repräsentiert) kann sehr jungen Kindern Schwierigkeiten bereiten.	Akute und chronische Schmerzen, Injektionsschmerz	+++	3–18 Jahre

+++ = sehr einfach, ++ = einfach, + = aufwendig/kompliziert

mithilfe von Fotografien Schmerzen von Kleinkindern unterschiedlicher Herkunft (europäisch, asiatisch, afrikanisch etc.) und jeweils für Mädchen und Jungen ab. Das Instrument umfasst jeweils sechs Gesichterfotos von einem schmerzfreien Gesichtsausdruck (»kein Schmerz«) bis zu einem schmerzbelasteten (»dein größter Schmerz«), und die Kinder werden aufgefordert anzugeben, in welchem Gesicht sie sich am ehesten wiederfinden. Die Oucher Scale ist valide und reliabel in der Schmerzerfassung; allerdings ist dies nur gewährleistet, wenn sich das Kind mit dem Kind auf dem Foto identifizieren kann.

Weitere Möglichkeiten zur Erfassung von Schmerzen bei jungen Kindern ist die visuelle Analogskala (VAS; Scott et al. 1977) und das Poker Chip Tool (Hester et al. 1990). Weitere Informationen zu den Skalen sind in ◻ Tab. 6.3 aufgeführt.

Kinder zwischen 4 und 7 Jahren sind bei normaler kognitiver und sprachlicher Entwicklung auch in der Lage, die Qualität ihrer Schmerzen zu beschreiben. Um eine einheitliche Sprache zu finden, kann es ggf. sinnvoll sein, Metaphern zu verwenden (z. B. pulsierend wie Herzklopfen, drückend wie ein zu enger Fahrradhelm; Schroeder et al. 2010). Die Schmerzqualität kann Hinweise auf zugrunde liegende pathophysiologische Vorgänge liefern, z. B. zur Differenzialdiagnostik bei primären Kopfschmerzen (IHS 2003).

Die Erfassung weiterer mit Schmerz assoziierter Faktoren ist bei Kindern dieses Alters nicht empfohlen. Validierungsstudien, die die Validität und Reliabilität der kindlichen Angaben belegen können, stehen aus. Somit kann nicht davon ausgegangen werden, dass bei der Anwendung anderer Instrumente auch tatsächlich die interessierende Zielvariable erfasst wird. Hier kann es sinnvoll sein, sich auch auf Angaben der Eltern zu verlassen. Diese kennen gut das Schmerzverhalten des Kindes und sind auch in der Lage, die Emotionen, die mit Schmerzen assoziiert sind, für das Kind zu beschreiben. Darüber hinaus sind die Angaben der Eltern für eine ausführliche Anamnese unumgänglich.

Bei der Erfassung der Wirksamkeit von einfachen medizinischen Interventionen, wie z. B. Medikamentengabe, kann die eindimensionale Erfassung von Schmerz, z. B. über die Schmerzintensität, ein gutes Maß der Veränderung darstellen. Eine multidimensionale Erfassung ist jedoch unbedingt notwendig, um der Komplexität einer chronischen Schmerzerfahrung gerecht zu werden. Hier ist bei jungen Kindern unbedingt der Einbezug der Eltern notwendig, um die unterschiedlichen Schmerzdimensionen abzubilden und das Schmerzgeschehen nicht nur auf eine Dimension (z. B. die Intensität) zu reduzieren. Unter multidimensionalen Erfassungsinstrumenten (▶ Abschn. 6.5.3) wird ein Instrument zur multidimensionalen Schmerzerfassung, der Deutsche Schmerzfragebogen für Kinder und Jugendliche (Schroeder et al. 2010), im Detail vorgestellt, welcher auch in einer Elternversion existiert.

6.5   Schmerzmessung im Kindes und Jugendalter (8–18 Jahre)

6.5.1   Schmerzparameter

Bei der Altersgruppe der Kinder und Jugendlichen ab 8 Jahren verändert sich das Schmerzverständnis noch einmal deutlich (Kropp 2004). Pubertät, Gruppenkommunikationsstil, das Bedürfnis nach Unabhängigkeit und Selbstkontrolle können die Schmerzmessung beeinflussen (Gillies et al. 1999). Eine altersgerechte Gestaltung der Testverfahren und zunehmende Autonomie in der Testsituation sollten bedacht werden. Auch bei Jugendlichen ist die Selbstauskunft von Schmerzen die beste Informationsquelle. Da Jugendliche in der Lage sind, die meisten Aspekte selbst zu beschreiben, sollte dies unbedingt für eine valide Schmerzerfassung genutzt werden. Neben der Schmerzintensität und -qualität sollten auch die Beeinträchtigung aufgrund der Schmerzen sowohl im Alltag als auch in der Schule, die emotionale Beeinträchtigung, mit Schmerz assoziierte Kognitionen und die Lebensqualität erfasst werden. Neben der Erfassung isolierter Aspekte des Schmerzgeschehens (unidimensionale Erfassung) sollten auch dimensionsübergreifende Instrumente eingesetzt werden (multidimensionale Erfassung).

6.5.2 Unidimensionale Instrumente der Selbsteinschätzung

■ **Schmerzintensität**

Die numerische Ratingskala (NRS) ist die am häufigsten eingesetzte Skala zur Erfassung der Schmerzintensität bei Jugendlichen. Ihre psychometrische Güte ist ab einem Alter von 8 Jahren belegt (Miro et al. 2009; von Baeyer et al. 2009). Weiterhin überzeugt die NRS durch die einfache Handhabung und die hohe Akzeptanz (Miro et al. 2009).

Weiterhin kann die visuelle Analogskala (VAS; McGrath et al. 1996) zur Schmerzmessung bei Jugendlichen verwendet werden (von Baeyer 2006). Hier wird eine 10 cm lange horizontale oder vertikale Linie mit verbaler Verankerung der Endpunkte »kein Schmerz« und »stärkster Schmerz« dargeboten. Alternativ kann diese Skala auch farblich gestaltet werden (Coloured Analogue Scale; McGrath et al. 1996), wobei für dieses Messinstrument keine Validierungsstudien vorliegen.

■ **Schmerzqualität**

Die sensorische Schmerzwahrnehmung ist u. a. wichtig für medizinische Differenzialdiagnosen (Baron 2000; IHS 2003). Sie kann mithilfe von schmerzbeschreibenden Adjektiven erfasst werden. Die Schmerzempfindungsskala für Jugendliche (Wager et al. 2010) erfasst mithilfe einer 4-stufigen Skala die rhythmische Schmerzempfindung (pochend, pulsierend, hämmernd) sowie die sensorischen Empfindungen (drückend, brennend und stechend (– 1 = trifft nicht zu; 4 = trifft genau zu)). Jugendliche ab 11 Jahren können die Schmerzempfindung valide beschreiben (Wager et al. 2010).

■ **Schmerzbeeinträchtigung**

Chronische Schmerzen führen bei Jugendlichen häufig zu starken Einschränkungen im Alltag sowie in der Schule. Nicht das Vorliegen von Schmerzen an sich, sondern vielmehr das Ausmaß der Beeinträchtigung aufgrund der Schmerzen kann als ein Indikator für das Ausmaß des Schweregrades der Schmerzerkrankung herangezogen werden (Von Korff et al. 1992; Wager et al. 2013); wobei die schmerzbezogene Beeinträchtigung weitestgehend unabhängig von der Schmerzintensität ist (Von Korff et al. 1992).

Schmerzbezogene Beeinträchtigung im Alltag kann mithilfe des Paediatric Pain Disability Index (P-PDI; Hübner et al. 2009) erfasst werden. Diese Skala erfragt mithilfe von 12 Items, die anhand einer 5-stufigen Skala bewertet werden, wie häufig der Jugendliche aufgrund der Schmerzen von bestimmten Aktivitäten abgehalten wird (1 = niemals; 5 = häufig). Der Summenwert der Beeinträchtigung kann Werte zwischen 12 (geringste Beeinträchtigung) und 60 (höchste Beeinträchtigung) annehmen. Ein Wert von 36 wird bereits als sehr kritisch eingestuft und ist u. a. ein Kriterium für eine intensive stationäre Schmerztherapie (Dobe et al. 2006; ▶ Kap. 24). Der P-PDI ist für Jugendliche ab 11 Jahren validiert. Bei jüngeren Kindern kann er von den Eltern ausgefüllt werden. Der P-PDI ist Teil des Deutschen Schmerzfragebogens für Kinder und Jugendliche (▶ Abschn. 6.5.3), kann jedoch auch separat auf der Homepage des Deutschen Kinderschmerzzentrums heruntergeladen werden (▶ http://www.deutscheskinderschmerzzentrum.de/).

Neben der Beeinträchtigung im Alltag sollte in jedem Fall auch die Anzahl der Schulfehltage, die aufgrund der Schmerzen entstanden sind, erfasst werden. Hierzu bedarf es keines gesonderten Instruments. Vielmehr können die Eltern oder Jugendlichen nach den entstandenen Schulfehltagen innerhalb eines definierten Zeitraums befragt werden (Logan et al. 2008; Schroeder et al. 2010). Bei der Erfassung der Schulfehltage sollten Ferienzeiten ausgespart werden. Neben den Tagen, die ein Kind aufgrund von Schmerzen vollständig in der Schule fehlt, ist auch die Anzahl der Tage wichtig, an denen das Kind schmerzbedingt den Unterricht frühzeitig verlässt. Verpasst ein Kind mehr als 25 % des Schulunterrichtes, ist dies ein Hinweis auf eine sehr schwerwiegende schmerzbezogene Beeinträchtigung und somit ein Indikator für eine intensive stationäre Therapie (Dobe et al. 2006). Jedoch können bereits zwei Schulfehltage in vier Schulwochen als ein Hinweis auf eine ernsthafte Beeinträchtigung aufgrund der Schmerzen interpretiert werden.

6

■ **Emotionale Beeinträchtigung**

Schmerzen sind nicht nur an sich mit negativen Emotionen assoziiert, sondern chronische Schmerzen wirken sich auch auf die psychische Gesundheit von Patienten aus (Zernikow et al. 2012).

Der unmittelbar mit Schmerz assoziierte negative Affekt kann mithilfe der Schmerzempfindungsskala für Jugendliche (SES-J; Wager et al. 2010) erfasst werden. Die Skala »affektive Schmerzempfindung« erfragt auf einer 4-stufigen Skala, inwiefern der Schmerz von dem Jugendlichen als »grausam«, »scheußlich«, »furchtbar« etc. wahrgenommen wird (1 = trifft nicht zu; 4 = trifft genau zu). Insgesamt werden acht Adjektive erfragt. Hierdurch kann der negative Affekt, der mit Schmerzen assoziiert ist, beschrieben werden. Dies ermöglicht Rückschlüsse auf die emotionale Beeinträchtigung aufgrund von Schmerzen. Jugendliche ab 11 Jahren können valide ihren schmerzbezogenen Affekt beschreiben; für jüngere Kinder können Eltern eine Einschätzung vornehmen (Wager et al. 2010).

Eine stark ausgeprägte Angst vor Schmerzen nach dem Fear-Avoidance-Modell (Vlaeyen u. Linton 2000, 2012) bedingt eine angstbesetzte Verarbeitung von bestehenden Schmerzen, die in der Folge Vermeidungsverhalten auslöst und so zur Chronifizierung beiträgt (Simons u. Kaczynski 2012). Die Angst vor Schmerzen kann mithilfe des »Fear of Pain Questionnaire«; Simons et al. 2011) erfasst werden. Der englische Originalfragebogen besteht aus 24 Items, die zwei relevante Faktoren – Angst vor Schmerzen und Vermeidung von Aktivitäten – abbilden. Die psychometrischen Eigenschaften der Originalversion wurden an einer Gruppe von 299 Kindern mit chronischen Schmerzen untersucht (Simons et al. 2011). Diese Faktorenstruktur konnte in einer deutschen Fragebogenversion an einer Stichprobe von 242 Kindern mit chronischen Schmerzen repliziert werden.

Bei chronischen Schmerzen sind über die schmerzbezogenen Emotionen hinaus auch die Erfassung von allgemeinen Maßen der psychischen Beeinträchtigung sowie die Abklärung einer möglichen komorbiden psychischen Störung unbedingt notwendig. Die häufigsten psychischen Störungen bei Patienten mit chronischen Schmerzen sind Depression und Angststörungen (Galli et al. 2007; Hagenah u. Herpertz-Dahlmann 2005; Knook et al.

2011). Hinweise auf das Vorliegen dieser Störungen können mithilfe von Screeninginstrumenten erfasst werden (z. B. Screeninginstrument Depression: Depressionsinventar für Kinder und Jugendliche, DIKJ, Stiensmeier-Pelster et al. 2000; Screeninginstrument Angst: Angstfragebogen für Schüler, AFS, Wieczerkowski et al. 1981), die sichere Diagnosestellung bedarf jedoch einer ausführlichen psychologischen Diagnostik.

Bei Kindern mit chronischen Schmerzen zeigen sich ebenfalls gehäuft Verhaltensauffälligkeiten (Knook et al. 2011).

Eine Intelligenz- und Leistungsdiagnostik kann wichtige Hinweise liefern, ob eine kontinuierliche Über- oder Unterforderung und Stresserfahrungen in der Schule zur Aufrechterhaltung der Schmerzsymptomatik beitragen (Dobe 2012).

■ **Schmerzbezogene Kognitionen**

Emotionen und Schmerzverhalten werden stark durch schmerzbezogene Kognitionen bestimmt (► Kap. 10). Daher ist die Bearbeitung von dysfunktionalen Kognitionen ein wichtiger Bestandteil einer multiprofessionellen Schmerztherapie (Dobe 2012). Zur Erfassung bei Kindern und Jugendlichen mit chronischen Schmerzen eignet sich v. a. der Fragebogen zu schmerzbezogenen Kognitionen bei Kindern (FSBK; Hermann et al. 2007), der ab einem Alter von 7 Jahren eine zuverlässige und valide Erfassung der Kognitionen ermöglicht. Mithilfe von 13 Items erfasst er die Aspekte schmerzbezogenes Katastrophisieren, Problemlösen und Selbstermutigung. Auf einer 5-stufigen Skala (1 = nie; 5 = sehr oft) beschreiben die Kinder und Jugendlichen, wie häufig sie bestimmte Gedanken haben, wenn sie Schmerzen erleben, z. B. den Gedanken »… ich sage mir, dass ich mir keine Sorgen zu machen brauche und dass alles gut gehen wird« oder »…ich mache mir Sorgen, dass die Schmerzen nie aufhören.«

■ **Lebensqualität**

Da andauernde und wiederkehrende Schmerzen häufig mit Beeinträchtigungen in unterschiedlichen Lebensbereichen einhergehen, ist die beschriebene Lebensqualität ein wichtiger Hinweis für das Ausmaß dieser Beeinträchtigung. Ein beispielhafter Fragebogen zur Erfassung der gesundheitsbezogenen Lebensqualität ist der Kidscreen (Ravens-Sieberer

2006). Bei Kindern im Alter von 8–18 Jahren ermöglicht er eine valide Erfassung. Der Fragebogen ermöglicht die Selbst- (Kinderversion) und Fremdbewertung (Elternversion). Es liegen unterschiedliche Fragebogenversionen des Kidscreen vor, die sich in der Itemanzahl unterscheiden (10, 27 oder 52 Items). Je nach Fragebogenumfang ermöglicht der Kidscreen eine differenzierte Profilerstellung der Lebensqualität auf 10, 5 oder 1 globalen Dimensionen der Lebensqualität. Für den Kidscreen stehen Referenzwerte für gesunde Kinder und Jugendliche aus Deutschland zur Verfügung.

6.5.3 Multidimensionale Erfassung chronischer Schmerzen

Die ausführliche Erfassung der unterschiedlichen Schmerzdimensionen ermöglicht die Abbildung des komplexen Schmerzgeschehens. Über die unidimensionalen Instrumente hinaus gibt es jedoch weitere Ansätze, um die Multidimensionalität des Schmerzes abzubilden. Auf diese Ansätze soll im Folgenden eingegangen werden.

▪ Multidimensionale Fragebögen

Ein etablierter Standard zur Erfassung chronischer Schmerzen – sowohl im Erwachsenen als auch im Kinder- und Jugendbereich – sind Fragebögen, die Informationen der unterschiedlichen Schmerzdimensionen sowie die Schmerzanamnese erfassen (Zernikow u. Hechler 2008).

Eine ausführliche Schmerzanamnese und -diagnostik ist ausschlaggebend für eine adäquate Therapie. Nur wenn die Bedingungsfaktoren auf den einzelnen Ebenen des biopsychosozialen Schmerzerlebens und die gesundheitliche Vorgeschichte sowie vorherige Behandlungsansätze bekannt sind, kann ein spezifisches Krankheitsmodell entwickelt und basierend darauf weitere Therapieschritte abgeleitet werden (▶ Kap. 10 Schmerzedukation). Das Verständnis der Schmerzerkrankung und der abgeleiteten Therapieempfehlungen ist nicht nur für den Schmerztherapeuten, sondern v. a. auch für die Patienten und ihre Familien relevant, damit Empfehlungen nachvollziehbar sind (Dobe u. Zernikow 2013).

▪▪ Deutscher Schmerzfragebogen für Kinder und Jugendliche

Ein im deutschsprachigen Raum etabliertes Instrument für eine ausführliche Erfassung der Schmerzanamnese und des Schmerzerlebens von Kindern und Jugendlichen ist der Deutsche Schmerzfragebogen für Kinder und Jugendliche (DSF-KJ; Schroeder et al. 2010). In Anlehnung an den Deutschen Schmerzfragebogen der Deutschen Schmerzgesellschaft für Erwachsene (Nagel et al. 2002) und den Pediatric Pain Questionnaire (Varni et al. 1987) wurde ein erster deutschsprachiger Schmerzfragebogen für Kinder, Jugendliche und deren Eltern entwickelt, der bei unterschiedlichen Schmerzarten angewendet werden kann. Dieser Fragebogen beinhaltet sowohl geschlossene als auch offene Antwortformate und erlaubt so die kombinierte Erfassung standardisierter sowie individualisierter Aspekte.

Der DSF-KJ bildet biologisch-somatische, psychologische und soziale Aspekte von Schmerz umfassend ab. Er existiert als Kinderversion (4–10 Jahre) mit 13 Items, als Jugendlichenversion (11–18 Jahre) mit 44 Items und als Elternversion mit 80 Items. Die Kinderversion beinhaltet ausschließlich einfache Fragen zum aktuellen Schmerzproblem; weitere Informationen werden über den Elternfragebogen erfasst. Die Jugendlichenversion beinhaltet bereits viele Aspekte; jedoch werden auch hier einige Fragen ausschließlich von den Eltern beantwortet. Mithilfe des DSF-KJ werden Informationen zu folgenden Bereichen erfragt:

- Soziodemografische und Familienanamnese
- Voruntersuchungen und -behandlungen
- Schmerzcharakteristika
- Schmerzbezogene Beeinträchtigung
- Schmerzauslösende und schmerzbeeinflussende Faktoren
- Kognitiv-emotionale und behaviorale Auswirkungen der Schmerzen

Die Bestandteile des DSF-KJ (Kind-, Jugendlichen- und Elternversion) sind in ◻ Tab. 6.4 zusammengestellt. Eine Überprüfung des DSF-KJ zeigte, dass Diagnostiker den Fragebogen als gut bezüglich seiner Handhabbarkeit und Nützlichkeit für die Diagnosestellung bewerteten. In einer Stichprobe an 284 Kindern und Jugendlichen zeigte

◘ Tab. 6.4   Module des Deutschen Schmerzfragebogens für Kinder und Jugendliche (DSF-KJ)

Modul	Eltern	Jugendliche (11–18 Jahre)	Kinder (4–10 Jahre)
Soziodemografische und Familienanamnese	– Alter – Geschlecht – Migrationshintergrund – Familienstatus – Schulform	– Alter – Migrationshintergrund – Schulform	– Alter
Schmerzcharakteristika	– Intensität (NRS 0–10) – Dauer – Häufigkeit – Lokalisation – Verlauf – Vorläufersymptome – Begleiterscheinungen – Affektive und sensorische Schmerzempfindung (SES-J; Wager et al. 2010)	– Intensität (NRS 0–10) – Dauer – Häufigkeit – Lokalisation – Verlauf – Vorläufersymptome – Begleiterscheinungen – Affektive und sensorische Schmerzempfindung (SES-J; Wager et al. 2010)	– Intensität (»Faces Pain Scale – Revised«) – Lokalisation – Qualität
Auslösende und schmerzbeeinflussende Faktoren	– Schmerzauslöser – Schwere Belastungen – Schmerzverstärkende/-lindernde Faktoren	– Schmerzauslöser – Schwere Belastungen – Schmerzverstärkende/-lindernde Faktoren	
Voruntersuchungen und -behandlungen	– Art und Anzahl der Voruntersuchungen – Anzahl der vorbehandelnden Ärzte – Medikamentöse Vorbehandlung – Aktuelle Therapie – Bisherige (Schmerz-) Diagnose	– Medikamentöse Vorbehandlung	
Familiäre Gesundheits-/ Krankheitsfaktoren	– Chronische und Schmerzerkrankungen in der Familie	– Chronische und Schmerzerkrankungen in der Familie	
Schmerzbezogene Beeinträchtigung	– Einschränkung von Aktivitäten – Schulfehltage – Paediatric Pain Disability Index (P-PDI; Hübner et al. 2009)	– Einschränkung von Aktivitäten – Schulfehltag – Paediatric Pain Disability Index (P-PDI; Hübner et al. 2009)	
Schmerzbewältigung	– Schmerzbezogene Reaktionen des Kindes/ Jugendlichen – Reaktion der Eltern auf die Schmerzen	– Schmerzbezogene Reaktionen des Jugendlichen – Reaktion der Eltern auf die Schmerzen	– Schmerzbezogene Reaktionen des Kindes – Reaktion der Eltern auf die Schmerzen
Weitere Aspekte	– Eigenes Erklärungsmodell – Erwartete Veränderungen bei Schmerzfreiheit	– Eigenes Erklärungsmodell – Erwartete Veränderungen bei Schmerzfreiheit	– Eigenes Erklärungsmodell – Bild der Schmerzen

sich eine hohe Compliance beim Ausfüllen des Fragebogens (Schroeder et al. 2010). Der DSF-KJ kann über die Internetseite des Deutschen Kinderschmerzzentrums eingesehen und angefordert werden (▶ http://www.deutsches-kinderschmerzzentrum.de/).

■■ Fragebogen zum Schmerzerleben

Dieser kurze Fragebogen von Hermann et al. (2007) erfasst das Schmerzerleben anhand von vier validierten Skalen:

- Schmerzsymptomatik (Intensität und Frequenz)
- Schmerzbezogene Beeinträchtigung
- Emotionale Beeinträchtigung
- Soziale Unterstützung

Er wurde aus einem Fragebogen für Erwachsene, dem Multidimensional Pain Inventory (MPI; Flor et al. 1990), entwickelt. Die Items wurden an die Altersgruppe von 7–18 Jahre angepasst. Es existiert eine Kinder- und eine Elternversion.

Der Kinderfragebogen besteht aus 15 Items, die auf einer 7-stufigen Skala eingestuft werden sowie einer VAS zur generellen Einschätzung der Beeinträchtigung durch den Schmerz.

Die Elternversion umfasst 12 Items, die folgenden drei Skalen zugeordnet sind:

- Schmerzsymptomatik
- Schmerzbezogene Beeinträchtigung
- Elterliche emotionale Beeinträchtigung

Mithilfe von konfirmatorischen und explorativen Faktorenanalysen wurde die Faktorenstruktur der beiden Versionen bestätigt. Der Fragebogen zum Schmerzerleben ist reliabel (zufriedenstellende interne Konsistenzen) und valide (es zeigen sich signifikante Korrelationen zu konstruktnahen Messmethoden). Jedoch enthält er neben der standardisierten Erfassung der Skalen keine offenen Fragen- und Antwortformate. So ermöglicht das Instrument lediglich eine partielle Beschreibung ausgewählter Aspekte und nicht des gesamten Schmerzproblems. Er eignet sich für eine schnelle Erfassung und erste Einschätzung des Schmerzproblems. Als Basis für eine umfassende Schmerzdiagnostik und -anamnese oder für die Überprüfung von Therapieeffekten empfiehlt sich dieser Fragebogen nicht. Hier stellt ein multidimensionaler Fragebogen mit standardisierten Skalen wie der DSF-KJ ein sinnvolleres Instrument dar (Nilges u. Wichmann-Dorn 2007).

■■ Erfassung von Kopfschmerzen bei Kindern und Jugendlichen

Für den Kopfschmerzbereich entwickelte Saile (2004) ein modulares System zur Erfassung von Kopfschmerzen bei Kindern und Jugendlichen. Dieses System besteht aus fünf Modulen:

- Kopfschmerzsymptomatik, 18 Items (Selbsteinschätzung)
- Auslösende Faktoren, 28 Items (Selbsteinschätzung)
- Psychosoziale Verarbeitung von Kopfschmerzen, 30 Items (Selbsteinschätzung)
- Kopfschmerzsymptomatik, 24 Items (Elterneinschätzung)
- Auslösende Faktoren, 28 Items (Elterneinschätzung)

Anhand einer Stichprobe von 70 Kindern und Jugendlichen (9–16 Jahre) lieferte Saile (2004) eine detaillierte Stichprobenbeschreibung. Für das Modul der psychosozialen Verarbeitung zeigten sich eine gute Reliabilität und Validität.

■ Multidimensionale Interviews

■■ Strukturiertes Kopfschmerzinterview für Kinder

Ein speziell für Kinder und Jugendliche mit chronischen Kopfschmerzen konzipiertes Anamneseschema ist das Strukturierte Kopfschmerzinterview für Kinder (SIKI; Denecke u. Kröner-Herwig 2000). Dieses Interview richtet sich sowohl an das Kind (8–14 Jahre) als auch an die Eltern und setzt sich aus zwei Teilen zusammen: In Teil 1 beschreibt das Kind die Symptomatik, Auslöser, Bewältigungsversuche, Kognitionen, Emotionen und das subjektive Krankheitsmodell. In Teil 2 machen die Eltern Angaben zu bisherigen Behandlungsmaßnahmen und Schmerzen in der Familie. Der SIKI gilt generell als praktikabel. Diagnostiker benötigen wenig Einarbeitungszeit, jedoch ist die Dauer des Interviews mit ca. 1 h für jüngere Kinder sehr lang.

6

◾ **Multidimensionale Klassifikationsansätze**
Es gibt verschiedene Gründe, Schmerzpatienten in unterschiedliche Subgruppen einzuteilen. Klassifikationssysteme ermöglichen die Beschreibung und den Vergleich von Stichproben, sie können zur Zuordnung von Therapieoptionen basierend auf Patienteneigenschaften genutzt oder zur Veränderungskontrolle im Therapieverlauf eingesetzt werden.

Es gibt verschiedene Ansätze, Patienten mit chronischen Schmerzen in unterschiedliche Subgruppen einzuteilen. Ein Ansatz ist die Klassifikation anhand des **Chronifizierungsstadiums** (Gerbershagen 1986). Für Kinder und Jugendliche erscheint die Einteilung in die Chronifizierungsstadien nach Gerbershagen (1986) jedoch nicht sinnvoll, da aufgrund des geringen Alters und der hohen Flexibilität des kindlichen Gehirns das klassische Konzept der Chronifizierung als ein unidirektionaler Prozess nicht zielführend ist. Die Schmerzerkrankung ist kein unumkehrbarer lebenslanger Prozess. Vielmehr können bei Kindern und Jugendlichen gute Therapieerfolge erzielt werden (► Kap. 26).

Sinnvoller erscheint die Einteilung von pädiatrischen Schmerzpatienten anhand des **Schweregrades** der Schmerzen (Von Korff et al. 1992). Die Einteilung des Schmerzschweregrades (Chronic Pain Grading, CPG), ursprünglich von Von Korff et al. (1992) für die Anwendung bei Erwachsenen mit chronischen Rückenschmerzen entwickelt, kann in einer angepassten Version auch für Kinder und Jugendliche angewendet werden (Wager et al. 2013). Das CPG beschreibt den Schmerzschweregrad anhand von Schmerzintensität und Beeinträchtigung in Schule und Alltag. So werden Patienten vier unterschiedlichen Schweregraden zugeordnet. Einen detaillierteren Überblick liefert ► Kap. 1 (◘ Tab. 1.1).

Eine Einteilung in unterschiedliche Subgruppen für Kinder und Jugendliche mit chronischen Bauchschmerzen wurde von Walker et al. (2012) vorgenommen. Sie zogen für die Gruppeneinteilung Aspekte unterschiedlicher Schmerzdimensionen (biopsychosozial) heran:
▬ Schmerzschwergrad
▬ Somatische Symptome

▬ Schmerzbezogene Beeinträchtigung und Kognitionen
▬ Bewältigungsverhalten
▬ Mit Schmerz assoziierte Emotionen

Mithilfe dieser Aspekte wurden drei unterschiedliche Gruppen identifiziert. Die erste Gruppe beschreibt Kinder mit einem hohen Schmerzschweregrad, dysfunktionalen Kognitionen und dysfunktionalem Verhalten sowie starker emotionaler Belastung. Kinder, die der zweiten Gruppe zugeordnet werden, berichten ebenfalls einen hohen Schmerzschweregrad. Jedoch zeigen sie eher funktionale Kognitionen und funktionales Verhalten, einhergehend mit geringer emotionaler Belastung und weniger Beeinträchtigung. Die dritte Gruppe entspricht in ihren Eigenschaften in etwa der zweiten Gruppen, berichtet jedoch einen geringeren Schmerzschweregrad. Die drei Gruppen unterscheiden sich nicht nur in den beschriebenen Aspekten, sondern auch im Langzeitverlauf. Die erste Gruppe zeigte im Langzeitverlauf anhaltende Schmerzsymptome, während die anderen beiden Gruppen häufiger eine Besserung der Symptome erfuhren. Dieses Ergebnis zeigt, dass die Einteilung von Schmerzpatienten in Subgruppen auch klinisch bedeutsam ist. Patienten mit einer schlechteren Prognose benötigen ggf. intensivere oder gezielte Therapieprogramme, um eine Besserung zu erzielen.

◾ **Schmerztagebücher**
Bei chronischen Schmerzen ist das Führen eines kindgerecht gestalteten Schmerztagebuchs (◘ Tab. 6.5) aus diagnostischer und therapeutischer Sicht sowie zur Bewertung von Therapiemaßnahmen unerlässlich. Diese ereignisnahe Form der kontinuierlichen und systematischen Verlaufsbeobachtung ist gut geeignet, um Erinnerungsfehler zu minimieren. Ferner bietet sie dem Kind die Möglichkeit, im direkten Vergleich alltagsnahe Veränderungen im Therapieverlauf zu erkennen und selbstkontrolliertes Handeln zu stärken. Die Akzeptanz und Compliance kann deutlich gesteigert werden, wenn die Kinder die täglichen Ereignisse elektronisch protokollieren (z. B. mithilfe eines Handhelds oder Smartphones; Broderick et al. 2008; Jacob et al. 2014; Palermo et al. 2004).

◘ Tab. 6.5 Kopfschmerztagebücher – kontinuierlicher Selbstbericht

Instrument	Kurzbeschreibung	Handha-bung	Altersgrup-pe
Kopfschmerz- und Migränetagebuch für Kinder (Poth-mann et al. 2013)	Wochenblatt mit Protokollierung von Schmerzintensität, -dauer, -häufigkeit, -lokalisation, -qualität, emotionaler Befindlichkeit, Begleitsymptomen, Aktivitäten (Hinweise auf Auslöser, Konsequenzen) **Güte:** therapiesensitiv, sehr kinderfreundliche Gestaltung (beigelegte Sticker als Verstärker) **Nachteil:** nicht bekannt	+++	8–14 Jahre
Kopfschmerzta-gebuch für Kinder (Denecke u. Kröner-Herwig 2000)	Wochenblatt mit Protokollierung von Schmerzintensität, -dauer, -häufigkeit, -lokalisation, -qualität, emotionaler Befindlichkeit, Begleitsymptomen und Schmerzverhalten (Hinweise auf Auslöser, Konsequenzen) **Güte:** sehr kinderfreundliche Gestaltung, hohe Akzeptanz, therapiesensitiv **Nachteil:** nicht bekannt	+++	8–14 Jahre
Kopfschmerzta-gebuch innerhalb des Modularen Erfassungssystems für Kopfschmerzen bei Kindern und Jugendlichen (Saile 2004)	Wochenblatt mit Protokollierung von Schmerzintensität, -qualität, Begleitsymptomen, Lokalisation, Schulversäumnis und Medikamenteneinnahme **Güte:** keine Angaben, klare Gestaltung **Nachteil:** nicht bekannt	+++	9–16 Jahre
Kopfschmerztage-buch für Kinder und Jugendliche (▶ Anhang)	Wochenblatt zur Identifizierung von Kopfschmerzen nach IHS-Kriterien; Protokollierung von Schmerzintensi-tät, -dauer, -häufigkeit, Begleitsymptomen, emotionaler Befindlichkeit und besonderen Ereignissen (Hinweise auf Auslöser), Erfassung und Bewertung von Bewältigungsmaß-nahmen (medikamentös/nicht medikamentös), Erfassung der schmerzbezogenen Beeinträchtigung **Güte:** kinderfreundliche Gestaltung, hohe Akzeptanz, therapiesensitiv **Nachteil:** fehlende wissenschaftliche Überprüfung	+++	8–18 Jahre

Für den Therapeuten liefern die Aufzeichnungen Entscheidungshilfen für die Therapieindikation und die Erfolgskontrolle. Sie können aber auch unmittelbar für einzelne Interventionen genutzt werden.

Bei anfallsartigen oder chronisch rezidivierenden Schmerzen sollte das Tagebuch über einen längeren Zeitraum geführt werden, z. B. 3 Monate (Kröner-Herwig et al. 1992). Das Kind sollte das Tagebuch selbstständig führen können und für die tägliche (manchmal mühsame) Protokollierung durch geeignete Verstärker (z. B. Sticker) belohnt werden. Kernvariablen zur Dokumentation in einem Tagebuch sind Schmerzintensität, -häufigkeit und -dauer. Darüber hinaus können weitere Aspekte erfasst werden, wie beispielsweise Schmerzauslöser, -konsequenzen, -medikation, emotionale Befindlichkeit, Beeinträchtigung, Begleitsymptome sowie eingesetzte Bewältigungsstrategien.

> **Generell haben sich Tagebücher – und insbesondere Kopfschmerztagebücher – als zuverlässige Informationsquellen in der Diagnostik von Kopfschmerzen erwiesen.**

Phillip et al. (2007) beispielsweise konnten eine gute Übereinstimmung zwischen Informationen aus dem klinischen Interview und einem Kopfschmerztagebuch bei Erwachsenen nachweisen (82 % Übereinstimmung bei Migräne, 87 % Übereinstimmung bei Spannungskopfschmerzen).

Es gibt eine Vielzahl an Tagebüchern zur Dokumentation von Schmerzen. Häufig eingesetzte Kopfschmerztagebücher sind das

- Kopfschmerz- und Migränetagebuch für Kinder (Pothmann et al. 2013),
- leicht modifizierte Kopfschmerztagebuch (Denecke u. Kröner-Herwig 2000),
- Kopfschmerztagebuch im Rahmen des Modularen Erfassungssystems von Saile (2004) und
- Kopfschmerztagebuch, das die Einteilung der dokumentierten Kopfschmerzen nach der Kopfschmerzklassifikation der International Headache Society (IHS) erlaubt (▶ Anhang).

Detaillierte Informationen zum Inhalt der einzelnen Tagebücher finden sich in ◘ Tab. 6.5. Mithilfe des zuletzt genannten Tagebuches werden Kopfschmerzsymptome so erfasst, dass eine Differenzierung der Diagnosen Migräne und Spannungskopfschmerz nach den Kriterien der IHS ermöglicht wird. Im weiteren Therapieverlauf eignet sich dieses Tagebuch zudem, um die richtige Anwendung von Medikamenten bei Migräneattacken sowie deren Wirksamkeit zu überprüfen.

Zur Dokumentation von Bauchschmerzen gibt es ebenfalls ein Tagebuch (Groß u. Warschburger 2012). Für Kinder zwischen 7 und 12 Jahren wird hier die tägliche Dauer der Bauschmerzen sowie die Schmerzintensität auf eine kindgerechte Art dokumentiert.

6.5.4 Semiobjektive Verfahren der Schmerzerfassung

Um bei der Schmerzdiagnostik nozizeptive von neuropathischen Schmerzen zu differenzieren, eignet sich die **Quantitative Sensorischen Testung (QST)**. Die QST wurde vom Deutschen Forschungsverbund Neuropathischer Schmerz (DFNS) entwickelt, um die Ursache chronischer Schmerzen zu untersuchen.

Die QST besteht aus 13 standarisierten Tests, mit denen die Schmerz- und Wahrnehmungsschwellen aller Submodalitäten des somatosensiblen Systems quantitativ erfasst werden können. Die Kälte- und Wärmedetektionsschwelle, die Kälte- und Hitzeschmerzschwelle und die thermische Unterschiedsschwelle und paradoxe Hitzeempfindung werden mit einem Thermoanalyser bestimmt. Die mechanische Detektionsschwelle wird mit Von-Frey-Filamenten, die Vibrationsschwelle mit einer Rydel-Seiffer-Stimmgabel und die Druckschmerzschwelle mit einem Druckalgometer untersucht. Die mechanische Schmerzschwelle, die mechanische Schmerzsensitivität (Reiz-Antwort-Kurve auf einer numerischen Ratingskala) und das Verhältnis der Schmerzintensität von Reizserien zu Einzelreizen (Wind-up) wird mit Pinprick-Stimulatoren und die mechanisch-dynamische Allodynie mit Pinsel, Wattestäbchen und Watte bestimmt (Rolke et al. 2006).

Aus den Messergebnissen der QST lassen sich Rückschlüsse auf die Funktionen des somatosensorischen Nervensystems, von den Schmerzrezeptoren über die verschiedenen afferenten Nervenfasern bis zum ZNS ziehen. Damit kann auch die Funktion von dünnen A_δ- und C-Fasern (Schmerzfasern) sowie des spinothalamischen Systems (Tractus spinothalamicus) untersucht werden, die durch die Neurografie und SEP nicht erfasst werden (Hansson et al. 2007). Bei der Neurografie werden nur die schnellleitenden myelinisierten afferenten (A_α- und A_β-) Fasern erfasst, die nur 10–20 % der Fasern im peripheren Nervensystem ausmachen. SEP erfassen nur die Funktion der Hinterstränge und das lemniskale System. Mit der QST konnte bei Erwachsenen gezeigt werden, dass die Funktion nozizeptiver und afferenter langsam leitender δ-Fasern ($A\delta$- und C-Fasern) sowie das spinothalamische System und zentrale Verarbeitungsmechanismen häufig bei chronischen Schmerzen gestört sind (Rolke et al. 2006). Durch die QST können die Ursache und Mechanismen chronischer Schmerzen häufig auf eine pathophysiologische Basis zurückgeführt werden.

Für die Diagnostik und Therapie von Kindern und Jugendlichen ist die QST ebenfalls einsetzbar; es existieren regions-, alters- und geschlechtsspezifische Referenzwerte für Kinder zwischen 6 und 18 Jahren (Blankenburg et al. 2010). Die Referenzwerte unterscheiden sich deutlich von den QST-Referenzwerten von Erwachsenen (Rolke et al. 2006).

Bei Patienten mit **einseitigen Schmerzen** ist die Erfassung intraindividueller Unterschiede zwischen rechter und linker Seite sensitiver als die Bestimmung von Referenzwerten. Es kann die Schmerzempfindung der kranken Seite mit der gesunden Seite verglichen werden. Konfidenzintervalle für pathologische Seitenunterschiede zeigen, ab welchem Wert eine Abweichung auffällig ist. Damit ein Wert im Seitenvergleich als pathologisch eingestuft werden kann, muss er abhängig vom QST-Parameter um das 2- bis 3-fache über bzw. unter dem Wert der gesunden Gegenseite liegen. Das Ausmaß der Abweichung für pathologische Werte wurde für jeden QST-Parameter separat berechnet und publiziert (Blankenburg et al. 2010).

Besonders geeignet ist die QST, da sie nicht invasiv, leicht erlernbar und kosteneffizient ist.

6.6 Schmerzmessung bei Kindern mit Mehrfach-/Schwerstbehinderungen

6.6.1 Schmerzparameter

Schmerzen bei mehrfach behinderten Kindern sind ein lange vernachlässigtes, aber extrem drängendes Problem. Krankheitsbedingt werden bei mehrfachbehinderten Kindern oft schmerzhafte chirurgische Interventionen – Kontraktionsoperationen im Bereich der Gelenke, Zahnextraktionen, neurochirurgische Eingriffe – durchgeführt. 60 % der Kinder mit spastischer Parese mit und ohne mentaler Retardierung müssen sich bis zum Erreichen des 8. Lebensjahres orthopädischen Operationen unterziehen (Chicoine et al. 1997). Weiterhin führt die Mehrfachbehinderung häufig zu assoziierten Erkrankungen wie Aspirationspneumonie mit Begleitpleuritis und Refluxösophagitis, die ihrerseits Schmerzen verursachen.

Viele mehrfachbehinderte Kinder können nur auf eingeschränkte Verhaltens- und Kommunikationsmuster zurückgreifen, was die Mitteilung von Schmerzen erschwert. Schmerztypische Kommunikations- und Verhaltensvariablen, die bei gesunden Kindern die Schmerzerfassung leiten könnten, treten bei Kindern mit Mehrfachbehinderung

häufig nur unvollständig auf und sind schwierig zu interpretieren.

Neben akut rezidivierend auftretenden Schmerzen leiden mehrfachbehinderte Kinder häufig an chronischen Schmerzen. Diese gehen mit erheblichen psychischen und psychosozialen Konsequenzen für das Kind und seine Familie einher, wie
- deutliche emotionale Belastung mit erhöhter Ängstlichkeit und Depressivität,
- eingeschränktes körperliches/psychosoziales Funktionsniveau (Breau et al. 2007) und
- erhebliche Einschränkung der Lebensqualität (Dickinson et al. 2007).

Die schmerztherapeutische Unterversorgung zeigt sich in einem dramatischen Ausmaß bei der Befragung von Eltern von verstorbenen mehrfachbehinderten Kindern, von denen 70 % die Schmerztherapie am Lebensende als unzureichend beurteilen (Lenton et al. 2001).

6.6.2 Instrumente zur Schmerzerfassung bei Kindern mit Mehrfach-/Schwerstbehinderung

Die Fähigkeit der Schmerzselbsteinschätzung bei Kindern mit eher leichterer psychomentaler Retardierung wird von Eltern und medizinischem Personal in 50 % der Fälle falsch eingeschätzt. Zumeist wird dem Kind die Fähigkeit zugesprochen, die Skala anwenden zu können, obwohl dies nicht der Fall ist (Fanurik et al. 1998). Bei Schwerstmehrfachbehinderten kommen ausschließlich Fremdbeobachtungsskalen zum Einsatz (◘ Tab. 6.6).

- **Fremdeinschätzung bei krankheitsbedingtem Schmerz**

Es existiert eine Reihe von validierten Schmerzmessinstrumenten. Die einfachste, jedoch für diesen Anwendungszweck nicht validierte Methode, ist die regelmäßige Schmerzeinschätzung und -dokumentation des Behandelnden/Hauptversorgers auf einer NRS von 0–10. Im klinischen Alltag ist dies häufig die einzige praktikable Lösung. Allerdings unterliegt diese Einschätzung vielen beeinflussenden Variablen und beinhaltet keine

6

◼ **Tab. 6.6**   Messinstrumente zur Schmerzmessung bei Mehrfachbehinderten

Instrument	Kurzbeschreibung	Anwendungs- bereich	Hand- habung	Werte- bereich/ Cut-off	Alters- gruppe
Krankheitsbedingter Schmerz					
NCCPC-R Non-communi- cating Children's Pain Checklist – Revised (Breau 2003; ► Anhang)	30 Items, 4-Punkte-Skala **Güte**: Reliabilität, hohe Sensibilität und Spezifität **Nachteile**: 2 h Beobach- tung/Tag	Kinder mit schweren neuro- logischen De- fiziten und stark eingeschränkter Kommunikation, eventuell auch bei geringeren Einschränkungen	+	Wertebe- reich: 0–90 Cut-off: 7 Punkte	3–18 Jah- re
PPP Paediatric Pain Profile (Hunt et al. 2004; ► Anhang)	20 Items, 4-Punkte-Skala; geeignet zur Verlaufs- messung **Güte**: hohe Sensitivi- tät und Spezifität, gute Reliabilität bei bekannter Bezugsperson **Nachteile**: kein definierter Zeitrahmen; Validität und Reliabilität unbekannt bei fremden Beurteilern	Kinder mit schweren neuro- logischen De- fiziten und stark eingeschränkter Kommunikation	++	Wertebe- reich: 0–60 Cut-off: 14 Punkte	1–18 Jah- re
Postoperativer Schmerz					
FLACC – Revised Face, Legs, Activity, Cry, Consolability (Malviya et al. 2006; ► Anhang)	5 Items, 3-Punkte-Skala **Güte**: gute Reliabilität, Sensitivität und Spezifität **Nachteil**: nur für unmittel- bar postoperative Phase validiert	Kinder mit schweren neuro- logischen De- fiziten und stark eingeschränkter Kommunikation	+++	Wertebe- reich: 0–10 Cut-off: –	1–18 Jah- re
INRS Individual Nume- rical Rating Scale (Solodiuk et al. 2010)	Eine numerische Ra- tingskala; Zuordnung von kindspezifischem Schmerzverhalten für unterschiedliche Schmerz- intensität **Güte**: Englische Version ermöglicht valide und objektive Schmerzerfas- sung (gute Interrater-Re- liabilität). **Nachteile**: keine Vali- dierung der deutschen Version	Kinder mit schweren neuro- logischen De- fiziten und stark eingeschränkter Kommunikation	+++	Wertebe- reich: 0–10	6-18 Jahre

◻ Tab. 6.6 Fortsetzung

Instrument	Kurzbeschreibung	Anwendungs-bereich	Hand-habung	Werte-bereich/Cut-off	Alters-gruppe
NCCPC-PV Non-communicating Children's Pain Checklist – postoperative Version (Breau et al. 2002)	27 Items, 4-Punkte-Skala **Güte**: Reliabilität, hohe Sensitivität und Spezifität; Cut-off-Wert; 10 min Beobachtungszeit **Nachteil**: keine bekannt	Kinder mit schweren neurologischen Defiziten und stark eingeschränkter Kommunikation, evtl. auch bei geringeren Einschränkungen	++	Wertebereich: 0–81 Cut-off: geringer Schmerz = 6–10 Punkte; moderater bis schwerer Schmerz ≥ 11 Punkte	3–18 Jahre

+++ = sehr einfach, ++ = einfach, + = aufwendig/kompliziert

konkreten Anker (z. B. schmerzspezifische Mimik oder schmerzspezifisches Verhalten), die als objektive Indikatoren standardisiert genutzt werden.

Zur Entwicklung der »Non-Communicating-Children's Pain Checklist – Revised« (NCCPC-R) wurden Eltern von 20 mehrfachbehinderten Patienten im Alter von 6–29 Jahren interviewt (McGrath et al. 1998). Sie wurden nach individuellen Schmerzindikatoren befragt, um so eine Liste der relevanten Schmerzindikatoren zu erstellen. Insgesamt wurden 30 Parameter aus 7 Kategorien identifiziert. Jedes der 30 Items wird nach einer 2-stündigen Beobachtungszeit als »gar nicht« (0 Punkte), »wenig« (1 Punkt), »häufiger« (2 Punkte) und »sehr oft« (3 Punkte) vorhanden eingeschätzt. Der aufaddierte Schmerzwert kann Werte zwischen 0 und 90 erreichen (Breau 2003).

Die NCCPC-R kann bei stark kognitiv beeinträchtigten Kindern im Alter von 3–18 Jahren eingesetzt werden (deutsche Übersetzung ▶ Anhang; Kleinknecht 2007). Die von Eltern oder Betreuern zu bearbeitende Checkliste besitzt ausgezeichnete psychometrische Eigenschaften. Eine vorläufige Validierung für den deutschen Sprachgebrauch zeigt befriedigende psychometrische Eigenschaften auch der deutschen Version (Kleinknecht 2007). Obwohl für die englische Version ein Cut-off-Wert von 7 für das Vorliegen von Schmerzen angegeben wird und dieser bei der deutschen Version 5 beträ-

gen soll (Sensitivität 84 %, Spezifität 78 %), warnen die Autoren vor der Verwendung von Cut-off-Werten und raten zu Verlaufsbeobachtungen.

Das Paediatric Pain Profile (PPP; Hunt et al. 2004) besteht aus 20 schmerztypischen Items, deren Auftretenshäufigkeit und -dauer jeweils anhand einer 4-Punkte-Skala bewertet und dann aufaddiert werden (Wertebereich 0–60). Die Beobachtungsdauer ist nicht festgelegt. Ein Wert über 14 spricht den Autoren zufolge meist für das Vorliegen von Schmerzen (Hunt et al. 2004). Jedoch ist das Instrument v. a. für die Verlaufsbeobachtung von Schmerzen geeignet. Der PPP weist eine hohe Sensitivität und Spezifität sowie eine befriedigende Reliabilität auf, wenn bekannte Bezugspersonen ihn ausfüllen. Nachteile bestehen im Fehlen eines festen Zeitrahmens sowie in der unklaren Validität und Reliabilität, wenn fremde Personen ihn ausfüllen. Der PPP ist geeignet für Kinder und Jugendliche von 1–18 Jahren. Eine deutsche bis dato unvalidierte Übersetzung findet sich im ▶ Anhang.

■ **Fremdeinschätzung bei postoperativem Schmerz**

Obwohl mittlerweile eine Vielzahl von Instrumenten zur Verfügung steht (Duivenvoorden et al. 2006), die immer wieder modifiziert und weiter validiert wird, möchten wir uns hier auf drei praktisch nutzbare Beobachtungsinstrumente beschränken.

Speziell für Kinder mit starken Behinderungen und sehr eingeschränkter Kommunikation wurde eine Erweiterung der NRS entwickelt, die Individuelle NRS (INRS). Bei diesem Instrument ordnen Eltern (oder andere Personen, denen das Kind vertraut ist) den einzelnen Schmerzwerten ein Verhalten zu, welches ihr Kind bei einer solchen Schmerzempfindung zeigt (Solodiuk u. Curley 2003; Solodiuk et al. 2010). Dies ermöglicht eine objektivierte Schmerzerfassung und ermöglicht auch eine Einschätzung von Personen, die das Kind nicht kennen, was z. B. im Rahmen eines stationären Aufenthaltes von Nutzen sein kann.

Die »Non-communicating Children's Pain Checklist – Postoperative Version« (NCCPC-PV; Breau et al. 2002) basiert auf 27 der 30 Schmerzindikatoren des NCCPC-R. Der NCCPC-PV kann Schmerzwerte zwischen 0 und 81 annehmen. Bei der Entwicklung wurden Schmerzindikatoren aus den Bereichen Schlafen/Essen vernachlässigt, da sie postoperativ nicht valide zu beurteilen sind (postoperative Nüchternheit, langsamer Kostaufbau, Narkoseüberhang etc.). Kinder werden postoperativ nur 10 min beobachtet – der NCCPC-R setzt eine Beobachtung über 2 h voraus. Die Häufigkeit des Auftretens der Schmerzindikatoren wird von nicht geschulten Beobachtern und den primär Versorgenden bewertet. Das Vorhandensein von 11 der 27 Schmerzindikatoren klassifiziert 88 % der Kinder mit mittelstarken und 75 % der Kinder mit starken postoperativen Schmerzen richtig. Ab einem Wert von 11 besteht in der Regel Analgetikabedarf.

> ❯ **Veränderungen der Mimik ist der verlässlichste und stärkste Schmerzindikator.**

Kinder mit Mehrfachbehinderung zeigen auf Schmerzreize stärkere Veränderungen der Mimik als gesunde Kinder. Kinderkrankenschwestern bewerten postoperativ aber besonders verbale und vokale Schmerzäußerungen, weswegen Schmerzen bei mehrfachbehinderten Kindern in der Regel unterschätzt werden.

Ein sehr einfaches Instrument zur postoperativen Schmerzmessung bei Kindern mit Mehrfachbehinderung ist die FLACC-Skala, die vergleichbar ist mit der KUSS (Büttner 1998; ▶ Anhang). Eine erste Validierung bei nicht sprachfähigen Kindern erbrachte vielversprechende Ergebnisse (Voepel-Lewis et al. 2002). Mittlerweile ist die FLACC-Skala um typische Schmerzzeichen für Kinder mit kognitiver Einschränkung ergänzt worden (Malviya et al. 2006). So konnte für diese Patientengruppe die Reliabilität und Validität deutlich erhöht werden. Zudem bleibt die revidierte Fassung der FLACC sehr einfach in der Handhabung im Vergleich zum überaus umfangreichen NCCPC-PV (Voepel-Lewis et al. 2008).

6.7   Elterliche Aspekte

Elterliche Kognitionen und das elterliche Verhalten können zur Aufrechterhaltung der Schmerzen eines Kindes beitragen (▶ Kap. 1). Da im Rahmen einer Schmerztherapie u. a. diese Aspekte thematisiert und verändert werden können (▶ Kap. 10), ist es sinnvoll, sie vor einer Schmerztherapie zu erfassen. Eltern von schmerzkranken Kindern sollten v. a. bezüglich ihrer Kognitionen bezüglich der Schmerzen des Kindes sowie bezüglich ihres Verhaltens in Reaktion auf die kindlichen Schmerzen befragt werden.

Schmerzbezogene Kognitionen der Eltern können mithilfe der Parental Catastrophizing Scale (PCS-P; Hechler et al. 2011) abgebildet werden (kostenlos erhältlich auf der Homepage des DKSZ – ▶ http://www.deutsches-kinderschmerzzentrum.de/). Dieses validierte Instrument erhebt das Ausmaß der Katastrophisierungsneigung bezüglich der Schmerzen des Kindes mithilfe der Skalen Hilflosigkeit, katastrophisierende Gedanken und wiederkehrendes Grübeln.

Zur Erfassung des elterlichen Verhaltens existiert das Inventar für schmerzbezogenes Elternverhalten (ISEV; Hermann et al. 2008). Hier werden ignorierende, zuwendende und ablenkende Reaktion bei Schmerzen des Kindes erfasst.

Über die Fragebogenerfassung hinaus sind insbesondere verhaltensbezogene Interaktionen zwischen den Familienmitgliedern sehr gut über Beobachtung (z. B. im Gespräch, Hospitation) oder in einem ausführlichen Gespräch (mit dem Kind, der Familie, dem behandelnden Therapeuten) erfassbar. Leitfäden für eine systematische Erfassung liegen jedoch nicht vor.

◻ Tab. 6.7 Statistisches Glossar

Begriff	Definition
Biomarker	In der Medizin: Charakteristische physiologische Merkmale, die objektiv gemessen werden können und Rückschlüsse auf physiologische Prozesse des Körpers zulassen; so kann zwischen normalen (gesunden) und krankhaften (pathologischen) Prozessen unterschieden werden.
Intrarater-Reliabilität	Stellt die Übereinstimmung zwischen Einschätzungen eines Beurteilers bei zweimaliger Einschätzung dar.
Interne Konsistenz	Maß für den Zusammenhang von Items einer Skala; indirektes Maß für die Messgenauigkeit einer Skala
Interrater-Reliabilität	Stellt die Übereinstimmung zwischen Einschätzungen unterschiedlicher Beurteilern dar; ermöglicht Rückschluss, inwiefern die Einschätzung von dem Beurteiler unabhängig ist (→ Maß für die Objektivität).
Objektivität	Maß für die Unabhängigkeit eines Testverfahrens von dem Anwender
Reliabilität	Maß für die Genauigkeit bzw. Verlässlichkeit eines Testverfahrens
Spezifität	Richtig-Negativ-Rate; d. h. Anteil der korrekt als negativ klassifizierten Objekte an der Gesamtheit der tatsächlich negativen Objekte; beispielsweise gibt die Spezifität bei einer medizinischen Diagnose den Anteil der richtig identifizierten Gesunden an.
Sensitivität	Richtig-Positiv-Rate; Anteil der korrekt als positiv klassifizierten Objekte an der Gesamtheit der tatsächlich positiven Objekte; beispielsweise entspricht die Sensitivität bei einer medizinischen Diagnose dem Anteil der richtig identifizierten Kranken.
Validität	Maß für die Angemessenheit eines Testverfahrens; liefert Hinweise, ob das Merkmal, das zu messen beabsichtigt ist, auch tatsächlich gemessen wird.

6.8 Fazit

Es gibt eine Vielzahl an Instrumenten zur Schmerzerfassung im Säuglings-, Kindes- und Jugendalter. Während Instrumente für Forschungszwecke vorrangig über sehr gute psychometrische Eigenschaften verfügen sollten, richtet sich in der klinischen Anwendung die Wahl der Skalen auch nach den Kriterien der Praktikabilität und Akzeptanz. Wenn möglich sollte jedoch immer auf ein Instrument zurückgegriffen werden, welches auch den Kriterien der Validität und Reliabilität genügt, um sicherzustellen, dass das Instrument auch tatsächlich das beabsichtigte Konstrukt erfasst.

Für die Schmerzerfassung in der Neonatologie und bei Mehrfachbehinderten decken die validierten Instrumente bislang noch nicht jeden Anwendungsbereich ab. Hier bedarf es unbedingt weiterer Forschung, um geeignete deutschsprachige Skalen für unterschiedliche Anwendungsbereiche zu prüfen.

Eine systematische und umfassende Schmerzerhebung spiegelt die Schmerzerfahrung eines Kindes am besten wider und hilft allen in der Schmerztherapie Tätigen, das Schmerzmanagement möglichst auf die Bedarfe des Kindes auszurichten. Die Beurteilung des kindlichen Schmerzverhaltens und – ab etwa 4 Jahren – die eigene Einschätzung der Schmerzintensität sollten integriert werden in das Wissen über die jeweilige Grunderkrankung, die begleitende Symptomatik sowie über die Kindes- und Familienbedingungen, um die individuelle Schmerzerfahrung eines bestimmten Kindes möglichst optimal beurteilen zu können.

Unabhängig davon, welche Skala zur Anwendung kommt, ist es für die Güte der Messung wichtig, dem Kind (so sein Entwicklungsalter dies zulässt) die Bedeutung und den Zweck des Instruments genau zu erklären. Auch sollte es die Möglichkeit haben, die Skala – spielerisch und/oder mithilfe eines hypothetischen Schmerzszenarios –

mehrmals zu erproben. Wenn Messungen innerhalb und außerhalb der Klinik über einen längeren Zeitraum wiederholt werden müssen, könnte es zur Unterstützung des Schmerzmanagements nützlich sein, Kind und Eltern ein kleines, kindgerecht gestaltetes Heft mit Erläuterungen über Schmerzen und die Wichtigkeit der Schmerzmessung auszuhändigen. Mittlerweile gibt es einige Ansätze zur elektronischen Erfassung von Schmerzen. Diese können in der klinischen Praxis v. a. zur kontinuierlichen Dokumentation genutzt werden und ermöglichen eine unkomplizierte Rückmeldung an den Behandelnden.

Die Schmerzmessung sollte bei allen Kindern, die postoperativ betreut werden oder aufgrund einer internistischen Erkrankung und/oder der daraus resultierenden Therapie Schmerzen erleiden, zur Routine werden, um so eine kontrollierte und bedarfsorientierte Analgesie durchführen zu können. Insbesondere bei der Dokumentation von akuten oder prozeduralen Schmerzen kann zusätzlich die Erfassung von Vitalparametern und Temperatur in festen Zeitabständen erfolgen. Diese Dokumentation sollte auch regelmäßig nach Gabe eines Analgetikums zur Therapiekontrolle durchgeführt werden. Die regelmäßige Schmerzerhebung mittels eines Schmerzbogens schafft bei Pflegenden und Ärzten ein besseres Problembewusstsein. Gleichzeitig wird die durchgeführte Schmerztherapie auf ihre Effektivität überprüft.

Für die Erfassung von chronischen Schmerzen und den damit zusammenhängenden Beeinträchtigungen ist eine multidimensionale Erfassung – idealerweise über Anamnese und standardisierte Fragebögen – unabdingbar. Während bei Kindern für viele Aspekte auf Einschätzungen der Eltern zurückgegriffen werden muss, können Jugendliche ab einem Alter von ca. 11 Jahren die meisten schmerzrelevanten Aspekte zuverlässig selbst einschätzen. Neben der Therapieplanung eignet sich eine multidimensionale Schmerzerfassung auch, um Veränderungen auf unterschiedlichen Ebenen des Schmerzgeschehens abzubilden.

Die Integration von reliablen und validen Messinstrumenten in die Klinikroutine gestaltet sich aus zeitlichen und organisatorischen Gründen oft schwierig. Es gibt jedoch auch einfache, leicht anzuwendende Verfahren mit einer guten psycho-

metrischen Qualität, die in der klinischen Anwendung praktikabel sind und von Patienten und Personal gut akzeptiert werden. Nur mithilfe qualitativ hochwertiger Erfassungsinstrumente lässt sich das Schmerzgeschehen zuverlässig abbilden und somit eine gezielte Behandlung durchführen.

6.9   Statistisches Glossar

In ◙ Tab. 6.7 sind wichtige Begriffe zur Datenerfassung und Bewertung von Studien mit ihrer Definition zusammengestellt.

Literatur

Die Literatur zu diesem Kapitel finden Sie unter ▶ http://extras.springer.com nach Eingabe der ISBN 978-3-662-45056-7.

Im Fokus: medikamentöse Schmerztherapie

Klinisch-pharmakologische Grundlagen der Schmerztherapie

Boris Zernikow, Christoph Hünseler, Bernhard Roth, Erik Michel

B. Zernikow (Hrsg.), *Schmerztherapie bei Kindern, Jugendlichen und jungen Erwachsenen,*
DOI 10.1007/978-3-662-45057-4_7, © Springer-Verlag Berlin Heidelberg 2015

7.1   Einleitung

Analgetika und Koanalgetika spielen insbesondere in der Therapie akuter Schmerzen, neuropathischer Schmerzen und solchen bei medizinischen Eingriffen eine große Rolle. Pharmakokinetik und -dynamik sind im Kindes- und Jugendalter nicht statisch, sondern Reifungsprozessen unterworfen, die in diesem Kapitel detailliert dargestellt werden.

7.2   Opioidsystem und Opioidrezeptoren

Nozizeption ist bereits ab der 20.–22. Schwangerschaftswoche (SSW) möglich. Kortikale Schmerzverarbeitung geschieht ab der 24. SSW. Dabei ist bei Früh- und Neugeborenen das zentrale Schmerzhemmungssystem deutlich schlechter ausgebildet als das nozizeptive System, sodass beim Früh- und Neugeborenen generell vom Überwiegen nozizeptiven Stresses auszugehen ist (▶ Kap. 3).

Pharmakologisch, biochemisch und molekulargenetisch werden vier Opioidrezeptortypen unterschieden: δ, μ, K und ORL 1 (»opioid receptor-like 1«). Für die einzelnen Opioidrezeptoren sind Subtypen beschrieben. Bei den μ-Rezeptoren, die hauptverantwortlich für die Analgesie sind, unterscheidet man folgende Subtypen: μ_1, präsynaptisch (v. a. supraspinale Analgesie) und μ_2, postsynaptisch (v. a. verantwortlich für Atemdepression, antitussive Effekte, Abhängigkeit und gastrointestinale Motilitätshemmung).

Alle Opioidrezeptoren sind mit einem inhibitorischen G-Protein gekoppelt. Bindet ein Opioid an einen spezifischen Rezeptor, verändert dieser seine Konformation und aktiviert das gekoppelte G-Protein, was weitere Veränderungen in der Zelle auslöst, wie beispielsweise die Reduktion der Produktion von zyklischem Adenosinmonophosphat (cAMP), das Öffnen von Kaliumkanälen oder das Schließen von Kalziumkanälen (Zhao et al. 2012). Opioidrezeptoren kommen sowohl präsynaptisch als auch postsynaptisch vor. Die präsynaptische Stimulation von Opioidrezeptoren führt zu verminderter Freisetzung exzitatorischer Neurotransmitter, wie z. B. Glutamat, die in der Schmerzweiterleitung bedeutsam sind. Die Aktivierung des postsynaptischen Opioidrezeptors unterbindet die

Neurotransmission durch Hyperpolarisation. Das supraspinale Opioidsystem ist über verschiedenene Mechanismen an der Auslösung von Analgesie beteiligt, sowohl über die Verminderung des nozizeptiven Inputs des Gehirns als auch über die Steuerung des aszendierenden und deszendierenden Schmerzkontrollsystems. Opioidrezeptoren sind im Gehirn weit verteilt, mit der größten Dichte in Hirnstamm, Thalamus, Amygdala, Hippocampus und Kortex. μ-Rezeptoren sind in allen Strukturen nachweisbar, während δ-Rezeptoren überwiegend im Vorderhirn und limbischen System zu finden sind. Das spinale Opioidsystem ist im Dorsalhorn lokalisiert und hemmt die Schmerzleitung vom Nozizeptor über A_δ- und C-Fasern. Der überwiegende Rezeptortyp des Rückenmarks sind κ-Rezeptoren (Dickenson 1995).

Die Neurobiologie der Entwicklung des schmerzleitenden und -verarbeitenden Systems beim Menschen wird in aller Regel in Analogie zur Entwicklung entsprechender Strukturen der neugeborenen Ratte gesehen. Der Entwicklungsstand des ZNS einer neugeborenen Ratte entspricht dem eines menschlichen Fetus im Gestationsalter von 24 Wochen, und ein reifes Neugeborenes ist in dieser Hinsicht mit einer 7 Tage alten Ratte vergleichbar (Fitzgerald u. Anand 1994).

Das endogene Opioidsystem unterliegt ausgeprägten altersabhängigen Veränderungen (Zhao et al. 2012; ▶ Kap. 3). In den letzten Wochen der Schwangerschaft bzw. bei zu früh geborenen Kindern ab der 24. SSW post conceptionem kommt es zu einem raschen Anstieg sowohl an Opioidrezeptoren als auch deren Affinität zu Opioiden. Diese Zunahme der Menge an Opioidrezeptoren ab ca. der 24. SSW geht auch mit einer verbesserten analgetischen Wirkung des externen Opioidagonisten Morphin einher (Rahman et al. 1998). Ebenso entwickeln sich Systeme, die für die Toleranzentwicklung verantwortlich sind, in den ersten Lebenswochen.

μ-Rezeptoren entwickeln sich in der Fetalzeit offenbar zeitlich vor den δ-Rezeptoren. μ-Rezeptoren finden sich im ZNS zum Zeitpunkt der Geburt in einer Konzentration von nur 40 % der Erwachsenendichte (Wohltmann et al. 1982). δ-Rezeptoren vermitteln spinale und stressinduzierte Analgesie, Toleranzentwicklung und Sedierung, während κ-Rezeptoren vorwiegend spinale Analgesie vermitteln. Die Wirkung von δ-Rezeptoren schließlich ist verbunden mit psychomimetischen Effekten. Ihre Dichte erreicht kurz vor der Geburt ihr Maximum, v. a. im frontalen Kortex und Hippocampus, was für die Gefühlsverarbeitung beim Neugeborenen von Bedeutung sein könnte (Freye 1989).

Opioide spielen eine wesentliche Rolle bei der Funktion des absteigenden inhibierenden Kontrollsystems vom Hirnstamm zum Rückenmark und bei der Reduktion des nozizeptiven Input über C- und A_δ-Fasern. Bei der Ratte entwickelt sich dieses System erst postnatal, obwohl komplette anatomische Strukturen bereits zum Zeitpunkt der Geburt ausgebildet sind (Fitzgerald u. Koltzenburg 1986). Anatomische Befunde und Reaktionsmuster Früh- und Neugeborener legen nahe, dass in dieser Altersstufe ein im Vergleich zum Erwachsenenalter deutlich verstärkter nozizeptiver Input über C-Fasern besteht, und dass nachfolgende NMDA-rezeptorenvermittelte Effekte wie »Wind-up« und zentrale Sensibilisierung in der Neugeborenenzeit wesentlich stärker ausgeprägt sind als beim Erwachsenen (Marsh et al. 1997; ▶ Kap. 3).

Opioide haben in der Fetal- und Neonatalzeit einen signifikanten Einfluss auf die Regulation neuronaler Differenzierung und Entwicklung des ZNS. Ähnlich wie endogene Opioide hemmt Morphin in vivo bei neonatalen Ratten die neuronale DNA-Synthese, ein Effekt, der durch Vorbehandlung mit Naloxon gehemmt werden kann (Kornblum et al. 1987).

Eine pränatale chronische Einwirkung von Morphin auf Rattenfeten führt zu einer signifikanten Verminderung der Dichte von μ-Rezeptoren im Gehirngewebe, verbunden mit einer Toleranz gegenüber der analgetischen Wirkung von Morphin in der Postnatalphase (Tempel et al. 1988).

Für den Menschen ist wenig bekannt über Langzeiteffekte einer Opioidverabreichung in der Fetal- und Neonatalzeit im Hinblick auf die Differenzierung des ZNS, speziell des Opioidrezeptorensystems, und die spätere neurologische Entwicklung (▶ Kap. 3 und 20).

7.3 Allgemeine pharmakokinetische Besonderheiten im Kindesalter

Siehe auch pharmakologisches Glossar (▶ Abschn. 7.9).

7.3.1 Absorption

Bis zu einem Alter von 2–3 Jahren kann die gastrointestinale Absorption von Arzneimitteln beeinträchtigt sein, abhängig vom Säuregrad des Magensaftes, einer eventuell verzögerten Magenentleerung und einem ausgeprägten hepatischen First-Pass-Effekt. Deshalb müssen bei oraler Applikation ggf. deutlich höhere Dosen des betreffenden Arzneimittels eingesetzt werden.

Beim Morphin unterliegen bis zu 80 % einer oralen Dosis dem First-Pass-Effekt. Die rektale Absorption ist kaum vorhersagbar. Subkutane sowie intramuskuläre Injektionen bzw. Infusionen sind schmerzhaft, und durch Kreislaufbeeinträchtigung kann die Aufnahme des Arzneimittels in das Blut in unvorhersagbarer Weise beeinflusst werden.

7.3.2 Proteinbindung

Die meisten Analgetika sind an Plasmaproteine gebunden, Opioide speziell an saures α_1-Glukoprotein und Albumin. Pharmakologisch wirksam und für den Opioidrezeptor bzw. das Zielorgan verfügbar ist einzig der freie Anteil des Arzneimittels (◘ Tab. 7.1). Der relative Anteil des an Protein gebundenen Arzneimittels ist bei Früh- und Neugeborenen in Anbetracht der allgemein verminderten Konzentration der Bindungsproteine deutlich reduziert. Darüber hinaus kann, besonders bei sauren Arzneimitteln, die Bindung durch die Konzentration der freien Fettsäuren und des unkonjugierten Bilirubins beeinflusst werden. Daraus folgt, dass eine erhöhte Konzentration nicht gebundener, v. a. lipophiler Analgetika (z. B. Bupivacain) zu Nebenwirkungen führen kann.

Die Größe des Verteilungsvolumens wird u. a. vom Grad der Proteinbindung mitbestimmt. So haben nichtsteroidale Antiphlogistika durch ihre sehr hohe Proteinbindung von über 95 % kleine Verteilungsvolumina in der Größenordnung von 0,1–0,2 l/kg KG.

Die Penetrationsfähigkeit von Analgetika durch biologische Membranen wird maßgeblich durch den Ladungsstatus des Arzneimittels mitbestimmt, d. h., ob es in ionisierter oder nicht ionisierter Form vorliegt, was maßgeblich auch vom Blut-pH-Wert abhängt.

◘ Tab. 7.1 Plasmaeiweißbindung verschiedener Analgetika

Medikament	Patienten	Plasmaproteinbindung [%]	Literatur
Alfentanil	Erwachsene	87–92	Meuldermans et al. 1986
	Früh- und Neugeborene	65–80	Meuldermans et al. 1986; Wilson et al. 1997
	Klein- und Schulkinder	95	Meistelman et al. 1987
Buprenorphin	Kinder	90	Olkkola et al. 1989
Celecoxib	Erwachsene	97	Poulsen et al. 1996
Kodein	Kinder	10	Williams et al. 2001
Diclofenac	Erwachsene	99	Chan et al. 1987
Hydromorphon	Erwachsene	8	Lindena et al. 1998
Ibuprofen	Alle Altersgruppen	99	Kokki et al. 2007
Metamizol (und 4 aktive Metaboliten)	Erwachsene	< 60	Levy et al. 1995
Methadon	Erwachsene	85	Etter et. al. 2005; Lu et al. 2011; Wilkins et al. 1997
Morphin	Frühgeborene, Neugeborene, Säuglinge, Kleinkinder	20	Bhat et al. 1990; Glare und Walsh 1991; McRorie et al. 1992
	Erwachsene	20–35	Waldvogel 2001
Nalbuphin	Kinder	25–40	Waldvogel 2001
Oxycodon	Erwachsene	45	Gallego et al. 2007
Paracetamol	Erwachsene	20 Glukuronid: < 10 Sulfat: > 50	Gazzard et al. 1973
Pethidin	Neugeborene	52	Atwood et al. 1976
	Säuglinge, Kleinkinder	85	Atwood et al. 1976
Sufentanil, Fentanyl	Neugeborene und Säuglinge	80	Meistelman et al. 1990; Meuldermans et al. 1986
	Kinder und Erwachsene	92–93	
Tapentadol	Erwachsene	20	Hartrick und Rozek 2011
Tramadol	Alle Altersgruppen	4	Waldvogel 2001

Ein weiterer arzneimittelspezifischer Faktor ist die Fettlöslichkeit. Während in der Regel die Hirnkapillaren bei Kindern relativ impermeabel für die meisten ionisierten und wasserlöslichen Arzneimittel sind, können diese Stoffe bei Früh- und Neugeborenen bei wenig entwickelter Blut-Hirn-Schranke in ionisierter und wasserlöslicher Form ähnlich rasch wie fettlösliche Arzneimittel in das Gehirn gelangen. In analoger Weise reagieren periphere Nerven des Neugeborenen mit ihrer geringeren Myelinisierung empfindlicher auf die Effekte von Lokalanästhetika als bei Erwachsenen.

7.3.3 Distribution

Früh- und Neugeborene besitzen im Vergleich zu älteren Kindern einen wesentlich höheren Bestand an Gesamtkörperwasser und eine geringere Muskelmasse in Bezug auf ihr Körpergewicht. Während bei Frühgeborenen das Gesamtkörperwasser 80–85 % des Körpergewichts ausmacht, liegt der Anteil beim Neugeborenen bei ca. 75 %, bei Säuglingen im 1. Lebensjahr bei 60 % und im jugendlichen Alter bei 50 %. Der Anteil des extrazellulären Wassers sinkt von 40–45 % bei Früh- und Neugeborenen über 25–30 % bei Säuglingen auf 20 % bei Jugendlichen ab. Der Fettanteil steigt vom Neugeborenen mit 12–14 % des Körpergewichts auf 20–30 % beim Jugendlichen an. Daraus folgt, dass hydrophile Substanzen im Neugeborenen- und Säuglingsalter ein höheres Verteilungsvolumen haben.

Die Spitzenkonzentration, die ein Medikament nach Gabe erreicht, wird entscheidend durch die Geschwindigkeit der Applikation und das Verteilungsvolumen bestimmt. Große Verteilungsvolumina spiegeln eine extensive Aufnahme des Arzneimittels im Gewebe wider. Somit sind für viele Opioidanalgetika mit hoher Fettlöslichkeit die Verteilungsvolumina sehr groß und übersteigen den Zahlenwert des Körpergewichts um das Mehrfache. Zahlreiche Krankheitszustände (Nierenversagen, hepatische Insuffizienz, kardiale Störungen, Hypovolämie und Dehydratation) führen zu erheblichen Veränderungen der Verteilungsvolumina.

Der Blut-pH-Wert vermag oft über den Ionisationsgrad die Verteilung eines Arzneimittels zu beeinflussen. So ist z. B. bei Azidose der nicht ionisierte Anteil von nichtsteroidalen Antiphlogistika (Non-Steroidal Anti-Inflammatory Drugs, NSAID) erhöht, was eine bessere Diffusion des Medikamentes vom Plasma ins Gewebe bedeutet.

7.3.4 Metabolismus und Elimination

Die metabolische Leistung des Gesamtorganismus lässt sich am ehesten beschreiben durch die totale Clearance bezogen auf Körpergewicht oder Körperoberfläche. Die totale Clearance bestimmt maßgeblich die Steady-State-Plasmakonzentration unter Therapie. Renale und hepatische Funktionsstörungen beeinflussen die Metabolisierung und Clearance von Analgetika in verschiedenem Maße (◘ Tab. 7.2).

Gegen Ende des 1. Lebensmonats kommt es zu einem Anstieg der totalen Clearance eines Arzneimittels mit weiterer Zunahme während des Säuglings- und Kleinkindesalters. Zahlreiche fettlösliche Arzneimittel, darunter Opioide, werden im Kleinkindalter 2–6× schneller eliminiert als bei älteren Kindern oder Erwachsenen.

Neuere Opioide wie Fentanyl, Alfentanil und Sufentanil werden per Biotransformation zu zumeist inaktiveren Metaboliten abgebaut. An der Biotransformation, so z. B. des Remifentanils, sind Plasmaesterasen beteiligt. Offensichtlich ist bei Früh- und Neugeborenen die Aktivität der Pseudocholinesterase und Azetylcholinesterase oder Arylesterase im Vergleich zu älteren Kindern vermindert mit der Folge verlängerter Arzneimittelwirkung. Wir sehen dies auch bei genetischen Defekten der Pseudocholinesterase.

Opioide unterliegen zum Teil einem ausgedehnten hepatischen Metabolismus unter Beteiligung des mikrosomalen Enzymsystems (Phase-I-Reaktion) und hepatischer Konjugation, u. a. mit Glukuronsäure oder Sulfat (Phase-II-Reaktion). Aus Morphin entsteht durch Koppelung an Glukuronsäure das analgetisch stark wirksame Morphin-6-Glukuronid (M-6-G). Die Fähigkeit zur **Glukuronidierung** ist beim Frühgeborenen noch beschränkt und erreicht zumeist erst ab dem 3. Lebensmonat ein dem Erwachsenen vergleichbares Niveau. Speziell beim Früh- und Neugeborenen ist der Umbau hepatisch metabolisierter Arzneimittel in sehr hohem Maße vom hepatischen Blutfluss abhängig, insbesondere wenn noch ein offener Ductus venosus vorliegt, der einen nennenswerten Anteil des Blutes an der Leber vorbeiführt. Auch erhöhter intraabdomineller Druck, z. B. nach Operation einer Omphalozele, vermindert den hepatischen Blutfluss erheblich. Ein offener Ductus arteriosus Botalli schränkt wie eine Hypoxämie ebenfalls den hepatischen Arzneimittelmetabolismus ein.

Ein weiteres wesentliches Ausscheidungsorgan für Arzneimittel sind die Nieren. **Glomeruläre Filtration** und **tubuläre Sekretion** sind bei Früh- und Neugeborenen erheblich eingeschränkt. In diesem Alter sind Zahl und Funktion von Nephronen

◘ Tab. 7.2 Effekte renaler und hepatischer Funktionsstörungen auf Pharmakokinetik und Metabolismus wichtiger Opioid- und Nichtopioidanalgetika

	Renale Funktionsstörungen	Hepatische Funktionsstörungen
Alfentanil	Keine	Verlängerte und verstärkte Wirkung möglich, Ausscheidung (Ø)
Buprenorphin	Keine	Ob der Metabolismus klinisch relevant eingeschränkt ist, bleibt unklar, Ausscheidung ↓
Fentanyl	Sedierung ↑	Keine, jedoch Metabolismus ↓, wenn Leberblutfluss eingeschränkt
Hydromorphon	Akkumulation nicht wirksamer Metabolite	Metabolismus ↓
Ibuprofen	Clearance aller Metabolite ↓	Metabolismus ↓
Kodein	Sedierung ↑	Bildung von Morphin ↓
Metamizol	Clearance aller Metabolite	Keine
Methadon	Keine	–
Morphin	Akkumulation von M-6-G	Glukuronidierung unverändert; Ausscheidung und orale Bioverfügbarkeit ↑
Paracetamol	Clearance aller Metabolite (speziell Glukuronide) ↓	Hepatische Toxizität ↑
Pethidin	Akkumulation von Norpethidin, Krampfanfälle möglich	Verminderter Metabolismus von Norpethidin
Remifentanil	Akkumulation des Hauptmetaboliten, Auswirkung unklar	Keine
Sufentanil	Desmethylsufentanil ↑, eventuell verlängerte Atemdepression	Keine
Tramadol	Clearance ↓	Ausscheidung ↓

noch vermindert. Beim Früh- und Neugeborenen kann die glomeruläre Filtrationsrate bei 0,4–5 ml/min liegen. Im Verlauf von 3–5 Monaten erreicht die Nierenfunktion Werte vergleichbar denen Erwachsener, wobei die Fähigkeit der Niere, Arzneimittelmetabolite auszuscheiden, erst im Alter von 2–3 Jahren ihr Maximum erreicht. Der renale Ausscheidungsweg kann unter pathologischen Umständen bedeutsam werden, insbesondere hinsichtlich der wasserlöslichen Morphinmetaboliten M-6-G (Folge: verlängerte Wirkung, Sedierung und Atemdepression) und M-3-G (Folge: Hyperexzitablität und zerebrale Krampfanfälle; ► Abschn. 7.5.1).

Ein weiterer wichtiger Faktor des Arzeinmittelmetabolismus ist die genetische Ausstattung des Individuums. Insbesondere genetische Polymorphismen des Cytochromsystems (z. B. CYP2D6)

spielen eine entscheidende Rolle für den Metabolismus und die Wirksamkeit von Analgetika wie Paracetamol, Kodein, Methadon etc.

7.4 Nichtopioidanalgetika

Die NSAID Indometacin (auch: Indomethacin), Ibuprofen und Naproxen sowie die nichtsauren antipyretischen Analgetika wie Paracetamol (= Acetaminophen) und Metamizol sind nach wie vor feste Bestandteile in Stufenkonzepten zur Schmerztherapie in der pädiatrischen Infektologie (► Kap. 13), Anästhesie (► Kap. 18), Onkologie (► Kap. 21; Zernikow et al. 1999), Rheumatologie (► Kap. 16), Neurologie (► Kap. 14) und Intensivmedizin (► Kap. 20).

7.4.1 Paracetamol (Acetaminophen)

Die analgetische Wirkung von Paracetamol (z. B. Ben-u-ron) ist vergleichsweise schwach, eine Entzündungshemmung fehlt. Es blockiert die Prostaglandinsynthese im ZNS, nicht jedoch in peripheren Geweben. Ein großer Vorteil von Paracetamol, besonders beim Säugling und Kleinkind, ist die Verfügbarkeit als Suppositorium oder orale Darreichungsform bei gleichzeitig fehlenden nennenswerten renalen und gastrointestinalen Nebenwirkungen sowie Fehlen einer relevanten Beeinträchtigung der Thrombozytenaggregationsfähigkeit.

Während der antipyretische Effekt im Hypothalamus entsteht, wird die analgetische Wirkung u. a. spinal vermittelt unter Beteiligung von NMDA-Rezeptoren, dem serotonergen System, Substanz P und dem Cannabinoidsystem. Im ZNS scheint Paracetamol die Prostaglandin-H_2-Synthetase zu hemmen (Anderson u. Collins 2008). In einigen Studien konnte die Wirkung von Paracetamol durch die Vorbehandlung mit Tropisetron komplett unterbunden werden, auch wenn dieser Effekt nicht in allen klinischen Studien und/oder experimentellen Settings repliziert werden konnte (Bandschapp et al. 2011; Jokela et al. 2010; Pickering et al. 2012; Tiippana et al. 2013). Für Ondansetron wurden keine negativen Interaktionseffekte beobachtet (Jokela et al. 2010; Minville et al. 2011).

Im Neugeborenen- und frühen Säuglingsalter ist die Wirksamkeit nicht für alle Indikationen belegt: Nicht nachweislich wirksam ist Paracetamol in dieser Zeitspanne bei Fersenblutabnahmen mittels Lanzettenstich (Shah et al. 1998), bei der Zirkumzision (Howard et al. 1994) und bei großen thorakalen sowie abdominellen Operationen, wenn postoperativ dauerhaft Opioide appliziert werden (Van der Marel et al. 2007). Andererseits ist Paracetamol nach rektaler Anwendung geeignet, bei Neugeborenen nach Geburt mittels Vakuumextraktion die Schmerzsymptomatik zu mildern (van Lingen et al. 1995). Mögliche Ursachen für negative Studienergebnisse mögen sein: fehlende Entwicklung der Targetstrukturen (Enzyme, Rezeptoren etc.), insuffiziente Schmerzmessinstrumente, falsche Dosierungen oder exzessive Gabe von Notfallmedikamenten (Berde et al. 2012).

Postoperativ, jenseits der Neugeborenenperiode, scheint die Gabe von Paracetamol, v. a. bei intravenöser Applikation, den Opioidverbrauch zu reduzieren und die Schmerztherapie zu verbessern. Eine Reduktion opioidbedingter Nebenwirkungen wird nicht immer beobachtet (Wong et al. 2013a).

▪▪ Bioverfügbarkeit, Metabolismus und Pharmakodynamik

Die Bioverfügbarkeit nach rektaler Gabe scheint einer höheren Variabilität zu unterliegen, ist aber im Alter von 3–36 Monaten ähnlich der oralen Gabe (Walson et al. 2013), dies trifft auch auf die Wirkung nach oraler/rektaler Gabe zu (Goldstein et al. 2008; ◘ Tab. 7.3).

Paracetamol wird hepatisch metabolisiert (◘ Abb. 7.1), wobei infolge von Überdosierungen (mehr als 150 mg/kg KG Paracetamol) nach Erschöpfung der hepatischen Glutathionspeicher stark reaktive toxische Paracetamol-N-Hydroxy-Metaboliten (z. B. n-Azetyl-Benzochinoline) auftreten können. Lebertoxische Paracetamolplasmakonzentrationen liegen bei über 300 mg/l.

Paracetamol wird jenseits der Neugeborenenphase v. a. glukuronidiert, wobei bestimmte Polymorphismen der UDP-Glukuronosyl-Transferase (UGT; Uridyldiphosphat, UDP) den Menschen gegenüber Paracetamolüberdosierungen **un**empfindlicher machen (Court et al. 2013). Beim Früh- und Neugeborenen werden innerhalb der ersten Lebenstage in der Hauptsache Sulfatkonjugate des Paracetamols gebildet, was den Mangel an Glukuronidierungskapazität aufwiegt und unter Berücksichtigung des in dieser Altersstufe vermindert aktiven Cytochrom-P450-Systems durchaus eine niedrigere Toxizität bei Früh- und Neugeborenen erwarten lässt.

Antipyretische Plasmakonzentrationen liegen in einem Bereich von 10–20 mg/l (Anderson et al. 2005), analgetische Plasmakonzentrationen konnten bisher nicht eindeutig definiert werden. Bei gesunden Probanden fanden sich jedoch analgetische Effekte bereits ab Plasmakonzentrationen von unter 10 mg/l (Moolenaar et al. 1979). Die antipyretische und analgetische Wirkung tritt 1–2 h nach Erreichen der Spitzenkonzentration auf, da das Effektkompartiment von Paracetamol das ZNS ist, in dem sich Paracetamol nach Überwinden der Blut-Hirn-Schranke anreichern muss.

◻ **Tab. 7.3** Pharmakokinetische Parameter für Paracetamol und Ibuprofen in Abhängigkeit vom Alter des Patienten

	Verabreichungsmodus	Dosis [mg/kg KG]	T_{max} [h]	C_{max} [mg/ml]	Eliminationshalbwertzeit [h]	Clearance [ml/kgKG×min]	Literatur
Paracetamol							
Frühgeborene							
GA 28–32 Wochen	Rektal	20	3,9 (0,8–10)	12,5 ± 2,9 (7,5–18)	11,0 ± 5,7	1,7 ± 0,76	van Lingen et al. 1999
GA 33–36 Wochen	Rektal	20	5,1 1,0–9,5)	7,5 ± 4,0 (1,5–13,6)	4,8 ± 1,2	9,3 ± 11	van Lingen et al. 1999
GA 33 ± 1,6 Wochen	Oral	20	1,3 ± 0,7	8,4 ± 3,9	–	–	Lin et al. 1997
Neugeborene	Oral	10	–	–	4,9 ± 0,9	–	Miller et al. 1976
	Oral	15	1,2	11,2	2,8	–	Hopkins et al. 1990
	Rektal	15	1,0	7,9	3,8	–	Hopkins et al. 1990
Säuglinge	Oral	15	1,1	0,7	1,6	–	Hopkins et al. 1990
Säuglinge und Kleinkinder	Oral/rektal	10–15	1,2	5,7–7,7	1,8–2.1	–	Walson et al. 2013
Klein- und Schulkinder	Oral	10	–	–	4,5	–	Miller et al. 1976
	Oral	12,5	1,3 ± 0,2	9,5 ± 0,6	1,9 ± 0,1	–	Brown et al. 1992
	Oral	15	1,9	10,5	2,3	–	Hopkins et al. 1990
	Oral	10–15	0,5	12,3	2,8	3,6	Kelley et al. 1992
	Rektal	15	2,6	5,3	2,6	–	Hopkins et al. 1990
Ibuprofen				µg/ml			
Frühgeborene							
GA 22–31 Wochen	Intravenös	10	–	–	30,5 ± 4,2	0,03 ± 0,005	Aranda et al. 1997
Säuglinge, Klein- und Schulkinder	Oral	5	1,6 ± 0,1	19 ± 1,4	1,7 ± 0,2		Brown et al. 1992
	Oral	6	0,9	26,6	2,0	–	Kelley et al. 1992
	Oral	7,5	0,97	32,0	1,3 ± 0,3	1,3	Gelotte et al. 2010
	Oral	8	7 ± 0,5	35,8 ± 16,7	1,6 ± 0,7	1,0	Kauffman und Nelson 1992
	Oral	10	1,5 ± 0,1	34,4 ± 2,2	1,5 ± 0,1	–	Brown et al. 1992
	Oral	14	1,0 ± 0,4	66 ± 10	1,4 ± 0,3	–	Konstan et al. 1991

T_{max} = Zeitpunkt des Auftretens der maximalen Plasmakonzentration; C_{max} = maximale Plasmakonzentration; GA = Gestationsalter

Pathogenese der Lebertoxizität

☐ **Abb. 7.1** Pathogenese der Lebertoxizität von Paracetamol

▪▪ Pharmakokinetik

Im Hinblick auf die Elimination besteht -- abgesehen von der Situation bei sehr unreifen Frühgeborenen (Miller et al. 1976) und Säuglingen jünger als 6 Monate (Anderson et al. 2002) -- keine eindeutige Altersabhängigkeit (☐ Tab. 7.3; Miller et al. 1976). Pharmakokinetische Modellrechnungen ergaben für die Aufrechterhaltung einer antipyretischen Steady-State-Plasmakonzentration von 10–20 mg/l eine rektale initiale Aufsättigungsdosis (»loading dose«) von einmal 50 mg/kg KG Paracetamol mit 6-stündlichen Folgedosen von 30 mg/kg KG rektal (Anderson u. Holford 1997).

Eine Plasmakonzentration von 25 mg/l erzeugt bei 60 % der betroffenen Kinder eine befriedigende Analgesie nach Tonsillektomie (Anderson et al. 1996). Laut einer Computersimulation müssen 1–17 Jahre alte Kinder nach einer Tonsillektomie eine rektale Initialdosis von 70 mg/kg KG gefolgt von 4-stündlich verabreichten Folgedosen (25 mg/kg KG) erhalten, damit 40–50 % von ihnen den als analgetisch angenommen Plasmaspiegelbereich erreichen (Anderson u. Holford 1997). Auch ein morphinsparender Effekt nach anderen Operationen wurde nur erzielt, wenn zwischen 40 und 60 mg/kg KG Paracetamol rektal verabreicht wurde (Korpela et al. 1999). Unter Sicherheitsaspekten sind diese Empfehlungen allerdings kritisch zu beurteilen (▶ Nebenwirkungen), wenn sie länger als einen Tag umgesetzt werden.

▪▪ Nebenwirkungen

Dosen von über 120–150 mg/kg KG und Tag Paracetamol während eines Anwendungszeitraums von 2–8 Tagen gelten als lebertoxisch und sind zu vermeiden. Die anhand pharmakokinetischer und pharmakodynamischer Modelle ermittelten Dosen (▶ Pharmakokinetik; Anderson u. Holford 1997) müssen speziell unter Sicherheitsaspekten im Hinblick auf die klinische Anwendung kritisch hinterfragt werden: Hepatische oder renale Begleiterkrankungen, Mangelernährung und Dehydratation erhöhen das Risiko hepatischer Toxizität durch Paracetamol.

Ferner kann eine Begleitmedikation mit Medikamenten, die das Cytochrom-P450-System induzieren, zur Toxizität von Paracetamol beitragen. Die Anwendung von Paracetamol in höheren als den bislang empfohlenen Dosen dürfte nur im klinischen Rahmen erfolgen und niemals in den Händen der Eltern liegen. Rivera-Penera et al. (1997) zeigten, dass ein erheblicher Anteil an schwerem Leberversagen nach Paracetamol durch unbeabsichtigte Überdosierung durch die Eltern zustande kam. Zu betonen ist, dass in Bezug auf die Anwendung von Paracetamol bei Kindern die Verabreichung von »mehr« nicht »besser« ist (Heubi u. Bien 1997).

Studien zeigen einen dosisabhängigen Zusammenhang zwischen Asthmasymptomen in der späten Kindheit oder im Jugendlichenalter sowie der Einnahme von Paracetamol in der Schwangerschaft oder frühen Kindheit (Henderson u. Shaheen 2013). Es ist wahrscheinlich, dass der beobachtbare Zusammenhang **kein kausaler** ist, weil insbesondere Frauen oder Säuglinge/Kleinkinder mit Asthmasymptomen Paracetamol einnehmen (Heintze u. Petersen 2013; Källen et al. 2013). Es ist eher ein kausaler Zusammenhang anzunehmen zwischen Asthmaveranlagung bzw. frühkindlichen Asthmasymptomen und Asthma im späteren Leben.

▪▪ Intravenöse Gabe

In Deutschland ist Paracetamol als intravenös zu applizierendes Medikament (Perfalgan) bereits für Neugeborene zugelassen und wird insbesondere postoperativ eingesetzt (Alhashemi u. Daghistani

2006; Capici et al. 2008; Moller et al. 2005; Murat et al. 2005; Tzortzopoulou et al. 2011; ▶ Kap.13).

Bei **Neugeborenen** wurden folgende pharmakokinetische Parameter ermittelt, skaliert auf einen 70 kg schweren Normerwachsenen: Clearance 5,0 × $(KG/70)^{0,75}$ l/h; zentrales Verteilungsvolumen 51,0 × $(KG/70)$ l; Inter-Kompartiment-Clearance 16,2 × $(KG/70)^{0,75}$ l/h; peripheres Verteilungsvolumen 22,7 × $(KG/70)$ l (Allegaert et al. 2011b).

Im Alter zwischen **1,8 und 15 Jahren** ähnelt die Pharmakokinetik der eines Erwachsenen. Nimmt man ein 2-Kompartiment-Modell an, sind die pharmakokinetischen Parameter, skaliert auf einen 70 kg schweren Normerwachsenen: Clearance 16,51 × $(KG/70)^{0,75}$ l/h; zentrales Verteilungsvolumen 28,4 × $(KG/70)$ l; Inter-Kompartiment-Clearance 11,32 × $(KG/70)^{0,75}$ l/h; peripheres Verteilungsvolumen 13,26 × $(KG/70)$ l. Um die jeweiligen Werte für Erwachene zu erhalten, muss die Formel jeweils mit 70 multipliziert werden (Mohammed et al. 2012).

Für Früh- und Neugeborene empfiehlt der Hersteller nach Expertenmeinung eine Dosierung von 4× 7,5 mg/kg KG/d intravenös. Neuere Dosisempfehlungen basieren auf pharmakokinetischen Modellen. Palmer empfiehlt 10 mg/kg alle 6 h für Frühgeborene mit einem Gestationsalter von 28–32 Wochen, 12,5 mg/kg bei einem Gestationsalter von 32–36 Wochen und 15 mg/kg nach Vollendung der 36. Woche (Palmer et al. 2008). Wang et al. (2014) berechneten kürzlich ein 3-Kompartiment-Modell für die Verteilung und Elimination, welches für alle Gewichts- und Altersklassen gilt und noch genauer (aber auch komplizierter) ist als das 2-Kompartiment-Modell. Mithilfe der neuen Berechnungen entstanden neue Dosisempfehlungen für Kinder mit einem Körpergewicht von unter 10 kg.

Intravenöses Paracetamol (90 mg/kg/d) wurde erfolgreich als Begleitmedikation einer Opioidtherapie zur Reduktion postoperativer Schmerzen nach Skoliosenkorrektur (Hiller et al. 2012) eingesetzt, wobei sich die angeforderte Opioidmenge nicht verringerte. Die Plasmaparacetamolspitzenkonzentration betrug 25 min nach Gabe der ersten Dosis (30 mg/kg KG) ca. 35 mg/l.

7.4.2 Nichtsteroidale Antiphlogistika (NSAID) und Metamizol

Nichtsteroidale antiinflammatorische Arzneimittel (NSAID) besitzen antipyretische, analgetische und antiinflammatorische Wirkungen. Im Kindesalter werden diese Arzneimittel häufig bei Fieber, akuten Schmerzzuständen (insbesondere postoperativ), bei entzündlichen Erkrankungen (u. a. juvenile rheumatoide Arthritis), beim Kawasaki-Syndrom oder der zystischen Fibrose eingesetzt. Der kombinierte Einsatz von NSAID mit Leitungs- oder Lokalanästhetika und/oder Opioiden hat sich bei der postoperativen Analgesie bewährt und führt zur Reduktion systemisch verabreichter Opioide, der Schmerzwerte im Aufwachraum sowie opioidinduzierter Arzneimittelnebenwirkungen in den ersten 24 h nach der Operation. Sie verbessern hingegen **nicht** signifikant und verlässlich die Schmerzwerte in den kompletten 24 h postoperativ – d. h. unter Einbeziehung der Zeit nach Verlassen des Aufwachraums (Michelet et al. 2012; Voepel-Lewis et al. 2013).

Das erste Medikament aus dieser Gruppe war die Azetylsalizylsäure (ASS; z. B. Aspirin). Die Anwendung von ASS als Analgetikum ist in den vergangenen 30 Jahren aufgrund der Assoziation mit dem Reye-Syndrom in der pädiatrischen Therapie – ausgenommen Rheumatologie – in den Hintergrund getreten. Umso bedeutsamer wurden Diclofenac, Ibuprofen, Indometacin und Naproxen.

Wirkungen und Nebenwirkungen der genannten Substanzen werden besonders verursacht über die Beeinflussung der Prostaglandin- und Leukotriensynthese durch Hemmung des Zyklooxygenaseweges (COX-Hemmung), wobei weitere pharmakologische Eigenschaften der NSAID beschrieben sind (Rainsford 2013). Zwei Isoformen der Zyklooxygenase werden gehemmt, die COX-1 (Vermittlung prostaglandinabhängiger physiologischer Vorgänge) und die COX-2 (Beteiligung an Entzündungvorgängen, induzierbar und durch Entzündungstimuli aktivierbar). COX-2-Inhibition bedeutet somit antiinflammatorische und analgetische Wirkung.

Prostaglandine und Thromboxan A_2 sind proinflammatorische Substanzen und potenzielle Vasomodulatoren, die synergistisch mit Bradykinin und Histamin wirken. NSAID vermindern sowohl die basale Prostaglandinsynthese als auch die gesteigerte Bildungsrate nach Gewebeverletzung. Gerade die COX-2-Inhibition kann von besonderer Bedeutung sein, um über die Hemmung der spinalen Prostaglandinfreisetzung langfristige Veränderungen im Schmerzverhalten bei chronischer Nozizeption zu verhindern (Vanegas u. Schaible 2001). Daneben entfalten NSAID antinozeptive Effekte im ZNS (Carlsson et al. 1988). Aktiviert wird ferner die Leukotrienbildung, was den bronchokonstriktorischen Effekt der NSAID erklärt.

Allen NSAID, die eine Präferenz für COX-1 haben (ASS, Indometacin) oder COX-1 und COX-2 in gleichem Maße hemmen (Ibuprofen, Diclofenac), ist gemeinsam, dass sie die Thrombozytenaggregation vermindern, das Auftreten von gastrointestinalen Blutungen begünstigen und über die Reduktion des renalen Plasmaflusses zur Nierenfunktionseinschränkung führen können. Glukokortikoide sollten nicht zeitgleich systemisch eingesetzt werden, da dadurch sonst das Risiko für schwerwiegende gastrointestinale Blutungen erheblich gesteigert wird.

Klinisch ist bei postoperativer Anwendung von NSAID das Risiko einer peri- oder postoperativen Blutung wohl nicht erhöht (Cardwell et al. 2005; Jeyakumar et al. 2008), wobei Ketorolac diesbezüglich eine Ausnahme darstellen könnte (Litalien u. Jacqz-Aigrain 2001). Ein erhöhtes lokales Blutungsrisiko nach Tonsillektomie kann nicht mit Sicherheit ausgeschlossen werden (Lewis et al. 2013). Die Knochenheilung nach schweren Frakturen scheint durch die kurzfristige Gabe von NSAID nicht beeinflusst zu werden (Kurmis et al. 2012).

Alle NSAID können klinisch signifikante Arzneimittelinteraktionen hervorrufen. Dies gilt auch für selektive COX-2-Inhibitoren. Über eine Interaktion mit dem Methotrexatmetabolismus (MTX) kann es zu erhöhten Serumspiegeln und einer verzögerten Elimination von MTX kommen.

NSAID haben im Säuglings- und Kleinkindesalter ein höheres relatives Verteilungsvolumen als beim Erwachsenen, wobei die Eliminationshalbwertzeiten bei Kindern und Erwachsenen vergleichbar sind (Walson u. Mortensen 1989). Hieraus resultiert für das Säuglings- und Kleinkindalter zur Erzielung vergleichbarer analgetischer Effekte die Notwendigkeit höherer Initial- und Erhaltungsdosen (Litalien u. Jacqz-Aigrain 2001; Walson u. Mortensen 1989).

▪ Ibuprofen

Im Kindesalter wird als NSAID derzeit am häufigsten Ibuprofen (z. B. Nurofen-Saft) eingesetzt. Bei Kindern und Jugendlichen wie auch im Erwachsenenalter ist Ibuprofen analgetischer als Paracetamol (Pierce u. Voss 2010). Ibuprofen wird neben Indometacin bei Frühgeborenen zum Verschluss eines persistierenden Ductus arteriosus Botalli verwendet (Johnston et al. 2012; Neumann et al. 2012).

▪▪ Bioverfügbarkeit, Metabolismus und Pharmakodynamik

Nach oraler Einnahme erfolgt eine fast vollständige Resorption. Eine signifikante Wirkung wird 25 min nach oraler Einnahme beobachtet. Ibuprofen wird durch das hepatische Cytochrom-P450-System über Hydroxylierung und Carboxylierung metabolisiert und anschließend glukuronidiert. Beide Metabolisierungswege sind beim Frühgeborenen in den ersten Lebenstagen beeinträchtigt. Ibuprofen ist ein Enantiomerengemisch, wobei das COX weniger hemmende R(–)-Stereoisomer unidirektional zu ca. 60 % in das COX mehr hemmende S(+)-Stereoisomer überführt wird. R(–)-Stereoisomer ist dafür ein potenter Inhibitor der Leukotriene und wirkt stark hemmend auf aktivierte Leukozyten. Weiterhin reduziert es den Abbau des körpereigenen Cannabinoids Anandamid und trägt dadurch im ZNS zu analgetischen Effekten bei. Das R(–)-Stereoisomer scheint darüber hinaus das durch das S(+)-Stereoisomer induzierte Risiko von gastralen Schleimhautschäden zu reduzieren (Rainsford 2013).

Ibuprofen mit seiner Proteinbindung von nahezu 99 % wird bei hepatischen und renalen Funktionsstörungen erheblich verzögert ausgeschieden, sodass in solchen Fällen die Anwendung einzuschränken ist (◘ Tab. 7.2). Hinsichtlich des antipyretischen Effekts tritt das Maximum der Temperatursenkung bei Ibuprofen deutlich später auf als seine maximale Serumkonzentration – ähnlich wie bei Paracetamol (Kelley et al. 1992).

Die Langzeitanwendung von Ibuprofen bei Kindern mit chronischer juveniler Arthritis in einem Alter von 18 Monaten bis 13 Jahren mit einer Dosierung zwischen 10 und 40 mg/kg KG/d (mittlere Tagesdosis: 28 mg/kg KG) brachte der Mehrzahl der Patienten signifikante Schmerzlinderung (Steans et al. 1990).

■■ **Pharmakokinetik**
Pharmakokinetische Daten finden sich in ◘ Tab. 7.3. Das Stereoisomer S(+)-Ibuprofen weist ein größeres Verteilungsvolumen, eine etwas größere Clearance und eine etwas verlängerte Eliminationshalbwertzeit (138,6 ± 88,2 min) auf als R(−)-Ibuprofen. Bei Frühgeborenen (mittleres Geburtsgewicht 945 g, mittleres Gestationsalter 26,8 Wochen), die zum Erreichen eines Duktusverschlusses Ibuprofen-Lysin in einer Dosierung von 10 mg/kg KG intravenös erhalten hatten, fand sich eine erheblich verzögerte Elimination (Aranda et al. 1997). Dies kann mit einer verzögerten hepatischen Metabolisierung sowie bei Früh- und Neugeborenen mit einer zum Teil erheblichen Reduktion des renalen Blutflusses und damit verbundener Clearance erklärt werden. Van Overmeire et al. (2001) fanden nach wiederholter Gabe von Ibuprofen (1. Dosis 10 mg/kg KG i. v.; 2. und 3. Dosis je 5 mg/kg KG i. v., im Abstand von jeweils 24 h) bei Frühgeborenen (medianes Gestationsalter: 29. SSW; Geburtsgewicht: im Mittel 1.250 g) eine signifikante Abnahme der Verteilungsvolumina bei unveränderter totaler Clearance, jedoch kürzerer Eliminationshalbwertzeit. Das Urin-Zeit-Volumen nahm von im Mittel 4,2 ml/kg KG/h bei der 1. Gabe auf 2,8 ml/kg/h nach der 3. Ibuprofendosis ab. Wiederholt fanden sich ähnliche Ergebnisse, u. a. wenn die Veränderung der Amicacin-Clearance als Marker benutzt wurde (Allegaert et al. 2005a,b und 2006).

■■ **Nebenwirkungen**
In der oben zitierten Langzeitanwendung von Ibuprofen bei Kindern mit chronischer juveniler Arthritis wurden lediglich bei 2 von 39 Kindern Nebenwirkungen beobachtet (Gastritis, Bauchschmerzen und Übelkeit; Steans et al. 1990). Das Nebenwirkungsprofil von oral verabreichtem Ibuprofen in einer Dosierung von 10 mg/kg KG und einer maximalen Tagesdosis von 40 mg/kg KG unterscheidet sich bei kurzzeitiger Anwendung (weniger als 7 Tage) hinsichtlich Art und Häufigkeit seiner Nebenwirkungen nicht von denen des Paracetamols (Lesko u. Mitchell 1995). Insbesondere ist für Ibuprofen das Risiko für klinisch bedeutsame gastrointestinale Blutungen offenbar nicht signifikant erhöht, auch nicht nach Tonsillektomie (Jeyakumar et al. 2008; Yaman et al. 2011).

■ **Diclofenac**
Diclofenac (z. B. Voltaren, Diclac) wird v. a. in der Therapie von Erkrankungen aus dem rheumatischen Formenkreis und postoperativ zur Schmerztherapie eingesetzt (Standing et al. 2009). Bei Erwachsenen hat Diclofenac postoperativ eine größere analgetische Wirkung als Paracetamol und Ibuprofen, ist aber auch deutlich schlechter verträglich.

Diclofenac ist ein Arylsäurederivat mit einer guten oralen Resorption, jedoch unterliegt Diclofenac einem ausgeprägten First-Pass-Metabolismus von bis zu 60 %. Die Bioverfügbarkeit der rektalen Gabe ist fast doppelt so groß wie bei oraler Gabe.

Im Plasma wird Diclofenac zu 99 % an Albumin gebunden. Hepatisch wird Diclofenac zunächst über CYP2C9 metabolisiert – erreicht ein Erwachsenenniveau Ende des ersten Lebensjahres –, wird dann sulfatiert oder glukuroniert und hepatisch sowie renal eliminiert. Bei Kindern ist die renale Ausscheidung von unverändertem Diclofenac mit 5–10 % gering (Haapasaari et al. 1983). Bei Niereninsuffizienz ist mit der Akkumulation von Diclofenac-Konjugaten zu rechnen. Hepatische Störungen machen in der Regel keine Dosisreduktion erforderlich (Davies u. Anderson 1997). Diclofenac ist gut liquorgängig; die rasch aufgebauten Liquorspiegel halten bis zu 4 h in einer zur Hemmung der COX ausreichenden Höhe an (Kokki et al. 2008).

Die pharmakokinetischen Daten wurden durch Standing et al. (2011) in einen Review zusammengefasst. Wird Diclofenac intravenös verabreicht, beschreibt ein Modell mit drei Kompartimenten die Pharmakokinetik am besten. Nach Gabe von Suspension und Tabletten werden zwei Peaks, unter Therapie mit Suppositorien wird nur ein Serumpeak beobachtet. Die Clearance beträgt 16,5 l/h × 70 kg, das zentrale Verteilungsvolumen 3,7 l/70 kg, das der zwei peripheren Kompartiments

7,5 bzw. 3,8 l/70 kg (weitere Einzelheiten siehe Standing et al. 2011).

Basierend auf diesem pharmakokinetischen Modell kommen Standing et al. (2011) zu folgender Einzeldosisempfehlung für 1- bis 12-jährige Kinder: i. v.: 0,3 mg/kg KG; rektal: 0,5 mg/kg KG; peroral: 1 mg/kg KG.

Die unerwünschten Wirkungen entsprechen denen anderer NSAID. Bedeutsame Arzneimittelinteraktionen treten mit Lithium, Digoxin, MTX, Ciclosporin und Cholestyramin auf.

■ Indometacin

Indometacin (z. B. Amuno) ist ein Derivat der Arylessigsäure. In der Kinderheilkunde wird Indometacin v. a. bei rheumatischen Erkrankungen und der paroxysmalen Hemikranie eingesetzt (Blankenburg et al. 2009). In der Neonatologie findet Indometacin Verwendung zum Verschluss eines persistierenden Ductus arteriosus. Prostaglandine (PGE_2, PGI_2) haben einen dilatatorischen Effekt auf die glatte Gefäßmuskulatur und sind an der Tonusregulation des Ductus arteriosus maßgeblich beteiligt. Von Erwachsenen ist bekannt, dass Indometacin nach oraler Verabreichung rasch und nahezu vollständig resorbiert wird. Die Plasmaeiweißbindung beträgt über 90 %. Die Metabolisierung (Glukuronidierung, O-Demethylierung, N-Deazetylierung) beträgt mehr als 50 %, die Elimination erfolgt sowohl über die Niere als auch über die Galle. Indometacin geht in den Liquor über, die Liquorkonzentration beträgt allerdings <1 % der Plasmakonzentration (Mannila et al. 2007). Daten zur Pharmakokinetik im Früh- und Neugeborenenalter finden sich bei Pacifici (2013). Die Nebenwirkungen der NSAID sind mehrheitlich auf die Hemmung der COX zurückzuführen (▶ Abschn. 7.4.2). Toxische Wirkungen auf das Knochenmark mit Zytopenien, allergische Reaktionen und Leberfunktionsstörungen entstehen unabhängig von der COX-Hemmung. Bei der Anwendung von Indometacin treten im Vergleich zu anderen NSAID wie Ibuprofen oder Naproxen gastrointestinale Nebenwirkungen mit Übelkeit und Blutungen v. a. aus dem oberen Trakt sowie eine reversible Einschränkung der Diurese häufiger auf, daher wird Indometacin zugunsten der anderen Substanzen selten eingesetzt.

■ Naproxen

Naproxen wird wie Diclofenac zur Therapie rheumatischer Erkrankungen, in der postoperativen Schmerztherapie, der pädiatrischen Onkologie und neuerdings in Kombination mit Sumatriptan zur Therapie der Migräne eingesetzt (Derosier et al. 2012). Bei letzterer Indikation ist jedoch unklar, ob die orale Kombination von Naproxen und Sumatriptan nicht nur der Placebogabe, sondern auch der intranasalen Sumatriptangabe überlegen ist, ob also die gesamte beobachtete Wirksamkeit auf Sumatriptan zurückzuführen ist.

Naproxen ist ein Propionsäurederivat, wirksam ist nur das therapeutisch eingesetzte (S+)-Isomer, das (R−)-Isomer ist toxischer und analgetisch unwirksam. Die orale Bioverfügbarkeit beträgt wie bei Erwachsenen 80 %. In der postoperativen Phase findet sich bei Kindern ca. 35 % der Dosis im Urin wieder (Kauffmann et al. 1982). Ursache für die wahrscheinlich geringere Absorption in der postoperativen Phase könnte eine veränderte Magen-Darm-Funktion durch den Eingriff, eine Wechselwirkung mit anderen Medikamenten oder die Immobilisierung gewesen sein. Naproxen unterliegt einer sehr hohen konzentrationsabhängigen Bindung an Plasmaalbumin. Die Metabolisierung erfolgt im Kindesalter zu 30 % hepatisch, die Elimination hauptsächlich renal als unveränderte Substanz (70 %) oder als Desmethyl-Naproxen, wovon je etwa 60 % als Konjugate eliminiert werden (Kauffmann et al. 1982).

Nach oraler Einmalgabe von 10 mg/kg KG Naproxensuspension trat bei 6- bis 13-jährigen Kindern postoperativ die maximale Plasmakonzentration nach 2–8 h auf, die mittlere maximale Plasmakonzentration betrug 49 mg/l (27–63 mg/l), die Eliminationshalbwertzeit 13,6 h (Kauffmann et al. 1982). Wells et al. (1994) fanden nach p. o. Gabe von Naproxen in Tablettenform bzw. als Suspension (Alter: 8–14 Jahre, Dosis: 4–8 mg/kg KG) eine etwa gleich gute Bioverfügbarkeit. Die gewonnenen pharmakokinetischen Parameter zeigten keine altersabhängigen Veränderungen. Die im Vergleich mit anderen NSAID relativ lange Halbwertzeit spiegelt sich in einer länger andauernden Analgesie wider, sodass eine Applikation in zwei Einzeldosen pro Tag ausreichen sollte.

Die Nebenwirkungen entsprechen denen der anderen NSAID; Nierenversagen und interstitielle Nephritis sind als Komplikationen auch nach Anwendung im therapeutischen Bereich beschrieben.

■ **Selektive COX-2-Inhibitoren**

Selektive COX-2-Inhibitoren hemmen vorzugsweise die Aktivität der Prostaglandin-G/H-Synthase 2 (COX-2). Die isolierte Hemmung des Isoenzyms COX-2 führt zur gewünschten antiinflammatorischen Wirkung bei gleichzeitiger Reduktion unerwünschter gastrointestinaler Wirkungen, die bei den herkömmlichen unselektiven NSAID über die parallele Hemmung der COX-1 verursacht werden (FitzGerald u. Patrono 2001). Zu beachten ist, dass durch COX-2-Inhibitoren wichtige physiologische prostaglandinabhängige Funktionen, z. B. bei der Ovulation oder die endotheliale Prostazyklinbildung, ebenfalls beeinflusst werden können.

In Deutschland sind drei selektive COX-2-Hemmer für Erwachsene zugelassen: Celecoxib, Etoricoxib und Parecoxib (intravenöse Pro-Drug des Valdecoxib). Hauptanwendungsgebiet ist die Osteoarthritis, zum Teil auch die rheumatoide Arthritis. In das Anwendungsgebiet aufgenommen wurden neuerlich auch der akute Schmerz.

Die orale Bioverfügbarkeit für **Celecoxib** liegt zwischen 20 und 40 %. Maximale Plasmakonzentrationen treten 2–4 h nach der Einnahme auf. Celecoxib wird extensiv an Plasmaeiweiße gebunden. Die Eliminationshalbwertzeit ist mit 10–17 h lang. Celecoxib wird durch Oxidation über das Cytochrom-P450-System in der Leber metabolisiert. Es bestehen vielfältige Interaktionsmöglichkeiten mit anderen Arzneimitteln, besonders solchen, die über das Cytochrom-P450-System abgebaut werden oder dieses hemmen (Davies et al. 2000; Hillson u. Furst 2000; Krishnaswami et al. 2012). Stempak et al. (2002) untersuchten die Pharmakokinetik von Celecoxib nach Einmalgabe von 250 mg/m^2 Körperoberfläche im Kindesalter. Die Eliminationshalbwertzeit betrug 3,7 ± 1,1 h, das Verteilungsvolumen 7,9 ± 7,8 l/kg KG und die Clearance 1,4 ± 1,1 l/h/kg. Die Clearance war damit deutlich geringer und die Halbwertzeit kürzer als bei Erwachsenen, was mögliche Implikationen auf das Dosierungsschema haben könnte. Die Clearance ist

im Alter von 2–17 Jahren 40 % (bei einem Körpergewicht von 10 kg) bzw. 24 % (bei einem Körpergewicht von 25 kg) niedriger als bei Erwachsenen (Krishnaswami et al. 2012). Eine Dosis von 50 mg 2× täglich bei einem Körpergewicht von 10–25 kg und 100 mg 2× täglich für Patienten mit einem Körpergewicht von > 25 kg würde ähnliche Wirkspiegel erzeugen wie bei Erwachsenen. Eine andere Studie gibt Dosisempfehlungen für Kinder, die zwischen 3 und 6 mg/kg KG 2× täglich liegen (Foeldvari et al. 2009).

Etoricoxib ist eine Alternative für Kinder mit einer nachgewiesenen Hypersensitivität gegen herkömmliche NSAIDs (Corzo et al. 2013).

Der Kenntnisstand und die Datenlage zu selektiven COX-2-Inhibitoren für das Kindesalter ist derzeit zu spärlich, um Empfehlungen aussprechen zu können.

■ **Kombination von NSAID mit Paracetamol**

Immer wieder wird der Kombination eines NSAID mit Paracetamol verstärkte Aufmerksamkeit gewidmet. Die Frage, ob eine solche Kombination eine größere analgetische Potenz bei Akutschmerzen aufweist, war lange Zeit ungeklärt (Hannam u. Anderson 2011).

Romsing et al. (2002) kommen nach einer Analyse von mehreren randomisierten und kontrollierten Studien zu dem Schluss, dass zwar der analgetische Effekt einer Kombination eines NSAID mit Paracetamol der Wirkung von Paracetmol alleine überlegen ist, jedoch keine gesicherten Daten für die analgetische Überlegenheit der Kombination gegenüber der alleinigen Gabe des NSAID bestehen.

Andere Untersuchungen zeigen widersprüchliche Ergebnisse hinsichtlich der Überlegenheit der Kombinationstherapie gegenüber der Monotherapie mit Paracetamol (Hannam et al. 2014; Merry et al. 2013; Pickering et al. 2002, 2006). Weitere Studien müssen zeigen, ob eine Kombination von NSAIDs mit Paracetamol eine sinnvolle Option zur Behandlung von Schmerzzuständen oder Fieber ist (Wong et al. 2013b). Eine länger dauernde Anwendung der Kombination aus Paracetamol und NSAID kann zu gehäuftem Auftreten von Nierenpapillennekrosen führen.

- **Metamizol**

Metamizol (z. B. Novalgin) ist ein antipyretisches und spasmolytisch wirkendes mittelstarkes Analgetikum aus der Gruppe der Pyrazolone. Innerhalb der Kinderheilkunde wird Metamizol sowohl als Antipyretikum (Adam u. Stankov 1994) als auch als Analgetikum in der postoperativen und kinderonkologischen Schmerztherapie eingesetzt (Baños et al. 1999; Zernikow et al. 1999).

Nach oraler Aufnahme liegt die Bioverfügbarkeit von Metamizol bei 85 %, maximale Plasmakonzentrationen finden sich innerhalb von 1–2 h nach der Applikation. Metamizol wird nach Aufnahme in die systemische Zirkulation sehr rasch zu Methyl-Amino-Antipyrin (MAA) hydrolisiert. Neben MAA werden noch 3 weitere Hauptmetabolite gefunden, die u. a. nach Azetylierung durch die genetisch polymorphe N-Azetyl-Transferase entstehen. Die mittlere Eliminationshalbwertzeit von MAA liegt bei 2,6–3,5 h (Levy et al. 1995). Sowohl eine beeinträchtigte Leberfunktion als auch renale Erkrankungen beeinflussen die Metabolisierung und Ausscheidung von MAA und den Nachfolgemetaboliten. Bedeutsame Interaktionen mit anderen Arzneimitteln bestehen nicht, allerdings kann bei gleichzeitiger Therapie mit Cyclosporin die Plasmakonzentration von Cyclosporin gesenkt werden.

Für das Kindesalter ist die Datenlage zur Pharmakokinetik von Metamizol äußerst spärlich. Lediglich Balogh et al. (1989) geben für Kinder im Alter von 1–11 Jahren eine raschere Elimination von Metamizol an als bei Erwachsenen, wobei die Untersucher nicht zwischen einzelnen Metamizolmetaboliten unterschieden haben.

Als Nebenwirkung wird häufig die Agranulozytose genannt, obwohl im Kindesalter bis dato nur ein Fall einer nachgewiesenen metamizolassoziierten Agranulozytose berichtet wurde sowie vereinzelte mutmaßliche Assoziationen (Bonkowsky et al. 2002; Isik et al. 2014; Meyer et al. 1999). Für Erwachsene seien aus einem Review von Andersohn et al. (2007) die wichtigsten Daten zur nicht chemotherapieassoziierten Agranulozytose zitiert:
- Nur 980 Fälle konnten identifiziert werden.
- 56 Fälle waren sicher, 436 wahrscheinlich mit der Gabe eines der 125 identifizierten Medikamente assoziiert.
- Für 11 Medikamente gab es mehr als 10 Fallberichte – darunter Penicillin G und Metamizol mit je 11 als sicher oder wahrscheinlich mit einer Agranulozytose assoziiert klassifizierten Fällen.
- Die Mortalität der Agranulozytose betrug mit aktuellen Therapieoptionen unter 5 %.

Bei rascher intravenöser Verabreichung von Metamizol ist vergleichsweise häufig das Auftreten arterieller Hypotension bis hin zu manifesten Schockzuständen möglich. Intravenös muss Metamizol daher stets als Kurzinfusion verabreicht werden. Metamizol beeinflusst die Plättchenaggregation, wobei die klinische Bedeutung dieser Befunde unklar ist (Graff et al. 2007).

7.5   Opioidanalgetika

Opioidanalgetika wirken supraspinal, spinal und auch peripher analgetisch. Die natürlich vorkommenden Stoffe Morphin und Kodein werden auch als Opiate bezeichnet. In Hinblick auf das Bindungsverhalten am Opioidrezeptor wird die klinisch bedeutsame pharmakologische Unterteilung in agonistische (bezogen auf den jeweiligen Opioidrezeptor), antagonistische und gemischt agonistisch-antagonistische Opioide vorgenommen. Morphin ist ein reines μ-agonistisches Opioid, wohingegen Naloxon am μ-Rezeptor antagonistisch wirkt. Gemischt agonistisch-antagonistische Opioide, wie z. B. Nalbuphin (antagonistisch am μ-Rezeptor; agonistisch am κ-Rezeptor), bewirken zwar einerseits eine geringere Atemdepression, andererseits sind sie aber in ihrer analgetischen Wirkung begrenzt. Der Effekt lässt sich auch bei Dosissteigerung nicht über ein gewisses Maß hinaus erhöhen (Ceilingeffekt).

μ-Rezeptor-vermittelte analgetische und atemdepressorische Wirkungen lassen sich im Opioidanalgetikum bislang nicht trennen. Alle agonistischen Opioide bewirken in analgetisch äquipotenten Dosen ähnlich starke Effekte bezüglich Atemdepression, Sedierung, Euphorie, Übelkeit, Gallenwegsspasmen oder Obstipation. Bei Früh- und Neugeborenen haben Opioide eine stärkere atemdepressorische Wirkung als beim

Erwachsenen (Chay et al. 1992). Dies scheint wesentlich durch eine höhere systemische Opioidexposition bei verzögerter Elimination mit bedingt zu sein. Daneben sind im Hinblick auf die zentrale Wirkung von Opioiden bei Früh- und Neugeborenen die relativ geringe Plasmaproteinbindung, die durchlässigere Blut-Hirn-Schranke und ontogenetische Besonderheiten in der Differenzierung von Opioidrezeptoren zu berücksichtigen.

Klinische Ergebnisse erwecken andererseits den Eindruck, dass von den μ-Agonisten Morphin (Chay et al. 1992), Fentanyl (Collins et al. 1996) und Sufentanil (Greeley et al. 1987) für eine adäquate Analgesie und Sedierung im Neugeborenenalter sogar höhere Konzentrationen erforderlich sind als bei älteren Kindern. Muskel- und Thoraxrigidität, die letztlich bei zu rascher Injektion mit allen Opioiden ausgelöst werden können, scheinen bei Früh- und Neugeborenen häufiger aufzutreten. Zur Langzeitanalgesie und Sedierung sind Opioide mit relativ kurzer kontextsensitiver Halbwertzeit wie Alfentanil und Sufentanil sinnvoll. Auch Remifentanil, dessen Eliminationshalbwertzeit kontextunabhängig ist, scheint eine Alternative zu sein, wobei sein Einsatz eine sehr schnelle Opioidtoleranz und eventuell auch eine opioidbedingte Hyperalgesie auslöst.

7.5.1 Morphin und halbsynthetische Opioide

Besonders für Morphin stellen nach wie vor Früh- und Neugeborene eine wesentliche Patientengruppe dar, obwohl in dieser Altersgruppe eine ausgeprägte Variabilität hinsichtlich Pharmakokinetik und Metabolisierung besteht (Kart et al. 1997ab).

Indikationen für Morphin liegen hauptsächlich innerhalb der Schmerztherapie. Jedoch wird auch der sedierende Effekt von Morphin in der postoperativen Betreuung, bei Tumorschmerzen, Sichelzellkrisen, Verbrennungen und bei intensivmedizinisch bedingten Schmerzzuständen genutzt. Morphin wird ebenfalls regelmäßig und sinnvollerweise bei der Behandlung der Dyspnoe eingesetzt.

▪ Morphin

Morphin ist das Opioid, mit dem die klinisch umfangreichste Erfahrung bei Kindern, auch bei Früh- und Neugeborenen, besteht. Dosierungsempfehlungen finden sich in den einzelnen Kapiteln.

▪▪ Bioverfügbarkeit, Metabolismus und Pharmakodynamik

Die Bioverfügbarkeit von Morphin nach oraler Verabreichung ist durch unvollständige Aufnahme und einen erheblichen First-Pass-Effekt der Leber gekennzeichnet. Es kann von einer Bioverfügbarkeit zwischen 25 und 40 % der verabreichten Dosis ausgegangen werden, sodass oral etwa das 3-fache der intravenösen Dosis verabreicht werden sollte. Nach oraler Gabe nicht retardierten Morphins wird die maximale Plasmakonzentration im Mittel nach 1 h, bei retardierten Präparaten nach 3 h erreicht. Auf die subkutane bzw. intramuskuläre Verabreichung von Opioiden sollte verzichtet werden.

Morphin wird in der Leber in einer Phase-II-Reaktion unter Bildung von Morphin-3-Glukuronid (M-3-G) und Morphin-6-Glukuronid (M-6-G) metabolisiert. M-3-G und M-6-G haben völlig verschiedene pharmakologische Wirkprofile. Während M-6-G ein hochwirksames Analgetikum ist und atemdepressive Wirkungen zeigt, ist M-3-G in der Lage, die analgetischen Effekte von Morphin und M-6-G zu antagonisieren, wenn es die Blut-Hirn-Schranke überwindet (Hartley et al. 1993, 1994). Der analgetische Nettoeffekt von Morphin ist daher u. a. abhängig von dem Verhältnis von M-6-G und M-3-G am Wirkort und damit – bei Früh- und Neugeborenen – von der unterschiedlichen Reifung der jeweiligen UDP-Glukuronyl-Transferasen. Insgesamt ist die Bildung von M-6-G und M-3-G bei Frühgeborenen sehr variabel. Die meisten Früh- und Neugeborenen scheinen unter Morphininfusion wenig oder kein M-6-G zu bilden, stattdessen ist M-3-G nachweisbar (Chay et al. 1992).

Bei älteren Kindern ist das Verhältnis von Morphin zu seinen Metaboliten abhängig vom jeweiligen Alter, der Begleittherapie und dem Applikationsweg (Faura et al. 1998). Werden Neugeborene von der Metaanalyse ausgeschlossen, zeigt sich **kein** signifikanter Unterschied zwischen Kindern und Erwachsenen in den Verhältnissen von M-3-G oder M-6-G zu Morphin. Das Verhältnis von M-3-G:M-6-G ist eng korreliert ($R^2 = 0,99$), wobei die Serumkonzentration von M-6-G etwa 15 % geringer ist als die von M-3-G. Bei oraler Applikation beeinflusst der hohe First-Pass-Effekt die Verhältnisse der Morphinmetaboliten (◘ Tab. 7.4; Faura et al. 1998; Hunt et al. 1999). Der Einfluss einer Niereninsuffizienz auf die Morphinmetaboliten (Erhöhung der Verhältnisse von M-3-G bzw. M-6-G zu Morphin) ist bei oraler Applikation ausgeprägter als bei intravenöser Gabe (Faura et al. 1998).

Ein weiterer, bisher kaum untersuchter Metabolisierungsweg ist die Sulfatierung von Morphin, die allerdings jenseits des Neugeborenenalters keine große Rolle spielt (Choonara et al. 1990). Zahlreiche Untersuchungen belegen, dass zwischen dem analgetischen Effekt und der Plasmakonzentration für Morphin kein fester Zusammenhang besteht (◘ Tab. 7.5). Die Ursache hierfür ist, dass dieselbe Plasmakonzentration bei verschiedenen Patienten unterschiedliche pharmakodynamische Effekte auslösen kann, weil beispielsweise phänotypisch und genotypisch unterschiedliche Opioidrezeptoren vorliegen, die sich im Verlauf einer Therapie auch noch verändern können (Toleranzentwicklung etc.). Effektive Plasmakonzentrationen bei Therapiebeginn liegen wohl zwischen 10 und 20 µg/l, wobei höhere Plasmakonzentrationen mit einer höheren Rate an Atemdepression einherzugehen scheinen (Holford et al. 2012).

▪▪ Pharmakokinetik

Die Pharmakokinetik von Morphin erreicht mit 5–6 Lebensmonaten Erwachsenenniveau (Nahata et al. 1985; Olkkola et al. 1988). Nach intravenöser Gabe zeigt die Morphinplasmakonzentrationskurve einen biexponentiellen Verlauf. Einer raschen initialen Verteilungsphase folgt eine langsame Eliminationsphase, die durch Redistribution von Morphin aus peripheren Geweben beeinflusst werden kann. Das Verteilungsvolumen von Morphin ist unabhängig vom Lebensalter und liegt bei großer Streubreite im Mittel bei 2,8 ± 2,6 l/kg KG (Kart et al. 1997a). Der Anteil von freiem Morphin ist relativ altersunabhängig (◘ Tab. 7.1; Bentley et al. 1982; Bhat et al. 1990; Glare u. Walsh 1991). Morphin und die Morphinglukuronide werden renal ausgeschieden.

In der Literatur wird eine große Varianz der Morphin-Clearance berichtet (◘ Tab. 7.6). Diese kann zurückgeführt werden auf verschiedene Patientencharakteristika (Körpergewicht, Gestationsalter, Lebensalter, Serumbilirubinkonzentration, Kreatinin-Clearance, Beatmung, Operationen, ggf. Art und Ausmaß der Operation, Hypothermie) und Bestimmungsmethoden. Beispielsweise reduziert die mechanische Beatmung die Leberdurchblutung, damit in der Folge die Morphinmetabolisierung und dessen Clearance. Basierend auf ihrem pharmakokinetischen Modell proklamieren Allegaert und Kollegen, dass die körpergewichtsbezogene **Sättigungsdosis** sowie Erhaltungsdosis bei Früh- und Neugeborenen in den ersten 10 Lebenstagen um 50 % reduziert werden sollte (Allegaert et al. 2013; Knibbe et al. 2009).

Eine veränderte Nierenfunktion aufgrund des reduzierten »cardiac output« beeinflusst die Morphin-Clearance offenbar weniger stark (◘ Tab. 7.2; in Anlehnung an Ball et al. 1985; Davies et al. 1996; Levy et al. 1995; Tegeder et al. 1999). Demgegenüber ist die renale Elimination der aktiven Morphinmetaboliten M-3-G und M-6-G bei eingeschränkter Nierenfunktion deutlich gestört, mit der Folge von Kumulation und toxischen Auswirkungen bei M-6-G u. a. in Form von Atemdepression (Osborne et al. 1986) oder bei M-3-G in Form von Myoklonien (Sjogren et al. 1993). Im Früh- und Neugeborenenalter ist die renale Funktionseinschränkung von untergeordneter Bedeutung.

Eine induzierte Ganzkörperhypothermie im Rahmen der Behandlung einer perinatalen Asphyxie führt zu einer Reduzierung der Morphin-Clearance und somit zu höheren Morphinserumkonzentrationen als bei vergleichbaren normothermen asphyktischen Neugeborenen, bei denen auch schon eine im Vergleich zu gesunden Neugeborenen reduzierte Morphin-Clearance beobachtet werden kann (Roka et al. 2008).

▪▪ Nebenwirkungen

Die häufigsten Morphinnebenwirkungen sind Obstipation, Übelkeit, Erbrechen, Hautjucken, Harnretention und Immunsuppression, deren klinische Bedeutung noch unklar ist. Auch werden bronchiale Konstriktion, Atemdepression sowie Myoklonien und physische oder psychische Abhängigkeit beobachtet. Häufigkeiten und Therapie von Opioidnebenwirkungen werden ausführlich in ▶ Kap. 21 besprochen.

Tab. 7.4 Molare Verhältnisse von Morphin und seinen Hauptmetaboliten

Population	Erwachsene p.o. und i.v. nierengesunde und niereninsuffiziente Patienten	Kinder >1. Lebensmonat p.o. und i.v. nierengesunde und niereninsuffiziente Patienten	Kinder >1 Monat und Erwachsene p.o. und i.v. Niereninsuffizienz	Kinder >1 Monat und Erwachsene p.o. und i.v. ohne Niereninsuffizienz	Kinder >1 Monat und Erwachsene p.o. ohne Niereninsuffizienz	Kinder >1 Monat und Erwachsene i.v. ohne Niereninsuffizienz	<11 Jahre p.o.	>11 Jahre p.o.
Angaben	Mittelwert (Bereich)	Mittelwert (Bereich)	Mittelwert (Bereich)	Mittelwert (Bereich)	Mittelwert (Bereich)	Mittelwert (Bereich)	Median (25;75 Perzentile)	Median (25;75 Perzentile)
Molares Verhältnis M-3-G:M	22,6 (2,8–198)	15,9 (0,2–504)	40 (10,6–504)	20,8 (0,2–70)	28,4 (8,3–70)	6 (0,2–15)	19 (11;23)	24 (18;32)
Molares Verhältnis M-6-G:M	4,1 (0,3–47)	3,3 (0,03–97)	9,7 (1,2–97)	3,7 (0,03–10,9)	4,9 (0,9–10,9)	0,9 (0,03–2,6)	4 (2;6)	7 (4;8)

M-3-G: Morphin-6-Glukuronid; M-5-G: Morphin-6-Glukuronid; M: Morphin

□ Tab. 7.5 Plasmakonzentrationen verschiedener Analgetika. Angegeben werden entweder Mittelwert und Standardabweichung oder Minimum und Maximum. Bei Opioiden fehlt ein enger Zusammenhang zwischen Plasmakonzentration und Analgesie

Medikament	Patienten	Plasmakonzentration	Setting/Wirkung/Bemerkung	Literatur
Alfentanil	Erwachsene	35–50 µg/l	Sedierung unter apparativer Beatmung	Jacqz-Aigrain u. Burtin 1996
		> 200 µg/l	Analgesie bei chirurgischen Eingriffen	Jacqz-Aigrain u. Burtin 1996
	Klein- und Schulkinder	79 (50–220) µg/l	Sedierung während Herzkatheteruntersuchung	Rautiainen 1991
	Frühgeborene 29.–36. SSW	17–22 ng/ml (bei 10 µg/kg KG i. v.) 40–50 ng/ml (bei 20 µg/kg KG i. v.)	Unterdrückung der Stressantwort beim endotrachealen Absaugmanöver	Saarenmaa et al. 1996
Diamorphin	Frühgeborene	Konzentration des analgetischen Metaboliten Morphin: 20–98 ng/ml	Effektive Sedierung und Analgesie	Elias-Jones et al. 1991
Fentanyl	Frühgeborene < 34. SSW	1,7 µg/l	Ausreichende Sedierung unter Beatmung	Roth et al. 1991
	Frühgeborene > 34. SSW	2,1 µg/l	Ausreichende Sedierung unter Beatmung	Roth et al. 1991
	Frühgeborene	7,7–13,6 µg/l	Anästhesie bei Ductus- arteriosus-Ligatur	Collins et al. 1985
	Erwachsene	0,6 µg/l	Postoperative Analgesie	Gourlay et al. 1988
Hydromorphon	Schulkinder	1,1–1,5 µg/ml	Tumorschmerzen	Babul et al. 1995
	Schulkinder	H-3-G: 30–58 ng/ml 4,7 (1,9–8,9) ng/ml	Patientenkontrollierte Analgesie (PCA), Mukositisschmerz	Collins et al. 1996
Methadon	Erwachsene	Minimal wirksam bei opioidnaiven Erwachsenen: 58 µg/l	Postoperative Schmerzen	Stemland et al. 2013

□ Tab. 7.5 Fortsetzung

Medikament	Patienten	Plasmakonzentration	Setting/Wirkung/Bemerkung	Literatur
Morphin	Neugeborene Säuglinge	26,2 ± 22,5 ng/ml	Postoperative Analgesie	Olkkola et al. 1988
	Neugeborene Säuglinge	70–300 ng/ml	Sedierung unter apparativer Beatmung (ab 21 ng/ml zeigten 50 % der Patienten eine ausreichende Sedierung, ab 300 ng/ml fand sich eine deutliche Zunahme von Nebenwirkungen)	Chay et al. 1992
	Klein- sowie Schulkinder	2–57 ng/ml	Analgesie	Kart et al. 1997b
	Kinder	64, 5 ± 18 ng/ml	Analgesie bei chirurgischen Eingriffen	Dahlström et al. 1979
Paracetamol	Klein- und Schulkinder	10–20 mg/dl	Antipyrese	Moolenaar et al. 1979
	Gesunde, erwachsene Probanden	<10 mg/dl	Analgetische Effekte	Moolenaar et al. 1979
	Klein- und Schulkinder	25 mg/dl	Analgesie nach Tonsillektomie	Mather u. Peutrell 1995
Pethidin	Klein- und Schulkinder	0,15–0,2 mg/dl	Postoperative Analgesie	Hamunen et al. 1993b

■ **Tab. 7.6** Morphin-Clearance in Abhängigkeit vom Lebensalter (mod. nach einer Übersichtsarbeit von Krekels et al. 2012)

Alter	Clearance (ml/min/kg)
Angaben aus der Literatur	
Neugeborene, Alter 0–30 Tage	0,6–16
Kinder, 1 Monat bis 1 Jahr	7,8–69
Kinder, 1 Jahr bis 18 Jahre	12–60
Modellhaft berechnet von Knibbe et al. (2009)	
FG, 1. Lebenstag, KG 0,5 kg; GA 32. SSW	2,9
FG, 2. Lebenswoche, KG 1,0 kg; GA 34. SSW	9,3
Reifes NG, 1. Lebenstag, KG 3,5 kg; GA 38. SSW	6,8
Reifes NG, 2. Lebenswoche, KG 4 kg; GA 40 SSW	17,1
Kind, 3 Monate, KG 6 kg	20,4
Kind, 6 Monate, KG 7,5 kg	22,5
Kind, 1 Jahr, KG 10 kg	25,6
Kind, 2 Jahre, KG 13 kg	28,7
Kind, 3 Jahre, KG 17 kg	32,3

FG: Frühgeborenes; NG: Neugeborenes; KG: Körpergewicht; SSW: Schwangerschaftswochen post conceptionem; GA: Gestationsalter

Bei Früh- und Neugeborenen war in der Studie von Chay et al. (1992) das Auftreten von Nebenwirkungen eindeutig mit verringerter Morphinelimination und Plasmakonzentrationen von > 300 ng/ml verbunden. Lynn et al. (1993) fanden bei Kindern in einem Alter von 2 Tagen bis 1,5 Jahren eine Schwellenplasmakonzentration von 50 ng/ml Morphin hinsichtlich des Auftretens einer Atemdepression. Nach intrathekaler Verabreichung von Morphin an Patienten in einem Alter von 4 Monaten bis 15 Jahren fanden sich keine altersspezifischen Unterschiede im Hinblick auf eine Atemdepression (Nichols et al. 1993). Eine Atemdepression tritt oft nicht kurz nach dem Start der Morphininfusion auf, sondern erst mehrere Stunden später, weshalb die Patienten einer sorgfältigen Überwachung der Vitalparameter bedürfen (Krane 1988).

Auch wenn die kardiovaskuläre Verträglichkeit von Morphin im Allgemeinen sehr gut ist, sind zentral induzierte Bradykardien sowie periphere Vasodilatation und arterioläre Widerstandssenkung möglich, insbesondere nach rascher intravenöser Applikation bei gleichzeitigem Volumenmangel (Hartley et al. 1993; Koren et al. 1985). Die genannten Effekte werden bei gleichzeitiger Benzodiazepintherapie verstärkt beobachtet, auch verbunden mit negativer Inotropie. Die vasodilatatorischen Nebenwirkungen des Morphins werden gelegentlich bei der Behandlung des kardiogenen Lungenödems genutzt. Die zentrale Kreislaufregulation kann über die Reduktion der zentralen α-adrenergen Stimulation der Gefäßmuskulatur gehemmt sein (Zelis et al. 1974).

Ob bei hämodynamisch instabilen kleinen Frühgeborenen durch eine Morphinbolusgabe in den ersten Lebensstunden ein signifikanter Blutdruckabfall verursacht wird, der mit einer erhöhten Rate an intraventrikulären Blutungen vergesellschaftet ist, wird kontrovers diskutiert (Anand u. Hall 2006; Anand et al. 2004; Hall et al. 2005; Simons et al. 2006). Nach einem kurzzeitigen initialen Abfall der zerebralen Sauerstoffsättigung konnte in den ersten Stunden nach Infusion eines Morphinbolus in einer kleinen Gruppe beatmeter

Frühgeborener eine Zunahme des zerebralen Blutvolumens um 11 % beobachtet werden (Van Alfen-Van Der Velden et al. 2006). Möglicherweise gehen auch diese Veränderungen der zerebralen Hämodynamik mit dem Risiko einer intraventrikulären Blutung einher.

Die Wahrscheinlichkeit, mit Morphin eine Rigidität der quergestreiften Muskulatur auszulösen, ist geringer als bei den hochwirksamen synthetischen Opioiden. Wesentlich ist unter Morphin die ausgeprägte, jedoch interindividuell sehr verschieden starke Histaminfreisetzung aus Mastzellen, die sich nicht mit Naloxon und nur unvollständig mit H_1- und H_2-Rezeptorblockern antagonisieren lässt. Morphin ist daher nicht geeignet zur hochdosierten intravenösen Analgesieführung im Rahmen von Narkosen.

Morphinsulfat beeinträchtigte in vitro die chemotaktischen Eigenschaften neutrophiler Granulozyten durch reduzierte Exprimierung von IL-8-Rezeptoren (Interleukin-8) – ob dem eine klinische Bedeutung beigemessen werden kann, ist unklar (Yossuck et al. 2008).

Spätfolgen nach präemptiver Gabe von Morphin wurden von der Arbeitsgruppe um Tibboel untersucht (Allegaert et al. 2013). Demnach haben Kinder, die als Neugeborene präemptiv zur Optimierung der Beatmung Morphin erhalten hatten, im Alter von 5 Jahren geringere Werte in IQ-Untertests, die auch im Lebensalter von 8 Jahren noch nachweisbar waren. Zudem fanden sich ein geringerer Kopfumfang und ein niedrigeres Körpergewicht.

▪ Kodein (Methylmorphin)

Kodein ist ein sowohl natürlich vorkommendes als auch als halbsynthetisches Opioid verfügbares Präparat mit der chemischen Bezeichnung Methylmorphin. Seine analgetische Wirkstärke bezogen auf Morphin (Morphin: Wirkstärke 1 bei intravenöser Verabreichung) beträgt 0,08. Kodein wird häufig bei leichten und mittelschweren Schmerzen im Kindesalter in Kombination mit Paracetamol eingesetzt; diese Kombination zeigt im Erwachsenenalter einen synergistischen Effekt (Anderson 2013). Die alleinige Gabe von Kodein spielt in der medikamentösen Schmerztherapie in Deutschland keine Rolle. Auch international wird die Rolle von Kodein

in der pädiatrischen Schmerztherapie stark diskutiert (Anderson 2013; Tremlett et al. 2010). Dies hat dazu beigetragen, dass in der aktuellen *WHO guidelines on the pharmacological treatment of persisting pain in children with medical illnesses* (▶ http://whqlibdoc.who.int/publications/2012/9789241548120_Guidelines.pdf) nicht mehr drei WHO-Stufen, sondern nur noch zwei Stufen empfohlen werden. Die mittlere Stufe, die Kodein ggf. in Kombination mit einem Nichtopioid und/oder einem adjuvanten Schmerzmittel umfasste, wurde wegen der ungünstigen Eigenschaften des Kodeins und in Ermangelung einer Alternative (die WHO war der Ansicht, dass zu Tramadol zu wenige Daten vorliegen) komplett gestrichen.

▪▪ Bioverfügbarkeit, Metabolismus und Pharmakodynamik

Die enterale Verfügbarkeit von Kodein ist mit 50–60 % deutlich besser als die des Morphins, wobei zusätzlich der hepatische First-Pass-Effekt recht gering ausgeprägt ist. Maximale Serumkonzentrationen werden nach 30–90 min erreicht, ein analgetischer Effekt zeigt sich aber bereits nach 20–30 min. Kodein wird hepatisch in Abhängigkeit von der Funktion des Cytochrom-P450-Systems (CYP2D6) über O-Demethylierung zu Morphin und N-Demethylierung zu Norkodein metabolisiert mit anschließender Glukuronidierung (UGTB27).

Zu etwa 10 % findet sich Morphin als Metabolit, der größte Anteil von bis zu 60 % ist Kodein-6-Glukuronid, das über die Nieren ausgeschieden wird. Weniger als 10 % des Kodeins werden unverändert renal eliminiert.

Die Aktivität des P450-Enzyms CYP2D6 schwankt stark – je nach Lebensalter und Vorliegen von aktiven Allelen des CYP2D6-Gens. Auf Basis der Anzahl dysfunktionaler, weniger aktiver oder normal aktiver Allele wird der einzelne Patient phänotypisch auf Basis der Aktivität seines CYP2D6 als »poor« (ca. 10 %), »intermediate« oder »extensive« Metabolisierer klassifiziert. Liegt eine Duplizität des akiven Gens für CYP2D6 vor, ist der Mensch ein »ultra-extensive« Metabolisierer (< 5 %; Tremlett et al. 2010). Zudem ist die Aktivität von CYP2D6 bei Kindern bis zum 5. Lebensjahr unvorhersehbar – sie kann die Aktivität des Erwachsenenalters erreichen, beträgt aber in dieser Altersgruppe meist nur bis zu 25 % davon. Die CYP2D6-Aktivität und damit die Verstoffwechslung von Kodein zu Morphin kann durch Medikamente, die ebenfalls von der WHO zur Schmerztherapie empfohlen werden (Metoclopramid, Neuroleptika, Antidepressiva), weiter reduziert werden (Williams et al. 2001). Menschen, die Kodein sehr gut verstoffwechseln, sind in Gefahr, unter Umständen tödliche Nebenwirkungen durch einen raschen Anstieg der Morphinkonzentration nach Kodeingabe zu erleiden (Friedrichsdorf et al. 2013; Racoosin et al. 2013). Wegen dieser Argumente wird von Kodein als Analgetikum generell abgeraten (Anderson 2013).

Kodein hat eine außergewöhnlich geringe Affinität für Opioidrezeptoren. Es ist anzunehmen, dass der analgetische Effekt in erster Linie über die Konversion zu Morphin zustande kommt. Allerdings wird der antitussive Effekt, der eher dem Kodein selbst zugeschrieben wird, nicht über Opioidrezeptoren vermittelt (Kamei 1996).

▪▪ Pharmakokinetik

Die Plasmaproteinbindung ist deutlich geringer als die von Morphin. Die Halbwertzeit liegt bei Erwachsenen im Bereich von 2–4 h mit einem Verteilungsvolumen von 3–4 l/kg KG (Band et al. 1994).

▪▪ Nebenwirkungen

Von der intravenösen Anwendung von Kodein ist in allen Altersgruppen dringend abzuraten im Hinblick auf die Gefahr einer ausgeprägten Vasodilatation mit schwerer arterieller Hypotension und Atemdepression mit Apnoen (Shanahan et al. 1983). »Poor metabolizers« erleben eine schlechte analgetische Wirkung nach Kodeingabe, jedoch einige Nebenwirkungen wie Sedierung, Juckreiz und Übelkeit in gleicher Ausprägung wie »extensive metabolizers«. »Poor metabolizers« erleiden jedoch weniger Obstipation als »extensive metabolizers«, was auf einen morphinvermittelten Effekt bezüglich dieser Nebenwirkung hinweist (Anderson 2013). Kritisch zu bewerten sind weiterhin Kombinationen von Kodein mit Antihistaminika: Bei vielen Todesfällen unter Kodein bei Kindern waren auch Antihistaminika verabreicht worden, speziell Histaminrezeptorenblocker der 1. Generation (Magnani et al. 1999). In den USA warnen die Behörden vor der Gabe von Kodein speziell nach Tonsillektomie (Kelly et al. 2012; Kuehn 2013), nachdem mehrere Todesfälle berichtet wurden. Bei Kindern, die einer Tonsillektomie oder Adenoidektomie unterzogen wurden, besteht häufig auch ein Schlafapnoe-Syndrom, was das Risiko einer Atemdepression unter Opioiden weiter erhöht.

▪ Oxycodon

Oxycodon ist ein halbsynthetisches überwiegend µ-agonistisches oral verabreichbares Opioid mit hoher Bioverfügbarkeit, kurzer Wirkdauer und hoher analgetischer Potenz (bei oraler Gabe ca. doppelt so hoch wie die von Morphin). Oxycodon eignet sich zur postoperativen Analgesie und zur Behandlung von Tumorschmerzen bei älteren Kindern. In Deutschland ist Oxycodon sowohl oral retardiert und unretardiert als auch zur Injektion erhältlich. Eine für Kinder **nicht** zugelassene orale Darreichungsform besteht in der festen Kombination mit dem µ-Rezeptorantagonist Naloxon, um so durch die Blockade der im Darm lokalisierten Opioidrezeptoren einer Obstipation vorzubeugen. Das oral aufgenommene Naloxon wird hepatisch inaktiviert. Erfahrungen im Kindes- und Jugendalter mit diesem Präparat liegen nicht vor.

▪▪ Bioverfügbarkeit, Metabolismus und Pharmakodynamik

Für den Erwachsenen liegt die orale Bioverfügbarkeit von Oxycodon bei 60–87 % (Poyhiä et al. 1992). Die physikalisch-chemischen Eigenschaften von Oxycodon ähneln sehr denen von Morphin. Oxycodon wird über das Cytochrom-P450-System zu Noroxycodon und Oxymorphon metabolisiert. Die analgetische Wirkung geht vom Oxycodon selbst aus (Lalovic et al. 2006). Der Beitrag der Stoffwechselprodukte zum pharmakodynamischen Gesamteffekt ist unbedeutend (Olkkola et al. 1994, 1995a). »Poor metabolizers« mit einem defekten CYP2D6-Enzymsystem haben ein Risiko, Oxycodon langsamer zu verstoffwechseln, höhere Blutspiegel zu entwickeln und in Folge dessen Nebenwirkungen zu erleiden (Jannetto et al. 2002).

▪▪ Pharmakokinetik

Wichtige Daten zur Pharmakokinetik, die eine große interindividuelle Variabilität aufweist, finden sich in ◘ Tab. 7.7 (Pokela et al. 2005; Sharar et al. 2002). Vorläufige pharmakokinetische

Tab. 7.7 Pharmakokinetische Parameter für Pethidin, Oxycodon, Methadon, Nalbuphin, Pentazocin und Buprenorphin nach Einzelinjektion

	Verteilungsvolumen [l/kgKG]	Eliminationshalbwertzeit [h]	Clearance [ml/kg KG×min]	Literatur
Buprenorphin				
Frühgeborene GA 27.–32. SSW	6,2 ± 2,1	20 ± 8	0,0138 ± 0,0042	Barrett et al. 1993
Klein-/Schulkinder	3,2	1,0	60	Olkkola et al. 1989
Erwachsene	–	3,1	13–19	Bullingham et al. 1982; Olkkola et al. 1989
Methadon				
Klein-/Schulkinder Jugendliche	7,1	19,2	5,4	Berde et al. 1991
Jugendliche 12–19 Jahre	Zentral: 0,27 Peripher: 0,89 Drittes: 6,9	44,4	7,9	Stemland et al. 2013
Nalbuphin				
Klein-/Schulkinder	–	3–5	15–22	Waldvogel 2001
Kinder 1–11 Jahre	5,5	2,7	46	Bressolle et al. 2011
Oxycodon				
Klein-/Schulkinder	2,1	1,8	15,2	Olkkola et al. 1994
Pentazocin				
Klein-/Schulkinder	5	3	21	Ehrnebo et al. 1977; Hamunen et al. 1993c
Pethidin				
Frühgeborene	8,8	11,9	3,5	Pokela et al. 1992
Reifgeborene	5,6	10,7–22,7	7,2	Caldwell et al. 1978a
Säuglinge	8,0	8,2	9,7	Pokela et al. 1992
Kleinkinder	2,8	3,0	10,4	Hamunen et al. 1993a

GA: Gestationsalter; SSW: Schwangerschaftswoche; ±: Standardabweichung

Daten zeigen bei 5–12 Jahre alten Kindern keinen Unterschied in der AUC (»area under the curve«) zwischen retardierter und unretardierter Darreichungsform (Buice u. Cirpiano 1999). Sowohl bei Nieren- als auch bei Leberinsuffizienz ist mit einer verstärkten und verlängerten Wirkung zu rechnen, was eine Dosisreduktion erfordert (◘ Tab. 7.2).

▪▪ Nebenwirkungen
Oxycodon weist alle opioidtypischen Nebenwirkungen auf. Wie Methadon kann es tödlich verlaufende Herzhythmusstörungen durch eine QTc-Verlängerung verursachen (Berling et al. 2013; Fanoe et al. 2009; Raffa et al. 2012).

▪ Hydromorphon
Hydromorphon ist ein starkes Opioid, welches 1920 synthetisiert und 1926 erstmalig klinisch verwendet wurde. Es ist wie Morphin ein μ-Agonist an Opioidrezeptoren. Es besteht eine geringe Affinität zu κ- und δ-Rezeptoren (Lindena et al. 1998).

▪▪ Bioverfügbarkeit, Metabolismus und Pharmakodynamik
Die Bioverfügbarkeit von Hydromorphon nach oraler Gabe beträgt 50–60 % derjenigen einer intravenösen Gabe. Hydromorphon wird hepatisch metabolisiert zu Hydromorphon-3-Glukuronid (H-3-G; analgetisch inaktiv), Dihydromorphon (< 1 %) und Dihydroisomorphon (1 %). Nach s. c. Gabe setzt die Wirkung nach 10 min ein und hält 3–4 h an, retardierte Präparate sind 12 bzw. 24 h lang wirksam. Die Bioverfügbarkeit der Retardkapsel wird nicht durch Nahrungsaufnahme beeinflusst. Eine Cochrane-Analyse bescheinigt Hydromorphon bei akuten und chronischen Schmerzen im Erwachsenen- und Kindesalter die gleiche Wirksamkeit wie Morphin (Quigley 2013). Bei längerer Anwendung in Form einer PCA ist Hydromorphon 5× potenter als Morphin (2 mg Hydromorphon i. v. ist äquianalgetisch zu 10 mg Morphin i. v.; Collins et al. 1996; Karl et al. 2012). Zwei Fallberichte bescheinigen retardiertem Hydromorphon bei Tumorschmerzen im Kindesalter eine mit Morphin vergleichbar gute Wirkung (Babul u. Darke 1992). Eine Fallserie berichtet über die erfolgreiche Anwendung als Second- oder Third-Line-Therapie auf der Kinderintensivstation (Reiter et al. 2012).

Hydromorphon wird auch peridural und intraventrikulär eingesetzt.

▪▪ Pharmakokinetik
Die maximale Plasmakonzentration wird bei unretardierten Zubereitungen nach 1 h, bei retardierten Formen nach 3–4 h erreicht (Daten Erwachsener; Übersicht bei Lindena et al. 1998). Beim Einsatz 12-h-retardierten Hydromorphons bei zwei 7-jährigen Kindern betrug die Zeit bis zum Erreichen des Plasmamaximalspiegels 4–6 h, die AUC 9–10 ng/ml/h und das Verhältnis Hydromorphon:H-3-G 1:20–40 (Babul et al. 1995). Diese Werte entsprechen denen beim Erwachsenen. Mittlerweile ist auch eine 24-h-Retardform auf dem deutschen Markt erhältlich.

▪▪ Nebenwirkungen
Hydromorphon hat ein opiattypisches Nebenwirkungsprofil (Collins et al. 1996). Nach eigenen Erfahrungen tritt Harnverhalt seltener auf als unter Morphin.

▪ Tapentadol
Ein völlig neues Opioid auf dem deutschen Markt ist Tapentadol. Tapentadol wirkt nicht nur am μ-Opioidrezeptor agonistisch, sondern hemmt auch die Wiederaufnahme von Noradrenalin im synaptischen Spalt (Bee et al. 2011). Dieser Doppeleffekt birgt theoretische Vorteile, die sich jetzt im klinischen Einsatz beweisen müssen. Im Tiermodell und beim Menschen zeigte sich eine Wirkung bei akutem und chronischem sowohl nozizeptivem als auch neuropathischem Schmerz (Hoy 2012; Pierce u. Shipstone 2012). Pharmakologisch ist die Substanz auch für die Pädiatrie interessant, da Tapentadol nicht oxidiert, sondern primär in das analgetisch nicht wirksame Tapentadol-O-Glukuronid glukuronidiert wird. Polymorphismen des CYP-450-Systems, die den Metabolismus von z. B. Tramadol, Kodein und (Levo-)Methadon entscheidend beeinflussen können, sind somit für Tapentadol unerheblich. Die Gefahren der QTc-Verlängerung wie bei Oxycodon und Methadon oder der Akkumulation im Rahmen einer Niereninsuffizienz wie bei Morphin scheinen nicht zu bestehen. Auch zeigen die bisherigen Zulassungsstudien bei Erwachsenen, dass Tapentadol weniger

Atemdepression und andere opioidtypische Nebenwirkungen wie Übelkeit, Erbrechen, Obstipation, Schwindel, Schläfrigkeit und Juckreiz verursacht (Merker et al. 2012). Für das Kindesalter sind noch keine Studien publiziert worden. Tapentadol in oral retardierter Form steht als Palexia retard in einer Wirkstärke von 50, 100, 150, 200 und 250 mg zur Verfügung. Die äquianalgetische Dosis zu 40 mg oralem Morphin liegt bei 150 mg Tapentadol.

■ Methadon/Levomethadon

Methadon ist ein Razemat, welches zu gleichen Teilen das analgetisch wirksame Linksisomer (Levomethadon, L-Polamidon) und das an Opioidrezeptoren unwirksame Rechtsisomer enthält. Levomethadon ist also doppelt so analgetisch wie die gleiche Dosis Methadon. Zudem wird seine analgetische Wirkung über einen Antagonismus am NMDA-Rezeptor vermittelt. Die Eliminationshalbwertzeiten von Levomethadon und Methadon weisen erhebliche interindividuelle Schwankungen auf, weswegen die Einstellung auf Levomethadon im Kindesalter in der Regel unter stationären Bedingungen erfolgen sollte (▶ Kap. 21).

Levomethadon wird eingesetzt, wenn unter Morphin (oder einem anderen starken Opioid) trotz adäquater Dosissteigerung keine ausreichende Schmerzlinderung erreicht wird oder nicht beherrschbare Nebenwirkungen auftreten (Berde et al. 1991; Davies et al. 2008; Miser et al. 1986; Sabatowski et al. 2002; Shir et al. 1998). Von Chana u. Anand (2001) wird Methadon aufgrund verschiedener praktischer und theoretischer Vorteile (lange Wirkdauer, verzögerte Toleranzentwicklung, ausgezeichnete enterale Bioverfügbarkeit, relativ geringe Kosten) auch für die Anwendung beim Neugeborenen vorgeschlagen. In der Regel wird es in der Neonatologie zur Therapie des neonatalen Opioidabstinenzsyndroms eingesetzt (Sarkar u. Donn 2006).

■■ Bioverfügbarkeit, Metabolismus und Pharmakodynamik

Methadon und Levomethadon werden nach oraler Gabe nahezu vollständig resorbiert. Nach oraler Einmalgabe kann Methadon nach 30 min im Plasma nachgewiesen werden. Spitzenspiegel werden nach 4 h erreicht, die maximale Analgesie tritt allerdings schon früher ein, nämlich nach 1–2 h. Bei Erwachsenen beträgt die Eiweißbindung 85 %. Methadon besitzt keine analgetisch aktiven Metaboliten. Es wird hepatisch metabolisiert von Isoenzymen des Cytochrom-P450-Systems, nämlich CYP3A4, CYP1A2 und CYP2D6 in absteigender Wichtigkeit. Insbesondere die CYP3A4-Aktivität zeigt eine große interindividuelle Aktivität. Die gleichzeitige Gabe von Carbamazepin, Phenobarbital und Phenytoin beschleunigen den Metabolismus; eine zeitgleiche Behandlung mit Amitriptylin oder Cimetidin verringern ihn. Daten für äquianalgetische Dosen bei Kindern liegen nicht vor. Sabatowski et al. (2002) erreichten eine gute Analgesie mit einem Konvertierungsverhältnis von 20:1 (Morphin:Methadon), das Konvertierungsverhältnis unterliegt aber großen interindividuellen Schwankungen (1:2 bis 60:1; Davies et al. 2008).

■■ Pharmakokinetik

Die Pharmakokinetik ist unabhängig von der Nierenfunktion des Patienten. Bei Kindern (1–18 Jahre) beträgt die mittlere Eliminationshalbwertzeit nach Einmalgabe 19 h (± 14 h, mindestens 4, maximal 62 h; Berde et al. 1991). Bei chronischer Anwendung nimmt sie noch weiter zu (▶ Kap. 21; »kontextsensitive Halbwertzeit« in ◙ Tab. 7.11). Eine neuere Studie mit jugendlichen Patienten (Stemland et al. 2013) im Alter von 12–19 Jahren beschreibt nach Einmalgabe von 0,25 mg/kg KG Methadon intravenös ein 3-Kompartiment-Modell der Pharmakokinetik (◙ Tab. 7.7). Insbesondere das dritte (Fett-)Kompartiment ist sehr groß.

■■ Nebenwirkungen

Methadon weist die für starke Opioide typischen Nebenwirkungen auf. Besonders ist das Potenzial der QTc-Verlängerung durch Methadon, welches unter Levomethadon geringer ausgeprägt ist, weswegen vornehmlich Levomethadon und nicht Methadon eingesetzt werden sollte.

7.5.2 Synthetische Opioide

Die synthetischen Opioide Fentanyl, Alfentanil und Sufentanil leiten sich chemisch vom Pethidin ab. Gemeinsam ist ihnen, dass ihre Metaboliten deutlich weniger analgetisch aktiv als die Ausgangs-substanzen oder gänzlich inaktiv sind. Aufgrund ihrer starken Wirksamkeit und raschen zentralen Anflutung werden sie vorwiegend intra- und post-operativ bei beatmeten Patienten eingesetzt. Remi-fentanil zeichnet sich wegen seines sehr raschen Metabolismus durch Plasma- und Gewebeestera-sen aus und bleibt damit nur sehr kurz wirksam. Alle vier genannten Opioide sind zentral wirksame μ-Agonisten.

■ **Fentanyl**

Fentanyl mit einer analgetischen Wirkstärke, die 50–100× höher ist als die von Morphin, wird seit vielen Jahren sowohl zur intraoperativen als auch postoperativen Analgesie sowie zur Analgosedie-rung intensivmedizinisch versorgter Kinder unter-schiedlicher Altersstufen eingesetzt. Bei Neuge-borenen mit Lungenversagen scheint Fentanyl im Vergleich zu Morphin Vorteile zu bieten (Hickey et al. 1985; Saarenmaa et al. 1999). Günstig scheint die Verwendung von Fentanyl in der Kinderherz-chirurgie zu sein, nicht zuletzt im Hinblick auf eine Verbesserung der intra- und postoperativen kardiovaskulären Stabilität, speziell bei Neugebore-nen (Yaster 1987). Darüber hinaus wird Fentanyl in topischer Anwendung verabreicht, z. B. transnasal, bukkal oder transdermal (Streisand et al. 1987).

■ ■ **Bioverfügbarkeit, Metabolismus und Phar-makodynamik**

Fentanyl hat aufgrund seiner extremen Fettlöslich-keit (500× höher als von Morphin) eine ausgepräg-tere Penetrationsfähigkeit und höhere Affinität zu zentralen Opioidrezeptoren (Meuldermans et al. 1982). Bei physiologischem pH-Wert liegen nur weniger als 10 % des Plasmafentanyls mit einem pK_a-Wert von 8,4 in nicht ionisierter Form vor. Der Metabolismus von Fentanyl geschieht in der Leber in Abhängigkeit von der Aktivität des Cy-tochrom-P450-Systems (CYP3A4). Hauptsächlich erfolgt eine Dealkylierung zu Norfentanyl und Hy-droxylierung von Fentanyl und Norfentanyl. Ledig-lich ein geringer Anteil des Fentanyls (6–8 %) wird unverändert mit dem Harn ausgeschieden.

Individuelle pharmakogenetische Besonderhei-ten und Komedikationen beeinflussen den Fenta-nylstoffwechsel (z. B. Induktion von CYP3A4 durch

Alkohol, Inhibition durch Fluconazol, Omeprazol, Cimetidin; Sasson u. Shvartzman 2006). Mithin dürfte die metabolische Clearance von Fentanyl einmal in hohem Maße vom hepatischen Blutfluss und zum anderen vom Funktionszustand und der Reife des mikrosomalen Enzymsystems der Leber abhängig sein. Beide Größen unterliegen besonders bei Früh- und Neugeborenen sehr starken intra- und interindividuellen Schwankungen. Es besteht bei Fentanyl ein relativ schwacher Zusammenhang zwischen Plasmakonzentration und Sedierungs-bzw. Analgesiegrad im Rahmen der Anwendung auf der Intensivstation (◘ Tab. 7.5).

■ ■ **Pharmakokinetik**

Die Fentanylpharmakokinetik ist sehr stark alters-abhängig (◘ Tab. 7.8; in Anlehnung an Bentley et al. 1982; Jacqz-Aigrain u. Burtin 1996; Olkkola et al. 1995a; Scholz et al. 1996). Als pharmakokinetisches Modell kann ein 2- bzw. 3-Kompartiment-System angenommen werden. Kinder nach herzchirurgi-schen Eingriffen scheinen im Vergleich zum Er-wachsenen ein relativ geringes Steady-State-Vertei-lungsvolumen zu haben (Koren et al. 1984b).

Die Eliminationshalbwertzeit ist ebenfalls altersabhängig, mit sehr langer terminaler Halb-wertzeit bei Frühgeborenen und langer kontext-sensitiver Halbwertzeit nach Dauerinfusion. Insbesondere unter Bedingungen eines erhöh-ten intraabdominellen Drucks mit verminderter Leberdurchblutung, z. B. nach abdominalchirurgi-schen Eingriffen, kann die Elimination von Fenta-nyl deutlich verzögert sein (Koehntop et al. 1986; Kuhls et al. 1995).

Während beim Erwachsenen die Halbwertzeit zwischen 1 und 4 h liegen kann, ist sie bei kleinen Frühgeborenen durchaus auf bis über 20 h verlän-gert (◘ Tab. 7.8). Nicht zuletzt aufgrund seiner Li-pophilie wird Fentanyl ausgedehnt in Geweben mit hohem Fettanteil aufgenommen, was die großen Verteilungsvolumina erklärt. Aufgrund dieses Ver-teilungsverhaltens kann Fentanyl keineswegs die Eigenschaft eines kurz wirksamen Opioids zuge-sprochen werden, was Fentanyl zur Langzeitanal-gosedierung weniger geeignet macht.

Die Zunahme der totalen Fentanyl-Clea-rance mit dem Lebensalter ist nicht so deutlich ausgeprägt wie bei Morphin, dagegen zeigt das

■ Tab. 7.8 Pharmakokinetische Parameter für Fentanyl, Alfentanil und Sufentanil nach Einzelinjektion

	Verteilungs-volumen [l/kgKG]	Eliminationshalbwertzeit [h]	Clearance [ml/kg KG×min]	Literatur
Alfentanil				
Frühgeborene [a, b]	1,0 ± 0,4	8,7 ± 5,1	2,2 ± 2,4	Davis et al. 1989
	0,5	5,3	0,9	Marlow et al. 1990
	0,8 ± 0,5	7,6 ± 1,8	1,3 ± 0,7	Killian et al. 1989
Reifgeborene [a]	0,8 ± 0,3	5,5 ± 0,8	1,7 ± 0,5	Killian et al. 1989
Säuglinge	0,5–0,6	0,8–1,3	8,2–11,5	Goresky et al. 1987
Klein-/Schulkinder	0,2–0,6	0,7–1,4	4,7–11,1	den Hollander et al. 1988; Roure et al. 1987
Fentanyl				
Frühgeborene [a, b, c]	–	17,7 ± 9,3	12,1	Collins et al. 1985; Roth et al. 1991
Reifgeborene [a]	3,1–7,9	3,1–7,9 (5,3 ± 1,2)	9,0–28,0	Johnson et al. 1984
Säuglinge	8,3	5,4	22,4	Gauntlett et al. 1988
	2,3–4,5	1,1–3,9	18,1–30,6	Johnson et al. 1984
Klein-/Schulkinder	1,4–3,1	2,4–4,1	11,5–12,8	Johnson et al. 1984
	1,9	3,5	7,1	Johnson et al. 1984
Sufentanil				
Neugeborene 2–7 Tage	2,7	10,6	4,2	Greeley und de Bruijn 1988
20–28 Tage	3,4	3,6	17,3	Greeley et al. 1987; Greeley u. de Bruijn 1988
0–31 Tage	4,2	12,3 (6–20)	6,7	Greeley et al. 1987
Säuglinge	3,1	3,6	18,1	Greeley et al. 1987
	–	0,9–2,0	21,5–27,5	Davis et al. 1987
Klein-/Schulkinder	2,7	2,3 (	16,9	Greeley et al. 1987; Guay et al. 1992
Klein-/Schulkinder	(2,9 ± 0,6)	1,6 ± 0,7)	(30,5 ± 8,8)	Greeley et al. 1987; Guay et al. 1992
Jugendliche	2,8	3,5 (1,5–4)	13,1	Greeley et al. 1987

[a] Postnatales Alter < 7 Tage; [b] Teilweise nach kontinuierlicher Infusion; [c] Gestationsalter 25–36 Wochen; ±: Standardabweichung

Steady-State-Verteilungsvolumen eine ausgeprägte Altersabhängigkeit.

Bekannt ist eine verzögerte Elimination durch einen transienten, über viele Stunden nach Absetzen von Fentanyl hinweg auftretenden erneuten Anstieg der Plasmakonzentration als Ausdruck einer Redistribution, verbunden mit verlängertem Beatmungsbedarf neugeborener Patienten (Koehntop et al. 1986; Mather u. Mackie 1983). Von Katz u. Kelly (1993) wurde erstmals über eine sehr lange kontextsensitive Halbwertzeit von Fentanyl bei Kindern unterschiedlichen Alters unter Langzeitanalgosedierung berichtet, wobei die Infusionsdauer mindestens 24 h betrug. Diese und andere Autoren berichteten über eine Zunahme des Steady-State-Verteilungsvolumens auf im Mittel 15,2 l/kg KG (Spannbreite: 5,1–30,5 l/kg KG) und der terminalen Eliminationshalbwertzeit auf im Mittel 21,1 h (Spannbreite: 11,2–36,0 h; Zedie et al. 1996). Einschränkungen der Leber- und Nierenfunktion bedingen in der Regel keine relevante Beeinflussung der Pharmakokinetik von Fentanyl (❏ Tab. 7.2; Davies et al. 1996; Koren et al. 1984a; Tegeder et al. 1999).

▪▪ Nebenwirkungen

Daten zur atemdepressiven Wirkung von Fentanyl im Kindesalter zeichnen ein uneinheitliches Bild (Olkkola et al. 1995a). Bei Neugeborenen scheint im Gegensatz zum Erwachsenenalter die atemdepressorische Wirkung bereits bei geringeren Plasmakonzentrationen (0,5–0,77 µg/l) möglich zu sein (Koehntop et al. 1986). Säuglinge älter als 3 Monate und Kleinkinder tolerieren hinsichtlich Atemdepression deutlich höhere Fentanyldosierungen als Erwachsene (Hertzka et al. 1989; Koehntop et al. 1986).

Eine weitere bedeutsame Nebenwirkung ist die Thoraxwandrigidität, die nach rascher bolusartiger Verabreichung von Fentanyl auftreten kann und u. a. die Beatmung des Patienten unmöglich macht. Diese wurde schon ab Dosen von 1 µg/kg KG beobachtet, tritt aber häufiger bei höheren Dosen ab 3 µg/kg KG auf (Dewhirst et al. 2012; Lajarrige et al. 1993). Thoraxrigidität wurde bei Frühgeborenen selbst nach Fentanylapplikation **an die Mutter** beobachtet (Jarvis u. Arancibia 1987). Thoraxrigidität kann durch eine Präcurarisierung mit geringen Dosen vermieden werden. Im Falle des Auftretens einer Thoraxrigidität lässt sich der Zustand am schnellsten beherrschen durch die Anwendung eines Muskelrelaxans, weniger rasch durch Antagonisierung mit Naloxon.

Die gleichzeitige Verabreichung von Midazolam mit Fentanyl kann den atemdepressorischen Effekt des Opioids verstärken. Bei der Kombination Fentanyl und Midazolam ist eine ausgeprägte hypotensive Kreislaufreaktion möglich (Burtin et al. 1991). Insbesondere bei katecholaminabhängigen Patienten und Kindern mit Volumenmangel kann durch die Verabreichung von Fentanyl, besonders in Einzelgaben, der Barorezeptorreflex ungünstig beeinflusst werden, verbunden mit einem raschen Abfall des systolischen Blutdrucks (Murat et al. 1988).

Unter kontinuierlicher Infusion von Fentanyl entwickelt sich innerhalb von Tagen eine Opioidtoleranz gegenüber dem sedierenden Effekt, wie es z. B. bei Neugeborenen unter ECMO-Therapie (extrakorporaler Membranoxigenierung) beobachtet wird (Anand et al. 2013; Arnold et al. 1990, 1991). Dem Effekt zugrunde zu liegen scheint die Downregulation von Opioidrezeptoren. Die von Arnold et al. (1990, 1991) beobachteten Neugeborenen erhielten mittlere Fentanylinfusionsraten zwischen 9 und 22 µg/kg KG/h, verbunden mit Plasmafentanylkonzentrationen von 3–14 µg/l während der 6-tägigen Infusionsperiode, wobei die meisten dieser Kinder spontane Bewegungen ihrer Extremitäten zeigten und die Augen öffneten. Bei mehr als der Hälfte der Patienten trat ein Entzugssyndrom auf. Dabei handelte es sich um Neugeborene, die mehr als 1,6 mg/kg KG Fentanyl als kumulative Gesamtdosis erhalten hatten und deren Behandlung länger als 5 Tage dauerte. Katz et al. (1994) beobachteten bei Kindern im Alter von 1 Woche bis 22 Monaten ebenfalls ein von Dosis und Infusionsdauer abhängiges Entzugssyndrom; ab einer Gesamtfentanyldosis von 2,5 mg/kg KG und einer Infusionsdauer von mehr als 9 Tagen wurde in allen Fällen ein Entzugssyndrom registriert. Die experimentellen Untersuchungen weisen darauf hin, dass unter kontinuierlicher Infusion häufiger und rascher ein Entzugssyndrom auftritt als unter intermittierender Opioidverabreichung (Dewey 1984). Langzeitige kontinuierliche Verabreichung von

Opioiden sollte vermieden bzw. von Einzelgaben unterbrochen werden (Anand et al. 1999).

Bei Frühgeborenen sind eingeschränkte Darmmotilität und verzögerte Mekoniumentleerung ein Problem (Roth et al. 1991). Bemerkenswert ist bei ihnen auch das Auftreten einer mäßig verstärkten Hyperbilirubinämie unter kontinuierlicher Fentanylinfusion.

- **Fentanyl transdermal (Fentanyl-TTS; therapeutisches transdermales System)**

Fentanyl-TTS ist für Kinder ab 2 Jahren zugelassen, die zuvor schon mit starken Opioiden behandelt wurden. Über 300 Anwendungen bei Kindern mit Tumorschmerzen, postoperativen Schmerzen, Sichelzellkrise, infantiler neuronaler Ceroidlipofuszinose und anderen letal verlaufenden, meist neurologischen Erkrankungen, sind in der wissenschaftlichen Literatur dokumentiert (▶ Kap. 21). Fentanyl-TTS sollte nur bei stabilen Schmerzsituationen und einem Mindestmorphinbedarf von 30 mg/d p.o. verwendet werden sowie bei nicht beherrschbaren Opioidnebenwirkungen unter der bisherigen Therapie oder Schluckstörungen.

■■ Bioverfügbarkeit, Metabolismus und Pharmakodynamik

Fentanyl wird aus dem TTS heraus langsam und nahezu komplett resorbiert, die Bioverfügbarkeit beträgt > 90 %. Die Resorptionsmenge pro Zeiteinheit ist bei Fieber gesteigert. Durch massives Schwitzen kann sich das Pflaster ablösen und sollte dann mit zusätzlichen nicht-fentanylhaltigen Pflastern fixiert werden. Jüngere Kinder (<10 Jahre) benötigen in der Regel eine höhere körpergewichtsbezogene Fentanyldosis (Hunt et al. 2001). Das Fentanyl-TTS weist eine Pharmakokinetik 0. Ordnung auf, d. h. die Wirkstoffabgabegeschwindigkeit ist direkt proportional zur Fläche des Pflasters und ansonsten (über einen spezifizierten Zeitraum) konstant.

Bei Erwachsenen beobachtet man eine Analgesie ab einem Wirkspiegel von 0,6–3 ng/ml. Dieser Wirkspiegel wird bei Kindern (18–60 Monate) im Mittel nach 5 (mindestens 4 bis maximal 24 h), bei jugendlichen Sichelzellanämiepatienten nach 24 h erreicht (Paut et al. 2000). Eine analgetische Wirkung trat bei jugendlichen Sichelzellpatienten nach frühestens 1 h ein (Christensen et al. 1996). Die Wirkdauer beträgt bei Kindern wegen der schnelleren Elimination und einer inkonstanten Wirkstoffabgabe (eventuell durch vorzeitiges Ablösen des TTS bei Kindern) eher 48 als 72 h (Zernikow et al. 2007).

■■ Pharmakokinetik

Bei 2- bis 5-jährigen Kindern beträgt die Zeit bis zum Erreichen des maximalen Plasmaspiegels (T_{max}) im Mittel 16 ± 9 h (mindestens 6 bis maximal 24 h); die Eliminationshalbwertzeit nach Entfernen des Fentanyl-TTS ist kürzer als bei Erwachsenen (im Mittel 17,5 ± 5,7 h (mindestens 12 bis maximal 23 h; Levron et al. 1992). Für Kinder im Alter von 18–60 Monaten betragen die korrespondierenden Werte für T_{max} 18 ± 11 h (mindestens 9 bis maximal 24 h) und für die Eliminationshalbwertzeit 14,5 ± 6,2 h (mindestens 8,3 bis maximal 19,9 h; Paut et al. 2000). Bei onkologischen Patienten im Alter von 7–18 Jahren wurde die maximale Fentanylplasmakonzentration im Mittel nach 24 h (mindestens 18 bis maximal >66 h) erreicht (Collins et al. 1999). Nach Entfernen des Pflasters fällt der Fentanylplasmaspiegel nur langsam ab, da sich Fentanyl in der Epidermis anreichert und von dort auch ohne Pflaster langsam in die Blutbahn abgegeben wird.

■■ Nebenwirkungen

Fentanyl transdermal hat das gleiche Nebenwirkungsspektrum wie alle starken Opioide. Nach Umstellung von retardiertem Morphin auf ein Fentanylpflaster scheint eine vorbestehende Obstipation abzunehmen. Kontrollierte Studien zur Nebenwirkungshäufigkeit bei Opioidwechsel liegen nicht vor. Hautirritationen und Juckreiz an der Klebestelle des TTS sowie Schmerzen beim Pflasterwechsel treten bei 10–20 % der Kinder auf. Eine Atemdepression – letal verlaufende Fälle sind publiziert – kann wegen der oben beschriebenen Pharmakokinetik auch mit einer Latenz von mehr als einem Tag nach Beginn der Fentanyl-TTS-Therapie auftreten. Bei extrem hohem Dosisbedarf begrenzt die praktikabel nutzbare Körperoberfläche des Kindes eine weitere Dosiseskalation (Noyes u. Irvin 2001).

- **Schnell freisetzende transmuköse Fentanylpräparate**

An schnell wirksamen Fentanylzubereitungen stehen zur Verfügung: orales transmuköses Fentanylzitrat (OTFZ), Bukkaltabletten, Sublingualtabletten und Nasalsprays.

Beim OTFZ beträgt die Einzeldosis 10–20 μg/kg KG bukkal (Schechter et al. 1995). Obwohl der Fentanylspitzenspiegel im Plasma nach Einlegen des OTFZ in die Wangenschleimhaut erst nach 22 min erreicht wird, zeigte eine Studie in der postoperativen Schmerztherapie im Vergleich zur intravenösen Morphingabe keinen klinisch signifikanten Unterschied hinsichtlich der Schmerzbekämpfung (mittlere Dauer bis zur signifikanten Schmerzreduktion: 4,2 min bei 200 μg OTFZ gegenüber 5,4 min bei 2 mg Morphin i. v.; Friedrichsdorf u. Zernikow 2004). Die Länge der Analgesie war vergleichbar (OTFZ: 145 min; Morphin i. v.: 130 min). Die Patienten können nach 1,5–2 h wieder uneingeschränkt altersentsprechenden Aktivitäten nachgehen. Die Bioverfügbarkeit des OTFZ ist im Kindesalter mit 0,33–0,36 niedriger als im Erwachsenalter (0,52) und der Spitzenspiegel im Plasma wird später (53 min) erreicht. Dies lässt ein vermehrtes Schlucken während der transmukösen Applikation bei Kindern vermuten. Es existiert bis dato nur eine Veröffentlichung über OTFZ bei Durchbruchschmerzen in der pädiatrischen Palliativmedizin, die über einen sehr guten Therapieerfolg bei Kopfschmerzen im Rahmen von Hirnmetastasen berichtet (Zernikow et al. 2005). Aufgrund seines opioidtypischen Nebenwirkungsspektrums bei opioidnaiven Patienten wird OTFZ in den USA und in anderen Ländern vom Hersteller inzwischen ausschließlich zur Therapie von Durchbruchschmerzen bei Krebspatienten und nicht mehr zur Analgosedierung bei schmerzhaften Eingriffen und/oder präoperativen Medikation vermarktet.

Fentanylhaltige Bukkaltabletten (Effentora) und Sublingualtabletten (Abstral) sind die »Nachfolger« des OTFZ. Den Darreichungsformen liegen unterschiedliche Galeniken zugrunde, die dafür entwickelt wurden, die Menge des resorbierten Fentanyls und die Geschwindigkeit der Resorption zu vergrößern: Effentora basiert auf der »OraVescent Technologie«. Hierdurch verändert sich der pK_a-Wert des leicht basischen Fentanyls, was mit einem leichten Brauseeffekt einhergeht und die Resorption verbessert. In Abstral kommt die »F.A.S.T.«-Technologie zum Tragen. In der Tablette ist Fentanyl mit Mannitol ummantelt, und ein mukoadhäsiver Hilfsstoff sorgt dafür, dass nur geringe Mengen verschluckt werden können, was wiederum die Bioverfügbarkeit von Fentanyl auf ca. 54 % erhöht. Wirkbeginn ist bei beiden Präparaten schon nach ca. 5 min, das Wirkmaximum ist nach 20–60 min erreicht. Kritisch anzumerken ist, dass als Begründung für die Notwendigkeit schnell wirksamer Fentanylpräparate die kurze Dauer der Druchbruchschmerzen von 30 min oder weniger angegeben wird, teilweise eine zu Placebo signifikant höhere Schmerzreduktion aber erst nach 20 min zu beobachten war; diese war zudem selten relevant (z. B. 0,5 Punkte auf einer 11-stufigen NRS-Skala), d.h., einerseits ist der Placeboeffekt bei Durchbruchschmerz sehr hoch, andererseits eine relevante Schmerzverringerung durch schnell anflutendes Fentanyl oftmals erst zu erreichen, wenn die Durchbruchschmerzepisode durch ihren natürlichen Verlauf ein Ende gefunden hat (Anonym 2011).

Im Vergleich mit anderen unretardierten Opioiden wirken die neuen Fentanylpräparate zwar schneller, verursachen aber zum Teil auch mehr Nebenwirkungen, sodass die Frage erlaubt ist, ob wirklich äquianalgetische Dosen verglichen wurden (Ashburn et al. 2011). Fast alle publizierten Studien wurden von den jeweiligen Herstellern finanziert. Beide Präparate sind nicht für Kinder zugelassen. Effentora und Abstral stehen als 100-, 200-, 300- (nur Abstral), 400- 600- und 800-μg-Tabletten zur Verfügung. Es existieren definierte Titrationsschemata, die der Produktinfomation zu entnehmen sind.

Zumindest zur Therapie akuter Schmerzen bei Kindern in der Notfallaufnahme wird Fentanyl auch intranasal mit gutem Erfolg eingesetzt (Hansen et al. 2012). Zum Einsatz kommen sowohl das für die intravenöse Applikation vorgesehene Fentanyl mit einer Konzentration von 50 μg/ml als auch spezielle Rezepturen oder Fertigarzneimittel, die Fentanyl in höheren Konzentrationen enthalten (Instanyl 500, 1.000 oder 2.000 μg/ml; PecFent 1.000 oder 4.000 μg/ml). Ein Hub der Fertigarznei mit 100 μl = 0,1 ml enthält 50, 100 oder 200 μg

(Instanyl) bzw. 100 oder 400 μg (PecFent) Fentanyl. Die intranasale Fentanylgabe (150 μg/ml) in einer Dosis von 1,7 μg/kg KG war bei 7–15 Jahre alten Kindern mit Frakturen so effektiv wie eine intravenöse Morphingabe (0,1 mg/kg KG; Borland et al. 2007). Bei jüngeren Kindern (Alter: 1–3 Jahre bzw. 3–11 Jahre) wurde Fentanyl in einer Konzentration von 50 μg/ml mit einer Dosis von 1,5 μg/kgKG im Notfalldepartment erfolgreich und ohne schwere Nebenwirkungen eingesetzt (Cole et al. 2009; Holdgate et al. 2010). Eine weitere Studie belegt, dass Fentanyl in einer Konzentration von 50 μg/ml (intravenöse Zubereitung) bei Kindern von 3-15 Jahren gut eingesetzt werden kann (Borland et al. 2011). Die Anschlagzeit beträgt 5 min, das Wirkmaximum ist nach max. 20 min erreicht. Zur Applikation einer eigenen Rezeptur stehen Atomizer zur Verfügung, die man auf eine 1-ml-Spritze aufsetzen kann (Bezugsquelle: ▶ http://www.nofamed.de/; MAD 300 Nasenzerstäuber der Firma LMA, Artikelnummer 7300MAD, oder Pumpsprays zur Befüllung durch die Apotheke [weitere Informationen unter ▶ http://www.intranasal.net/]). Mittlerweile wird intranasales Fentanyl auch erfolgreich zur postoperativen Schmerztherapie sowie in der Palliativversorgung bei Dyspnoe im Neugeborenen- und Säuglingsalter eingesetzt (Harlos et al. 2013; Hippard et al. 2012).

▪ **Alfentanil**

Alfentanil (z. B. Rapifen) als Derivat von Fentanyl hat etwa 15 % von dessen klinischer Wirksamkeit. Sowohl die Fettlöslichkeit als auch die Eliminationshalbwertzeit sind geringer (❏ Tab. 7.8) als die von Fentanyl, und die kontextsensitive Halbwertzeit steigt mit der Dauer der Behandlung deutlich weniger an. Das wesentliche Anwendungsgebiet für Alfentanil ist die Anästhesie, hier insbesondere bei kardiovaskulären und thorakalen Eingriffen.

▪▪ **Bioverfügbarkeit, Metabolismus und Pharmakodynamik**

Der Wirkungseintritt bei intravenöser Alfentanilgabe ist mit nur 1–2 min rascher und von kürzerer Dauer als nach Fentanylgabe. Durch die geringere Fettlöslichkeit und gleichzeitig hohe Plasmaproteinbindung findet sich keine so extensive Verteilung im Gewebe wie bei Fentanyl (❏ Tab. 7.1; Mather u.

Mackie 1983). Der Metabolismus von Alfentanil erfolgt im Wesentlichen hepatisch, ohne dass aktive Metaboliten entstehen. Weniger als 1 % wird unverändert renal eliminiert.

Den Hollander et al. (1988) berichten über die intravenöse Anästhesieeinleitung bei Kindern (Alter: 4 Monate bis 8 Jahre) mit 20 μg/kg KG Alfentanil nach Relaxation mit Pancuronium. Die postoperative Analgesie hielt zwischen 100 und 878 min an. Saarenmaa et al. (1996) konnten mit einer Dosis von 20 μg/kg KG Alfentanil bei Frühgeborenen mit einem mittleren Gestationsalter von 32 Wochen (Spannbreite: 29–36 Wochen) und einem Gewicht von im Mittel 1.440 g (Spannbreite: 1.040–3.160 g) im Rahmen des endotrachealen Absaugmanövers die Stressantwort der Patienten ausgezeichnet unterdrücken, allerdings trat in **20 % eine Thoraxrigidität** auf.

▪▪ **Pharmakokinetik**

Die Pharmakokinetik von Alfentanil lässt sich mittels eines 2-Kompartiment-Modells beschreiben. Die Proteinbindung entspricht in etwa der im Erwachsenenalter (❏ Tab. 7.1). Unter kardiopulmonalem Bypass zeigt sich bei Kindern eine Zunahme des Verteilungsvolumens (den Hollander et al. 1992). Die Eliminationskinetik von Alfentanil ist besonders beim Neugeborenen durch eine ausgeprägte interindividuelle Variabilität gekennzeichnet (❏ Tab. 7.8). Mit Ende des 1. Lebensjahres werden Erwachseneneliminationsverhältnisse erreicht. Bemerkenswert ist, dass bei Kindern die Pharmakokinetik von Alfentanil weder durch Lebererkrankungen noch durch Nierenversagen beeinflusst wird (❏ Tab. 7.2; Davies et al. 1989). Bei Erwachsenen wurde bei Leberschäden über eine Einschränkung der Alfentanilelimination berichtet (Ferrier et al. 1985). Wegen seiner kurzen kontextsensitiven Halbwertzeit ist Alfentanil theoretisch geeigneter zur Verabreichung als Dauerinfusion.

▪▪ **Nebenwirkungen**

Muskelrigidität kann mit einer Inzidenz von 45–75 % auftreten und ist bei Früh- und Neugeborenen dosisabhängig (Bovill et al. 1984; Saarenmaa et al. 1996). Während Wiest et al. (1991) bei Neugeborenen über eine gute Verträglichkeit von Alfentanil in einer Dosierung von 8 μg/kg KG berichten, fanden Pokela et al. (1992) bereits nach Dosen von 9–15 µg/kg KG eine ausgesprochene Thoraxrigidität; Prämedikation mit einem Muskelrelaxans wird deshalb als notwendig erachtet. Die hämodynamische Verträglichkeit für Alfentanil hängt offenbar sehr stark von der Verabreichungsgeschwindigkeit ab: Wiest et al. (1991) fanden bei beatmeten Neugeborenen mit Atemnotsyndrom eine gute hämodynamische Stabilität, ebenso Davis et al. (1989) bei der Verabreichung von 25 µg/kg KG Alfentanil über 30 min als Kurzinfusion. Eine ausgeprägte hämodynamische Instabilität mit raschem Abfall der Herzfrequenz und arterieller Hypotension sowie Verschlechterung der arteriellen Oxygenierung wurde dann beobachtet, wenn Alfentanil (20 µg/kg KG) innerhalb von 2 min an Neugeborene verabreicht wurde (Marlow et al. 1988).

- **Sufentanil**

Sufentanil (z. B. Sufenta) ist mit der 2000-fachen Wirkstärke von Morphin und großer therapeutischer Breite die analgetisch potenteste Substanz aus der Reihe der neueren Opioide. Beim Menschen ist es 8–10× stärker analgetisch wirksam als Fentanyl entsprechend seiner höheren µ-Rezeptoraffinität. Sufentanil gilt als geeignet zur Analgesie und Sedierung in der neonatologischen Intensivmedizin (Adelmann et al. 1998; Schmidt et al. 2010; Seguin et al. 1994).

Sufentanil mag auch für ältere Kinder in der Analgesie und Sedierung Vorteile bieten, bedingt durch seine höhere Potenz und kürzere Wirkdauer sowie die damit verbundene größere hämodynamische Stabilität und die Möglichkeit zur raschen Extubation nach apparativer Beatmung (Morselli et al. 1980).

- ■ **Bioverfügbarkeit, Metabolismus und Pharmakodynamik**

Sufentanil ist sehr stark fettlöslich und hat einen raschen Wirkbeginn, der etwa zwischen dem von Fentanyl und Alfentanil liegt. Sufentanil ist bei physiologischem pH-Wert zu 80 % ionisiert. Die Plasmaeiweißbindung beträgt altersabhängig 80 bis über 90 % (◨ Tab. 7.1). Der freie Anteil von Sufentanil ist sehr eng korreliert mit der Konzentration von α1-saurem Glykoprotein im Plasma und nur schwach korreliert mit der Albuminkonzentration (Meistelman et al. 1990). α1-saures

Glykoprotein ist das wichtigste Bindungsprotein für Sufentanil–rasche Änderungen seiner Plasmakonzentration wie bei einem Akut-Phase-Protein möglich–können den freien Sufentanilanteil deutlich beeinflussen (Meuldermans et al. 1986, 1987). Der Metabolismus von Sufentanil erfolgt hepatisch durch O-Demethylierung und N-Dealkylierung (P450-Enzym CYP3A4). Weniger als 2 % einer jeden Dosis werden unmetabolisiert mit dem Harn ausgeschieden (Lundeberg u. Roelofse 2011). Die Aktivität des CYP3A4 ist starken Schwankungen und Reifungsprozessen nach der Geburt unterworfen.

Die Metaboliten von Sufentanil haben selbst keine analgetische Wirkung (Meuldermans et al. 1987). Bei Neugeborenen und jungen Säuglingen ist die metabolische Clearance deutlich niedriger als bei älteren Kindern, sie fällt aber beim Jugendlichen und Erwachsenen wieder auf die Hälfte ab (◨ Tab. 7.8; Bovill et al. 1984; Greeley u. de Bruijn 1988; Greeley et al. 1987; Scholz et al. 1996).

Die Mehrzahl der Informationen zur Wirksamkeit von Sufentanil bei Kindern wurde während kardiochirurgischer Eingriffe gewonnen. Insgesamt scheint der Kreislauf unter Sufentanil stabiler zu sein als unter Fentanyl. Die postoperative Aufwachphase ist kürzer, ebenso die Zeit bis zur Extubation (Bovill et al. 1984). Sowohl die anästhetische als auch die sedierende Wirkung scheint bei Neugeborenen deutlich geringer ausgeprägt zu sein als bei älteren Kindern (Greeley u. de Bruijn 1988; Greeley et al. 1987; Marsh et al. 1997).

Anästhetische Dosen für Sufentanil liegen bei Neugeborenen bei 10–15 µg/kg KG (Greeley et al. 1987) oder höher. Sedative Dosen bei Neugeborenen mit Lungenversagen mit einem Gestationsalter von 37 Wochen und einem Geburtsgewicht um die 3.000 g sind eine Initialdosis von 0,2 µg/kg KG verabreicht über 20 min, gefolgt von einer kontinuierlichen Infusion mit 0,05 µg/kg KG/h (Seguin et al. 1994).

Bei der überwiegenden Zahl der Patienten zeigte sich nach Analgosedierung mit Sufentanil eine Abnahme des β-Endorphinplasmaspiegels. Intranasales Sufentanil erwies sich zur Prämedikation als genauso geeignet wie Midazolam mit einer etwas höheren Rate an postoperativem Erbrechen (Zedie et al. 1996).

■■ Pharmakokinetik

Obwohl das pharmakokinetische Profil ähnlich dem von Fentanyl ist, ist die Wirkdauer von Sufentanil in der Regel kürzer. Das Steady-State-Verteilungsvolumen von Sufentanil übertrifft das von Alfentanil und liegt in der gleichen Größenordnung wie das von Fentanyl (Olkkola et al. 1995a). Daten zur Elimination von Sufentanil sind insgesamt spärlich und für das Kindesalter ausschließlich im Rahmen von Einmalinjektionen während kardiochirurgischer und allgemeinchirurgischer Eingriffe gewonnen worden (Davis et al. 1987; Greeley u. de Bruijn 1988; Greeley et al. 1987; Guay et al. 1992).

Bei chronischem Nierenversagen scheint die interindividuelle Schwankungsbreite der Pharmakokinetik ausgeprägter; die Pharmakokinetik ist jedoch nicht grundsätzlich verändert und die Elimination im Mittel nicht nennenswert eingeschränkt (◘ Tab. 7.8; Davis et al. 1988).

Leberzirrhose führt offenbar nach einmaliger intravenöser Verabreichung von Sufentanil bei Erwachsenen nicht zu einer veränderten Pharmakokinetik (Chauvin et al. 1989). Bei Patienten nach kardiochirurgischen Eingriffen wurde eine auf etwa 10 h verlängerte Eliminationshalbwertzeit beobachtet (Howie et al. 1984). Auch bei hyperventilierten Patienten mit einem Blut-pH-Wert von 7,5 fand sich eine Verzögerung der Elimination ($t_{1/2\beta}$ etwa 4 h) und eine Zunahme des Verteilungsvolumens (Schwartz et al. 1987).

Zu Sufentanil liegen auch pharmakokinetische Daten bei Kindern nach intranasaler Verabreichung vor. Haynes et al. (1993) verabreichten Sufentanil in einer Dosis von 2 µg/kg KG als Nasentropfen. Bei 8 Patienten wurde 15 min nach Verabreichung die maximale Plasmakonzentration gemessen, bei 7 Patienten 30 min nach Verabreichung. Die Sedierung setzte rasch ein bei über die Operationsdauer anhaltender Analgesie.

■■ Nebenwirkungen

Die Verträglichkeit von Sufentanil bei Neugeborenen ist gut: Thoraxrigidität, Bradykardien oder arterielle Hypotension werden selten beobachtet (Seguin et al. 1994). Beim erwachsenen Intensivpatienten wurde unter Sufentanilinfusion ein Stiff-Man-Syndrom beschrieben (Gust u. Böhrer 1995). Die Autoren empfehlen, bei Dauerinfusion

ein Maximum von 0,75 µg/kg KG/h nicht zu überschreiten.

■ Remifentanil

Remifentanil (z. B. Ultiva) ist ein seit 1996 in Deutschland zugelassenes ultrakurz wirksames synthetisches Opioid mit µ-agonistischer Wirkung (Egan 1995). Die analgetische Potenz entspricht der von Fentanyl. Indikationen für Remifentanil sind insbesondere die intraoperative Analgesie, die Analgesie bei schmerzhaften Eingriffen, aber auch die kurzzeitige Analgesie und Sedierung beatmeter Intensivpatienten.

■■ Bioverfügbarkeit, Metabolismus und Pharmakodynamik

Remifentanil wird durch unspezifische Plasma- und Gewebeesterasen zu Metaboliten hydrolysiert, die nur noch über eine sehr geringe µ-rezeptoragonistische Aktivität verfügen (Egan et al. 1993). Klinische Studien zur intraoperativen Anwendung von Remifentanil bei Kindern lassen eine effektive Analgesie erkennen. Insbesondere die Kombination mit Propofol bei spontan atmenden Patienten erscheint günstig (Baumert 2000; Davis et al. 1997a; Reyle-Hahn et al. 2000). Die Dosierung beträgt hier 0,05 µg/kg KG/min i. v. als Dauerinfusion (Reyle-Hahn et al. 2000). Aufgrund der sehr kurzen Halbwertzeit von Remifentanil sollte auf eine initiale Bolusgabe verzichtet werden. Im Rahmen einer randomisierten multizentrischen Studie bei Kindern im Alter von 2–12 Jahren, die sich einer Strabismusoperation unterziehen mussten, wurde nach initialer langsamer Bolusinjektion von 1 µg/kg KG das Remifentanil in einer Dauerinfusion von 1 µg/kg KG/min (Davis et al. 1997b) verabreicht. Im Vergleich zu Alfentanil fand sich keine Verkürzung der Zeit bis zur Extubation. Diejenigen Kinder, die Remifentanil erhalten hatten, wiesen postoperativ einen höheren Schmerzscore auf, was mit der sehr raschen Metabolisierung des Wirkstoffs zu erklären ist (Davis et al. 1987). Es kommt während Remifentanilinfusion hinsichtlich des analgetischen Effekts rasch zur Toleranzentwicklung (Vinik u. Kissin 1998), und dies bei Kindern offenbar bereits nach mehrstündiger Infusion (Davis et al. 1987).

Auch im Rahmen diagnostischer Maßnahmen, die unter Beatmung durchgeführt werden, wie

Herzkatheteruntersuchungen oder elektive chirurgische Explorationen (Ross et al. 2001), wird mittlerweile Remifentanil eingesetzt. Mit Dosierungen von 0,2 bzw. 0,3 μg/kg KG/min bestand unter Inhalationsnarkose mit Sevofluran bei Kindern (n = 30; Alter: 1,5–20 Monate) mit angeborenen Herzfehlern eine sehr gute hämodynamische Stabilität sowie eine rasche Extubierbarkeit (Ross et al. 2001). Es soll auch hier betont werden, dass nach Beendigung der Remifentanilinfusion wegen dessen kurzer Halbwertzeit keine ausreichende Analgesie mehr besteht; ggf. müssen präemptiv analgetische Maßnahmen für den postoperativen Zeitraum festgelegt werden.

Für Erwachsene, aber auch für Kinder gibt es Erfahrungen mit Remifentanil zur Analgosedierung bei Intensivpatienten, die seine Anwendung in dieser Indikation günstig erscheinen lassen (Welzing et al. 2012; Wilhelm et al. 1999). Bei Kindern traten nach mindestens 96 h Infusionsdauer keine Anzeichen von opioidinduzierter Hyperalgesie, Toleranzentwicklung oder Entzugssymptome auf (Welzing et al. 2013).

Über die Anwendung von Remifentanil bei intensivmedizinisch behandelten Neugeborenen und sehr unreifen Frühgeborenen liegen einige Daten vor (Sommer et al. 2001; Wee et al. 1999). Bei 20 beatmeten Frühgeborenen (28–34 Wochen) mit Atemnotsyndrom konnte in einer randomisierten Untersuchung gezeigt werden, dass die Zeit bis zur Extubation bei vergleichbarer Analgesie und Sedierung durch eine Remifentanildauerinfusion im Vergleich zu Morphin um den Faktor 12 verkürzt werden konnte (Pereira e Silva et al. 2008). Auch im Vergleich zu einer Fentanyldauerinfusion konnte die Zeit bis zur Extubation bei beatmeten reifen Neugeborenen von im Median 782 min durch eine Remifentanyldauerinfusion auf im Median 80 min verkürzt werden (Welzing et al. 2012). Die Intubationsbedingungen bei Frühgeborenen waren unter Remifentanil im Vergleich zu Morphin signifikant besser (Pereira e Silva et al. 2007).

▪ ▪ Pharmakokinetik
Remifentanil hat zumindest hypothetisch mehrere Vorteile, darunter u. a. eine sehr geringe kontextsensitive Halbwertzeit. Die Pharmakokinetik wird durch hepatische (Dershwitz et al. 1994) und renale Funktionsstörungen kaum beeinflusst (◘ Tab. 7.5; Hoke et al. 1997), obwohl bei Niereninsuffizienz der weitgehend analgetisch unwirksame Hauptmetabolit deutlich akkumulieren kann, wobei bislang nicht geklärt ist, ob dies nicht doch klinisch bedeutsame Auswirkungen haben könnte (Shlugman et al. 1994; Wilhelm et al. 1999).

Pharmakokinetische Untersuchungen beim Erwachsenen zeigen ein vergleichsweise kleines Steady-State-Verteilungsvolumen mit einer terminalen Eliminationshalbwertzeit zwischen 3 und 10 min und einer sehr raschen Gleichgewichtseinstellung zwischen Plasma und Wirkkompartiment (Egan et al. 1993). Die Elimination ist bei Neugeborenen, Säuglingen und Kindern nicht wesentlich verschieden (Davis et al. 1995). Bei Neugeborenen und jungen Säuglingen findet sich zwar eine höhere Clearance, die Eliminationshalbwertzeit ist jedoch vom Lebensalter unabhängig und liegt zwischen 3 und 6 min (Ross et al. 2001). Dies scheint für sehr unreife Frühgeborene ebenfalls zu gelten, wie In-vitro-Testungen mit dem Serum von Frühgeborenen verschiedenen Alters bis zur 24. SSW zeigten (Welzing et al. 2011).

Für Neugeborene und Säuglinge mit einem Alter von 5–60 Tagen fand sich nach intravenöser Verabreichung von 5 μg/kg KG Remifentanil ein mittleres Verteilungsvolumen von 325 ± 90 ml/kg KG und eine mittlere Clearance von 80 ± 22 ml/kg KG/min. Bei Neugeborenen, deren Mütter Remifentanil erhalten hatten, betrug das Konzentrationsverhältnis zwischen Nabelvene und mütterlichem Blut 0,88 ± 0,78 und zwischen Nabelarterie und Nabelvene 0,29 ± 0,07 (Kan et al. 1998). Remifentanil passiert also die Plazenta und wird vom Neugeborenen rasch metabolisiert. In der Studie traten beim Neugeborenen keinerlei kardiale oder respiratorische Nebenwirkungen auf.

▪ ▪ Nebenwirkungen
Unter Remifentanil werden Bradykardien und Pruritus häufiger beobachtet als unter Alfentanil. Auf das Auftreten schwerer Bradykardien nach Remifentanil wiesen auch DeSouza et al. (1997) hin. Insgesamt scheinen unerwünschte Wirkungen selten aufzutreten (Davis et al. 1995; Kan et al. 1998).

■ **Piritramid**

Piritramid (z. B. Dipidolor), ein in den 1960er-Jahren entwickeltes Opioid mit μ-agonistischer Aktivität, hat einen Indikationsbereich, der dem von Morphin entspricht. In Deutschland wird Piritramid in der postoperativen Analgesie eingesetzt, bevorzugt auch in der pädiatrischen Schmerztherapie, hier insbesondere in der Kinderanästhesie und der Kinderchirurgie (Lehmann et al. 1986; Petrat et al. 1997).

■■ **Bioverfügbarkeit, Metabolismus und Pharmakodynamik**

Im Vergleich zu Morphin zeigt Piritramid eine ausgeprägtere hypnotische Wirkung neben einer längeren Wirkdauer von ca. 4–6 h. Die Metabolisierung erfolgt ausschließlich in der Leber; über die Nieren wird nur ein geringer Anteil von 4 % ausgeschieden. Bei intramuskulärer Anwendung entsprechen 15 mg Piritramid der Wirkung von 10 mg Morphin, bei intravenöser Therapie sind Morphin und Piritramid äquianalgetisch (Huenseler et al. 2008).

■■ **Pharmakokinetik**

Die Pharmakokinetik im Kindesalter wurde in einer Untersuchung an intensivmedizinisch behandelten pädiatrischen Patienten untersucht (Adam u. Stankov 1994). Nach mittleren intravenösen Einzeldosen von 0,05–0,07 mg/kg KG zeigte sich eine altersabhängige Kinetik mit deutlich verlängerter Eliminationshalbwertzeit bei reifen Neugeborenen von 702 ± 720 min. Säuglinge und Kleinkinder wiesen eine auch im Vergleich mit Erwachsenen kürzere Eliminationshalbwertzeit von 160 ± 68 min auf. Das Verteilungsvolumen war bei Neugeborenen und jungen Säuglingen mit 2,0 ± 4,93 l/kg KG bzw. 1,7 ± 2,5 l/kg KG deutlich geringer als bei älteren Säuglingen und Kleinkindern (7,0 ± 5,2 bzw. 6,7 ± 2,2 l/kg KG). Die verlängerte Halbwertzeit im Neugeborenenalter ist auch von anderen Opioiden wie Morphin und Fentanyl bekannt (Huenseler et al. 2008; Muller et al. 2006).

■■ **Nebenwirkungen**

Möglicherweise wirkt Piritramid aufgrund seines sauren pH-Werts stärker venenreizend als andere Opioidpräparate (Zucker u. Flesche 1993).

■ **Pethidin (Meperidin)**

Pethidin (z. B. Dolantin) ist ein synthetischer Opioidagonist mit in äquianalgetischer Dosierung sehr ähnlichem Wirkspektrum wie Morphin. Im Hinblick auf die analgetische Wirkung ist Pethidin 1/10 so potent wie Morphin. Pethidin war in der pädiatrischen Schmerztherapie stark verbreitet, und zwar sowohl zur Prämedikation als auch in der postoperativen Analgesie. Gelegentlich erfolgt eine Kombination mit Promethazin und Chlormethazin als »lytischer Cocktail«. Insgesamt weist Pethidin im Vergleich zu anderen Opioiden viele Nachteile, wie folgende Ausführungen zeigen, aber keine Vorteile auf, die seinen Einsatz rechtfertigen.

■■ **Bioverfügbarkeit, Metabolismus und Pharmakodynamik**

Pethidin wird gut aus dem Intestinaltrakt resorbiert. Nach rektaler Verabreichung liegt die mittlere Bioverfügbarkeit bei Kindern mit einem Alter von 3,5–14 Jahren bei 40–55 % (Hamunen et al. 1993a). Allerdings sind Höhe und Zeitpunkt der Plasmaspiegel von großer interindividueller Variabilität und nach rektaler Applikation nur unsicher vorhersagbar. Maximale Plasmakonzentrationen traten erst nach 147 ± 44 min auf (Hamunen et al. 1993a; Sabatowski et al. 2002).

Pethidin wird in der Leber durch Demethylierung zu Norpethidin metabolisiert, welches weiter hydrolisiert wird zu Pethidinsäure. Norpethidin wird renal pH-abhängig eliminiert. Bei Neugeborenen findet in den ersten Lebenstagen keine nennenswerte Metabolisierung zu Norpethidin statt, Pethidin wird unverändert ausgeschieden. Jedoch setzt bereits innerhalb der 1. Lebenswoche die Metabolisierung zu Norpethidin ein (Caldwell et al. 1978a; Kuhnert et al. 1979). Innerhalb der ersten 24 Lebensstunden ist die Pethidinelimination beim Neugeborenen nicht nur durch die eingeschränkte metabolische Stoffwechselleistung vermindert, sondern auch durch eine relativ geringe glomeruläre Filtration (Morselli u. Rovei 1980). Wiederholt wurde bei Neugeborenen nach Einzelgabe eine Rebounderhöhung der Plasmapethidinkonzentration beobachtet, möglicherweise bedingt durch einen enterohepatischen Kreislauf (Pokela et al. 1992).

Pethidin ist stärker fettlöslich als Morphin, jedoch geringer fettlöslich als die neueren Opioide

Fentanyl und Sufentanil (Meuldermans et al. 1982). Die Plasmaproteinbindung erfolgt in erster Linie an α1-saures Glykoprotein (◼ Tab. 7.1). Pethidin wird gern in der Geburtshilfe eingesetzt. Die Konzentration im Nabelschnurblut entspricht 70–90 % der mütterlichen Blutkonzentration (Caldwell et al. 1978b; Kuhnert et al. 1979; Nation 1981). Aufgrund des sauren pH-Werts im Fetalblut erfolgt eine passive Diffusion von Pethidin in Richtung des Feten. Bei Kindern wird eine postoperative Analgesie mit Pethidin bei Plasmakonzentrationen von 0,15–0,2 mg/l erreicht (Hamunen et al. 1993a).

■■ **Pharmakokinetik**
Pethidin wird deutlich schneller eliminiert als sein Hauptmetabolit Norpethidin (◼ Tab. 7.7). Bei Neugeborenen liegt die Eliminationshalbwertzeit von Norpethidin bei 30–85 h (Kuhnert et al. 1985). Besonders bei eingeschränkter Nierenfunktion ist mit einer deutlichen Akkumulation von Norpethidin und dem damit verbundenen Auftreten einer ZNS-Toxizität in Form von Tremor und Krampfanfällen zu rechnen (Olkkola et al. 1995a). Bei Frühgeborenen ist nach wiederholter Verabreichung von Pethidin – auch ohne Nierenfunktionseinschränkung – von ZNS-Nebenwirkungen auszugehen (Pokela 1997). Vor diesem Hintergrund sollte Pethidin bei Früh- und Neugeborenen und bei Patienten mit eingeschränkter Nierenfunktion nicht wiederholt verabreicht werden. Eine Einzeldosis wird in der Regel gut vertragen.

■■ **Nebenwirkungen**
Im Unterschied zu Morphin vermindert Pethidin das Atemminutenvolumen durch Reduktion des Zugvolumens und weniger durch Beeinträchtigung der Atemfrequenz (Lambertsen et al. 1961). Insgesamt scheint aber die CO_2-Antwort durch Pethidin schwächer beeinflusst zu werden als durch Morphin (Way et al. 1965).

Pethidin verursacht im Gegensatz zu anderen Opioiden bei intravenöser Injektion gelegentlich eine Tachykardie (Yaster u. Deshpande 1988). Besonders wegen der Akkumulation von Norpethidin bei eingeschränkter Nierenfunktion und bei Früh- und Neugeborenen eignet sich Pethidin nicht zur dauerhaften Analgesie und Sedierung. Pethidin kann bei Patienten, die Monaminooxidase-Hem-

mer (MAO-Hemmer) zur Behandlung einer Depression erhalten, ein lebensbedrohliches Syndrom mit Hyperpyrexie, Hypotension, Zyanose und Koma auslösen.

■ **Tramadol**
Tramadol ist ein schwaches Opioid, das bei Kindern sowohl oral als auch parenteral eingesetzt werden kann und einen allenfalls geringen atemdepressiven Effekt aufweist. Tramadol wirkt μ-agonistisch, zeigt darüber hinaus eine weitere Wirkung im ZNS in Form der Hemmung der Wiederaufnahme der Neurotransmitter Noradrenalin und Serotonin sowie einer gesteigerten Freisetzung von Serotonin. Beide Mechanismen wirken synergistisch im Hinblick auf die tramadolvermittelte analgetische Wirkung. Besonders in Deutschland, wo Tramadol 1977 eingeführt wurde, ist dieses Analgetikum stark verbreitet. Tramadol ist bei leichteren bis mittleren Schmerzzuständen insbesondere postoperativ und in der Kinderonkologie einsetzbar (Allegaert et al. 2011a; Moyao-Garcia et al. 2009; Neri et al. 2013), bei sehr starken Schmerzen ist die Analgesie oft nicht ausreichend (Griessinger et al. 1997; Schäffer et al. 1986, 1989; Tobias 1996). Die analgetische Wirkstärke liegt bei etwa 10 % im Vergleich zu Morphin.

■■ **Bioverfügbarkeit, Metabolismus und Pharmakodynamik**
Die enterale Absorption des wasserlöslichen Tramadols ist in allen Darmabschnitten gut und kann bis über 90 % betragen. Erste Studien belegen die Wirkung bei sublingualer Gabe (Neri et al. 2013). Die Substanz weist einen geringen First-Pass-Effekt auf, die Bioverfügbarkeit ist hoch und liegt bei 65 % nach oraler und 78 % nach rektaler Verabreichung (Waldvogel 2001). Die Dosierung wird bei oraler und intravenöser Verabreichung gleich hoch gewählt. Nach etwa 30 min werden maximale Serumkonzentrationen erreicht. Die Serumeiweißbindung liegt bei 4 %. Diaplazentar tritt der Wirkstoff auf den Fetus über, und es werden 70–90 % der mütterlichen Serumkonzentration erreicht.

Tramadol wird hepatisch durch das Cytochrom-P450-System (CYP2D6) zu einem aktiven Metaboliten (O-Desmethyl-Tramadol, M1) umgesetzt. Die Affinität von Tramadol am μ-Rezeptor ist 6000× schwächer als die von Morphin, die des

M1-Metaboliten nur 30× schwächer (Allegaert et al. 2011a). Infolge des Metabolisierungsweges über CYP2D6 entstehen die verschiedensten Interaktionsmöglichkeiten mit anderen, über das gleiche System metabolisierten Medikamenten. Individuen mit zwei nichtfunktionellen Allelen für CYP2D6 (»poor metabolizer«, PM), weisen keine Enzymaktivität auf und können im Gegensatz zum »extensive metabolizer« (EM) entsprechende Medikamente und Substrate nicht metabolisieren. Etwa 10 % der Kaukasier sind von den mit dem PM-Genotyp assoziierten Polymorphismen des Isoenzyms CYP2D6 betroffen (Stamer u. Stüber 2004). Bis zu 4–5 % der Kaukasier sind »ultra rapid metabolizers« (UM). Bei diesen Individuen führt z. B. eine Duplikation des Gens zu einer erhöhten Enzymaktivität und somit zu einer besonders schnellen Metabolisierung. Subtherapeutische Medikamentenblutspiegel könnten dann als Non-Compliance des Patienten fehlgedeutet werden. »Intermediate metabolizers« (IM) nehmen eine Zwischenstellung mit leicht reduzierter Enzymaktivität ein. Im Gegensatz zu der Situation beim EM kann beim PM das (+)-Enantiomer von O-Desmethyltramadol seine agonistische Wirkung am µ-Opioidrezeptor nicht entfalten, da es durch das Fehlen von CYP2D6 nicht synthetisiert wird (Stamer u. Stüber 2004). Die analgetische Wirkung über die Neurotransmitter Noradrenalin und Serotonin bleibt davon unberührt. »Poor metabolizers« haben somit eine um ca. 30 % reduzierte Analgesie durch Tramadol. Dies ist ein Befund, der sowohl in experimentellen Schmerzmessungen an Probanden als auch in einer klinischen Studie an 300 postoperativen erwachsenen Patienten nachgewiesen wurde (Stamer u. Stüber 2004). Untersuchungen an Kindern zum analgetischen Effekt von Tramadol unter Berücksichtigung der CYP2D6-Aktivität liegen bis jetzt nicht vor (Allegaert et al. 2005b). Die CYP2D6-Aktivität unterliegt schon bei Frühgeborenen genetisch bedingten Schwankungen; zusätzlichen Einfluss auf die Metabolisierungsrate hat das postmenstruelle Alter der Kinder (Allegaert et al. 2008).

■■ Pharmakokinetik
Die Elimination von Tramadol sowie seines Hauptmetaboliten O-Desmethyl-Tramadol erfolgt renal mit einer terminalen Eliminationshalbwertzeit von 6 h für Tramadol und 9 h für den Hauptmetaboliten. Detaillierte pharmakokinetische Daten für einzelne Stufen des Kindesalters finden sich bei Allegaert et al. (2011a).

Nach oraler Gabe von 1,5 mg/kg KG Tramadol an 4- bis 7-jährige Kinder beträgt die Eliminationshalbwertzeit für die Muttersubstanz $3,6 \pm 1,1$ h und für den aktiven Hauptmetaboliten $5,8 \pm 1,7$ h (Payne et al. 2002). Die Plasmakonzentration blieb über einen Zeitraum von $6,8 \pm 0,9$ h über der als analgetisch angesehenen Plasmakonzentration von 100 ng/ml. Ähnliche Ergebnisse wurden nach rektaler Gabe von 2 mg/kg KG Tramadol gefunden, auch hier wurden Plasmakonzentrationen von > 100 ng/ml über einen Zeitraum von $8,6 \pm 1,1$ h berechnet (Zwaveling et al. 2004).

Die Pharmakokinetik von Tramadol unterliegt nach der Geburt raschen Reifungsprozessen und kann als 2-Kompartiment-Modell (unter Berücksichtigung des aktiven Metaboliten als 3-Kompartiment-Modell) beschrieben werden (Allegaert et al. 2011a). Die Clearance steigt von 5,52 l/h/70 kg KG in der 25. SSW auf 24 l/h/70 kg KG in der 44. SSW an (Anderson u. Meakin 2002). 55 % der Clearance eines Erwachsenen wird im Alter von 44 SSW (postmenstruelles Alter), 90 % im Alter von 100 SSW erreicht (Allegaert et al. 2011a).

■■ Nebenwirkungen
Übelkeit und Erbrechen traten unter Tramadol vergleichsweise häufig auf, wobei diese Nebenwirkungen maßgeblich durch eine zu schnelle Injektionstechnik bedingt gewesen sein könnten (Farajidana et al. 2012; Schäffer et al. 1989). Nach 10-facher Überdosierung ist mit Atemdepression und/oder Krampfanfällen zu rechnen (Tobias 1997). Intoxikationen können mit einem serotinergen Syndrom enhergehen (Maréchal et al. 2011), mit der Trias:
1. Mentale Veränderungen wie Verwirrtheit, Delirium, Agitiertheit
2. Autonome Überaktivität (Tremor, Diarrhö, Mydriasis, Hyperthermie, trockene Haut, Bluthochdruck, Tachykardie
3. Neuromuskuläre Symptome (Rigor, Myoklonie, gesteigerte Reflexe)

7.5.3 Agonistisch-antagonistische Opioide

Gemischt agonistisch-antagonistische Opioide wie Pentazocin, Nalbuphin oder Buprenorphin sind Analgetika mit im Vergleich zu reinen Agonisten wie Morphin teilweise geringerer atemdepressorischer und spasmogener Wirkung. Sie wirken agonistisch an einem (z. B. μ-Rezeptor) und antagonistisch an einem anderen Opioidrezeptor (z. B. κ-Rezeptor). Allerdings können diese Pharmaka unter Umständen eine geringere analgetische Potenz aufweisen (z. B. Nalbuphin), die darüber hinaus durch einen Ceilingeffekt begrenzt ist.

Ferner heben manche gemischte Agonisten-Antagonisten den Effekt narkotischer Analgetika auf. Von besonderer Bedeutung ist dies bei vorausgegangener chronischer Anwendung eines μ-Agonisten oder bei Drogenabhängigen. Damit werden alle Effekte rein agonistischer Opioide einschließlich Analgesie und Atemdepression beeinflusst.

- **Pentazocin**

Pentazocin ist als erster Agonist-Antagonist in die klinische Anwendung eingeführt worden. Sein analgetischer Effekt entspricht ¼–1/3 des Effekts von Morphin. Bei Kindern galt Pentazocin als gut verträgliche und effektive Prämedikation und in der postoperativen Analgesie als wirksam (Iisalo u. Iisalo 1978; Waterworth 1974).

Bei Erwachsenen liegt die orale Bioverfügbarkeit bei 20 %, maximale Spiegel werden nach 1–2 h erreicht. Pentazocin wird in der Hauptsache oxidativ in der Leber verstoffwechselt, konjugiert und renal eliminiert. Für das Kindesalter existieren nur wenige pharmakokinetische Daten (🗎 Tab. 7.7), die sich ausschließlich auf die intravenöse Applikationsform beziehen. Zumindest im Erwachsenenalter werden unter Pentazocin häufig halluzinatorische und psychomimetische Sensationen beobachtet (Bovill 1987).

- **Buprenorphin**

Buprenorphin (z. B. Temgesic) ist ein sehr lipophiler halbsynthetischer Abkömmling von Thebain, einem Alkaloid aus Opium. Die analgetische Potenz von Buprenorphin ist ca. 25–30× höher als die von Morphin nach intravenöser oder intramuskulärer Verabreichung. Intravenös sind 3 µg/kg KG Buprenorphin äquianalgetisch zu 100 µg/kg KG Morphin. Für die Anwendung im Kindesalter ist Buprenorphin wegen seiner relativ langen Wirkdauer und der Möglichkeit zur sublingualen oder transdermalen Anwendung interessant. Auch ist Buprenorphin zur Behandlung stärkerer Schmerzen geeignet. Buprenorphin ist eines der wenigen Opioide, das keine Immunsuppression verursacht.

Die Einteilung von Buprenorphin als Agonist (vollständig oder partiell) oder Antagonist an den verschiedenen Opioidrezeptoren ist zum Teil widersprüchlich, abhängig von der speziellen Spezies im Tierversuch, den untersuchten Effekten und der verwendeten Methodik (Michel u. Zernikow 2006). Es stellt sich die Frage, ob diese traditionelle Einteilung der Opioide überhaupt auf Buprenorphin anwendbar ist. Klinisch ist Buprenorphin ein (partieller) Agonist am μ-Rezeptor und ein Antagonist am κ-Rezeptor, auch wenn in vivo und in vitro multiple Interaktionen mit verschiedenen Opioidrezeptoren beschrieben sind. So konnte in vitro meist keine selektive Rezeptorpräferenz demonstriert werden, allerdings erwies sich das (-)-Enantiomer in einigen Studien in folgender Reihenfolge als rezeptorselektiv: kappa1 = mu > delta > kappa2a > kappa2b ($\kappa_1 = \mu > \delta > \kappa_{2a} > \kappa_{2b}$).

- - **Bioverfügbarkeit, Metabolismus und Pharmakodynamik**

Buprenorphin kann transdermal, intranasal, intravenös, epidural/spinal oder sublingual verabreicht werden.

Sein Molekulargewicht von 468 Dalton und seine ausgeprägte Lipophilie machen Buprenorphin zum idealen Kandidaten für die transdermale Applikation. In Deutschland sind zwei Arten der transdermalen Applikation (transdermal therapeutisches System, TTS) zugelassen, die eine Buprenorphindosis von 35; 52,5 oder 70 µg/h über einen Zeitraum von 72–96 h abgeben bzw. 5, 10 oder 20 µg/h für 7 Tage (Michel et al. 2011). 35 µg/h Buprenorphin entsprechen 60–80 mg oralem Morphin. Aus dem Buprenorphin-TTS diffundieren 12,5–14 µg/h pro 10 cm². Die Buprenorphin-TTS-Zubereitungen enthalten weit mehr Buprenorphin, als für die Applikationszeit von 3–7 Tagen notwendig ist. So wird garantiert, dass der Konzentrationsgradient über die Applikationszeit stabil ist.

Wegen eines ausgeprägten hepatischen First-Pass-Effekts hat Buprenorphin eine schlechte orale Bioverfügbarkeit von ca 10 %. Die intranasale Bioverfügbarkeit beträgt bei Erwachsenen 50 % (Bullingham et al. 1982). Die sublinguale Applikation umgeht den hepatischen First-Pass-Effekt. Bei dieser Applikationsform ergibt sich ein großes Verteilungsvolumen.

Buprenorphin bindet sehr stark am Rezeptor, was die schlechte Antagonisierbarkeit durch Naloxon erklärt (Boas u. Villiger 1985). Nach intravenöser Injektion tritt der analgetische Effekt relativ langsam ein, hält jedoch unabhängig von der Plasmakonzentration vergleichsweise lange an (Bullingham et al. 1982), postoperativ bis zu 10 h (Kay 1980). Dieses Verhalten ist durch eine besonders langsame Assoziations- und Dissoziationsgeschwindigkeit des μ-Rezeptors bedingt.

Die Buprenorphinelimination verläuft bi- oder triphasisch. Buprenorphin wird zu Norbuprenorphin, einem schwach aktiven Metaboliten, demethyliert. Bei der Ratte beträgt die analgetische Aktivität von Norbuprenorphin der von Buprenorphin, allerdings ist Norbuprenorphin 10-fach atemdepressiver als Buprenorphin. Da Norbuprenorphin kaum die Blut-Hirn-Schranke überwindet, wird angenommen, dass seine atemdepressive Wirkung durch Stimulation pulmonaler μ-Rezeptoren vermittelt wird – eine umstrittene Hypothese.

HIV-1-Proteaseinhibitoren (wie auch andere Pharmaka), die über das Cytochrom-P450-System abgebaut werden, können zu Interaktionen im Buprenorphinmetabolismus führen. Ein weiterer Abbauweg ist die Glukuronidierung von Buprenorphin und Norbuprenorphin zum entsprechenden Glukuronid. Zu 70 % wird Buprenorphin über den Stuhl ausgeschieden, das Vorliegen eines enterohepatischen Kreislaufs ist wahrscheinlich. Nur 10–30 % der Substanz finden sich im Urin wieder. Eine milde bis mäßige Leberfunktionsstörung verlangt noch keine Dosisadjustierung. Bei Nierenversagen fand sich keine signifikante Veränderung des Buprenorphinmetabolismus.

▪▪ Pharmakokinetik

Bei Kindern beträgt die körpergewichtsbezogene Clearance 1,36 l/h*kg (Michel et al. 2011) und liegt bei Frühgeborenen wohl wegen ihres noch unreifen Glukuronidierungssystems deutlich niedriger als bei Erwachsenen (Michel u. Zernikow 2006). Bei Kindern zwischen 4 und 7 Jahren fand sich keine Korrelation der pharmakokinetischen Parameter mit dem Alter, dem Körpergewicht oder der Körperoberfläche (◘ Tab. 7.7). Bei Niereninsuffizienz scheint die Plasmaclearance von Buprenorphin nicht verlängert zu sein, allerdings fanden sich erheblich erhöhte Plasmakonzentrationen von Buprenorphin-3-Glukuronid und Norbuprenorphin (Davies et al. 1996). Üblicherweise ist bei schweren Leberfunktionsstörungen die N-Alkylierung von Buprenorphin zu Norbuprenorphin gestört (◘ Tab. 7.2; Tegeder et al. 1999).

▪▪ Nebenwirkungen

Bei Kindern wirkt Buprenorphin sedierender als Morphin. Bei 5- bis 8-Jährigen führte intravenös verabreichtes Buprenorphin zu stärkerer Atemdepression als intravenös verabreichtes Morphin (Übersicht bei Michel u. Zernikow 2006). Ähnliches wurde bei 4- bis 14-Jährigen in der Extremitätenchirurgie beobachtet: Es zeigte sich gegenüber Morphin ein signifikant stärkerer Abfall der Atemfrequenz (B32 vs. M 10 %; Maunuksela et al. 1988a). In einer Doppelblindstudie an 56 Kindern im Alter von 6 Monaten bis 6 Jahren unter intravenöser Bolusbuprenorphin- oder Morphingabe nach lateraler Thorakotomie entstand der Eindruck, dass intravenös appliziertes Buprenorphin bei großer interindividueller Variabilität eine etwas längere analgetische Wirksamkeit hat, jedoch mehr Sedierung und eine deutlich stärkere Atemdepression verursacht als intravenös gegebenes Morphin: Die Atemfrequenz fiel in den ersten 2 h zunehmend unter die der Vergleichsgruppe ab und lag auch noch in den folgenden 7 h wesentlich niedriger als unter Morphin. Der mittlere p_aCO_2 war allerdings zu keinem Zeitpunkt zwischen beiden Gruppen signifikant verschieden (Maunuksela et al. 1988b; Olkkola et al. 1995b).

Bei einem 11-jährigen Mädchen wurde nach bilanzierter Fentanylanästhesie im Rahmen der postoperativen Analgesie mit Buprenorphin eine schwere respiratorische Depression beobachtet, die eine intensivmedizinische Behandlung inklusive Intubation und Beatmung nach sich zog. Erklärt wurde diese lebensbedrohliche Komplikation aus komplexen Interaktionen zwischen Buprenorphin und Fentanyl (Zanette et al. 1996). Klinisch signifikante Atemdepressionen mit Ansteigen des pCO_2 auf das Doppelte wurden auch bei zwei Kindern beobachtet, die 9,2 µg/kg KG innerhalb von 4 h bzw. 6,0 µg/kg KG innerhalb von 2 h postoperativ intravenös erhielten. Bei Kindern erfolgt nach Buprenorphingabe der Abfall der Atemfrequenz zeitlich verzögert, weshalb sich ein verlängertes Monitoring empfiehlt (Maunuksela et al. 1988b). Eine durch Überdosis bedingte signifikante Atemdepression kann zwar durch Doxapram angegangen, sollte primär aber besser durch Atemunterstützung (künstliche Beatmung) therapiert werden. Bei einem Antagonisierungsversuch mit Naloxon oder Nalmefen sind bei Erwachsenen deutlich höhere Dosen des Antagonisten als üblich zu verwenden; Daten für Kinder fehlen. Empfohlen wird bei Erwachsenen eine Sättigungsdosis von 2 mg Naloxon über 90 s intravenös, gefolgt von einer Dauertropfinfusion mit 4 mg/h, bis klinisch keine Atemdepression mehr vorliegt. Die Wirkung von Naloxon setzt bei Buprenorphinüberdosierung erst nach 30–60 min ein und hält 3–6 h an. Wenn keine Dauertropfinfusion verwendet wird, ist die Antagonisierung ggf. zu wiederholen – Cave: Rebound der Atemdepression (Johnson et al. 2005)!

Bei Kindern sind Intoxikationen mit körpergewichtsbezogen hohen Dosen von Buprenorphin keineswegs selten. Eine akzidentelle orale Ingestion bei einem 4-Jährigen mit 4 mg Buprenorphin verlief glimpflich: Außer einer vorübergehenden Unruhe und bilateralen Miosis zeigten sich keine klinischen Zeichen. Nach 28 h konnte die Entlassung aus stationärer Überwachung erfolgen (Gaulier et al. 2004). Ähnlich verlief die Ingestion bei einem Gleichaltrigen mit der gleichen Menge des Medikamentes: Es fanden sich Benommenheit und Erbrechen, aber keine wesentliche Atemdepression; die SpO_2 lag stets bei $\geq 93\%$ (Stone 2002). Buprenorphin hat offenbar eine große therapeutische Breite.

Die geringe Toxizität bei Ingestion von Buprenorphin erklärt sich durch dessen geringe orale Bioverfügbarkeit und seine Eigenschaft als Agonist.

▪▪ Ceilingeffekt und Atemdepression

Beim Erwachsenen wurde bisher nach Buprenorphindosen von 0,1–10 mg kein sicherer analgetischer Ceilingeffekt beobachtet wie im Tiermodell (Übersicht bei Michel u. Zernikow 2006). Die Behauptung, ein Ceilingeffekt der Nebenwirkungen (Atemdepression, Sedierung, Nausea u. a.) finde sich beim Menschen erst deutlich oberhalb der analgetisch-therapeutischen Dosierung, nämlich nach Gabe von 16–32 mg, steht in Widerspruch zu den Ergebnissen von Dahan et al. (2006). Gesunde Erwachsene zeigten nach einem intravenösen Buprenorphinbolus von ≥ 3 µg/kg KG eine Atemdepression auf 50 % des Ausgangswerts ohne weiteren Abfall bei höherer Dosis – ein eindeutiger Atemdepressions-Ceilingeffekt (Vadivelu u. Hines 2007).

▪ Nalbuphin

Nalbuphin (z. B. Nubain) ist strukturell verwandt mit Oximorphon und Naloxon. Die Substanz wirkt am µ-Rezeptor antagonistisch und am κ-Rezeptor partiell agonistisch. Die analgetische Potenz entspricht in etwa der von Morphin bei intravenöser Verabreichung. Sowohl als anästhesiologische Prämedikation (Rita et al. 1980) als auch bei akuten postoperativen Schmerzzuständen in der Kinderchirurgie ist Nalbuphin geeignet (Wandless 1987).

Zur intraoperativen Analgesie ist Nalbuphin aufgrund eines deutlichen Ceilingeffektes oberhalb einer Dosis von 0,4 mg/kg KG ungeeignet. Der atemdepressive Effekt lässt sich mit Naloxon antagonisieren. Andererseits kann Nalbuphin verwendet werden, um den atemdepressorischen Effekt von Fentanyl zu antagonisieren, ohne gleichzeitig dessen analgetischen Effekt aufzuheben (Freye et al. 1985).

Nalbuphin wird hepatisch durch die P450-Enzyme CYP3A4 und 2C19 metabolisiert. Für das Kindesalter sind kaum pharmakokinetische Daten verfügbar (⬛ Tab. 7.7). Die aktuellste Analyse stammt von Bressolle et al. (2011). Ein 2-Kompartiment-Modell beschreibt die Pharmakokinetik am besten (Mittelwert, interindividuelle Variabilität in %), Werte für die Studienkinder, 1–11 Jahre):

totale Clearance 41 l/h (35 %); initiales Verteilungsvolumen 47 l (51 %); peripheres Verteilungsvolumen 34 l (48 %); Inter-Kompartiment-Clearance
24 l/h (33 %); Steady-State-Verteilungsvolumen 81 l
(48 %); Halbwertzeit 2,7 h (18 %). Die Eliminationshalbwertzeit nimmt mit dem Alter zu: von 1,7 h bei
1- bis 2-jährigen Kindern auf 3,5 h bei den 7- bis
11-jährigen, die Clearance nimmt ab von 3,3 auf
2,2 l/h/kg. Die Ausscheidung erfolgt nach hepatischer Metabolisierung überwiegend renal.

7.5.4 Opioidantagonisten

■ **Naloxon**

Naloxon (z. B. Narcanti) ist ein reiner Opioidantagonist, welcher den Effekt reiner agonistischer
Opioide wie Morphin aufhebt. Naloxon wirkt antagonistisch am μ-, κ- und σ-Rezeptor. Die Substanz
Naloxon hebt nicht nur die atemdepressorische
Wirkung von μ-Agonisten auf, sondern auch Analgesie, Sedierung und gastrointestinale Nebenwirkungen.

Nach längerer Opioideinnahme oder bei Dro-
genabhängigkeit ist es sinnvoller, eine narkoti-
kainduzierte Atemdepression durch apparative
Beatmung zu überbrücken, statt mittels medikamentöser Antagonisierung (Yaster u. Deshpande 1988). Nach intravenöser Verabreichung wird
Naloxon rasch hepatisch metabolisiert und an
Glukuronsäure gekoppelt. Nach oraler Gabe besteht ein erheblicher hepatischer First-Pass-Effekt.
Die mittlere Eliminationshalbwertzeit von Naloxon
liegt bei Früh- und Neugeborenen bei ca. 70 min
(Stile et al. 1987).

Eine intravenöse Einzeldosis liegt für Kinder bis
zum Alter von 5 Jahren bei 0,1 mg/kg KG. Aufgrund
der im Vergleich zu den meisten μ-agonistischen
Opioiden kurzen Eliminationshalbwertzeit von
Naloxon empfiehlt sich gelegentlich eine kontinuierliche Infusion nach Verabreichung eines initialen Bolus (Ryan u. Meakin 1989).

Die Dosierung von Naloxon bei der Antagonisierung von opioidbedingten Atemdepressionen
sollte schrittweise erhöht werden (initial 0,01–1 mg/
kg KG). Fehlt der intravenöse Zugang, kann Naloxon intramuskulär oder subkutan appliziert werden. Bei opioidinduziertem Pruritus kann Naloxon

ebenfalls versucht werden, wobei die empfohlene
Dosis mit 0,00025 mg/kg KG wesentlich niedriger
ist als zur Antagonisierung einer Atemdepression.

7.6 Triptane

Neue Konzepte zu grundlegenden Mechanismen
in der Pathogenese einer Migräneattacke, insbesondere die Identifikation von Serotonin als einer
der Schlüsselsubstanzen bei der neurovaskulären
Funktionsstörung, haben zur Entwicklung zielge-
richteter Pharmakotherapien beigetragen. In den
letzten Jahren konnten die sog. Triptane als selektive Serotonin-(5-Hydroxytryptamin HT-)$_{1B/1D}$-
Rezeptoragonisten in der Behandlung der Migräne
(bei Erwachsenen) etabliert werden.

Bei einer Migräneattacke kommt es initial zu
einer temporären Störung im Hirnstammbereich
mit Enthemmung schmerzmodulierender Systeme
über serotonerge Bahnen in den Raphekernen und
noradrenerge Neuronen aus dem Locus coeruleus.
Die Aktivität des sog. trigeminovaskulären Komplexes steigt an und führt über eine Freisetzung
verschiedener neuroinflammatorischer Peptide aus
den perivaskulären Nervenfasern (z. B. Substanz P,
»calcitonin gene related peptide« C-GRP, Neurokinin A) zu einer neurogenen Entzündung an den
meningealen Gefäßen, die zur schmerzhaften Gefäßdilatation führt (Hamel 1998; Hargreaves u. She-
pheard 1999). Außerdem werden Informationen
der neuronalen Hypererregbarkeit zum limbischen
System, zum Hypothalamus und zur Area postre-
ma übertragen.

Der Wirkmechanismus der Triptane basiert auf
einer Stimulation spezifischer 5-Hydroxytrypta-
min-Rezeptoren (5-HT$_{1B}$- und 5-HT$_{1D}$-Subtypen;
Goadsby u. Hargreaves 2000; Tepper et al. 2002).
Damit greifen sie gezielt an drei Stellen in dieser
neurovaskulären Reizverarbeitungsstörung ein:

— Am Hirnstamm verringern Triptane dosisabhängig die postsynaptische Signaltransduktion
der nozizeptiven Impulse.
— Zusätzlich blockieren sie präsynaptisch die
Stimulation an den Trigeminuskernen und
zugleich vermutlich die serotonergen Bahnen
im Bereich der Nuclei raphe und des Locus
coeruleus. Damit verhindern sie die zentrale

Schmerzweiterleitung an ihrer Schlüsselstelle und an den Verbindungen zur Chemorezeptortriggerzone (verantwortlich für Übelkeit und Erbrechen). Über diese Erregung präsynaptischer 5-HT_{1D}-Rezeptoren wird auch die Freisetzung der Neuropeptide aus terminalen Axonen des N. trigeminus blockiert. Die Sensibilisierung der meningealen Nozizeptoren durch eine neurogene Entzündung wird vermindert.

— Über die (peripheren) 5-HT_{1D}- und 5-HT_{1B}-Rezeptoren an den meningealen Gefäßen führen sie zur Vasokonstriktion und blockieren auch hier präsynaptisch die weitere Freisetzung der Neuropeptide wie des C-GRP.

Damit besitzen die Triptane bei der Migräne nicht nur eine analgetische Wirkung, sondern lindern auch die typischen Begleitsymptome wie Übelkeit und Erbrechen.

Bis heute stehen 7 verschiedene Triptane zur Behandlung akuter Migräneattacken zur Verfügung: Sumatriptan, Zolmitriptan, Naratriptan, Rizatriptan, Almotriptan, Eletriptan und Frovatriptan.

In Bezug auf die Wahl des einzelnen Triptans gibt es sowohl bei Kindern als auch bei Erwachsenen keine etablierten Richtlinien. Spezifische Beschwerden und vorherige Behandlungserfahrungen der Patienten sowie pharmakokinetische Eigenschaften der Wirkstoffe können für die Entscheidung gewisse Anhaltspunkte liefern. Sumatriptan Nasenspray ist die derzeit am besten untersuchte Substanz bei Kindern und gilt damit als Triptan der 1. Wahl.

▪▪ Bioverfügbarkeit, Metabolismus, Pharmakodynamik und Pharmakokinetik

Triptane können oral als Film- oder als Schmelztablette, rektal, subkutan sowie nasal verabreicht werden. Die pharmakokinetischen Eigenschaften unterscheiden sich zum Teil erheblich (◘ Tab. 7.9; in Anlehnung an Bigal et al. 2003; Buchan et al. 2002; Diener et al. 1999; Fowler et al. 1991; McEwen et al. 2004; Spencer et al. 1999) und können eine Entscheidungshilfe in der Wahl des Triptans liefern, wenn Sumatriptan als Erstlinientherapie keine ausreichende Wirksamkeit zeigt (z. B. Naratriptan

für Attacken mit Wiederkehrkopfschmerz, Almotriptan für Patienten mit dem Wunsch nach sehr guter Verträglichkeit usw.). Generell sollte jedoch nur ein Kinderarzt mit viel Erfahrung in der Behandlung von pädiatrischen Migränepatienten solche Therapieentscheidungen mit dem Patienten und den Eltern zusammen treffen, da sich kindliche und erwachsene Migränepatienten wie auch die in Studien dokumentierte Wirksamkeit der Triptane bei Kindern und Erwachsenen unterscheiden.

Interaktionen von Triptanen bestehen mit MAO-Hemmern (betrifft Sumatriptan, Zolmitriptan, Rizatriptan und minimal auch Almotriptan), mit Cimetidin (Zolmitriptan und Frovatriptan), mit Propranolol (Rizatriptan) und mit Erythromycin (Eletriptan).

▪▪ Nebenwirkungen

Bei der Anwendung der Triptane werden die sog. »sensations« als hauptsächliche Nebenwirkungen beschrieben. Diese können ein Enge-, Druck- oder Wärmegefühl in Hals oder Brust sein, ein Frösteln, ein Schwäche- oder Schweregefühl in den Extremitäten oder auch ein erhöhter Muskeltonus oder (Kribbel-)Parästhesien oder Hypästhesien.

Zentrale Symptome wie Schläfrigkeit, Benommenheit, Schlaflosigkeit sind häufiger als andere psychiatrische Symptome wie Agitiertheit, Verwirrung oder Euphorie. Kardiologische Nebenwirkungen umfassen Palpitationen, Tachykardie, Nervosität, Schwitzen. Beschrieben ist auch das Auftreten eines (ungerichteten) Schwindels; etwas häufiger Übelkeit oder Erbrechen, oft in Verbindung mit anderen gastrointestinalen Symptomen wie Bauchschmerzen oder Mundtrockenheit. Insgesamt treten diese Nebenwirkungen selten auf und zwingen Arzt und Patient nur in einer geringen Anzahl der Fälle zum Wechsel auf ein anderes Triptan. Häufig wird jedoch von einer Geschmacksirritation nach der nasalen Anwendung berichtet – insbesondere bei Sumatriptan ist dies in bis zu ¼ der Fälle beschrieben, bei Zolmitriptan etwa bei 6–7 %.

In diesem Zusammenhang muss auch das Risiko eines medikamenteninduzierten Kopfschmerzes bei zu häufigem Gebrauch (Einnahme an > 10 Tagen im Monat) der Triptane erwähnt werden.

◘ Tab. 7.9 Pharmakokinetische Parameter für Triptane

	Bioverfügbarkeit [%]	Lipophilität	Eliminationsrouten	Eliminationshalbwertzeit $t_{1/2}$[h]
Sumatriptan		Niedrig	Hepatisch (MAO-A), renal	2
Nasenspray	17			
Suppositorien	2			
Injektion, s. c.	97			
Tablette	14			
Zolmitriptan		Mittel	Hepatisch (MAO und CYP1A2)	
Nasenspray	42			2,8
Tablette	40–48			2,5–3
Naratriptan Tablette	m: 63 w: 74	Hoch	Zu 70 % renal, hepatisch (CYP)	5–6,3
Rizatriptan Tablette	45	Mittel	Hepatisch (MAO-A), zu 30 % renal	2–3
Almotriptan Tablette	80	Unklar	Hepatisch (MAO und CYP3A4, 2D6), zu 35 % renal	3,2–3,7
Eletriptan Tablette	50	Hoch	Hepatisch (CYP3A4)	3,6–5,5
Frovatriptan Tablette	24–30	Niedrig	Hepatisch (CYP1A2), zu 35 % renal	25

■■ Kontraindikationen

Die Affinität der Triptane zu 5-HT$_2$-Rezeptoren, die eine Vasokonstriktion, z. B. in den Koronararterien, vermitteln, ist gering (»Selektivität«), bedingt aber die Anwendungsbeschränkungen beim Einsatz bei unbehandeltem Hypertonus, koronarer, zerebraler oder peripherer Gefäßerkrankung wie ischämischer Herzkrankheit, Angina pectoris, Zustand nach Myokardinfarkt, Schlaganfall oder transienter ischämischer Attacke, bei Morbus Raynaud oder bei einer peripheren arteriellen Verschlusskrankheit (pAVK). Auch (schwere) Leber- und Nierenerkrankungen gelten als Kontraindikation für den Einsatz von Triptanen.

7.7 Adjuvante Schmerzmittel

Auch im Kindesalter werden adjuvante Schmerzmittel eingesetzt, obwohl die wissenschaftliche Datenlage dazu sehr dürftig ist.

7.7.1 Clonidin

Clonidin (2-Imidazolinmonohydrochlorid, ein Imidazolderivat) ist der älteste in der Humanmedizin eingesetzte α$_2$-Adrenozeptoragonist mit nur mäßiger Selektivität für α$_2$-Rezeptoren (α$_2$/α$_1$-Ratio = 200:1; Allegaert et al. 2011a). Bei Kindern wird Clonidin in der Anästhesie und Intensivmedizin eingesetzt zur Prämedikation, als Adjuvans zur intravenösen, intrathekalen und epiduralen Anästhesie (► Kap. 8), in der postoperativen Analgesie und in der Behandlung iatrogener Medikamentenentzugssyndrome.

Clonidin besitzt eine sedierende und analgetische Wirkung. Es führt zu einer Reduktion des zentralen Sympathikotonus, zu einer Steigerung der Parasympathikusaktivität, zu einer Senkung von Blutdruck und Herzfrequenz. Diese Effekte werden über prä- und postsynaptische α$_2$-Rezeptoren, die Bindung an Imidazolrezeptoren, die Inhibition serotoninerger Neuronen und eine Verminderung der Ausschüttung von Substanz P im Rückenmark vermittelt. Insgesamt ist der Wirkmechanismus von Clonidin noch nicht vollständig aufgeklärt.

Einer Prämedikation mit Clonidin in ausreichender Dosierung (4,0 µg/kg) wird in den Studien allgemein ein positiver Effekt auf die postoperative Analgesie bei Kindern zugeschrieben (Lambert et al. 2014). Nach oraler Verabreichung zur Prämedikation tritt ein sedierender und anxiolytischer Effekt ein (Mikawa et al. 1993), und die Speichelproduktion wird vermindert. Der Verbrauch an intravenös applizierten Analgetika und Sedativa (Nishina et al. 1994), an volatilen Anästhetika (Nishina et al. 1996) sowie epidural verabreichten Lokalanästhetika und Opioiden wird reduziert. Durch eine Verminderung des Sympathikotonus führt Clonidin zu einer vegetativen Dämpfung und somit zu einer verminderten hämodynamischen Stressreaktion sowohl bei der Narkoseeinleitung als auch auf chirurgische Stimuli (Nishina et al. 1996).

Der Zusatz von Clonidin zu epidural verabreichten Lokalanästhetika und Opioiden führt zu einer deutlichen Verlängerung der Wirkdauer dieser Substanzen und zu verbesserter Analgesiequalität (Jamali et al. 1994).

Die Reduktion des Sympathikotonus rechtfertigt den Einsatz von Clonidin auch im Medikamentenentzugssyndrom, dem u. a. ein erhöhter Sympathikotonus mit vermehrter zentraler Noradrenalinausschüttung zugrunde liegt. Durch die zusätzliche Gabe von Clonidin in einer Dosierung von 0,9–2,5 µg/kg KG/h als Komedikation bei langzeitbeatmeten Kindern ab dem 5. Beatmungstag konnten Trieschmann et al. (1996) Entzugssymptome nach der Opioidreduktion deutlich vermindern. Auch schien eine schnellere Reduktion der Opioiddosis möglich.

Eine retrospektive Analyse von 50 beatmeten und analgosedierten kardiochirurgischen Kindern eines mittleren Alters von 5 Monaten konnte zeigen, dass die zusätzliche Anwendung von Clonidin in einer Dosierung von 1,1–1,5 µg/kg KG/h nicht zu hämodynamischen Problemen führte. Midazolam- und Opioiddauerinfusionen konnten unter der Clonidininfusion rasch reduziert werden (Pohl-Schickinger et al. 2008).

Deutsch u. Nadkarni (1996) verhinderten durch transdermales Clonidin erfolgreich Opio-identzugssymptome bei langzeitbeatmeten und analgosedierten Kindern nach laryngotrachealer Rekonstruktion.

Die Komedikation von Clonidin in einer Dosierung von 1,0 µg/kg/h ab dem vierten Beatmungstag führte bei Neugeborenen zu einer Reduktion des Verbrauchs an Fentanyl und Midazolam um ca. 42 % bzw. 39 % gegen 20 % bzw. 12 % in der Placebogruppe. Gleichzeitig war die Analgosedierung der mit Clonidin behandelten Neugeborenen tiefer und die Entzugssymptomatik nach Beendigung der kontinuierlichen Analgosedierung geringer. Bei älteren Kindern ließen sich diese Effekte nicht zeigen, vermutlich sind hier höhere Dosierungen erforderlich. Die Verträglichkeit, auch bei kardiochirurgischen Patienten, war ausgezeichnet (Huenseler et al. 2014).

▪▪ Bioverfügbarkeit, Metabolismus, Pharmakodynamik und Pharmakokinetik

Clonidin kann intravenös, oral, rektal, epidural, intradural sowie transdermal (Deutsch u. Nadkarni 1996) verabreicht werden.

Die Bioverfügbarkeit von Clonidin nach oraler wie rektaler Gabe ist sehr gut und wird bei Erwachsenen mit 75–100 % bzw. 95 % angegeben (Ramesh et al. 1997). Bioverfügbarkeit und Pharmakokinetik nach rektaler Gabe bei Kindern entsprechen denen bei Erwachsenen nach oraler Gabe (◘ Tab. 7.10; Lönnqvist et al. 1994). Die Clearance eines Neugeborenen beträgt allerdings nur 30 % der eines Erwachsenen und erreicht im Alter von 1 Jahr 82 % des Erwachsenenwerts, was bei der Wahl der Erhaltungsdosis zu beachten ist (Potts et al. 2007). Die Serumkonzentration im Steady-State ist bei Neugeborenen unter kontinuierlicher Infusion von 1,0 µg/kg/h höher als bei älteren Kindern (Alter: 0–28 Tage, Median: 4,92 µg/l [IQR: 3,36–5,62]; Alter: 29–120 Tage, Median: 2,81 µg/l [IQR: 2,06–3,51]; Alter: 121 Tage bis 2 Jahre, Median: 3,21 µg/l [IQR: 2,15–4,59]; Huenseler et al. 2014).

Bei Erwachsenen wurde über eine sedierende Wirkung bei Plasmaspiegeln > 0,6 ng/ml berichtet (Keränen et al. 1978), bei Kindern scheinen niedrigere Plasmaspiegel zur Sedierung auszureichen.

Die Metabolisierung von Clonidin erfolgt zu ca. 50 % hepatisch, der andere Teil wird unverändert renal eliminiert.

◻ Tab. 7.10 Pharmakokinetik von Clonidin

Appli-kation	Popu-lation	Dosis [µg/kg KG]	Bioverfügbarkeit [%]	T_{max} [min]	C_{max} [ng/ml]	Cl [ml/kg KG/min]	Vd [l]	$t_{1/2\beta}$ [h]	Literatur
Intra-venös	Kinder	2,5	–	–	–	4,85	0,96	5,6	Lönnqvist und Bergendahl 1993
Intra-venös	Erwach-sene	2,35	–	–	–	3,48 ± 0,41	3,42 ± 0,4	11,3 ± 1,8	Frisk-Holmberg et al. 1981
Epi-dural	Kinder	2	–	108 (61–152)	0,62 (0,53–0,71)	– (6,5–13,2)	–	9,63	Ivani et al. 1998
Rektal	Kinder	2,5	95	51 (29–71)	0,77 (0,62–0,88)	–	–	12,5 (8,7–19,5)	Lönnqvist et al. 1994

T_{max} = Zeitpunkt des Auftretens der maximalen Plasmakonzentration, C_{max} = maximale Plasmakonzentration, Cl = Clearance, Vd = Verteilungsvolumen, $t_{1/2\beta}$ = Eliminationshalbwertzeit.

▪▪ Nebenwirkungen

Bei der Anwendung von Clonidin sind eine arterielle Hypotension, Bradykardie und atrioventrikuläre Überleitungsstörung als hauptsächliche Nebenwirkungen beschrieben. Die Mundtrockenheit ist z. B. im Rahmen der operativen Prämedikation oft erwünscht. In allen im Kindesalter durchgeführten Untersuchungen mit Clonidin in der perioperativen Phase traten keine relevanten unerwünschten Nebenwirkungen auf.

Kontraindikationen für die Anwendung von Clonidin sind Herzrhythmusstörungen, Bradykardie und arterielle Hypotonie.

Zumindest im Tiermodell zeigte Clonidin keine apoptoseinduzierende Wirkung und konnte die negativen Auswirkungen von Ketamin aufheben (Pontén et al. 2012; Walker et al. 2012).

7.7.2 Dexmedetomidin

Dexmedetomidin ist wie Clonidin ein zentraler α_2-Agonist, mit 8-fach höherer Affinität zum α_2-Rezeptor als Clonidin (α_2/α_1-Ratio=200:1), der sedierend und analgetisch wirkt. Mittlerweile liegen zahlreiche Erfahrungsberichte zum Einsatz von Dexmedetomidin im Kindesalter vor. Dexmedetomidin wird im Kindesalter eingesetzt zur Prämedi-

kation, intraoperativ, zur prozeduralen Sedierung sowie in der Intensivmedizin. Eine Übersicht zur Anwendung im Kindesalter findet sich z. B. bei Mason u. Lerman (2011). In einer retrospektiven Case-Control-Studie an 48 beatmeten Level-III-Frühgeborenen mit einem Gestationsalter von < 36 Wochen (mittleres Gestationsalter: 25 Wochen) war es einer Fentanylsedierung/-analgesie weit und signifikant überlegen hinsichtlich zusätzlichem Sedierungsbedarf (16,5 vs. 51 %), Dauer der Beatmung (14,4 vs. 28,4 d), Zeitdauer bis zur vollenteralen Ernährung (26,8 vs. 50,8 d), blutkulturpositiver Sepsis (48 vs. 88 %) und Anzahl der Röntgen-Thorax (28 vs. 49); keine Unterschiede fanden sich bezüglich hämodynamischer Probleme und der Inzidenz schwerer Hirnblutung oder periventrikulärer Leukomalazie (O'Mara et al. 2012). In der intensivmedizinischen Anwendung über mehrere Tage wird ein opioid- und benzodiazepineinsparender Effekt bei guter Sedierung beschrieben, prospektive kontrollierte Studien fehlen hier allerdings noch (Bejian et al. 2009; Czaja u. Zimmerman 2009; Gupta et al. 2012; Lin et al. 2011). Für den Kurzzeitgebrauch bei Frühgeborenen scheint Dexmedetomidin sicher; ausreichende Daten zu eventuellen Spätnebenwirkungen/Langzeitwirkungen fehlen noch, sodass derzeit noch von einem allgemeinen Gebrauch der Substanz abgeraten wird (O'Mara et al. 2012).

Der übliche Dosierungsbereich beträgt 0,2–1,4 µg/kg KG/h.

In diesen Studien wurde bei bis zu 27 % der Patienten ein signifikanter Blutdruckabfall beobachtet, der zum Teil zum Absetzen von Dexmedetomidin führte. Bei kardiochirurgischen Kindern, auch im Neugeborenenalter, fand sich in der Regel eine gute Verträglichkeit bei langzeitiger Infusion (Lam et al. 2012). Auch zur Sedierung beatmeter Früh- und Neugeborener ab der 28. SSW wurde Dexmedetomidin eingesetzt in einer altersabhängigen Dosierung von 0,1–0,3 µg/kg KG/h. Hier wurde bei guter Verträglichkeit eine gute sedierende Wirkung erzielt, bei 10 % der Patienten, die alle älter als 36 SSW waren, war eine zusätzliche Sedierung notwendig, bei 40 % eine zusätzliche Analgesie (bei 29 % der chirurgischen Patienten; Chrysostomou et al. 2014).

▪▪ Bioverfügbarkeit, Metabolismus, Pharmakodynamik und Pharmakokinetik

Dexmedetomidin hat eine Plasmaeiweißbindung von 93 %, nach intravenöser Einzelgabe bei Kindern beträgt die Verteilungshalbwertzeit 7 min, die terminale Eliminationshalbwertzeit ca. 2 h (Petroz et al. 2006). Bei Frühgeborenen der 28.–36. SSW unter Dexmedetomidindauerinfusion wurde ein medianes Verteilungsvolumen im Steady-State von 2,7 l/kg, eine mediane terminale Halbwertzeit von 7,6 h und eine mediane Clearance von 0,3 $L^*hr^{-1}^*kg^{-1}$ bestimmt (Chrysostomou et al. 2014). Für Neugeborene der 37.–44. SSW betrugen die entsprechenden Daten 3,9 l/kg, 3,2 h und 0,9 $L^*hr^{-1}^*kg^{-1}$. Dexmedetomidin wird hepatisch zu inaktiven Metaboliten abgebaut, zu 85 % über die Glukuronyltransferase, zu 15 % über das P450-Enzym CYP2A6. Nur ein sehr geringer Teil wird unverändert über Niere und Stuhl ausgeschieden. Die Bioverfügbarkeit bei oraler Applikation beträgt 16 %, bei nasaler Applikation 65 % und bukkaler Applikation 82 %.

▪▪ Nebenwirkungen

Die häufigsten zu beobachtenden Nebenwirkungen sind Bradykardien und ein Blutdruckabfall. Dieser tritt v. a. nach initaler Bolusgabe auf und ist dosisabhängig; der Abfall des systolischen Blutdrucks kann bis zu 30 % des Ausgangswerts betragen (Petroz et al. 2006). Es ist möglich, dass initial

nach Bolusgabe ein kurzfristiger Blutdruckanstieg zu beobachten ist. Auch ist nach Absetzen von Dexmedetomidin mit Entzugssymtomen zu rechnen (Carney et al. 2013). Im Gegensatz zu einem Opioid hemmt es den Atemantrieb und die Magenmotilität nur unwesentlich (O'Mara et al. 2012). Anders als Benzodiazepine stimuliert es die Makrophagenfunktion und hat darüber hinaus einen davon unabhängigen antimikrobiellen Effekt (Ayoglu et al. 2008, zitiert nach O'Mara et al. 2012). Es wirkt auch über NMDA- und GABA-Rezeptoren. Es steigert die neuronale Apoptose nicht und reduziert die isofluraninduzierte Apoptose und Defizite im Lernvermögen (Sanders et al. 2009, 2010). Im Tiermodell zeigte es einen signifikanten neuroprotektiven Effekt insbesondere im hypoxisch-ischämischen Gehirn (Engelhard et al. 2003; Jolkkonen et al. 1999; Paris et al. 2006). Es stört nicht die synaptische Plastizität des Hippocampus (Tachibana et al. 2012).

▪▪ Zusammenfassung

Es liegen erste vielversprechende Daten vor zur Früh- und Neugeborenenanalgesie/-sedierung mit Dexmedotomidin (O'Mara et al. 2012); für dessen allgemeine Anwendung in dieser Indikation ist die Datenlage allerdings noch zu dünn.

7.7.3   Trizyklische Antidepressiva

Trizyklische Antidepressiva wirken als nichtselektive Monoamin-Wiederaufnahme-Hemmer (NSMRI) und erhöhen dadurch die Konzentration inhibitorischer Transmitter im synaptischen Spalt. In niedrigen Dosen wirken sie schmerzdistanzierend. Einsatzgebiet ist vor allem der neuropathische Schmerz. In der Regel werden Amitriptylin oder Imipramin eingesetzt.

▪▪ Bioverfügbarkeit, Metabolismus, Pharmakodynamik und Pharmakokinetik

Die orale Bioverfügbarkeit von Amitriptylin im Erwachsenenalter beträgt 50 %, die Halbwertzeit 20 (± 5) h. Collins berichtet über die intravenöse Anwendung von Amitriptylin bei vier Kindern mit neuropathischem Schmerz (Collins et al. 1995). Die intravenös verabreichte Dosis betrug 50 % der oralen Dosis und wurde ohne größere Nebenwirkungen vertragen. Bei diesem kleinen Patientenkollektiv war keine Aussage über die Wirksamkeit der Therapie möglich.

▪▪ Nebenwirkungen

Sedierung, Mundtrockenheit und Akkomodationsstörungen sind die häufigsten, Herzrhythmusstörungen und tödlich verlaufende Intoxikationen die wichtigsten Nebenwirkungen.

7.7.4 Neuroleptika

Neuroleptika sind schlaffördernde und antiemetisch wirkende Adjuvanzien, die über eine Modulation des aminergen Transmittersystems wirken. Daten zum Einsatz bei Schmerzen im Kindesalter liegen nicht vor (Dosierungen und Nebenwirkungen ▶ Kap. 21).

7.7.5 Benzodiazepine

Wenn trotz ausreichender Schmerztherapie Schlafstörungen im Mittelpunkt des kindlichen Erlebens stehen, werden Benzodiazepine eingesetzt, ebenso im Rahmen schmerzhafter Eingriffe (Dosierungen ▶ Kap. 21).

7.7.6 Bisphosphonate

Bisphosphonate ähneln in ihrer chemischen Struktur den Pyrophosphaten. Im Kindesalter bestehen die meisten Erfahrungen mit der intravenösen Applikation von Pamidronat, einem Aminobisphosphonat (Rauch et al. 2000).

▪▪ Bioverfügbarkeit, Metabolismus und Pharmakodynamik

Pamidronat (Aredia) beeinflusst aufgrund physikochemischer Eigenschaften direkt die Mineralisation, außerdem wird die Knochenresorption durch Osteoklasten und die Rekrutierung von Osteoklasten aus monozytären Zellen gehemmt. Orale Bisphosphonate werden schlecht und unkalkulierbar resorbiert (< 1 %). Analgetische Einsatzgebiete von

Pamidronat im Kindesalter sind die Osteogenesis imperfecta und die Osteoporose unterschiedlicher Genese (▶ Kap. 16 und 21). Ein Therapieversuch in der palliativen Situation bei Knochenmetastasen ist sicherlich gerechtfertigt.

▪▪ Pharmakokinetik

Pamidronat wird nach Gabe rasch aus dem Blut eliminiert und an Knochen gebunden. Seine Halbwertzeit beträgt 1–2 h. Etwa 30 % werden unverändert renal eliminiert. Die biologische Halbwertzeit im Knochen beträgt bis zu 10 Jahre.

▪▪ Nebenwirkungen

Akut auftretende Nebenwirkungen bestehen in einer Akutphasereaktion (Fieber, grippeähnliche Symptome). Wenn Pamidronat nicht ausreichend verdünnt wird, können unlösliche Komplexe zum akuten Nierenversagen führen. Der Serumkalziumspiegel sinkt innerhalb weniger Stunden nach Infusionsende. Negative Auswirkungen der Pamidronattherapie auf das Wachstum können nicht ausgeschlossen werden, sind aber nach vorliegender Datenlage sehr unwahrscheinlich (Rauch et al. 2000).

7.7.7 Parasympathikolytika

Parasympathikolytika wie Butylscopolamin (z. B. Buscopan) reduzieren den Tonus der glatten Muskulatur des Magen-Darm- und Harntraktes. Sie werden bei krampfartigen Schmerzen eingesetzt.

7.7.8 Glukokortikosteroide

Glukokortikosteroide wirken antiphlogistisch und antiödematös. Sie reduzieren die Expression von COX-2 im entzündeten Gewebe und verringern dadurch die Empfindlichkeit der Nozizeptoren, die durch Prostaglandine gesteigert wird (▶ Kap. 2). Ferner vermindern sie die Produktion proinflammatorischer Zytokine. Dexamethason hat eine gute Liquorgängigkeit, weswegen es bei Kopfschmerzen im Rahmen eines Hirnödems zum Einsatz kommt. Studien zur analgetischen Potenz von Glukokortikosteroiden bei Kindern existieren nicht. Wichtige Indikationen werden in ▶ Kap. 21 (Tumorschmerzen), ▶ Kap. 16 (Rheumaschmerzen) und ▶ Kap. 14 (Kopfschmerzen) besprochen.

7.7.9 Antikonvulsiva

Neuropathische Schmerzen sind das Haupteinsatzgebiet von Antikonvulsiva in der Schmerztherapie. Die Therapie neuropathischer Schmerzen selbst im Neugeborenenalter wurde beschrieben (Behm u. Kearns 2001). Gabapentin wird wegen seiner guten Verträglichkeit immer häufiger dem Carbamazepin vorgezogen. Über Pregabalin liegen keine Daten für das Kindesalter, wohl aber erste Erfahrungen bei Jugendlichen vor (Vondracek et al. 2009).

Gabapentin und Pregabalin stabilisieren die Nervenzellmembran – durch Blockade von Kalziumkanälen –, wodurch es zu weniger Spontanentladungen kommt. Die genaueren Wirkmechanismen der Analgesie sind noch nicht geklärt. Gabapentin scheint zusätzlich nozizeptive Reize auf spinaler Ebene zu modulieren, es interagiert mit der Synthese und Freisetzung von GABA (McClain u. Ennevor 2000; ▶ Kap. 2).

▪▪ Bioverfügbarkeit, Metabolismus und Pharmakodynamik

Carbamazepin   Die orale Bioverfügbarkeit von Carbamazepin beträgt annähernd 100 %. Der maximale Plasmaspiegel ist nach 4–6 h erreicht. Der aktive Metabolit von Carbamazepin ist Carbamazepinepoxid. Studien zur Schmerztherapie mit Carbamazepin bei Kindern existieren nicht. In einzelnen Fallberichten wird über eine Wirksamkeit bei neuropathischen Schmerzen, Trigeminusneuralgie und krampfanfallbedingten Schmerzen berichtet (Filling-Katz et al. 1989).

Gabapentin   Gabapentin ist ein Strukturanalog von GABA, einem wichtigen zentralnervösen inhibitorischen Neurotransmitter. Nach oraler Gabe ist es zu 50–60 % bioverfügbar. Es hat keine aktiven Metaboliten, induziert keine Leberenzyme, ist sehr lipophil und im Serum nicht an Transportproteine gebunden.

▪▪ Pharmakokinetik
Die Halbwertzeit weist bei Carbamazepin mit Werten zwischen 2,5 und 36 h eine erhebliche Variabilität auf. Ursache hierfür und für multiple Interaktionen mit anderen Medikamenten ist die Induktion des Cytochrom-P450-Systems, welches Carbamazepin selbst und andere Medikamente verstoffwechselt (Morselli u. Rovei 1980). Es wird eine regelmäßige Plasmaspiegelkontrolle und die Verwendung von Retardpräparaten empfohlen. Gabapentin hat eine Halbwertzeit von 5–7 h und wird unverändert renal eliminiert.

▪▪ Nebenwirkungen
Gabapentin wird in der Regel gut vertragen und zeigt, wenn es langsam eingeschlichen wird, selten Nebenwirkungen. Seine wichtigsten Nebenwirkungen sind Sedierung und Müdigkeit, Kopfschmerzen, Schwindel, Sehstörungen wie Diplopie, Ataxie, Leuko- und Thrombopenie (bis in 2 % der Behandlungsfälle) sowie Dermatosen. Übelkeit und Erbrechen können auftreten, ebenso wie eine Amnesie und reversible Persönlichkeitsstörungen. Absolute Kontraindikationen sind ein AV-Block und die gleichzeitige Therapie mit trizyklischen Antidepressiva sowie eine Pankreatitis.

7.7.10 Ketamin

Ketamin ist ein Phencyclidin-Derivat, das als Razemat vorliegt. Das S(+)-Enantiomer ist analgetisch und narkotisch wirksamer und die R(–)-Variante bronchodilatatorisch effektiver. Derzeit sind in Deutschland das Razemat als Ketamin und die S(+)-Variante als Ketanest S erhältlich. Ketamin bewirkt eine Blockade des N-Methyl-D-Aspartat-Rezeptors im Gehirn und Rückenmark und hemmt die aufsteigenden nozizeptiven Afferenzen. Es ist nur zur intravenösen Gabe zugelassen.

▪▪ Bioverfügbarkeit, Metabolismus und Pharmakodynamik
Daten zur intravenösen Anwendung finden sich in ▶ Kap. 18, 19 und 21. Die orale Bioverfügbarkeit beträgt 15 %, die maximale Plasmakonzentration von Ketamin wird nach 30 min und die des ebenfalls analgetisch wirksamen Metaboliten

Norketamins nach 60 min gemessen (Grant et al. 1981). Nach rektaler Gabe von 10 mg/kg KG wird die maximale Plasmakonzentration von Ketamin bzw. Norketamin nach 45 bzw. 50 min erreicht. Die maximalen Plasmaspiegel liegen zwischen 96 und 250 ng/ml (Ketamin) sowie 450 und 810 ng/ml (Norketamin; Pedraz et al. 1989). Eine analgetische Wirkung wird ab einer Plasmakonzentration von 40–150 ng/ml, eine Anästhesie ab 500 ng/ml erwartet. Analgetisch wirksame orale und rektale Dosen liegen bei 5–10 mg/kg KG Ketamin bzw. 2,5–5 mg/kg KG S-Ketamin. Bei der Dosierung von S(+)-Ketamin im Vergleich zum Ketaminrazemat ist zu beachten, dass das Dosisverhältnis nicht einfach 1:2 beträgt: Die Clearance von S(+)-Ketamin ist höher als die des Razemats, weshalb S(+)-Ketamin relativ höher dosiert werden muss.

■■ Pharmakokinetik

Die Halbwertzeit von Ketamin und Norketamin beträgt 1,5–5 h bei rektaler und oraler Gabe (Pedraz et al. 1989) bzw. 1–2,5 h nach intravenöser Applikation (Herd u. Anderson 2007; Pedraz et al. 1989).

Obwohl Ketamin und S(+)-Ketamin bereits für das Neugeborenenalter zugelassen sind, ist der Kenntnisstand zu altersspezifischen Besonderheiten ihrer Pharmakokinetik dürftig. Keuth et al. (2001) berichten über Clearancedaten für S(+)-Ketamin bei langzeitbeatmeten Neugeborenen und Säuglingen (n = 10; Alter: 1 Tag bis 9 Monate), die eine Analgosedierung mit S(+)-Ketamin (0,125–3 mg/kg KG/h) erhielten. Die totale Clearance lag bei Patienten mit normaler Leber- und Nierenfunktion zwischen 0,3–2,57 l/kg KG/h. Die Clearance stieg mit dem Lebensalter deutlich an. Bei Kindern in einem Lebensalter < 2 Monaten wurde eine optimale Analgosedierung mit einer S(+)-Ketamindosis von im Mittel 1,07 mg/kg KG/h erreicht, bei älteren Säuglingen mit einer Dosierung von 1,6 mg/kg KG/h. Detaillierte Daten zur pädiatrischen Pharmakokinetik von Ketamin und Norketamin liefern Herd et al. (2007) und Herd u. Anderson (2007), die für kurze schmerzhafte Eingriffe empfohlene intravenöse Ketamindosis liegt bei einmalig 1 mg/kg KG (Herd u. Anderson 2007).

■■ Nebenwirkungen

Auch bei rektaler und oraler Applikation kann es zu lebensbedrohlichen Zwischenfällen kommen (Haeseler et al. 2000). Der bittere Geschmack von Benzylalkohol in der intravenösen Präparation kann Erbrechen auslösen und muss mit Geschmackskorrigenzien überdeckt werden. Dysphorische Nebenwirkungen treten bei 10 % der Kinder auf. Eine Kombination mit Midazolam und Atropin ist empfehlenswert.

7.7.11 Baclofen

Baclofen wird insbesondere zur intrathekalen Therapie der Muskelspastik bei mehrfachbehinderten Kindern eingesetzt (▶ Kap. 21). Es bindet an zentrale GABA-Rezeptoren und hemmt dadurch die Freisetzung von Glutamat und Aspartat.

7.8 Fazit

Die neueren Opioide Fentanyl, Alfentanil und Sufentanil spielen in der intraoperativen anästhesiologischen Schmerztherapie eine große Rolle und dienen der Narkoseführung, aber auch der postoperativen Schmerztherapie beatmeter Patienten und zur Analgosedierung in der Intensivmedizin. Morphin bleibt jedoch das Analgetikum mit den meisten Informationen zu allen Altersstufen, so auch für Früh- und Neugeborene. Für weniger stark wirkende Opioide, ausgenommen Pethidin, als auch für nichtsteroidale Antiphlogistika und für Paracetamol liegen deutlich weniger Informationen zur klinischen Pharmakologie vor. Erst in den letzten Jahren wurden vermehrt Daten zur Pharmakokinetik von Paracetamol in der Neugeborenenzeit verfügbar.

Für alle hier besprochenen Analgetika ist die Elimination der Substanzen und ihrer Metaboliten beim Früh- und Neugeborenen im Vergleich zum älteren Kind und Erwachsenen deutlich eingeschränkt. Maximale Eliminationsleistungen werden gegen Ende des Vorschulalters und zu Beginn des Schulalters erreicht, wobei die Eliminationsleistungen die des Erwachsenen übersteigen können

◻ Tab. 7.11 Pharmakologisches Glossar

Pharmakologischer Begriff	Definition	Klinische Bedeutung
Bioverfügbarkeit	Anteil eines Medikamentes, welcher nach enteraler Gabe resorbiert und systemisch verfügbar wird	Abhängig von Galenik; ▶ First-Pass-Effekt
Blut-Hirn-Schranke	Diffusions- bzw. Transportbarriere für Medikamente in das ZNS	Lipophilie eines Medikamentes und seine Übergangsgeschwindigkeit vom Plasma ins Hirn sind miteinander verbunden.
Ceilingeffekt	Trotz weiter steigendem Plasmaspiegel erfolgt keine verstärkte (Teil-)Wirkung. Kann Folge von Rezeptordownregulation sein.	Unter Umständen kommt es zu deutlich stärkeren Nebenwirkungen bei Dosissteigerung, ohne dass die erwünschte Wirkung zunimmt.
Clearance	Im Allgemeinen ist die Plasmaclearance gemeint, d. h. der (virtuelle) Anteil von Plasma, der innerhalb eines bestimmten Zeitraums vollständig von einem Medikament befreit wird (durch Metabolismus oder Ausscheidung).	Clearance und Erhaltungsdosis stehen im direkten Zusammenhang eines gegebenen Zeitraums.
Cytochrom-P450-System	System verschiedener Isoenzyme mit unterschiedlicher Substratspezifität; auch »mischfunktionelle Oxygenase« genannt. Wichtiger hepatischer Medikamentenabbauweg (▶ mikrosomales Enzymsystem)	Funktionseinschränkung bei Leberpathologie mit der Notwendigkeit einer Reduktion der Erhaltungsdosis bei hepatisch metabolisierten Medikamenten
Eliminationshalbwertzeit $t_{1/2\beta}$	Mathematisch ermittelte terminale Halbwertzeit	Hat wesentlichen Einfluss auf die Erhaltungsdosis
Eliminationsphase	Phase nach Einmalgabe, die auf Resorptions- und Verteilungsphase folgt. Unter Dauerinfusion laufen alle drei Phasen simultan ab.	Die Vorgänge der Eliminationsphase bestimmen wesentlich die Erhaltungsdosis; die Eliminationsgeschwindigkeit der meisten Medikamente ist proportional zu ihrer Konzentration (»lineare Pharmakokinetik«).
First-Pass-Effekt, hepatischer	Wird ein Medikament enteral über das Pfortaderstromgebiet resorbiert, gelangt es primär in die Leber und wird ggf. metabolisiert, bevor es in den Systemkreislauf gelangt.	Kann nach enteraler Applikation zu deutlich höherer Dosiserfordernis führen als bei systemischer intravenöser Gabe. Modifikation der enteralen Anwendungsform eines Medikamentes vermag unter Umständen seinen hepatischen Metabolismus zu hemmen und hilft, eine sonst erforderliche hohe Dosis zu vermeiden.
Freier Anteil des Arzneimittels	Nicht proteingebundener Anteil des Medikamentes im Plasma	Nur der freie Medikamentenanteil kann an den Wirkort diffundieren.

◻ **Tab. 7.11** Fortsetzung

Pharmakologischer Begriff	Definition	Klinische Bedeutung
Hepatische Konjugation u. a. mit Glukuronsäure oder Sulfat (Phase-II-Reaktion)	Wichtiger hepatischer Entgiftungsweg, erhöht die Wasserlöslichkeit und damit Nierengängigkeit eines Medikamentes oder Metaboliten	Bei Leberpathologie eingeschränkte Elimination; ggf. (Erhaltungs-)dosisreduktion nötig
Kontextsensitive Halbwertzeit	Eliminationshalbwertzeit, die sich mit zunehmender Anwendungsdauer ändert, meist ansteigt	Verzögertes Aufwachen, verzögerte Extubierbarkeit, verlängerte und unter Umständen verstärkte Nebenwirkungen
Maximale Plasmakonzentration C_{max}	Maximale Plasmakonzentration nach enteraler Applikation eines Medikamentes	Bestimmt u. a. die Wirkstärke
Mikrosomales Enzymsystem (Phase-I-Reaktion)	Enzymsystem mischfunktioneller Oxygenasen der Leber, vornehmlich zur Entgiftung verschiedenster Substanzen benutzt (▶ Cytochrom-P450-System)	Bei Leberpathologie häufig eingeschränkt. Cave: Interaktionen verschiedener Medikamente!
Proteinbindung	Gibt den plasmaeiweißgebundenen Anteil eines Medikamentes an	Nur der nicht proteingebundene Medikamentenanteil kann an den Wirkort diffundieren.
Redistribution	Rückverteilung vom Gesamtorganismus in das Blutplasma. Wird die Erhaltungsdosis reduziert, flutet das Medikament aus tieferen Kompartimenten (z. B. Fettgewebe) zurück ins Plasma und kann die effektive Halbwertzeit wesentlich verlängern (▶ kontextsensitive Halbwertzeit)	Je höher die Lipophilie eines Medikamentes ist, umso eher kommt es zu klinisch signifikanter Rückverteilung nach Dosisreduktion.
Saures $α_1$-Glykoprotein	Wesentliches Plasmabindungsprotein für Opioide	Zeigt als Akutphaseprotein Spiegelschwankungen, die entsprechende Medikamentenplasmaspiegelschwankungen zur Folge haben mit entsprechend unterschiedlicher Dosierungserfordernis
Verteilungsphase	Initiale zeitliche Phase der Verteilung eines Medikamentes vom Ort der Resorption über das Plasma in verschiedene Kompartimente des Gesamtorganismus	Ist der Medikamentenspiegel am Rezeptor gleich oder höher als im Plasma, so ist bereits während der Verteilungsphase mit stärkeren pharmakologischen Wirkungen zu rechnen. In solchen Fällen sollte besser auf eine initiale Aufsättigungsdosis (»loading dose«) mit der Gefahr hoher Plasmaspitzenspiegel verzichtet werden.
Verteilungsvolumen	Virtuelles Volumen, in dem sich ein Medikament verteilt; hier Steady-State-Verteilungsvolumen.	Ein hohes Verteilungsvolumen erfordert eine relativ zur Erhaltungsdosis große initiale Aufsättigungsdosis (»loading dose«)
Zeitpunkt des Plasmaspiegelmaximums T_{max}	Zeit nach enteraler Applikation eines Medikamentes bis zum Erreichen des Plasmaspiegelmaximums	Bestimmt wesentlich die Praktikabilität von Interventionsmedikation

und damit oftmals höhere Opioiddosierungen erforderlich sind, speziell im Rahmen der intraoperativen Schmerzprävention.

Die Pharmakodynamik der Opioidanalgetika unterscheidet sich – abgesehen von der der Neonatalperiode – nicht wesentlich von der des Erwachsenen. Damit ergibt sich auch für die Anwendung von Opioiden im Säuglings-, Kleinkindes- und Kindesalter keine rational begründbare Einschränkung. Früh- und Neugeborene zeigen wesentliche Besonderheiten, bedingt durch eine veränderte Plasmaproteinbindung, andere Verteilungsvolumina, die Unreife der Blut-Hirn-Schranke, unterschiedliche Dichte und Verteilung von Opioidrezeptoren, den eingeschränkten Metabolismus und die noch nicht ausgereifte Eliminationsleistung von Leber und Niere.

Darüber hinaus weist diese Altersgruppe zahlreiche bislang nur unzureichend untersuchte pathophysiologische Besonderheiten auf. Dies gilt in verstärktem Maß für extrem kleine Frühgeborene. Als sicheres Opioidanalgetikum für Früh- und Neugeborene kann speziell in der Neonatologie Morphin gelten. Pethidin sollte in dieser Altersstufe nicht mehr eingesetzt werden. Für die intra- und postoperative Schmerztherapie bei beatmeten Neugeborenen könnte Remifentanil nützlich sein, da diesem Analgetikum eine kontextsensitive Halbwertzeit fehlt.

Für Paracetamol konnte bislang lediglich ein relativ breiter antipyretisch wirksamer Konzentrationsbereich definiert werden, verlässliche Angaben zu analgetischen Plasmaspiegeln fehlen. Besonders vor diesem Hintergrund sollte die aktuelle Diskussion über die analgetische Wirksamkeit von Paracetamol kritisch betrachtet werden. Empfehlungen zur Anwendung deutlich höherer Paracetamoldosen sind vorerst mit Vorsicht zu begegnen.

Die analgetische Potenz von Ibuprofen ist in den empfohlenen Dosierungsbereichen bei vergleichbarem Nebenwirkungsprofil sicher größer als die von Paracetamol. Es sollte daher bei leichteren bis mittleren schmerzhaften Zuständen ab dem Säuglingsalter eingesetzt werden. Auf die Anwendung von Metamizol kann innerhalb verschiedener multimodaler Schemata zur Schmerztherapie aufgrund seines ausgeprägten analgetischen Effektes nicht verzichtet werden.

Auch wenn die Datenfülle zur klinischen Pharmakologie von Opioiden im Kindesalter groß erscheinen mag, fehlen viele wichtige Informationen für die einzelnen Altersstufen, besonders für das Früh- und Neugeborenenalter. Die Gefahr ist gegeben, dass einerseits vor dem Hintergrund möglicher unkalkulierbarer Risiken Kindern eine wirksame Schmerztherapie vorenthalten wird, andererseits bei unsachgemäßer Auswahl und Anwendung eines Schmerzmittels eine Gefährdung des Patienten auftreten kann.

Letztlich besteht ein unverändert hoher Forschungsbedarf zur klinischen Pharmakologie sämtlicher Analgetika für das Kindesalter, dies in erster Linie für das junge Kind, für das die weitaus größte Zahl aller Medikamente ohnehin nicht zugelassen ist. Damit wird deutlich, dass die in diesem Beitrag zu findenden Angaben einer ständigen Ergänzung und Aktualisierung bedürfen.

7.9   Pharmakologisches Glossar

In ◘ Tab. 7.11 sind wichtige pharmakologische Begriffe mit ihrer Definition und klinischen Bedeutung zusammengestellt.

Literatur

Die Literatur zu diesem Kapitel finden Sie unter ▶ http://extras.springer.com nach Eingabe der ISBN 978-3-662-45056-7.

Regional- und Lokalanästhesie

Alexander Reich

B. Zernikow (Hrsg.), *Schmerztherapie bei Kindern, Jugendlichen und jungen Erwachsenen*,
DOI 10.1007/978-3-662-45057-4_8, © Springer-Verlag Berlin Heidelberg 2015

8.1 Einleitung

Die Anwendung von Regionalanästhesien bei Kindern ist eine Domäne der perioperativen Medizin. Obwohl sie schon in den Anfängen des 20. Jahrhunderts erfolgreich – auch bei kleinsten Kindern – eingesetzt wurden, dauerte es bis in die 1980er-Jahre, bis sie eine Renaissance erlebten. Inzwischen sind sowohl altersgerechte Punktionsmaterialien als auch sichere Lokalanästhetika vorhanden, um diese Verfahren in allen Altersgruppen einsetzen zu können. In den ersten Lebensjahren durchlaufen Kinder einen vielschichtigen und komplizierten Reifungsprozess mit geradezu atemberaubenden Entwicklungsschritten. Während des 1. Lebensjahres führt schon ein Altersunterschied von wenigen Wochen zu einer stark veränderten Ausgangsbasis für die Anwendung von Regionalanästhesien. Daher ist als Basis für ihre Anwendung und den Gebrauch von Lokalanästhetika das Wissen um die besonderen physiologischen, anatomischen und pharmakologischen Grundlagen in den verschiedenen Alters- und Entwicklungsgruppen essenziell. So wachsen »harte« anatomische Orientierungspunkte wie das Becken durch die fortschreitende Ossifikation und verändern sich in kurzer Zeit.

Vor der Durchführung von Nervenblockaden ist – besonders bei kleineren Kindern – eine Allgemeinanästhesie notwendig. Einerseits bleibt so den Kindern die schmerzhafte Injektion erspart, und bei rückenmarknahen Techniken ist eine ausreichende Immobilisierung auch aus Sicherheitsgründen zu fordern. Auch wenn es keine sichere Evidenz dafür gibt, werden heute die meisten Verfahren sonografisch gesteuert durchgeführt (Ecoffey 2012).

Anatomische und physiologische Unterschiede zu Erwachsenen müssen bei der Anwendung von Lokalanästhetika ihren Niederschlag in veränderten Dosierungen finden. So sollten z. B. Höchstmengen immer auf der Basis des Körpergewichts angegeben werden und nicht in Form einer Gesamtdosis.

Bis vor wenigen Jahren wurde Kindern, insbesondere Früh- und Neugeborenen, die Fähigkeit, Schmerz zu empfinden, abgesprochen. Diese Einstellung mag ein Grund dafür sein, dass es in einigen Industrieländern auch heute noch üblich ist, Zirkumzisionen bei neugeborenen Jungen im Kreißsaal ohne Analgesie/Anästhesie durchzuführen (Taddio et al. 1997). Mit wachsendem Verständnis physiologischer und pathophysiologischer Zusammenhänge auch bei kleinsten Kindern wächst der Bedarf, in diesen Altersgruppen perioperative Analgesie zu betreiben.

Regionalanästhesien sind immer Teil eines Gesamtkonzeptes der Schmerztherapie, das den Gebrauch von Opioiden wie auch nicht-opioidartigen Analgetika impliziert. Auch wenn die überwiegende Anzahl von Regionalanästhesieverfahren als Einzeldosiskonzept angewendet wird, haben kontinuierliche Kathetertechniken – zentral wie peripher – ihren Platz in der Akutschmerztherapie.

Vergleich Kind und Erwachsener

Was ist bei Kindern im Vergleich zu Erwachsenen gleich oder ähnlich?
— Schmerzempfinden
— Medikamentenauswahl zur Analgesie
— Punktionstechnik (Nervenstimulator, Loss-of-Resistance-Technik, Sonografie)
— Hygienestandards bei der Durchführung
— Gebrauch von Einzelinjektions- und Kathetertechnik

Was ist bei Kindern im Vergleich zu Erwachsenen anders?
— Regionalanästhesien (meist) keine Alternative zur Allgemeinanästhesie
— Durchführung von Punktionen meist in Allgemeinanästhesie
— Gewichtsbezogene Höchstdosierungen der Lokalanästhetika
— Niedrigere Konzentrationen der Lokalanästhetika notwendig
— Schnellere Anschlagzeiten der Lokalanästhetika

8.2 Anatomie

Alle gängigen Regional- und Lokalanästhesieverfahren sind in jeder Altersgruppe durchführbar. Da sich das Wachstum der Körperstrukturen individuell stark unterscheidet, kann eine Beschreibung der anatomischen Entwicklung von der frühgeburtlichen Phase bis zur Adoleszenz immer nur eine zu erwartende Entwicklung beschreiben, die im Einzelfall stark vom zu Erwartenden abweicht.

In der embryonalen Phase füllt das Rückenmark den gesamten Spinalkanal aus. Nach Erreichen der fetalen Periode wachsen die knöchernen Strukturen des Rückensegments deutlich stärker als die neuralen Strukturen innerhalb des Rückenmarkkanals. Bis zum Ende des 1. Lebensjahres verlieren die Wachstumsprozesse an Dynamik, aber das Ende des Rückenmarks und des Durasacks projizieren sich auf tiefere knöcherne Strukturen als bei Erwachsenen. Beim Neugeborenen reicht das Rückenmark bis in die Höhe des 3. Lendenwirbelkörpers und der Durasack bis zum 4. Sakralwirbelkörper. Er endet bei Neugeborenen knapp 1 cm oberhalb der Membrana sacrococcygea. Selbst bei 10- bis 13-jährigen Kindern liegen nur 25–35 mm zwischen diesen beiden Strukturen (Adewale et al. 2000; Abb. 8.1).

Der epidurale Raum mündet im Kaudalkanal, der als wesentliche neuronale Strukturen Durasack, Cauda equina und Filum terminale enthält. Den Abschluss nach kaudal bildet die sakrokokzygeale Membran, die den Zugangsweg von außen bildet. Nur gefüllt mit losem Fettgewebe, bietet der Epiduralraum bei kleinen Kindern kaum Widerstand beim Vorschieben eines Katheters. Wird von kaudal Flüssigkeit unter hohem Druck injiziert, kann sie bis in thorakale Segmente aufsteigen und entsprechende Blockaden auslösen (Gerber 2000).

Beim Neugeborenen zeigt der Rücken eine regelmäßige runde Form: Das Vorschieben eines Epiduralkatheters von sakral nach thorakal ist fast immer möglich, und die Stichrichtung einer Kanüle zum Epiduralraum ist immer gleich, unabhängig von der Punktionsstelle. Mit Entwicklung der zervikalen Flexur (ca. ab dem 3.–6. Lebensmonat) und der lumbalen Lordose (ca. ab dem 8.–9. Lebensmonat) ist das Vorschieben eines kaudothorakalen Katheters nur noch unsicher möglich.

Die funktionellen neuronalen Strukturen des Rückenmarks sind bei Geburt vollständig vorhanden, aber die Myelinisierung der Nervenfasern ist noch nicht vollständig entwickelt. Sie beginnt in den zervikalen Neuronen während der fetalen Entwicklung und ist etwa mit dem 12. Lebensjahr vollständig vollzogen. Das Fehlen von Myelinscheiden

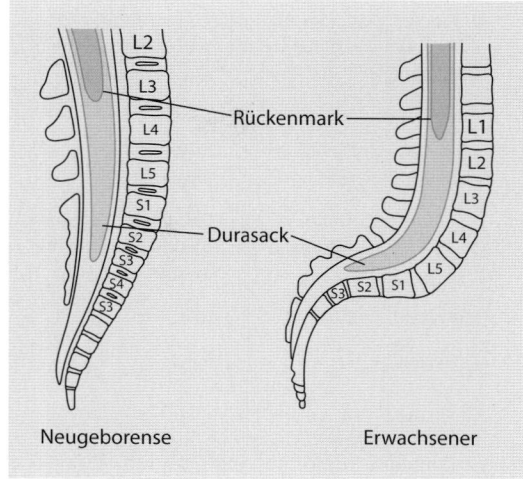

○ Abb. 8.1 Rückenmarkentwicklung in verschiedenen Altersstufen. (Nach: Gerber u. Weiss 2002)

erleichtert die Penetration von Lokalanästhetika in die Nervenfasern. Dieser Prozess wird zusätzlich begünstigt durch den verminderten Durchmesser der Nervenfasern und die kürzere Distanz zwischen den Ranvier-Schnürringen.

> **Cave**
> Eine Nervenblockade wird selbst mit niedrig konzentrierten Lokalanästhetika sehr viel schneller und kompletter erreicht als bei Erwachsenen.

Eine weitere anatomische Besonderheit besteht in der losen Aneinanderreihung verschiedener Nerven und der lockeren Verbindung zu umliegenden Strukturen, die eine Ausbreitung des Lokalanästhetikums entlang der Nervenwurzeln begünstigt und zu einer kompletteren Nervenblockade führt.

8.3 Physiologie

Kinder erhalten die gleichen Analgetika zur Schmerzausschaltung wie Erwachsene. Daher ist die Kenntnis der speziellen physiologischen Voraussetzungen im Kindesalter essenziell für eine sichere Anwendung. Im Neugeborenenalter sind die meisten Organsysteme noch unreif. Der Metabolismus und die Ausscheidung von Medikamen-

▣ **Tab. 8.1** Maximal empfohlene Lokalanästhetikamenge für verschiedene Lokalanästhetika und in Abhängigkeit vom Alter (bei Epi-/Periduralanästhesien)		
Lokalanäs-thetikum	**Single-Shot [mg/kg KG]**	**Infusion [mg/kg KG/h]**
	Ohne Adrenalin	**Säuglinge und Kinder** / **Neugeborene**
Bupivacain	2–2,5	0,4 / 0,2
Ropivacain	3	0,4 / 0,2

Toxizität von Lokalanästhetika bei Kindern

- Physiologische Faktoren, die die Toxizität von Lokalanästhetika bei Kindern erhöhen:
  - Niedrige Eiweißbindung im Serum
  - Längere Eliminationshalbwertszeit
  - Verminderte hepatische Metabolisierung
  - Verminderte renale Clearance
  - »Geringes Alter« (Neugeborene und Säuglinge)
- Physiologische Faktoren, die die Toxizität von Lokalanästhetika bei Kindern vermindern:
  - Hohes Verteilungsvolumen

ten ist konzeptionsalterabhängig und in den ersten Lebenswochen und -monaten verlängert (Morselli et al. 1980). Der im Vergleich zu Erwachsenen höhere Flüssigkeits- und geringere Fettgehalt vergrößert das Verteilungsvolumen der Lokalanästhetika bei Kindern und führt zu niedrigeren Spitzenspiegeln sowie einer verzögerten Elimination aus dem Körper.

Nach Absorption in das Gefäßbett werden Lokalanästhetika an Proteine und Erythrozyten gebunden. Besonders in den ersten 6 Lebensmonaten ist der Serumspiegel des Akut-Phase-Proteins α_1-saures Glykoprotein und von Albumin stark schwankend und kann perioperativ zu einer höheren Fraktion des freien und damit biologisch aktiven Pharmakons führen (Nau 1984). Der Gesamtproteingehalt ist bei Neonaten im Vergleich zu älteren Kindern und Erwachsenen erniedrigt. Eine Interferenz des Lokalanästhetikums mit anderen proteingebundenen Pharmaka oder Bilirubin kann zu unvorhersagbaren Schwankungen der Plasmaspiegel führen. Erythrozyten, die fetales Hämoglobin enthalten, vermögen Lokalanästhetika im Vergleich zum Erythrozyten mit adultem Hämoglobin stärker zu binden und so die Elimination aus dem Körper zu verzögern. Im Vergleich zur Proteinbindung spielt die Transportkapazität der Erythrozyten allerdings eine untergeordnete Rolle.

Ist im Rahmen einer Kombinationsanästhesie vorwiegend eine postoperative Analgesie erforderlich, reichen niedrige Konzentrationen aus. Wird für eine Anästhesie eine motorische Blockade gewünscht, sind höhere Konzentrationen notwendig.

Unabhängig vom Alter des Patienten induziert ein chirurgischer Eingriff eine hormonelle Stressantwort mit katabolen Effekten und Modulation der Immunkompetenz. Zentrale Nervenblockaden blockieren diese Stressantwort des Körpers deutlich effektiver als eine Allgemeinanästhesie (Wolf et al. 1993, 1998).

Epidurale Blockaden beeinflussen bis zu einem Alter von etwa 8 Jahren die linksventrikuläre Funktion nicht und sind nahezu frei von messbaren hämodynamischen Veränderungen im Sinne von Blutdruckabfällen (Dohl et al. 1979). Bei älteren Kindern beträgt der Blutdruckabfall aufgrund der sympathischen Blockade in der Regel weniger als 20–25 % der Basiswerte vor der Einleitung.

8.4   Medikamente und Dosierung

Die Konzentration des Lokalanästhetikums bestimmt maßgeblich die Intensität und Länge der Blockade. Wird eine perioperative Analgesie (in Kombination mit einer Allgemeinanästhesie) gewünscht, ist eine niedrige Konzentration ausreichend. Dies hat den Vorteil, dass selbst mit einer hohen Dosis kaum die empfohlenen Höchstdosierungen erreicht werden können.

Bei einer äquipotenten Konzentration ist die Wirkdauer von kaudal verabreichtem Ropivacain vergleichbar mit der von Bupivacain (▣ Tab. 8.1; nach Berde 1996; Hansen et al. 2001; Morton 2000).

> ◻ **Tab. 8.2** Komedikamente zur kaudalen Anwendung und deren Wirkprofil. Keines der Medikamente ist für eine epidurale/kaudale Anwendung im Kindesalter zugelassen, kann aber im Rahmen der individuellen Therapiefreiheit verwendet werden

Substanz	Dosis	Bewertung	Literatur
Clonidin	1–2 µg/kg KG	Verlängerung der Analgesie um 100–150 %; eventuell Sedierung, Bradykardie	Cook et al. 1995
Morphin	30–40 µg/kg KG	Analgesie bis 24 h (Cave: Atemdepression während gesamter Wirkdauer)	Mayhew et al. 1995
Buprenorphin	4 µg/kg KG	Lange Analgesie (Cave: Antagonisierung bei epiduraler Anwendung nicht möglich)	Girotra et al. 1993

Im Vergleich beider Lokalanästhetika ist die Anschlagzeit bei Ropivacain geringfügig schneller (12 vs. 13 min), und die Spitzenspiegel im Plasma sind erst später (60–90 vs. 30 min) nachweisbar (Wulf 1996).

> ❯ Aufgrund des günstigen Risiko-Nutzen-Verhältnisses ist in der Kinderanästhesie Ropivacain das Lokalanästhetikum der 1. Wahl (Mader et al. 2007).

Bei Verwendung einer patientenkontrollierten Analgesie (PCA; bis zum Schulalter als Nurse Controlled Analgesia, NCA, durchgeführt) ist zu beachten, dass Neugeborene und Säuglinge sehr viel empfindlicher als Erwachsene auf eine kontinuierliche Gabe von Lokalanästhetika reagieren und schon innerhalb weniger Stunden toxische Plasmaspiegel entwickeln können (Bösenberg et al. 2005).

Ab dem 6. Lebensmonat nähert sich die Pharmakokinetik der Anästhetika langsam dem Erwachsenenstatus, und die Toxizitätsgefahr sinkt.

Komedikamente, wie in ◻ Tab. 8.2 angeführt, haben sich in Untersuchungen als wirkungsverlängernd herausgestellt, sind aber nur im entsprechenden klinischen Kontext sinnvoll anwendbar.

Clonidin als Komedikament zu Epiduralanästhesien ist inzwischen am besten klinisch erprobt (Constant et al. 1998; De Negri et al. 2001; Dupeyrat et al. 1998; Ivani et al. 2000; Klimscha et al. 1998; Lee u. Sanders 2000; Motsch et al. 1997; Shiraishi et al. 2002). Obwohl keine Untersuchungen auf Neurotoxizität vorliegen, kann aufgrund der empririschen Erfahrung von einer sicheren Anwendung ausgegangen werden (Mader et al. 2007).

Opiate sind sicher anwendbar, allerdings ist eine Atemdepression während der gesamten Wirkdauer möglich. Es ist daher ein entsprechendes Monitoring (z. B. Pulsoximetrie) zu fordern; ein ambulanter Gebrauch ist zu vermeiden. Buprenorphin hat den Vorteil der geringeren atemdepressiven Wirkung, allerdings kann die Substanz schlecht antagonisiert werden.

Bis zum Jahre 2000 hat es vermehrt Berichte über den kaudalen Gebrauch von Ketamin und Ketamin S bei Kindern gegeben (Cook et al. 1995; Marhofer et al. 2000). Die Analgesie wird dosisabhängig deutlich verlängert, ohne dass atemdepressive Wirkungen auftreten. Aufgrund der im Tierexperiment festgestellten erhöhten Aptoptoserate kann das Medikament nicht für den epiduralen Gebrauch empfohlen werden (Becke et al. 2007; Jöhr 2013; Lönnqvist u. Walker 2012).

8.5 Lokale Infiltration oder Gelanwendung

Bei kleineren Hautverletzungen, die jedoch chirurgisch versorgt werden müssen, empfiehlt sich die Anwendung eines LET-Gels bestehend aus Lidocain, Epinephrin und Tetracain. Hierdurch können Analgosedierungen oder Narkosen bei älteren Kindern manchmal ganz vermieden werden (McNulty et al. 2013). Die Erfolgsquote für eine komplette Analgesie liegt zwischen 60 und 85 % (Resch et al. 1998; White et al. 2004).

Die einfachste und komplikationsloseste Anwendung von Lokalanästhetika besteht in der lokalen Infiltration des Wundgebiets durch den Operateur. Unabhängig vom Operationsort kann vor Verschluss der Wunde eine bestimmte Menge eines Lokalanästhetikums eingeträufelt werden. Obwohl zu dieser Applikationsart bislang im Kindesalter nur wenige Untersuchungen vorliegen, sind bei Erwachsenen ausreichende Erfahrungen vorhanden, die einen Nutzen nachweisen. Besonders bei Operationen, in denen eine Regionalanästhesie nicht sinnvoll erscheint (z. B. Appendektomie), kann eine lokale Applikation eines Lokalanästhetikums die postoperative Analgetikamenge deutlich reduzieren. Zur Anwendung kommen sollten langwirksame Anästhetika wie Bupivacain und Ropivacain.

8.6   Periphere Nervenblockaden

Analog zur Situation beim Erwachsenen sind alle peripheren Nerven auch im Kindesalter zu blockieren. Bei größeren Kindern kann dabei im Einzelfall auf eine Allgemeinanästhesie verzichtet werden, allerdings werden in der überwiegenden Anzahl der Fälle die Blockaden in einer leichten Allgemeinanästhesie angelegt.

> **Bei Kindern war bislang die Benutzung eines Nervstimulators bei peripheren Nervenblockaden motorischer Nerven der Goldstandard, inzwischen setzt sich der Gebrauch des Ultraschalls immer mehr durch.**

Aufgrund der anatomischen Verhältnisse im wachsenden Organismus und der sich verändernden Proportionen ist die Benennung eindeutiger anatomischer Orientierungspunkte im Kindesalter gelegentlich erschwert. Die Verwendung von geeigneten Ultraschallgeräten ermöglicht die sichere Darstellung neuraler Strukturen und vereinfacht die Durchführung von Nervenblockaden (Eichenberger et al. 2006; Marhofer et al. 2004).

Obwohl die meisten Verfahren in einer Einzeldosistechnik durchgeführt werden und damit eine Analgesie bis zu 24 h erzeugen können, sind prinzipiell auch Kathetertechniken anwendbar. Im Folgenden werden einige wesentliche Techniken zur Blockade von Nerven der oberen und der unteren Extremitäten beschrieben.

8.6.1   Blockaden der oberen Extremität

- **Plexus brachialis**

Axillär   Der Plexus brachialis kann auf verschiedenen Höhen blockiert werden; in der Praxis kann einzig der axilläre Zugang uneingeschränkt empfohlen werden, da hierbei Risiken wie Pneumothorax, Phrenikus- oder Rekurrensparese vernachlässigt werden können. Da besonders Säuglinge und Kleinkinder auf eine intakte Zwerchfellfunktion angewiesen sind, können sie durch eine Phrenikus- oder Rekurrensparese erheblich gefährdet werden. Anwendung finden Blockaden des Plexus brachialis bei allen Eingriffen von der Schulter distalwärts. Die Kontraindikationen entsprechen denen von Erwachsenen. Ein Volumen von 0,5–0,75 ml/kg KG bis zu maximal 50 ml Lokalanästhetikum beim Adoleszenten ist für alle Techniken adäquat. Bei ultraschallgesteuerten Blockaden kann die Gesamtdosis deutlich reduziert werden. Erfahrungen mit einer kontinuierlichen Plexuskatheteranalgesie bei Kindern sind publiziert (Theroux et al. 2007).

Supraklavikulär   Von den supraklavikulären Blockaden ist neben dem interskalenären nach Winnie noch der paraskalenäre Zugang von Dalens beschrieben (Dalens et al. 1987). Eine Darstellung des Plexus mittels Ultraschall gelingt zuverlässig auf allen Ebenen des Halses bis zur Klavikula.

Infraklavikulär   Von den Blockadetechniken des Plexus brachialis ist der axilläre Zugang der am häufigsten verwendete (Fisher et al. 1999). Die Indikationen für die Durchführung einer Plexusblockade ergeben sich aus dem Innervationsgebiet der Nerven und erstrecken sich auf Eingriffe von der Mitte des Oberarms nach distal.

Das Aufsuchen einzelner Nerven ist bei kleinen Kindern nicht notwendig. Es reicht eine Injektion, um alle Nerven zu anästhesieren (Carre et al. 2000; Koscielniak-Nielsen et al. 1997).

Blockaden der oberen Extremität

- Axilläre Blockade als Standardanästhesie des Plexus brachialis bei Kindern
- Nervenstimulation bei axillärer Blockade hilfreich, besser ultraschallgesteuerte Punktion
- 0,2–0,5 ml/kg KG Ropivacain 0,2 % zur Analgesie
- Hohe Erfolgsquote

8.6.2 Blockaden am Rumpf

▪ Ilioinguinalisblockade

Als Alternative zum Kaudalblock bei einseitigen Eingriffen in der Leistenregion kann die Blockade der Nn. ilioinguinalis/hypogastricus durchgeführt werden. Besonders größere Kinder profitieren davon, da oberhalb eines Körpergewichts von 20–25 kg der Kaudalblock nicht mehr zuverlässig eine hohe Ausbreitung gewährleistet.

Die sensiblen Nn. ilioinguinalis/iliohypogastricus aus dem 1. Lendenwirbelast des Plexus lumbalis versorgen die Leistenregion bis zum Mons pubis und dem Skrotum. Die Nerven verlaufen zwischen den M. transversus und M. obliquus internus abdominis in Richtung des Leistenbandes und können durch eine gezielte Infiltration leicht blockiert werden.

Punktionstechnik Als anatomischer Orientierungspunkt wird eine imaginäre Linie zwischen der Spina iliaca anterior superior und der Symphyse gezogen. Etwa 0,5–2 cm von der Spina entfernt liegen der N. ilioinguinalis und der N. iliohypogastricus in der Faszie des M. obliquus externus. Die Penetration der Aponeurose kann mit Kanülen, die einen flachen Nadelschliff haben, gut gespürt werden. Etwa 2/3 der Gesamtdosis werden unter die Aponeurose und 1/3 nach Zurückziehen der Nadel subkutan injiziert. Die in der Literatur empfohlenen Dosierungen reichen von 0,1–0,5 ml/kg KG. Da die Resorption des Lokalanästhetikums sehr schnell erfolgt, darf eine Blockade nur einseitig vorgenommen werden, um zu hohe Spitzenspiegel im Serum zu vermeiden. Auch bei korrekter Technik kann sich eine Femoralisblockade entwickeln (Johnson 1996). Bei zu tiefem Eindringen der Nadel besteht die Gefahr einer Perforation des Kolons (Jöhr u. Sossai 1999). Daher wird diese Blockadetechnik meist unter sonografischer Kontrolle durchgeführt (Weintraud et al. 2008; Willschke et al. 2006).

▪ Transversus-Abdominis-Plane-Block (TAP)

Der TAP ist ein abdomineller Feldblock der vorderen Abdominalwand, der erst vor einigen Jahren in die klinische Praxis eingeführt wurde – daher fehlen noch größerer Untersuchungen zur analgetischen Wirksamkeit im Vergleich zu anderen Verfahren. Durch die Injektion von Lokalanästhetikum werden einseitig die sensorischen Nerven der Dermatome Th9–L1, die zur vorderen Bauchwand führen, blockiert.

Er kann für alle abdominellen Eingriffe eingesetzt werden (z. B. Appendektomie) und stellt insbesondere bei größeren Kindern eine Alternative zum Kaudalblock dar (Beloeil u. Zetlaoui 2011; Petersen et al. 2012).

Punktionstechnik Das Kind liegt auf dem Rücken. Die Punktionsnadel wird sonografisch gesteuert mit In-Plane-Technik in die Faszie zwischen dem M. transversus abdominis und M. obliquus internus geführt und eine Dosis von 0,2–0,4 ml/kg KG Lokalanästhetikum injiziert (◘ Abb. 8.2).

Blockade am Rumpf

- Geeignet für einseitige Leisteneingriffe bei größeren Kindern (>25 kg KG)
- Keine Nervenstimulation
- 0,3–0,5 ml/kg KG Ropivacain 0,2 % zur Analgesie

8.6.3 Blockaden der unteren Extremität

Ähnlich wie bei den peripheren Nervenblockaden der oberen Extremität können alle wesentlichen Nerven einzeln oder in Form einer Plexusblockade ausgeschaltet werden.

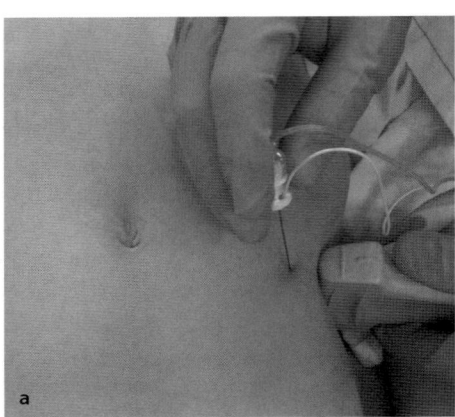

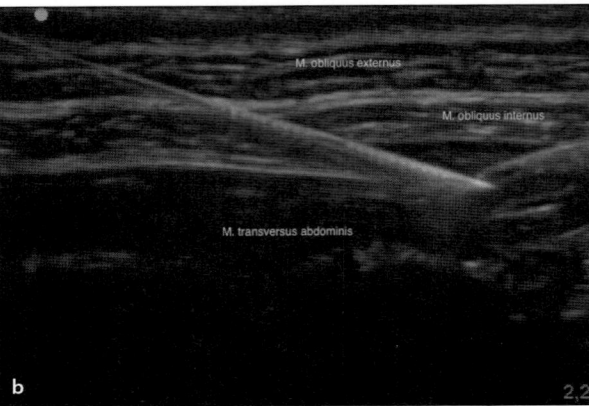

■ **Abb. 8.2** **a** Nativbild eines TAP-Blocks. Die Nadel wird in sog. In-Plane-Technik geführt und kann bei korrekter Darstellung über die gesamte Länge bis zur Kanülenspitze dargestellt werden. **b** Sonografische Darstellung der korrekten Nadellage (vor Injektion) in der Faszie zwischen dem M. transversus abdominis und dem M. obliquus internus

8

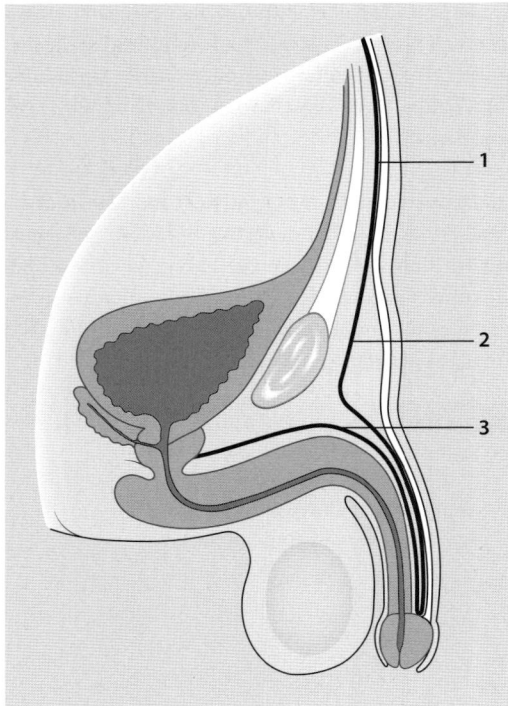

■ **Abb. 8.3** Verlauf des N. dorsalis penis (3) im subpubischen Raum nach Dalens. Der paarig verlaufende Nerv wird sicher betäubt, wenn eine beidseitige Infiltration durchgeführt wird. Die Nadel muss beide Blätter (1, 2) der Fascia superficialis durchdrungen haben

■ **Peniswurzelblock**

Der Peniswurzelblock ist die am häufigsten durchgeführte periphere Nervenblockade bei allen Eingriffen am Penis. Bei optimaler Wirkung kann der Block weitere Analgetika überflüssig machen (Ishigooka et al. 1994). Da es sich beim N. dorsalis penis um einen rein sensiblen Nerv handelt, ist eine Nervenstimulation nicht möglich. Von den verschiedenen in der Literatur beschriebenen Methoden benutzt der Autor die von Dalens et al. (1989) etablierte mit 2 Einstichen links und rechts lateral von der Medianlinie. Zur Analgesie wird Bupivacain (Carbostesin) 0,5 % in einer Dosis von 0,1 ml/kg KG pro Seite verwendet. Eine hohe Konzentration garantiert eine Analgesie von etwa 6–12 h. Adrenalinhaltige oder vasokonstriktorisch wirksame Lokalanästhetika, z. B. Ropivacain (Naropin), sollten nur unter Vorbehalt verwendet werden, da es sich bei den arteriellen Gefäßen, die zum Penis führen, um Endarterien handelt (■ Abb. 8.3).

Punktionstechnik Das Kind bleibt in Rückenlage. Der Penis wird mit einem Pflasterstreifen etwas fußwärts gezogen und fixiert. Unterhalb der Symphyse wird 0,5–1 cm lateral der Mittellinie die Nadel senkrecht zur Haut ca. 1,5–2,5 cm eingestochen, bis beide Blätter der Fascia superficialis perforiert sind und die Perforation der Scarpa-Faszie als Klick verspürt wird. Wenn die Nadel losgelassen wird, sollte sie bei korrekt durchgeführter Punktion durch die beiden Blätter der Faszie gehalten werden (◘ Abb. 8.4).

Nach negativer Aspiration von Blut wird das Lokalanästhetikum injiziert. Da Komplikationen bei korrekter Technik kaum vorkommen, sollte der Peniswurzelblock keinem Kind mit Penischirurgie vorenthalten werden. Falls die Punktion in der Mittellinie erfolgt, besteht die Gefahr, dass die dorsal in den Penisschaft mündenden Gefäße und Nerven in der gemeinsamen Faszie durch die Injektion des Lokalanästhetikums komprimiert werden.

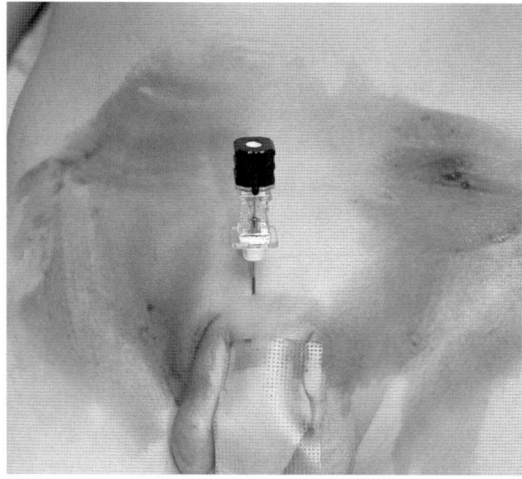

◘ **Abb. 8.4** Punktion eines Peniswurzelblocks. Die Nadel bleibt in der Stichrichtung aufrecht und zeigt eine korrekte Tiefe an

Peniswurzelblock

- Goldstandard zur Analgesie bei Eingriffen am Penis
- N. dorsalis penis ist ein sensibler Nerv (keine Nervenstimulation)
- Je Seite 0,1 ml/kg KG Bupivacain 0,5 %
- Cave: Kein Vasokonstriktorzusatz
- Cave: Keine Injektion in der Mittellinie

Femoralisblockade

Eine Blockade des N. femoralis ist besonders geeignet bei Eingriffen am Oberschenkel distal der pertrochantären Region. Bei maximaler Ausdehnung der Blockade können neben dem N. femoralis auch der N. obturatorius und der N. cutaneus femoris lateralis blockiert werden. In Kombination mit einer Ischiadikusblockade können alle Eingriffe am Bein durchgeführt werden (Denton u. Manning 1988; Johnson 1994; McNicol 1986; Tobias u. Rasmussen 1994).

Punktionstechnik Der N. femoralis liegt unterhalb des Leistenbandes lateral der Femoralarterie, die leicht getastet werden kann. Sonografisch ist der Nerv in seiner typischen, aufgefächerten Struktur erkennbar. Bei einer Einzelinjektion wird eine Dosis von 0,3–0,5 ml/kg KG Ropivacain 0,2 % injiziert.

Ischiadikusblockade

Meist wird die Blockade des N. ischiadicus in Kombination mit einem Femoralisblock durchgeführt. In jüngerer Zeit gewinnen auch in der Kinderanästhesie diese peripheren Blockaden zunehmende Beliebtheit, da die analgetische Qualität mit einer Epiduralanästhesie vergleichbar ist, jedoch die schwerwiegenden Nebenwirkungen einer rückenmarknahen Anästhesie fehlen. Besonders geeignet sind diese peripheren Blockaden bei einseitigen Eingriffen unterhalb der pertrochantären Region. Wie bei anderen peripheren Blockaden auch, entsprechen die Kontraindikationen denen des Erwachsenenalters.

Eine gute, lang anhaltende Blockade mit einer Wirkung bis zu 24 h kann unabhängig vom Zugangsweg mit der Injektion von Ropivacain 0,375 % erreicht werden.

Anteriorer Zugang Die Punktion kann in Rückenlage des Patienten erfolgen und spart Umlagerungen des Patienten in Narkose. Zudem kann bei simultan durchgeführter Ischiadikusblockade der gesamte Punktionsbereich mit einer Abdeckung erreicht werden, was Zeit und Material spart. In Rückenlage wird das Leistenband als Leitstruktur bis zur Mitte der Symphyse in Drittel geteilt. Am Übergang des medialen zum mittleren Drittel wird das Lot gefällt. Am Schnittpunkt durch eine parallel zum Leistenband durch den Trochanter major gezogene Linie befindet sich der Insertionspunkt. Die Nadel wird senkrecht am Knochen entlang bis zur motorischen Antwort eines Anteils des N. ischiadicus (N. peroneus: Dorsalflexion,

N. tibialis: Plantarflexion) geführt. Bei Verwendung eines Katheters wird dieser nach initialer Injektion des Lokalanästhetikums 2–3 cm über die Nadelspitze in das Gewebe vorgeschoben.

Lateraler Zugang Besonders bei älteren und schweren Kindern bietet auch der laterale Zugangsweg eine gute Alternative. Wie bei der vorderen Punktion muss das Kind nicht umgelagert werden (Dalens et al. 1990; McNicol 1985). In Rückenlage wird der Fuß leicht nach innen rotiert und mit einem Pflasterstreifen fixiert. Kaudal des Trochanter major wird unmittelbar unterhalb des Femurs parallel zur Unterlage eingegangen, bis eine motorische Antwort auf die Nervenstimulation im Ischiadikusbereich erzielt wird. Alternativ gelingt es bei Kindern zuverlässig, den Nerv sonografisch zu identifizieren.

8.7 Zentrale Nervenblockaden

Die überwiegende Anzahl zentraler Nervenblockaden in der Kinderanästhesie werden in Form von »Single-Shot-Anästhesien« von sakral durchgeführt. Der Nachteil der Einzeldosisverfahren besteht in der limitierten Wirkdauer, die nach wenigen Stunden eine additive Analgesie erfordert; um diesen Nachteil auszugleichen, wurden in den vergangenen Jahren auch bei Kindern zunehmend kontinuierliche Kathetertechniken im Rahmen der perioperativen Schmerztherapie entwickelt.

8.7.1 Kaudalblock

Der Kaudalblock ist die populärste zentrale Blockade in der Kinderanästhesie. Aufgrund der leichten Zugänglichkeit des sakralen Epiduralraums kann quasi komplikationsfrei mit einer Injektion eine mehrstündige Analgesie erzeugt werden. In Ausnahmefällen kann bei Kindern < 1 Jahr über einen sakralen Zugangsweg auch ein Katheter bis in den thorakalen Epiduralraum vorgeschoben und für eine postoperative kontinuierliche Analgesie verwendet werden.

Die meisten chirurgischen Eingriffe an den unteren Extremitäten, am Becken und am unteren Teil des Abdomens bis zum Nabel sind für einen Kaudalblock bei Säuglingen und kleinen Kindern zugänglich. Neben den allgemeinen Kontraindikationen bei rückenmarknahen Anästhesien bestehen spezielle Kontraindikationen nur bei größeren Malformationen des Sakrums.

Punktionstechnik Der Patient wird in Seitenlage gelagert. Die beiden sakralen Höcker oberhalb des sakrokokzygealen Gelenks, die am Ende der Processi spinosi zu palpieren sind, bilden ein gleichschenkliges Dreieck mit direktem Bezug zum Hiatus sacralis. In ◘ Abb. 8.5**a–f** wurden diese knöchernen Orientierungspunkte durch entsprechende Markierungen sichtbar gemacht. Die Nadel wird zentral im Bereich des Hiatus sacralis in einem Winkel von 45–60° durch die Haut gestochen, bis die sakrokokzygeale Membran durchdrungen wird; dann wird die Nadel rostral gesenkt und wenige Millimeter in den Sakralkanal hineingeschoben, um eine komplette Penetration des Nadelschliffs in den Sakralkanal zu gewährleisten. Unabhängig vom Alter des Patienten liegt die Eindringtiefe zwischen 10–25 mm (◘ Abb. 8.5).

Bei Ausübung eines Unterdrucks zur Blutaspiration saugen sich Kaudalkanülen mit einem stumpfen Schliff – im Falle einer akzidentellen Gefäßpunktion – leicht an die Gefäßwand an und verhindern einen Blutrückfluss. Die Spritze sollte daher besser einmalig während der Injektion diskonnektiert werden, um über einen passiven Rückfluss von Blut eine akzidentell intravasale Lage der Nadel zu detektieren (Mader et al. 2007; Reich u. Brinkmann 2004). Nach Beendigung der Injektion wird die Nadel aus dem Kaudalkanal entfernt und das Kind für die Operation gelagert.

Sicherheitsregeln bei kaudaler Applikation von Medikamenten

- Aspiration vor Injektion (Blut?)
- Langsame Injektion von 10 % der Dosis
- Einmalige Diskonnektion der Spritze (passiver Rückfluss von Blut?)
- Langsam injizieren (Cave: Druckanstieg im Epiduralraum)

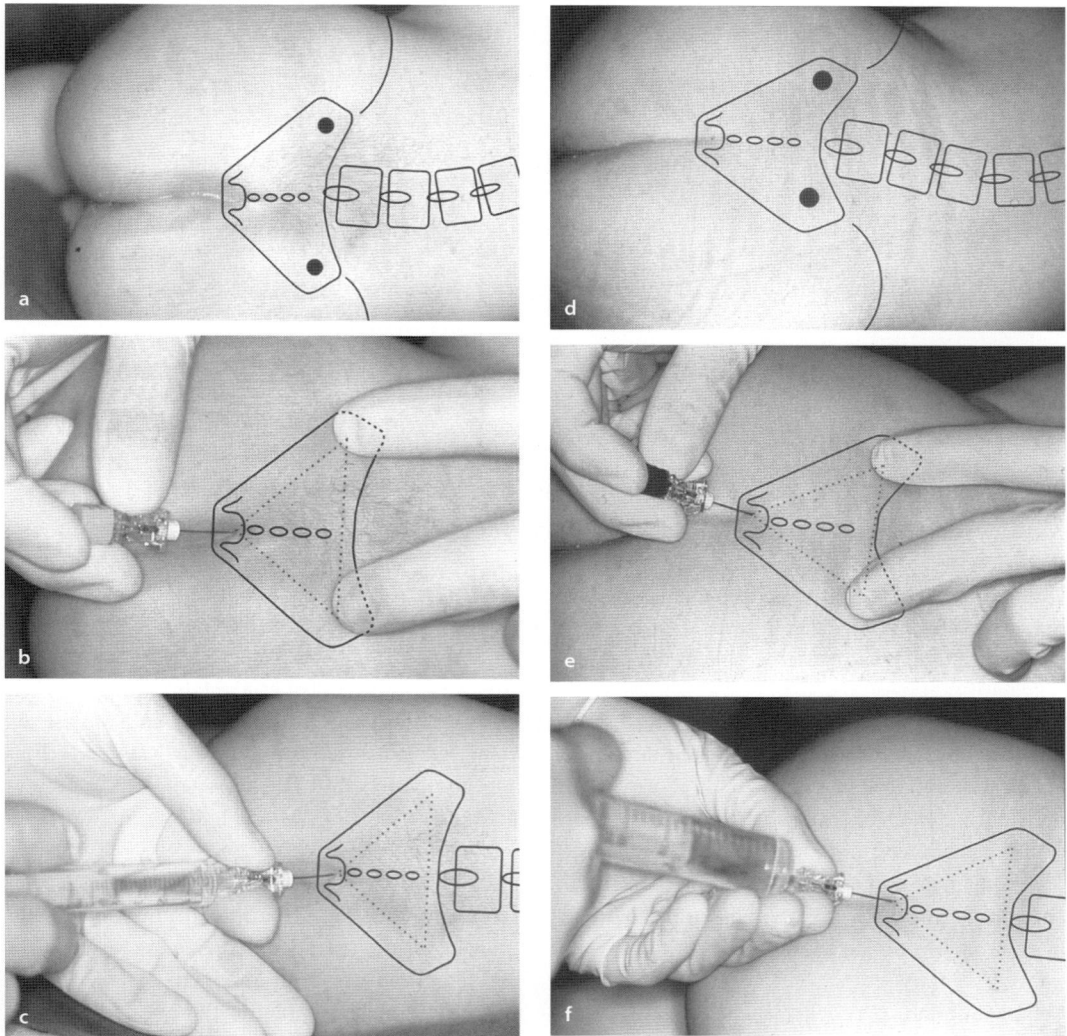

⬛ Abb. 8.5a–f Fotoserie einer Kaudalpunktion bei 2 Kindern. Obwohl die Kinder sehr unterschiedliche Körpergewichte haben (**a–c** linke Reihe: 4,5 kg, **d–f** rechte Reihe: 14 kg), sind die anatomischen Orientierungspunkte gleich. Auch die Eindringtiefe unterscheidet sich kaum in den verschiedenen Gewichtsklassen. Zur Orientierung sollten immer knöcherne Punkte gewählt werden. In der Abbildung ist gut erkennbar, dass die Rima ani nicht die Mittellinie bildet und eine falsche Orientierung bietet

Bei der Anlage eines Katheters ist die gleiche Lagerung wie bei der Single-Shot-Technik sinnvoll. Für die Punktion wird eine 20-G-Nadel mit entweder geradem oder Tuohy-Schliff benutzt. Mit Penetration der Membrana sacrococcygea und Erreichen des Periduralraums wird die Kanüle nach kaudal gekippt und einige Millimeter weit eingeführt. Die Punktionstechnik mit Tuohy-Nadel geschieht mit etwas anderer Technik: Die Punktion wird in einem Winkel von 60° durchgeführt, damit die Öffnung nach kranial zeigt und der Katheter gerade in den epiduralen Raum vorgeschoben werden kann.

Bei Neonaten und Säuglingen ist das epidurale Bindegewebe im Gegensatz zu dem bei älteren Kindern und Erwachsenen sehr locker, sodass es gelingt, den Katheter bis weit nach kranial vorzuschieben. Bei älteren Kindern ist dies in der Regel nicht mehr möglich. Hier gelingt die Einlage bis

Tab. 8.3 Dosierungsschema für einen Kaudalblock in Einzeldosistechnik	
Dosis [ml/kg KG]	**Analgesiehöhe bis Dermatom**
0,5	L1
0,75	Th12
1	Th10
1,25	Th6–Th8

maximal L2 (Bösenberg 1998). Die Punktion selbst muss bei Neonaten und Säuglingen besonders vorsichtig durchgeführt werden, da in diesem Lebensalter die Ossifikation gerade erst beginnt und daher die Knochen sehr leicht verletzt werden können. Aufgrund der feineren Bandstrukturen sind bei der Punktion geringere Widerstände als bei größeren Kindern zu erwarten. Der Katheter sollte nur sonografisch kontrolliert vorgeschoben werden, um die erreichte Höhe dokumentieren zu können.

Medikamente und Dosierung Das optimale Volumen des Lokalanästhetikums ist Gegenstand vieler Publikationen und mathematischer Formeln. In der Routinepraxis bietet das Schema von Armitage (1985) unabhängig vom verwendeten Lokalanästhetikum einen einfachen und verlässlichen Ansatz zur Errechnung des benötigten Injektionsvolumens bei Einmalinjektionen (**Tab. 8.3**).

Komplikationen Auch wenn der lege artis durchgeführte Kaudalblock quasi frei von ernsten Komplikationen ist, können aufgrund falscher Punktionstechnik, ungeeignetem Punktionsmaterial und falscher Medikamente eine Vielzahl von Nebenwirkungen auftreten. Zu den häufigsten Komplikationen gehören opioidbedingte Atemdepressionen, Gefäß- oder Duraperforationen und hohe bzw. totale Spinalanästhesien (Afshan u. Khan 1996; Foulk et al. 1995; Karl et al. 1996; Newman et al. 1996; Wrigley 1991). In einer prospektiven Untersuchung fand sich eine Gesamtkomplikationsrate von 0,7/1.000 Anästhesien. Bei insgesamt über 15.000 Kaudalblöcken traten schwere Komplikationen in Form von 4 Duraperforationen, 4 Spinalanästhesien, einer postoperativen Apnoe und einer rektalen Perforation auf (Giaufre et al. 1996).

Neuere Daten bestätigen diese Untersuchungen. In einer US-amerikanischen Analyse von über 6.000 Kaudalblöcken traten keinerlei Komplikationen auf (Polaner et al. 2012).

Kaudalblock

- Häufigste zentrale Nervenblockade im Kindesalter
- Geeignet für alle Eingriffe unterhalb des Nabels
- 1 ml/kg KG Ropivacain 0,2 % zur Analgesie (bis Th10)
- Mittlere Analgesiedauer: 2–3 h (Lokalanästhetikum), bis zu 24 h bei Zusatz von Komedikamenten

8.7.2 Intervertebrale Epiduralanästhesie

Alle epiduralen Anästhesieverfahren oberhalb des Kaudalraums werden ähnlich wie bei Erwachsenen vorwiegend mit kontinuierlichen Kathetertechniken kombiniert und zur perioperativen Schmerztherapie verwendet. Sie sind in der Kinderanästhesie kein Routineverfahren!

Wesentliche Einschränkungen dieser Verfahren im Kindesalter liegen in den Punktionsbedingungen, die meist eine Allgemeinanästhesie als Voraussetzung haben. Erst ab einem Alter von etwa 10 Jahren kann eine epidurale Punktion routinemäßig im Wachzustand vor Einleitung der Allgemeinanästhesie durchgeführt werden. Die Immobilisation durch eine flache Allgemeinanästhesie garantiert sichere Punktionsbedingungen, erfordert aber auch erhöhte Vorsichtsmaßnahmen.

Die Indikation für kontinuierliche epidurale Katheterverfahren ergibt sich vorwiegend bei ausgedehnten thorakalen und abdominellen Eingriffen, die mit einer hohen postoperativen Schmerzintensität assoziiert sind, und können schon im Säuglingsalter angewendet werden (Bösenberg et al. 2005). Dieses Verfahren scheint einer patientenkontrollierten intravenösen Analgesie (PCIA) überlegen zu sein (Weber et al. 2007).

Meist werden Katheterverfahren im Kindesalter im Rahmen einer PCA-Technik (bei kleinen

Kindern auch elternkontrollierte Analgesie) genutzt, um den perioperativen Analgetikabedarf
zu reduzieren, die Mobilisation zu beschleunigen
und die perioperative Stressreaktion zu dämpfen.
Die Anlage von epiduralen Kathetern für die perioperative Phase oder auf der Intensivstation kann
sinnvoller Baustein einer multimodalen Schmerztherapie sein (Jöhr 1998; Wilson et al. 1997).

■ **Lumbale Epiduralanästhesie (LEA)**
Über einen lumbalen Zugangsweg kann bei Kindern ein Epiduralkatheter entweder segmental
platziert oder bis in thorakale Bereiche vorgeschoben werden. Die Verwendung lumbaler Epiduralkatheter zur perioperativen Analgesie wird
bei orthopädischen und urologischen Eingriffen
eingesetzt (Kart et al. 1997). Zwar besteht auch in
dieser Punktionshöhe die potenzielle Gefahr einer
Duraperforation, jedoch ist die Verletzung des so-
liden Rückenmarkstranges ab einer Punktionshöhe
von L 3 und tiefer unwahrscheinlich. In Kontrast
zur anatomischen Voraussetzung sind nach lumbalen Punktionen häufiger schwerwiegende neurologische Komplikationen beschrieben als nach
Punktionen an anderen Orten (Flandin-Blety und
Barrier 1995). Die Indikation zu diesem Verfahren
sollte daher sehr streng gestellt werden.

■ **Thorakale Epiduralanästhesie (TEA)**
Eine Punktion auf thorakaler Ebene bietet eine optimale Selektion der zu blockierenden Dermatome
zur Schmerztherapie bei ausgedehnten abdominellen und thorakalen Eingriffen (Courrèges et al.
1994; Tobias 1993; Tobias et al. 1993). Damit kann
die zu applizierende Lokalanästhesikamenge auf
ein Minimum reduziert und eine motorische Blockade der unteren Extremitäten vermieden werden.
Ähnlich wie bei einer lumbalen Punktion kann der
Tiefenabstand des Epiduralraums grob mit dem
Körpergewicht korreliert werden. Allerdings ist,
abhängig von der Punktionsebene und dem Alter
des Kindes, mit erheblichen Schwankungen der
notwendigen Eindringtiefe zu rechnen. Eine nur
unwesentlich steilere Stichrichtung im thorakalen
Bereich vergrößert die Eindringtiefe wesentlich.

Aufgrund der segmentalen Ausbreitung bei
einer thorakalen Epiduralanästhesie sind die Bla-
senfunktion und motorische Aktivität der unteren

□ **Tab. 8.4** PCEA-Dosierung (Ropivacain 0,2 %).
Bis zu einem Alter von 10 Jahren werden dem
Lokalanästhetikum keine Opioide epidural bei-
gefügt; bei Bedarf wird ein starkes Opioid, z. B.
Piritramid, als Kurzinfusion systemisch verabreicht. Ab 10. Lebensjahr: Zusatz von Sufentanil
0,5–0,75 µg/ml

Patienten-gewicht [kg]	Kontinuier-liche Rate [ml/h]	Bolus[a] [ml]	Sperrzeit [min]
> 50	5	2	20
30–50	3–5	1–2	20
10–30[a]	0,15–2	0,5–1	20

[a] Kinder < 4 Jahren können keine Bolusgaben ab-
rufen

Extremität nicht beeinträchtigt. Bei einer lumbalen
Epiduralanästhesie reicht die Analgesiezone in Abhängigkeit von der injizierten Menge des Lokalanästhetikums bis zum Nabel oder sogar darüber hinaus. Eine thorakale Analgesie über einen lumbalen
Epiduralkatheter vereint die Komplikationen beider Verfahren ohne wesentliche Vorteile. Neurologische Symptome bei Entwicklung z. B. eines Cau-
da-equina-Syndroms können durch die Lage im
analgesierten Bereich verschleiert werden und eine
eindeutige Diagnosefindung gefährlich verzögern.

Medikamente und Dosierung   Alle intervertebralen
Epiduralanästhesien werden in der Regel als ka-
thetergestützte Verfahren angewendet. Nach einer
initialen Aufsättigungsdosis werden niedrigkon-
zentrierte Lokalanästhetika mit oder ohne Opioid-
zusatz verwendet. Bei Einsatz von Opioiden ist eine
postoperative Monitorüberwachung (z. B. Pulsoximetrie) mandatorisch (□ Tab. 8.4).

Komplikationen   Zentrale Nervenblockaden sind
bei Erwachsenen und Kindern mit einer sehr niedrigen Komplikationsrate von etwa 0,95/1.000 behaftet (Auroy et al. 1997; Giaufre et al. 1996; Messerer et al. 2014).

Eine epidurale Punktion, unabhängig von der
Punktionsebene, gelingt bei Kindern fast immer.
Im Vergleich zu anderen zentralen Blockaden sind
punktionsbedingte Komplikationen bei thorakalen

Punktionen selten (Bösenberg 1998; Bourlon-Figuet et al. 2000; Giaufre et al. 1996; Peterson et al. 2000).

Die Wiederherstellung der neurologischen Funktion hängt wesentlich vom Zeitpunkt der Diagnosestellung ab. Das therapeutische Fenster zur operativen Entlastung bei raumfordernden Prozessen beträgt nur wenige Stunden. Vergehen > 8 h nach Auftreten der ersten Symptome sind die Chancen für eine komplette Heilung gering (Kindler et al. 1998; Wulf 1996).

Der **Handlungsalgorithmus** (◘ Abb. 8.6) bei vermuteten Komplikationen nach epiduraler Katheteranlage in unserem Zentrum ist fester Bestandteil der Tätigkeit des akuten Schmerzdienstes und in seiner Struktur den lokalen Verhältnissen angepasst.

Meist handelt es hierbei um Parästhesien oder radikuläre Symptome, die nach Ausstellen der PCEA-Pumpe und Rückkehr der motorischen und sensiblen Funktion voll reversibel sind (Flandin-Blety u. Barrier 1995; Peterson et al. 2000). Die im Flussdiagramm in ◘ Abb. 8.6 dargestellte Zeitachse zeigt, wie schnell selbst bei adäquatem Handeln 6–8 h vergangen sind.

Obwohl neurologische Komplikationen häufiger nach lumbaler Punktion als bei allen anderen epiduralen Katheterlokalisationen beschrieben sind, muss immer mit dem Auftreten von schwerwiegenden Problemen gerechnet werden (Dupeyrat et al. 1998; Giaufre et al. 1996; Peterson et al. 2000). Die überwiegende Anzahl an Komplikationen erwächst aus den verwendeten Medikamenten. Zu deren häufigsten Nebenwirkungen zählen Übelkeit und Erbrechen, Juckreiz und Harnverhalt (Peterson et al. 2000; Wood et al. 1994). Die Verwendung epiduraler Opioide birgt die Gefahr einer respiratorischen Depression in sich, die in Einzelfällen auftritt (Karl et al. 1996; Krane et al. 1989; Peterson et al. 2000; Wood et al. 1994). Andere Komplikationen betreffen Leckage an der Einstichstelle, lokale Rötung, Katheterokklusion und Motorblockade (Bösenberg 1998; Wood et al. 1994).

Mit der Verwendung von Lokalanästhetika und Opioiden können potenziell gefährliche Komplikationen wie respiratorische Insuffizienz und Krampfanfälle hervorgerufen werden (Bösenberg 1998). Da die erste Medikamentendosis in Narkose verabreicht wird, können erste Warnzeichen einer Intoxikation verwischt werden. Als seltene Begleiterscheinung einer thorakalen Epiduralanästhesie kann ein Horner-Syndrom auftreten (Aronson et al. 2000; Hered et al. 1998).

8.8 Regionalanästhesien als Teil der perioperativen Schmerztherapie

Im Operationssaal ist die Anwendung von Lokalanästhetika ein sehr wirkungsvolles Instrument, da ein Kind in Allgemeinanästhesie eine Injektion nicht spürt und schmerzfrei aufwacht. Die Sicherheit der meisten Verfahren ist bei sachgemäßer Anwendung gewährleistet, und Sicherheitsaspekte können heutzutage kaum eine Ablehnung von Regionalanästhesien begründen. Eine lokale Wundinfiltration, periphere und zentrale Blockaden, kontinuierliche Kathetertechniken oder Kombinationen aus verschiedenen Applikationsarten stehen zur Verfügung (Ivani u. Mossetti 2010). Wie bei allen analgetischen Methoden macht auch bei der Verwendung von Lokalanästhetika die begrenzte Wirkung eine vorausschauende Schmerztherapie für die Zeit nach Abklingen des Blocks notwendig (► Kap. 19).

In ◘ Tab. 8.5 finden sich analgetische Konzepte auf der Basis von Lokal- und Regionalanästhesien, wie sie sich in der Praxis darstellen können. Bei der Verwendung von kontinuierlichen zentralen Katheterverfahren werden Opioide bis zu einem Alter von 12 Jahren systemisch eingesetzt, erst bei älteren Kindern erfolgt die epidurale Anwendung. Die supportive Applikation von Nichtopioidanalgetika ist auch bei kontinuierlichen Katheterverfahren sinnvoll. Je nach Operationsort sind dabei NSAID (bei Kindern > 6 Monaten), Metamizol oder Paracetamol sinnvoll (vgl. ► Kap. 7).

8.9 Fazit

Die zunehmende Anwendung von Regionalanästhesien im Kindesalter beruht zu einem großen Teil auf der gestiegenen Sensibilität gegenüber dem Faktor »Schmerz« im Kindesalter, zum anderen auf immer aggressiveren Operationstechniken bei

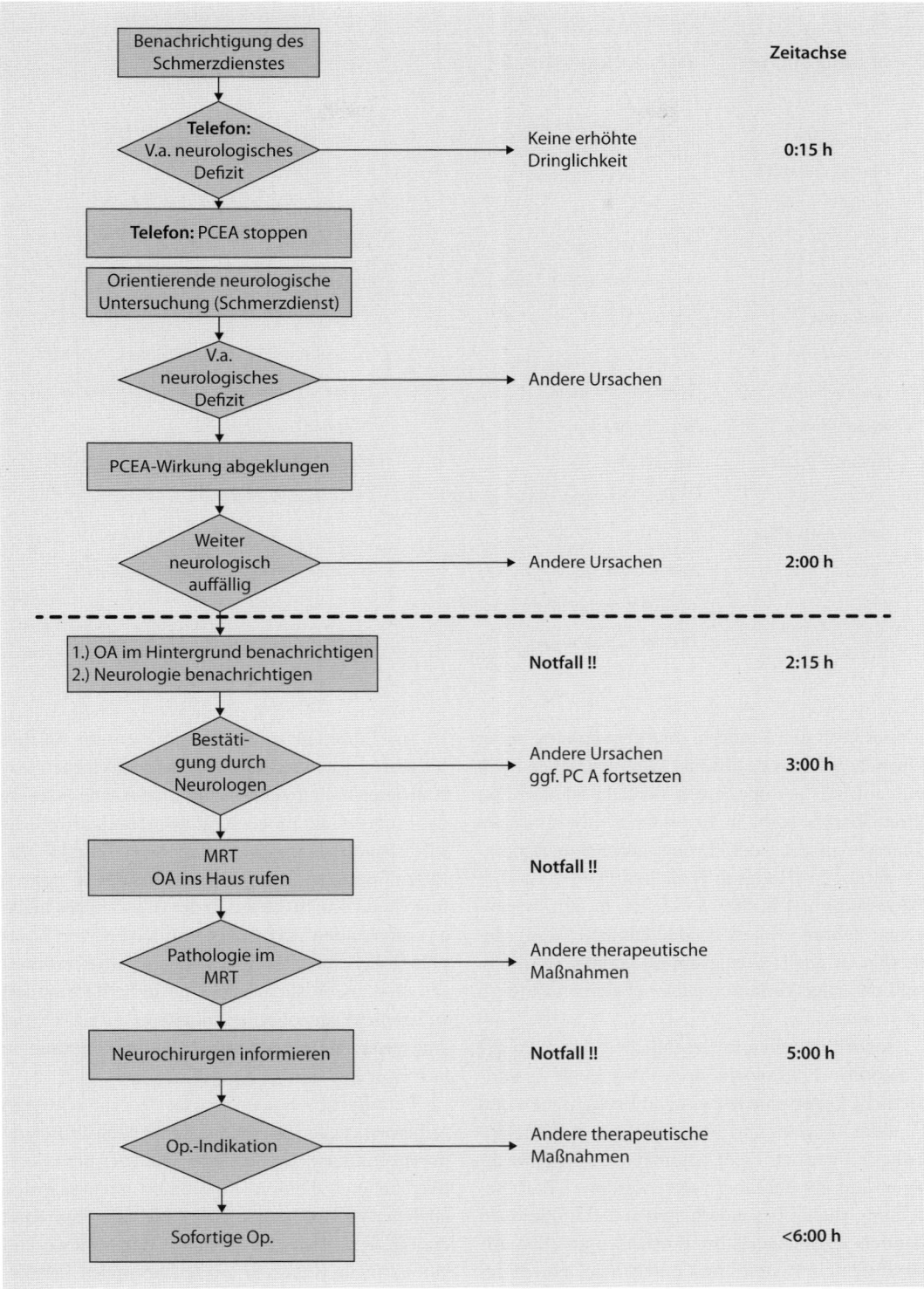

Abb. 8.6 Verhaltensschema bei vermeintlichen Komplikationen bei epiduralen Kathetern nach Abklingen der anästhetischen (perioperativen) Wirkung der Lokalanästhetika

◘ **Tab. 8.5**   Beispiele analgetischer Konzepte auf der Basis von Lokal- und Regionalanästhesien

Operationsort/-art	Lokal-/Regionalanästhesie	Weitere Analgetika
Kopf		
Lippenspalte	N. infraorbitalis	Ibuprofen
Obere Extremität		
Thorax	TEA, PCA	Ibuprofen, Metamizol
Schulter	Plexusanästhesie, ggf. PCA	Metamizol
Arm, Hand	Plexusanästhesie, ggf. PCA	Metamizol
Abdomen		
Darmresektion	TEA, PCA	zusätzlich Opioide (epidural oder systemisch)
Appendektomie	Wundinfiltration, TAP	zusätzlich Opioide (epidural oder systemisch)
Nabelhernie	Wundinfiltration	Metamizol, Ibuprofen
Inguinale Inzision	Kaudalblock	Metamizol, Ibuprofen
> 20 kg KG	Ilioinguinalisblock (einseitig), TAP	Metamizol, Ibuprofen
Untere Extremität		
Hüfte	Kaudalblock, ggf. LEA, PCA	Ibuprofen, Metamizol, zusätzlich Opioide
Beine	Femoralis-/Ischiadikusblock, ggf. PCA	Ibuprofen, Metamizol
Füße	Distaler Ischiadikusblock	Ibuprofen, Metamizol

immer kleineren Kindern. Ihre Verwendung in der klinischen Praxis beschränkt sich inzwischen nicht nur auf den perioperativen Bereich, sondern hat ihren Platz sowohl in der intensivmedizinischen Therapie als auch der chronischen Schmerztherapie gefunden (Hodgson et al. 2000; Lloyd-Thomas 1999; Wilson et al. 1997). Da sich in den vergangenen Jahren Material, Medikamente und Methoden in allen Altersgruppen verbessert haben, sind derartige Verfahren auch bei kleinen Kindern anwendbar.

Jedoch bestehen in wesentlichen Aspekten der Anatomie, Physiologie und Psychologie grundsätzliche Unterschiede zwischen Erwachsenen und Kindern. Regeln und Standards für Regionalanästhesien können nicht automatisch von Erwachsenen auf Kinder übertragen werden. Unter Beachtung dieser Besonderheiten und Limitationen können Regionalanästhesieverfahren in allen Altersstufen ein sicheres und nützliches Element des anästhesiologischen Managements im Operationssaal und auf der Intensivstation sein (Bösenberg u. Ivani 1998).

Im Einzelfall muss geprüft werden, welches Verfahren für welches Kind in dem eigenen Arbeitsbereich eingesetzt werden kann. Die Schwere des Eingriffs, der mögliche Nutzen für das Kind, die Infrastruktur eines Schmerzdienstes, Pflegekräfte, Eltern und Ärzte, die mit dem jeweiligen Verfahren umgehen können, helfen in der Auswahl des infrage kommenden Verfahrens. Für den Fall von Komplikationen bei rückenmarknahen Katheterverfahren ist es unerlässlich, feste Algorithmen formuliert zu haben, diagnostische Einheiten (MRT, CT) und eine geeignete chirurgische Operationseinheit in kürzester Zeit zur Verfügung zu haben.

Periphere Blockaden sind fast frei von schweren Nebenwirkungen und bilden daher auch als Einzeldosistechnik eine wesentliche Säule der perioperativen Schmerztherapie. Kombiniert mit systemisch applizierten Analgetika garantieren sie dem Kind ein schmerzfreies Erwachen aus der Narkose und eine schnelle Rückkehr zu den normalen Lebensgewohnheiten. Insbesondere die routinemäßige Verwendung geeigneter Ultraschallgeräte im Operationssaal ermöglichen sichere Nervenblockaden und eine Reduktion der benötigten Lokalanästhetikamenge. Daraus neu entstandene Blockademöglichkeiten wie der TAP-Block müssen sich in ihrer Wirksamkeit und ihrem Stellenwert in den kommenden Jahren noch etablieren.

Von den zentralen Nervenblockaden ist der Kaudalblock die im Kindesalter am häufigsten durchgeführte Regionalanästhesie. Sie hat aufgrund des günstigen Risiko-Nutzen-Profils zu Recht einen festen Platz in der perioperativen Schmerztherapie für Eingriffe unterhalb des Nabels. Kaudale Punktionen gewähren den einfachsten Zugang zum Epiduralraum und bieten bei Verwendung von Kathetern eine effektive Analgesie über mehrere Tage, sind aber aus hygienischen Gründen nicht unumstritten. Das Vorschieben eines kaudalen Katheters bis in lumbale oder thorakale Segmente ist bei Kindern < 1 Jahr gut möglich.

Der wesentliche Nachteil einer lumbalen Epiduralanästhesie für abdominelle oder thorakale Eingriffe liegt in der Summierung potenzieller Komplikationen (Toxizität der Lokalanästhetika aufgrund hoher Injektionsvolumina, motorische Blockade der unteren Extremität, ggf. hämodynamische Reaktionen, Maskierung neurologischer Komplikationen durch Lokalanästhetikawirkung im Bereich der Cauda equina). Thorakale Katheterverfahren sind effektiv und in den Händen erfahrener Anwender sicher, müssen aber in jedem Fall einer strengen Indikationsstellung unterworfen werden. Sie sollten speziellen Zentren und spezialisierten Anästhesisten vorbehalten bleiben.

Wichtig für eine rationale Schmerztherapie ist ein multimodaler Ansatz, in dem durch den Einsatz unterschiedlicher Pharmaka und Methoden die Nebenwirkungsrate gesenkt und der Wirkungsgrad gesteigert wird.

Literatur

Adewale L, Dearlove O, Wilson B, Hindle K, Robinson DN (2000) The caudal canal in children: a study using magnetic resonance imaging. Paediatr Anaesth 10: 137–141

Afshan G, Khan FA (1996) Total spinal anaesthesia following caudal block with bupivacaine and buprenorphine. Paediatr Anaesth 6: 239–242

Armitage EN (1985) Regional anesthesia in pediatrics. Clin Anaesthesiol 3: 553–568

Aronson LA, Parker GC, Valley R, Norfleet EA (2000) Acute Horner syndrome due to thoracic epidural analgesia in a paediatric patient. Paediatr Anaesth 10: 89–91

Auroy Y, Narchi P, Messiah A, Litt L, Rouvier B, Samii K (1997) Serious complications related to regional anesthesia: results of a prospective survey in France. Anesthesiol 87: 479–86

Becke K, Höhne C, Jöhr M, Reich A (2007) Stellungnahme des Wissenschaftlichen Arbeitskreises Kinderanästhesie (AG Regionalanästhesie) der DGAI: S (+)-Ketamin als Supplement zum Kaudalblock im Kindesalter. Anästhesiol Intensivmed 48: 298–299

Beloeil H, Zetlaoui PJ (2011) [TAP block and blocks of the abdominal wall]. Ann Fr Anesth Reanim 30: 141–146

Berde C (1996) Regional anesthesia in children: what have we learned? Anesth Analg 83: 897–900

Bösenberg AT (1998) Epidural analgesia for major neonatal surgery. Paediatr Anaesth 8: 479–483

Bösenberg AT, Ivani G (1998) Regional anaesthesia – children are different. Paediatr Anaesth 8: 447–450

Bösenberg AT, Thomas J, Cronje L, Lopez T, Crean PM, Gustafson U, Huledal G, Larsson LE (2005) Pharmacokinetics and efficacy of ropivacaine for continuous epidural infusion in neonates and infants. Paediatr Anaesth 15: 739–749

Bourlon-Figuet S, Dubousset AM, Benhamou D, Mazoit JX (2000) Transient neurologic symptoms after epidural analgesia in a five-year-old child. Anesth Analg 91: 856–857

Carre P, Joly A, Cluzel Field B, Wodey E, Lucas MM, Ecoffey C (2000) Axillary block in children: single or multiple injection? Paediatr Anaesth 10: 35–39

Constant I, Gall O, Gouyet L, Chauvin M, Murat I (1998) Addition of clonidine or fentanyl to local anaesthetics prolongs the duration of surgical analgesia after single shot caudal block in children. Br J Anaesth 80: 294–298

Cook B, Grubb DJ, Aldridge LA, Doyle E (1995) Comparison of the effects of adrenaline, clonidine and ketamine on the duration of caudal analgesia produced by bupivacaine in children. Br J Anaesth 75: 698–701

Courrèges P, Poddevin F, Lecoutre D, Bayart R (1994) [Epidural anesthesia and esophageal atresia. Apropos of a case]. Cah Anesthesiol 43: 471–474

Dalens B, Vanneuville G, Tanguy A (1987) A new parascalene approach to the brachial plexus in children: comparison with the supraclavicular approach. Anesth Analg 66: 1264–1271

Dalens B, Vanneuville G, Dechelotte P (1989) Penile block via the subpubic space in 100 children. Anesth Analg 69: 41–45

Dalens B, Tanguy A, Vanneuville G (1990) Sciatic nerve blocks in children: comparison of the posterior, anterior, and lateral approaches in 180 pediatric patients. Anesth Analg 70: 131–137

De Negri P, Ivani G, Visconti C, De Vivo P (2001) How to prolong postoperative analgesia after caudal anaesthesia with ropivacaine in children: S-ketamine versus clonidine. Paediatr Anaesth 11: 679–683

Denton JS, Manning MPRA (1988) Femoral nerve block for femoral shaft fractures in children: brief report. J Bone Joint Surg Br 70: 84

Dohl S, Naito H, Takahashi T (1979) Age-related changes in blood pressure and duration of motor block in spinal anesthesia. Anesthesiol 50: 319–323

Dupeyrat A, Goujard E, Muret J, Ecoffey C (1998) Transcutaneous CO2 tension effects of clonidine in paediatric caudal analgesia. Paediatr Anaesth 8: 145–148

Ecoffey C (2012) Safety in pediatric regional anesthesia. Paediatr Anaesth 22: 25–30

Eichenberger U, Greher M, Kirchmair L, Curatolo M, Moriggl B (2006) Ultrasound-guided blocks of the ilioinguinal and iliohypogastric nerve: accuracy of a selective new technique confirmed by anatomical dissection. Br J Anaesth 97: 238–243

Fisher WJ, Bingham RM, Hall R (1999) Axillary brachial plexus block for perioperative analgesia in 250 children. Paediatr Anaesth 9: 435–438

Flandin-Blety C, Barrier G (1995) Accidents following extradural analgesia in children. The results of a retrospective study. Paediatr Anaesth 5: 41–46

Foulk DA, Boakes J, Rab GT, Schulman S (1995) The use of caudal epidural anesthesia in clubfoot surgery. J Pediatr Orthop 15: 604–607

Gerber AC (2000) Spinal and caudal anaesthesia in ex-premature babies. Best Pract Res Clin Anaesthesiol 14: 673–685

Gerber AC, Weiss M (2002) Das ehemalige Frühgeborene mit Leistenhernien. Anaesthesist 51: 448–456

Giaufre E, Dalens B, Gombert A (1996) Epidemiology and morbidity of regional anesthesia in children: a one-year prospective survey of the French-Language Society of Pediatric Anesthesiologists. Anesth Analg 83: 904–912

Girotra S, Kumar S, Rajendran KM (1993) Caudal buprenorphine for postoperative analgesia in children: a comparison with intramuscular buprenorphine. Acta Anaesthesiol Scand 37: 361–364

Hansen TG, Morton NS, Cullen PM, Watson DG (2001) Plasma concentrations and pharmacokinetics of bupivacaine with and without adrenaline following caudal anaesthesia in infants. Acta Anaesthesiol Scand 45: 42–47

Hered RW, Cummings RJ, Helffrich R (1998) Persistent Horner's syndrome after spinal fusion and epidural analgesia: A case report. Spine 23: 387–390

Hodgson RE, Bösenberg AT, Hadley LG (2000) Congenital diaphragmatic hernia repair – impact of delayed surgery and epidural analgesia. S Afr J Surg 38: 31–34

Ishigooka M, Yaguchi H, Hashimoto T, Hayami S, Sasagawa I, Nakada T, Mitobe K (1994) Penile block via subpubic space for children who underwent superficial operation of the penis. Urol Int 53: 147–149

Ivani G, Mossetti V (2010) Continuous central and perineural infusions for postoperative pain control in children. Curr Opin Anaesthesiol 23: 637–642

Ivani G, Negri P, Conio A, Amati M, Roero S, Giannone S, Lönnqvist PA (2000) Ropivacaine – clonidine combination for caudal blockade in children. Acta Anaesthesiol Scand 44: 446–449

Johnson CM (1994) Continuous femoral nerve blockade for analgesia in children with femoral fractures. Anaesth Intensive Care 22: 281–283

Johnson CM (1996) Transient femoral nerve palsy after ilioinguinal block – comment. Anaesth Intensive Care 24: 402

Jöhr M (1998) Postoperative Schmerztherapie bei Kindern. Anaesthesist 47: 889–899

Jöhr M (2013) Practical pediatric regional anesthesia. Curr Opin Anaesthesiol 26: 327–332

Jöhr M, Sossai R (1999) Colonic puncture during ilioinguinal nerve block in a child. Anesth Analg 88: 1051–1052

Karl HW, Tyler DC, Krane EJ (1996) Respiratory depression after low-dose caudal morphine. Can J Anaesth 43: 1065–1067

Kart T, Chirstrup LL, Rasmussen M (1997) Recommended use of morphine in neonates, infants and children based on a literature review. Part 1 – Pharmacokinetics. Paediatr Anaesth 7: 5–11

Kindler CH, Seeberger MD, Staender SE (1998) Epidural abscess complicating epidural anesthesia and analgesia: An analysis of the literature. Acta Anaesthesiol Scand 42: 614–620

Klimscha W, Chiari A, Michalek-Sauberer A, Wildling E, Lerche A, Lorber C, Brinkmann H, Semsroth M (1998) The efficacy and safety of a clonidine/bupivacaine combination in caudal blockade for pediatric hernia repair. Anesth Analg 86: 54–61

Koscielniak-Nielsen ZJ, Stens-Pedersen HL, Lippert FK (1997) Readiness for surgery after axillary block: single or multiple injection techniques. Eur J Anaesthesiol 14: 164–171

Krane EJ, Tyler DC, Jacobson LE (1989) The dose response of caudal morphine in children. Anesthesiol 71: 48–52

Lee HM, Sanders GM (2000) Caudal ropivacaine and ketamine for postoperative analgesia in children. Anaesthesia 55: 806–810

Lloyd-Thomas AR (1999) Modern concepts of paediatric analgesia. Pharmacol Ther 83: 1–20

Lönnqvist PA, Walker SM (2012) Ketamine as an adjunct to caudal block in neonates and infants: is it time to re-evaluate? Br J Anaesth 109: 138–140

Mader T, Hornung M, Boos K, Jöhr M, Reich A, Höhne C, Becke K (2007) Handlungsempfehlungen zur Regionalanästhesie bei Kindern. Anästhesiol Intensivmed 48: 78–85

Marhofer P, Krenn CG, Plöchl W, Wallner T, Glaser C, Koinig H, Fleischmann E, Höchtl A, Semsroth M (2000) S (+)-ketamine for caudal block in paediatric anaesthesia. Br J Anaesth 84: 341–345

Marhofer P, Sitzwohl C, Greher M, Kapral S (2004) Ultrasound guidance for infraclavicular brachial plexus anaesthesia in children. Anaesthesia 59: 642–646

Mayhew JF, Brodsky RC, Blakey D, Petersen W (1995) Low-dose caudal morphine for postoperative analgesia in infants and children: a report of 500 cases. J Clin Anesth 7: 640–642

McNicol LR (1985) Sciatic nerve block for children. Anaesthesia 40: 410–414

McNicol LR (1986) Lower limb blocks for children. Anaesthesia 41: 27–31

McNulty RJ, Handley TP, Devlin MF (2013) Reducing the need for general anaesthesia in children: use of LAT gel in treating facial lacerations. Br J Oral Maxillofac Surg 51: e130–e131

Messerer B, Platzer M, Justin C, Vittinghoff M (2014) Regionalanästhesiologische Verfahren im Kindesalter. Schmerz 28: 67–81

Morselli PL, Franco-Morselli R, Bossi L (1980) Clinical pharmacokinetics in newborns and infants. Clin Pharmacokinet 5: 485–527

Morton NS (2000) Editorial II: Ropivacaine in children. Br J Anaesth 85: 344–346

Motsch J, Böttiger BW, Bach A, Böhrer H, Skoberne T, Martin E (1997) Caudal clonidine and bupivacaine for combined epidural and general anaesthesia in children. Acta Anaesthesiol Scand 41: 877–883

Nau H (1984) Clinical pharmacokinetics in pregnancy and perinatology. I. Placental transfer and fetal side effects of local anaesthetic agents. Dev Pharmacol Ther 8: 149–181

Newman PJ, Bushnell TG, Radford P (1996) The effect of needle size and type in paediatric caudal analgesia. Paediatr Anaesth 6: 459–461

Petersen PL, Stjernholm P, Kristiansen VB, Torup H, Hansen EG, Mitchell AU, Moeller A, Rosenberg J, Dahl JB, Mathiesen O (2012) The beneficial effect of transversus abdominis plane block after laparoscopic cholecystectomy in day-case surgery: a randomized clinical trial. Anesth Analg 115: 527–533

Peterson KL, DeCampli WM, Pike NA, Robbins RC, Reitz BA (2000) A report of two hundred twenty cases of regional anesthesia in pediatric cardiac surgery. Anesth Analg 90: 1014–1019

Polaner DM, Taenzer AH, Walker BJ, Bosenberg A, Krane EJ, Suresh S, Wolf C, Martin LD (2012) Pediatric Regional Anesthesia Network (PRAN): a multi-institutional study of the use and incidence of complications of pediatric regional anesthesia. Anesth Analg 115: 1353–1364

Reich A, Brinkmann OA (2004) Regionalanästhesien bei urologischen Eingriffen im Kindesalter. Aktuelle Urol 35: 418–425

Resch K, Schilling C, Borchert BD, Klatzko M, Uden D (1998) Topical anesthesia for pediatric lacerations: a randomized trial of lidocaine-epinephrine-tetracaine solution versus gel. Ann Emerg Med 32: 693–697

Shiraishi M, Minami K, Kadaya T (2002) A safe anesthetic method using caudal block and ketamine for the child with congenital myotonic dystrophy. Anesth Analg 94: 233

Taddio A, Katz J, Hersich AL, Koren G (1997) Effects of neonatal circumcision on pain response during subsequent routine vaccination. Lancet 349: 599–603

Theroux MC, Dixit D, Brislin R, Como-Fluero S, Sacks K (2007) Axillary catheter for brachial plexus analgesia in children for postoperative pain control and rigorous physiotherapy – a simple and effective procedure. Paediatr Anaesth 17: 302–303

Tobias JD (1993) Indications and application of epidural anesthesia in a pediatric population outside the perioperative period. Clin Pediatr (Phila) 32: 81–85

Tobias JD, Rasmussen GE (1994) Pain management and sedation in the pediatric intensive care unit. Pediatr Clin North Am 41: 1269–1292

Tobias JD, Lowe S, O'Dell N, Holcomb GW (1993) Thoracic epidural anaesthesia in infants and children. Can J Anaesth 40: 879–882

Weber T, Mätzl J, Rokitansky A, Klimscha W, Neumann K, Deusch E (2007) Superior postoperative pain relief with thoracic epidural analgesia versus intravenous patient-controlled analgesia after minimally invasive pectus excavatum repair. J Thorac Cardiovasc Surg. 134: 865–870

Weintraud M, Marhofer P, Bösenberg A, Kapral S, Willschke H, Felfernig M, Kettner S (2008) Ilioinguinal/iliohypogastric blocks in children: where do we administer the local anesthetic without direct visualization? Anesth Analg 106: 89–93

White NJ, Kim MK, Brousseau DC, Bergholte J, Hennes H (2004) The anesthetic effectiveness of lidocaine-adrenaline-tetracaine gel on finger lacerations. Pediatr Emerg Care 20: 812–815

Willschke H, Bösenberg AT, Marhofer P, Johnston S, Kettner S, Eichenberger U, Wanzel O, Kapral S (2006) Ultrasonographic-guided ilioinguinal/iliohypogastric nerve block in pediatric anesthesia: what is the optimal volume? Anesth Analg 102: 1680–1684

Wilson JM, Lund DP, Lillehei CW, Vacanti JP (1997) Congenital diaphragmatic hernia - a tale of two cities: the Boston experience. J Pediatr Surg 32: 401–405

Wolf AR, Doyle E, Thomas E (1998) Modifying infant stress responses to major surgery: spinal vs extradural vs opioid analgesia. Paediatr Anaesth 8: 305–311

Wolf AR, Eyres RL, Laussen PC, Edwards J, Stanley IJ, Rowe P, Simon L (1993) Effect of extradural analgesia on stress responses to abdominal surgery in infants. Br J Anaesth 70: 654–660

Wood CE, Goresky GV, Klassen KA, Kuwahara B, Neil SG (1994) Complications of continuous epidural infusions for postoperative analgesia in children. Can J Anaesth 41: 613–620

Wrigley MW (1991) Inadvertant dural puncture during caudal anaesthesia for Saethre-Chotzen syndrome. Anaesthesia 46: 705

Wulf H (1996) Epidural anaesthesia and spinal haematoma. Can J Anaesth 43: 1260–1271

Im Fokus: psychologische Aspekte

Psychologische Interventionen bei akuten Schmerzen

Boris Zernikow, Tanja Hechler

B. Zernikow (Hrsg.), *Schmerztherapie bei Kindern, Jugendlichen und jungen Erwachsenen*,
DOI 10.1007/978-3-662-45057-4_9, © Springer-Verlag Berlin Heidelberg 2015

9.1   Einleitung

Kinder erleben häufig unvorhersehbare starke
Schmerzen bei invasiven medizinischen Eingriffen,
wie z. B. Lumbalpunktionen, die mit intensiven
negativen Gefühlen verbunden sein können. Die
Eingriffe lösen Ängste und Stressempfinden sowohl beim Kind als auch bei den Eltern aus, was zu
einer verstärkten Schmerzwahrnehmung einerseits
und Problemen bei der Durchführung des Eingriffs
andererseits führen kann (Uman et al. 2013). Invasive medizinische Eingriffe gehören mit zu den am
meisten gefürchteten Erlebnissen in der Kindheit
(Broome et al. 1990).

Aufgrund der Subjektivität des Schmerzerlebens und der damit verbundenen Gedanken und
Gefühle sind psychologische Interventionen zur
Schmerz- und Stressbewältigung heutzutage ein
integrativer Bestandteil bei zahlreichen medizinischen Eingriffen (z. B. Blutentnahmen, Knochen-
mark- und Lumbalpunktionen). In den USA hat
die Society of Pediatric Psychology (Division 54
of the American Psychological Association; Powers 1999) schon 1999 Standards zum Einsatz von
evidenzbasierten psychologischen Interventionen
erstellt. Dabei sieht Powers die Rolle des Psychologen einerseits darin, dem Kind oder Jugendlichen
Strategien zur Schmerzbewältigung zu vermitteln
(Powers 1999). Andererseits ist es Aufgabe des Psychologen, das Versorgungsteam zu schulen, das
Kind und seine Eltern in den erlernten Strategien
zu unterstützen. Mit dem komplexen Wissen um
akute Schmerzen wird klar, dass Psychologen nicht
nur bei den Kindern mit akuten Schmerzen und
psychischen Störungen ins Spiel kommen, sondern
auch dann, wenn es darum geht, Kinder in akuten Schmerzsituationen adäquat zu unterstützen
(Blount et al. 2006).

Ziel der psychologischen Interventionen ist es,
die wahrgenommenen Schmerzen und den emotionalen Stress während eines Eingriffs für das Kind
und seine Eltern zu reduzieren, indem das Kind
selbstständig Strategien erwirbt, die Schmerzsituation zu bewältigen, bei gleichzeitiger Maximierung
von Motivation zur aktiven Mitarbeit und Erleben
hoher Selbstwirksamkeit.

Psychologische Interventionen haben ihren
Platz bei obligat schmerzhaften und belastenden
medizinischen Maßnahmen. Gerade bei jüngeren Kindern sind bei den meisten invasiven Maßnahmen Angst und Unwohlsein von zentraler
Bedeutung. Deshalb müssen psychologische Aspekte nicht nur bei den größeren Eingriffen wie
bei Knochenmark- und Lumbalpunktionen, Biopsien, Operationen und Behandlungen von offenen
Wunden und Verbrennungen, sondern auch dann
explizit berücksichtigt werden, wenn allein die
Umgebungsbedingungen vom Kind als bedrohlich
empfunden werden (z. B. Behandlungszimmer,
technische Geräte).

Akuter Tumor-, Entzündungs- und Verlet-
zungsschmerz lassen sich durch verhaltensmedizinische Maßnahmen kaum beeinflussen. Dennoch
können die Kinder auch hier Strategien erlernen,
um zwischen der Wahrnehmung von Schmerz und
Angst zu unterscheiden, Schmerzen neu zu bewerten und Möglichkeiten der körperlichen Entspannung zu finden.

9.2   Definition von Akutschmerz

Unter akuten Schmerzen versteht man Schmerzen, die kurz andauern (Sekunden bis maximal
Wochen) und in der Regel an erkennbare Auslöser, wie z. B. Entzündungen oder medizinische
Eingriffe, gekoppelt sind. Akuter Schmerz hat eine
klare **Warn- und Schutzfunktion**, da er als Signal
fungiert, um schädigendes Verhalten zu vermeiden
und/oder heilungsförderliches Verhalten zu initi-
ieren (Kröner-Herwig et al. 2011). Die einfachsten
Verhaltensweisen sind Schutz- und Vermeidungs-
reflexe, z. B. das Wegziehen der Hand. Neben diesen
Reflexen setzt akuter Schmerz aber auch komplexe
Verhaltensweisen, die auf drei Ebenen beschrieben
werden können, in Gang:
- Gedanken, die mit dem Schmerzereignis verbunden sind
- Gefühle, wie z. B. erhöhte Ängstlichkeit
- Verhalten, wie z. B. Gesichtsausdruck, Weinen
  oder Aufsuchen des Arztes

Bei akuten Schmerzen ist die Ursache (meistens)
bekannt und therapierbar, und das Therapieziel besteht darin, Schmerzfreiheit – oder doch zumindest Schmerzarmut – zu erreichen. Akutschmerz

bei Kindern und Jugendlichen kann in folgenden Situationen auftreten:

- Schmerz durch akute Erkrankungen (z. B. Entzündung)
- Schmerz durch physische Verletzungen/ Traumata (z. B. Verbrennung, Fleischwunde, Fraktur)
- Schmerz durch medizinische/zahnärztliche Prozeduren (z. B. Operation, Injektion, Lumbal-, Knochenmarkpunktion)
- Spezifische Beschwerden und Schmerzen des Kindesalters (z. B. Zahnen)

Gerade bei Kindern beeinflussen während akuter Schmerzsituationen die internen (d. h. Gedanken und Gefühle) und externen Kontextbedingungen (z. B. Untersuchungssituation) das Ausmaß des subjektiven Leidens viel stärker als bisher angenommen (Kusch u. Bode 1994).

9.3 Einflussfaktoren auf das akute Schmerzerleben von Kindern und Jugendlichen

Das Wissen um Einflussfaktoren bei Kindern und Jugendlichen auf das akute Schmerzerleben ist zentral für die Entwicklung von Interventionen. Zum Verständnis von möglichen Einflussfaktoren ist es wichtig, sich die Subjektivität des Schmerzerlebens (► Kap. 1) vor Augen zu führen. Obwohl bei akuten Schmerzen physiologische Prozesse (z. B. Entzündungen) eine zentrale Rolle spielen, ist die jeweilige Schmerzerfahrung des Kindes immer subjektiv und abhängig von verschiedensten Einflussfaktoren, wie z. B. Alter, vorherige Schmerzerfahrungen, Vorstellungen über den Schmerz und Konditionierungsprozesse (Das et al. 2005).

Einflussfaktoren lassen sich auf den drei **Ebenen des Schmerzerlebens** beschreiben:

- Beeinflussende Gefühle, wie z. B. Angst- oder Hilflosigkeitserleben
- Beeinflussende Gedanken, wie z. B. Sorgen oder Befürchtungen
- Beeinflussendes Verhalten, wie z. B. Verkrampfen, Weinen

Einflussfaktoren, die sich auf das Kind beziehen, bezeichnet man als kindimmanente Faktoren. Natürlich gibt es auch Faktoren außerhalb des Kindes, die das Schmerzerleben beeinflussen können. So können z. B. elterliche Verhaltensweisen das Schmerzerleben des Kindes verstärken oder verringern (Caes et al. 2013; McMurtry et al. 2006). Situationsabhängige Faktoren, z. B. Geräusche während einer Lumbalpunktion, nehmen ebenfalls Einfluss. Dabei kann ein und dieselbe Situation in Abhängigkeit von den Erwartungen des Kindes zu unterschiedlichem Schmerzerleben führen. Diese beiden letztgenannten Faktoren bezeichnet man als elternimmanente und situationsimmanente Faktoren.

Einflussfaktoren auf das kindliche Schmerzerleben

- **Kindimmanent:**
  - Alter
  - Geschlecht
  - Kulturelle und familiäre Bedingungen
  - Schmerzvorerfahrungen
  - Entwicklungsabhängige Fähigkeiten, über Schmerzen zu kommunizieren, Vorstellungen über Schmerzursachen zu entwickeln, auf Schmerz verhaltensmäßig zu reagieren
  - Schmerzbezogene Copingstrategien
  - Schmerzbezogene Kognitionen, Emotionen und Verhalten
- **Elternimmanent:**
  - Elterliche Ängste und Sorgen
  - Elterliche Einschätzung der Schmerzsituation
  - Beruhigende Äußerungen
  - Nonverbale Reaktionen (z. B. Berührungen)
- **Situationsabhängig:**
  - Erinnerung an Schmerzereignisse
  - Umgebungsreize
  - Technische Schwierigkeiten
  - Aktuelle Gefühle (Angst, Frustration, Ärger, Wut, Hilflosigkeit etc.)
  - Verhalten des Kindes und anwesender Personen

9.3.1 Kindimmanente Faktoren

Im Vergleich zu Erwachsenen zeigen Kinder meist stärkere Reaktionen auf akute Schmerzereignisse (Zimmermann 1994). Erwachsene wissen meistens um den Auslöser des Schmerzes (z. B. bei einer Blutentnahme) und erleben diesen als wenig bedrohlich. Für Kinder sind derartige Schmerzreize oft unbekannt und nicht vorhersehbar. Das Entwicklungsalter erlaubt ihnen manchmal nicht, Ursachen für erlebte Schmerzen zu erkennen: Damit gewinnt der Schmerzauslöser an potenzieller Bedrohung.

Insofern besitzt bei Kindern die Angst immer eine große Bedeutung, sei es die **Erwartungsangst** vor Schmerzen und/oder eine **konditionierte Angst** bei wiederholten Eingriffen. Die Angst wirkt verstärkend auf das Schmerzerleben und führt nicht selten zum sog. Disstress (Chen et al. 1999, 2000). Der Begriff Disstress bezeichnet das subjektive Leiden des Kindes als eine Vermischung von Angst und Schmerz, verbunden mit einer Verhaltensreaktion, die eine Kooperation in der Situation schwierig oder unmöglich macht.

Entwicklungsbedingte Fähigkeiten spielen eine Rolle. Sie determinieren die jeweiligen Möglichkeiten, über das Schmerzerleben zu kommunizieren, verhaltensmäßig auf den Schmerzreiz zu reagieren, und die kindlichen Vorstellungen über die Schmerzursache. Erklärungen zum Schmerz werden erst ab dem Schulkindalter so verstanden, wie sie vom Erwachsenen gemeint sind. Die Schmerzursache, die beim jüngeren Kind noch an beliebige zeitnahe Ereignisse gekoppelt wurde, kann im späteren Alter aufgrund der entwickelten Fähigkeit zur Perspektivenübernahme in den tatsächlichen Ursache-Wirkungs-Zusammenhang gestellt werden (Wiedebusch 1994).

Die kognitive Entwicklung sowie die emotionalen Regulationsmöglichkeiten des Kindes legen fest, welche Bewältigungsfertigkeiten das Kind entwickeln kann (Kusch u. Bode 1994). Man unterscheidet dabei verschiedene schmerzbezogene Bewältigungsstrategien (▶ Kap. 1). Unter **Coping- oder Bewältigungsstrategien** – adaptive oder maladaptive – für bestehende Schmerzen werden Reaktionen zusammengefasst, die das Kind zur Schmerzreduktion einsetzt, z. B. kognitive Strategien oder

bestimmte Verhaltensweisen (z. B. aktive oder passive schmerzbezogene Verhaltensweisen). In Abhängigkeit von der eingesetzten Copingstrategie verändert sich das Schmerzerleben (Hechler et al. 2008; Hermann et al. 2007).

> **Kinder, die aktive Copingstrategien (z. B. gezielte Ablenkung) einsetzen, berichten von geringeren Schmerzerfahrungen.**

Entwicklungs- bzw. altersabhängige Vorstellungen des Kindes vom Schmerz werden von Erwachsenen häufig falsch eingeschätzt, was sich im Zusammenhang mit medizinischen oder pflegerischen Prozeduren sehr ungünstig für das Kind auswirken kann.

> **Medizinisch-pflegerische Fachkräfte neigen dazu, das sog. Schmerzkonzept des Kindes – also seine Vorstellungen über die Schmerzursache, über das Schmerzgeschehen im Körper und über die Wirkung von Schmerzbehandlungen – bei jüngeren Kindern zu überschätzen und bei älteren Kindern zu unterschätzen (Perrin u. Perrin 1983).**

Oftmals verfügt das Pflegepersonal zudem über nur wenig Wissen im Hinblick auf die kindliche Schmerzverarbeitung und ein angemessenes Schmerzmanagement (Hollen et al. 2000; Manworren 2000; McCaffery u. Ferrell 1997; Tanabe u. Buschmann 2000). Neue Weiterqualifizierungen für Pädiater – z. B. die Zusatzweiterbildung »Spezielle Schmerztherapie« – und für Pflegende – z. B. die Weiterqualifizierungsmaßnahme »Expertin/ Experte für Schmerzmanagement in der pädiatrischen Pflege« – sind detailliert dargestellt in dem Beitrag ▶ Aus-, Fort- und Weiterbildung in der (Kinder-)Schmerztherapie (zu finden unter ▶ http://extras.springer.com nach Eingabe der ISBN 978-3-662-45056-7).

Neben entwicklungsbedingten Aspekten wirken in der Schmerzsituation weitere Faktoren, wie z. B. das Geschlecht, Art und Anzahl erlebter Schmerzerfahrungen (Hermann et al. 2006) oder das Erleben eines Traumas (Chen et al. 2000). Diese bei jedem Kind unterschiedlichen und oftmals verdeckten Einflussfaktoren machen eine Einschätzung der kindlichen Schmerzreaktion ohne sorgfältige Anamnese schwierig. In der konkreten Schmerzsituation treten kindimmanente, elternimmanente und situationsabhängige Faktoren in Interaktion, was die Komplexität der kindlichen Schmerzverarbeitung verdeutlicht.

9.3.2 Elternimmanente Faktoren

Es ist heutzutage Standard, die Eltern während der medizinischen Prozedur zu beteiligen. Eltern sind nach minimalem Training sehr gut in der Lage, ihre Kinder zu coachen (Powers 1999). Außerdem widerspricht der Ausschluss der Eltern einem familienzentrierten Vorgehen (Cohen et al. 2002).

Trotz dieses allgemeinen Standards wurde erst in den letzten 10 Jahren die Rolle der Eltern beim kindlichen Schmerzerleben genauer erforscht. Goubert et al. (2005) haben in einem Topical-Review ein komplexes Modell erstellt, in dem kindimmanente Faktoren (z. B. der Schmerzausdruck) eng mit elternimmanenten Faktoren interagieren (z. B. Sorgen über die Schmerzen des Kindes). Diese beiden Faktoren beeinflussen die kindliche Schmerzreaktion und die Reaktionen der Eltern (Caes et al. 2013). Neue Fragebögen zur elterlichen Reaktion auf Schmerzen ihrer Kinder sind entstanden, um die Zusammenhänge zwischen Schmerzverhalten des Kindes und elterlichen Reaktionen besser verstehen zu können (Blount et al. 2001; Hermann et al. 2008).

Operante Konditionierungsprozesse – Prozesse also, in denen Kinder durch Verhaltensweisen der Eltern in ihrem Schmerzverhalten verstärkt werden – spielen hierbei eine ebenso große Rolle wie Prozesse, die man als »Lernen am Modell« (Bandura 1977) bezeichnet. Kinder nehmen die Reaktionen ihrer Eltern (in der kindlichen Schmerzsituation) wahr und imitieren sie. Diese beiden Lernmechanismen (operante Konditionierung, Lernen am Modell) können das Schmerzerleben des Kindes verstärken.

Liossi et al. (2007) haben diesen Aspekt in einer Studie an krebskranken Kindern, die einer Lumbalpunktion unterzogen wurden, und deren Eltern untersucht. Die Einschätzungen zum erwarteten und tatsächlichen Schmerz vom Kind und seinen Eltern korrelierten sehr hoch. Genauer gesagt beeinflusste die elterliche Einschätzung des erwarteten Schmerzes die Einschätzung des erwarteten und tatsächlichen Schmerzes des Kindes.

Wie genau entsteht diese Beeinflussung? Liossi et al. (2007) bieten drei Erklärungsmöglichkeiten an, die allerdings noch wenig empirisch überprüft wurden: Eltern, die mehr Schmerzen erwarten, werden wahrscheinlich besorgter sein und dies möglicherweise verbal kommunizieren, z. B. über beruhigende Äußerungen. Beruhigende Äußerungen der Eltern können aber das Schmerzerleben der Kinder verstärken, wie folgende Ausführungen zeigen. Möglicherweise äußern Eltern auch nonverbal ihre Sorge, z. B. durch ihren Gesichtsausdruck, und geben ihren Kindern damit indirekt ein »Signal«, besorgt zu sein. Schließlich kann die Beeinflussung auch dadurch entstehen, dass Eltern vor dem medizinischen Eingriff mit ihren Kindern über den Eingriff sprechen. Dabei beobachten Eltern möglicherweise die Reaktionen ihrer Kinder (z. B. Ängstlichkeit), was dann zu einer entsprechend hohen Einschätzung des erwarteten Schmerzes führen kann (Liossi et al. 2007).

McMurtry et al. (2006) haben die häufigste elterliche Reaktion – das **verbale Beruhigen** – systematisch untersucht und sind zu überraschenden Erkenntnissen gelangt. Demnach gehen beruhigende Äußerungen der Eltern mit höherem Disstress bei den Kindern einher! Dabei lagen die Effektstärken für diesen Befund über mehrere Studien hinweg im kleinen bis mittleren Bereich. Die Autoren bieten drei Erklärungsmöglichkeiten an:
1. Elterliches Beruhigen kann von den Kindern als Warnsignal interpretiert werden (»Wenn meine Eltern mich beruhigen, wird es auch aus ihrer Sicht schlimm werden«).
2. Beruhigende Äußerungen können zu unruhigerem und gestresstem Verhalten beim Kind führen. Kinder, die bereits zu Beginn beunruhigt sind und dies in ihrem Verhalten zeigen, können stärkeres elterliches Beruhigen auslösen und damit die Aufmerksamkeit der Eltern auf sich ziehen. Diese negative Verstärkung kann dann weiteres unruhiges und gestresstes Verhalten auslösen.
3. Elterliches Beruhigen erlaubt es dem Kind, offen seinen Disstress auszudrücken und zu zeigen.

Basierend auf ihren Erkenntnissen empfehlen McMurthry et al. (2011), Angst vor Schmerz auf einer eindimensionalen Skala ähnlich zu messen wie die Schmerzstärke selber.

Inwieweit eine generelle Besorgtheit der Eltern das Ausmaß der elterlichen Belastung während invasiver medizinischer Prozeduren am Kind beeinflussen kann, konnten Caes et al. (2013) kürzlich in einer prospektiven Studie an 28 Kindern mit Leukämie und deren Eltern zeigen. Sie untersuchten die Veränderung des kindlichen und elterlichen Disstress (u. a. das **elterliche Katastrophisieren**) während mehrerer Lumbalpunktionen in derselben Klinik mit demselben standardisierten Prozedere. Es zeigten sich bedeutsame Unterschiede zwischen Eltern mit ausgeprägter Neigung zum Katastrophisieren vs. weniger katastrophisierenden Eltern. In dieser letzten Gruppe zeigte sich, dass das Katastrophisieren über den Verlauf der Lumbalpunktionen abnahm. Eltern mit starker Katastrophisierungsneigung berichteten jedoch kontinuierlich von ausgeprägter Sorge und ausgeprägten Ängsten (Caes et al. 2013), die mit stärkerem kindlichem Disstress assoziiert waren.

> **Andere elterliche Reaktionen, z. B. gezieltes aktives Ablenken, sind daher wirkungsvoller in der Schmerzsituation als Beruhigen.**

Für nonverbale Reaktionen (z. B. Berührungen) zeigen die Ergebnisse von Peterson et al. (2007) die Notwendigkeit einer Unterscheidung zwischen verschiedenen Arten von Berührungen, um den Einfluss auf den kindlichen Disstress während medizinischer Prozeduren verstehen zu können. Die Autoren unterscheiden zwischen unterstützenden Berührungen (Streicheln) und instrumentellen Berührungen (zum Durchführen der Prozedur). Instrumentelle Berührungen hingen mit kindlichem Disstress zusammen. Behandler berührten diejenigen Kinder mehr instrumentell, die stark gestresst waren, wahrscheinlich um die Prozedur zügig abzuschließen. Diese Ergebnisse weisen auf die Bedeutung von nonverbalen Reaktionen für das Kind hin, sowohl vonseiten des Behandlers als auch vonseiten der Eltern.

Beim Umgang mit Akutschmerzen im Kindesalter sind Reaktionen der Eltern (verbal und nonverbal) bedeutsam. Bei stark ängstlichen Eltern empfiehlt sich eine kurze Schulung, damit sie als Coach das Schmerzerleben und den Disstress des Kindes reduzieren können (Cohen et al. 2002).

9.3.3 Situationsabhängige Faktoren

Situationsabhängig, insbesondere bei medizinischen Prozeduren, gehen hohe Schmerzerwartungen des Kindes (LaMontagne et al. 1999) oder eine Fokussierung der Aufmerksamkeit auf negative Aspekte der Situation (Arntz et al. 1991; Rachmann u. Arntz 1991) mit intensiverem Schmerzerleben einher. Derselbe Reiz kann zu verschiedenen Zeitpunkten unterschiedliche Schmerzempfindungen beim Kind auslösen (McGrath 1990). So vermag allein die Bedeutung des Schmerzereignisses, z. B. bei einer diagnostischen Lumbalpunktion im Verlauf der onkologischen Therapie, die aktuelle Schmerztoleranz zu vermindern und das Erleben stark zu beeinträchtigen (Kusch u. Bode 1994).

Jede Schmerzerfahrung basiert auf einer vorangegangenen Erfahrung und wird durch diese beeinflusst. Bei jeder neuen Schmerzerfahrung wird die kognitiv-emotionale Repräsentation des früheren Schmerzereignisses aktualisiert (Chen et al. 2000). In der Erinnerung an Schmerzsituationen geben Kinder grundsätzlich eher die affektiven als die sensorischen Aspekte des Geschehens an (Lander et al. 1992), was die Bedeutung von situationsbedingten Faktoren, die Angst oder Unsicherheit erzeugen, unterstreicht. Insbesondere negative Vorerfahrungen oder traumatisch erlebte Schmerzsituationen prägen die aktuelle Schmerzreaktion (Chen et al. 2000; Dahlquist et al. 1986), was nicht selten zu einer Verstärkung des Traumas führt. Hieraus erklärt sich auch, warum kleinste Schmerzauslöser oder die Ankündigung des Schmerzereignisses zu massiven Angst- und Schmerzreaktionen führen können.

Kinder können in der Auseinandersetzung mit dem aktuellen Schmerz in der Regel nur auf die Bewältigungsfertigkeiten zurückgreifen, die ihnen zur Verfügung stehen. Diese müssen sich aber nicht immer als hilfreich erwiesen haben. Das Kind sollte Hilfe und Unterstützung durch vertraute Personen und durch eine wenig angsterweckende Umgebung erfahren. Die Vertrautheit mit einem schmerzhaften Ereignis ist bei Kindern meist mit einem Anstieg der Schmerztoleranz verbunden (Lander et al. 1992). Je genauer die Aspekte des Schmerzgeschehens (Intensität, Dauer, Ausmaß usw.) eingeschätzt werden können, desto stärker scheint die subjektive Überzeugung zu sein, das schmerzhafte Ereignis kontrollieren zu können (Rachmann u. Arntz 1991). Durch eine Vorbereitung auf die Lumbalpunktionen konnte durch die Informiertheit der Kinder über die schmerzhafte Prozedur bereits eine Reduktion in der Schmerzwahrnehmung hervorgerufen werden (Mansson et al. 1993).

Technische Schwierigkeiten bei der Durchführung einer Maßnahme, Fehlinformiertheit des Kindes und ein schlechtes Timing im Hinblick auf Erklärungen oder Ablenkungsversuche wirken sich ungünstig auf die kindliche Schmerzbewältigung aus (Kusch u. Bode 1994). Günstig für das kindliche Schmerzerleben ist gezielte Ablenkung von geschulten Kinderkrankenschwestern (Cohen et al. 2002), die mit besserem kindlichem Coping einhergeht.

> **Zusammenfassend kann**
> — **eine trainierte Kinderkrankenschwester/Arzt das Coping des Kindes in der Schmerzsituation fördern und**
> — **die Kinderkrankenschwester/der Arzt dadurch als Modell für die Eltern fungieren, die zusätzlich das Schmerzerleben durch angemessenes Coaching reduzieren können.**

9.4 Schmerzbezogene Bewältigung akuter Schmerzen

Für psychologische Interventionen stellen schmerzbezogene Bewältigungsstrategien einen zentralen Ansatzpunkt dar. Ziel ist es dabei, das Kind zu aktiven eigenen schmerzbezogenen Bewältigungsstrategien anzuleiten. Lazarus u. Folkman (1984) unterscheiden die problembezogene von der emotionsbezogenen Bewältigung.

Bei der **problembezogenen Bewältigung** bemüht sich das Kind, belastende Aspekte aufseiten der eigenen Person oder Umwelt oder der Interaktion zwischen beiden zu verändern bzw. zu

beherrschen. Kleine Kinder suchen bei Schmerzen die Nähe ihrer Eltern oder wollen z. B., dass diese auf die schmerzende Stelle »pusten«. Jugendliche versuchen in der Regel selbst, sich zu entspannen, sich aktiv abzulenken oder sich gut zuzureden.

Emotionsbezogene Bewältigungsversuche zielen darauf ab, die negativen Emotionen zu kontrollieren. So versucht z. B. ein jüngeres Kind mit Diabetes mellitus, seinen Ärger oder die Trauer über die ständig wiederkehrenden Punktionen und Injektionen mithilfe einer Belohnung nach der Insulininjektion zu regulieren. Ein Jugendlicher hilft sich in der gleichen Situation, indem er während des Schmerzes z. B. bewusst an die Zeit nach der Schmerzsituation oder an ein schönes Ereignis denkt. Für die Bewältigung akuter und konkretisierbarer Schmerzsituationen werden dem problembezogenen Verhalten günstigere Konsequenzen für die Belastungsbewältigung zugesprochen (Peterson 1989).

Bei schmerzhaften medizinischen Prozeduren unterscheiden Peterson et al. (1990) die kindlichen Bewältigungsbemühungen auf den Dimensionen aktiv (Reizsuche und aktives Bewältigungsverhalten) und passiv (Reizvermeidung und reaktives Bewältigungsverhalten; ◻ Tab. 9.1).

Je nach erworbener oder spontan gezeigter Verhaltenstendenz auf diesen Dimensionen zeigt ein Kind unterschiedliche Bewältigungsstrategien. Reagiert es mit aktivem Verhalten, so zeigt es das Bemühen, sich entweder in der Situation abzulenken oder aber seine Aufmerksamkeit gezielt auf die Aspekte der Schmerzsituation zu richten, um diese zu kontrollieren. Tendiert das Kind zu reaktivem Verhalten, äußert sich dieses entweder durch eine besorgt-weinerliche oder durch eine aggressiv-oppositionelle Reaktion. Passive Reaktionen werden dann beobachtet, wenn sich die Verhaltenstendenz des Kindes theoretisch zwischen den jeweiligen Polen der beschriebenen Dimensionen befindet und das Kind äußerlich keine sichtbare Reaktion in der Schmerzsituation zeigt. Reaktionen, die der passiven und reaktiven Verhaltenstendenz zugeordnet werden können, gelten für das Kind als ungünstig und münden in der Regel in negativen Bewältigungserfahrungen, die von Trauer, Wut, Hilflosigkeit und Ohnmachtserleben geprägt sind (LaMontagne 2000).

◘ **Tab. 9.1**   Phasenspezifisches Bewältigungsverhalten bei schmerzhaften Prozeduren (modifiziert nach Kusch u. Bode 1994)

Phase	Länger vorher	Kurz vorher	Während	Kurz nachher
Befinden	Antizipatorische Angst/Disstress	Disstress	Schmerz	Stress
Bewältigungsstil	Aus dem Bewältigungsstil resultierende positive Bewältigung			
– Reizinforma-tionssuche – aktive Aufmerk-samkeitslen-kung	– Hohe kognitive und physiologi-sche Beteiligung bei der Informa-tionssuche – Internale Kontroll-überzeugung	– Erklärungen gegenüber offen – Versuche, sich ak-tiv am Geschehen zu beteiligen – Kooperations-bereit	– Versuch, emotio-nale Reaktionen zu kontrollieren – Bei Reizsuche Fokussierung auf Reiz (Zuschauen) – Bei Reizabschir-mung aktive Ab-lenkung (Imagina-tion, Relaxation)	– Versuch, sich zu entspannen, abzulenken oder anderen Aktivitäten zuzuwenden – Schnelle Erholung
Bewältigungsstil	Aus dem Bewältigungsstil resultierende negative Bewältigung			
– Reizinforma-tionsvermei-dung – Reaktive Auf-merksamkeits-lenkung	– Vermeidendes oder ablehnendes Verhalten bei Information – Externale Kon-trollüberzeugung	– Aufmerksamkeit negativ ausge-richtet – Äußere Einflüsse lenken leicht ab – Überzeugung, keinen Einfluss zu haben – Unkooperativ	– Versuch, auf die Umgebung einzu-wirken – Bei Reizsuche körperliches Ab-wehren – Fluchtverhalten (Externalisierung) – Bei Reizabschir-mung Erleben von Hilflosigkeit – Besorgnis (Inter-nalisierung)	– Lange Zeit der emo-tionalen Erregung (Emotionalisierung) – Nur schwer zu be-ruhigen – Langsame Erholung

In Abhängigkeit von der Bewältigungsstrategie unterscheidet sich das Verhalten des Kindes nicht nur unmittelbar in der Schmerzsituation, sondern auch in den Phasen vor und nach einer schmerzhaften Maßnahme (Peterson et al. 1990). Im phasenspezifischen Bewältigungsmodell (Kusch u. Bode 1994) ist dargestellt, wie die kognitiven und emotionalen Informationsverarbeitungsprozesse in jeder Phase in konkretes Bewältigungsverhalten münden und nachfolgend auf die nächste Phase wirken (◘ Tab. 9.1).

Bereits längere Zeit vor einer schmerzhaften Maßnahme können Unterschiede im Verhalten der Kinder je nach Bewältigungsstrategie festgestellt werden. Kinder mit einer reaktiven Verhaltens-tendenz zeigen sich bereits zu diesem Zeitpunkt ablehnend oder vermeidend gegenüber Informationen zur bevorstehenden Maßnahme und weisen externale Kontrollüberzeugungen im Hinblick auf die Schmerzsituation auf (LaMontagne 2000; Peterson et al. 1990). Kurz vor der Maßnahme sind sie meist physiologisch erregter, befinden sich oftmals schon im Disstress und sind unkooperativer als Kinder, die in der Lage sind, mit aktivem Bewälti-gungsverhalten zu antworten (Jacobsen et al. 1990).

Neben der problematischen Auseinanderset-zung in der Schmerzsituation selbst hält die emo-tionale Erregung bei Kindern mit reaktivem Ver-haltensstil auch nach dem Schmerzereignis noch sehr lange an. Deshalb lassen sich diese Kinder nur schwer beruhigen und erholen sich nur langsam (LaMontagne 2000; Peterson et al. 1990).

Wegen der gravierenden Auswirkungen der dem Kind zur Verfügung stehenden Bewältigungs-fähigkeiten auf die innerpsychische Verarbeitung des Schmerzereignisses gilt es bei schmerzhaften

Prozeduren, insbesondere diejenigen Kinder im Vorhinein zu erkennen und zu unterstützen, die voraussichtlich Probleme bei der Bewältigung der Schmerzsituation haben. Psychologische Interventionen müssen deshalb immer den individuellen Bewältigungsstil des Kindes und die phasenspezifisch wirkenden Prozesse und Interaktionen mit situativen Aspekten ausdrücklich berücksichtigen.

9.5 Psychologische Interventionen bei akuten Schmerzen

Aufgrund der Subjektivität des akuten Schmerzerlebens, der komplexen Beeinflussung durch kognitive und emotionale Prozesse und der Notwendigkeit, Bezugspersonen und Kontextfaktoren zu berücksichtigen, empfehlen nationale und internationale Leitlinien bei akuten Schmerzen ein multiprofessionelles Vorgehen, bei dem psychologische Interventionen eine zentrale Rolle spielen (Blount et al. 2006; Liossi 2006; Powers 1999; Uman et al. 2013).

Zu den am häufigsten eingesetzten Verfahren im Rahmen der psychologischen Schmerztherapie zählen kognitiv-verhaltenstherapeutische Maßnahmen; diese lassen sich in zwei Kategorien einteilen:

- **Verhaltensorientierte Schmerzverfahren** basieren auf Erkenntnissen der Verhaltenstheorien und Lerngesetze. Hierzu gehören die Verfahren, die auf den Annahmen der klassischen Konditionierung beruhen (z. B. graduierte Exposition in vivo), operante Verfahren (positive/negative Verstärkung, »time out«), Verhaltensübungen, Rollenspiele, Modelling und Entspannungstraining (progressive Muskelentspannung, autogenes Training, Atemübungen)
- **Kognitive Maßnahmen** basieren auf den Erkenntnissen, dass das Schmerzerleben und -verhalten durch kognitive Faktoren determiniert ist, d. h. durch die Art der Aufmerksamkeitslenkung, Wahrnehmung, Interpretation, Bewertung und Kontrollüberzeugung im Hinblick auf die Schmerzsituation und deren Bewältigung. Kognitive Strategien sind z. B. externale Aufmerksamkeitsablenkung (z. B. Einsatz von Handpuppen, begleitende körper-

liche Aktivitäten), internale Aufmerksamkeitsablenkung (z. B. Denkaufgaben, Imagination, Selbsthypnose), Hypnose sowie Techniken der kognitiven Kontrolle (Gedankenstopp, kognitive Umstrukturierung, Reframing, Einsatz von Humor, Selbstverbalisation, Selbstinstruktion).

Der Einsatz dieser Verfahren hat sich insbesondere beim akuten prozeduralen Schmerz bewährt (Cohen et al. 1999; Fernandez u. Turk 1992; Kleiber u. Harper 1999; Liossi u. Hatira 1999; Sparks 2001). Innerhalb von kognitiv-verhaltenstherapeutischen Interventionen werden Behandlungsbausteine aus beiden Bereichen kombiniert.

Es existieren mehrere Reviews, die die Effektivität von psychologischen Interventionen bei akuten Schmerzen systematisch untersucht haben. Kognitiv-verhaltenstherapeutische Strategien können das Schmerzerleben und den Disstress reduzieren (Blount et al. 2006; Powers 1999; Tsao u. Zeltzer 2005; Uman et al. 2013).

In dem wohl aktuellsten und umfassendsten Cochrane-Review konnten Uman et al. (2013) große Effektstärken für folgende zwei psychologische Interventionen bei Blutabnahmen oder vergleichbaren Prozeduren nachweisen (z. B. Impfung):
- Ablenkung
- Hypnose

Folgende Formen der Ablenkung wurden untersucht:
- Musik
- Filme ansehen
- Spielen mit Spielzeug
- Einen Ball drücken
- Quatschen
- Fragen fragen
- Hörbuch oder eine Kombination aus diesen

Andere Interventionen – wie z. B. Coaching der Eltern, Informieren, kombinierte kognitiv-behaviorale Maßnahmen – zeigten einen positiven Trend, jedoch keine signifikant positiven Ergebnisse. Allerdings erfüllten insgesamt nur 39 Studien die Einschlusskriterien, die sich in der Mehrzahl mit Ablenkungsstrategien beschäftigt haben. Es besteht daher nach wie vor ein großer Forschungsbedarf auf diesem Gebiet.

> **Psychologische und medizinische Schmerztherapie schließen sich nicht aus, sondern sollten in Kombination den größtmöglichen Nutzen für das Kind erbringen (Blount et al. 2006).**

Bis heute existieren jedoch wenige Studien, die systematisch die Kombination von pharmakologischen und psychologischen Interventionen bei Akutschmerz untersucht haben. In einer Studie von Cohen et al. (2001) untersuchten die Autoren den kindlichen Disstress vor und nach Impfungen in Abhängigkeit davon, ob die Kinder

a. standardmäßig die Impfung erhielten (die Kinderkrankenschwester also ihrer üblichen Routine nachging),
b. ein EMLA-Pflaster erhielten oder
c. gezielt und angeleitet durch die Kinderkrankenschwester abgelenkt wurden (»nurse-prompted, child-selected, videotaped cartoon distraction«).

Interessanterweise zeigten sich in den drei Gruppen keine Unterschiede in der Schmerzerfahrung und Ängstlichkeit vor und direkt nach der Impfung. Nach 6 Monaten berichteten jedoch die Kinder mit EMLA-Pflaster und Ablenkung (Gruppen b und c) über signifikant weniger Schmerzen und Ängstlichkeit.

Voraussetzung für den Einsatz psychologischer Interventionen ist eine auf die unterschiedlichen Einflussfaktoren gerichtete sorgfältige Schmerz- und Verhaltensdiagnostik, die zudem die Zeiträume vor und nach dem Schmerzereignis mit einbezieht (Labouvie et al. 1994). Es sollte sowohl das aktuelle als auch das früher gezeigte Schmerzverhalten des Kindes erfasst werden, indem auch unter funktionalen Gesichtspunkten die auslösenden oder aufrechterhaltenden Faktoren der Schmerzreaktion betrachtet werden.

Üblicherweise enthalten psychologische Interventionen eine Zusammenstellung aus drei Interventionen (Blount et al. 2006):
– Informationsvermittlung/Aufklärung
– Ablenkung
– Elternbasierte Interventionen

Zur Vollständigkeit und aufgrund ihrer empirischen Evidenz werden Hypnoseverfahren ebenfalls kurz beschrieben.

■ **Informationsvermittlung und Aufklärung**
Die Informationsvermittlung wird eingesetzt, um die (mögliche) konditionierte Erwartungsangst auf einen bevorstehenden medizinischen Eingriff zu reduzieren, die Angst vor dem Unbekannten zu verringern und die Kinder über Strategien zu informieren, die ihnen den Eingriff erleichtern können (Blount et al. 2006). In der Aufklärung werden den Eltern und dem Kind unter Berücksichtigung seines Entwicklungsstandes Informationen zu drei unterschiedlichen Aspekten der bevorstehenden Maßnahme gegeben:
– **Hintergrundinformationen** erklären in verständlicher Form und explizit medizinische Notwendigkeit, Bedeutung und erhofften Effekt der Maßnahme.
– **Prozedurale Informationen** geben Kind und Eltern eine Vorstellung über den zeitlichen Verlauf, zu erwartende spezifische Ereignisse vor, während und nach der Maßnahme, Anforderungen an das Kind sowie die Handlungen des medizinisch-pflegerischen Personals.
– **Sensorische Informationen** ermöglichen es dem Kind, seine voraussichtlichen Gefühle und Empfindungen während der einzelnen Schritte der Maßnahme einzuschätzen.

Bei jüngeren Kindern im Vorschulalter ist eine Aufklärung in der beschriebenen Systematik aufgrund ihres kognitiven Entwicklungsniveaus in der Regel nicht möglich. Dennoch können mit einfachen Mitteln anhand von Bildern, Geschichten oder Puppen wesentliche Informationen vermittelt werden, die zum Verständnis der Notwendigkeit und Durchführung einer medizinischen Prozedur erforderlich sind. So kann das Kind über das Aufmalen von Wirbeln, Spinalkanal und Nerven auf dem Rücken einer Puppe oder den Einsatz einer Spritze und Verbandszeug im Rahmen der Vorbereitung einer Lumbalpunktion eine kognitive Repräsentation des Schmerzereignisses entwickeln.

Aufklärende Maßnahmen werden bei Kindern nicht unmittelbar vor der bevorstehenden Prozedur durchgeführt, weil diese immer ein gewisses Maß an Angst und Unruhe auslösen. Die hervorgerufene physiologische Erregung sollte vor Beginn der Schmerzsituation abgeklungen sein, ansonsten ist das Kind oftmals nicht mehr in der Lage, sich zu beruhigen, zumal die konkrete Erwartungsangst in der Situation hinzukommt. Zeitliche Aspekte im Behandlungsvorgehen spielen eine wichtige Rolle. Bei jüngeren Kindern sollte der zeitliche Abstand von Aufklärung und Prozedur nicht zu groß sein, da sie wichtige Aspekte häufig nicht mehr spontan erinnern. Für ältere Kinder ist es möglich und auch förderlich, wenn einige Tage bis zur Durchführung der Prozedur verstreichen, da sie sich länger innerpsychisch über eher kognitiv orientierte Bewältigungsformen mit dem Ereignis auseinandersetzen und darin Selbstkontrolle suchen und empfinden (Kusch u. Bode 1994).

Während der Anleitung wird anhand eines Bewältigungsplans (Kusch 1992) gemeinsam mit dem Kind und den Eltern erarbeitet, was das Kind und die Eltern vor, während und nach der schmerzhaften Prozedur tun können, um die Angst zu kontrollieren, den Schmerz zu ertragen und kooperativ an der Durchführung der Prozedur mitzuwirken:

- In **Teil I des Bewältigungsplans** wird am Beispiel eines vom Kind bereits erfahrenen Schmerzereignisses (z. B. Zahnbehandlung) festgehalten, wie das Kind die schmerzhafte Situation bewertet und was es damals unternommen hat, um die Situation zu bewältigen.
- In **Teil II des Bewältigungsplans** werden die einzelnen für das Kind »kritischen« Aspekte der bevorstehenden Maßnahme und die zugehörigen Bewertungen des Kindes notiert. Danach wird besprochen, wie das Kind – gemeinsam mit Mutter/Vater und dem behandelnden Team – die gesamte Prozedur bewältigen könnte.

Das Vorgehen bei der Anleitung jüngerer Kinder muss wesentlich einfacher gehalten werden. Doch auch ein Vorschulkind ist durchaus in der Lage zu berichten, wie es vergangene Schmerzsituationen erlebt, wie es sich dabei verhalten hatte und was dabei besonders »schlimm« war. Ausgehend vom jeweiligen Schmerzkonzept des Kindes werden bei der Anleitung der jüngeren Kinder über ein Modell (z. B. Handpuppe) Vorstellungen über das Schmerzereignis modifiziert und Handlungsweisen im Spiel so lange probiert, bis eine geeignete Strategie mit dem Kind vereinbart werden kann. Mit Kindern < 3 Jahren hat sich ein Vorgehen bewährt, bei dem die Eltern zunächst allein angeleitet werden und danach im Beisein des Kindes, z. B. auf dem Schoß der Mutter, das gemeinsam erarbeitete Verhaltensmodell mit den Eltern konkret durchgespielt wird (z. B. anhand eines Rollenspiels).

Auf zusätzliche verhaltensmedizinische Verfahren der Angst- und Schmerzreduktion wird zurückgegriffen, wenn Kind oder Eltern schon in Antizipation der Maßnahme Probleme erkennen lassen (phobische Ängste, traumatische Vorerfahrungen, früheres Auftreten von Problemen in weniger belastenden Situationen).

■ Ablenkung

Ablenkungsstrategien dienen dazu, die Aufmerksamkeit des Kindes umzuleiten, d. h. weg von den angstauslösenden, bedrohlichen Reizen zu angenehmen und angstreduzierenden Aspekten oder Gedanken (Blount et al. 2006). Angstauslösende Reize sind unterschiedlich und individuell, z. B. Anblick des Krankenhauses oder Gerüche und Geräusche. Die Aufmerksamkeitslenkung auf angenehme Reize und/oder Erinnerungen ist inkompatibel mit einer Aufmerksamkeitsfokussierung auf bedrohliche Reize.

Uman et al. (2013) unterscheiden zwischen **kognitiver Ablenkung**, z. B. Rechenaufgaben lösen, und **verhaltensbezogener Ablenkung**, z. B. Videos anschauen oder Spiele spielen. Beide Techniken reduzieren die Angst und das Schmerzerleben. Blount et al. (2006) empfehlen den Einsatz von verhaltensbezogenen Ablenkungsstrategien, da diese für den Therapeuten und auch für die Eltern leichter beobachtbar sind. Mithilfe dieser Beobachtung können Therapeuten, Kinderkrankenschwestern oder auch die Eltern das Kind besser darin bestärken oder erinnern, die Ablenkungsstrategie einzusetzen. Neue experimentelle Studien an gesunden Kindern deuten darauf hin, dass interaktive Ablenkung (z. B. durch ein Videospiel) eine stärkere Schmerzreduktion bei 3- bis 6-jährigen Kindern während des sog. »Cold-Pressor-Task«, bei dem die Kinder dazu aufgefordert werden, ihre Hände so lange wie möglich in kaltes Wasser zu tauchen (Birnie et al. 2012), erreichen kann als passive Ablenkung (z.b. durch Anschauen eines Films; Wohlheiter u. Dahlquist 2013).

Dem kreativen Einsatz von Ablenkungsmöglichkeiten für das Kind sind keine Grenzen gesetzt. Voraussetzung für den angemessenen Einsatz ist das individuelle Zuschneiden der Ablenkungsstrategie auf das Kind, das Verständnis des Kindes für diese Strategie, die Berücksichtigung von möglichen Einflussfaktoren (wie elterliche Reaktionen) und das Alter des Kindes. Neueste Studien setzen vermehrt PC-Spiele ein, z. B. virtuelle Realitätsspiele (Das et al. 2005).

■ **Elternbasierte Interventionen und soziale Unterstützung**

Eltern sollten für eine optimale Unterstützung des Kindes nicht nur während der Vorbereitung, sondern auch bei der Durchführung der Maßnahme anwesend sein. Diese Auffassung ist mittlerweile durch viele Studien gestützt (Kristensson-Hallstrom 2000; Matziou et al. 2013). Die elterliche Präsenz wirkt sich beruhigend auf das Kind und förderlich für eine erfolgreiche Bewältigung während schmerzhafter Eingriffe aus, falls die Eltern vorher entsprechend geschult wurden (Matziou et al. 2013; O'Laughlin u. Ridley-Johnson 1995). Die Argumentation, Eltern würden ihre Kinder emotional anstecken und bei einer medizinischen Maßnahme störend wirken, kann allenfalls nur dann zugelassen werden, wenn sich Eltern selbst in starkem Disstress befinden, der oftmals aber in mangelnder Informiertheit begründet ist (Dahlquist et al. 1994; LaMontagne et al. 1999). Selbst in diesem Fall empfiehlt sich eine umfassende Elternschulung anstatt ein Ausschließen der Eltern.

Eltern sollten ihre Kinder bei medizinischen Eingriffen in ihren Bewältigungskompetenzen unterstützen. Empathische Reaktionen oder beruhigende Worte sind dabei deutlich weniger hilfreich bzw. können das Schmerzerleben verstärken als die aktive elterliche Anleitung für das Kind, sich z. B. zu entspannen oder abzulenken (▸ Ablenkung). Um Eltern darin zu unterstützen oder sie zu befähigen, sind folgende Interventionen für die Eltern nötig:

— Umfassende Informationsvermittlung über die medizinische Prozedur
— Umfassende Aufklärung über den positiven Einfluss von elterlichen Reaktionen, z. B. durch Unterstützung von Schmerzbewältigungsstrategien
— Sammeln von möglichen Bewältigungsstrategien mit dem Kind, z. B. Ablenkungsstrategien

Natürlich sollte die aktive Mitarbeit der Eltern während der Durchführung einer schmerzhaften Maßnahme nicht nur theoretisch, sondern tatsächlich bestehen. Idealerweise sollte das Personal bereits vor der Prozedur über das zu »erwartende« Schmerz- und Bewältigungsverhalten des Kindes und der Eltern aufgeklärt werden, um sich entsprechend gut darauf einstellen und ggf. die Bewältigungsstrategien unterstützen zu können. Verzögerungen wie Warten auf den Arzt oder Vorbereitung des medizinischen Bestecks sollten vermieden werden, ebenso Störungen während der Prozedur wie das Betreten des Raums durch andere Personen.

❯ Erklärungen oder Beruhigungsversuche kurz vor der Prozedur können bei Kindern ebenfalls Disstress auslösen, wenn sie sich bereits in der erfolgreichen Auseinandersetzung mit der bevorstehenden Schmerzsituation befinden (Blount et al. 1991; Jacobsen et al. 1990). Das richtige Timing von Beruhigung, Ablenkung oder Erklärung durch Erwachsene ist Voraussetzung, wenn sie erfolgreich sein sollen. Hierbei sind die Abstimmung auf den individuellen Bewältigungsstil des Kindes und die jeweilige Phase der Prozedur von entscheidender Bedeutung (Kusch u. Bode 1994).

■ **Hypnose**

Hypnoseverfahren scheinen bei akuten Schmerzen im Kindesalter wirksam für Schmerz- und Angstreduktion insbesondere bei medizinischen Prozessen zu sein (Stinson et al. 2008; Uman et al. 2013). Allerdings ist eine klare Interpretation der Wirksamkeit durch die Vielfalt an eingesetzten Verfahren erschwert (Tsao u. Zeltzer 2005; Uman et al. 2013). Bis heute fehlt es an einer klaren Definition der Hypnose. Der Begriff Hypnose wird für unterschiedliche Phänomene verwendet, z. B. für die Einleitung (Induktion) eines bestimmten Zustandes, für diesen Zustand selbst und für die therapeutische Nutzung dieses Zustandes (Suggestion). Zum anderen ist es schwierig, den Hypnosezustand von anderen Entspannungszuständen, wie z. B. von autogenem Training, abzugrenzen (Petermann et al. 1994). Bei der Hypnose scheint es sich jedoch nach neuen hirnphysiologischen Untersuchungen um einen spezifischen Bewusstseinszustand zu handeln (Rainville u. Price 2003).

Ein **hypnotischer Zustand** liegt dann vor, wenn ein Kind bei vollem Bewusstsein ist, in seiner Aufmerksamkeit verändert, in seiner Kritikfähigkeit eingeschränkt und für Unerwartetes offen ist und dadurch neue Sichtweisen entwickeln kann (Petermann et al. 1994). Üblicherweise setzt sich eine Hypnose aus folgenden Kernelementen zusammen (Petermann et al. 1994):

- Gute therapeutische Beziehung
- Induktion eines Trancezustandes, z. B. durch taktile Stimulation oder visuelle Stimulation
- Vertiefung der Trance durch Beobachtung von physiologischen Reaktionen
- Nonverbale Signale und hypnotische Phänomene (z. B. bestimmte Körperhaltungen)
- Einsatz von Suggestionen (z. B. symbolische Vorstellung des Schmerzes: »Schmerz, der wie ein Feuer brennt«), orientiert an Erfahrungen und Möglichkeiten des Kindes
- Reorientierung

Neben diesem therapeutenorientierten Vorgehen sind hypnotische Techniken entwickelt worden, die das Kind zur **Selbsthypnose** anleiten (Tsao u. Zeltzer 2005). In einer Studie an 45 krebskranken Kindern im Alter von 6–16 Jahren haben Liossi et al. (2009) die Wirksamkeit der Selbsthypnose nachweisen können. Alle Kinder wurden aufgrund ihrer Erkrankung mehreren Lumbalpunktionen unterzogen und randomisiert in drei Gruppen eingeteilt:

1. Lokales Anästhetikum (EMLA-Pflaster),
2. Lokales Anästhetikum und Selbsthypnose und
3. Lokales Anästhetikum und unstrukturierter Therapeutenkontakt (z. B. Spiele spielen).

Die Kinder in Gruppe 2 zeigten signifikant niedrigere Schmerz- und Ängstlichkeitswerte auch noch 6 Monate nach der erlernten Selbsthypnose. Diese Studie liefert erste Anhaltspunkte für die Wirksamkeit der Selbsthypnose unabhängig von der Person des Therapeuten.

Nach Tsao u. Zeltzer (2005) gibt es insgesamt erste Hinweise auf die Wirksamkeit von Hypnoseverfahren. Es besteht aber weiterer Forschungsbedarf. Eine umfassende Darstellung möglicher Induktionstechniken, Suggestionen und möglicher Gefahren beim Einsatz bei Kindern und Jugendlichen findet sich bei Petermann et al. (1994).

9.6 Psychologische Interventionen am Beispiel der Durchführung einer Lumbalpunktion

Es schließt sich nun eine Zusammenstellung von möglichen psychologischen Interventionen bei der Durchführung einer Lumbalpunktion an; folgende Interventionen werden dargestellt:

- Aufklärung
- Bewältigungsstrategien, die kognitive und verhaltensbezogene Ablenkungsstrategien umfassen
- Unterstützung durch die Eltern

▪ Aufklärung
Im Folgenden wird gezeigt, wie die Vorbereitung auf eine medizinische oder pflegerische Prozedur, die für Kinder angstauslösend, unangenehm oder schmerzhaft ist, aussehen sollte. Anhand des Schemas wird das Vorgehen erläutert, mit dem Eltern ihr Kind ebenfalls auf belastende Maßnahmen vorbereiten können. Um mit einer belastenden Situation angemessen umgehen zu können, sollte man immer nach den in ❏ Tab. 9.2 genannten Informationen fragen oder solche weitergeben.

▪ Anleitung zur Bewältigung
Gemeinsam mit dem Kind – in Abhängigkeit von seinen individuellen Bedürfnissen – und mit den Eltern wird anhand eines Bewältigungsplans eine Strategie erarbeitet, mit deren Hilfe es leichter werden soll, die Angst zu beherrschen, den möglichen Schmerz auszuhalten und an der Durchführung

◘ Tab. 9.2 Behandlungsmaßnahme Lumbalpunktion: Aufklärung

Information		Beispiel
Hintergrundinformationen	Warum ist die Prozedur notwendig?	Leukämiezellen können im Spinalkanal sein, dies muss man herausfinden.
	Wozu dient die Prozedur?	Die entnommene Flüssigkeit wird auf Leukämiezellen hin untersucht
	Welcher Effekt wird erwünscht?	Keine Zellen zu finden.
	Welche Nebeneffekte gibt es?	Möglicherweise Kopfschmerzen
	Welche Risiken bestehen dabei?	Infektion, Nervenreizung
Prozedurale Informationen	Wie wird die Prozedur durchgeführt?	Im Sitzen auf der Behandlungsliege, Schwester hält Kind im »Polizeigriff«.
	Wann wird die Prozedur durchgeführt?	Abends gegen 18.00 Uhr, damit die anschließende körperliche Inaktivität in horizontaler Lage Kopfschmerz verhindert.
	Wo wird die Prozedur durchgeführt?	Im Behandlungszimmer, auf der Behandlungsliege
	Durch wen wird sie vorgenommen?	Ein Arzt und zwei Schwestern, häufig mehrere Personen
	Mit wem wird sie durchgeführt?	In Anwesenheit eines Elternteils
	Was ist zur Durchführung notwendig?	Rücken so krumm wie möglich machen, stillhalten.
	Welche Materialien werden verwendet?	Desinfektionslösung, Punktionsnadel, Röhrchen
Sensorische Informationen	Welche körperlichen Empfindungen haben Kinder dabei?	Schmerz durch Stich, durch Lokalanästhesie fast ganz weg, Empfindung von Drücken, Brennen, bei Sedierung wird nichts empfunden.
	Welche Reaktionen kennt man von anderen Kindern?	Angst vor der Prozedur ist meist größer als der Schmerz, Umgebungsbedingungen werden als unangenehm und bedrohlich empfunden.
	Was berichten andere Kinder über ihre Erfahrungen?	Vorher skeptisch und ängstlich, danach sagen viele Kinder, dass es doch nicht so schlimm gewesen sei.

der Maßnahme aktiv mitzuwirken. Ziel ist es, dass Eltern und Kind am Ende eine Strategie gefunden haben, die vor der Maßnahme eingeübt, währenddessen erinnert und nachher auf ihren Nutzen hin bewertet werden kann.

Eine Strategie bedeutet Sicherheit für das Kind, ein Anker, an dem es sich in der Belastungssituation festhalten kann. Bei jedem Schritt innerhalb des Bewältigungsplans werden die unterschiedlichen Phasen einer Schmerzsituation berücksichtigt und deren spezifische Aspekte in ihrer Wirkung auf das Kind aufgedeckt:

- **Teil I des Bewältigungsplans:** Vergangene ähnliche Belastungen – Welche ähnlichen Belastungen wurden in der Vergangenheit bereits vom Kind bewältigt? Beispielhaft ist dies in ◘ Tab. 9.3 dargestellt.
- **Teil II des Bewältigungsplans:** Die bevorstehende Belastung – Wie wird die bevorstehende neue Belastung bewältigt werden (◘ Tab. 9.4)?

▢ Tab. 9.3 Behandlungsmaßnahme – z. B. Impfen beim Kinderarzt. Genannt sind Beispiele, welche Empfindungen das Kind hatte und welche Reaktionen es zeigte

Situation	Wie empfand das Kind die damalige Situation?	Wie reagierte das Kind in der damaligen Situation?
Vorher im Wartezimmer der Arztpraxis	Erleben von Angst, Ungewissheit: – »Die Mama ist böse.« – »Der Doktor ist böse.«	Unruhig, zappelig, aggressiv, abwehrend, musste ins Zimmer gezerrt werden, weinte
Während der Maßnahme im Behandlungszimmer	Erleben von großer Angst, Bedrohung, Ohnmacht	Musste festgehalten werden, wehrte sich körperlich und verbal (»Lasst mich in Ruhe!«)
Nachher im Flur der Arztpraxis/zu Hause	Erleben von Ärger, Trauer und Unverständnis	Nahm keine Belohnung an, wollte ganz schnell die Praxis verlassen, war böse auf die Mutter

▢ Tab. 9.4 Behandlungsmaßnahme – z. B. Venenpunktion im Krankenhaus. Genannt sind Beispiele, welche Empfindungen das Kind hat und wie es möglicherweise reagieren wird

Situation	Wie empfindet das Kind die neue Situation?	Wie wird das Kind auf die neue Situation reagieren?
Vorher im Patientenzimmer/Flur	Erleben von Angst und Bedrohung, großer Erklärungsbedarf, will verstehen	Unruhig, versucht mitzuarbeiten und die Angst zu bändigen, will sich ablenken
Während der Maßnahme im Behandlungszimmer	Zunehmende Angst durch die medizinischen Vorbereitungen, die vielen Menschen	Unruhig, will über alles informiert sein, zusehen, mögliches »Kippen« zu Panikreaktion kurz vorher
Nachher im Spielzimmer	Erleben von Stolz über das Aushalten, Freude über Erfolg	Möchte sich ablenken und spielen und nicht mehr daran denken

▪ **Bewältigungsstrategie**

Hier wird kurz festgehalten, welche Strategien gemeinsam erarbeitet wurden. Dabei ist wichtig, dass mit Eltern und Kind für die Phasen vorher, während und nachher eine Bewältigungsstrategie gefunden wurde, auf die in der aktuellen Situation zurückgegriffen werden kann (▢ Tab. 9.5, ▢ Tab. 9.6, ▢ Tab. 9.7).

9.7 Vorbereitung von jüngeren Kindern auf medizinische Prozeduren anhand von Bildern

Beispielhafte Bilder, mit denen jüngere Kinder auf medizinische Prozeduren vorbereitet werden können, sind in ▢ Abb. 9.1 und ▢ Abb. 9.2 dargestellt.

9.8 Fazit

Obwohl Kinder und Eltern bei akuten Schmerzereignissen offensichtlich von psychologischen Interventionsansätzen profitieren (Blount et al. 2006; McCarthy et al. 1998; Saile et al. 1988; Schiff et al. 2001) und mittlerweile internationale Leitlinien zum Einsatz von psychologischen Interventionen erstellt wurden (Liossi 2006; Powers 1999), werden diese Möglichkeiten in der klinischen Praxis immer noch zu wenig berücksichtigt.

Entscheidend für die erfolgreiche Bewältigung einer schmerzhaften Prozedur ist nicht nur eine gute psychologische Vorbereitung und Anleitung von Eltern und Kind, sondern auch die Bereitschaft und das Vermögen des ärztlichen wie des pflegerischen Personals, sich auf die spezifischen

◻ **Tab. 9.5** Bewältigungsstrategie für Kind und Eltern. Genannt sind Beispiele zur Situation vor, während und nach der Maßnahme

Situation	Beispiele
Was machen das Kind und die Eltern **vor** der Maßnahme?	Längere Zeit vorher: verständliche Erklärungen, Üben im Doktorspiel; kurz vorher: Ablenken durch Spielen, das hohe Aufmerksamkeit fordert, eventuell Entspannungsübungen, eventuell Absprache von Vereinbarungen
Was machen das Kind und die Eltern **während** der Maßnahme?	Es wird ein Bilderbuch mitgenommen und Tiere/Personen darin gezählt, es werden gemeinsam Kinderlieder gesungen, dem Arzt oder den Schwestern erzählt, welche Hobbys das Kind hat; das Kind soll bestimmen können, wann der »Pieks« gemacht wird und zählt dabei bis drei, will das Pflaster danach selber kleben.
Was machen das Kind und die Eltern **nach** der Maßnahme?	z. B. Lob und Belohnung, eine Trophäe darf ausgesucht werden, ein Lieblingsspiel wird gespielt, den anderen wird erzählt, dass man es nun hinter sich gebracht hat.

◻ **Tab. 9.6** Fragen an die Eltern vor der Maßnahme mit beispielhaften Antworten

Fragen	Beispiele
Was könnte Ihrer Meinung nach **besonders schwierig/belastend** für Ihr Kind werden?	Wenn die Vorbereitungen im Behandlungszimmer zu lange dauern, wenn zu viel auf das Kind eingeredet wird, wenn ohne Ankündigung »gepiekst« wird, wenn Ungeduld und Hektik aufkommen etc.
Wünschen Sie während der Durchführung der Maßnahme **Hilfestellungen von uns**?	Hilfe geben, das Kind vorher zu beruhigen, Strategien gemeinsam einüben, eine entspannte und angenehme Atmosphäre schaffen, in der Situation daran erinnern und darauf achten, dass gemeinsame Vereinbarungen eingehalten werden.
Was sollte **das Team** aufgrund des erarbeiteten Bewältigungsplans Ihres Kindes beachten?	Nicht zu viele Personen sollten auf das Kind einreden, vorher nicht unnötig über die bevorstehende Prozedur reden, im Behandlungszimmer keine langen Vorbereitungszeiten aufkommen lassen, das Okay des Kindes abwarten und bei den Ablenkungsversuchen mithelfen, ungewöhnliche Aktionen wie z. B. Musikhören zulassen.

◻ **Tab. 9.7** Formen der Angst- und Schmerzbewältigung (mod. nach Kusch et al. 1998)

Längere Zeit vorher	Kurz vorher	Währenddessen	Kurz nachher	Längere Zeit nachher

— Aufklärung
— Kognitive Umstrukturierung:
 – Selbstkontrolle:
  - Was ich machen muss
  - Was ich machen darf
— Shaping[a] und Üben:
 – Doktorspiel
 – Trockenübung
— Stressimmunisierung:
 – Informieren
	— Progressive Muskelentspannung
	— Ablenkung
	— Coping:
	 – Stellungnahmen
	 – Selbstverbalisation
	— Passive Relaxation:
	 – Die Geschichte
		— Kognitive Selbstkontrolle:
		 – Externale Aufmerksamkeitsfokussierung:
		  - Luftblasen
		  - Arm-/Handdrücken
		 – Zählen
		 – Internale Aufmerksamkeitsfokussierung:
		  - Bild
			— Positive Anreize:
			 – Trophäe
			 – Geschenk
			 – Vereinbarung
			— Verstärkung
			— Kommentieren
				— Aufarbeitung
				 – Reflexion
				 – Neubewertung
				— Modifizierung
				— Optimierung

▢ Tab. 9.7 (Fortsetzung)

Längere Zeit vorher	Kurz vorher	Währenddessen	Kurz nachher	Längere Zeit nachher
– Gedanken und Vorstellungen – Selbstberuhigung — Modelllernen: – Rollenspiel – Gespräch – Video — Systematische Desensibilisierung — Übungen		- Trophäe – Somatisierung – Imaginative Unaufmerksamkeit – Schmerztransformation – Kontexttransformation: – »Superman« — Gedankenstopp — Kontrolle sozialer Kontingenzen[b] — Atemübungen: – Pusten – Atmen — Selfpacing: – Kommentar – Fragen		

Modifiziert nach Kusch et al. (1998) Patientenschulungsprogramm: »Hilfe zur Selbsthilfe« für Familien mit einem krebskranken Kind (3. Version). Manual der stationären psychologischen Betreuung: Pädiatrische Onkologie (MSPB:PO). Zentrum für Kinderheilkunde, Psychosozialer Dienst der Abteilung für Hämatologie und Onkologie, Bonn
[a] Shaping (Verhaltensformung) ist eine wichtige Technik beim Lernen durch Belohnung. Zweck der Verhaltensformung ist es, die erwünschte Reaktion allmählich einzuüben, indem man eine immer engere Annäherung an das erwünschte Verhalten unterstützt, bis schließlich das Zielverhalten selbst eintritt.
[b] Der Begriff der Kontingenz wird in der Lerntheorie bzw. der Verhaltenstherapie verwendet. Er beschreibt beim operanten Konditionieren die Wahrscheinlichkeit des gemeinsamen Auftretens eines Verstärkers und eines speziellen gezeigten Verhaltens. Die Kontingenzen entscheiden darüber, wie wahrscheinlich das erwünschte Verhalten auftreten wird.
[c] In der Hypnose ist das Pacing (Mitgehen) eine wirkungsvolle Methode, um den Prozess bis zur Erreichung des Trancezustandes zu gestalten und Suggestionen wirkungsvoll einsetzen zu können. Im Pacing verwendet der Hypnotiseur aktuelle Gegebenheiten und Verhaltensweisen sowie mutmaßlich emotionale Wahrnehmungen des Zuhörers, die er durch bestimmte Sprachmuster verbal beschreibt. Diese Sprachmuster lassen inhaltlich Interpretationsmöglichkeiten zu, die es dem Zuhörer ermöglichen, seine eigene Erfahrungswelt in den Worten wiederzufinden. Ziel ist, dass der Zuhörer dem Gesagten (innerlich) zustimmt. Mit der Zustimmung baut der Zuhörer Vertrauen in den Sprecher auf. Beim Selfpacing geht es darum, anhand von Selbstsuggestionen innere Zustimmung und Selbstvertrauen aufzubauen und einen Zustand starker Entspannung hervorzurufen.

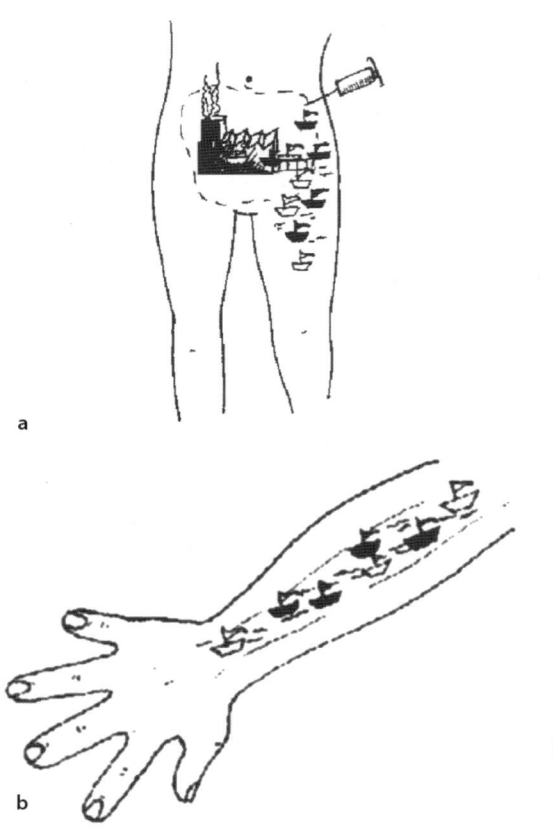

Abb. 9.1a,b Bild zu Erklärungen für jüngere Kinder, wo Leukämiezellen im Körper sind und was im Knochenmark hergestellt wird. (Zeichnungen: Monika Eckey, Lohne)

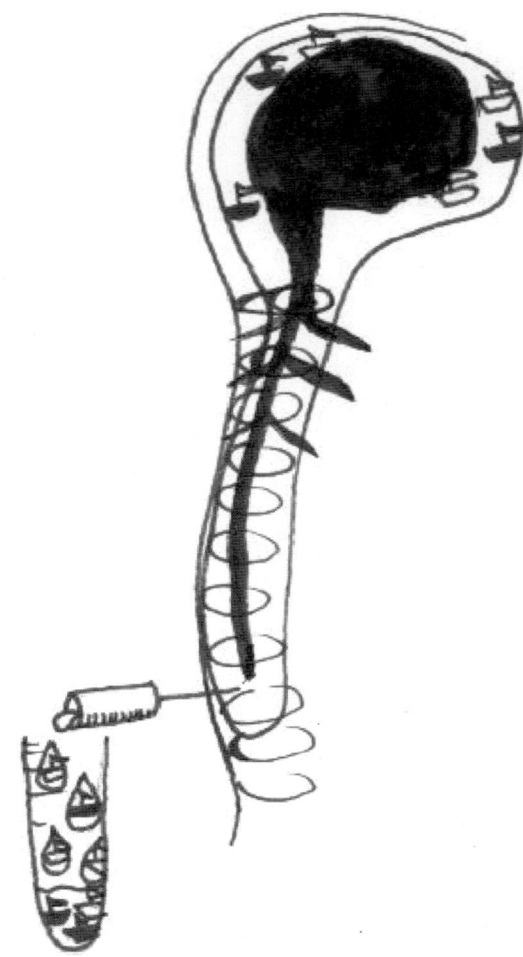

Abb. 9.2 Bild zu Erklärungen für jüngere Kinder, wozu eine Lumbalpunktion gemacht wird. (Zeichnung: Monika Eckey, Lohne)

Bedürfnisse, Anforderungen und Bewältigungsbemühungen des Kindes einzustellen. Zeitmangel oder die Notwendigkeit der Einhaltung einer Routine dürfen nicht als Grund herhalten, Kinder unnötigen Belastungen auszusetzen.

Literatur

Arntz A, Dreesen L, Merckelbach H (1991) Attention, not anxiety, influences pain. Behav Res Ther 29: 41

Bandura A (ed) (1977) Social Learning Theory. General Learning Press, New York

Birnie KA, Petter M, Boerner KE, Noel M, Chambers CT (2012) Contemporary use of the cold pressor task in pediatric pain research: A Systematic Review of Methods. J Pain 13: 817–826

Blount RL, Davis N, Powers SW, Roberts MC (1991) The influence of environmental factors and coping style on children's distress. Clin Psychol Rev 11: 93

Blount RL, Bunke V, Cohen LL, Forbes CJ (2001) The Child-Adult Medical Procedure Interaction Scale-Short Form (CAMPIS-SF): validation of a rating scale for children's and adults' behaviors during painful medical procedures. J Pain Symptom Manage 22: 591–599

Blount RL, Piira T, Cohen LL, Cheng PS (2006) Pediatric procedural pain. Behav Modif 30: 24–49

Broome ME, Bates TA, Lillis PP, McGahee TW (1990) Children's medical fears, coping behaviors, and pain perceptions during lumbar puncture. Oncol Nurs Forum 17: 361–367

Caes L, Vervoort T, Devos P, Verlooy J, Benoit Y, Goubert L (2013) Parental distress and catastrophic thoughts about child pain: implications for parental protective behavior in the context of child leukemia related medical procedures. Clin J Pain 30: 787–799

Chen E, Zeltzer LK, Craske MG, Katz ER (1999) Alteration of memory in the reduction of children's distress during repeated aversive medical procedures. J Consult Clin Psychol 67: 481–490

Chen E, Zeltzer LK, Craske MG, Katz ER (2000) Children's memories for painful cancer treatment procedures: Implications for distress. Child Dev 71: 933–947

Cohen LL, Bernard RS, Greco LA, McClellan C (2002) A child-focused intervention for coping with procedural pain: Are parent and nurse coaches necessary? J Pediatr Psychol 27: 749–757

Cohen LL, Blount RL, Cohen RJ, Ball CM, McClellan CB, Bernard RS (2001) Children's expectations and memories of acute distress: Short- and long-term efficacy of pain management interventions. J Pediatr Psychol 26: 367–374

Cohen LL, Blount RL, Cohen RJ, Schaen ER, Zaff JF (1999) Comparative study of distraction vs. topical anesthesia for pediatric pain management during immunizations. Health Psychol 18: 591

Dahlquist LM, Gil KM, DeLawyer DD, Greene P, Wuori D (1986) Preparing children for medical examinations: the importance of previous medical experience. Health Psychol 5: 249–259

Dahlquist LM, Power TG, Cox CN, Fernbach DJ (1994) Parenting and child distress during cancer procedures: A multidimensional assessment. Child Health Care 23: 149

Das DA, Grimmer KA, Sparnon AL, McRae SE, Thomas BH (2005) The efficacy of playing a virtual reality game in modulating pain for children with acute burn injuries: A randomized controlled trial. BMC Pediatrics 5: 1–10

Fernandez E, Turk DC (1992) Sensory and affective components of pain: separation and synthesis. Psychol Bull 112: 205

Goubert L, Craig KD, Vervoort T, Morley S, Sullivan MJL, de Williams AC, Cano A, Crombez G (2005) Facing others in pain: the effects of empathy. Pain 118: 285–288

Hechler T, Kosfelder J, Denecke H, Dobe M, Hübner B, Martin A, Menke A, Schroeder S, Marbach S, Zernikow B (2008) Schmerzbezogene Copingstrategien von Kindern und Jugendlichen mit chronischen Schmerzen – Überprüfung einer deutschen Fassung der Paediatric Pain Coping Inventory (PPCI). Schmerz 22: 442–457

Hermann C, Hohmeister J, Demirakca S, Zohsel K, Flor H (2006) Long-term alteration of pain sensitivity in school-aged children with early pain experiences. Pain 125: 278–285

Hermann C, Hohmeister J, Zohsel K, Ebinger F, Flor H (2007) The assessment of pain coping and pain-related cognitions in children and adolescents: Current methods and further development. J Pain 8: 802–813

Hermann C, Zohsel K, Hohmeister J, Flor H (2008) Dimensions of pain-related parent behavior: development and psychometric evaluation of a new measure for children and their parents. Pain 137: 689–699

Hollen CJ, Hollen CW, Stolte K (2000) Hospice and hospital oncology unit nurses: A comparative survey of knowledge and attitudes about cancer pain. Oncol Nurs Forum 27: 1593–1599

Jacobsen PB, Manne SL, Gorfinkle K, Schorr O, Rapkin B, Redd WH (1990) Analysis of child and parent behavior during painful medical preocedures. Health Psychol 9: 559

Kleiber C, Harper DC (1999) Effects of distraction on children's pain and distress during medical procedures: A meta-analysis. Nurs Res 48: 44–49

Kristensson-Hallstrom I (2000) Parental participation in pediatric surgical care. AORN J 71: 1021

Kröner-Herwig B, Frettlöh J, Klinger R, Nilges P (Hrsg) (2011) Schmerzpsychotherapie. Springer, Berlin

Kusch M (1992) Verhaltensmedizinische Schmerzbehandlung: Vorbereitung auf die Lumbalpunktion. Kindheit und Entwicklung 1: 53

Kusch M, Bode U (1994) Vorbereitung auf schmerzhafte Prozeduren: Psychologische Grundlagen. In: Petermann F, Wiedebusch S, Kroll T (Hrsg) Schmerz im Kindesalter. Hogrefe, Göttingen, S 223–248

Kusch M, Labouvie H, Bode U (1998) Patientenschulungsprogramm: »Hilfe zur Selbsthilfe« für Familien mit einem krebskranken Kind. Manual der stationären psychologischen Betreuung: Pädiatrische Onkologie (MSPB:PO). Zentrum für Kinderheilkunde, Psychosozialer Dienst der Abteilung für Hämatologie und Onkologie, Bonn

Labouvie H, Petermann F, Kusch M (1994) Schmerzklassifikation. In: Petermann F, Wiedebusch S, Kroll T (Hrsg) Schmerz im Kindesalter. Hogrefe, Göttingen, S 111–131

LaMontagne LL (2000) Children's coping with surgery: a progress-oriented perspective. J Pediatr Nurs 15: 307–312

LaMontagne LL, Well N, Hepworth JT, Johnson BD, Manes R (1999) Parent coping and child distress behaviours during invasive procedures for childhood cancer. J Pediatr Oncol Nurs 16: 3–12

Lander J, Hodgins M, Fowler-Kerry S (1992) Children's pain perceptions and memories. Behaviour Research & Therapy 30: 117–124

Lazarus RS, Folkman S (eds) (1984) Stress, appraisal, and coping. Springer, New York

Liossi C (2006) Psychological interventions for acute and chronic pain in children. Pain: Clinical Updates 14

Liossi C, Hatira P (1999) Clinical hypnosis vs. cognitive behavioral training for pain management with pediatric cancer patients undergoing bone marrow aspirations. Int J Clin Exp Hypn 47: 104–16

Liossi C, White P, Franck L, Hatira P (2007) Parental pain expectancy as a mediator between child expected and experienced procedure-related pain intensity during painful medical procedures. Clin J Pain 23: 392–399

Liossi C, White P, Hatira P (2009) A randomized clinical trial of a brief hypnosis intervention to control venepuncture-related pain of paediatric cancer patients. Pain 142: 255–263

Mansson ME, Bjorkhem G, Wiebe T (1993) The effect of pre-paration for lumbar puncture on children undergoing chemotherapy. Oncol Nurs Forum 20: 39

Manworren RC (2000) Pediatric nurses' knowledge and atti-tudes survey regarding pain. Pediatr Nurs 26: 610

Matziou V, Chrysostomou A, Vlahioti E, Perdikaris P (2013) Parental presence and distraction during painful child-hood procedures. Br J Nurs 22: 470–475

McCaffery M, Ferrell BR (1997) Nurses knowledge of pain assessment and management: how much progress have we made? J Pain Symptom Manage 14: 175–188

McCarthy AM, Cool VA, Hanrahan K (1998) Cognitive beha-vioral interventions for children during painful proce-dures: research challenges and program development. J Pediatr Nurs 13: 55–63

McGrath PA (1990) Pain in children – nature assessment and treatment. Guilford, New York

McMurtry CM, McGrath PJ, Chambers CT (2006) Reassurance can hurt: Parental behavior and painful medical proce-dures. J Pediatr 148: 560–561

McMurtry CM, Noel M, Chambers CT, McGrath PJ (2011) Children's fear during procedural pain: preliminary in-vestigation of the Children's Fear Scale. Health Psychol 30: 780–788

O'Laughlin E, Ridley-Johnson R (1995) Maternal presence during children's routine immunizations: the effect of mother as observer in reducing child distress. Child Health Care 24: 175

Perrin EC, Perrin JM (1983) Clinican's assessments of chil-dren's understanding of illness. Am J Dis Child 137: 874

Petermann F, Mühlig S, Breuker D (1994) Verhaltensmedi-zinische Grundlagen der pädiatrischen Schmerzbe-handlung. In: Petermann F, Wiedebusch S, Kroll L (Hrsg) Schmerz im Kindesalter. Hogrefe, Göttingen, S 61–110

Peterson AM, Cline RJW, Foster TS, Penner LA, Parrott RL, Keller CM, Naughton MC, Taub JW, Ruckdeschel JC, Albrecht TL (2007) Parents' interpersonal distance and touch behavior and child pain and distress during painful pediatric oncology procedures. J Nonverb Behav 31: 79–97

Peterson L (1989) Coping by children undergoing stressful medical procedures: some conceptual, methodologi-cal and therapeutic issues. J Consult Clin Psychol 57: 380–387

Peterson L, Harbeck C, Chaney J, Farmer J, Thomas AM (1990) Children's coping with medical procedures. A conceptu-al overview and integration. Behav Asses 12: 197–212

Powers SW (1999) Empirically supported treatments in pediatric psychology: Procedure-related pain. J Pediatr Psychol 24: 131–145

Rachmann S, Arntz A (1991) The overprediction and under-prediction of pain. Clin Psychol Rev 11: 339–355

Rainville P, Price DD (2003) Hypnosis phenomenology and the neurobiology of consciousness. The Int J Clin Exp Hypn 51: 105–129

Saile H, Burgmeier R, Schmidt LR (1988) A meta-analysis of studies on psychological preparation of children facing medical procedures. Psychol Health 2: 107–132

Schiff WB, Holtz KD, Peterson N, Rakusan T (2001) Effect of an intervention to reduce procedural pain and distress for children with HIV infection. J Pediatr Psychol 26: 417–427

Sparks L (2001) Taking the "ouch" out of injections for chil-dren. Using disctraction to decrease pain. MCN, Am J Matern Child Nurs 26: 72–78

Stinson J, Yamada J, Dickson A, Lamba J, Stevens B (2008) Re-view of systematic reviews on acute procedural pain in children in the hospital setting. Pain Res Manag 13: 51–57

Tanabe P, Buschmann M (2000) Emergency nurses' know-ledge of pain management principles. J Emerg Nurs 26: 299–305

Tsao JC, Zeltzer L (2005) Complementary and alternative medicine approaches for pediatric pain: A review of the State-of-the-science. Evid Based Complement Alternat Med 2: 149–159

Uman LS, Birnie KA, Noel M, Parker JA, Chambers CT, McGrath PJ, Kisely SR (2013) Psychological interventi-ons for needle-related procedural pain and distress in children and adolescents. Cochrane Database Syst Rev 10; 10:CD005179

Wiedebusch S (1994) Die Entwicklung des Schmerzbegriffs im Kindesalter. In: Petermann F, Wiedebusch S, Kroll T (Hrsg) Schmerz im Kindesalter. Hogrefe, Göttingen, S 133–155

Wohlheiter KA, Dahlquist LM (2013) Interactive versus pas-sive distraction for acute pain management in young children: The role of selective attention and develop-ment. J Pediatr Psychol 38: 202–212

Zimmermann M (1994) Schmerz beim Kind und Fetus: Neurophysiologie, Psychophysiologie und Ontogenese. In: Petermann F, Wiedebusch S, Kroll T (Hrsg) Schmerz im Kindesalter. Hogrefe, Göttingen, S 25–45

Psychologische Interventionen bei chronischen Schmerzen

Tanja Hechler, Michael Dobe, Uta Rohr

B. Zernikow (Hrsg.), *Schmerztherapie bei Kindern, Jugendlichen und jungen Erwachsenen,*
DOI 10.1007/978-3-662-45057-4_10, © Springer-Verlag Berlin Heidelberg 2015

10.1   Einleitung

Psychologische Interventionen ergeben sich aus dem biopsychosozialen Modell des chronischen Schmerzes (▶ Kap. 1) und beinhalten neben ausführlicher Edukation Interventionen zur Veränderung
- des Schmerzverhaltens (z. B. bei ausgeprägter schmerzbedingter Passivität),
- der Aufmerksamkeit auf den Schmerz,
- der dysfunktionalen Kognitionen (z. B. »das wird nie aufhören«),
- der körperlichen Anspannung,
- der schmerzrelevanten Emotionen (z. B. der Angst vor Schmerzen).

Familienbezogene Interventionen runden das Profil der psychologischen Interventionen ab und haben zum Ziel,
- ein Verständnis des biopsychosozialen Schmerzverständnis zu etablieren,
- schmerzaufrechterhaltendes Elternverhalten sowie familiäre Stressfaktoren zu erkennen und zu minimieren,
- emotionale Probleme der Eltern zu identifizieren, um ggf. diese Probleme in einer eigenen Therapie zu bearbeiten, sowie
- Eltern als Kotherapeuten zur Unterstützung einer aktiven Schmerzbewältigung zu gewinnen.

10.2   Edukation zum biopsychosozialen Modell des chronischen Schmerzes

Viele Kinder mit chronischen Schmerzen und deren Familien reagieren auf eine psychologische Schmerztherapie mit Vorbehalten. Diese Reaktionen erklären sich dadurch, dass die Kinder und deren Familien oftmals eine falsche Vorstellung über die Indikation einer psychologischen Schmerztherapie haben (»Ich/mein Kind bin/ist doch nicht verrückt.«). Auch fehlt ihnen das Wissen, welche Rolle psychologische Aspekte bei chronischen Schmerzen spielen und was eine psychologische Schmerztherapie beinhaltet. Genau wie im Erwachsenenbereich (Frettlöh 2011) ist es daher wichtig, zu Beginn der psychologischen Schmerztherapie eine umfassende Edukation mit dem Kind und seiner Familie durchzuführen. Im Unterschied zu Edukationen mit erwachsenen Schmerzpatienten ist es dabei zentral, auch die Vorstellungen der Eltern und Bezugspersonen zu berücksichtigen (▶ Abschn. 10.9). Die Edukation sollte im Optimalfall beide, das Kind und die Eltern, gleichermaßen erreichen. In der Praxis zeigt es sich jedoch häufig, dass Kinder und deren Eltern sich darin unterscheiden, wie gut sie die Edukation annehmen können. Es sollte das Ziel des Therapeuten sein, Barrieren und Missverständnisse aufzuarbeiten und ein gemeinsames Modell für die Entstehung und Aufrechterhaltung des chronischen Schmerzes sowie den daraus resultierenden Interventionen zu erarbeiten.

Nach einer erfolgreichen Edukation sind folgende Sachverhalte verstanden worden und können mit eigenen Worten erklärt werden (Details zu Edukation der Eltern und Bezugspersonen ▶ Abschn. 10.9; Dobe u. Zernikow 2012):
- Unterschied zwischen akuten und chronischen Schmerzen, biopsychosoziales Verständnis des chronischen Schmerzes
- Methoden, biologische Grundlagen und Wirkungen psychologischer Schmerztherapien
- Realistische Therapieziele
- Möglichkeiten des Selbstmanagement

Diese Lernziele der Edukation werden durch eine altersgerechte und auf individuelle Überzeugungen ausgerichtete Informationsvermittlung mit entsprechendem Medieneinsatz erreicht. Ein Animationsfilm wurde vom Deutschen Kinderschmerzzentrum entwickelt und steht kostenfrei auf der Homepage unter ▶ http://www.deutsches-kinderschmerzzentrum.de/ zur Verfügung. Weiter hat es sich als sehr hilfreich erwiesen, Edukationsinhalte zu zeichnen oder die Kinder zeichnen zu lassen. Auch Schautafeln wie der Teufelskreis der chronischen Schmerzen (vgl. Dobe u. Zernikow 2012) sind nützlich. Für Jugendliche kann die Edukation die Beschreibung neurobiologischer Prozesse der Schmerzverarbeitung beinhalten, die unterstützt durch ein Gehirnmodell erklärt werden. In ◘ Tab. 10.1 sind beispielhaft Möglichkeiten der Informationsvermittlung zur Erreichung der Ziele dargestellt.

◧ **Tab. 10.1** Informationsvermittlung im Rahmen der Edukation (Details bei Dobe u. Zernikow 2012)

Ziele	Informationsvermittlung
Unterschied zwischen akuten und chronischen Schmerzen	– Beispiele für akute Schmerzerfahrungen und mögliche Auslöser, z. B. Hand auf heißer Herdplatte – Vermittlung der typischen Reaktionen, z. B. Schmerzempfindung, Wegziehen der Hand, Aufmerksamkeitslenkung, emotionale Einordnung des Schmerzes – Vermittlung, dass Schmerz im Gehirn verarbeitet wird und auf spinaler Ebene verstärkt werden kann (▶ Kap. 2) – Unterschiede und Gemeinsamkeiten zu chronischen Schmerzen herausarbeiten, z. B. als Gemeinsamkeit werden beide im Gehirn verarbeitet; als Unterschied: bei chronischen Schmerzen oft keine externen Auslöser, keine Warnfunktion, keine Gewebsverletzung, Persistenz des Schmerzes über den Zeitraum einer möglichen Heilung z. B. bei einem Knochenbruch (3 Monate) hinaus
Biopsychosoziales Verständnis des chronischen Schmerzes	– Teufelskreis chronischer Schmerzen (Dobe u. Zernikow 2012) oder das Fear-Avoidance-Modell (Vlaeyen u. Linton 2000, 2012) altersentsprechend vermitteln
Ableitung von Behandlungsoptionen	– Anhand des Teufelskreises herausarbeiten, an welcher Stelle er durchbrochen werden kann, und welche Interventionen sich dafür anbieten, z. B. hohe Körperselbstaufmerksamkeit → Ablenkungstechniken; körperliche Anspannung → Entspannungsverfahren
Realistische Ziele	– Der Wunsch nach einer zeitnahen Schmerzfreiheit birgt die Gefahr, dass selbst schwächere Schmerzen als störend empfunden werden (Dobe u. Zernikow 2012). – Realistische Zielsetzung, z. B. Reduktion der Schmerzen um 2 Punkte auf der elfstufigen numerischen Ratingskala (Hirschfeld et al. 2014) – Weitere Ziele sollten eher auf Verhaltensebene und nicht anhand von Schmerzcharakteristika bestimmt werden (z. B. zur Schule gehen, Alltag aktiv bewältigen).
Selbstmanagement: Eigene Wege aus dem Schmerz erkennen	– Anhand des Teufelskreises chronischer Schmerzen, z. B. »Was müsste sich aus Deiner Sicht zuerst ändern?«; »Was hast du bereits ausprobiert?«

Wirksamkeit Die Studienlage zur Wirksamkeit der Edukation im Bereich des chronischen Schmerzes in der Pädiatrie ist dünn, obwohl sie standardmäßig in multimodalen Therapieprogrammen enthalten ist. In einem systematischen Review zur Wirksamkeit von Edukationen bei Kindern mit körperlichen Erkrankungen und Schmerzen konnten Barlow u. Ellard (2004) keine Studie zu Edukationen für Kindern mit chronischen Schmerzen identifizieren. Eine Studie an Kindern mit chronischen Bauchschmerzen, die zwar nicht explizit die Wirksamkeit von Edukationen untersuchte, zeigte, dass eine primär aus Edukation bestehende Behandlung durch Mediziner bereits zu einer deutlichen Besserung der Schmerzen führte (van der Veek et al. 2013).

Bei erwachsenen Rückenschmerzpatienten zeigte sich innerhalb einer randomisiert-kontrollierten Studie eine signifikant gesteigerte Therapiemotivation und Offenheit für psychosoziale Erklärungen des Schmerzes, wenn eine Edukation einer kognitiven Verhaltenstherapie vorausging (Hartwich-Tersek et al. 2008). Positive Effekte der Edukation auf den Schmerz und emotionale Variablen konnten auch Morlion et al. (2011) in einer unkontrollierten Studie an erwachsenen chronischen Schmerzpatienten zeigen. In dieser Studie erhielten 53 Patienten vier Edukationssitzungen. Signifikante und klinisch bedeutsame Veränderungen in den Parametern zeigten sich bereits direkt nach diesen vier Sitzungen. Weitere Forschungen zu der Wirksamkeit und zu den angenommenen Wirkmechanismen der Edukation, z. B. einer gesteigerten Selbstwirksamkeit (Bursch et al. 2006), sind insbesondere bei Kindern und Jugendlichen mit chronischen Schmerzen notwendig.

10.3   Modifikation des Schmerzverhaltens

Es gibt zwei zentrale Verhaltensweisen, die Kinder mit chronischen Schmerzen zeigen, und die die Schmerzproblematik aufrechterhalten können:

- **Schonendes und vermeidendes Verhalten** in Form von sozialem Rückzug, Vermeidung von Aktivitäten und Schulabsentismus: Dieses Verhalten kann als ein unangemessener Bewältigungsversuch zur Reduktion der Schmerzen verstanden werden (Dobe u. Zernikow 2012; Vlaeyen u. Linton 2000, 2012; Wager u. Zernikow 2014; ► Kap. 1).
- **Schmerzausdruck im sozialen Kontext** (► Kap. 1): Zwar lässt sich der Schmerz anders als bei akuten Schmerzen (Kunz et al. 2012) nicht immer anhand des Gesichtsausdrucks ablesen. Dennoch kommunizieren Kinder und Jugendliche mit ihren Eltern über die bestehenden Schmerzen, was in der Konsequenz bestimmte Verhaltensweisen beim Empfänger (den Eltern) auslösen kann, wie z. B. Förderung des schonenden Verhaltens. Während es beim akuten Schmerz durchaus sinnvoll ist, dass Eltern ihre Kinder schonen, beruhigen und sich um sie sorgen, sind derartige Verhaltensweisen bei chronischen Schmerzen tatsächlich mit stärkeren Schmerzen sowie stärkerer Beeinträchtigung assoziiert und leider nicht hilfreich (Goubert et al. 2006; Hechler et al. 2011). Eine Veränderung dieser Verhaltensweisen ist daher indiziert. Ziel ist es, Eltern darin anzuleiten, ihre Kinder aktiv in der Schmerzbewältigung zu unterstützen. Entsprechende therapeutische Interventionen werden im ► Abschn. 10.9 dargestellt.

- **Modifikation des Schon- und Vermeidungsverhaltens**

Zur Modifikation des schonenden und vermeidenden Schmerzverhaltens haben sich bei Kindern und Jugendlichen vier Interventionen bewährt (Dobe u. Zernikow 2012; Wicksell et al. 2009):

1. Exposition in vivo, d. h. die Konfrontation mit gefürchteten Aktivitäten insbesondere bei Kindern mit bewegungsabhängigen Schmerzen

2. Initiierung einer aktiven Alltagsbewältigung
3. Verstärkerpläne zur Steigerung des Aktivitätsniveaus
4. Akzeptanzbasierte therapeutische Interventionen

- ■ **Exposition in vivo**

Bei der Exposition in vivo werden Kinder mit chronischen Schmerzen gestuft mit den Aktivitäten konfrontiert, die sie vorher aus Angst vor Schmerzen vermieden haben. Typischerweise schätzen die Kinder dazu ihre Angst vor den Aktivitäten auf einer Ratingskala (z. B. von 0 = keine Angst vor Schmerzen, 100 = sehr starke Angst vor Schmerzen) ein. Es hat sich bewährt, im mittleren Bereich der Angst mit der Konfrontation zu beginnen. Innerhalb der Konfrontation wird das Kind mit therapeutischer Unterstützung angeleitet, die Aktivitäten/Bewegungen trotz bestehender Angst durchzuführen (siehe auch Dobe u. Zernikow 2012), um zu lernen, dass die gefürchteten Schmerzen entweder nicht eintreten oder aber zu bewältigen sind.

Der Wirkmechanismus hinter der Exposition in vivo ist ein Verlernen von ungünstigen Assoziationen zwischen Aktivitäten und Bewegungen und einer Erwartungsangst vor Schmerzen. Aufgrund des gleichzeitigen Auftretens von Schmerzen bei bestimmten Bewegungen lernt das Kind, dass Bewegungen Schmerzen hervorrufen, und versucht, diese Bewegungen durch eine zunehmende Aktivitätseinschränkung zu vermeiden. Durch diese Vermeidung kann es zu einer zunehmenden Immobilisierung kommen, die wiederum das Schmerzerleben verstärken kann (Dobe u. Zernikow 2012; Vlaeyen u. Linton 2000). Die Exposition führt dazu, dass das Kind neue Assoziationen erlernen kann, nämlich dass das Ausführen von Aktivitäten/Bewegungen nicht notwendigerweise mit einer Verstärkung der Schmerzen assoziiert sein muss bzw. dass diese zu bewältigen sind. Das führt dann auf Dauer dazu, dass sich die Angst vor Schmerzen reduziert. Die aktuelle Forschung beschäftigt sich mit den Mechanismen hinter der Exposition, d. h. mit der Frage, ob tatsächlich eine Löschung des vorher Gelernten oder aber eine Überschreibung des Gelernten mit neuen Lerninhalten stattfindet (Craske et al. 2008; Urcelay 2012).

■■ Initiierung einer aktiven Alltagsbewältigung
Der Alltag von Kindern mit schwer beeinträchtigenden chronischen Schmerzen unterscheidet sich deutlich von dem gesunder Kinder. Kinder mit Schmerzen verabreden sich kaum noch mit ihren Freunden, gehen ihren Hobbies nicht mehr nach, besuchen die Schule unregelmäßig und reduzieren zunehmend die Teilnahme am Familienleben (Dobe u. Zernikow 2012). Häufig scheint davon auch das Schlafverhalten bzw. der Tag-Nacht-Rhythmus betroffen zu sein (Palermo u. Fonareva 2006). Schlafprobleme können wiederum einen negativen Einfluss auf die Schmerzempfindungen im Sinne einer erhöhten Sensibilität nehmen. Auf der anderen Seite können Schlafprobleme auch zu Schulabsentismus und Schulproblemen beitragen (Palermo u. Fonareva 2006). Diese Alltagseinschränkungen sollten zu Beginn der Therapie exploriert werden. Sinnvoll kann dann die Initiierung eines geregelten Tagesablaufs unabhängig von der aktuellen Schmerzstärke (Ausnahme: unbehandelte akute Migräneattacken) sein (Dobe u. Zernikow 2012). Während diese Interventionen im stationären Setting durch das Pflege-Erziehungs-Team und den Therapeuten gemeinsam mit den Eltern unterstützt werden (► Kap. 24), ist bei der ambulanten Behandlung die Unterstützung und intensive Begleitung der Eltern zwingend erforderlich. Häufig ist es für Kinder und Eltern aufgrund von schmerzbezogenen Ängsten oder auch elterlichen Schuldgefühlen schwer, diese Alltagsaktivitäten trotz bestehender Schmerzen umzusetzen. Es widerstrebt der elterlichen Intuition, ihre Kinder z. B. trotz bestehender Schmerzen zur Schule zu schicken. Hier sind oft wiederholte Gespräche und eine Wertschätzung der bisherigen elterlichen Bemühungen hilfreich. Bei Jugendlichen sollten diese Gespräche auch Fragen der kindlichen Autonomie und Selbstverantwortlichkeit beinhalten.

■■ Verstärkerpläne zur Steigerung des Aktivitätsniveaus
Wie auch in anderen Kontexten, z. B. bei Kindern mit Aufmerksamkeits-Defizit-Hyperaktivitäts-Syndrom (Döpfner et al. 2002), haben sich Verstärkerpläne zur Verstärkung von Aktivitäten trotz Schmerzen bei Kindern unter 12 Jahren bewährt. Neue Verhaltensweisen des Kindes (z. B.

sich bei Schmerzen ablenken) werden z. B. mit einem Stempel belohnt. Bei einer bestimmten Anzahl von Stempeln wird dem Kind ein (angemessener) Wunsch erfüllt, z. B. Spielzeit mit den Eltern. Der Wirkmechanismus von Verstärkerplänen besteht darin, dass Verhaltensweisen, denen Positives folgt, häufiger gezeigt werden, als Verhaltensweisen, denen etwas Negatives folgt. Wichtig ist bei der Erarbeitung der Verstärkerpläne, dass die Verstärkung unmittelbar auf das Verhalten folgt, damit das Kind den Zusammenhang zwischen Verhalten und Verstärker erlernen kann. Zur Aufrechterhaltung des Verhaltens wird dann nicht mehr kontinuierlich (also bei jedem Verhalten), sondern erst nach einem bestimmten Intervall verstärkt (flexible Verstärkerpläne). Weitere Interventionen zur Modifikation des Schmerzverhaltens im stationären Setting, wie z. B. die Einrichtung von Stresstagen, während derer die Kinder mit einem erheblichen Zeitdruck und verschiedenen Aufgaben konfrontiert werden, um die körperlichen, emotionalen und kognitiven Reaktionen in der Stresssituation zu beobachten und deren Bewältigbarkeit zu überprüfen, finden sich in Dobe u. Zernikow (2012).

■■ Exposition im Rahmen von akzeptanzbasierten therapeutischen Interventionen
Eine andere Form der Exposition wird im Rahmen von akzeptanzbasierten therapeutischen Interventionen durchgeführt (Wicksell et al. 2009). In der akzeptanzbasierten Therapie geht man davon aus, dass man sich von dysfunktionalen Annahmen oder Bewertungen und den damit einhergehenden negativen Gefühle oder unangenehmen Körperempfindungen wenig distanzieren kann, so dass diese als real und endgültig erlebt werden und somit eine aktive Schmerzbewältigung verhindern. Dies wird als **kognitive Fusion** bezeichnet. Beispielsweise kann das Verhalten eines Kindes von folgendem dysfunktionalen Gedanken bedingt werden: »Oh Gott, wenn ich mich jetzt mehr bewege, werden die Schmerzen immer schlimmer und ich kann morgen nicht die Klassenarbeit mitschreiben!« In der Folge wird es deswegen traurig oder ängstlich, zieht sich zurück und vermeidet die aktive Schmerzbewältigung. Ziel der Therapie ist es, mit dem Kind seine persönlichen Ziele zu erarbeiten und diese zu verfolgen, auch wenn negative Gefühle, Gedanken

oder körperliche Empfindungen wie Schmerz auftreten (**kognitive Defusion**).

Eine zentrale Fähigkeit, die dies erleichtert, ist dabei die sog. **psychologische Flexibilität** (McCracken u. Vowles 2007). Diese wird definiert als die Fähigkeit, effektiv nach den persönlichen Wünschen zu handeln, ohne dass negative Gedanken oder Gefühle darauf Einfluss nehmen können. Anders als in kognitiv-behavioralen Therapien ist die Symptomreduktion hier nicht das primäre Therapieziel, sondern stattdessen ein flexibler Umgang mit negativen Gedanken oder körperlichen Sensationen. Die Exposition erfolgt in der Therapie dadurch, dass Kinder mit vermiedenen Situationen, die ihnen wichtig sind, konfrontiert werden. Sie werden dann angeleitet, diese Situationen aufzusuchen bzw. diese Aktivitäten auszuführen, indem sie gleichzeitig lernen, negative Gedanken, Gefühle und körperliche Empfindungen zu akzeptieren (Wicksell et al. 2009).

Wirksamkeit der Expositionen   Der Erfolg der Exposition in vivo wurde insbesondere an erwachsenen Rückenschmerzpatienten nachgewiesen (für eine Übersicht siehe Bailey et al. 2010). Randomisiert-kontrollierte Studien an Kindern und Jugendlichen fehlen bis dato. Wicksell et al. (2009) konnten in einer randomisiert-kontrollierten Studie an 32 Kindern mit multiplen Schmerzdiagnosen erste Hinweise für die Effektivität einer akzeptanzbasierten Therapie mit Exposition liefern. Hier wurden Kinder in der akzeptanzbasierten Therapie mit Kindern verglichen, die eine multidisziplinäre Schmerztherapie und das Antidepressivum Amitriptylin erhielten. Die akzeptanzbasierte Therapie umfasste 10 Sitzungen mit dem Kind und 2 Sitzungen mit den Eltern. In der multidisziplinären Therapie wurden die Kinder innerhalb eines Zeitraums von 5 Monaten etwa 10× von unterschiedlichen Therapeuten (Psychiater/Psychologe, Physiotherapeut, Arzt) gesehen. Bei den meisten Sitzungen waren die Eltern anwesend. Nach der Intervention zeigten sich stärkere Verbesserungen der Beeinträchtigung bei Kindern, die die akzeptanzbasierte Therapie erhalten haben. Auch nach 3 bzw. 6 Monaten zeigte sich eine Überlegenheit dieser Therapie, u. a. bezüglich der Beeinträchtigung und der Angstparameter.

10.4 Modifikation der Aufmerksamkeit

Viele Reize erregen unsere Sinnesorgane. Wir nehmen jedoch nur eine kleine Teilmenge dieser Reize wahr, der Rest wird ignoriert. Dies bezeichnet man als **selektive Aufmerksamkeit** (Pinel 2007). Die selektive Aufmerksamkeit verbessert die Wahrnehmung der Reize, die im Fokus sind, auf Kosten der Wahrnehmung von Reizen, die ignoriert werden. Akuter und chronischer Schmerz binden als potenzielle Warnsignale die Aufmerksamkeit. Kinder und Jugendliche unterscheiden sich darin, wie viel Aufmerksamkeit sie der Wahrnehmung von Schmerzen widmen. Jüngste Studien konnten zeigen, dass Kinder mit frühen Schmerzerfahrungen (Hohmeister et al. 2009, 2010) und Kinder mit einer angstbesetzten Verarbeitung von Schmerzen (Vervoort et al. 2013) stärker dazu neigen, ihre Aufmerksamkeit auf die Schmerzen zu richten. Dies führt in der Konsequenz zu einer verbesserten, d. h. stärkeren, Schmerzwahrnehmung.

- **Ablenkungsstrategien**

Ablenkungsstrategien haben sich daher als effektive Maßnahmen zur Schmerzreduktion bei akuten (▶ Kap. 9) und chronischen Schmerzen etabliert. Dabei unterscheidet man drei grundsätzliche Formen der Ablenkung (Bushnell et al. 2004):

1. Ablenkung, indem die Aufmerksamkeit auf interessante und bedeutsame externe Stimuli gerichtet wird, z. B. auf ein Videospiel.
2. Ablenkung, indem mentale Übungen durchgeführt werden (z. B. Wörter finden im Ablenkungs-ABC), die die Aufmerksamkeit binden.
3. Ablenkung durch Imaginationsverfahren, während derer sich ein Kind eine innere Realität (z. B. einen sicheren Ort) in der Abwesenheit eines äußeren Reizes vorstellt.

Ablenkung durch bedeutsame externe Stimuli   Die einfachste Form dieser Ablenkung besteht darin, sich auf externe Stimuli in der Umgebung zu konzentrieren, z. B. Geräusche, Bilder. Zudem hat sich bei Kindern der Einsatz von **achtsamkeitsbasierten Verfahren** bewährt (Dobe u. Zernikow 2012). Achtsamkeit wird dabei verstanden als eine besondere Form der Aufmerksamkeit, die absichtsvoll ist, sich auf die Gegenwart (also den aktuellen Moment) bezieht und nicht wertend ist (Kabat-Zinn et al. 1985). Ziel der achtsamkeitsbasierten Techniken ist es, die Wahrnehmung auf mit dem Schmerz inkompatible Sinneswahrnehmungen (z. B. Geräusche hören, Dinge sehen) zu richten und so die Schmerzwahrnehmung zu verringern. Eine Technik, die speziell für Kinder mit chronischen Schmerzen adaptiert wurde, ist die 5-4-3-2-1-Technik, die in Dobe u. Zernikow (2012) detailliert beschrieben wird.

Ablenkung durch mentale Übungen Die mentalen Übungen dienen dazu, die Aufmerksamkeit zu binden. Dobe u. Zernikow (2012) haben das sog. Ablenkungs-ABC für Kinder ab 8 Jahre detailliert und in verschiedenen Formen dargestellt. Hier werden Kinder je nach Alter in verschiedenen Komplexitätsstufen dazu angeleitet, bei auftretenden Schmerzen z. B. sprachbasierte Suchprozesse auszulösen. Das Ablenkungs-ABC kann mit der Aufmerksamkeit auf andere Sinneskanäle kombiniert werden.

Wirksamkeit von Ablenkungsstrategien Aktuell fehlt es an Studien, die gezielt die Wirksamkeit von Ablenkungsstrategien bei Kindern mit chronischen Schmerzen untersucht haben. Indirekte Belege kommen aus Studien, die multimodale Therapieverfahren mit Ablenkungsstrategien an Kindern mit verschiedenen Schmerzstörungen angewandt haben und bedeutsame Reduktionen der Schmerzen und der Beeinträchtigung erreichen konnten (Eccleston et al. 2012a, 2014).

▪ **Imaginationsverfahren**
Unter einer **Imagination** wird ein dynamischer psychophysiologischer Prozess verstanden, bei dem sich ein Kind eine innere Realität (z. B. einen Schmerzkämpfer) in der Abwesenheit eines äußeren Reizes vorstellt (Lüking u. Martin 2011). Es hat sich gezeigt, dass diese Imaginationen mit parallel ablaufenden inneren Reaktionen einhergehen, wie z. B. Emotionen oder psychophysiologischen Prozessen. Imaginationen werden daher eingesetzt, um Bewusstseinszustände, psychophysiologische Prozesse oder Verhalten zu verändern.

Bei Kindern und Jugendlichen mit chronischen Schmerzen werden insbesondere angenehme Imaginationen wie der sichere Ort oder der Schmerz-

kämpfer angewendet (vgl. auch Dobe u. Zernikow 2012). Ziel ist es dabei, durch die mit der Imagination einhergehenden physiologischen Reaktionen (z. B. Entspannung) sowohl die Stimmung positiv zu beeinflussen als auch die Körperselbstaufmerksamkeit zu reduzieren. Bei der Übung »**sicherer Ort**« beispielsweise soll sich das Kind einen Ort (z. B. ein realer Ort oder ein Ort in der Fantasie) mit möglichst vielen Sinnen (»Was sieht das Kind dort?«, »Was kann es fühlen, riechen etc.?«) vorstellen. Dieser »sichere Ort« soll für das Kind mit positiven Gefühlen wie Sicherheit und Geborgenheit assoziiert sein.

Wirksamkeit der Imagination Eindrucksvoll konnten van Tilburg et al. (2009) die Wirksamkeit von Imaginationsverfahren (»guided imagery«) bei 34 Kindern mit funktionellen Bauchschmerzen nachweisen. In ihrer Studie randomisierten sie die Kinder in eine Interventionsgruppe, die neben der medizinischen Standardtherapie Imaginationsverfahren erhielt, und eine Kontrollgruppe, die ausschließlich die medizinische Standardtherapie erhielt. Direkt nach der Therapie zeigte sich eine deutliche stärkere Symptomreduktion der Interventionsgruppe. Auch nach 6 Monaten konnten in der Interventionsgruppe die erzielten Verbesserungen aufgezeigt werden.

10.5 Modifikation dysfunktionaler Gedanken

Als dysfunktionale Gedanken bezeichnet man Gedanken, die aufgrund ihres Inhalts und ihrer erlebten Intensität das Funktionsniveau eines Kindes einschränken. Typische Gedanken sind z. B. »Der Schmerz wird niemals aufhören« oder »Ich fühle mich völlig hilflos und weiß nie, was ich tun soll, wenn ich Schmerzen habe«, die man auch unter dem Konstrukt des **schmerzbezogenen Katastrophisierens** zusammenfassen kann (▶ Kap. 1). Als schmerzbezogenes Katastrophisieren bezeichnet man eine habituelle, schnelle Bewertung einer Schmerzsituation als aussichtslos, immer schlimmer werdend. Man fühlt sich der Situation hilflos ausgeliefert (Sullivan et al. 2006). Studien an Kindern konnten zeigen, dass das Katastrophisieren mit stärkeren selbst berichteten Schmerzen und Beeinträchtigungen einhergeht (Crombez et al. 2003; Kröner-Herwig u. Maas 2013). Ein erster Schritt in der Behandlung ist es, dem Kind den Zusammenhang zwischen Gedanken und Gefühlen einerseits sowie physiologischer Aktivierung andererseits zu verdeutlichen (▶ Kap. 1). Danach wird das Kind darin angeleitet, seine dysfunktionalen Gedanken selbst zu erkennen und zu beobachten (z. B. anhand von Gedankenprotokollen – siehe Dobe u. Zernikow (2012) für eine ausführliche Darstellung des Vorgehens). Erst dann ist der Einsatz von Techniken zur Modifikation von dysfunktionalen Gedanken möglich.

Man unterscheidet dabei zwei Vorgehensweisen im Umgang mit ungünstigen Gedanken:

— Kognitive Umstrukturierung bei Kindern und Jugendlichen mit als veränderbar erlebten Schmerzen
— Akzeptanzbasierte Methoden bei Kindern und Jugendlichen mit als unveränderlich erlebten Schmerzen

▪ Kognitive Umstrukturierung

Abhängig vom Alter des Kindes lassen sich verschiedene Methoden anwenden. Für jüngere Kinder (8–12 Jahre), die in ihren Gedanken noch sehr flexibel sind, haben sich Methoden der **positiven Selbstinstruktion** etabliert (Dobe u. Zernikow 2012). Hier wird das Kind angeleitet, die ungünstigen Gedanken (»Das wird nie besser.«) durch positive Gedanken (»Ich unternehme kleine Schritte, damit es besser wird.«) zu ersetzen.

Bei älteren Kindern (ab ca. 12 Jahren) kann die kognitive Umstrukturierung nach folgendem Vorgehen umgesetzt werden (Dobe u. Zernikow 2012):

1. Erarbeiten eines altersentsprechenden kognitiven Modells zum Zusammenhang zwischen ungünstigen Gedanken und Schmerzverschlimmerung
2. Identifikation von ungünstigen Gedanken
3. Infragestellen der ungünstigen Gedanken, z. B. mittels der Technik des sokratischen Dialogs, »schwarzen« und »bunten« Gedanken oder durch Verhaltensexperimente
4. Üben der neuen funktionalen Gedanken

Verhaltensexperimente stellen eine zentrale Methode zur Überprüfung von Gedanken dar. Durch sie kann ein Realitätstest der Gedanken erfolgen. Typischerweise wird dabei ein Gedanke herausgegriffen, z. B. »Wenn ich Schmerzen habe, kann ich kein Klavier spielen.« Das Kind wird dann auf den Versuch vorbereitet, Klavier zu spielen, obwohl es Schmerzen hat. Vorab wird geklärt, welchen genauen Gegenbeweis das Kind für den dysfunktionalen Gedanken benötigt, z. B. durch die Frage: »Wie lange musst Du Klavier spielen, damit Du weißt, dass Du auch mit Schmerzen Klavier spielen kannst?« Nach der Durchführung des Verhaltensexperiments wird der neue funktionale Gedanke herausgearbeitet, z. B. »Ich kann noch nicht so lange Klavier spielen, aber ich kann mit Schmerzen Klavier spielen. Ich konnte mit den Schmerzen besser umgehen als ich dachte.«

Wirksamkeit der kognitiven Umstrukturierung   Aktuell fehlt es an Studien, in denen die Wirksamkeit der kognitiven Umstrukturierung an Kindern mit chronischen Schmerzen untersucht wurde.

▪ Akzeptanzbasierte Methoden

Akzeptanzbasierte Methoden in der Schmerztherapie unterscheiden sich von denen der kognitiven Verhaltenstherapie in ihrem Therapieziel. Während die Methoden der kognitiven Verhaltenstherapie auf eine Symptomveränderung (z. B. Veränderung der empfundenen Schmerzen oder der dysfunktionalen Gedanken) abzielt, hat die akzeptanzbasierte Therapie das Ziel, dass das Kind in die Lage versetzt wird, seine eigenen Ziele trotz bestehender unangenehmer Empfindungen, Gedanken, Gefühle zu erreichen (Dobe u. Zernikow 2012; Wicksell et al. 2009). Zentral dabei ist es, einen Zustand der **Achtsamkeit** zu erreichen. Achtsamkeit wird definiert als ein hoch entwickelter, kohärenter, systematischer und multimodaler Aufmerksamkeitszustand (Kabat-Zinn et al. 1985). In diesem Zustand ist das Kind in der Lage, unangenehme Erfahrungen, Gedanken, Gefühle aus einer Distanz heraus wertungsfrei zu beobachten, sodass diese keinen Einfluss auf seine/ihre Ziele nehmen können.

Zur Erreichung des Therapieziels wird in vier Schritten vorgegangen (vgl. Dobe u. Zernikow 2012):

1. Im ersten Schritt wird dem Kind der Unterschied zwischen einer kämpferischen, einer resignativen und einer akzeptanzbasierten Haltung vermittelt, z. B. in einer Übung, während derer das Kind mit kleinen, leichten Papierkügelchen beworfen wird. Es kann versuchen auszuweichen (kämpferisch), sich leicht zu bewegen und immer treffen lassen (resignativ) oder bewusst stehen zu lassen und bewusst zuzuschauen, wie die leichten Papierkügelchen es treffen (akzeptanzbasiert). Diese Übung kann mit Kommentaren verstärkt werden – kämpferisch: »Ich schaffe es, jeder Kugel auszuweichen.« »Mist, da hat mich doch schon wieder eine getroffen, aber jetzt werde ich jeder ausweichen.«; resignativ: »Ach, jetzt hat mich schon wieder eine Kugel getroffen.«; akzeptanzbasiert: »Schau an, eine Kugel, und noch eine.«

2. Im zweiten Schritt wird die achtsame Haltung des Kindes trainiert, z. B. anhand einer Atem-Achtsamkeits-Übung.

3. Im dritten Schritt trainiert der Therapeut mit dem Kind eine distanzierte Beobachtung der Gedanken, z. B. in Form von sprachlichen oder imaginativen Distanzierungstechniken (z. B. Gedankenverzerrung).

4. Im letzten Schritt werden die persönlich wichtigen Ziele des Kindes (z. B. Freunde treffen) mit dem aktuellen Verhalten (z. B. im Bett liegen) verglichen und Strategien erarbeitet, wie das Kind seine Ziele schrittweise umsetzen kann.

Wirksamkeit von akzeptanzbasierten Methoden Zur Wirksamkeit der akzeptanzbasierten Methoden bei Kindern mit chronischen Schmerzen liegt bis dato eine randomisiert-kontrollierte Studie von Wicksell et al. (2009) vor (▶ Abschn. 10.3).

10.6 Modifikation der schmerzbezogenen Emotionen

Schmerzbezogene Emotionen umfassen Emotionen, die im direkten Zusammenhang zum Schmerzerleben der Kinder stehen, wie z. B. Angst vor Schmerzen (Simons et al. 2011). Während das Fear-Avoidance-Modell von Vlaeyen u. Linton (2000, 2012) einen theoretischen Rahmen zum Zusammenhang von schmerzbezogenen Ängsten und der Aufrechterhaltung von Schmerzen und Beeinträchtigung gibt (▶ Kap. 1), ist die Erforschung der schmerzbezogenen Ängste bisher rudimentär und primär anhand von Selbstauskünften erfolgt.

Elaborierte Angstmodelle aus dem Bereich der Panikstörung (Hamm et al. 2014; Lang et al. 2000) können helfen, das Verständnis der Angst vor Schmerzen zu erweitern. Menschen mit Panikstörungen leiden unter zwei zentralen Symptomen: erstens unter wiederholt auftretenden Panikattacken und zweitens unter einer Erwartungsangst vor weiteren Panikattacken. Diese **Erwartungsangst** entsteht durch (klassisch konditionierte) Lernprozesse. Nach der ersten Panikattacke, die mit zahlreichen Symptomen körperlicher Erregung (Herzrasen, Atemstörungen etc.) einhergeht, hat die betroffene Person eine Verbindung zwischen der panischen Angst und diesen Symptomen gelernt. Die Symptome betreffen die Wahrnehmung, die kognitive und die emotionale Verarbeitung körpereigener Empfindungen (Craig 2003) und werden daher auch als **interozeptive Symptome** bezeichnet. Menschen mit Panikstörungen entwickeln eine fortdauernde Angst vor einer erneuten Panikattacke. Das führt einerseits dazu, dass Symptome körperlicher Erregung vermehrt auftreten, andererseits die Wahrnehmung dieser Symptome verstärkt ist. Werden die Erregungssymptome nun bewusst wahrgenommen, wird ein Zustand der Erwartungsangst mit entsprechenden psychophysiologischen Prozessen, z. B. zunehmender körperlicher Erregung, ausgelöst. Wenn die Symptome weiter aggravieren, entwickelt sich eine Panikattacke (Hamm et al. 2014).

Eine ähnliche Erwartungsangst wird auch bei Kindern und Erwachsenen mit chronischen Schmerzen vermutet (De Peuter et al. 2011). Starke und unkontrollierbare Schmerzen können mit einer Vielzahl von interozeptiven Empfindungen, wie z. B. leichtes Druckgefühl oder Schwindel, einhergehen. Kinder, die stark unter chronischen Schmerzen leiden, erwarten ängstlich das Wiederauftreten der Schmerzen. Um frühe Warnsignale zu erkennen, werden insbesondere solche Signale beachtet, die den Schmerz möglicherweise ankündigen. Es entsteht analog zu Panikstörungen ein Zustand der Erwartungsangst. In diesem Zustand ist das Kind physiologisch angespannt, produziert mehr interozeptive Empfindungen und nimmt diese zudem sensibler wahr. Die gesteigerte Wahrnehmung erhöht die Erwartungsangst und resultiert in einem verstärkten Vermeidungsverhalten.

Die Bedeutung der angstbesetzten Verarbeitung von interozeptiven Reizen wurde erst in jüngster Zeit vermehrt diskutiert (De Peuter et al. 2011; Vlaeyen u. Linton 2012). Es fehlt an Grundlagenstudien, die die angenommenen Zusammenhänge systematisch untersuchen.

- **Interozeptive Exposition**

Eine wirkungsvolle Methode zur Behandlung einer angstbesetzten Verarbeitung von interozeptiven Reizen ist die interozeptive Exposition. Bei dieser Methode werden beispielsweise Patienten mit Panikattacken mit den gefürchteten Reizen durch therapeutisch geleitete Hyperventilationsaufgaben konfrontiert. Ziel der Übungen ist es, die Erfahrung zu machen, dass interozeptive Empfindungen nicht per se bedrohlich oder eine Katastrophe darstellen, sondern dass diese vorübergehen und somit ohne Angst wahrgenommen werden können. Der Wirkmechanismus hinter der Exposition sind vermutlich Überschreibungsprozesse von Lerninhalten (Vervliet u. Geens 2014). Trotz der mangelnden Grundlagenforschung zur angstbesetzten Verarbeitung von interozeptiven Reizen bei Menschen mit chronischen Schmerzen werden seit 2009 vermehrt Studien zur Wirksamkeit der interozeptiven Exposition bei Kindern und Erwachsenen mit chronischen Schmerzen durchgeführt (Craske et al. 2011; Flink et al. 2009; Hechler et al. 2010; Nicholas et al. 2013; Wald et al. 2010).

Bei Kindern und Jugendlichen mit chronischen Schmerzen wurde eine adaptierte interozeptive Exposition, die sog. **Schmerzprovokation**, von Dobe et al. (2009) entwickelt und im Rahmen einer Fall-Kontroll-Studie hinsichtlich ihrer Wirksamkeit überprüft (Hechler et al. 2010). In dieser Intervention werden Kinder in ihrer Vorstellung mit einem gefürchteten Schmerzanstieg konfrontiert, z. B. um Punkt 2 auf einer numerischen Ratingskala. Die Kinder geben ein Signal, sobald sie sich diesen Anstieg vorgestellt haben. Dann wenden sie unter therapeutischer Anleitung Schmerzbewältigungsstrategien an, um den vorgestellten Schmerz wieder herabzusenken (für eine detaillierte Darstellung der Intervention siehe Dobe u. Zernikow 2012).

Wirksamkeit der interozeptiven Exposition Die Befundlage zur Wirksamkeit ist uneinheitlich, obwohl die überwiegende Zahl der Studien positive Effekte der Intervention auf die wahrgenommene Schmerzintensität und schmerzbezogene Ängste nachweisen konnte, u. a. auch bei Kindern mit chronischen Schmerzen (Hechler et al. 2010). Die uneinheitlichen Befunde können auf die fehlende Grundlagenforschung, u. a. dahingehend, inwieweit interozeptive Empfindungen überhaupt Angstreaktionen bei Menschen mit chronischen Schmerzen auslösen, zurückgeführt werden. Entsprechend heterogen ist auch die Konzeption der interozeptiven Exposition in den bisher publizierten Studien. Einige Studien folgen einem ähnlichen Vorgehen wie Dobe et al. (2009) und leiten die Patienten an, sich auf die sensorische Qualität ihrer Schmerzen zu konzentrieren, um eine kurzfristige Steigerung der Schmerzintensität herbeizuführen (Flink et al. 2009). Andere führen Hyperventilationsaufgaben bei erwachsenen Schmerzpatienten mit komorbider posttraumatischer Belastungsstörung durch (Wald et al. 2010). Wieder andere lassen ihre Patienten auf verschiedene Arten interozeptive Empfindungen hervorrufen, z. B. durch das Anspannen des Bauches, den Verzehr eines heißen Getränks (Craske et al. 2011). Obwohl die Studien erste Hinweise für den Nutzen der interozeptiven Exposition liefern, bedarf es weiterer Grundlagen- und Therapiestudien, bevor diese Interventionen Verbreitung in die Schmerzpsychotherapie finden können.

10.7   Modifikation der körperlichen Anspannung

Entspannungsverfahren bilden einen weiteren Baustein der Schmerztherapie. Dabei hängt die Wahl des Entspannungsverfahrens von den Präferenzen des Kindes, dem Behandlungskontext und dem Schmerzbild ab. Zur Auflösung des Teufelskreises zwischen Anspannung, Angst und Schmerz

(▶ Kap. 1) werden typischerweise die sog. »klassischen Entspannungsverfahren« wie progressive Muskelentspannung (PMR) oder autogenes Training eingesetzt, wobei sich das autogene Training gegenüber der PMR als unterlegen erwiesen hat (Lüking u. Martin 2011). PMR ebenso wie Biofeedbackverfahren eignen sich über den Entspannungsaspekt hinaus zur Steigerung der Selbstwirksamkeit. Im klinischen Alltag hat es sich bewährt, die PMR erst im Therapieverlauf in die Therapie zu integrieren, während die Biofeedbacktherapie durchaus am Anfang der Therapie zu Edukationszwecken (Erkennen des Zusammenhangs von Stress und körperlicher Anspannung sowie des Zusammenhangs mit Schmerz) eingesetzt werden kann (▶ Abschn. 10.2).

Zentrales Ziel der Entspannungsverfahren ist es, über unterschiedliche Techniken selbstständig eine Entspannungsreaktion herbeizuführen. Diese Entspannungsreaktion ist durch
- neuromuskuläre Veränderungen, z. B. Abnahme des Muskeltonus,
- kardiovaskuläre Veränderungen, z. B. Verlangsamung der Herzfrequenz,
- respiratorische Veränderungen, z. B. gleichmäßiger Atemrhythmus,
- elektrodermale Veränderungen, z. B. Abnahme des Hautleitwiderstandes und durch
- zentralnervöse Veränderungen, z. B. Veränderungen der hirnelektrischen Aktivität,

gekennzeichnet (Lüking u. Martin 2011). Neben diesen physiologischen Prozessen geht die Entspannung mit psychologischen Prozessen einher, die die Schmerzsymptome positiv beeinflussen können. Diese sind die Förderung der Selbstkontrolle, die Schulung der Aufmerksamkeit, die generelle Entspannung und dadurch Steigerung des Wohlbefindens (Lüking u. Martin 2011). Im Folgenden werden drei Entspannungsverfahren sowie die transkutane elektrische Nervenstimulation (TENS) dargestellt:
1. Progressive Muskelentspannung (PMR) nach Jacobson
2. Biofeedbacktherapie
3. Fantasiereisen
4. Transkutane elektrische Nervenstimulation (TENS)

■ **Progressive Muskelentspannung (PMR) nach Jacobson**

Bei der PMR werden Muskelgruppen in einer bestimmten zeitlichen Reihenfolge angespannt und entspannt. Beginnend mit den großen Muskelgruppen der Extremitäten über die Muskulatur des Rumpfes bis zu den kleinen Muskelgruppen des Gesichts wird jeweils die gleiche Abfolge eingeübt:
- Anspannung der Muskelgruppe
- Bewusste Wahrnehmung der Anspannung
- Langsame Entspannung der Muskelgruppe
- Lenkung der Aufmerksamkeit auf das Gefühl der Entspannung in den entspannten Muskelgruppen

Die Kinder erhalten CDs mit den Entspannungsinstruktionen (z. B. mit musikalischer Unterstützung) für ihre häuslichen Übungen. Zu empfehlen ist eine Trainingsdauer von 5–10 Wochen unter fachkundiger Anleitung. Das PMR ist ein sog. übendes Verfahren, d. h., dass der Erfolg davon abhängt, wie konsequent das Verfahren trainiert wird.

Wirksamkeit der PMR Insgesamt wurde die PMR selten isoliert als Intervention untersucht, sondern stattdessen wurden kognitiv-behaviorale Interventionen, die u. a. PMR enthielten hinsichtlich ihres therapeutischen Nutzens untersucht (Eccleston et al. 2012a, 2014). Im Erwachsenenbereich kann auf der Basis der vorliegenden Studien die Empfehlung gegeben werden, dass durch das Erlernen von Entspannungsverfahren insbesondere für Patienten mit Kopfschmerzen positive Effekte auf körperliche Parameter, aber auch auf mediierende psychologische Parameter erzielt werden können (Lüking u. Martin 2011).

Bei schmerzkranken Kindern, die sich durch eine ausgeprägte Körperselbstaufmerksamkeit auszeichnen, erscheint das Anwenden der PMR nicht günstig, da sich dadurch zunächst die Körperselbstaufmerksamkeit verstärken kann. Die PMR sollte daher erst nach einer ausführlichen Edukation und Eignungsexploration Anwendung finden (Dobe u. Zernikow 2012).

■ **Biofeedbacktherapie**

Ziel der Biofeedbacktherapie ist es, die Kontrolle der Kinder über psychophysiologische Prozesse zu erhöhen. Dazu werden physiologische Prozesse, wie z. B. die elektrische Muskelaktivität, erfasst und dem Kind z. B. in Form von abnehmenden Balken entsprechend der Reduktion der Muskelanspannung sichtbar gemacht. Der Wirkmechanismus der Biofeedbacktherapie ist noch nicht ausreichend erforscht. Mögliche Kandidaten sind operante Verstärkermechanismen, d. h., dass das Kind für eine Entspannungsreaktion belohnt wird; die Erhöhung der Interozeptionsfähigkeit (der Wahrnehmung also von körpereigenen Empfindungen) und die Steigerung der Selbstwirksamkeit durch positive Rückmeldungen (Lüking u. Martin 2011). Die Durchführung und Anleitung von Biofeedbackverfahren sollte durch geschultes Fachpersonal erfolgen Bei kindgerechten Instruktionen und entsprechender technischer Umsetzung können Kinder ab 7 Jahren ein Biofeedbackverfahren erlernen.

Wirksamkeit der Biofeedbacktherapie In einer systematischen Übersichtsarbeit zu den existierenden Wirksamkeitsstudien der Biofeedbacktherapie konnten Hermann u. Blanchard (2002) zeigen, dass die Biofeedbacktherapie Kopfschmerzen bei Kindern mit Migräne (15 Studien) und Spannungskopfschmerzen (5 Studien) wirkungsvoll und langfristig reduzieren kann. Ob die Biofeedbacktherapie auch bei Kindern mit anderen Schmerzformen (z. B. muskuloskelettalen Schmerzen) wirksam ist, wurde bisher kaum untersucht.

- **Fantasiereisen**

Fantasiereisen sind meist in Geschichten verpackte Kurzformen z. B. der PMR, welche sich an jüngere Kinder bis 11 Jahre wenden. Ziel der Fantasiereisen ist es, die Kinder auf erzählerischer-kindlicher Ebene mit der Entspannungstechnik vertraut zu machen. Fantasiereisen können problemlos von Eltern angewendet werden und bieten so die Möglichkeit gemeinsamer zusätzlicher Zeit, die von den Schmerzen unabhängig ist.

- **Transkutane elektrische Nervenstimulation (TENS)**

Die TENS arbeitet mit einem schwachen Wechselstrom, der vermutlich neuromodulatorische Stimuli zur Muskelentspannung, Durchblutungsförderung und Schmerzreduktion auslöst (Disselhoff

2007). Es wird vermutet, dass Reizströme periphere Nerven, Muskulatur und die Haut bzw. Unterhaut stimulieren und eine spinale sowie zentrale Reaktion provozieren, die u. a. in einer segmentalen spinalen Schmerzhemmung bestehen soll (Disselhoff 2007).

Auch Kinder und Jugendlichen sind nach einer kurzen Einweisung sehr schnell in der Lage, das Gerät selbstständig zu bedienen. Eine detailliertere Beschreibung findet sich in ▶ Kap. 11.

10.8 Gruppentherapeutische Interventionen

Die oben beschriebenen Interventionen können im Rahmen von gruppentherapeutischen Interventionen zu multimodalen Interventionen kombiniert werden.

Es existiert eine Vielzahl gruppentherapeutischer Interventionen, welche bei Kindern mit chronischen Schmerzen eingesetzt werden. Ein Beispiel für eine multimodale Gruppe für Kinder mit Kopfschmerzen ist das Programm »Stopp den Kopfschmerz« von Kröner-Herwig u. Denecke (2002; ◨ Tab. 10.2). Multimodale Gruppen beinhalten meist eine Edukation von Kind und Eltern, das Erlernen eines Entspannungsverfahrens sowie kognitiv-behaviorale Interventionen. Je nach Ausrichtung des Programms sowie der Art des chronischen Schmerzes gibt es zudem spezifischere Programme, die weitere Elemente beinhalten, z. B. familiensystemische therapeutische Interventionen oder hypnotherapeutische Elemente.

Die Wirksamkeit psychologischer gruppentherapeutischer Interventionen zur Behandlung chronischer Schmerzen im Kindes- und Jugendalter wurde in mehreren Metaanalysen für Kopf-, Bauch- sowie muskuloskelettale Schmerzen nachgewiesen (z. B. Eccleston et al. 2012a; Huertas-Ceballos et al. 2014; Sprenger et al. 2011; Trautmann et al. 2006). Darstellungen von ambulanten Bauchschmerzgruppen finden sich in ▶ Kap. 15, von ambulanten Kopfschmerzgruppen in ▶ Kap. 14.

Eine neue gruppentherapeutische Intervention zur Verbesserung der Schmerzbewältigung im schulischen Kontext haben Logan et al. (2009) entwickelt. Die ambulante Gruppentherapie besteht

◻ Tab. 10.2 Elemente des kognitiv-behavioralen Trainings »Stopp den Kopfschmerz« (nach Kröner-Herwig u. Denecke 2002)

Zeitraum	Element	Inhalt
Woche 1	Was passiert in meinem Kopf?	Informationen über den Schmerz
Woche 2	RELAX!	Erlernen einer Entspannungsübung
Woche 3	»Nicht schon wieder ...«	Identifikation und Vermeiden von Kopfschmerzauslösern
Woche 4	Schwarzmalen und Hellsehen	Umwandlung schwarzer Gedanken in bunte Gedanken
Woche 5	Der Aufmerksamkeitsscheinwerfer	Aufmerksamkeit und Kopfschmerz
Woche 6	Ich bin Okay!	Selbstsicherer Umgang mit Freunden und Familie
Woche 7	Die Problemlösetreppe	Problembewältigung
Woche 8	Was ein Kopfschmerzexperte tun kann.	Abschlussgespräch mit Kind und Eltern

aus sechs Sitzungen. Zwei der Sitzungen finden ausschließlich mit den Jugendlichen (12–17 Jahre), zwei ausschließlich mit deren Bezugspersonen und zwei mit Jugendlichen und deren Bezugspersonen statt. Therapieinhalte sind u. a. die Bearbeitung des durch die Schmerzen verursachten Schulstresses, die Anwendung von kognitiven und emotionalen schmerztherapeutischen Strategien auf den schulischen Kontext, die Bearbeitung der elterlichen schulbezogenen Sorgen und die Initiierung der Teamarbeit zwischen Jugendlichen und Bezugspersonen, um einen regelmäßigen Schulbesuch und eine Reduktion der Schmerzsymptome zu erreichen. In einer unkontrollierten Studie an 40 Jugendlichen und deren Bezugspersonen zeigten sich nach 1 Monat statistisch bedeutsame Reduktionen des Schmerzes, der Depressivität und eine Steigerung der Schulbesuchszeiten.

10.9 Familienbezogene psychologische Interventionen

Eltern in die Behandlung der Kinder mit chronischen Schmerzen systematisch mit einzubeziehen ist aus unterschiedlichen Gründen notwendig. Erstens hat sich gezeigt, dass elterliche Verhaltensweisen, z. B. eine Unterstützung von schonendem Verhalten, das Schmerzproblem des Kindes verstärken können (Goubert et al. 2006; Hechler et al. 2011). Zweitens zeigen Studien eine ausgeprägte familiäre Häufung chronischer Schmerzen (Hoftun et al. 2013; Palermo u. Holley 2013). Wenn Kinder in

Familien mit schmerzkranken Eltern groß werden, ist es möglich, dass ggf. dysfunktionale Verhaltensweisen (z. B. ausgeprägtes Schonverhalten) übernommen werden (Modelllernen). Drittens, sind Eltern diejenigen, die nach erfolgreichem Coaching das Kind unterstützen können, die oben genannten Interventionen im Alltag zu implementieren.

Die hier dargestellten familienbezogenen psychologischen Interventionen umfassen
- die Edukation,
- die Verringerung der familiären Aufmerksamkeit auf das Schmerzproblem des Kindes,
- die Unterstützung von aktiven anstelle passiver Schmerzbewältigungsstrategien des Kindes.

Weitere familienbezogenen Interventionen, wie z. B. der Umgang mit Konflikten zwischen Autonomie und Abhängigkeit oder der Umgang mit familiären Belastungsfaktoren, finden sich in Dobe u. Zernikow (2012). Zentrales Ziel dieser familienbezogenen Interventionen ist es, neben einem Verständnis für die biopsychosozialen Zusammenhänge einer Schmerzstörung, den Eltern einen günstigen Umgang mit den Schmerzen ihres Kindes zu vermitteln. Ob bei Eltern mit chronischen Schmerzen dadurch auch ein besserer Umgang mit eigenen Schmerzen erreicht werden kann, ist noch offen (Palermo u. Holley 2013).

▪ Edukation für Eltern und Bezugspersonen
Für viele Eltern ist der Umgang mit chronischen Schmerzen etwas Unbekanntes und Neues. Ohne entsprechende Kenntnisse des biopsychosozialen

Modells chronischer Schmerzen reagieren viele Eltern auf chronische Schmerzen ähnlich wie auf akute Schmerzen. Häufig zeigen sie ihren Kindern gegenüber protektives, beschützendes Verhalten und suchen vermehrt medizinische Hilfe auf. Um eine neue, günstigere Haltung gegenüber ihren schmerzkranken Kindern einnehmen zu können, brauchen sie Anleitung und Unterstützung auf kognitiver, emotionaler und behavioraler Ebene. Das erste Ziel in der Arbeit mit Eltern ist daher die Erstellung eines gemeinsamen **Erklärungsmodells für die chronischen Schmerzen** des Kindes. Solange Eltern glauben, dass die Schmerzen ihrer Kinder durch eine rein organische Erkrankung begründet sind, suchen sie aufgrund der Angst vor schlimmen Konsequenzen weiter nach »organischen Erklärungen und Therapien«. Erst wenn den Eltern verständlich und glaubhaft vermittelt wird, dass organische Ursachen nicht das Ausmaß der Schmerzen erklären können, kann ihre Bereitschaft für psychologische Interventionsansätze und aktive Mitarbeit erhöht werden. Als hilfreich erweisen sich visuelle Materialien (z. B. Bild des Teufelskreises chronischer Schmerzen; Dobe u. Zernikow 2012) oder die Vorlage wissenschaftlicher Studien als objektive unabhängige Information. Zudem hat sich der Einsatz der Bibliotherapie anhand des Leitfadens für Eltern *Rote Karte für den Schmerz* (Dobe u. Zernikow 2009) bewährt. Während der Edukation ist eine wertschätzende Haltung des Therapeuten gegenüber den Eltern unabdingbar (Dobe u. Zernikow 2012).

- **Verringerung der familiären Aufmerksamkeit auf das Schmerzproblem des Kindes**

Die chronischen Schmerzen des Kindes binden nicht nur die Aufmerksamkeit des Kindes, sondern auch die der Eltern. Laborstudien konnten eindrucksvoll zeigen, dass eine gesteigerte elterliche Aufmerksamkeit mit einer niedrigeren Schmerzschwelle des Kindes einhergeht (von Baeyer u. Whitehead 2006; Walker et al. 2006). Im Alltag zeigt sich diese Aufmerksamkeit der Eltern z. B. durch häufiges Nachfragen nach den Schmerzen. Um die elterliche Aufmerksamkeit auf die kindlichen Schmerzen zu verändern, ist es notwendig, bei den Eltern ein Verständnis dafür zu erzeugen, dass diese Aufmerksamkeit die kindlichen Schmerzen ungünstig beeinflussen können. Ausführliche

Edukation und eine Reflexion der familiären Verhaltensweisen können genutzt werden, um ein solches Verständnis herzustellen. Darüber hinaus können operante Techniken zur Verhaltensmodifikation eingesetzt werden. Eine humorvolle Intervention zur Reduktion der elterlichen Aufmerksamkeit stellt die 1-Euro-Regel dar. Hier wird die Regel aufgestellt, dass Eltern einen Euro »Schmerzensgeld« an das Kind zahlen müssen, sobald sie nach den Schmerzen des Kindes fragen (für eine detaillierte Darstellung siehe Dobe u. Zernikow 2012). Eine weitere Intervention ist das Einplanen von gemeinsamer Eltern-Kind-Zeit unabhängig von bestehenden Schmerzen. Diese Intervention führt zu zwei Lernprozessen: Einerseits verlernt das Kind die Assoziation zwischen Schmerz und Zeit mit den Eltern bzw. deren Aufmerksamkeit. Die negative Verstärkung des schmerzbezogenen kindlichen Verhaltens wird also reduziert. Andererseits lernen Eltern, ihren Fokus nicht v. a. auf Zeiten zu legen, in denen ihre Kinder Schmerzen haben.

- **Unterstützung von aktiven anstelle passiver Schmerzbewältigungsstrategien des Kindes**

Durch positive Verstärkung von **aktiven Schmerzbewältigungs- bzw. Copingstrategien** können Eltern ihre Kinder im Alltag unterstützen, angemessen mit ihren Schmerzen umzugehen. Dabei können vielfältige Methoden der positiven Verstärkung zur Anwendung kommen, z. B. direktes Loben, das Führen von Erfolgstagebüchern oder Punktepläne, die dem Kind den Erfolg sichtbar machen. Der Blick des Kindes und seiner Eltern wird so auf das Positive gerichtet. In einigen Fällen kann es notwendig sein, dass Eltern ihre Kinder bei auftretenden Schmerzen an aktive erlernte Schmerzbewältigungsstrategien erinnern und Vorschläge unterbreiten, was die Kinder konkret tun könnten, z. B. Ablenkung oder Entspannungsverfahren.

Eine **Reduktion der Passivität** des Kindes und des Schonens der Eltern erfolgt im ersten Schritt durch die Edukation. Eltern sollten vermittelt bekommen, dass eine Schonung des Kindes bei chronischen Schmerzen anders als bei akuten Schmerzen kontraindiziert ist. Im nächsten Schritt kann dann ein Coaching der Eltern erfolgen, ihre Kinder zur Aktivität und zum Schulbesuch zu ermutigen, auch wenn Schmerzen bestehen. Die Einführung eines geregelten Tagesablaufs mit Zeiten für Freizeit, Schule und Ruhe ist dabei wünschenswert. Dazu müssen Eltern angeleitet werden, sich von der Vorstellung eines kranken Kindes zu lösen, welches Schonung und Bettruhe aufgrund der Schmerzen benötigt. Ist der Schulabsentismus ausgeprägt, und fällt es den Eltern schwer, diesen Interventionen zu folgen, empfiehlt sich eine intensive interdisziplinäre Schmerztherapie, die stationär durchgeführt wird (Dobe u. Zernikow 2012). Hier können Eltern durch das interdisziplinäre Team z. B. in Form von Hospitationen oder Alltagserprobungen in der Fähigkeit geschult werden, ihr Kind auch mit Schmerzen zur Schule zu schicken (▶ Kap. 24).

Eine weitere Aufgabe kommt Eltern als **Vermittler im weiteren Lebensumfeld** des Kindes zu. Das oben beschriebene Vorgehen sollte im besten Fall auch vom sozialen Netz (z. B. Großeltern, Freunde, Schule) übernommen werden. In einigen Fällen ist es hilfreich, weitere Personen direkt in die Behandlung einzubeziehen (z. B. Klassenlehrer zum Gespräch einladen). Behandelnde können Eltern u. a. durch Informationsmaterial unterstützen (▶ Elterntipps; Dobe u. Zernikow 2009).

Schließlich werden aktuell Interventionsmöglichkeiten für Eltern diskutiert, die selbst an chronischen Schmerzstörungen leiden (Hoftun et al. 2013). Hier könnten therapeutische Strategien zum besseren Umgang mit dem eigenen Schmerzproblem und der eigenen Gesundheit sinnvoll sein, sodass die Eltern für ihre Kinder als ein positives Modell im Umgang mit Schmerzen fungieren können (Palermo u. Holley 2013). Bis dato fehlt es jedoch an Studien, die die Wirksamkeit dieser Interventionen für die betroffenen Eltern und deren schmerzkranke Kinder untersucht haben (Eccleston et al. 2012b).

---

10 Tipps für Eltern zum Umgang mit chronischen Schmerzen

1. Jeder Schmerz ist echt, auch wenn keine körperliche Erkrankung gefunden wird. Diskussionen, ob der Schmerz tatsächlich existiert, helfen nicht weiter – wichtig ist es zu überlegen, was Ihr Kind dagegen tun kann.

2. Ermutigen Sie Ihr Kind, selbstständig und aktiv etwas gegen die Schmerzen zu unternehmen. Ihr Kind hat bereits gelernt, dass es sich über Gedanken oder Beschäftigung gezielt ablenken kann: z. B. an etwas Schönes denken, Fahrrad fahren, Freunde treffen, aber auch maßvolles Fernsehen und Computerspiele können hilfreich sein. Wichtig ist, dass Ihr Kind selbst gegen den Schmerz kämpft! Sie können ihm ein Trainer sein, ihm die Schmerzen aber nicht abnehmen.

3. Ihr Kind sollte auch mit Schmerzen einen möglichst normalen Alltag haben. Dazu gehört ein regelmäßiger Schulbesuch ebenso wie alltägliche Aktivitäten im Haushalt und in der Freizeit.

4. Achten Sie bitte darauf, dass Sie sich nicht aufgrund von Schmerzen besonders liebevoll um Ihr Kind kümmern. Beachten Sie stattdessen lieber längere schmerzfreie Zeiten oder Zeiten, in denen es sich gut abgelenkt hat, und freuen Sie sich gemeinsam darüber.

5. Bitte achten Sie darauf, dass Sie Ihrem Kind lästige Pflichten nicht aufgrund der Schmerzen erlassen. Auch bei Schmerzen soll es Hausaufgaben und Pflichten im Haushalt erledigen.

6. Fragen Sie bitte nicht, ob Ihr Kind gerade unter Schmerzen leidet. Schmerz wird schlimmer, wenn man sich darauf konzentriert oder daran erinnert wird.

7. Falls Sie selbst unter Schmerzen leiden, versuchen Sie ein Vorbild zu sein, indem Sie aktiv etwas gegen Ihre Schmerzen tun, z. B. durch Ablenkung, Spazierengehen oder Musikhören und eine zuversichtliche Haltung.

8. Vorsicht bei Medikamenten! Rücksprache mit dem Arzt ist in jedem Fall erforderlich. Es gibt Schmerzen, bei denen eine medikamentöse Behandlung sinnvoll ist (z. B. bei Migräne), bei anderen nicht (z. B. bei Spannungskopfschmerzen).

9. Informieren Sie bitte alle, die mit Ihrem Kind zu tun haben, über einen günstigen Umgang mit den Schmerzen. Lehrer, Familie und Freunde sollten diese Tipps genauso beachten wie Sie.
10. Loben Sie Ihr Kind immer dafür, dass es »gut« mit den Schmerzen umgeht, d. h., dass Ihr Kind z. B. selbstständig etwas gegen seine Schmerzen unternommen hat.

Wirksamkeit der familienbezogenen psychologischen Interventionen Die Studienlage zur Wirksamkeit von familienbezogenen psychologischen Interventionen ist noch dünn. In einer Metaanalyse konnten Eccleston et al. (2012b) 12 von 35 randomisiert-kontrollierten Studien generieren, die systematisch Eltern in die Therapie der Kinder einbezogen oder diese speziell adressiert hatten. Es zeigte sich, dass kognitiv-behaviorale Interventionen für Eltern, z. B. Edukationen und Defokussierung vom kindlichen Schmerz, zu einer Symptomreduktion bei Kindern mit chronischen Schmerzen führten. Ob diese Interventionen auch spezifische Elternvariablen wie das eigene Wohlbefinden oder das elterliche Katastrophisieren modifizieren, konnte aufgrund des Mangels an Studien nicht untersucht werden. Weitere Forschung ist zum einen im Bereich der Entwicklung von spezifischen Elterninterventionen, z. B. für chronisch schmerzkranke Eltern, zum anderen im Bereich der gegenseitigen Einflussnahme von Veränderungen des Kindes und der Eltern notwendig (Eccleston et al. 2012b).

10.10 Interkulturelle Aspekte in der Therapie von Kindern und Jugendlichen mit chronischen Schmerzen

Etwa 30 % der 5- bis 20-jährigen Kinder, Jugendlichen und jungen Erwachsenen in Deutschland haben einen Migrationshintergrund, d. h., ihre Eltern sind nach Deutschland zugezogen und sie selbst sind zugezogen oder in Deutschland geboren (Destatis 2011). Der größte Anteil von Kindern mit Migrationshintergrund in Deutschland ist türkischstäm-

mig. Vereinzelte epidemiologische Studien zeigen, dass Kinder mit Migrationshintergrund analog zu Erwachsenen häufiger Schmerzen berichten (Ellert et al. 2007; ▶ Kap. 1 und ▶ Kap. 5). Für die Therapie von schmerzkranken Kindern mit Migrationshintergrund ist es daher wichtig, einige interkulturelle Aspekte zu berücksichtigen. Diese sind u. a. folgende:
 — Notwendigkeit einer interkulturellen Handlungskompetenz
 — Umgang mit sprachlichen Barrieren
 — Anpassung der Therapieziele
 — Besonderheiten bei der Edukation

■ **Notwendigkeit einer interkulturellen Handlungskompetenz**
Unter interkultureller Handlungskompetenz versteht man die Fähigkeit des Therapeuten, kulturelle Bedingungen des Wahrnehmens, Erlebens, Fühlens und Handelns bei sich und anderen zu erfassen und diese produktiv in der Therapie zu nutzen (Thomas 2013). Dazu sind differenzierte und reflektierte Kenntnisse des eigenkulturellen Orientierungssystems und des fremdkulturellen Orientierungssystems, z. B. hinsichtlich des Verständnisses von Schmerzen und Krankheiten (Erim u. Glier 2011) notwendig. So werden Krankheiten in der orientalischen volksmedizinischen Vorstellung verstanden als etwas, was von außen kommt, z. B. in Form einer Strafe oder einer Herausforderung. Der Patient kann daraus folgernd eine passive Haltung einnehmen und erwarten, dass Veränderungen durch andere, z. B. den Behandelnden, erfolgen (Erim u. Glier 2011) bzw. dass das Problem nicht veränderbar ist. Wichtig ist jedoch, in diesem Kontext die Individualität der Patienten mit Migrationshintergrund zu betonen. So gibt es beispielsweise nicht »den« typischen türkischstämmigen Patienten, sondern stattdessen ein Individuum mit einer besonderen Migrationsgeschichte und familiären Gegebenheiten. Zentral ist für die Behandelnden daher, diese Individualität zu berücksichtigen, sich eigener Vorurteile bewusst zu werden und eine respektvolle Neugier des fremdkulturellen Orientierungssystems innezuhaben.

■ **Umgang mit sprachlichen Barrieren**
Türkischstämmige Kinder in Deutschland sind häufig aus der zweiten oder dritten Generation und sprechen fließend deutsch. In einer Vielzahl

der Fälle kommt es jedoch vor, dass ein Elternteil kein oder nur gebrochen deutsch spricht. Häufig versucht dann das Kind als Dolmetscher zu fungieren, was nicht nur eine Überforderung darstellt, sondern auch den Therapieprozess hemmen kann, z. B. wenn es um die Modifikation von elterlichen Verhaltensweisen geht. Der Goldstandard wäre ein bilinguales Behandlungsteam (Erim u. Glier 2011). Dies ist jedoch in den seltensten Fällen umsetzbar. Der Einsatz von Dolmetschern muss gut abgewogen und vorbereitet werden, da die Anwesenheit eines Dritten hemmend wirken oder aber zur Kränkung des deutsch sprechenden Elternteils führen kann (Dobe u. Zernikow 2012).

▪ Anpassung der Therapieziele

Südeuropäische und asiatische Migranten entstammen meist einer kollektiven Gesellschaftsform, in der ein kohäsives Familienbild vorherrscht (Erim u. Glier 2011). Der Einzelne in der Familie ist wichtig im Sinne der Einbettung in die Großfamilie. Es herrscht eine enge Verbundenheit zwischen den Familienmitgliedern. Jeder trägt Verantwortung für die Gemeinschaft mit klaren Regeln des Miteinanders und spezifischen Erziehungsstilen, z. B. ist es sehr wichtig, den Älteren gegenüber angemessenen Respekt zu erweisen. In der Therapie mit chronisch schmerzkranken Kindern mit Migrationshintergrund kann es vorkommen, dass Kinder und Jugendliche nach mehr Autonomie und Individuation streben oder aber die Regeln des Familiensystems nicht halten möchten. Während dieser Wunsch mit dem deutschen Kulturvorstellungen konform ist, muss sich der Therapeut der Dynamik innerhalb der Migrantenfamilie bewusst sein, die durch die Konfrontation mit den kulturfremden Zielen erfolgen kann.

▪ Besonderheiten bei der Edukation

Es empfiehlt sich bei sprachlichen Barrieren für Eltern von chronisch schmerzkranken Kindern eine einfache Darstellung zu wählen, die nicht nur mit geschriebenen Materialien, sondern auch per Video oder mithilfe von Bildern erfolgt (Erim u. Glier 2011). Es hat sich zudem bewährt, Kindern und Eltern klare Handlungsanweisungen im Umgang mit den Schmerzen zu geben. Häufig ist eine ausführliche Erklärung für einzelne Interventionen nicht erwünscht (Dobe u. Zernikow 2012). Dies wird auch dem Wunsch der Eltern gerecht, einen Behandelnden zu haben, der verantwortlich ist für die Veränderungen.

Die Forschung steht hinsichtlich der interkulturellen Besonderheiten in der Schmerztherapie bei Kindern und Jugendlichen noch ganz am Anfang. Es fehlt an Therapiestudien, die z. B. den Nutzen von interkultureller Handlungskompetenz für die Schmerztherapie untersucht haben. Um zu verhindern, dass sich aufgrund der Besonderheiten des kulturellen Kontextes schlechtere Therapieergebnisse für schmerzkranke Kinder mit Migrationshintergrund ergeben, ist diese Forschung dringend indiziert.

10.11 Fazit

Für chronisch schmerzkranke Kinder und ihre Familien haben psychologische Interventionen im Sinne von Modifikationen des passiven Schmerzverhaltens, der dysfunktionalen Kognitionen, der körperlichen Anspannung und der schmerzspezifischen Ängste einen zentralen Platz. Die Evidenz multimodaler Therapieprogramme ist weitestgehend gesichert. Für einzelne Interventionen, insbesondere für familienbezogene Interventionen, ist weitere Forschung hinsichtlich der spezifischen Wirksamkeit und der Wirkmechanismen notwendig. Dies gilt auch für den Bereich der interkulturellen Aspekte in der Schmerztherapie. Klar ist, dass eine interkulturelle Handlungskompetenz eine günstige Voraussetzung darstellt. Inwieweit diese Kompetenz die Schmerztherapie für schmerzkranke Kinder mit Migrationshintergrund optimieren kann, ist noch unklar.

Literatur

Bailey KM, Carleton RN, Vlaeyen JW, Asmundson GJ (2010) Treatments addressing pain-related fear and anxiety in patients with chronic musculoskeletal pain: a preliminary review. Cognitive Behaviour Therapy 39: 46–63

Barlow JH, Ellard DH (2004) Psycho-educational interventions for children with chronic disease, parents and siblings: an overview of the research evidence base. Child Care Health Dev 30: 637–645

Bursch B, Tsao JC, Meldrum M, Zeltzer LK (2006) Preliminary validation of a self-efficacy scale for child functioning despite chronic pain (child and parent versions). Pain 125: 35–42

Bushnell MC, Villemure C, Duncan GH (2004) Psychophysical and neurophysiological studies of pain modulation by attention. In: Price DD, Bushnell MC (eds) Psychological methods of pain control: Basic science and clinical perspective. IASP Press, Seattle, pp 99–116

Craig AD (2003) Interoception: the sense of the physiological condition of the body. Curr Opin Neurobiol 13: 500–505

Craske MG, Kircanski K, Zelikowsky M, Mystkowski J, Chowdhury N, Baker A (2008) Optimizing inhibitory learning during exposure therapy. Behav Res Ther 46: 5–27

Craske MG, Wolitzky-Taylor KB, Labus J, Wu S, Frese M, Mayer EA, Naliboff BD (2011) A cognitive-behavioral treatment for irritable bowel syndrome using interoceptive exposure to visceral sensations. Behav Res Ther 49: 413–421

Crombez G, Bijttebier P, Eccleston C, Mascagni T, Mertens G, Goubert L, Verstraeten K (2003) The child version of the Pain Catastrophizing Scale (PCS-C): A preliminary validation. Pain 104: 639–646

De Peuter S, Van Diest I, Vansteenwegen D, Van den Bergh O, Vlaeyen JW (2011) Understanding fear of pain in chronic pain: Interoceptive fear conditioning as a novel approach. Eur J Pain 15: 889–894

Disselhoff BC (2007) TENS – transkutane elektrische Nervenstimulation. In: Bernatzky G, Wendtner F, Wenzel G, Ausserwinkler M, Sittl R, Likar R (Hrsg). Nicht medikamentöse Schmerztherapie: Komplementäre Methoden in der Praxis. Springer, Wien, New York, S 243–267

Dobe M, Zernikow B (Hrsg) (2009) Rote Karte für den Schmerz: Wie Kinder und ihre Eltern aus dem Teufelskreislauf chronischer Schmerzen ausbrechen. Carl-Auer, Heidelberg

Dobe M, Zernikow B (Hrsg) (2012) Therapie von Schmerzstörungen im Kindes- und Jugendalter. Das stationäre schmerztherapeutische Programm des Deutschen Kinderschmerzzentrums. Springer, Berlin, Heidelberg

Dobe M, Hechler T, Zernikow B (2009) The pain provocation technique as an adjunctive treatment module for children and adolescents with chronic disabling pain: a case report. Journal of Child & Adolescent Trauma 2: 297–307

Döpfner M, Schürmann S, Frölich J (2002) Das Eltern-Kind-Programm. In: Döpfner M, Schürmann S, Frölich J (Hrsg) Therapieprogramm für Kinder mit hyperkinetischem und oppositionellem Problemverhalten THOP. 3. Aufl. Beltz, Weinheim, S 117–155

Eccleston C, Fisher EA, Vervoort T, Crombez G (2012a) Worry and catastrophizing about pain in youth: a re-appraisal. Pain 153: 1560–1562

Eccleston C, Palermo TM, Fisher E, Law E (2012b) Psychological interventions for parents of children and adolescents with chronic illness. Cochrane Database Syst Rev 8: CD009660

Eccleston C, Palermo TM, Williams ACDC, Lewandowski Holley A, Morley S, Fisher E, et al. (2014) Psychological therapies for the management of chronic and recurrent pain in children and adolescents. Cochrane Database of Systematic Reviews:CD003968

Ellert U, Neuhauser H, Roth-Isigkeit A (2007) Schmerzen bei Kindern und Jugendlichen in Deutschland: Prävalenz und Inanspruchnahme medizinischer Leistungen. Bundesgesundheitsblatt 50: 711–717

Emrich O (2001) TENS – Transkutane elektrische Nervenstimulation. Neue Gerätegeneration ein Fortschritt? StK - Zeitschrift für angewandte Schmerztherapie 14

Erim Y, Glier B (2011) Schmerz bei Migranten aus der Türkei. In: Kröner-Herwig B, Frettlöh J, Klinger R, Nilges P (Hrsg) Schmerzpsychotherapie. 7. Aufl. Springer, Berlin, S 243–258

Flink IK, Nicholas MK, Boersma K, Linton SJ (2009) Reducing the threat value of chronic pain: a preliminary replicated single-case study of interoceptive exposure versus distraction in six individuals with chronic back pain. Behav Res Ther 47: 721–728

Frettlöh J (2011) Kognitiv-behaviorale Therapie. In: Kröner-Herwig B, Frettlöh J, Klinger R, Nilges P (Hrsg) Schmerzpsychotherapie. Springer, Berlin, S 595–614

Goubert L, Eccleston C, Vervoort T, Jordan A, Crombez G (2006) Parental catastrophizing about their child's pain. The parent version of the Pain Catastrophizing Scale (PCS-C): A preliminary validation. Pain 123: 254–263

Hamm A, Richter J, Pané-Farré CA (2014) When the threat comes from inside the body: a neuroscience based learning perspective of the etiology of panic disorder. Restor Neurol Neurosci 32: 79–93

Hartwich-Tersek J, Glombiewski JA, Rief W (2008) Positive Effekte von Informationsvermittlung bei Patienten mit chronischen Rückenschmerzen. Verhaltenstherapie 18: 153–161

Hechler T, Dobe M, Damschen U, Schroeder S, Kosfelder J, Zernikow B (2010) The pain provocation technique for adolescents with chronic pain: Preliminary evidence for its effectiveness. Pain Med 11: 897–910

Hechler T, Vervoort T, Hamann M, Tietze AL, Vocks S, Goubert L, Hermann C, Wager J, Blankenburg M, Schroeder S, Zernikow B (2011) Parental catastrophizing about their child's chronic pain: Are mothers and fathers different? Eur J Pain 15: 515.e1–515.e9

Hermann C, Blanchard EB (2002) Biofeedback in the treatment of headache and other childhood pain. Appl Psychophysiol Biofeedback 27: 143–162

Hirschfeld G, Wager J, Schmidt P, Zernikow B (2014) Minimally clinically significant differences for adolescents with chronic pain – Variability of ROC-based cutpoints. J Pain 15: 32–39

Hoftun GB, Romundstad P, Rygg M (2013) Association of parental chronic pain with chronic pain in the adolescent and young adult. JAMA pediatrics 167: 61–69

Hohmeister J, Demirakca S, Zohsel K, Flor H, Hermann C (2009) Responses to pain in school-aged children with experience in a neonatal intensive care unit: Cognitive aspects and maternal influences. Eur J Pain 13: 94–101

Hohmeister J, Kroll A, Wollgarten-Hadamek I, Zohsel K, Demirakca S, Flor H, Hermann C (2010) Cerebral processing of pain in school-aged children with neonatal nociceptive input: an exploratory fMRI study. Pain 150: 257–267

Huertas-Ceballos AA, Logan S, Bennett C, MacArthur C, Martin AE (2014) Pharmacological interventions for recurrent abdominal pain (RAP) and irritable bowel syndrome (IBS) in childhood. Cochrane Database Syst Rev (1): CD003017

10

Kabat-Zinn J, Lipworth L, Burney R (1985) The clinical use of mindfulness meditation for the self-regulation of chronic pain. J Behav Med 8: 163–190

Kröner-Herwig B, Denecke H (2002) Cognitive-behavioral therapy of pediatric headache: Are there differences in efficacy between a therapist-administered group training and a self-help format? Journal of Psychosomatic Research 53: 1107–1114

Kröner-Herwig B, Maas J (2013) The German Pain Catastrophizing Scale for Children (PCS-C) – Psychometric analysis and evaluation of the construct. Psychosoc Med 10: Doc07

Kunz M, Lautenbacher S, LeBlanc N, Rainville P (2012) Are both the sensory and the affective dimensions of pain encoded in the face? Pain 153: 350–358

Lang PJ, Davis M, Öhman A (2000) Fear and anxiety: animal models and human cognitive psychophysiology. J Affect Disord 61: 137–159

Logan DE, Simons LE, Kaczynski KJ (2009) School functioning in adolescents with chronic pain: The role of depressive symptoms in school impairment. J Pediatr Psychol 34: 882–892

Lüking M, Martin A (2011) Entspannung, Imagination, Biofeedback und Meditation. In: Kröner-Herwig B, Frettlöh J, Klinger R, Nilges P (Hrsg) Schmerzpsychotherapie. 7. Aufl. Springer, Berlin, S 565–584

McCracken LM, Vowles KE (2007) Psychological flexibility and traditional pain management strategies in relation to patient functioning with chronic pain: an examination of a revised instrument. J Pain 8: 700–707

Morlion B, Kempke S, Luyten P, Coppens E, Van Wambeke P (2011) Multidisciplinary pain education program (MPEP) for chronic pain patients: preliminary evidence for effectiveness and mechanisms of change. Current Medical Research & Opinion 27: 1595–1601

Nicholas MK, Asghari A, Sharpe L, Brnabic AJM, Wood BM, Overton S, Tonkin L, de Sousa M, Finniss D, Beeston L, Sutherland A, Corbett M, Brooker C (2013) Cognitive exposure versus avoidance in patients with chronic pain: Adherence matters. Eur J Pain. 2013. doi: 10.1002/j.1532-2149.2013.00383.x

Palermo T, Fonareva I (2006) Sleep in children and adolescents with chronic pain. Sleep 8: 11–15

Palermo TM, Holley AL (2013) The importance of the family environment in pediatric chronic pain. JAMA Pediatr 167

Pinel JPJ (2007) Mechanismen der Wahrnehmung, des Bewusstseins und der Aufmerksamkeit. In: Pauli P (Hrsg) Biopsychologie. 6. Aufl. Pearson Studium, München, S 201–241

Simons LE, Sieberg CB, Carpino E, Logan D, Berde C (2011) The Fear of Pain Questionnaire (FOPQ): Assessment of pain-related fear among children and adolescents with chronic pain. J Pain 12: 677–686

Sprenger L, Gerhards F, Goldbeck L (2011) Effects of psychological treatment on recurrent abdominal pain in children – a meta-analysis. Clin Psychol Rev 31: 1192–1197

Destatis (2011) Bevölkerung und Erwerbstätigkeit: Bevölkerung mit Migrationshintergrund – Ergebnisse des Mikrozensus 2010. Fachserie 1, Reihe 2.2. Statistisches

Bundesamt, Wiesbaden. ► https://www.destatis.de/DE/Publikationen/Thematisch/Bevoelkerung/Migration/Integration/Migrationshintergrund2010220107004.pdf?__blob=publicationFile. Zugegriffen: 13. Okt. 2014

Sullivan MJL, Martel MO, Tripp DA, Savard A, Crombez G (2006) Catastrophic thinking and heightened perception of pain in others. Pain 123: 37–44

Thomas A (2013) Interkulturelle Handlungskompetenz, eine Schlüsselqualifikation für Psychologen. Report Psychologie 38: 440–451

Trautmann E, Lackschewitz H, Kröner-Herwig B (2006) Psychological treatment of recurrent headache in children and adolescents – A meta-analysis. Cephalalgia 26: 1411–1426

Urcelay GP (2012) Exposure Techniques: The Role of Extinction Learning. In: Neudeck P, Wittchen HU (ed) Exposure Therapy. Springer, New York, pp 35–63

van der Veek SM, Derkx BH, Benninga MA, Boer F, de Haan E (2013) Cognitive behavior therapy for pediatric functional abdominal pain: a randomized controlled trial. Pediatrics 132: e1163–e1172

van Tilburg MA, Chitkara DK, Palsson OS, Turner M, Blois-Martin N, Ulshen M, Whitehead WE (2009) Audio-recorded guided imagery treatment reduces functional abdominal pain in children: a pilot study. Pediatrics 124: e890–e897

Vervliet B, Geens M (2014) Fear generalization in humans: impact of feature learning on conditioning and extinction. Neurobiol Learn Mem 113: 143–148

Vervoort T, Trost Z, Van Ryckegem DML (2013) Children's selective attention to pain and avoidance behaviour: The role of child and parental catastrophizing about pain. Pain 154: 1979–1988

Vlaeyen JW, Linton SJ (2000) Fear-avoidance and its consequences in chronic musculoskeletal pain: A state of art. Pain 85: 317–332

Vlaeyen JW, Linton SJ (2012) Fear-avoidance model of chronic musculoskeletal pain: 12 years on. Pain 153: 1144–1147

von Baeyer CL, Whitehead WE (2006) Effects of parent attention versus distraction on abdominal discomfort in children: A new method and new findings. Pain 122: 8–10

Wager J, Zernikow B (2014) Was ist Schmerz? Monatsschr Kinderheilkd 162: 12–18

Wald J, Taylor S, Chiri LR, Sica C (2010) Posttraumatic stress disorder and chronic pain arising from motor vehicle accidents: efficacy of interoceptive exposure plus trauma-related exposure therapy. Cogn Behav Ther 39: 104–113

Walker LS, Williams SE, Smith CA, Garber J, Van Slyke DA, Lipani TA (2006) Parent attention versus distraction: Impact on symptom complaints by children with and without chronic functional abdominal pain. Pain 122: 43–52

Wicksell RK, Melin L, Lekander M, Olsson GL (2009) Evaluating the effectiveness of exposure and acceptance strategies to improve functioning and quality of life in longstanding pediatric pain – A randomized controlled trial. Pain 141: 248–257

Im Fokus: pflegerische und komplementäre Aspekte

Schmerzmanagement in der pädiatrischen Pflege

Bettina Hübner-Möhler, Jürgen Behlert, Susanne Herzog, Brigitte Messerer, Uta Münstermann, Pia Schmidt

B. Zernikow (Hrsg.), *Schmerztherapie bei Kindern, Jugendlichen und jungen Erwachsenen*,
DOI 10.1007/978-3-662-45057-4_11, © Springer-Verlag Berlin Heidelberg 2015

11.1   Einleitung

- **Pflegerische Verantwortung im Schmerzmanagement – eine Ehrensache?**

Selbstverständlich! Pflegende in der Gesundheits- und Kinderkrankenpflege treten mit ganzem Herzen für das Wohlbefinden der Patienten ein. Kinder vor Schmerzen zu schützen oder bestehende Schmerzen so schnell wie möglich zu lindern, ist zudem Bestandteil des beruflichen Auftrags und im Rahmen einer fachkompetenten Pflege, die durch verschiedene Gesetze und Vorschriften geregelt ist, weit mehr als ein Gewissensthema. Rechtliche Regelungen beziehen sich zum einen auf den Anspruch von Patienten und zum anderen auf die beruflichen Pflichten von Pflegenden und Ärzten: Das Recht von Patienten auf eine Schmerzbehandlung ergibt sich durch den Anspruch auf Krankenbehandlung (SGB V § 27 und § 39, Abs. 1), zu der auch die Linderung von Krankheitsbeschwerden, z. B. Schmerzen, zählt. Rechtliche Grundlagen zu den beruflichen Pflichten von Pflegenden sind im Krankenpflegegesetz (BMJV 2003b), in der Ausbildungs- und Prüfungsverordnung für die Berufe der Krankenpflege (BMJV 2003a) und im Pflegeversicherungsgesetz (SGB XI; BMJV 1994) geregelt. Auch wenn »Schmerzmanagement« darin nicht explizit erwähnt ist, gehört es indirekt zum Ausbildungsziel: »[…] Die Pflege […] ist dabei unter Einbeziehung präventiver, rehabilitativer und palliativer Maßnahmen auf die Wiedererlangung, Erhaltung und Förderung der physischen und psychischen Gesundheit der zu pflegenden Menschen auszurichten […]« (KrPflG § 3, Abs. 1). Eigenverantwortliche Aufgaben und Kompetenzen von Pflegenden in Bezug auf Schmerzmanagement sind in der ◘ Tab. 11.1 dargestellt.

Interprofessionell gültige Verfahrensregeln zum Schmerzmanagement können von einzelnen Institutionen erstellt werden und sind dann für alle darin genannten Berufsgruppen verbindlich.

Am häufigsten sind Gesundheits- und Kinderkrankenpflegende wohl mit akuten Schmerzen, die im Rahmen von Verletzungen, Erkrankungen oder medizinischen Prozeduren auftreten, konfrontiert. Sie begegnen aber auch Patienten mit chronischen Schmerzen, z. B. in spezialisierten schmerztherapeutischen Einrichtungen oder im Rahmen der Palliativversorgung. Darüber hinaus treffen Pflegende auch auf Kinder und Jugendliche, die zusätzlich zu ihrem akuten Behandlungsgrund auch chronische Schmerzen haben, z. B. Migräne, Muskel- und Gelenkschmerzen im Zusammenhang mit Spastiken oder auch wiederkehrende oder dauerhafte Schmerzen aufgrund einer chronischen Erkrankung. Welche Verantwortung Pflegende im Schmerzmanagement haben, wird in den Expertenstandards für die Pflege des Deutschen Netzwerks für Qualitätsentwicklung in der Pflege (DNQP) beschrieben.

- **Expertenstandards in der Pflege**

Das DNQP an der Hochschule Osnabrück erarbeitet seit vielen Jahren evidenzbasierte Expertenstandards für die Pflege, um die Qualität der Pflege in Deutschland zu fördern. In 2005 wurde der erste Expertenstandard *Schmerzmanagement in der Pflege bei akuten und tumorbedingten chronischen Schmerzen* veröffentlicht. Mittlerweile ist er in vielen Kliniken, auch Kinderkliniken, implementiert (DNQP 2005). Im Jahr 2011 erfolgte eine Aktualisierung des Standards mit dem Fokus auf akuten Schmerz: Übergreifendes Ziel ist, Patienten mit akuten oder zu erwartenden Schmerzen durch ein angemessenes Schmerzmanagement unnötiges Leid zu ersparen sowie einer Chronifizierung von Schmerzen vorzubeugen (DNQP 2011). Zum Schmerzmanagement bei chronischen Schmerzen wurde 2013 ein neuer pflegerischer Expertenstandard erarbeitet (DNQP 2014).

Bisherige Expertenstandards sind nicht direkt rechtsverbindlich. Allerdings gilt gemäß SBG XI § 11, Abs. 1, Satz 1, dass Pflegebedürftige entsprechend dem allgemein anerkannten Stand medizinisch-pflegerischer Erkenntnisse gepflegt, versorgt und betreut werden müssen. Bei juristischen Verfahren werden u. a. auch Expertenstandards herangezogen, um den aktuell anerkannten Stand der medizinisch-pflegerischen Erkenntnisse aufzuzeigen und damit die Pflichten von Pflegefachkräften in konkreten Fällen feststellen zu können (Theuerkauf 2011).

- **Pflegende im multiprofessionellen Team**

Trotz des wachsenden Problembewusstseins der letzten Jahrzehnte bezüglich der Schmerzversorgung und -therapie von Kindern und der verstärkten Entwicklung geeigneter Instrumente des

◻ Tab. 11.1 Eigenverantwortliche pflegerische Aufgaben und Kompetenzen im Schmerzmanagement

Eigenverantwortliche pflegerische Aufgaben sind laut § 3, Abs. 1 (1) KrPflG:	Diese sind bezogen auf das pflegerische Schmerzmanagement (Beispiele)
Erhebung und Feststellung des Pflegebedarfs	Schmerzeinschätzung mittels geeigneter Einschätzungsinstrumente
Planung der Pflege	Planung nichtmedikamentöser Maßnahmen zur Schmerzprophylaxe oder -therapie u. a.
Organisation der Pflege	Organisation der Pflege, z. B. im Rahmen einer interprofessionell gültigen Verfahrensregelung
Durchführung und Dokumentation der Pflege	Durchführung und Dokumentation der pflegerischen und ärztlich angeordneten Maßnahmen
Evaluation der Pflege	Überprüfung der Erfolge pflegerischer Maßnahmen und der Behandlung durch systematische Schmerzeinschätzung
Sicherung und Entwicklung der Qualität der Pflege	Umsetzung aktueller pflegewissenschaftlicher Erkenntnisse, z. B. mithilfe von Expertenstandards
Information, Anleitung und Schulung – Beratungsaspekte bei zu pflegenden Menschen und ihrer Bezugspersonen in der individuellen Auseinandersetzung mit Gesundheit und Krankheit	Schulungskompetenz in Bezug auf Schmerz und schmerzbedingte Probleme

Schmerzassessments (Cignacco 2001), wird immer wieder festgestellt, dass Kinder schmerztherapeutisch unterversorgt sind (Taylor et al. 2008). Es fehlt häufig an der Umsetzung eines umfassenden und systematischen Schmerzmanagements, welches zum Heilungserfolg und Wohlbefinden beitragen kann.

Das Schmerzmanagement befasst sich mit der Erkennung, Erfassung, Therapie und Prophylaxe von Schmerzen jeglicher Art und Dauer. Grundvoraussetzung für ein erfolgreiches Schmerzmanagement ist neben der Umsetzung der Erkenntnisse der modernen Schmerztherapie eine personelle Kontinuität in der pflegerischen Betreuung (bestenfalls einer Bezugspflege) sowie eine gute Kooperation mit den behandelnden Ärzten und dem gesamten multiprofessionellen Team. Gesundheits- und Kinderkrankenpflegende übernehmen dabei eine wichtige und zentrale Aufgabe. Sie koordinieren und organisieren schmerztherapiebezogene Prozesse (DNQP 2011). Im multiprofessionellen Team haben sie den engsten Kontakt zu den Kindern und können so schnell Veränderungen in deren Befinden erkennen und mögliche Therapiemaßnahmen einleiten (Jung u. Würdisch 2000; Schmidt et al. 2007; Stinson u. Jibb 2009). Besonders bei Kindern, die aufgrund ihres Alters oder einer Erkrankung nicht

in der Lage sind, ihre Schmerzen verbal mitzuteilen, kommt den Pflegenden eine tragende Rolle zu (Cignacco 2001; Sparshott 2009). Dabei sollen sie nicht nur ärztliche Anordnungen ausführen, sondern auch in der Lage sein, die Konsequenzen sowie Nebenwirkungen dieser Anordnungen zu kennen (Salanterä et al. 1999). Eine weitere wichtige Aufgabe ist die regelmäßige Erfassung der Schmerzen mit dafür vorgesehenen Assessmentinstrumenten und die Anwendung von nichtmedikamentösen Interventionen zur Schmerzlinderung (Lane u. Latham 2009). Die systematische Erfassung des Schmerzes dient als Basis für die Schmerzbehandlung. Wird keine adäquate und dem Patienten individuell angepasste Schmerzeinschätzung vorgenommen, so ist ein effizientes Schmerzmanagement nicht möglich.

Eine enge Zusammenarbeit und Abstimmung der Pflegenden mit ärztlichen, physiotherapeutischen und psychologischen Kollegen ist unabdingbar in der individuellen Schmerztherapie, aber auch wenn Visionen wie beispielsweise »das schmerzfreie Krankenhaus« Wirklichkeit werden sollen. Der Beitrag von Pflegenden geht dabei weit über das hinaus, was durch andere Berufsgruppen veranlasst oder verordnet wird. Viele pflegerische Handlungen wie Ablenkung oder Zuwendung sind zwar bekannt und werden intuitiv eingesetzt, ihr möglicher schmerzlindernder Aspekt bleibt jedoch häufig »unbenannt, unbezahlt und unerforscht« (Osterbrink 2011, S. 5).

Um mehr Verantwortung im Schmerzmanagement übernehmen zu können, sollten sich Pflegende ihrer fachlichen Kompetenz bewusst sein und engagiert in multiprofessionellen Arbeitsgruppen zur Erarbeitung von einrichtungsinternen Schmerzmanagementkonzepten mitarbeiten. In spezifischen Fort- und Weiterbildungen können sie sich zu pflegerischen Schmerzexperten ausbilden lassen. Nur mit fundierten Kenntnissen sind Pflegende in der Lage, kompetente Partner im schmerztherapeutischen Team zu sein. Ihr Wissen umfasst dabei patientenspezifische Methoden zur Schmerzeinschätzung, zu entsprechenden Schmerzeinschätzungsinstrumenten, medikamentösen und nichtmedikamentösen schmerztherapeutischen Maßnahmen, Nebenwirkungen von Analgetika und deren Prophylaxe oder Behandlung sowie Informationsvermittlung und Anleitung z. B. vor schmerzhaften Interventionen. In einigen kinderchirurgischen Abteilungen haben sich Akutschmerzdienste (► Kap. 25) etabliert. Hier wird Pflegenden bereits mehr Verantwortung zugesprochen.

Im Folgenden wird zunächst auf das Schmerzmanagement in der Pflege bei akutem Schmerz eingegangen und anschließend das Schmerzmanagement in der Pflege bei chronischem Schmerz dargestellt.

11.2 Schmerzmanagement in der Pflege bei akuten Schmerzen

11.2.1 Systematische Schmerzeinschätzung bei akuten Schmerzen

Eine systematische Erfassung von Schmerzen ist die Voraussetzung für ein erfolgreiches multiprofessionelles Schmerzmanagement. Sie ist erforderlich zur Diagnostik und Entscheidungsfindung, zur Evaluation des therapeutischen Vorgehens und zur Sicherung der Pflegequalität. In manchen Kliniken existieren bereits Handlungsanweisungen, in denen festgelegt ist, wer, wann, wie und womit Schmerzen und weitere schmerzbezogene Aspekte bei Patienten erfasst. Pflegende benötigen dazu

aktuelles Wissen zu Risikofaktoren für Schmerzen und die situationsspezifische Wahrscheinlichkeit ihres Auftretens, zu altersentsprechenden Kommunikationsformen über Schmerz und nonverbalen Schmerzanzeichen sowie zur entwicklungsspezifischen Fähigkeit der Patienten, Schmerz selbst einschätzen und kommunizieren zu können (DNQP 2011). Diese Aspekte sind wichtig für den angemessenen Zeitpunkt der Schmerzeinschätzung und die Auswahl geeigneter Skalen oder Fragebögen.

Im Expertenstandard *Schmerzmanagement in der Pflege bei akuten Schmerzen* (DNQP 2011) wird zu Beginn des Versorgungsauftrags ein **initiales Assessment** gefordert, um bereits im pflegerischen Aufnahmegespräch das Vorliegen von Schmerz, die Schmerzsituation, -lokalisation und -intensität sowie Risikofaktoren für Schmerz und schmerzbedingte Probleme zu identifizieren. Wenn Schmerzen vorliegen, wird die Schmerzsituation mit einem **differenzierten Assessment** noch genauer erfasst. Dazu gehören das Messen der Schmerzintensität bei Ruhe und bei Belastung/Bewegung, die Schmerzqualität, zeitliche Verlaufsmuster (Beginn, Dauer, Frequenz), verstärkende und lindernde Faktoren, Auswirkungen auf das Alltagsleben (auch Schulbesuch) und – nicht zu vergessen – der aktuelle und bisherige Gebrauch von Schmerzmedikamenten.

Der Zeitpunkt einer Verlaufskontrolle wird individuell festgelegt, sollte ohne prozeduralen Anlass aber mindestens 1× pro Schicht und postoperativ etwa alle 2 h erfolgen, wenn nicht anders vereinbart (DNQP 2011). Eine zusätzliche Einschätzung erfolgt nach einem Medikamentenwechsel (► Abschn. 11.2.2, Überprüfung der Wirksamkeit) sowie bei einer schmerzhaften Prozedur (RNAO 2013).

Die Auswahl von geeigneten Einschätzungsinstrumenten für akuten Schmerz richtet sich nach Alter und Entwicklungsstand, Sprachverständnis und -ausdruck, kognitiven Fähigkeiten, Bewusstseinszustand (z. B. Sedierung, reduzierte Ansprechbarkeit) sowie bestimmten Anlässen (z. B. postoperativ, Prozeduren) und natürlich nach der Frage, was überhaupt eingeschätzt werden soll (z. B. Vorliegen von Schmerz, Schmerzintensität, Verlauf über einen längeren Zeitraum etc.). Eine Auswahl an verschiedenen geeigneten und wissenschaftlich überprüften Instrumenten sollte von den Einrichtungen zur Verfügung gestellt werden.

> Zur Erinnerung: Den Schmerz selbst können wir nicht erfassen! Wir können uns das empfundene Gefühl beschreiben lassen und den Ausdruck von Schmerz beobachten. Sowohl die Selbsteinschätzung als auch die Fremdeinschätzung sind eine Interpretation des Gefühls »Schmerz«.

Wir können uns das Gefühl beschreiben lassen, gerade in der Arbeit mit Kindern sind wir aber auch auf Beobachten und Einschätzen der gesamten Situation angewiesen, um z. B. schmerzverstärkende Faktoren zu erkennen. Dies setzt eine gute Beziehung und einen engen Austausch mit den Angehörigen voraus.

Obwohl die Selbsteinschätzung von Schmerzen als Goldstandard gilt (McCaffery u. Wong 1972; Pölkki et al. 2003), wird häufig an der »Richtigkeit« der Aussagen von Kindern gezweifelt: Verstehen sie den Zusammenhang von Gesichtsausdrücken oder Zahlenwerten und Schmerz? Beurteilen sie auch wirklich ihren Schmerz und nicht ein anderes unangenehmes Gefühl wie Heimweh oder Angst? Wissenschaftliche Studien zeigen, dass auch Kleinkinder in der Lage sind, ihren Schmerz selbst einzuschätzen (Hicks et al. 2001). Ausführliche Beschreibungen unterschiedlicher Skalen für unterschiedliche Altersgruppen finden sich in ▶ Kap. 6. Gesundheits- und Kinderkrankenpflegende können einen großen Anteil dazu beitragen, die genannten Probleme bei der Schmerzeinschätzung zu vermeiden. Hilfreich sind dazu folgende Tipps.

Tipps zur Schmerzeinschätzung bei Kindern

- **Anleitung:** Erklären Sie dem Kind und seinen Eltern das ausgewählte Schmerzeinschätzungsinstrument genau und **warum** es benutzt wird; üben Sie die Einschätzung zusammen mit dem Kind in unterschiedlichen Situationen, auch vor Operationen. So können Sie sich vergewissern, dass das Kind verstanden hat, worum es geht.
- **Wiederholung:** Messen Sie die Schmerzen mehrfach am Tag, insbesondere vor und nach Medikamentengaben (Wirkeintrittszeit berücksichtigen). Nutzen Sie dabei immer dasselbe Instrument. Bei Fremdein-
schätzung sollten die Beobachtungen im zeitlichen Verlauf möglichst von denselben Personen durchgeführt werden.
- **Vertrauen:** Glauben Sie dem Kind, dass es seine Einschätzung ernst meint! Das schafft Vertrauen. (Nehmen Sie die Einschätzungen der Eltern ernst, wenn diese die Fremdeinschätzung vornehmen.)
- **Bei Zweifeln:** Fragen Sie nach unterschiedlichen Themen wie Angst und Heimweh. Dazu kann dieselbe eindimensionale Skala genutzt werden. Anschließend kann das Kind seinen Schmerz (noch einmal) einschätzen. Vergessen Sie nicht, bei mehreren Schmerzlokalisationen jeden Schmerzort einzeln abzufragen. Falls Zweifel bestehen, sprechen Sie diese auch im Team an und dokumentieren Sie diese.
- **Gesamtsituation:** Berücksichtigen Sie die Gesamtsituation, doch verlassen Sie sich nicht ausschließlich auf Ihre Erfahrung. Erinnern Sie sich an das biopsychosoziale Modell (▶ Kap. 1): »Schmerz« wird durch viele Faktoren beeinflusst. Auch die Erwartung von positiven oder befürchtet negativen Konsequenzen kann die Angabe der Schmerzstärke – besonders bei Jugendlichen – beeinflussen.

Die **Dokumentation** der systematischen Schmerzeinschätzung muss allen Mitgliedern des multiprofessionellen Teams zur Verfügung stehen. Sie enthält Angaben dazu, mit welchem Instrument, zu welcher Uhrzeit, von wem (Name Patient, Pflegende oder Elternteil) welcher Wert eingeschätzt wurde. Die Verlaufsbeobachtung sollte auf einen Blick erkennbar sein. Besondere Aspekte, wie z. B. unterschiedliche Schmerzäußerungen bei An- oder Abwesenheit von Angehörigen, werden im Pflegebericht beschrieben und im multiprofessionellen Team kommuniziert. Entsprechende Dokumentationsmaterialien müssen von den Einrichtungen zur Verfügung gestellt werden.

11.2.2 Pflegerische Verantwortung bei der Medikamentenverabreichung

- **Aktuelles Wissen zur medikamentösen Schmerzbehandlung**

Die Verabreichung von ärztlich verordneten Schmerzmedikamenten und Koanalgetika ist Aufgabe von Pflegenden. Dazu benötigen sie umfassendes Wissen zur medikamentösen Schmerzbehandlung (vgl. ▶ Kap. 7), wie z. B. pharmakologische Grundlagen, Unterschiede zwischen physischer und psychischer Abhängigkeit von Opioiden, das WHO-Stufenschema, die Sinnhaftigkeit regelmäßiger Medikamenteneinnahme nach festgelegtem Zeitplan und von zusätzlichen Bedarfsanalgetika, die verschiedenen Applikationsarten, deren Indikationen sowie ihre Vor- und Nachteile, die Besonderheiten bei der Verabreichung über eine perkutane endoskopische Gastrostomie (PEG) sowie die Methode der PCA (vgl. ▶ Kap. 19).

Hinweise zu verschiedenen Applikationsarten der medikamentösen Schmerztherapie:

- **Oral:** Die individuell am besten geeignete Applikationsform sollte verordnet werden (z. B. Saft, Dragees, Tropfen); ggf. gemeinsame Einnahme mit Joghurt oder Pudding – Cave: Verträglichkeit des Medikaments mit Milchprodukten überprüfen; bei Tropfen zwingend auf korrekte Konzentration (z. B. 0,5 % oder 2 %) achten.
- **Rektal:** Suppositorien sollten nur bei Säuglingen angewendet werden, da bereits Kleinkinder die rektale Gabe häufig als sehr unangenehm empfinden.
- **Transdermal:** Für akute Schmerzen nicht geeignet!
- **Intramuskulär/subkutan:** Schmerzhafte Injektionen sollten unbedingt vermieden werden.
- **Intranasal:** Schmerzlose und verlässliche Gabe von starken Opioiden möglich; noch nicht gut etabliert, aber wirksam und sicher; Wirkeintritt vergleichbar schnell wie bei intravenöser Gabe.
- **Intravenös:** Durch eine intravenöse Gabe ist eine rasche Reaktion auf Schmerzspitzen möglich; vor der Anlage eines Verweilkatheters oder einer Blutentnahme etc. an schmerzre-duzierende Maßnahmen denken (z. B. EMLA, Ablenkungsstrategien).

- **PCA-Pumpe:** Bei Anwendung der PCA-Pumpe muss das Kind in der Lage sein, das Prinzip der PCA problemlos zu verstehen (meist ab einem Alter von 7 Jahren).Vor dem Start einer PCA sind der Patient, Eltern und Pflegende genau über die PCA aufzuklären (Weiteres dazu siehe ▶ Kap. 19).
- **Über PEG/PEJ:** Die Sondengängigkeit der Medikamente (ggf. von hauseigener Apotheke oder Hersteller) bestätigen lassen (darf das Medikament gemörsert werden?); das Vermischen von Arzneistoffen ist unzulässig, da dabei ein neues Medikament entsteht; immer getrennt von der Sondennahrung geben und vor, nach und zwischen den einzelnen Medikamenten mit abgekochtem Leitungswasser oder stillem Mineralwasser spülen (Voigt u. Reinbold 2009).

> Die meisten Schmerzmedikamente sind in unterschiedlichen Applikationsformen verfügbar! So kann eine individuell geeignete Verabreichungsart gewählt werden. Die Umstellung auf eine andere Applikationsform muss ärztlich angeordnet werden, dabei ist in der Regel auch eine Dosisanpassung erforderlich.

- **Umsetzung der ärztlichen Anordnungen**

Einrichtungsinterne Regelungen oder Handlungsanweisungen geben einen hilfreichen Rahmen bei der Schmerztherapie oder -prophylaxe. Darin werden neben einer Dauer- und Bedarfsmedikation auch Interventionsgrenzen für Ruhe- und Belastungsschmerz festgelegt, z. B. ein Cut-off-Wert von > 3/10 (Ruheschmerz) bzw. > 5/10 (Belastungsschmerz) analog der numerischen Rangskala (DNQP 2011). Werden höhere Schmerzwerte festgestellt, setzen Pflegende die ärztlichen Anordnungen zur Einleitung oder Anpassung der Schmerzbehandlung um. Dabei sollten Pflegende in der Lage sein, die angeordnete Dosis zu überprüfen, um eventuelle Fehler in der schriftlichen Anordnung vor der Verabreichung festzustellen!

Unabdingbar ist eine vom Arzt schriftlich angeordnete Bedarfsmedikation bei zu erwartenden Schmerzen. Vor schmerzhaften Eingriffen oder auch schmerzhaften pflegerischen Maßnahmen kann eine medikamentöse Schmerzprophylaxe notwendig sein, um bei Folgemaßnahmen vermehrten Schmerz, Stress, Angst sowie höheren Analgetikabedarf zu vermeiden.

Wird bei der Medikamentengabe ausführlich auf die zu erwartende schmerzreduzierende Wirkung hingewiesen, so kann ein additiver Placeboeffekt genutzt werden (Benedetti et al. 2011). Die Wirkung des Medikaments kann dadurch deutlich höher sein als bei einer unkommentierten (»verdeckten«) Gabe.

Die Verabreichung bestimmter Medikamente sowie die Durchführung intravenöser Injektionen (außer die Erstinjektion) können von Ärzten an speziell geschultes Personal, z. B. auf Intensivstationen, delegiert werden. Rechtliche Grundlage sind hierzu SGB V § 28, Abs. 1, Satz 3, sowie die »Vereinbarung über die Delegation ärztlicher Leistungen an nichtärztliches Personal in der ambulanten vertragsärztlichen Versorgung« gemäß SGB V § 28, Abs. 1, Satz 3, vom 1. Oktober 2013 (▶ http://www.kbv.de/media/sp/24_Delegation.pdf).

- **Überprüfung der Wirksamkeit der medikamentösen Behandlung**

Der Behandlungserfolg des eingesetzten Analgesieverfahrens wird in angemessenen Zeitabständen systematisch überprüft (z. B. anhand von Schmerzeinschätzungsinstrumenten; ▶ Kap. 6) und dokumentiert. Die postoperative Überwachung und Schmerzeinschätzung sollte bei Dauerinfusionen nach Titration auf die erforderliche Dosis alle 2–4 h erfolgen, sowohl in Ruhe als auch bei Belastung (Zernikow u. Hechler 2008). Für eine zeitnahe Überprüfung der Wirksamkeit von **Bedarfsmedikamenten** gelten 30 min als Richtschnur bei intravenöser Gabe und 60 min bei oraler Gabe (DNQP 2011). Der Beginn und die Dauer der schmerzreduzierenden Wirkung werden bei der Überprüfung berücksichtigt.

Was genau als »erfolgreiche« Behandlung gilt, sollte möglichst vorab und individuell abgesprochen sein, beispielsweise eine Reduzierung der Schmerzintensität bei Ruhe auf einen Wert < 4/10 auf der numerischen Rangskala. Werden solche Ziele im erwartbaren Zeitraum nicht erreicht, wird die verordnete Bedarfsmedikation verabreicht oder

der zuständige Arzt informiert. Unzureichend behandelte akute Schmerzen dürfen keineswegs erst in der nächsten Visite kommuniziert werden!

- **Überprüfung, Prophylaxe und Behandlung von schmerzmittelbedingten Nebenwirkungen**

Die meisten Analgetika können unerwünschte Nebenwirkungen verursachen (▶ Kap. 7). Pflegende müssen wissen, welche Nebenwirkungen und Wechselwirkungen bei welchen Medikamenten oder Medikamentenkombinationen in welchem Zeitraum zu erwarten sind, welche Möglichkeiten zu ihrer Prophylaxe bestehen und wie sie ggf. behandelt werden können. Symptome müssen frühzeitig erkannt werden, um adäquat darauf reagieren zu können (DNQP 2011). Häufige Nebenwirkungen sind z. B. Müdigkeit, Übelkeit, Erbrechen, Obstipation, Mundtrockenheit, aber auch Atemdepression, Sedierung oder Verwirrtheit. Einige Nebenwirkungen sind vorübergehend (z. B. Müdigkeit), andere können nur medikamentös beeinflusst werden (z. B. Obstipation) und manche sind ein Hinweis auf eine zu hohe Dosierung bzw. zu schnelle Verabreichung (z. B. Atemdepression, Sedierung, Verwirrtheit).

Zur Prophylaxe von Obstipation können ausreichende Flüssigkeit, ballaststoffreiche Ernährung, Vermeidung von stuhlfestigender Nahrung und Bewegung hilfreich sein. Bei Mundtrockenheit empfiehlt sich das Lutschen gefrorener Getränke, Mundpflege mit speziellen Tees oder Lösungen (▶ Kap. 12; DNQP 2011).

Zusammenfassende Tipps zur Umsetzung der medikamentösen Schmerzbehandlung:

- Überprüfen, ob eine Bedarfsmedikation angeordnet wurde, ggf. einfordern
- Einhalten von konsequenten Einnahmezeitpunkten
- Verabreichen der richtigen Dosis in der richtigen Konzentration
- Nutzen des additiven Placeboeffekts durch Betonung der schmerzlindernden Wirkung
- Erkennen von Nebenwirkungen und adäquate Reaktion darauf
- Achten auf nachvollziehbare Dokumentation von Pflegenden und Ärzten

11.2.3 Nichtmedikamentöse Maßnahmen bei akuten Schmerzen

Die meisten schmerzreduzierenden nichtmedikamentösen Maßnahmen wie Lagerung, Mobilisation, Bewegung und (spielerische) Ablenkung gehören zu den originären pflegerischen Aufgaben. Andere können nach Rücksprache mit dem Arzt von den Pflegenden eigenständig übernommen werden, z. B. Kälte- und Wärmeanwendungen. Dennoch ist das Wissen bezüglich der nichtmedikamentösen Maßnahmen zur Schmerzprophylaxe und -reduktion bei Pflegenden sehr gering, und sie werden daher nur selten gezielt eingesetzt. In einer Studie zum Wissensstand von Gesundheits- und Kinderkrankenpflegenden zum Schmerzmanagement in der Pädiatrie war die am häufigsten falsch beantwortete Frage die, ob nichtmedikamentöse Maßnahmen, wie z. B. Wärme, Musik, Bilder oder Ablenkung, auch bei starken Schmerzen hilfreich zur Schmerzreduktion sind: Mehr als ¾ der 310 befragten Pflegenden verneinten dies fälschlicherweise (von Lützau et al. 2011).

> Es ist dringend erforderlich, dass nichtmedikamentöse Maßnahmen zukünftig mehr als bisher von Pflegenden zur Schmerzreduzierung eingesetzt werden. Sie müssen »mitgedacht« werden und als professionelle Maßnahmen aufgrund von Fachwissen kommuniziert und dokumentiert werden!

Wie können nichtmedikamentöse Maßnahmen in der alltäglichen pflegerischen Handlung an Bedeutung gewinnen?

- In der Ausbildung und in gezielten Fortbildungen zum Schmerzmanagement wird die Bedeutung von nichtmedikamentösen Maßnahmen neben der medikamentösen Schmerztherapie hervorgehoben.
- Nichtmedikamentöse Maßnahmen zur Schmerzprophylaxe oder -reduktion sind in den Einrichtungen in Verfahrensregeln klar definiert, die Verantwortlichkeit wird festgelegt und ihre Anwendung im multiprofessionellen Team koordiniert.

- Nichtmedikamentöse Maßnahmen erhalten neben den medikamentösen Anordnungen einen eigenen Platz in der Schmerzdokumentation.

Nichtmedikamentöse Maßnahmen werden nicht als Ersatz für eine medikamentöse Schmerztherapie eingesetzt, sondern in der Regel ergänzend. Pauschale Anwendungen bestimmter Maßnahmen sind jedoch nicht angebracht. In einem individuellen Behandlungsplan wird unter Berücksichtigung der persönlichen Vorlieben des Kindes festgelegt, welche Maßnahme in welcher Situation bzw. unter welcher Bedingung angebracht ist (RNAO 2013). Individuelle Vorlieben und bereits als hilfreich erlebte Strategien sollten unter Einbeziehung der Eltern erfragt werden (▶ Kap. 9; DNQP 2011). Beispielhaft werden nachfolgend einige physikalische und physiotherapeutische Maßnahmen, Strategien zur Ablenkung, hilfreiche Aspekte der basalen Stimulation und Maßnahmen im Umgang mit schwerstmehrfachbehinderten Kindern vorgestellt. Besondere nichtmedikamentöse Strategien bei Früh- und Neugeborenen werden ausführlich in ▶ Kap. 20 dargestellt.

- **Physikalische und physiotherapeutische Maßnahmen**

Kälte- oder Wärmeanwendungen kommen je nach Vorliebe der Patienten zum Einsatz (DNQP 2011). Die **Kühlung** in Form von Kühlpacks, feuchten Tüchern oder Kunsteis wird insbesondere während der postoperativen Schwellungsphase angewendet. Sehr hilfreich bei Mukositisschmerzen ist eine Mundkühlung zusätzlich zu den medikamentösen Maßnahmen (Macintyre et al. 2010). Zur Dauer von Kälteanwendungen gibt es keine einheitlichen Aussagen. Kontraindiziert ist Kälte bei minderdurchbluteten Körperregionen, Bluthochdruck, Überempfindlichkeit gegen Kälte, Bewusstseinseinschränkungen oder wenn das Kind nicht in der Lage ist, sein Temperaturempfinden mitzuteilen (DIVS 2009).

Die Anwendung von **Wärme** ist mit Durchblutungsförderung verbunden und wird als angenehm bei viszeralen Bauchschmerzen und unteren Rückenschmerzen empfunden. Wärmeanwendungen sind postoperativ (DIVS 2009) und bei akuten entzündlichen Prozessen nicht geeignet. Bei Thrombozytopenie werden keine Wärmflaschen, sondern nur angewärmte Kompressen aufgelegt (Blaser 2009). Auch bei der Wärmeanwendung sollte darauf geachtet werden, dass das Kind in der Lage ist, sein Temperaturempfinden mitzuteilen, z. B. Unwohlsein aufgrund von zu heißer Anwendung.

Bei der **Mobilisation/Bewegung** können Pflegende den Kindern und ihren Eltern schmerzarme und entlastende Bewegungsabläufe vermitteln, z. B. mithilfe von kinästhetischen Bewegungsabläufen. Hilfen beim Aufstehen und Gehen sowie entlastende Lagerungen und Positionen werden unter Berücksichtigung schmerzlindernder Aspekte durchgeführt. Anleitung und Unterstützung erhalten Pflegende hierbei durch Physiotherapeuten und Experten in basaler Stimulation (▶ basale Stimulation). Dies gilt ebenso für **Massagen**, die zur Schmerzlinderung durchgeführt werden können (DNQP 2011).

Physikalische und physiotherapeutische Maßnahmen sowie Strategien zur Ablenkung und Entspannung können auch bei Kindern mit schweren Beeinträchtigungen angewendet werden. Der Einsatz von schmerzlindernden **Wickeln, Auflagen und Einreibungen** wird ausführlich in ▶ Kap. 12 beschrieben.

- **Ablenkungs- und Entspannungsübungen, Angstvermeidung**

Das Schmerzempfinden wird bei Kindern häufig durch Angst beeinflusst. Psychologisch ausgerichtete Maßnahmen dienen gleichermaßen zur Angstreduktion und zur Schmerzlinderung (vgl. ▶ Kap. 9). Während kognitive und verhaltenstherapeutische Interventionen und Hypnose in die Verantwortung von Psychotherapeuten fallen, wenden Pflegende in vielfältigen Situationen die Strategie »**Aufmerksamkeitslenkung**« an. Die Methoden der Aufmerksamkeitslenkung (Ablenkung) sind einfach und leicht in den Pflegealltag zu integrieren. Sie werden selbstverständlich in der täglichen Arbeit genutzt, um Kinder im Umgang mit Krankheit, Krankenhausaufenthalten oder vor Interventionen zu beruhigen und abzulenken. Dazu zählen

beispielsweise Handpuppen, Seifenblasen, Arm-/ Handdrücken oder andere Bewegungsübungen und körperliche Aktivitäten, Imagination, Denkaufgaben, Zählaufgaben, Humor, (Bilder-)Bücher und Spiele (DNQP 2011; ▶ Kap. 9). Auch das Anbieten eines Filmes (DVD, Video) kann eine professionelle Maßnahme zur Ablenkung darstellen. Die Nutzung visueller Medien sollte jedoch bei bestimmten Schmerzformen, z. B. Kopfschmerzen, eher vermieden oder eingeschränkt werden. Musik hören entspannt ebenfalls, wirkt ablenkend und wird daher als schmerzreduzierende postoperative Maßnahme empfohlen (Macintyre et al. 2010).

Manche Kinder bevorzugen es dagegen, die Aufmerksamkeit direkt auf das schmerzhafte Geschehen zu lenken, um eine möglichst große Kontrolle über die Situation zu erhalten. Sie möchten dann nicht abgelenkt werden, sondern ggf. sogar eigene Aufgaben im Rahmen einer Intervention erhalten, z. B. Desinfektion der Punktionsstelle, Pflaster kleben oder entfernen. Ihre aktive Bewältigungsstrategie zur Angstreduktion (▶ Kap. 9) sollte möglichst unterstützt werden, um Gefühle der Hilflosigkeit und des Ausgeliefertseins zu vermeiden.

- **Basale Stimulation**

Sicherheit erfahren, sich ernst genommen fühlen, sich seiner Möglichkeiten bewusst zu sein, sind Lebensbedürfnisse eines Menschen und Voraussetzung, um Entwicklung und Genesung zu erfahren. Verunsicherung, Stress und Angst hemmen dagegen nicht nur Entwicklung, sondern wirken zudem schmerzverstärkend. Pflege bedürfnisorientiert und schmerzminimierend zu gestalten, ist Bestandteil von basaler Stimulation; die Vermittlung von Sicherheit und Vertrauen stehen im Vordergrund. Neben allgemeingültigen Kenntnissen zu bestimmten Entwicklungsphasen oder Krankheitsbildern werden insbesondere die momentanen Bedürfnisse und individuellen Fähigkeiten der Kinder in Bezug auf Wahrnehmung, Kommunikation und Bewegung berücksichtigt. Diese zu erkennen, bildet erst die Grundlage für eine individuelle Begegnung und Interaktion. Basale Stimulation ist eine Form ganzheitlicher, körperbezogener Kommunikation für Menschen mit wesentlichen Einschränkungen in ihren Lebensäußerungen (Bienstein u. Fröhlich 2012) und spielt daher insbesondere in der Pflege von kranken Kindern, die sich je nach Alter nur bedingt verbal mitteilen können, eine große Rolle. Dies trifft auch auf von Behinderung bedrohte und schwerstmehrfachbehinderte Kinder und Jugendliche zu. Aufgrund ihrer häufig eingeschränkten Kommunikationsfähigkeit ist es oftmals schwierig, den Ausdruck und das Verhalten der Kinder richtig zu interpretieren und Äußerungen und Symptome als Ausdruck von Schmerzen zu verstehen. Angst und Verunsicherung dominieren nicht selten den Alltag der Kinder. Ihre Schmerzen werden oftmals unterschätzt, weil sie weniger verbale und lokale Schmerzäußerungen zeigen als nichtbehinderte Kinder.

Für ihre eigenverantwortlichen pflegerischen Aufgaben und Kompetenzen im Schmerzmanagement müssen sich Pflegende neben ihrem Fachwissen auch ihrer eigenen Fähigkeiten und Möglichkeiten bewusst sein: »Wie gehe ich mit Schmerz um? Welche Bedingungen brauche ich, um Schmerz zu bewältigen? Welche Strategien habe ich verinnerlicht, um Stabilität und Sicherheit zu spüren?« Diese Selbstwahrnehmung beeinflusst unsere Haltung sowie pflegerische Kompetenzen. Sie ist Voraussetzung, um sicherheitsvermittelnde und vertrauensvolle Pflegeangebote entwickeln zu können, d. h., auch schmerzminimierende Pflege zu gestalten. Wichtig: Erst in der pflegerischen Interaktion, in der Beziehung, können Fähigkeiten und Kompetenzen der Kinder in Bezug auf Schmerzempfinden und -äußerungen erfasst werden. Nicht immer bedeutet das Gähnen eines Frühgeborenen Stress oder das Berühren bestimmter Körperteile Schmerz. Hier setzt das Konzept der basalen Stimulation an.

Bei der Pflege von Schmerz empfindenden Kindern ist es besonders wichtig, folgende Aspekte zu berücksichtigen: die kindlichen Ressourcen und Fähigkeiten, ihre Biografie und die aktuellen Bedürfnisse sowie der respektvolle Umgang mit ihrer Autonomie und Persönlichkeit. Dies soll am folgenden Beispiel basal stimulierender Pflege verdeutlicht werden:

> **Beispiel**
>
> Lukas ist ein 5-jähriger Junge, der aufgrund seiner Frühgeburtlichkeit Einschränkungen in seiner geistig-emotionalen und Sprachentwicklung zeigt. Häufiges Schlagen auf seinen Kopf und plötzliches Hinfallen auf den Boden, begleitet von heftigem Brummen, dominierten in den letzten Wochen seinen Alltag. Lukas machte während dieser Autostimulationsphasen im vibratorischen Wahrnehmungsbereich einen teils verzweifelten Eindruck. Viele pflegerische Angebote beantwortete Lukas mit heftigeren Impulsen, Vibrationsausbrüchen. Nur Vibrationsquellen wurden intensiv erspürt. Es konnte eine von ihm entwickelte Technik beobachtet werden, wodurch er erstaunlich ruhig wurde. Er steckte seinen rechten Zeigefinger tief ins rechte Ohr und hielt dabei einen Vibrationsschlauch in seiner rechten Hand. Während dieses massiven Inputs war Lukas aufmerksam und lächelte sogar (Autonomie). Wertschätzend haben wir ihm diese Vibrationshandlung gelassen. Bei der Ursachensuche und Biografieerhebung wurde deutlich, dass Lukas unter rezidivierender Mastoiditis des rechten Ohrs litt, die auch während der stationären Aufnahme langsam aktiv wurde. Lukas hat eine selbst gesuchte Technik entwickelt, die schmerzende Stelle zu erreichen. Eine erneute antibiotische und analgetische Therapie konnte die Autostimulation minimieren. Lukas zeigte wieder Interesse an seinen Mitmenschen und dem Umfeld. Sein Vibrationsspiel brauchte er nicht mehr.

Vibrationsempfinden knüpft neben somatischen und vestibulären Wahrnehmungsbereichen an vorgeburtliche Erfahrungen des Menschen an. Ein Gefühl von Urvertrauen kann entstehen (denken Sie an eine Trost spendende Umarmung, indem mit gedehnten und tiefen Lauten gesprochen wird). Zudem überlagert die Vibrationsausbreitung das lokale Schmerzempfinden. Dieses Wissen ermöglicht den Pflegenden u. a. das Wahrnehmen und die

Interpretation der kindlichen Handlung (Autostimulation). Das Kind kann sich sicher sein, dass es mit seinen Möglichkeiten und Bedürfnissen ernst genommen wird und Hilfe erfährt. Neben Analgetikum und Antibiotikum wirkten zudem die sicherheitsvermittelnde und anerkennende Pflege schmerzlindernd. Die Aufgabe der Pflegenden bestand zum einen darin, die kindlichen Handlungen wahrzunehmen, zu interpretieren und damit die Mastoiditis zu erkennen, und zum anderen in der Anerkennung und weiteren Ermöglichung der individuellen Strategie, Kontrolle über die Schmerzen zu gewinnen.

Eine individuelle Begegnung, eine vertrauensvolle und sicherheitsvermittelnde Beziehung stehen im Vordergrund schmerzlindernder Interaktionen in der Kinderkrankenpflege. Dies bedeutet konkret für das oben genannte Beispiel:

- Individuell begegnend: Die Fähigkeiten und Handlungen des Kindes wahrnehmen und zu verstehen versuchen.
- Vertrauensvoll und sicherheitsvermittelnd: Wertschätzung zeigen, indem das Kind auch in seiner eigenen schmerzlindernden Strategie respektiert, unterstützt und dadurch in seiner Autonomie/Selbstbestimmung gestärkt wird.

Pflegerische Aktivitäten

Nachfolgend werden Möglichkeiten der basalen Stimulation dargestellt, um Schmerz empfindenden Kindern im Rahmen von pflegerischen Aktivitäten Sicherheit zu vermitteln:

▪▪ Biografische Anamnese

Damit das Kind Sicherheit spüren kann und sich als Persönlichkeit und mit seinen Empfindungen ernst genommen fühlt, ist es unabdingbar eine biografische Anamnese zu erstellen, wie in dem Beispiel zu »Lukas« aufgezeigt. Folgende Fragestellungen sind hierfür z. B. geeignet:»Welche Sinne sind besonders empfänglich, in welchen Wahrnehmungsbereichen ist es weniger empfindsam? Wie viel Ruhe und Aktivität dominieren den Alltag? Wie ist die Bewegungsaktivität, welche kommunikativen Besonderheiten sind zu berücksichtigen? Wie ist sein Umgang mit Schmerz? Gibt es Rituale, die Sicherheit und Vertrauen vermitteln?«

▪▪ Berührungen

Berührungen sollten unter Berücksichtigung der Biografie erfolgen: »Wer darf Berührungskontakt aufnehmen, wo und wie, mit welchem Druck und wie mag das Kind berührt werden?«

Die Hände der Pflegenden vermitteln Kraft, Druck, Struktur und Temperatur und erfassen zugleich die Möglichkeiten und Bedürfnisse des Patienten. Der Rhythmus und das Tempo der Berührung orientieren sich an dem Kind sowie an der Dauer des pflegerischen Angebots. Durch flächige und tragende Berührungen können minimale Bewegungen von der Pflegenden erspürt und aufgenommen werden, der Patient erfährt Unterstützung, ein Angenommensein in seinen Möglichkeiten. Punktuelle und unangekündigte Berührungen, z. B. beim Abhören mit dem Stethoskop oder beim Elektrodenwechsel, führen zu Abwehr, Angst und Verunsicherung. Flächiges Auflegen der Hand bereitet das Kind indessen vor, bezieht es ein. Ein flächiges Streichen über die Hautstelle vermittelt z. B. Sicherheit beim Elektrodenwechsel.

▪▪ Anbahnung von Aktivitäten

Patientengerechte Information kann je nach Wahrnehmungsvermögen des Kindes auch nonverbal gegeben werden. Das Einführen einer Initial- und Verabschiedungsberührung oder eines Rituals kann Angst und Verunsicherung entgegenwirken. Ehrlichkeit und Eindeutigkeit stehen im Fokus.

Beispiel Absaugen: Alleine das Geräusch des Absauggerätes versetzt meist nicht nur das betroffene Kind, sondern auch Mitpatienten in Unruhe. Um das Absaugen so schnell wie möglich zu beenden, werden Pflegende häufig schneller in ihrem Tun. Die plötzliche Berührung und das schnelle Einführen des Absaugkatheters führen zu Stress, Schmerz und Abwehr. Eine Initialberührung, das eindeutige Streichen von der Gesichtskontur zu Nase oder Mund bereitet das Kind jedoch vor. Das langsame Einführen des Katheters im Atemrhythmus berücksichtigt die Mitbestimmung und Autonomie des Kindes.

▪▪ Verbandswechsel

Grundsätzlich sollen Patienten nicht mit Desinfektionsmitteln oder Pflasterentfernern eingesprüht werden. Der feine kühle Flüssigkeitsregen schafft

Abwehr und Verunsicherung und kann dadurch schmerzverstärkend wirken.

Besser: Ein mit Desinfektionsmittel getränkter Tupfer ermöglicht ein flächiges und nachvollziehbares Auftragen. Abwehr wird vermieden. Beim Entfernen von Wundmaterial oder Pflaster ist darauf zu achten, dass dieses in Haarwuchsrichtung entfernt wird. Ein flächiges Streichen überlagert das Schmerzgefühl. Kindliche Ressourcen werden berücksichtigt, indem es z. B. den Verband mit entfernt, per Atemrhythmus Kommandos gibt etc.

▪▪ Lageveränderung und Mobilisation

Schmerz empfindende Kinder haben mitunter Angst vor Berührung. Punktuelle Berührungen können die Angst verstärken. Um dies zu vermeiden, hat sich das Bewegen mittels der Unterlage bewährt. Der somatische taktile Reiz wird auf eine größere Hautfläche verteilt. Rhythmus und Tempo der Berührungs- und Bewegungsaktivität orientieren sich an dem Kind sowie der Dauer des pflegerischen Angebots.

▪▪ Lagerung

Die umgrenzende Lagerung lässt wahrnehmungsbeeinträchtigte Kinder bei minimaler Eigenaktivität ihre Körpergrenze spüren, das feste Einwickeln kann einen zusätzlichen Druck auf den Körper des Kindes geben. Angebote, wie das Swaddling bei kapillaren Blutentnahmen sowie die Froschhaltung (»facilitated tucking«) oder auch Kängurupflege bei Früh- und Neugeborenen knüpfen hier an und wirken schmerzlindernd (Cignacco et al. 2007; Sparshott 2009). Auch der Einsatz einer Gewichtsdecke kann in einzelnen Fällen Grenze, Halt und Sicherheit vermitteln, ohne dass die Kinder sich auf einen Mitmenschen einstellen müssen.

Die Lagerung auf Materialien, die das Gewicht der Kinder aufnehmen, wie z. B. Weichlagerungsmatratzen, sollte gut überlegt werden, da dies die Eigenaktivität hemmt und zum Verlust körperbezogener Orientierungspunkte führen kann, bis hin zu geistigem Rückzug (Bienstein u. Fröhlich 2012). Die tonusregulierende Lagerung ermöglicht es den Kindern, Gewicht abzugeben, ohne in ihrer Eigenaktivität gehemmt zu werden.

▪▪ Baden mit begrenzenden Tüchern

Neben der Berücksichtigung von der Wassertemperatur und den Zusätzen hat sich bei wahrnehmungs-

beeinträchtigten Kindern das Einwickeln in ein Tuch bewährt. Auch hier wird die Berührung flächig auf den Körper verteilt. Zudem spürt das Kind eine sachte körperliche Begrenzung zum Wasser.

▪▪ Duschen

Viele Kinder empfinden das Prasseln des Duschstrahls auf ihren Körper eher als diffus und unangenehm. Ein aufgelegtes (Hand-)Tuch hemmt dies, saugt sich mit Wasser voll und schmiegt sich körperformend an das Kind. Wärme wird je nach Dicke der Auflage gespeichert, zudem bedeutet sie Intimschutz. Die Eigenaktivität steht auch hier im Vordergrund, z. B. indem das Kind den Duschkopf führt. Anstelle des Duschstrahls kann ebenso ein Litermaß oder eine Kindergießkanne verwendet werden.

▪▪ Ganzkörperwaschungen

Belebende, beruhigende und körperorientierte Waschungen mit unterschiedlichen Materialien, Wassertemperaturen und Zusätzen unterstützen die Kinder darin, ihren Körper differenziert zu spüren; denn nicht immer schmerzt der gesamte Körper. Massagen mit entsprechenden Pflegeprodukten (vgl. ▶ Kap. 12) schließen hier an.

Gerade in der Pädiatrie ist es Aufgabe der Pflegenden die individuellen Bedürfnisse und Fähigkeiten des Kindes aufzunehmen. Bedürfnisorientierte Informationen unterstützen das Kind in seiner Persönlichkeit und aktuellen Situation. Die wertschätzende Haltung, die fachliche Kompetenz sowie die verschiedenen Einschätzungsinstrumente ermöglichen es Pflegenden im multidisziplinären Team Schmerz zu erfassen und schmerzreduzierende Pflege zu gestalten.

Weiterführende Informationen zur basalen Stimulation finden Sie unter ▶ http://www.basale-stimulation.de/.

11.2.4 Information, Schulung und Anleitung

»Wer, wie, was – wieso, weshalb, warum?«

(Titellied aus der »Sesamstraße«, Hoffmann & Ludwig)

Jemand, der weiß, woran er leidet oder was auf ihn zukommt, kann besser mit einer Situation umgehen. Das gilt im Besonderen für Kinder! Wir können Kinder nicht vor unangenehmen Situationen schützen, indem wir ihnen vorenthalten, was passieren wird. Wir können Kindern die Angst vor einem vorliegenden akuten Schmerz nicht nehmen, wenn wir nicht mit ihnen über die Ursache und Folgen des Schmerzes, z. B. bei einer Verletzung, sprechen. Denn bei fehlender Aufklärung und fehlender Erfahrung setzen Kinder ihre oftmals angstvolle Fantasie ein, zu der wir Erwachsene dann wenig Zugang finden können.

Kinder und ihre Angehörigen haben ein Recht auf angemessene Information, Anleitung und/oder Schulung. Ziel ist dabei die Förderung der Selbstpflegekompetenz. Im Expertenstandard *Schmerzmanagement in der Pflege bei akuten Schmerzen* wird gefordert, dass Pflegende die notwendigen Schulungskompetenzen in Bezug auf Schmerz und schmerzbedingte Probleme besitzen (DNQP 2011). Wann jedoch ist welche Form dieser »Patientenedukation« notwendig und was sind dabei die Unterschiede (vgl. Kullick 2012)?

Patientenedukation

- **Information:**
    - Gezielte Weitergabe von Fakten und Kenntnissen über einen bestimmten Sachverhalt (z. B. bevorstehende Prozedur, Medikamente und erwartbare Nebenwirkungen)
    - Unterschiedliche Informationsthemen (vgl. ► Kap. 9): Hintergrund (Warum?), prozedural (Was, wer, wie, wann, wie lange, was geschieht danach?) und sensorisch (Wie fühlt es sich an?)
    - Hilfreiche Anschauungsmaterialien wie Bilderbücher, Flyer zum späteren Nachlesen und medizinische Puppen oder Teddys
- **Anleitung:**
    - Vermittlung von praktischen Fertigkeiten und Handlungen, z. B. den Einsatz eines Schmerzeinschätzungsbogens, Anwendung bestimmter Applikationsarten, Strategien zur Schmerzbewältigung (z. B. Ablenkungs-ABC, ► Kap. 10) oder im Umgang mit einer PCA

- Wie in einer Lernsituation sollte überprüft werden, ob das Kind und seine Bezugspersonen die jeweilige Handlung verstanden haben und selbstständig durchführen können.
- **Schulung:**
    - Umfangreiches strukturiertes und zielgerichtetes Vorgehen zur Vermittlung von Wissen, Fertigkeiten und Fähigkeiten
    - Meist über einen längeren Zeitraum im Rahmen einer langfristigen Behandlung, z. B. bei chronischen Schmerzen: Kopfschmerz- oder Bauchschmerzgruppen

Die Ergebnissicherung ist bei Schulungsmaßnahmen ein wesentlicher Aspekt.

Ein getrenntes Gespräch mit den Eltern kann erforderlich sein, wenn zunächst die Ängste und Befürchtungen der Eltern angesprochen werden sollen (DNQP 2011). Die größte Herausforderung für Pflegende ist jedoch herauszufinden, was das Kind wissen möchte und was nicht. Ehrlichkeit ist selbstverständlich, doch sind die individuellen Informationsbedürfnisse der Kinder handlungsleitend.

> Pflegende sollten also nicht nur pauschal vermitteln, was ein Patient – aus professioneller Sicht – wissen und können soll, sondern auch ggf. detektivisch herausfinden, was das Kind wissen möchte.

Der angemessene Zeitpunkt der Information und Anleitung ist abhängig von der Aufnahmebereitschaft der Kinder.

11.2.5 Spezialisierte Strukturen: Beispiel Akutschmerzdienst und die Rolle der Pflegenden

Vereinfacht gesprochen gibt es zwei verschiedene Wege, die Schmerztherapie in einer Kinderklinik zu optimieren: die Schaffung eines professionellen Akutschmerzdienstes oder die umfassende

Schulung aller Mitarbeiter im Rahmen eines verbindlichen Qualitätssicherungskonzepts.

■ **Pädiatrischer Akutschmerzdienst**
In großen Kinderkliniken mit einer großen Kinderchirurgie und/oder Kinderorthopädie bietet sich die Schaffung eines multiprofessionellen pädiatrischen Akutschmerzdienstes (ASD) an. Dieser kann eigenständig arbeiten oder Teil des Schmerzdienstes für Erwachsene sein. In Deutschland wurde einer der Akutschmerzdienste für Kinder von Reinhard Sittl in Erlangen eingerichtet (Henkel et al. 2009).

Vor Einrichten eines ASD sollte dessen Aufgabengebiet definiert werden, d. h., ob der ASD ausschließlich für akute postoperative Schmerzen zuständig ist oder auch für chronische Schmerzzustände bei Kindern im Krankenhaus, Krebsschmerzen und/oder die palliative Versorgung. Schmerzen bei invasiven Eingriffen, von Blutabnahmen bis Knochenmarkpunktionen, gehören zu den schlimmsten Erlebnissen der Kindheit. Ein gutes schmerztherapeutisches Konzept für eine Kinderklinik muss Verantwortlichkeiten und Standards für die schmerzarme Durchführung medizinischer Versorgungen beinhalten. Programme, die die Anlage von peripheren und/oder zentralen venösen Zugänge fokussieren, verringern nicht nur die Rate frustraner Versuche, sondern reduzieren auch Schmerz signifikant (Leahy et al. 2008).

Einige ASD beschränken sich auf Patienten, die epidural oder intravenös z. B. mittels PCA Analgetika erhalten. Hier besteht die Gefahr, starke Schmerzen bei Kindern, die (noch) nicht mit diesen Methoden versorgt werden, zu übersehen (Kost-Byerly u. Chalkiadis 2012). Wichtig ist zudem die Planung der Schmerztherapie zu Hause in Kooperation mit dem Kinderarzt, weil viele Operationen ambulant durchgeführt oder Kinder rasch nach Hause entlassen werden. Dies führt immer wieder zu einer analgetischen Unterversorgung zu Hause (Kost-Byerly u. Chalkiadis 2012).

Der ideale pädiatrische ASD bedenkt Folgendes:

Anforderungen an den pädiatrischen ASD

— **Strukturell:**
  – Volle Unterstützung durch Leitungen (Verwaltung, ärztlich, pflegerisch)
  – Multiprofessionelle Zusammensetzung
  – 24 h am Tag an 7 Tagen der Woche über eine zentrale Rufnummer erreichbar
  – Durch Pflegende und Ärzte gleichermaßen zu kontaktieren (niedrige Schwelle)
  – Klare Verantwortlichkeiten
  – Mindestens 2× täglich Visite
  – Equipment im gesamten Krankenhaus gleich (z. B. Pulsoximeter, PCA-Pumpen)
  – Eigene Räumlichkeiten
  – Räumlichkeiten der Kinder familienfreundlich gestalten
— **Schmerzmessung, Analgetika und Dokumentation:**
  – Klinikinterne Standards für Schmerzmessung, Analgetikakonzepte und Dokumentation von Wirkungen/Nebenwirkungen:
    - Schmerzmessung: wenige Instrumente
    - Schmerz: 5. Vitalzeichen
    - Analgetika: wenige auswählen, feste Schemata (Publikation im Intranet, regelmäßig updaten)
  – Bei Opioidtherapie: Naloxondosis in Kurve vermerken
  – Vitalwertedokumentation inklusive Sedierungsscores, Übelkeit/Erbrechen
  – Behandlungsplan für Versagen der »Ersttherapie«
— **Entlassungsplanung:**
  – Schriftliche Anweisung für Eltern
  – Hinweis auf späte Komplikationen v. a. nach Regionalanästhesie
  – Gegebenenfalls Routineanruf bei Patienten nach Entlassung
  – Immer Notfalltelefonnummer mitgeben
— **Fortbildung:**
  – Edukation der Patienten und Eltern, wenn möglich präoperativ
  – Regelmäßig auf allen Stationen des Krankenhauses (fallbasiert in kleinen Gruppen)

> - Im multiprofessionellen Team (Pflegen-
>   de, Ärzte, Physiotherapeuten etc.)
> - **Qualitätssicherung:**
>   - Regelmäßige Qualitätssicherung durch
>   Benchmarking, z. B. QUIPSI (▶ http://
>   www.quips-projekt.de/de/quipsinfant)
>   - Patientenbefragung und Patientenflyer

In der Regel werden durch einen Akutschmerzdienst für Kinder keine zusätzlichen Einnahmen
generiert, sodass es in absehbarer Zukunft nur wenige Kinderkliniken in Deutschland geben wird,
die einen ASD vorhalten. Umso wichtiger sind res-
sourcensparende Modelle, die ihren Fokus auf die
Verantwortung der primären Versorger legen.

- **Umfassende
  Qualitätssicherungsmaßnahmen an einer
  Kinderchirurgie**

Die Pflegenden nehmen aufgrund ihres häufigen
und engen Kontakts zum Kind bzw. Jugendlichen
eine zentrale Rolle im Schmerzmanagement ein.
Ein schmerztherapeutisches Gesamtkonzept, welches der Pflege eine zentrale Rolle zuspricht, trifft
deren ureigenen Wunsch nach einer optimalen
Schmerztherapie. Ein Schmerzkonzept wird nur
erfolgreich sein, wenn die schmerztherapeutische
Versorgung eines Kindes/Jugendlichen das Anliegen aller an der Behandlung beteiligten Fachdisziplinen ist (DNQP 2011; von Lützau et al. 2011).
Ein pflegebasiertes Konzept verhindert, dass die
Schmerztherapie sich auf einige wenige Kinder
fokussiert (Schechter 2008), z. B. solche mit PCA-
Pumpe oder Epiduralkatheter. In der klinischen
Praxis hat sich die Bildung eines interdisziplinären
Teams bewährt, welches die schmerztherapeuti-
schen Standards erarbeitet und auf ihre Umsetzung
achtet, ohne aber als ASD zu arbeiten. Es besteht
aus Vertretern der involvierten Fachgruppen:
- Ärzten
- Pflegefachkräften
- Physiotherapeuten
- Klinischen Psychologen
- Sozialarbeitern
- Pharmakologen

Interdisziplinär müssen Rahmenbedingungen vereinbart, Abläufe erarbeitet, Verantwortlichkeiten
klar zugeordnet und schriftlich festgelegt werden
(Saur et al. 2008). Genaue Anweisungen sind zu
entwickeln, die auch die auf eine Organisations-
einheit individuell abgestimmten Therapieschemata mit der Angabe von Interventionsgrenzen
enthalten. Ziel sollte es sein, ein Konzept zu erstellen, das den Pflegekräften eine schnelle Intervention bei Schmerzäußerung des Patienten durch
eine fremdverantwortliche direkte Verabreichung
eines verordneten Bedarfsmedikaments oder eine
eigen- sowie fremdverantwortlichen Durchführung nichtmedikamentöser schmerzreduzierender
Maßnahmen ermöglicht (Gimbler-Berglund et al.
2008). Spezielle schmerztherapeutische Kenntnisse
müssen erworben, erweitert und gefestigt werden,
um diese zunehmend hohen Anforderungen erfüllen zu können. In der Praxis haben sich Mitarbeiter
der Pflege, die speziell ausgebildet werden, sehr bewährt (z. B. Pain Nurses, zertifizierte Schmerzma-
nager, Pflegeexperten mit Assistenzaufgaben). Sie
sind Ansprechpartner der Pflege auf den Stationen,
nehmen Schulungen und Einweisungen vor und
überwachen die Erhebungen, Dokumentationen
und eingeleiteten Maßnahmen. Ihnen wird mehr
Verantwortung zugesprochen (Schüssler u. Osterbrink 2012). Auftretende Probleme werden von
ihnen umgehend erfasst, diskutiert und interdisziplinär gelöst.

Das pflegerische Schmerzmanagement setzt
unmittelbar zu Beginn des pflegerischen Auftrags
ein (DNQP 2011). Bei der stationären Aufnahme
wird nach bestehenden Schmerzen gefragt. Der Pa-
tient/die Eltern werden sowohl genauestens über
die Schmerzerhebung und über die Möglichkeiten
der Intervention bei Auftreten von Schmerzen als
auch über schmerzmittelbedingte Nebenwirkungen aufgeklärt. Eine wichtige Aufgabe liegt darin,
die individuelle Schmerzkompetenz des Patienten
zu fördern, damit dieser situationsgerechte Maßnahmen zur selbstständigen Beeinflussung anwen-
det (DNQP 2011; Gnass et al. 2011).

Während des gesamten stationären Aufenthalts erfolgt durch die Pflege ein strukturiertes,
regelmäßiges Schmerzassessment mittels geeigneter Instrumente. Zeitnah werden Schmerzwerte in
Ruhe und Belastung sowie schmerzmittelbedingte

Nebenwirkungen erfasst und dokumentiert. Auf dieser Grundlage können ärztliche Anordnungen so geführt werden, dass die Pflege rasch und effizient sowohl eine medikamentöse als auch nichtmedikamentöse Akutschmerzbehandlung beim Erreichen oder Überschreiten der festgelegten Interventionsgrenzen durchführen kann (Falanga et al. 2006).

Ohne eine innovative Pflege ist auch die Durchführung einer PCA nicht möglich. Um dieses spezielle Verfahren anwenden zu können, ist eine standardisierte Überwachung und zeitnahe Dokumentation essenziell. Symptome einer möglichen Komplikation, therapieassoziierte Nebenwirkungen und eventuelle sensible oder motorische Blockaden beim Einsatz regionalanästhesiologischer Verfahren müssen frühzeitig erkannt und an den verantwortlichen Arzt weitergeleitet werden. Hinzu kommt noch die Anforderung an die Pflege, technische Probleme der Schmerzpumpe oder des Schmerzkatheters umgehend zu erkennen. Für einen sicheren Einsatz des Verfahrens müssen alle beteiligten Mitarbeiter genauestens eingeschult und regelmäßig unterwiesen werden (Czarnecki et al. 2008; Fournier-Charrière u. Tourniaire 2010; Nelson et al. 2010; Paul et al. 2010). Auch für diese Aufgaben können in der Schmerztherapie speziell fortgebildete Pflegeexperten (z. B. Pain Nurses) eingesetzt werden. Sie visitieren die mit einer PCA versorgten Patienten, informieren über die korrekte Handhabung der Pumpe, überprüfen diese auf ihre Funktion und kontrollieren die durchgeführte Dokumentation. Die Adaptation der eingeleiteten Therapie hat aber durch den Arzt zu erfolgen.

Die Pflege agiert als wichtiges Bindeglied zwischen Arzt und Kind/Jugendlichen. Es steht somit ein kompetenter Ansprechpartner zur Verfügung, der gerichtete Informationen über eventuell vorhandene Ängste sowie Aufklärungsdefizite und schmerzbedingte Problemen zwischen allen an der Schmerztherapie beteiligten Berufsgruppen und Fachdisziplinen vermittelt. Vorhandene Ängste lassen sich dann abbauen und das Wissen des Patienten über den zu erwartenden postoperativen Schmerzverlauf und die Möglichkeiten der Einflussnahme verbessern (Ayral et al. 2002; Belleau et al. 2000; Fortier et al. 2009; Johansson et al. 2005; Pölkki et al. 2002; Sjöling et al. 2003).

11.3 Schmerzmanagement in der Pflege bei chronischen Schmerzen

Der Umgang mit Patienten, die an chronischen Schmerzen leiden, unterscheidet sich in einigen Punkten wesentlich vom Umgang mit Patienten, die unter akuten Schmerzen leiden. Aus diesem Grund wurde kürzlich vom DNQP ein Expertenstandard für die Pflege entwickelt, der sich ausschließlich mit dem Schmerzmanagement in der Pflege bei chronischen Schmerzen befasst (DNQP 2014); dieser ist auch für die Pädiatrie gültig. Der Standard soll in allen Pflegesituationen angewendet werden, also unabhängig davon, ob die Kinder zur Abklärung unklarer Schmerzen oder zur speziellen Schmerztherapie in die Klinik kommen oder ob sie zusätzlich zu einem anderen Aufnahmegrund auch noch an chronischen Schmerzen leiden.

Die Zielsetzung des Expertenstandards (DNQP 2014) lautet daher: Jeder Patient mit chronischen Schmerzen – in allen Versorgungsbereichen – soll ein **individuell angepasstes Schmerzmanagement** erhalten, das beiträgt zu

- Schmerzlinderung,
- Erhalt oder Erreichung einer bestmöglichen Lebensqualität,
- Erhalt oder Erreichung einer bestmöglichen Funktionsfähigkeit (z. B. hinsichtlich Schulbesuch),
- einer stabilen und akzeptablen Schmerzsituation,
- einer Vorbeugung von schmerzbedingten Krisen.

11.3.1 Systematische Schmerzeinschätzung bei chronischen Schmerzen

Eine chronische Schmerzsituation ist sehr komplex und wird durch viele Faktoren beeinflusst (▶ Kap. 1). Ebenso wie bei akuten Schmerzen bildet die systematische Erfassung der Schmerzsituation die Grundlage für das multiprofessionelle Vorgehen. Wie umfangreich eine erste – **initiale** – Schmerzeinschätzung sein soll, hängt dabei von der jeweiligen Versorgungssituation sowie der Stabilität der Schmerzsituation des Kindes ab (DNQP 2014).

Eine **instabile Schmerzsituation** liegt vor, wenn
- das Kind (noch) nicht wegen der chronischen Schmerzen in Behandlung war und daher kein Behandlungsplan (medikamentös/nichtmedikamentös) vorliegt,
- eine medikamentöse Therapie wegen Nebenwirkungen ausgesetzt werden muss,
- die Schmerzintensität über das erträgliche Maß hinausgeht (wobei bei chronischen Schmerzen das Ausmaß der Schmerzen weniger entscheidend ist als die schmerzbedingte Beeinträchtigung),
- sich die Schmerzsituation so verschlechtert hat, dass das Kind nicht zur Schule gehen kann, oder
- es keine Strategien zur Bewältigung von Schmerzkrisen kennt (DNQP 2014).

Eine **stabile Schmerzsituation** kennzeichnet sich durch folgende Merkmale (DNQP 2014):
- Eine bereits bestehende schmerztherapeutische Behandlung:
  - Ein Behandlungsplan liegt vor (ggf. Arztbrief): medikamentöse und/oder nichtmedikamentöse Therapie.
  - Das Kind/seine Angehörigen sind mit dem bestehenden Behandlungsplan/der Situation zufrieden.
  - Der Behandlungsplan ist aus professioneller Sicht (ggf. eigenes multiprofessionelles Team) angemessen.
- »Aushaltbare« Schmerzintensität (individuelles Schmerzmaß)
- Akzeptable Funktionalität und Mobilität trotz der Schmerzen, abhängig von der gesundheitlichen Situation
- Teilhabe am Alltagsleben trotz der Schmerzsituation, insbesondere am Schulbesuch
- Keine unerwünschten Nebenwirkungen und Komplikationen
- Bekannte Strategien für mögliche Krisen und Komplikationen

Ein umfangreicher Schmerzfragebogen kommt in einer instabilen Schmerzsituation zum Einsatz, wenn das Kind zur Behandlung der chronischen Schmerzen kommt. Denn für die Therapie bei chronischen Schmerzen ist ein **differenziertes, multidimensionales Assessment** erforderlich, das alle relevanten Aspekte erfasst. Eine ausführliche Beschreibung der Einschätzungsinstrumente für chronische Schmerzen bei Kindern und Jugendlichen finden Sie in ▶ Kap. 6.

Damit eine stabile Schmerzsituation auch stabil bleibt, ist es zudem unerlässlich, dass in allen anderen Versorgungsbereichen die chronischen Schmerzen eines Kindes berücksichtigt werden. Eine instabile Schmerzsituation muss erkannt werden, auch wenn kein Auftrag für die Behandlung des chronischen Schmerzes besteht, damit die Patienten mit ihren Schmerzen ernst genommen werden und eine schmerztherapeutische Behandlung eingeleitet oder angeregt werden kann. Bei jeder Pflegeanamnese wird daher nach dem Vorliegen von akuten (▶ Abschn. 11.2), andauernden oder wiederkehrenden Schmerzen (z. B. Migräne) gefragt. Es wird überprüft, ob die Schmerzsituation stabil oder instabil ist. Inhalt und Umfang der initialen Schmerzeinschätzung müssen spezifisch für die jeweilige Versorgungssituation oder Einrichtung definiert werden. Bei aktuell vorhandenen andauernden Schmerzen werden z. B. die Schmerzintensität, die Lokalisation, Qualität und der zeitliche Verlauf erfasst.

❯ Besonders wichtig ist es herauszufinden, welche Faktoren die Schmerzsituation stabil erhalten bzw. stabilisieren.

Beispiel

David ist ein 10-jähriger Junge, der wegen einer Unterarmfraktur nach einem Fahrradsturz auf einer kinderchirurgischen Station aufgenommen wird. Im Rahmen des ausführlichen Anamnesegesprächs mit David und seinem Vater erfährt die Bezugspflegende, dass David seit einigen Jahren immer wieder Migräneattacken erleidet. Nimmt er bei den ersten Anzeichen das vom Kinderarzt verschriebene Medikament, verlaufen die Attacken sehr mild und ohne Beeinträchtigung. Die letzte Attacke war vor 2 Monaten. Das Medikament hat David jederzeit bei sich. Die Bezugspflegende erkennt, dass die Schmerzsituation stabil ist, da ein Behandlungsplan für die Migräne vorliegt (ggf. Arztbrief), der Junge mit der Situation gut zurechtkommt und weiß, was er im Fall einer beginnenden Migräneattacke tun soll; die Migräne hat derzeit keine gravierenden Auswirkungen auf sein Alltagsleben. Zuletzt fragt die Bezugspflegende David nach Faktoren, die möglicherweise eine Migräneattacke auslösen können. David vermutet einen Zusammenhang mit flackerndem Licht. Die Pflegende bittet zunächst den Stationsarzt, das entsprechende Medikament zu prüfen (insbesondere dessen Verträglichkeit mit anderen in der aktuellen Situation verschriebenen Medikamenten) und als Bedarfsmedikament anzuordnen. Außerdem informiert sie ihre Kolleginnen bei der Übergabe, dass David an Migräne leidet und dieses Medikament bei den ersten Anzeichen einer Migräneattacke unverzüglich erhalten soll. Die Empfindlichkeit gegenüber flackerndem Licht wird dokumentiert. Bezüglich der Unterarmfraktur wird ein regelmäßiges Schmerzassessment geplant (Akutschmerz) – eine erneute Befragung nach Davids Migräneschmerzen wird nicht durchgeführt.

In dem vorangehenden Beispiel wird deutlich, wie wichtig es ist, dass Pflegende über wiederkehrende Schmerzen ihrer Patienten informiert sind, auch wenn diese momentan kein Problem darstellen. Die Bezugspflegende hat die nötigen Informationen erhalten, um Schmerzkrisen vorzubeugen und die Schmerzsituation auch während des akuten stationären Aufenthaltes stabil zu halten.

Im Gegensatz zum Umgang mit akuten Schmerzen wird in der Regel bei chronischen Schmerzen keine tägliche Schmerzeinschätzung vorgenommen. Eine der wichtigsten Strategien im Umgang mit chronischen Schmerzen ist die Ablenkung von den Schmerzen. Durch eine regelmäßige Befragung nach Schmerzintensität, Migräneanzeichen oder anderen schmerzbezogenen Aspekten würde die Aufmerksamkeit aber gerade **auf** den Schmerz gelegt werden.

> ❯ **Bei chronischen Schmerzen nicht ständig nach den Schmerzen fragen!**

Die Häufigkeit der Schmerzeinschätzung erfolgt bei chronischen Schmerzen daher individuell abgestimmt. Bei einer Änderung der Behandlung (neues Medikament, neue nichtmedikamentöse Strategie) sollte die Wirksamkeit in festgelegten Intervallen anhand von geeigneten Schmerzfragebögen überprüft werden (vgl. ► Kap. 6). Bei einer stabilen, unveränderten Schmerzsituation ist ein regelmäßiges Erfragen der Schmerzen allerdings kontraproduktiv.

11.3.2 Beteiligung an der Entwicklung und Umsetzung des individuellen Behandlungsplans

Im besten Fall existiert in der Einrichtung eine interprofessionell festgelegte Verfahrensregelung zum Schmerzmanagement bei akuten und chronischen Schmerzen. Klare Vereinbarungen zum generellen Vorgehen und der Zuständigkeiten der einzelnen Berufsgruppen sind eine Grundvoraussetzung für ein gelingendes Schmerzmanagement (DNQP 2014). Bestandteil dieser Verfahrensregelungen sollte immer auch ein individueller Behandlungsplan für das jeweilige Kind sein. Dieser beinhaltet u. a. die individuellen, realistischen Therapieziele (z. B. Teilhabe an sozialen Aktivitäten, Schulbesuch) sowie medikamentöse und/oder nichtmedikamentöse Maßnahmen zur Verbesserung oder zumindest Stabilerhaltung der Schmerzsituation.

Die Aufgabe der Pflegenden besteht dabei in der Planung der pflegerischen Anteile am Schmerzmanagement, der Absprache mit den anderen Berufsgruppen und der Koordination der einzelnen Maßnahmen im Tagesablauf.

> ❯ **Die Stärkung des Selbstmanagements und Aktivierung des Kindes stehen bei chronischen Schmerzen im Vordergrund (ausgenommen palliative Versorgung in der Lebensendphase).**

Nutzt das Kind Bewältigungsstrategien, die für es selbst hilfreich und somit schmerzreduzierend sind, so werden diese im Behandlungsplan berücksichtigt. Potenziell schmerzverstärkende oder -auslösende Faktoren werden dokumentiert und die Informationen an das gesamte Behandlungsteam weitergegeben, damit alle beteiligten Berufsgruppen schmerzverstärkendes oder -auslösendes Verhalten vermeiden können.

Der Behandlungsplan steht allen an der Versorgung beteiligten Berufsgruppen zur Verfügung und wird den Familien bei Entlassung oder Verlegung mitgegeben, damit eine Fortführung der Maßnahmen gewährleistet werden kann (DNQP 2014).

11.3.3 Information, Schulung und Anleitung

Die Edukation von Kindern mit chronischen Schmerzen und ihren Angehörigen ist wesentlicher Bestandteil der therapeutischen Behandlung. Optimalerweise wird sie von einem psychologischen und/oder ärztlichen Schmerztherapeuten durchgeführt (Dobe u. Zernikow 2013). Die Gestaltung und die Inhalte der Edukation unterscheiden sich in den verschiedenen Versorgungsbereichen. Als Teil des therapeutischen Teams können auch Pflegende Aufgaben innerhalb von Schulungsprogrammen übernehmen, z. B. bei der Anleitung gezielter Ablenkungsstrategien oder im Umgang mit TENS oder Biofeedback (▸ Abschn. 11.3.4).

Wichtig ist es, die Inhalte und den Umfang der Edukationsmaßnahmen zu dokumentieren.

11.3.4 Nichtmedikamentöse Maßnahmen bei chronischen Schmerzen

Die Therapie schwerer chronischer Schmerzen im Kindes- und Jugendalter besteht im Wesentlichen aus psychologischen Interventionen (▸ Kap. 10), welche von Psychotherapeuten durchgeführt werden. Einige Möglichkeiten zur Veränderung der Aufmerksamkeit oder zur Reduzierung der körperlichen Anspannung können jedoch auch von Pflegenden angewendet werden:

▪ **Ablenkung**

Je mehr Kinder ihre Aufmerksamkeit auf ihre chronischen Schmerzen richten, desto stärker nehmen sie diese auch wahr. Aus diesem Grund sind Strategien, die zur Ablenkung der Aufmerksamkeit weg vom Schmerz dienen, hilfreich im Umgang mit chronischen Schmerzen, insbesondere wenn die Chronifizierung noch nicht über Jahre andauert (Dobe u. Zernikow 2013). Je häufiger die Kinder Übungen zur Ablenkung der Aufmerksamkeit durchführen, desto langfristiger ist ihre ablenkende Wirkung (Dobe 2013). Die folgenden Beispiele können Pflegende nutzen, um Kinder und ihre Eltern bei der Ablenkung von den Schmerzen zu unterstützen oder anzuleiten (detailliert bei Dobe 2013; ▸ Kap. 10):

− »Ich sehe was, was Du nicht siehst« – in verschiedenen Variationen (z. B. Anzahl verschieden farbiger großer oder kleiner Gegenstände suchen)
− Ablenkungs-ABC – einfach oder komplex
− Rechenaufgaben
− Rätsel lösen
− 5-4-3-2-1-Technik
− Geschichten ausdenken und z. B. täglich weitererzählen lassen
− Vorstellung von schönen, sicheren Orten

Um zu überprüfen, wie hilfreich die Ablenkungsstrategien sind, kann ein sog. Ablenkungsbogen hilfreich sein. Dort tragen die Kinder ein, welche Ablenkung sie wann bei welchen Schmerzen durchgeführt haben und wie hilfreich sie war (DNQP 2014; Wager et al. 2013). Ein Schmerztagebuch oder ein anderer Schmerzfragebogen zur Evaluation der nichtmedikamentösen Maßnahmen würde den gewünschten Effekt, also die Ablenkung vom Schmerz, wieder zunichte machen.

▪ **Biofeedback**

Biofeedback ist ein Trainingsverfahren, das optisch (über Bildschirm) oder akustisch (über Töne) Auskunft über psychophysiologische Zustände im Körper rückmeldet. Körperliche Vorgänge, die üblicherweise unbemerkt ablaufen, werden durch Bilder oder akustische Signale für den Probanden erfahrbar gemacht. Damit wird das Erlernen von Selbstkontrollstrategien unterstützt und das Selbstwertgefühl gesteigert. Biofeedback nutzt die Lernmethode der klassischen Konditionierung (▸ Kap. 10).

▪▪ Umsetzung im stationären Alltag

Biofeedbacktrainer (z. B. Gesundheits- und Kinderkrankenschwestern/-pfleger mit entsprechender Weiterqualifizierung) übernehmen die Aufgabe, Kinder und Jugendliche ab einem Alter von ca. 6 Jahren im Biofeedback zu trainieren. In einer Sitzung sollte der Übungsteil für die Kinder mindestens 7–10 min betragen. Nach der praktischen Übung erfolgt generell eine Reflexion der Messwerte zusammen mit dem Trainer. Dabei hat sich gezeigt, dass es für die schnellere Wirksamkeit der Biofeedbacktherapie hilfreich ist, wenn sich die Kinder zunächst selbst einschätzen. Pro Woche sollten möglichst 2–3 Sitzungen, während einer stationären Schmerztherapie bis zu 10 Sitzungen durchgeführt werden. Hierbei ist das Tempo des Erlernens bei den Kindern und Jugendlichen häufig sehr unterschiedlich. Gelingt die Entspannung während der Biofeedbacksitzung, ist eine Überprüfung sinnvoll, ob der Effekt der Entspannung auch ohne Biofeedbackgerät eintritt. Erst wenn die Kinder in der Lage sind, ihre Entspannung jederzeit »abzurufen«, ist eine Integration in den Alltag möglich und sinnvoll.

▪▪ Durchführung

Die Kinder und Jugendlichen sitzen einzeln vor einem Computerbildschirm. Am Ringfinger der nicht dominanten Hand wird eine Messsonde angebracht (der Multisensor), die u. a. den Hautleitwert und damit beim Kind indirekt den Grad der Anspannung, ausgelöst durch das autonome Nervensystem, misst. Dieser Messwert wird auf dem Monitor angezeigt, sodass das Kind oder der Jugendliche eine Rückmeldung über seine aktuell ablaufenden physiologischen Regelmechanismen erhält. Parallel können weitere Parameter über Hautoberflächenelektroden oder einen Atemsensor erfasst werden. Zusätzlich besteht die Möglichkeit, ein Pulsamplitudenmessgerät an der Schläfenarterie (A. temporalis) anzubringen (Vasokonstriktionstraining bei der Behandlung von Migränepatienten). Auf dem Bildschirm werden die erhobenen Werte als Kurvendiagramm oder anders grafisch aufbereitet gezeigt. Zunächst können die Parameter für die Kinder nicht sichtbar im Hintergrund mitlaufen. In diesem Fall sehen die Kinder und Jugendlichen

während der Ableitung z. B. Entspannungsbilder. Nach der Ableitung und bei der gemeinsamen abschließenden Reflexion werden die ermittelten Werte sichtbar gemacht. So werden psychophysiologische Zusammenhänge und der eigene, persönliche Anteil an der Veränderung verdeutlicht. Beispielsweise kann verfolgt werden, welche Auswirkungen Gedanken und Gefühle an schöne oder schwierige Situationen auf Atmung, Hautleitwert, körperliche Anspannung und Herz-Kreislauf-System haben. Das beobachtbare Reaktionsmuster ist individuell verschieden.

> ❯ **Die Kinder lernen durch Biofeedback, sich selbst besser wahrzunehmen und ihre eigene Anspannung und Entspannung voneinander zu unterscheiden.**

Oft werden zu Beginn der Sitzungen erhöhte Messwerte ermittelt. Den Betroffenen ist das aber nicht immer bewusst. Biofeedback dient einer Bewusstseinsschärfung für eigene innere Zustände. Man spricht von einer Erhöhung der Interozeptionsfähigkeit (vgl. ▶ Kap. 10). In einem zweiten Schritt dienen Übungen bzw. Anwenden von erlernten Techniken dazu, die Parameter in Richtung auf ein Therapieziel zu verändern, z. B. den Hautleitwert zu senken, die Muskelanspannung zu drosseln, das Atemmuster gleichmäßig und ruhig werden zu lassen. Der Weg, mit dem die therapeutischen Ziele erreicht werden, ist dabei nicht vorgegeben.

Biofeedback kann mit Entspannungsverfahren, wie z. B. achtsamkeitsbasierten Methoden oder progressiver Muskelrelaxation nach Jacobson, problemlos kombiniert und zur Effektkontrolle genutzt werden. Die sofortige Rückmeldung – die Sichtbarkeit der Parameter während einer Biofeedbacksitzung – über den Erfolg der eingesetzten Technik erhöht die Bereitschaft, einmal Begonnenes fortzuführen und zu verbessern. Kinder und Jugendliche empfinden Biofeedbackverfahren als motivierend, weil das computergestützte Verfahren an heutiges Medienverhalten anknüpft. Letztlich geht es darum, die Einflussnahme auf das vegetative Nervensystem auch ohne Hilfsgerät zuverlässig im Alltag zu beherrschen, um schwierige Situationen besser zu meistern, ohne Beschwerden oder Symptome zu entwickeln.

- **Transkutane elektrische Nervenstimulation (TENS)**

Die TENS ist eine verhaltensmedizinische Intervention, welche über einen schwachen Wechselstrom neuromodulatorische Stimuli zur Muskelentspannung, Durchblutungsförderung und Schmerzunterdrückung auslösen soll (Disselhoff 2007). Es wird davon ausgegangen, dass Reizströme, im Sinne eines Gegenirritationsverfahrens, periphere Nerven, Muskulatur und die Haut bzw. Unterhaut stimulieren und eine spinale sowie zentrale Reaktion provozieren, welche u. a. in einer segmentalen spinalen Schmerzhemmung bestehen soll.

Anwendungsmöglichkeiten von TENS sind (Bronfort et al. 2004):

- Schmerzen nach Unfällen, bei Durchblutungsstörungen des muskuloskelettalen Systems oder durch Narben
- Kopfschmerzen (Migräne, Spannungskopfschmerzen)
- Phantomschmerzen

> **!** **Cave**
> Eine TENS darf bei Epilepsie, Herzschrittmachern und in der Schwangerschaft nicht angewendet werden.

Am TENS-Gerät können Amplitude, Impulsdauer und Frequenz verändert werden. Für chronische Schmerzen wird eine Einstellung von 1–60 Hz empfohlen, für akute Schmerzen eine höhere Einstellung mit 60–150 Hz (Emrich 2001). Für Kinder sollte ein Gerät gewählt werden, welches sie selbst bedienen können. Die meisten Kinder können ein TENS -Gerät nach kurzer Einweisung sehr gut bedienen und können sich auch die Elektroden selbstständig anlegen. Die Geräte bieten etwa 10–14 Programme. Bei der Programmauswahl ist es ratsam, den Empfehlungen des Geräteherstellers zu folgen. Ein Programm sollte möglichst über 2–3 Sitzungen getestet werden. Um eine möglichst hohe Compliance zu erreichen, ist es sinnvoll mehrere Programme auszuprobieren, bis das Kind »sein« Programm gefunden hat.

- ▪▪ **Durchführung**

Die Elektroden werden möglichst nahe am Schmerzort angelegt. Die Schmerzstelle ist häufig sehr berührungsempfindlich und muss vorsichtig ertastet werden. Die Behandlung sollte 2–5× täglich für etwa 30 min (± 10 min) erfolgen. Viele Kinder empfinden die TENS schon bei der ersten Sitzung als wohltuend und nutzen das Gerät regelmäßig. Die Wirkung tritt meist kurzfristig ein. Somit ist TENS ein zusätzliches Verfahren, welches ohne großen Aufwand in das Therapiesetting implementiert werden kann. Es ist v. a. deshalb hilfreich, weil es auch bei einer nur leicht verbesserten Entspannung und Schmerzreduktion die kognitive Therapie unterstützt sowie die Angst vor Schmerz und die schmerzbedingte Hilflosigkeit reduziert.

11.3.5 Spezialisierte Strukturen: Pflege- und Erziehungskonzept der stationären Kinderschmerztherapie

Am Beispiel der psychosomatischen Station »Leuchtturm« des Deutschen Kinderschmerzzentrums (DKSZ) an der Vestischen Kinder- und Jugendklinik Datteln – Universität Witten/Herdecke – wird die Arbeit des Pflege- und Erziehungsdienstes als Teil des interdisziplinären schmerztherapeutischen Teams vorgestellt. Der Schwerpunkt in diesem Kapitel liegt auf den pflegerischen Aufgaben; eine ausführliche Beschreibung des therapeutischen Programms finden Sie in ▶ Kap. 24 und bei Dobe u. Zernikow (2013).

- **Räumliche Voraussetzungen**

Die psychosomatische Station »Leuchtturm« bietet Platz für 19 Patienten. Untergebracht sind die Kinder- und Jugendlichen während der 3- bis 4-wöchigen stationären Therapie in Zwei- und Dreibettzimmern. Einzelzimmer werden auch auf explizite Nachfrage nicht angeboten, da sich viele Kinder mit chronischen Schmerzen bereits sozial zurückgezogen haben und eine Einzelzimmerunterbringung diesen Prozess weiter unterstützen würde. Die zuweilen daraus resultierenden interaktionellen Probleme (z. B. verschiedene Altersgruppen auf einem Zimmer, Kinder mit unterschiedlicher Sozialisation sowie unterschiedlichen sozialen Kompetenzen) sind diagnostisch sehr wertvoll und werden im Rahmen der verschiedenen gruppentherapeutischen Angebote bearbeitet. Für die individuelle

Ausgestaltung der Zimmer sind die Kinder selbst verantwortlich. Es ist ausdrücklich erwünscht, dass die Kinder Poster, Fotos, Bücher, Bilder, eigene Bettwäsche, Spielzeug, Musikinstrumente, Handy, Smartphone etc. von zu Hause mitbringen, um die Fremdartigkeit der Umgebung zu reduzieren. Eine höhere Vertrautheit führt in der Regel zu schnellerer Eingewöhnung, was angesichts der begrenzten stationären Verweildauer von Vorteil ist.

Neben den Patientenzimmern nutzen die Patienten auf der Station noch einen großen Speiseraum mit integrierter Küchenzeile, ein Spielzimmer, einen Auszeitraum mit Boxsack und einen Aufenthaltsraum mit TV, internetfähigem PC und Spielekonsole.

■ **Teamstruktur**

Das Pflege- und Erziehungsteam (PET) auf der Station »Leuchtturm« umfasst 15,5 Planstellen. Neben Gesundheits- und Kinderkrankenschwestern/-pflegern arbeiten zwei Erzieherinnen im Team. Es wird im 3-Schichten-System gearbeitet, wobei der Nachtdienst von einer Gesundheits- und Kinderkrankenschwester abdeckt wird. Ergänzt wird das Team durch Auszubildende aus dem Bereich der Gesundheits- und Kinderkrankenpflege. Neben dem PET gehören die Kinder- und Jugendmediziner bzw. ärztlichen Kinder- und Jugendpsychiater sowie die Kinder- und Jugendlichenpsychotherapeuten zum Kernteam der Station, welches durch eine Stationssekretärin und eine Stationshilfe unterstützt wird. Komplettiert wird das gesamte Team von einem Musiktherapeuten, Kunsttherapeuten, Motopäden und Sozialarbeiter. Diese sind nicht ausschließlich in der stationären Schmerztherapie des DKSZ tätig, sondern in der gesamten Klinik. Zusätzlich gibt es eine enge Zusammenarbeit mit der physiotherapeutischen Abteilung der Klinik, deren Mitarbeiter 1–2× täglich Kinder mit speziellem Bedarf betreuen (v. a. Kinder mit chronischen Rückenschmerzen, Schmerzen am Bewegungsapparat sowie Kinder mit CRPS).

Die Kinder werden durch das PET im sog. Bezugsbetreuersystem betreut. Das beinhaltet, dass es pro Patient und Schicht sowohl für das Kind, die Eltern, aber auch die Therapeuten und Ärzte einen speziellen Ansprechpartner im PET gibt. Dieser bündelt die verschiedenen Informationen, führt auf den Alltag bezogene therapeutische Interventionen mit dem Kind durch und ist verantwortlich für die korrekte Dokumentation und Weitergabe der verschiedenen Informationen an die nächste Schicht.

Zur Aufgabe des PET gehört weiterhin die Teilnahme an Aufnahme-, Familien- und Entlassungsgesprächen, die Versorgung im Rahmen einer milieutherapeutischen Alltagsgestaltung und die Unterstützung zur aktiven Schmerzbewältigung. Zum Teil verfügen die Mitarbeiter über Zusatzqualifikationen im Bereich der Biofeedbacktherapie und Psychotraumatologie.

■ **Tagesablauf und Alltagsorganisation**

Der Tagesablauf ist durch eine intensive schmerztherapeutische Therapie bestimmt, die für jeden Patienten zahlreiche Termine beinhaltet (► Kap. 24). Zudem kommen je nach Kind weitere medizinische (z. B. Blutentnahme) und psychologische Untersuchungen (z. B. Intelligenztest), die Durchführung von Stufenplänen auf der Station (z. B. Aktivitäts- oder Bewegungsstufenpläne), die Teilnahme an der Klinikschule (2–4 h/d) sowie zum Teil tägliche physiotherapeutische Termine hinzu.

Alle diese Termine sind eingebettet in einen strukturierten und reglementierten Tagesablauf mit festen Zeiten bezüglich Aufstehen, Morgen- und Abendrunde, vier gemeinsamen Mahlzeiten sowie organisatorischen und therapeutischen Gruppen. Damit die Kinder den Überblick nicht verlieren, erhalten sie jeden Morgen einen Übersichtsbogen, auf dem ihre individuellen Termine vermerkt sind. Die Verantwortung für das Einhalten der einzelnen Termine liegt primär bei den Kindern. Stellt sich heraus, dass die Kinder mit der Organisation ihrer Termine überfordert sind, so ist dies für die Therapeuten ein wichtiger diagnostischer Hinweis zum kindlichen Umgang mit alltäglichen Anforderungen und Stressoren.

In ◘ Tab. 11.2 ist exemplarische ein Tagesablauf dargestellt – ohne die verschiedenen therapeutischen Termine (diese werden gesondert für jeden Tag vereinbart und den Kindern morgens ausgehändigt). Darüber hinaus benötigen die Kinder noch Zeit für die Durchführung der therapeutischen Hausaufgaben, das Üben der erlernten Techniken sowie die Anwendung der TENS- und Biofeedbacktherapie.

Tab. 11.2 Darstellung eines exemplarischen Tagesablaufs ohne therapeutische Termine oder Termine der individuellen Arztkontakte

Montag	Dienstag	Mittwoch	Donnerstag	Freitag	Samstag	Sonntag
6:30 h Wecken	6:30 h Wecken	6:30 h Wecken	6:30 h Wecken	6:30 h Wecken	7:30 h Wecken	8:00 h Wecken
7:25 h Morgenrunde	7:25 h Morgenrunde	7:25 h Morgenrunde	7:25 h Morgenrunde	7:25 h Morgenrunde	8:00 h Morgenrunde	9:00 h Morgenrunde
7:30 h Frühstück	**7:30 h Frühstück**	**7:30 h Frühstück**	**7:30 h Frühstück**	**7:30 h Frühstück**	**8:15 h Frühstück**	**Frühstück**
Ab 8:00 h Schule oder 8:00 h Psychomotorik	Ab 8:00 h Schule	Ab 8:00 h Schule oder 08:00–09:00 h Psychomotorik	Ab 8:00 h Schule	Ab 8:00 h Schule	Station aufräumen Zimmer putzen Betten beziehen	Individuelle Vormittagsgestaltung
9:00–11:00 h Visite	9:00–10:00 h Schwimmgruppe	09:15–10:15 h Psychomotorik	9:30–11:00 h Visite (ohne Patient) 9:30–10:30 h Schwimmgruppe	09:00–10:00 h Psychomotorik – Gruppe		
	10:45–11:30 h Musiktherapie		10:00–10:45 h Musiktherapie		Ab 10:00 h Kochen	Ab 9:00 h Besuchszeit
Um 11:30 h Beginn Mittagessen an allen Tagen						
	12:10–13:00 h Gruppe	12:30 h Musiltherapie-gruppe	12:30–13:15 h Psychomotorik	12:10–13:00 h Gruppe		Besuchszeit
13:15–14:00 h Zimmerzeit	13:15–14:00 h Zimmerzeit	13:15–14:00 h Zimmerzeit	13:15–14:00 h Zimmerzeit	13:15–14:00 h Zimmerzeit	13:00 h Beginn Belastungserprobung	
14:00–15:30 h Kunsttherapie oder Sport		14:00 h Sport		14:00 h Sport	13:00–18:00 h Besuchszeit	
15:30 h Vesper	**14:30 h Vesper**	**14:30 h Vesper**	**14:30 h Vesper**	**14:30 h Vesper**	**14:30 h Vesper**	**14:30 h Vesper**
16:00–17:00 h Turnhalle	15:00–18:00 h Besuchszeit	15:00–18:00 h gemeinsamer Nachmittag	15:00–17:30 h gemeinsamer Nachmittag	15:00–17:30 h Besuchszeit		16:30 h Ende Belastungserprobung und Besuchszeit 17:00–18:00 h Schwimmen

◻ **Tab. 11.2** Fortsetzung						
Montag	**Dienstag**	**Mittwoch**	**Donnerstag**	**Freitag**	**Samstag**	**Sonntag**
Um 17:45 bzw. 18:00 h Beginn Abendessen an allen Tagen						
19:00 h Organisa-tionsrunde	19:15 h Me-ckergruppe	18:30–19:30 h Besuchszeit	18:30–19:30 h Besuchszeit	18:15 h Sport/ Selbstvertei-digung		
19:30 h Abend-runde	19:30 h Abendrunde	19:30 h Abendrunde	19:30 h Abendrunde	19:30 h Abendrunde	19:30 h Abend-runde	19:30 h Abend-runde
Um 19:45 h Beginn Spätmahlzeit						
Nachtruhe	Nachtruhe	Nachtruhe	Nachtruhe	Nachtruhe	Nachtruhe	Nachtruhe

11

- **Aktive Schmerzbewältigung im Stationsalltag**

Anhand des folgenden Beispiels soll die Schmerz-behandlung aus Sicht des PET verdeutlicht werden.

Beispiel

Leonora, 15 Jahre, leidet unter chronischen Beinschmerzen. Sie möchte ihren Belastungs-stufenplan auf der Station nicht weiter durch-führen, da dann ihre Beine mehr schmerzen. Aufgabe des PET ist es hier, Leonora zu moti-vieren, den Stufenplan unabhängig von ihren Schmerzen durchzuführen, was dem PET letzt-lich auch gelingt. Des Weiteren beobachtet das PET, dass Leonora im Umgang mit anderen Gleichaltrigen viel Freude hat und beim Laufen und Hüpfen nicht über Beinschmerzen klagt. Im Beisein ihrer Eltern hingegen spricht Leono-ra mit leiser Stimme und bedrücktem Gesichts-ausdruck über die schlimmen Schmerzen. Zudem schimpft sie über die Zumutungen auf der Station. Die Eltern trösten Leonora.

Von entscheidender Bedeutung für eine aktive Schmerzbewältigung sind alltagsstrukturierende und verhaltenstherapeutische Maßnahmen. Für einen therapeutischen Erfolg sind die aktive Mit-arbeit des Kindes oder Jugendlichen und eine enge Zusammenarbeit innerhalb des Behandlungsteams unerlässlich. Das PET ist während der stationä-ren Schmerztherapie das Bindeglied zwischen den verschiedenen therapeutischen Disziplinen, dem Kind und seinen Eltern und hat die Aufgabe, ins-besondere schmerzbezogene Verhaltensweisen der Patienten im Alltag zu beobachten. Es gilt heraus-zufinden, inwiefern es den Kindern und Jugendli-chen gelingt, mit ihren Schmerzen einen altersent-sprechenden Tagesablauf zu gestalten, und zudem auf mögliche Unterschiede in der schmerzbezo-genen Interaktion im Umgang mit dem Behand-lungsteam, den Mitpatienten, Eltern oder anderen wichtigen Bezugspersonen zu achten. Diese Beob-achtungen müssen zeitnah dokumentiert und im Team, mit dem Kind sowie eventuell seinen Eltern reflektiert werden.

Des Weiteren ist Aufgabe des PET, therapeu-tisch formulierte Ziele (wie z. B. Verringerung von schmerzbezogenen Verhaltensweisen) im Alltag mit dem Kind umzusetzen. Da dies nicht immer auf Zustimmung des Kindes trifft, ist eine erhebliche Kompetenz im Motivationsaufbau und wertschät-zendem Durchsetzen von Struktur vonnöten. Ins-gesamt besteht ein großer Teil der Arbeit des PET darin, im Rahmen der alltäglichen Bezugspflege eine Verringerung schmerzbezogener Verhaltens-weisen und eine Steigerung altersentsprechender Aktivitäten (z. B. gemeinsame Freizeitaktivitäten, gemeinsam ein Spiel spielen, Stationsdienste ver-richten) zu erzielen. Bezüglich der Teilnahme an den verschiedenen Sportangeboten (Psychomoto-rik, Schwimmen und Sportgruppe) gilt die Devise »Mitmachen muss jeder, so gut es eben geht!«. Den

Erfahrung auf der Station »Leuchtturm« nach hat sich diese wertschätzende, im Kern aber kompromisslose Haltung bewährt.

Den allermeisten Kindern gelingt es, selbst nach Monaten vorwiegender Passivität im Alltag, mit Unterstützung des PET von Anfang an einen normalen stationären Alltagsablauf durchzuhalten. Dabei erfahren die Kinder und Jugendlichen durch ihre Bezugspflegenden so viel Unterstützung wie nötig, um ihren Alltag auf der Station zu bewältigen. Im Rahmen von Aktivitäten zur Freizeitgestaltung kann das PET im Austausch mit den Patienten Bedürfnisse, soziale Kompetenzen und Gefühle alltagsnah beobachten.

Es werden alle Arten von Beschwerden und Verhaltensbeobachtungen durch das PET gesammelt und (meist mit Rückmeldung an das Kind) täglich an den zuständigen Therapeuten und Arzt weitergegeben. Abzuleitende Interventionen für den Stationsalltag werden zusammen mit den Therapeuten besprochen und dann vom PET umgesetzt.

- **Spezielle therapeutische Maßnahmen des PET**

Spezielle vom PET durchgeführte therapeutische Maßnahmen sind individuelle und kontextbezogene Therapiemaßnahmen, welche durch die zuständigen Therapeuten initiiert werden. Das PET beobachtet, wie und ob die Techniken eingesetzt werden, und unterstützt die Patienten bei Bedarf. Im Folgenden sind stichpunktartig einige spezielle therapeutische Maßnahmen für das PET aufgelistet:

- Überprüfen der Schmerzdokumentation der Patienten
- Umstellung der Schmerzbeobachtungsbögen auf Veränderungs- oder Ablenkungsbögen
- Reflexion des Sozialverhaltens in Bezug auf den Umgang mit Erwachsenen und Mitpatienten
- Einübung alternativer Verhaltensweisen (z. B. über direktes verbales Feedback)
- Gemeinsames Trainieren von Ablenkungstechniken (z. B. modifizierte Version der 5-4-3-2-1-Technik oder Ablenkungs-ABC)
- Unterstützung bei der Suche nach funktionalen »bunten« Gedanken

- Reflexion der emotionalen Befindlichkeit mit dem Kind, z. B. anhand eines Stimmungsbarometers
- Durchführung von Stufenplänen zur Steigerung der Belastungsfähigkeit
- Spiegelarbeit (z. B. in der Therapie von CRPS, Typ I)
- Organisation und Durchführung von »Belastungstagen«
- Organisation und Durchführung von Hospitationen der Eltern oder anderer wichtiger Bezugspersonen bezüglich des Transfers in den häuslichen Alltag

Dieses umfassende Therapieangebot führt bei vielen Kindern und Jugendlichen zu einem anhaltenden Therapieerfolg (Dobe et al. 2011).

Literatur

Ayral X, Gicquere C, Duhalde A, Boucheny D, Dougados M (2002) Effects of video information on preoperative anxiety level and tolerability of joint lavage in knee osteoarthritis. Arthritis Care Res 47: 380–382

Belleau FP, Hagan L, Masse B (2000) Effects of an educational intervention on the anxiety of women awaiting mastectomies. Can Oncol Nurs J 11: 172–180

Benedetti F, Carlino E, Pollo A (2011) Hidden Administration of Drugs. Clin Pharmacol Ther 90: 651–661

Bienstein C, Fröhlich A (2012) Basale Stimulation in der Pflege. Die Grundlagen. Huber, Bern

Blaser G (2009) Ergänzende, naturheilkundlich orientierte Pflege bei schmerzhaften Erkrankungen. Schmerztherapie bei Kindern, Jugendlichen und jungen Erwachsenen. 4. Aufl. Springer, Berlin, Heidelberg, S 396–419

Bronfort G, Nilsson N, Haas M, Evans R, Goldsmith CH, Assendelft WJ, Bouter LM (2004) Non-invasive physical treatments for chronic/recurrent headache. Cochrane Database Syst Rev (3): CD001878

Bundesministerium für Justiz und Verbraucherschutz (BMJV) (1994) SGB XI: PflegeVG – Pflegeversicherungsgesetz. Juris– Rechtsportal. ▶ http://www.gesetze-im-internet.de/pflegevg/, Zugegriffen: 06 Okt. 2014

Bundesministerium für Justiz und Verbraucherschutz (BMJV) (2003a) KrPflAPrV – Ausbildungs- und Prüfungsverordnung für die Berufe der Krankenpflege. ▶ http://www.gesetze-im-internet.de/krpflaprv_2004/, Zugegriffen: 06. Okt. 2014

Bundesministerium für Justiz und Verbraucherschutz (BMJV) (2003b) KrPflG – Krankenpflegegesetz. ▶ http://www.gesetze-im-internet.de/krpflg_2004/, Zugegriffen: 06. Okt. 2014

Cignacco E (2001) Schmerzerfassung bei Neugeborenen –
Eine Literaturübersicht. Pflege 14: 171–181

Cignacco E, Hamers JP, Stoffel L, van Lingen RA, Gessler P,
McDougall J, Nelle M (2007) The efficacy of non-pharmacological interventions in the management of procedural pain in preterm and term neonates. A systematic
literature review. Eur J Pain 11: 139–152

Czarnecki ML, Ferrise AS, Jastrowski Mano KE, Murphy Gar-
wood M, Sharp M, Davies H, Weisman SJ (2008) Parent/
Nurse-controlled analgesia for children with developmental delay. Clin J Pain 24: 817–824

Deutsche interdisziplinäre Vereinigung für Schmerztherapie
(DIVS) e.V. (2009) S3-Leitlinie »Behandlung akuter perioperativer und posttraumatischer Schmerzen – Lang-
fassung; AWMF-Register Nr. 041/001«. ▶ http://www.
awmf.org/leitlinien/detail/ll/001-025.html, Zugegriffen:
04. Nov. 2013

Deutsches Netzwerk für Qualitätsentwicklung in der Pflege
(DNQP) (2005) Expertenstandard Schmerzmanagement
in der Pflege bei akuten und tumorbedingten chronischen Schmerzen. DNQP, Osnabrück

Deutsches Netzwerk für Qualitätsentwicklung in der Pflege
(DNQP) (2011) Expertenstandard Schmerzmanagement
in der Pflege bei akuten Schmerzen. DNQP, Osnabrück

Deutsches Netzwerk für Qualitätsentwicklung in der Pflege
(DNQP) (2014) Expertenstandard Schmerzmanagement
in der Pflege bei chronischen Schmerzen. DNQP, Osnabrück

Disselhoff BC (2007) TENS – transkutane elektrische Nervenstimulation. In: Bernatzky G, Wendtner F, Wenzel G,
Ausserwinkler M, Sittl R, Likar R (Hrsg) Nichtmedikamentöse Schmerztherapie: Komplementäre Methoden
in der Praxis. Springer, Wien, New York, S 243–267

Dobe M (2013) Den Schmerz bei Kindern verschlimmern!
Die Methode der Schmerzprovokation als ein Verfahren
der interozeptiven Reizexposition zur Behandlung von
Kindern mit sowohl Schmerz als auch Anpassungs- oder
Traumafolgestörungen. Trauma und Gewalt 7: 40–47

Dobe M, Zernikow B (Hrsg) (2013) Therapie von Schmerzstörungen im Kindes- und Jugendalter. Das stationäre
schmerztherapeutische Programm des Deutschen
Kinderschmerzzentrums. Springer, Berlin, Heidelberg

Dobe M, Hechler T, Behlert J, Kosfelder J, Zernikow B (2011)
Schmerztherapie bei chronisch schmerzkranken,
schwer beeinträchtigten Kindern und Jugendlichen:
Langzeiterfolge einer 3-wöchigen stationären Schmerztherapie (Originalien). Schmerz 25: 411–422

Emrich O (2001) TENS – Transcutane elektrische Nervenstimulation. Neue Gerätegeneration ein Fortschritt? StK –
Zeitschrift für angewandte Schmerztherapie. ▶ http://
archive.today/CgLzW, Zugegriffen: 06. Okt. 2014

Falanga IJ, Lafrenaye S, Mayer SK, Tétrault JP (2006) Management of acute pain in children: safety and efficacy of a
nurse-controlled algorithm for pain relief. Acute Pain
8: 45–54

Fortier MA, Chorney JM, Rony RYZ, Perret-Karimi D, Rinehart
JB, Camilon FS, Kain ZN (2009) Children's desire for perioperative information. Anesth Analg 109: 1085–1090

Fournier-Charrière E, Tourniaire B (2010) [Patient controlled
analgesia in children]. Archives de pediatrie: organe
officiel de la Societé francaise de pediatrie 17: 566–577

Gimbler-Berglund I, Ljusegren G, Enskär K (2008) Factors
influencing pain management in children. Paediatr Nurs
20: 21–24

Gnass I, Schüssler N, Bauer Z, Osterbrink J (2011) Edukation.
In: Deutsches Netzwerk für Qualitätsentwicklung in der
Pflege (DNQP) (Hrsg) Expertenstandard Schmerzma-
nagement in der Pflege bei akuten Schmerzen. DNQP,
Osnabrück, S 100–107

Henkel W, Behlert J, Geiss C, Herzog S, Märkert D, Menke
A, Möllmann S, ÜÜm D van (2009) Arbeitsgebiete der
Kinderkrankenpflege. In: Zernikow B (Hrsg) Schmerztherapie bei Kindern, Jugendlichen und jungen Erwachsenen. Springer, Heidelberg, S 190–212

Hicks CL, von Baeyer CL, Spafford PA, van Korlaar I, Goodenough B (2001) The Faces Pain Scale – Revised: Toward a common metric in pediatric pain measurement.
Pain 93: 173–183

Johansson K, Nuutila L, Virtanen H, Katajisto J, Salanterä S
(2005) Preoperative education for orthopaedic patients:
systematic review. J Adv Nurs 50: 212–223

Jung B, Würdisch S (2000) Die Rolle der Kinderkrankenpflege
in der Schmerztherapie. Schmerz 14: 314–318

Kost-Byerly S, Chalkiadis G (2012) Developing a pediatric
pain service. Paediatr Anaesth 22: 1016–1024

Kullick P (2012) Patienten- und Familienedukation. In: Hoehl
M, Kullick P (Hrsg) Gesundheits- und Kinderkrankenpflege. 4. Aufl. Thieme, Stuttgart, S 153–161

Lane L, Latham T (2009) Managing pain using heat and cold
therapy. Paediatr Nurs 21: 14–18

Leahy S, Kennedy RM, Hesselgrave J, Gurwitch K, Barkey M,
Millar TF (2008) On the front lines: lessons learned in
implementing multidisciplinary peripheral venous access pain-management programs in pediatric hospitals.
Pediatr 122: S161–S170

Macintyre PE, Schug SA, Scott DA, Visser EJ, Walker SM
(2010) Acute Pain Management: Scientific Evidence, 3rd
edition. ▶ http://www.nhmrc.gov.au/_files_nhmrc/
publications/attachments/cp104_3.pdf abgerufen, Zugegriffen: 06. Okt. 2014

McCaffery M, Wong DL (1972) Nursing the patient in pain.
Lippincott, Philadelphia

Nelson KL, Yaster M, Kost-Byerly S, Monitto CL (2010) A
national survey of American Pediatric Anesthesiologists:
patient-controlled analgesia and other intravenous
opioid therapies in pediatric acute pain management.
Anesth Analg 110: 754–760

Osterbrink J (2011) Vorwort. In: Deutsches Netzwerk für
Qualitätsentwicklung in der Pflege (DNQP) (Hrsg)
Expertenstandard in der Pflege bei akuten Schmerzen.
DNQP, Osnabrück, S 5

Paul JE, Bertram B, Antoni K, Kampf M, Kitowski T, Morgan A, Cheng J, Thabane L (2010) Impact of a comprehensive safety initiative on patient-controlled analgesia errors. Anesthesiol 113: 1427–1432

Pölkki T, Vehviläinen-Julkunen K, Pietilä A-M (2002) Parents' roles in using non-pharmacological methods in their child's postoperative pain alleviation. J Clin Nurs 11: 526–536

Pölkki T, Pietila A-M, Vehviläinen-Julkunen K (2003) Hospitalized childrens descriptions of their expieriences with postsurgical pain relieving methods. Int J Nurs Stud 40: 33–44

Registered Nurses Association of Ontario (RNAO) (2013) Assessment and Management of Pain, 3rd ed. ► http://rnao.ca/bpg/guidelines/assessment-and-management-pain, Zugegriffen: 06. Okt. 2014

Salanterä S, Lauri S, Salmi TT, Helenius H (1999) Nurses' knowledge about pharmacological and nonpharmacological pain management in children. J Pain Symptom Manage 18: 289–299

Saur P, Junker U, Gaus P, Haeske-Seeberg H, Blöchle C, Neugebauer E (2008) Implementierung eines standardisierten perioperativen Schmerzmanagementkonzepts in drei Krankenhäusern eines Klinikverbundes. Schmerz 22: 34–42

Schechter NL (2008) From the ouchless place to comfort central: the evolution of a concept. Pediatr 122: S154–S160

Schmidt C, Bernaix L, Koski A, Weese J, Sandrik K, Chiapetta M (2007) Hospitalized children's perceptions of nurses and nurse behaviors. Am J Matern Child Nurs 32: 336–342

Schüssler N, Osterbrink J (2012) Expertenstandard Schmerzmanagement in der Pflege bei akuten Schmerzen. Schmerz 26: 206–207

Sjöling M, Nordahl G, Olofsson N, Asplund K (2003) The impact of preoperative information on state anxiety, postoperative pain and satisfaction with pain management. Patient Educ Couns 51: 169–176

Sparshott M (2009) Früh- und Neugeborene pflegen. Hans Huber, Bern, Göttingen, Toronto, Seattle

Stinson J, Jibb L (2009) Pain Assessment. In: Twycross A, Dowden J, Bruce L (eds) Managing Pain in Children: A Clinical Guide. Wiley-Blackwell, Oxford, pp 112–139

Taylor EM, Boyer K, Campbell FA (2008) Pain in hospitalized children: a prospective cross-sectional survey of pain prevalence, intensity, assessment and management in a Canadian pediatric teaching hospital. Pain Res Manag 13: 25–32

Theuerkauf K (2011) Zivilrechtliche Verbindlichkeit von Expertenstandards in der Pflege. MedR Medizinrecht 29: 72–77

Voigt V, Reinbold T (2009) Was bei Sonden zu beachten ist. Pharmazeutische Zeitung online, ► http://www.pharmazeutische-zeitung.de/index.php?id=29296, Zugegriffen: 06. Okt. 2014

von Lützau P, Hechler T, Herzog S, Menke A (2011) Pädiatrische Schmerztherapie: Wie ist der Wissensstand von Pflegenden? Schmerz 25: 423–433

Wager J, Kriszio H, Dobe M, Hechler T, Zernikow B (2013) Diagnostik. In: Dobe M, Zernikow B (Hrsg) Therapie von Schmerzstörungen im Kindes- und Jugendalter. Springer, Berlin, Heidelberg, S 33–48

Zernikow B, Hechler T (2008) Schmerztherapie bei Kindern und Jugendlichen. Dtsch Arztebl 105: 511–522

Ergänzende, naturheilkundlich orientierte Methoden

Gerhild Blaser, Karl-Heinz Friese, Sven Gottschling

B. Zernikow (Hrsg.), *Schmerztherapie bei Kindern, Jugendlichen und jungen Erwachsenen,*
DOI 10.1007/978-3-662-45057-4_12, © Springer-Verlag Berlin Heidelberg 2015

12.1   Ergänzende, naturheilkundlich orientierte Pflege bei schmerzhaften Erkrankungen

Gerhild Blaser

Naturheilkundliche Pflege verlangt gute Krankenbeobachtung. Soweit bei den Standards Dosierungen angegeben werden, darf der Leser darauf vertrauen, dass die Autoren die Auswahl des Mittels und der Dosierung mit großer Sorgfalt getroffen haben. Für Angaben über Dosierungen und Applikationsformen kann jedoch keine Gewähr übernommen werden. Jede Dosierung erfolgt auf eigene Gefahr des Benutzers.

12.1.1   Einleitung

Einreibungen, Kompressen, Wickel und Ganzkörperwaschungen sind bei Kindern sehr beliebt. Sie ergänzen die therapeutischen Möglichkeiten bei Schmerzen im Kindesalter, sollen aber keinesfalls eine notwendige kausale oder gezielte medikamentöse Therapie verzögern oder ersetzen.

Zur **Allergietestung** wird vor Anwendung ätherischer Öle eine kleine Menge des Öls, der ölhaltigen Salbe oder des Tees an der Innenseite des Unterarms eingerieben. Treten Rötung, Juckreiz oder Schwellung auf, muss auf das Öl, die Salbe oder den Tee verzichtet werden. Ätherische Öle sollten grundsätzlich nur bei einer Erkrankung oder Funktionsstörung und nicht unkritisch bei gesunden Kindern aufgetragen werden, um Allergisierungen zu vermeiden.

Eine grundsätzliche Kontraindikation für den Einsatz ätherischer Öle ist die Abneigung des Kindes gegen den Geruch des Öls.

Von Salbei als Tee oder Öl wird bei der Neigung zu zerebralen Krampfanfällen abgeraten, da Salbei die Krampfschwelle zu senken scheint.

Sollte bei dem Patienten eine Thrombozytopenie vorliegen, werden Kompressen auf der Wärmflasche angewärmt und körperwarm aufgelegt. Direkt aufgelegte schwere Wärmflaschen könnten Blutungen verursachen.

12.1.2   Einreibungen

Die Durchführung erfolgt mit warmen, weichen und entspannten Händen. Das Öl oder die Salbe sollte vor Beginn in den Händen erwärmt werden. Die Einreibungen werden dem Kind natürlich vorher angekündigt.

Die Einreibungen wirken durch die Inhaltsstoffe der verwendeten Öle und zusätzlich über die Berührung durch die Hände. Es wird ohne Druck und rhythmisch eingerieben, mit eindeutigem Hautkontakt. Die Einreibung fühlt sich idealerweise wie ein »Kommen und Gehen« an. Bei den Einreibungen ist es wichtig, punktuelle, oberflächliche und streifende, zerstreute Berührungen zu vermeiden.

Mit den Händen werden Hauttemperatur, Muskeltonus und Spannung im Körper des Patienten wahrgenommen. Während der Einreibung sollte die ganze Aufmerksamkeit dem Patienten gehören. Unterhaltungen sind zu vermeiden. Nach der Einreibung ist eine kurze Zeit der Nachruhe wichtig.

Wenn keine spezielle Körperstelle für die Einreibung vorgesehen ist, richtet man sich bei der Auswahl der einzureibenden Körperregion nach den Wünschen des Kindes und den realen Möglichkeiten. Wegen Wunden, Kathetern und Elektroden müssen bestimmte Areale ausgespart werden. Bevorzugt werden Rücken, Beine und Füße eingerieben.

Einreibungen mit ätherischen Ölen (◻ Tab. 12.1) werden frühestens nach dem 12. Lebensmonat durchgeführt. Ausnahmen sind das Antiblähungsöl (Einsatz ab dem 3. Lebensmonat) sowie Rosen- und Lavendelöl (Einsatz ab dem 6. Lebensmonat).

12.1.3   Kompressen

■ **Eukalyptusölkompresse als Blasenauflage**
Eine Eukalyptusölkompresse als Blasenauflage (◻ Tab. 12.2) wird unterstützend bei Blasenentzündungen, Harnverhalt im Rahmen einer Opioidtherapie und bei Inkontinenz eingesetzt.

■ **Fenchelölkompresse**
Eine Fenchelölkompresse wird angewendet bei Verdauungsstörungen, Blähungen, abdominellen krampfartigen Schmerzen, Schluckauf, Übelkeit

◨ **Tab. 12.1** Einreibung

Indikation	Methode
Schmerzen, allgemein (z. B. Erkrankungen des Bewegungsapparates, Neuralgien, Weichteilschmerzen mit sichtbarem Ödem, Tumorschmerzen, Metastasenschmerzen)	Solum uliginosum comp. (Moor-Lavendel-Öl; z. B. Fa. Wala)

Abdominelle Schmerzen, Blähungen	Das Abdomen spiralförmig und ohne Druck im Uhrzeigersinn einreiben, um die Peristaltik anzuregen:
	– Melissenöl 5 % oder 10 %
	– Anti-Blähungsöl für Säuglinge:
	    100 ml süßes Mandelöl (Basisöl)
	    + 1 Tr. Fenchelöl
	    + 1 Tr. Korianderöl
	    + 1 Tr. Kümmelöl (ab 3 Monate)
	– Bauchweh-Ölmischung jenseits des Säuglingsalters:
	    50 ml Johanniskrautöl (Basisöl)
	    + 2 Tr. Fenchelöl
	    + 2 Tr. Estragonöl
	    + 2 Tr. Korianderöl
	    + 2 Tr. Kümmelöl
	Für Kleinkinder bis zum Alter von 3 Jahren nur die Hälfte der ätherischen Öle in das Basisöl geben!

Schlafstörungen, Unruhe	– Lavendelöl 2, 5 und 10 %
Juckreiz	– Einreiben mit Aloe Vera Gel, Fa. Pharmos, Uffing
Juckreiz bei toxischen Reaktionen der Haut unter Chemotherapie	– Einreiben mit Aloe + Jojoba Körperemulsion, Fa. Pharmos

Wundsein, trockene Haut	– Calendula-Kinderöl (z. B. Fa. Weleda)
	– Kamillenöl
	– Wundölmischung:
	    + 75 ml Johanniskrautöl
	    + 20 ml Sanddornöl
	    + 20 Tr. Manukaöl (ätherisch)
	    + 60 Tr. Lavendelöl fein (ätherisch)
	Für Kleinkinder bis zum Alter von 3 Jahren 1/3, im Alter 3–7 Jahren 2/3 der Dosis der ätherischen Öle nehmen, ab 7 Jahre volle Dosis.
	Für Säuglinge nur Johanniskrautöl + Sanddornöl anwenden.

Übelkeit	– 50 ml Johanniskrautöl
	    + 1 Tr. Rosenöl
	    + 8 Tr. Lavendelöl fein
	    + 4 Tr. Litseaöl
	Geeignet für Kinder ab 1 Jahr.
	Mit dieser Mischung eine Baucheinreibung durchführen. Duftstein auf den Nachttisch stellen: 1 Amp. steriles NaCl 0,9 % in die Schale geben und darauf 2–4 Tr. Zitrone, Mandarine, Bergamotte oder Grapefruit.

Stress, seelische Belastung, Angst	– Rosenöl oder – Malvenöl (z. B. Fa. Wala)

◘ **Tab. 12.1**   Fortsetzung

Indikation	Methode
Depressive Verstimmung	– 50 ml Jojobaöl + 1 Tr. Rosenöl türk. + 2 Tr. Jasminöl (3–7 Jahre: 1 Tr.)
Kälte, Frieren bei Anämie oder schweren Erkrankungen, Rekonvaleszenz	– Schlehenblütenöl oder Johanniskrautöl 5 %
Polyneuropathie nach Chemotherapie, Zosterneuralgie, Trigeminusneuralgie	– Aconit-Nervenöl
Spastik	– Lavendelöl 2, 5 und 10 % – Solumöl – Mandelöl 20 ml: + 3 Tr. Narde
Hämatome	– Arnikaöl 5 % oder – Kytta F Salbe
Tachykardie	– Aurum-Lavandulae-Rose-Salbe. Pulsstellen und Herzgegend einreiben.
Sterbebegleitung	– 30 ml Jojobaöl + 2 Tr. bulgarisches Rosenöl + 1 Tr. Melissenöl + 2 Tr. Zederöl + 1 Tr. Irisöl – 30 ml Jojobaöl + 10 Tr. Sandelholz (besonders bei Jungen beliebt) – 50 ml Johanniskrautöl + 10 Tr. Oud + 1–2 Tr. bulgarische Rose oder: – Aurum-Lavandulae-Rose Salbe: Schläfen, Gesicht, Herzgegend, Pulsstellen bzw. die Stellen, die das Kind wünscht, einreiben.

◘ **Tab. 12.2**   Eukalyptusölkompresse als Blasenauflage

Heilpflanze	Eucalyptus citridiora
Dosierung	– 10 ml Basisöl (z. B. Olivenöl) + Eukalyptusöl: 1–2 Tr. (Kinder 1–3 Jahre) 2–3 Tr. (Kinder 3–7 Jahre) 3–4 Tr. (Kinder 7–12 Jahre) 4–5 Tr. (Kinder ab 12 Jahre)
Materialien	– 1 Esslöffel Basisöl, wie z. B. Olivenöl – Eukalyptusöl in entsprechender Dosierung – 1 zusammengelegtes Leinentuch Größe 20 × 30 cm oder 1 Mullkompresse 20 × 30 cm – 1 Plastiktüte (klein) – 1 Wärmflasche – 1 Waschlappen – 1 Wolltuch oder Rohwolle oder – 1 Moltonaußentuch

Tab. 12.2 Fortsetzung	
Heilpflanze	**Eucalyptus citridiora**
Durchführung in der Küche	1. Mullkompresse oder Leinentuch in die Plastiktüte legen. 2. 1 Esslöffel Basisöl + entsprechende Menge ätherisches Öl darauf geben. 3. Tüte verschließen und Stoff darin zusammendrücken. Der Stoff soll mit dem Öl getränkt sein, aber beim Herausnehmen nicht tropfen. 4. Wärmflasche mit 60 °C heißem Wasser füllen. 5. Ölkompresse in der verschlossenen Plastiktüte auf der Wärmflasche anwärmen, ebenso Waschlappen, Rohwolle oder Wolltuch.
Durchführung am Patienten	6. Erwärmte Kompresse auf die Blasenregion auflegen. 7. Mit angewärmtem Waschlappen und Wolltuch zudecken. 8. Schlüpfer und Schlafanzughose oder Nachthemd darüberziehen. 9. Dünn gefüllte Wärmflasche auf den Unterbauch legen. 10. Bei kalten Füßen Wollsocken anziehen und eventuell 2. Wärmflasche an die Füße legen. 11. Wache Kinder auffordern, eine Hand auf die Kompresse zu legen und so die milde Wärme noch bewusster wahrzunehmen.
Auflagedauer der Kompresse	In der Regel 30 min. Die Kompresse darf aber so lange liegen bleiben, wie sie als angenehm empfunden wird.
Nachruhe	30 min
Anwendungshäufigkeit	2× täglich
Nebenwirkungen	Eine zu hohe Dosis kann zu Übelkeit, Erbrechen und Kopfschmerzen führen.
Pflegeerfahrung	Gute Erfolge bei Harnverhalt, etwa 70 % der Patienten konnten bis zu 2 h nach der Auflage spontan Wasser lassen.

und Brechreiz im Rahmen einer Opioidtherapie. Sie sollte erst ab dem 3. Lebensjahr zum Einsatz kommen und wird durchgeführt wie die Eukalyptusölkompresse mit folgenden Änderungen:

- Erwärmte Kompresse auf den Bauch auflegen.
- Kompresse kann, wenn sie abends aufgelegt wird und der Patient darüber einschläft, über Nacht liegenbleiben.
- Bei Übelkeit und Brechreiz die Kompresse im oberen Sternumbereich auflegen.

- **Lavendelölkompresse**

Indikation für eine Lavendelölkompresse sind Nervosität, Unruhe, Stress, Ein- und Durchschlafstö-

rungen im Rahmen von Schmerzzuständen, Husten und Bronchitis. Gern wird die Kompresse auch zur Unterstützung der Entspannung bei Schmerzen eingesetzt. Die Durchführung entspricht im Wesentlichen der der Eukalyptusölkompresse mit folgender Änderung:

- Erwärmte Kompresse auf die Brust im oberen Sternumbereich auflegen.

- **Thymianölkompresse**

Die Heilpflanze Thymus vulgaris hat ihre Indikation vornehmlich bei Erkältung, Bronchitis, Keuchhusten, Reizhusten, zähem Schleim bei Beatmungspatienten und zur Förderung der Sekretolyse nach Extubation. Auch beim Reizhusten im Rahmen von Pleura und Lunge betreffenden Malignomen wurden mit der Thymianölkompresse gute Erfahrungen gemacht.

Die Durchführung entspricht der der Lavendelkompresse.

Thymus vulgaris ist der Name der Spezies. Zur Anwendung bei Kindern kommen die milden ätherischen Öle des Chemotyps Linalool und Geraniol.

12.1.4 Ganzkörperwäsche

■ **Juckreizreduzierende Ganzkörperwäsche mit Stiefmütterchentee**

Im Kindesalter kommt es häufiger als im Erwachsenenalter beim Einsatz von Opioiden zu Juckreiz. Gezielte pharmakotherapeutische Möglichkeiten sind begrenzt (▶ Kap. 15). Hier kann eine Ganzkörperwäsche mit Stiefmütterchentee sehr hilfreich sein (◘ Tab. 12.3).

Stiefmütterchen (Herba viola tricolore) gehört zu den Veilchengewächsen und ist eine einjährige Pflanze, die etwa 20–30 cm groß wird. Die Blütezeit ist von Mai bis August. Sie wächst auf Äckern, trockenen Wiesen und im Garten. Zur Anwendung kommt das ganze Kraut. Wirksame Inhaltsstoffe sind Saponine, Schleim, Flavonoide, Vitamin C und Methylsalizylglykosid.

■ ■ **Temperatur des Waschwassers**
30–35 °C

■ ■ **Zusätze**
▬ Stiefmütterchentee:
   ▬ 1 Esslöffel (Säuglinge und Kleinkinder)
   ▬ 2 Esslöffel (Schulkinder)
   ▬ 3 Esslöffel (Erwachsene)
Mit 500 ml kochendem Wasser überbrühen und 5 Min. ziehen lassen, absieben und zu 3–4 l Wasser dazugeben.

■ ■ **Durchführung am Patienten**
Beruhigende Waschung; vom Körperstamm zur Peripherie ausleitend waschen.

■ ■ **Anwendungshäufigkeit**
1–3× täglich

■ ■ **Pflegeerfahrung**
Linderung des Juckreizes, Beruhigung des Patienten, Wirkung kann noch verstärkt werden durch orale Einnahme von Tee (3× täglich 1 Tasse).

■ **Schweißreduzierende Ganzkörperwäsche mit Salbeitee im Rahmen maligner Erkrankungen und der Therapie mit starken Analgetika**

Salbei gehört zu den Lippenblütengewächsen. Die ursprüngliche Heimat ist der Mittelmeerraum. Salbei wird kultiviert und wächst im Garten. Verwendet werden die Blätter und das daraus gewonnene ätherische Öl (◘ Tab. 12.3).

■ ■ **Temperatur des Waschwassers**
32–35 °C

■ ■ **Zusätze**
▬ Salbeitee:
   ▬ 1 Esslöffel (Säuglinge und Kleinkinder)
   ▬ 2 Esslöffel (Schulkinder)
   ▬ 3 Esslöffel (Erwachsene)
Mit 500 ml kochendem Wasser überbrühen und 5 min ziehen lassen, absieben und zu 3–4 l Wasser dazugeben.

■ ■ **Durchführung am Patienten**
Vorbereitung wie bei der Ganzwaschung! An Armen und Beinen beginnend mit nassem Waschlappen waschen, Körper abtupfen, nicht abtrocknen.

■ ■ **Anwendungshäufigkeit**
1–2× täglich

■ ■ **Pflegeerfahrung**
Bei Anwendung über einen längeren Zeitraum kann Salbei die Haut austrocknen, ggf. Rückfettung mit W/O-Lotion oder Pflanzenöl. Vermindert Schweißsekretion für 4–6 h.

12.1.5 Pflegestandard für Wundsein im Gesäßbereich

Nicht nur im Säuglingsalter, sondern auch im Rahmen von Diarrhöen und chemotherapiebedingt kann eine Dermatitis im Perianalbereich auch bei

☐ Tab. 12.3 Ganzkörperwäsche

Maßnahmen	Eingesetzte Mittel
Reinigen	Olivenöl oder Calendulakinderöl auf Watte oder weiche Einmaltücher geben.

Waschen	1. Kamillentee (entzündungshemmend, wundheilungsfördernd)
	2. Calendulablütentee (entzündungshemmend, granulationsfördernd, desinfizierend)
	3. Salbeitee (adstringierend, desinfizierend, antibakteriell, fungistatisch)
	4. Teemischung zu je gleichen Teilen mit Kamillen-, Salbei- und Frauenmanteltee (wundheilend, desinfizierend, gerbend)
	   – Mischung indiziert bei infiziertem, nässendem Wundsein:
	     1 Esslöffel (Säuglinge und Kleinkinder)
	     2 Esslöffel (Schulkinder)
	     3 Esslöffel (Erwachsene)
	   – Tee in Teekanne geben, mit kochendem Wasser übergießen, 5 min ziehen lassen, absieben und dem Waschwasser zugeben.
	5. **Basensalz** (hautberuhigend, entzündungshemmend, stärkt die Selbstfettung der Haut):
	   1 gehäufter Teelöffel basisches Badesalz für die Kinderbadewanne (ca. 20 l).
	   Dieses Bad entfettet nicht die zarte Babyhaut und brennt nicht in den Augen; auch für empfindliche Haut geeignet

Pflegen	– Wundsalbe (z. B. Fa. Weleda)
	– Calendulababycreme + Propolistinktur (1 cm Salbe +3–5 Tr. Propolis)
	– Tea-Tree-Creme (35 g Basiscreme +30 g Olivenöl +5 ml Propolistinktur +10–30 Tr. Tea-Tree-Öl); besonders geeignet bei Windeldermatitis mit Pilzbefall
	– Wundölmischung:
	   30 ml Olivenöl oder Johanniskrautöl
	   + 45 Tr. Lavendel extra (desinfizierend, schmerzstillend, kühlend)
	   + 3 Tr. Teebaumöl (desinfizierend)
	   + 3 Tr. Schafgarbe (granulationsfördernd)
	   + 25 Tr. Rosengeranie (granulationsfördernd)
	– Schafgarbe erst ab 3. Lebensjahr einsetzen in einer Dosis von 1 Tr.
	   In den ersten beiden Lebensjahren Dosis der ätherischen Öle jeweils dritteln.
	– Wundölmischung bei Pilzbefall:
	   30 ml Olivenöl oder Johanniskrautöl
	   + 12 Tr. Lavendel extra (desinfizierend, schmerzstillend, kühlend)
	   + 12 Tr. Thymian (antimykotisch, antibakteriell)
	   + 12 Tr. Teebaumöl (desinfizierend)
	In den ersten beiden Lebensjahren Dosis der ätherischen Öle jeweils dritteln.

älteren Kindern auftreten und starke Schmerzen verursachen. Meist sind Gesäßfalte und vorderer Gesäßbereich gerötet, manchmal ist der gesamte Gesäßbereich befallen. In dem warmen, feuchten Windelmilieu kann es zu einer Superinfektion kommen.

12.1.6 Spezielle Mundpflege

Teezubereitungen für die spezielle Mundpflege sollen nicht in Metallgefäßen hergestellt werden, da Inhaltsstoffe sonst verändert werden können.

- **Zubereitungsarten**
- Aufguss:
  - Blätter, Blüten, Samen
  - Tee mit kochendem Wasser übergießen und zugedeckt einige Minuten ziehen lassen und danach absieben.
- Aufkochung:
  - Rinden, Wurzeln, Hölzer
  - Tee in einen Kochtopf mit kaltem Wasser geben, zum Kochen bringen, 5–10 min zugedeckt leicht kochen lassen, Herdplatte abschalten und noch 10 min ziehen lassen, abseihen.

— Kaltauszug:
  — Spezielle Pflanzen mit hohem Schleimgehalt
  — Tee in einer Kanne mit kaltem Wasser ansetzen und entsprechende Zeit ziehen lassen. Abseihen, eventuell auf Körpertemperatur erwärmen.

> ❗ **Cave**
>
> **Kaltauszüge bei immunsupprimierten Patienten wegen Infektionsgefahr nicht anwenden.**

■ **Anwendung**

■■ **Haltbarkeit**

Teekannen müssen bei 93–96 °C gereinigt werden und verschließbar sein. Tees müssen mit abgekochtem Wasser zubereitet sein. Wenn diese Voraussetzungen erfüllt sind, darf der Tee 12–14 h benutzt werden.

■■ **Anwendungsdauer**

4 Wochen für einen speziellen Tee, danach eine Pause von 4 Wochen einlegen oder eine andere Heilpflanze auswählen.

■■ **Dosierung**

Bei innerlicher Einnahme bis 3 Tassen pro Tag:
— Heilpflanzentees:
  — Kinder bis 1 Jahr ½ Teelöffel Teedroge auf 250 ml
  — Kinder bis 10 Jahre 1 Teelöffel Teedroge auf 250 ml
  — Erwachsene 1 Teelöffel Teedroge auf 150 ml
— Ätherische Öle:
  — Kinder ab 3 Jahre 1 Tr. auf 1 Glas Wasser
  — Kinder ab 10 Jahre 2 Tr. auf 1 Glas Wasser
  — Erwachsene 3–5 Tr. auf 1 Glas Wasser
— Tinkturen:
  — Kinder ab 3 Jahre 1 Tr.
  — Kinder ab 10 Jahre 2 Tr.
  — Erwachsene 3–5 Tr.

Vorsichtige Dosierung, ggf. Tropfenzahl erhöhen.

> ❗ **Cave**
>
> **Bei Überdosierung von Heilpflanzentees kann es zu Übelkeit und Kopfschmerzen kommen.**

■ **Entzündungshemmende Mundspülungen**
— Kamillentee:
  — Tonisierend, desinfizierend, desodorierend wundheilungsfördernd.
  — Aufguss 3 min ziehen lassen.
  — Kamille gilt als »Antidot« bei homöopathischer Behandlung.
— Salbeitee:
  — Desinfizierend, austrocknend, gerbend, antimykotisch.
  — Aufguss 10 min ziehen lassen.
  — Gut geeignet bei Patienten mit starkem Speichelfluss.
— Ringelblumentee:
  — Desinfizierend, antibakteriell, antimykotisch, viruzid, antiphlogistisch, wundheilend.
  — Aufguss 5–10 min ziehen lassen.
— Thymiantee:
  — Antibakteriell, antimykotisch, antiviral.
  — Aufguss 5–10 min ziehen lassen.
— Myrrhentinktur:
  — Desinfizierend, desodorierend und granulationsfördernd.
  — 3–5 Tr. auf ½ Glas lauwarmes Wasser geben.
— Australisches Teebaumöl (Tea-Tree-Öl):
  — Antibakteriell, antimykotisch, schmerzstillend, entzündungshemmend.
  — 1–3 Tr. Tea-Tree-Öl auf ½ Glas lauwarmes Wasser geben.

■ **Schleimhautschützende Mundspülungen**
— Malvenblüten:
  — Reizmildernd, entzündungshemmend, wundheilungsfördernd.
  — Kaltansatz 5–10 h ziehen lassen, gelegentlich umrühren und dann abseihen.
  — Auf Wunsch vor dem Trinken leicht erwärmen.
— Eibischwurzel:
  — Reizmildernd, entzündungshemmend.
  — Aufkochung 5 min köcheln lassen. Als Gurgelmittel wird die Eibischwurzel aufgekocht, da es förderlich ist, wenn die Stärke aus der Wurzel herausgelöst wird.
— Leinsamen:
  — 1 Esslöffel ganze Leinsamen mit ¼ l kaltem Wasser übergießen und 20 min ziehen las-

12

sen, gelegentlich umrühren, Flüssigkeit abgießen und leicht erwärmen. Der Schleim legt sich bei diesen Anwendungen wie ein Schutzfilm auf die entzündeten und gereizten Schleimhäute und verschafft Linderung.

■ **Gerbende Mundspülungen**
Wenn die akuten Entzündungszeichen abgeklungen sind, kann ein Gerbmittel zur Stabilisierung der Schleimhaut gegeben werden, es wirkt adstringierend, antibakteriell und blutstillend. Die gerbenden Abkochungen können auch zu je gleichen Teilen mit entzündungshemmenden oder schleimhautschützenden Tees gemischt werden.
- Ratanhiawurzeltinktur:
  - 10 Tr. auf 1 Glas lauwarmes Wasser geben.
- Blutwurzeltee:
  - 2–3 Esslöffel auf 1 l Wasser geben, aufkochen lassen, Hitze abschalten, 10 min ziehen lassen, abseihen.
- Getrocknete Heidelbeeren:
  - 2–3 Esslöffel auf 1 l Wasser geben, 5–10 min aufkochen lassen, 20 min ziehen lassen, abseihen.

■ **Mundpflege mit Propolis**
Propolis ist das Kittharz der Bienen, dessen Grundsubstanz sie von harzhaltigen Bäumen und Sträuchern sammeln und dann mit körpereigenen Stoffen anreichern und zu Kittharz umwandeln. Propolistinktur wirkt gegen Bakterien, Viren und Pilze. Die Anwendung für die Mundpflege erfolgt als Tinktur.
- Indikationen:
  - Zur Infektionsprophylaxe während der Chemotherapie
  - Mundschleimhautentzündung
  - Infektionen im Mundbereich
- Kontraindikationen: Allergie auf Propolis, Bienengiftallergie
- Anwendung: 3–5× täglich mit 2–5 Tr. Propolis auf 50 ml lauwarmes Wasser und den Mund damit intensiv spülen. Nach jedem Essen spülen und zusätzlich 2× am Tag zwischen den Mahlzeiten.
- Geeignet für Kinder ab 10 Jahren.

■ **Mundpflege mit Sanddornfruchtfleischöl**
Botanischer Name: Hippophae rhamnoides
- Herstellung: Pressung aus dem Fruchtfleisch

- Inhaltsstoffe: 15–30 % Palmitoleinsäure, 30 % Linolsäure, 30 % Linolensäure, Vitamin B und E-Vitamine
- Wirkung:
  - Stark entzündungshemmend
  - Stark hautregenerierend
  - Wundheilend
  - Schmerzstillend
- Indikationen:
  - Während der Chemotherapie bei starken Schmerzen durch Mukositis
  - Ulzera, Aphthen
  - Herpesinfektion der Mundschleimhaut
- Dosierung: 3–5× täglich pur oder mit etwas Wasser auf einem Teelöffel in den Mund geben, etwas im Mund lassen, mit der Zunge verteilen. Nach 5 min die Mundspülung ausspucken. Das Öl brennt nicht und wird gut vertragen. Es darf auch runtergeschluckt werden, wenn keine Fettunverträglichkeit vorliegt.
  - Babys: 1 Tr.
  - Kinder ab 1–2 Jahren: 1–2 Tr.
  - Kinder mit 3–6 Jahren: 2 Tr.
  - Kinder mit 6–12 Jahren: 3–4 Tr.
  - Ab 12 Jahren: 4–5 Tr.

❗ **Cave**
Sanddornfruchtfleischöl an einem kühlen Platz aufbewahren, aber nicht im Kühlschrank!

- Bestelladresse: Ronald Reike, ▶ http://www.naturrohstoffe.de/

■ **Sheabutter**
Botanischer Name: Butyrospermum
- Herstellung: Kaltpressung aus den Nüssen
- Farbe: weiß, Geruch: neutral
- Haltbarkeit: etwa 2 Jahre, kühl aufbewahren
- Inhaltsstoffe des kalt gepressten Öls (von Braunschweig 2010):
  - Gesättigte Fettsäuren 47 %, Ölsäure 49 %
  - Begleitstoffe 6–10 % davon 75 % Triterpenalkohole, außerdem Vitamin E, Provitamin A, Allantoin
- Wirkung: Sheabutter bewirkt eine Zunahme der Elastizität des Gewebes, hat eine feuchtigkeitsbindende Wirkung auf die Oberhaut und macht die Haut weich und zart und beugt Hautalterung vor.

– Indikation:
  – Trockene Lippen
  – Rhagaden in den Mundwinkeln
  – Trockene Nasenschleimhaut
– Kontraindikationen: Allergie auf die Inhaltsstoffe
– Ab Babyalter geeignet.

■ **Mundpflege gezielt nach Symptomen**

Die Mundpflege nach Symptomen ist in ◘ Tab. 12.4 aufgeführt.

■ **Mundpflege während antineoplastischer Therapie**

Zur Mundpflege während der Chemotherapie eignen sich die in ◘ Tab. 12.5 genannten Maßnahmen.

12.1.7 Bezugsquellen und Weiterbildungsstätten

■ **Bezugsquellen**
– Heilpflanzentees:
  – Wala- und Weleda-Produkte sind über die Apotheke zu beziehen.
– Basensalzkörperpflegemittel:
  – Fa. Orgon, Dülmener Str. 33, 48163 Münster, Tel.: 02536–33100
– Propolistinktur:
  – Fa. Remmele, Leopoldstr. 1, 94032 Passau, Tel.: 0851–7880
– Ätherische Öle:
  – Fa. Primavera, Am Fichtenholz 5, 87477 Sulzberg
  – Gebhardt Naturkosmetik Gmbh, St.-Wendelin-Str. 3, 86935 Rott-Pessenhausen
– Rizolprodukte:
  – Einhorn-Apotheke Erlangen, Tel. 09131–50494, Fax: 0931–51949

■ **Weiterbildungsstätten**
– Ausbildung in rhythmischen Einreibungen:
  – Dörthe-Krause-Institut, Gerhard-Kienle-Weg 10, 58313 Herdecke, Fax: 02330–623365, Tel.: 02330–623680
– Qualifizierung naturheilkundliche Pflege:
  – ► http://www.gisela-blaser.de, Kurse in Siegburg und in Heidelberg an der Akademie für Gesundheit

12.2 Schmerz- und symptomorientierte Homöopathie

Karl-Heinz Friese

12.2.1 Einleitung

Kinder leiden sehr häufig an Schmerzen und sprechen nach allgemeiner homöopathischer Erfahrung auf eine homöopathische Behandlung wesentlich besser an als Erwachsene. Je nach Krankheitsbild und Patient kann ein homöopathisches Medikament allein verabreicht werden. Muss eine schulmedizinische Behandlung erfolgen, ist die homöopathische Arznei auch begleitend einzusetzen, was aus eigener Erfahrung dazu führt, dass allopathische Medikamente eingespart werden können.

12.2.2 Wissenschaftliche Grundlage

Leider existiert keine anerkannte wissenschaftliche Studie, die den Wert der Homöopathie als schmerzreduzierende Therapie bei Kindern belegt. Allerdings existieren viele Erfahrungsberichte in Form von Kasuistiken. Eine offene, nicht kontrollierte Studie zur Behandlung von Otitis media bei Kindern legte den Nutzen einer homöopathischen Behandlung nahe: Homöopathisch (ohne allopathische Schmerzmittel) behandelte Kinder hatten weniger Schmerzen als die Kinder, die u. a. mit Schmerzmittel behandelt wurden (Friese et al. 1996).

12.2.3 Entstehungsgeschichte und Begrifflichkeit

Die Homöopathie wurde 1796 von dem sächsischen Arzt Samuel Hahnemann entwickelt. Sie basiert auf dem **Ähnlichkeitsprinzip** »similia similibus curentur« (»Ähnliches möge mit Ähnlichem geheilt werden«).

Hahnemann entdeckte dieses Prinzip durch den berühmten Chinarindenversuch. Zu seiner Zeit wurde Chinarinde zur Behandlung der Malaria eingesetzt. Hahnemann nahm als Gesunder Chinarinde ein und bekam Wechselfieber, malari-

◘ **Tab. 12.4**   Mundpflege nach Symptomen

Symptom	Maßnahme
Aphthen	– Gezieltes mehrfach tägliches Auftragen von Myrrhentinktur mit Stieltupfern auf die betroffenen Stellen; wenn der Patient dies toleriert, wird die Tinktur, die ein brennendes Gefühl auslösen kann, pur auftragen. – Mundspülung mit Kamillentee 2–3× täglich – Mundbalsam-Gel (z. B. Fa. Wala) mehrmals täglich nach gründlicher Reinigung der Zähne, besonders vor der Nachtruhe, auf die schmerzenden Stellen auftragen. Danach keine Mundspülung! – Zahnfleischbalsam (z. B. Fa. Weleda) kann mit Watteträger oder mit dem Finger in die schmerzenden Stellen einmassiert werden. Danach keine Mundspülung!
Borkenbildung	– Mundspülung mit Kamille-Salbei-Tee, mehrmals täglich – Mundspülung mit Myrrhe-Ratanhia-Tinktur zu gleichen Teilen gemischt, z. B. je 20 Tr. auf 150 ml warmes Wasser – Butter mit Watteträger dünn aufstreichen, nach 5 min die aufgeweichten Beläge mit einer Teekompresse abwischen.
Superinfektionen	– Regelmäßige Zahnpflege – Mundspülen und Gurgeln mit Calendula-, Salbei- oder Thymiantee – Mundspülen mit Rizol-neu-Öl: einige Tropfen Öl in 1 Glas lauwarmes Wasser geben, kräftig gurgeln und spülen. Inhaltsstoffe: 33,0 g Rizol-Rohstoff, 11,5 g Minzöl, 5,5 g Geraniumöl.
Herpes labialis	– Beispielsweise Lomaherpan-Salbe (Melissenblätterextrakt) – Ätherisches Melissenöl – Propolistinktur (Kittharz der Bienen) – Tea-Tree-Öl pur oder in wenig Basiscreme gemischt dünn auftragen.
Rhagaden	– Ausgewogene Ernährung – Nahrungsergänzungsmittel in Form von Basica (Mineralstoffkonzentrat) oder Sanddornöl (einige Tropfen auf 1 Teelöffel Honig 2–3× täglich) oder Sanddornsaft (z. B. von Fa. Weleda) – Lippenpflege mit Lippenbalsam
Trockener Mund	– Auf ausreichende Trinkmenge achten. – Fruchtsäurehaltige Säfte trinken. – Mundspülung mit Malvenblütentee (Kaltauszug) – Mundspülung mit NaCl-haltigen Mineralwässern – Kauen von zuckerfreiem Kaugummi – Nahrungsmittel essen, die kräftiges Kauen erfordern. – 1 Tr. ätherisches Zitronenöl an den Naseneingang tupfen oder Patienten an einem Stück Zitrone riechen lassen. – Mundspülung mit Basensalz: 1 Messerspitze Basensalz auf ½ Glas lauwarmes Wasser, kräftig damit spülen.
Soor	Ergänzend zu antimykotischer Therapie den Mund vor oder nach jeder Mahlzeit ausspülen und ausspinseln mit: – Mischung aus 20 g Stiefmütterchen, 20 g Salbei, 10 g Arnikablüten, 10 g Ringelblumen; Aufguss herstellen, 5 min ziehen lassen. – Mundspülung mit Para-Rizolöl (35,0 g Rizol-Rohstoff, 5,0 g Nelkenöl, 5,0 g Wermutöl, 5,0 g Walnussöl): 1–3 Tr. in ½ Glas lauwarmes Wasser geben. – Salbeitee – 5 Tr. Tea-Tree-Öl +1 Tr. Melisse 100%-ig in 50 ml Rosenhydrolat mischen, in einer braunen Flasche gut verschütteln, vor jeder Anwendung die Flüssigkeit aufschütteln. Mehrmals täglich mit Watteträger oder Kugeltupfer auf die befallenen Stellen auftragen.

◘ Tab. 12.4 Fortsetzung

Symptom	Maßnahme
Mund- und Zahn-fleischblutungen	– Spülung mit Kamillen-, Ringelblumen- oder Thymiantee – Blutende Stellen mit Ratanhia- oder Blutwurztinktur abtupfen, bei starker Blutung getränkte Tupfer in die Wangentaschen einlegen
Parotitis (Ohrspeichel-drüsenentzündung)	– Mit Myrrhe oder Ratanhia getränkte Tupfer in die Wangentaschen einlegen, 2 min liegenlassen, Tupfer erneuern. – Wärmeanwendung von außen in Form von Kataplasmen, jedoch nur, wenn keine Speicheldrüsensteine vorliegen. – Ätherisches Zitronenöl riechen lassen und an den Naseneingang tupfen. – Mundausspülen mit Tees, die Bitterstoffe enthalten, z. B. Tausendgüldenkraut, Wermut, Enzianwurzel. Diese Tees regen die Speichelsekretion an. – Kauübungen durch Kauen von Brotrinde, Dörrobst oder zuckerfreiem Kaugummi.
Entzündete Zahn-fleischtaschen	– 5–10× täglich Spülen mit Rizol-Neu. 2 Tr. in ½ Glas lauwarmes Wasser
HIV-Infektion (zur Prophylaxe von Infektionen)	– Gute mechanische Reinigung der Zähne nach jedem Essen – Mundspülung mit Kamille-, Salbei-, Ringelblumen- oder Thymiantee, mehrmals täglich – Mundspülung mit Teemischung 20 g Stiefmütterchen, 20 g Salbei, 10 g Arnikablüten, 10 g Ringelblumen, mehrmals täglich – 5 Tr. Tea-Tree-Öl +1 Tr. Melisse 100%-ig in 50 ml Rosenhydrolat mischen, in einer braunen Flasche gut verschütteln, vor jeder Anwendung die Flüssigkeit aufschütteln. Mehrmals täglich mit Watteträger oder Kugeltupfer auf entzündete Stellen auftragen.

aähnliche Symptome. So kam es in der Homöopathie zum Einsatz von Chinarinde bei Wechselfieber (unabhängig von Malaria).

Ein anderes Beispiel ist spanischer Pfeffer, Capsicum. Bei Genuss von Pfeffer brennt für gewöhnlich die Zunge. Bei Zungenbrennen kommt Capsicum in homöopathischer Dosis als Therapeutikum infrage. Da homöopathische Mittel in ihrer Ursubstanz häufig giftig sind (z. B. Eisenhut, Quecksilber, Arsen), können sie nicht unverändert verabreicht werden. Sie werden vielmehr durch eine spezielle Technik verdünnt bzw. (nach homöopathischer Nomenklatur) potenziert. Homöopathika werden in Zehnerschritten (D-Potenzen), Hunderterschritten (C-Potenzen) oder 50.000er-Schritten (LM- oder Q-Potenzen) hergestellt. Dabei ist rein rechnerisch ab der $D 2_3$- oder der C_{12}-Verdünnung kein einziges Molekül der Ausgangssubstanz mehr in der Verdünnungslösung enthalten.

Es gibt pflanzliche, tierische und mineralische Homöopathika sowie **Nosoden**. Bei Letzteren handelt es sich um Krankheitsprodukte, z. B. Tuberculinum (aus tuberkulösem Eiter) oder Luesinum (aus luetischem Eiter hergestellt). Derartige Pro-

dukte werden nach gesetzlichen Vorschriften (Homöopathisches Arzneimittelbuch) sterilisiert. Das Bundesamt für Arzneimittel und Medizinprodukte in Bonn wacht darüber, dass keine toxischen oder infektiösen Homöopathika auf dem Markt sind.

12.2.4 Mittelfindung in der Homöopathie

Ein universell einsetzbares homöopathisches Schmerzmittel existiert nicht. Die Wahl des Mittels hängt von einer Vielzahl von Umständen, von der Konstitution des Patienten und auch von Schmerzqualitäten ab, die bei Kindern nicht immer einfach zu erfragen sind.

Eine klassische **homöopathische Anamnese** von > 1 h Dauer ist nur gelegentlich erforderlich. Bei dieser Anamnese werden einerseits die genauen Schmerzsymptome erfragt, andererseits aber auch Allgemeinsymptome wie psychische Auffälligkeiten, Essgewohnheiten, Probleme in der Schwangerschaft, Familienanamnese, Impfungen etc. Oft reichen in der Homöopathie bei Kindern die bewährten Mittel

◘ Tab. 12.5 Mundpflege im Verlauf der Chemotherapie

Schweregrad	Beschreibung	Mundpflegestandard

Grad 0	– Rosa, intakte feuchte Mund- schleimhaut
	– Normale Geschmacksempfindung
	– normaler Speichelfluss
		– Infektionsprophylaxe im Chemotherapie freien Intervall
		– Bei normaler Mundschleimhaut
		– Maßnahmen:
		  - Zähneputzen mit weicher Zahnbürste
		  - Mundspülung mit abgekochtem Wasser oder Mineralwasser
		  - Spülen mit Kamillentee
		  - Ölziehkur mit Sonnenblumen- oder Sesamöl

Grad I
Schmerzen ohne Morphin
	– Trockene, fahl aussehende Mund- schleimhaut
	– Trockene Zunge, trockene Lippen
	– Wölbung und oder Furchen in der Mundschleimhaut
	– Brennen
	– Erhöhter Speichelfluss
		– Bei Patienten mit Chemotherapie und zu erwartender Aplasie mit Leukozytenwer- ten unter 1000
		– Bei Mundschleimhautentzündung
		– Bei Ulzera
		– Bei freiliegenden Zahnhälsen und locker sitzenden Zähnen
		– Maßnahmen:
		  - Kamillentee
		  - Salbeitee
		  - Kamille-Salbei-Tee
		  - Sanddornöl

Grad II Schmerzen mit Morphin	– Rote, faltige, trockene Mund- schleimhaut – Geschwollene Zunge mit weißem Belag – Ulzera in der Mundschleimhaut – Schmerzen im Mund – Geschmacksstörung – Weniger Speichelfluss	

Grad III
Tiefe Ulzera
	– Stark entzündete Mundschleim- haut
	– Stark entzündete Zunge
	– Geschwollene, aufgesprungene, entzündete und trockene Lippen
	– Viele Ulzera, teilweise großflächig zusammenfließend
	– Starke Schmerzen
	– Geschmacksstörung
	– Blutung
	– Infektion
		– Bei schwerer Mundschleimhautentzün- dung
		– Bei ausgeprägte Ulzerationen
		– Bei Geschmacksstörungen
		– Bei trockenen, aufgesprungenen und ent- zündeten Lippen
		– Bei Patienten mit Schmerzen im Mund- bereich, die nicht mehr essen, nur noch trinken können
		– Maßnahmen:
		  - Mundspülung mit Kamillentee
		  - Mundspülung mit Salbeitee

Grad IV	– Mundschleimhautentzündung,
	– Entzündung der Zunge und Lippen rückläufig
	– Zunehmende Granulation der Ulzera
	– Nachlassender Schmerz
	– Weniger Blutung
	– Keine Geschmacksstörung
		- Mundspülung mit Kamille-Salbeitee gemischt.
		  - Sanddornöl 3 Tr. im Mund verteilen, mehrmals täglich
		  - Ölziehen mit Sonnenblumenöl
		  - Propolistinktur 5 Tr. auf ½ Glas Wasser
		  - Lippenpflege mit Sheabutter
		  - Bei trockenem Mund 10 ml Mandelöl + 2 Tr. ätherisches Zitronenöl als Mund- spülung
		– Häufigkeit der Maßnahme: nach jedem Essen und vor dem Schlafengehen, min- destens jedoch 3–5 × täglich

aus, wobei hier v. a. auffällige Symptome (Schmerzort, Zeit, Qualität) gewertet und die Allgemeinsymptome nur kurz abgefragt werden. Dieses Vorgehen entspricht nicht der sog. »klassischen« Homöopathie.

In der Homöopathie sind zudem spezielle **»Modalitäten«** für die Mittelfindung hilfreich, z. B. Schmerzen als Folge von »Durchnässung«, »Folge von Wind« oder »Säfteverlust« etc. Die homöopathische Sprache klingt antiquiert, da die ursprünglichen Bezeichnungen des 18. und frühen 19. Jahrhunderts erhalten blieben. »Folge von Durchnässung« bedeutet, dass Krankheiten auftreten, nachdem das Kind nass geworden ist, sei es beim Baden oder im Regen oder durch den eigenen Urin. »Folge von Wind« bezeichnet beispielsweise akute Erkältungskrankheiten, die nach Aufenthalt in Zugluft auftreten. »Folge von Säfteverlust« bedeutet Krankheitsentstehung nach Blutungen, übermäßigem Schwitzen oder auch übermäßigem Urinabgang.

In der klassischen Homöopathie wurden Symptomverzeichnisse erstellt, sog. **Repertorien**, z. B. von Kent (amerikanischer homöopathischer Arzt um die Wende zum 20. Jahrhundert). Bei der Repertorisation werden in der Anamnese gewonnene Modalitäten und Symptome genutzt, um mithilfe des Repertoriums eine konkrete Arznei zu eruieren, bei deren Ursubstanzeinnahme (▶ Abschn. 12.2.3) möglichst genau der Symptomenkomplex auftritt, den der Patient geäußert hat. Dosierungsempfehlungen können je nach Krankheitsbild geändert werden und sind nur Anhaltspunkte (◻ Tab. 12.6 bis ◻ Tab. 12.11).

12.2.5 Verabreichung von Homöopathika

Es sollte immer nur ein Mittel gegeben werden, nicht mehrere gleichzeitig, da sonst undefinierbare Wechselwirkungen resultieren können. Die Einnahme von homöopathischen Mitteln vor den Mahlzeiten ist empfehlenswert. Als Darreichungsform bei Kindern kommen ausschließlich **Globuli** und **Tabletten** infrage, alkoholische Tropfen wegen des hohen Alkoholgehaltes (70 %) nur ausnahmsweise. Zäpfchen mit Einzelmittel sind nicht verfügbar.

Die **Dosierung** ist einfacher als in der Schulmedizin, da im Regelfall keine pharmakologischen Wirkungen zu erwarten sind, vielmehr werden aus homöopathischer Sicht »Informationen« weitergegeben. Daher ist das Gewicht des Kindes nicht entscheidend. Die Höhe der Potenz wird sehr unterschiedlich gehandhabt und hängt von der Erfahrung des Behandlers ab.

Es ist äußerst wichtig, dass Schmerzen bei Kindern schnell beseitigt werden. Oberstes Therapieprinzip bei Hahnemann war »cito et iucunde«, schnell und angenehm. Dies gilt heute allgemein in der Medizin. Sollte je nach Krankheitsfall eine rasche Beseitigung von Schmerzen nicht möglich sein, muss ein anderes Verfahren als die Homöopathie zur Anwendung kommen.

Im Folgenden werden homöopathische Arzneimittel indikationsbezogen tabellarisch aufgeführt.

12.2.6 Kopfschmerzen

Im Repertorium nach Kent werden über 500 Mittel für Kopfschmerzen aufgelistet. Die ◻ Tab. 12.6 gibt einen Überblick über die häufigsten Mittel.

12.2.7 Ohrenschmerzen

Ohrenschmerzen sind ein häufiges Begleitsymptom akuter Infektionen. Häufig eingesetzte homöopathische Mittel finden sich in ◻ Tab. 12.7.

12.2.8 Schmerzen im Hals- und Mundbereich

Virale Infektionen der oberen Atemwege sind im Kindesalter häufig und selbstlimitierend. Homöopathika werden unterstützend eingesetzt (◻ Tab. 12.8).

12.2.9 Bauch- und Magenschmerzen

Abdominelle Schmerzen (◻ Tab. 12.9) sind bei Kindern häufig. Sie können Symptom einer Vielzahl von kausal zu therapierenden Erkrankungen sein (▶ Kap. 3) oder als eigenes Krankheitsbild bestehen (▶ Kap. 18).

◻ **Tab. 12.6**   Homöopathische Mittel, die bei Kopfschmerzen im Kindesalter zum Einsatz kommen

Besonderheiten der Anamnese	Homöopathisches Arzneimittel	Potenz und Dosierung	Bemerkungen
– Stirnbereich – Zu- und Abnahme im Tagesverlauf – Maximalbeschwerden mittags – Beschwerden am Meer besser	Natrium muriaticum (Kochsalz)	LM VI, 3 Globuli vor dem Frühstück	– Kinder sind eher introvertiert und haben oft psychische Probleme. – Natrium muriaticum D 2_{00} ist 1. Mittel bei Sinusitis frontalis.
– Schmerzen im Oberkieferbereich, z. B. bei unkomplizierter Sinusitis maxillaris	Cinnabaris (Zinnober)	D 4; 3× täglich 1 Tbl.	– Engmaschige klinische Kontrolle
– Kopfschmerzen werden isoliert an einem Punkt angegeben, insbesondere im Bereich der linken Stirnhöhle	Spigelia (Wurmkraut)	D 6, 3× täglich 5 Globuli	
– Plötzliche Schmerzen – Hochroter Kopf – Extremitäten kalt – Beim Bücken besser – Häufig besteht Fieber	Belladonna (Tollkirsche)	D 30; 3 Gaben von 5 Globuli im Abstand von 12 h	– Cave: Schocksymptomatik? Septisches Kind?
– Beim Hochsehen und Zurückbiegen des Kopfes schlimmer – besser durch Halten des Kopfes mit beiden Händen	Glonoinum (Nitroglyzerin)	D 6, 3× 5 Globuli	– Cave: orbitale Raumforderung?
– Linksseitige Schmerzen – Insbesondere schon morgens beim Aufwachen – Patient »schläft sich in die Verschlimmerung hinein« – Überwärmt – Verschlechterung durch Sonne, warmes Wetter und Föhn	Lachesis (Buschmeisterschlange)	D 12; 3× täglich 5 Globuli	– Cave: Morgendliche Kopfschmerzen besonders in Verbindung mit Erbrechen können auf erhöhten Hirndruck hinweisen. – Typisch für den Lachesis-Patienten ist die Logorrhö.
– Rechte Kopfseite – Geringe Schmerztoleranz und eine ungesunde Lebensweise mit massenhaftem Süßigkeitenkonsum – Begleitsymptom: Bauchschmerzen und Blähungen	Lycopodium (Bärlapp)	D 6; 3× täglich 5 Globuli	– Typisch für den Lycopodium-Patienten ist die fordernde Haltung gegenüber dem Arzt, die Schmerzen sollen schnell weg sein.

Tab. 12.6 Fortsetzung			
Besonderheiten der Anamnese	**Homöopathisches Arzneimittel**	**Potenz und Dosierung**	**Bemerkungen**
– Folge von Trauma	Arnica (Bergwohlverleih)	D 2; alle 30 min 5 Globuli möglichst sofort nach dem Trauma beginnen	– Arnica ist das Hauptmittel für die Folge von Verletzungen (z. B. Commotio cerebri). – Cave: Contusio cerebri und intrazerebrale Blutung nicht übersehen!

12.2.10 Nieren- und Blasenschmerzen

Schmerzen durch Nieren- und Blasenerkrankungen (Tab. 12.10) sind im Kindesalter selten. Bei der Behandlung sollte zunächst schulmedizinischen Verfahren der Vorrang gegeben werden. Bei rezidivierenden Infekten des ableitenden Harntraktes muss eine Fehlbildung ausgeschlossen werden. Die folgenden Therapiehinweise beziehen sich entweder auf leichte Krankheitsfälle, die Prophylaxe häufiger Rezidive oder sind Vorschläge für eine Begleitmedikation (z. B. bei Pyelonephritis).

12.2.11 Schmerzen infolge Verletzungen

Bewährte Homöopathika sind in Tab. 12.11 aufgeführt.

12.3 Akupunktur

Sven Gottschling

12.3.1 Einleitung

Akupunktur ist eine der ältesten und am weitesten verbreiteten komplementären Behandlungsmethoden weltweit. Erste Knochennadelfunde in China datieren auf 3.000 Jahre v. Chr., und auch die Gletschermumie »Ötzi« (geschätztes Alter 5.200 Jahre) hatte Tätowierungen an spezifischen Akupunkturpunkten (Dorfer et al. 1999). Man darf also davon ausgehen, dass das Wissen um die Beeinflussbarkeit von bestimmten Beschwerden durch die Reizung

körperoberflächennaher Punkte auch in Europa schon frühzeitig vorhanden war.

Akupunktur ist eine der 5 Säulen der traditionellen chinesischen Medizin (TCM). Die 5 Säulen sind
- Kräutermedizin,
- Diätetik,
- Bewegungslehre (Tai-Chi, Qigong),
- Massage (Tuina),
- Akupunktur.

Die TCM ist ein in sich geschlossenes und unabhängiges System der Diagnose und Therapie, das sich über Jahrtausende entwickelt hat (Porkert 1991). Das älteste bekannte TCM-Lehrbuch, das »Huang Di Nei Jing«, ist ca. 300 Jahre v. Chr. geschrieben worden.

12.3.2 Akupunktur: Funktionsprinzip nach TCM-Verständnis

Die Theorie der TCM besagt, dass die Funktionsfähigkeit des menschlichen Organismus an die Lebensenergie »Qi« gebunden ist. Dieses Qi zirkuliert u. a. auf definierten Leitbahnen, den Meridianen (Porkert 1991). Es gibt insgesamt 12 Hauptmeridiane und 8 Sondermeridiane mit insgesamt 361 klassischen Akupunkturpunkten, die auf den Meridianen liegen und einen Zugangsweg zum Energiesystem darstellen sollen. Krankheit wird als energetische Imbalance gesehen, d. h., entweder besteht ein Energieüberschuss oder ein Mangel, hervorgerufen durch innere und äußere pathogene Faktoren. Jegliche Therapie der TCM zielt demzufolge auf die Wiederherstellung der energetischen Balance ab (Maciocia 1989).

◻ **Tab. 12.7** Homöopathische Mittel, die bei Ohrenschmerzen im Kindesalter zum Einsatz kommen

Besonderheiten der Anamnese oder körperlichen Untersuchung	Homöopathisches Arzneimittel	Potenz und Dosierung	Bemerkung
– Plötzlicher nächtlicher Krankheitsbeginn, häufig als Folge von »Windeinwirkung« ein paar Stunden zuvor – Infektbedingte Ohrschmerzen, z. B. Mittelohrentzündungen oder Gehörgangsentzündungen	Aconitum napellus (Eisenhut)	D 30; 3 Gaben à 5 Globuli im Abstand von 2 h	– Aconitum ist immer ein Mittel, das ausschließlich bei Beginn einer Erkrankung gegeben wird, danach folgen andere Mittel.
– Wellenartige Schmerzen – Fieber – »Weinerliche« Kinder	Pulsatilla (Küchenschelle)	D 2; alle 2 h 5 Globuli	– Hauptmittel bei Mittelohrentzündungen von Kindern. Es folgt meistens auf Aconitum.
– Erfolglose Pulsatillagabe – Starke Schmerzen	Capsicum (spanischer Pfeffer)	D 6; alle 2 h 5 Globuli lutschen	– Cave: Bei starken Schmerzen Krankheitskomplikationen ausschließen und Analgetikagabe (allopathisch) erwägen.
– Leichte Schmerzen – Geringes Fieber ohne Störung des Allgemeinzustandes	Ferrum phosphoricum (Eisenphosphat)	D 6; 3 × täglich 1 Tbl.	
– Kind wünscht Kälteanwendung	Apis mellifica (Honigbiene)	D 6; 3 × 5 Globuli oder je nach Akuität alle 2 h 5 Globuli	
– Kind ist zuvor nass geworden und hat dabei gefroren	Dulcamara (Bittersüß)	D 6; 3 × täglich 5 Globuli	
– Gehörgangsentzündungen – Kind war zuvor nicht schwimmen	Graphites (Kohlenstoff)	D 6; 3 × täglich 1 Tbl.	– Bei Kindern eher selten eingesetztes Mittel.
– Hohes Fieber – beginnt auf dem linken Ohr und wechselt auf das rechte Ohr	Lachesis (Buschmeisterschlange)	D 12; alle 2 h 5 Globuli oder 3 × täglich 5 Globuli	
– Beginnt auf dem rechten Ohr und wechselt auf das linke Ohr	Lycopodium (Bärlapp)	D 6; 3 × täglich 5 Globuli oder alle 2 h 5 Globuli	

◘ Tab. 12.7 Fortsetzung

Besonderheiten der Anamnese oder körperlichen Untersuchung	Homöopathisches Arzneimittel	Potenz und Dosierung	Bemerkung
– Zieht innerhalb weniger Tage vom linken aufs rechte Ohr und wieder zurück zum linken – Schmerzen niemals auf beiden Ohren gleichzeitig – Kein dauernder Seitenwechsel der Symptomatik	Lac caninum (Hundemilch)	D 6; 3 × täglich 5 Globuli	
– Otalgien ohne eruierbare Ursache	Verbascum thapsiforme (Königskerze)	D 6; 3 × täglich 5 Globuli	
– Zoster oticus, auch bei postneuralgieformer Symptomatik	Daphne mezereum (Seidelbast)	D 12; 3 × täglich 5 Globuli	– Cave: Herpes zoster ist bei Kindern ungewöhnlich. Immundefekt (z. B. im Rahmen eines Malignoms) ausschließen und antivirale Behandlung erwägen.

Akupunktur (lat. »acus« = Nadel, »pungere« = stechen) ist die Stimulation von definierten körperoberflächennahen Punkten. Die Stimulation dieser Punkte erfolgt durch das Einbringen von Nadeln, die Applikation von Strom, Druck, Wärme oder durch das lokale Einbringen einer definierten Energiedosis in das Gewebe mittels Laser. Das chinesische Wort für Akupunktur »Zhenjiu« bedeutet stechen und brennen und beinhaltet somit auch die Moxibustion. Unter **Moxibustion** versteht man die Erwärmung von Akupunkturpunkten durch das Abbrennen von chinesischem Beifußkraut. Es werden dazu meist glimmende Moxazigarren aus gepresstem Beifußkraut verwendet, die in die Nähe des Akupunkturpunktes gehalten werden.

Es gibt eine große Anzahl unterschiedlicher Akupunkturformen und Schulen: japanische, chinesische, koreanische Schulen etc. sowie die Mikrosystemakupunktur (Ohr, Schädel, Mund, Hand etc.).

12.3.3 Westliche Erklärungsansätze für die Wirkung der Akupunktur

In den letzten Jahren wurden zahlreiche Untersuchungen zu den morphologischen und physiologischen Grundlagen der Akupunktur durchgeführt. Es ist nachgewiesen, dass ein Großteil der Akupunkturpunkte Durchtrittstellen eines Gefäß-Nerven-Bündels durch eine Faszie entsprechen (Heine 1988). An Akupunkturpunkten konnte darüber hinaus eine signifikant häufigere Anzahl an Meissner-Körperchen festgestellt werden (Kellner 1966). Ferner ist bekannt, dass der Hautwiderstand an Akupunkturpunkten niedriger ist als an umliegenden Hautarealen (Reichmanis et al. 1975).

Für die Erklärung der **analgetischen Effekte** der Akupunktur werden verschiedene neuronale und humorale Mechanismen diskutiert. Auf Rückenmarkebene wird durch die akupunkturbedingte Reizung von A_β-Fasern die Weiterleitung von Schmerzimpulsen unterbunden (segmentale Hemmung). Weitere analgetische Funktionseinheiten

❑ Tab. 12.8 Homöopathika bei Schmerzen im Hals- und Mundbereich

Besonderheiten der Anamnese oder körperlichen Untersuchung	Homöopathisches Arzneimittel	Potenz und Dosierung	Bemerkung
– Beginnende Angina – Hochroter Hals – Plötzlicher Krankheitsbeginn – Fieber mit kalten Extremitäten	Belladonna (Tollkirsche)	D 30; 3 × 5 Globuli im Abstand von 12 h	– Cave: Sepsis ausschließen! Bei Streptokokkeninfektion verhindert eine suffiziente antibiotische Behandlung Folgeschäden an Herz, Nieren und Gehirn. – Cave: Nicht länger als 36 h anwenden, bei persistierender Symptomatik: Folgemittel.
– Wenige, fraglich eitrige Beläge – Fieber – Allgemeine Mattigkeit – Kälteempfindlichkeit – Starkes Krankheitsgefühl – Meistens stark belegte Zunge	Mercurius solubilis (Quecksilber)	D 12; 3 × täglich 5 Globuli	– Cave: Engmaschige klinische Kontrollen, ggf. antibiotische Therapie.
– Halsschleimhaut auffallend blass ödematös geschwollen – Kind verlangt Kaltes zu trinken	Apis mellifica (Honigbiene)	D 6; 3 × täglich 5 Globuli	
– Angina einseitig links oder von links nach rechts ziehend – Hohes Fieber – Schlechter morgens	Lachesis (Buschmeisterschlange)	D 12; alle 2 h 5 Globuli	– Auch als Begleitmedikation bei Antibiotikatherapie
– Angina einseitig rechts oder von rechts nach links ziehend	Lycopodium (Bärlapp)	D 6; 3 × täglich 5 Globuli	– Auch als Begleitmedikation bei Antibiotikatherapie
– Schleimhaut auffallend, dunkelrot gefärbt	Phytolacca (Kermesbeere)	D 6; 3 × täglich 5 Globuli	
– Keine Ursache eruierbar, normaler Untersuchungsbefund	Wyethia	D 6; 3 × täglich 5 Globuli	
– Herpangina	Kalium bichromicum (Kaliumdichromat)	D 4; 3 × täglich 1 Tbl.	
– Angina mit weißlichen Belägen – Mundgeruch	Hepar sulfuris (Schwefelleber)	D 6; 3 × täglich 1 Tbl.	– Auch als Begleitmedikation bei Antibiotikatherapie
– Pfeiffer-Drüsenfieber	Kalium jodatum (Kaliumjodid)	D 3; 3 × täglich 5 Globuli	– Tropfen wirken bei der Mononukleose schneller als Globuli oder Tabletten.

▣ Tab. 12.8   Fortsetzung

Besonderheiten der Anamnese oder körperlichen Untersuchung	Homöopathisches Arzneimittel	Potenz und Dosierung	Bemerkung
– Stomatitis aphthosa	Borax	D 4; 3 × täglich 5 Globuli lutschen	
– Angenommene Zahnungsschmerzen der Säuglinge und Kleinkinder – Kinder möchten herumgetragen werden, legt man sie hin, schreien sie – Oft eine Wange rot und die andere blass	Chamomilla (Kamille)	D 6; 3 × täglich 5 Globuli; jeden Tag die Wange wechseln	– Wirkung setzt meist rasch ein.
– Folge von Verletzungen (zahnärztliche Manipulationen etc.)	Arnica (Bergwohlverleih)	D 2; alle 30 min 5 Globuli lutschen	

▣ Tab. 12.9   Homöopathika und abdominelle Schmerzen

Besonderheiten der Anamnese oder körperlichen Untersuchung	Homöopathisches Arzneimittel	Potenz und Dosierung	Bemerkung
– Abdominelle Schmerzen, die sich insbesondere bei Aufregung und vor Prüfungen verschlimmern oder regelmäßig vor dem Schulbesuch auftreten – Kind isst hastig – Gegebenenfalls Platz- oder Höhenangst	Argentum nitricum (Silbernitrat)	D 12, 2 × täglich 5 Globuli	– Therapie sollte durch psychosoziale Unterstützungsmaßnahmen begleitet werden.
– Nahezu beschwerdefrei am Tage, nachts in Ruhe sind die Schmerzen am stärksten	Rhus toxicodendron (Giftsumach)	D 6; 3 × täglich 5 Globuli	– Differenzialdiagnosen ▶ Kap. 4.
– Akute, periodisch auftretende Schmerzanfälle – Kind nimmt Schonhaltung ein	Colocynthis (Koloquinte)	D 200; 5 Globuli einmalig	– Wenn keine Besserung innerhalb weniger Minuten auftritt, muss eine andere Behandlung eingeleitet werden (Differenzialdiagnosen ▶ Kap. 4).

12

◻ **Tab. 12.9** Fortsetzung

Besonderheiten der Anamnese oder körperlichen Untersuchung	Homöopathisches Arzneimittel	Potenz und Dosierung	Bemerkung
– Abdominelle Schmerzen nach ungesundem, fett- und zuckerreichem Essen – Starke Blähungen – »Lycopodium-Konstitution«: altklug, dicker Bauch, rechthaberisch	Lycopodium (Bärlapp)	D 6; 3× täglich 5 Globuli	– Lycopodium ist auch häufig indiziert bei Blähungen und Bauchschmerzen von Säuglingen (► Kap. 13).
– Abdominelle Schmerzen nach ungesundem Essen – Blässe und Lärmüberempfindlichkeit	Nux vomica (Brechnuss)	D 12; 2 × täglich 5 Globuli	
– Abdominelle Schmerzen mit Punctum maximum nachts um 2:00 h – Blasses Hautkolorit – Kind friert stark – Übersteigertes Ordnungsbewusstsein: oft räumen die Kinder ihr Zimmer freiwillig auf	Arsenicum album (Arsen)	D 12; 2 × täglich 5 Globuli	
– Folge von »Ärger« oder Genuss »übermäßig kalter Getränke« – Besserung durch Genuss warmer Getränke, Verschlechterung durch kalte Getränke – Begleitend Gliederschmerzen	Bryonia (Zaunrübe)	D 3; jede Stunde 5 Globuli, etwa 1–2 Tage	
– Fettunverträglichkeit; Schmerzen nach Genuss von reichlich Fett in Gebäck, Pommes frites oder Speiseeis – Geringes Durstgefühl, Übelkeit, eventuell Erbrechen	Pulsatilla (Küchenschelle)	D 6; 3 × täglich 5 Globuli	
– Lebensmittelvergiftungen, bei denen nicht zwingend mit schulmedizinischen Maßnahmen eingegriffen werden muss	Okoubaka	D 3; 3 × täglich 5 Globuli	– Okoubaka ist in der Homöopathie das wichtigste »Entgiftungsmittel«. Einsatz auch bei Nahrungsmittelallergien, die zu abdominellen Schmerzen führen.

◻ Tab. 12.10   Homöopathika bei Nieren- und Blasenerkrankungen

Besonderheiten der Anamnese oder körperlichen Untersuchung	Homöopathisches Arzneimittel	Potenz und Dosierung	Bemerkung
– Plötzlicher, nächtlicher Krankheitsbeginn als Folge von vorheriger »Windeinwirkung« – Schmerzbeschreibung: unerträglich, brennend – Schmerzlokalisation: Blasenhals und in der Urethra – Ständiger Harndrang – Angst und Unruhe – Angst ist bei Beginn der Urinentleerung verstärkt	Aconitum napellus (Eisenhut)	D 30; 3 × 5 Globuli im Abstand von 2 h	
– Brennende Schmerzen im Blasenhals, schmerzhafte Blasenentzündung – Blasengegend ist sehr berührungsempfindlich und schmerzhaft bei Erschütterung des Körpers – Nach »Abkühlung« (durch Wechsel von warm zu kalt) – Roter Kopf und weite Pupillen, reichlicher Schweiß am Körper, kalte Extremitäten, eventuell Harnverhalt	Belladonna (Tollkirsche)	D 30; 3 × 5 Globuli im Abstand von 12 h	– Klinische Präsentation erinnert an eine Sepsis, die mit geeigneten Methoden auszuschließen ist. – Belladonna folgt oft auf Aconitum.
– Starkes Brennen im Bereich der Harnröhre und ständiger Harndrang – Urin entleert sich nur tröpfchenweise – Urin enthält Schleim, Eiweiß und Blut	Cantharis (spanische Fliege)	D 6; 3 × täglich 5 Globuli	– Cantharis ist in der Homöopathie das Hauptmittel bei Blasenentzündungen.

12

◘ **Tab. 12.10** Fortsetzung

Besonderheiten der Anamnese oder körperlichen Untersuchung	Homöopathisches Arzneimittel	Potenz und Dosierung	Bemerkung
– Nieren- und Blasenschmerzen mit Ausstrahlung in Hoden und Oberschenkel – Schneidender Schmerz in der Harnröhre – Oft bestehen Steinbildungen in Niere und Blase – Wechselnde Urinfarbe: mal blasser, mal gelber, gelegentlich rötlich	Berberis vulgaris (Berberitze)	D 6; 3 × täglich 5 Globuli	

◘ **Tab. 12.11** Homöopathika, die bei Verletzungen eingesetzt werden

Besonderheiten der Anamnese oder körperlichen Untersuchung	Homöopathisches Arzneimittel	Potenz und Dosierung	Bemerkung
– Nach operativen Eingriffen oder Bagatelltraumata – Auch prophylaktisch	Arnica (Bergwohlverleih)	– Bis 2 Tage nach dem Trauma: D 2; alle 30 min 5 Globuli – 3. oder/und 4. Tag nach Trauma: D 4; alle 2 h 5 Globuli – anschließend: D 6; 3× täglich 5 Globuli	– Arnika ist das häufigste Mittel bei der Behandlung von Verletzungen. – Äußerliche Anwendung ist möglich: Arnikaessenz oder Arnikasalben.
– Schnittverletzungen – Auch begleitend zu operativen Eingriffen, insbesondere nach Laparotomie	Staphisagria (Stephanskraut)	D 6; 3 × täglich 5 Globuli	
– Schnittverletzungen – Auch begleitend zu operativen Eingriffen, insbesondere nach Laparotomie	Staphisagria (Stephanskraut)	D 6; 3 × täglich 5 Globuli	
– Verletzungen von Nerven – Heftige, stechende, reißende Schmerzen an der verletzten Stelle mit Ausstrahlungen in das Versorgungsgebiet des betroffenen Nerven	Hypericum (Johanniskraut)	D 6; 3 × täglich 5 Globuli	

◘ **Tab. 12.11**   Fortsetzung

Besonderheiten der Anamnese oder körperlichen Untersuchung	Homöopathisches Arzneimittel	Potenz und Dosierung	Bemerkung
– Auch bei Phantomschmerzen und Wurzelreizsyndromen			
– Monokel- oder Brillenhämatom	Symphytum (Beinwell)	D 6; 3 × täglich 5 Globuli	Cave: Schädelbasisverletzungen und Neuroblastome ausschließen!
– Quetschungen und Weichteilverletzungen	Bellis perennis (Gänseblümchen)	D 6; 3 × täglich 5 Globuli	
– Stichverletzungen, insbesondere Messerstiche	Ledum (Sumpfporst)	D 6; 3 × täglich 5 Globuli	
– Narbenschmerzen – Schlechte Heilungstendenz	Conium (Gefleckter Schierling)	D 6; 3 × täglich 5 Globuli	
– Spät nach Traumata, noch später als Conium – Narben sind insgesamt schlecht verheilt, es bestehen ständige Schmerzen und Reize im Narbenbereich, zum Teil auch lang anhaltende Rötungen	Calcium fluoratum (Kalziumfluorid)	D 6; 3 × täglich 5 Globuli	Typischerweise geht es den Calcium-fluoratum-Patienten erst nach übermäßiger Anstrengung gut.
– Nach Verbrennungen – Stechende Schmerzen	Cantharis (Spanische Fliege)	D 6; 3 × täglich 5 Globuli	

stellen das Mittelhirn mit dem periaquäduktalen Grau und dem Raphesystem dar sowie die Hypothalamus-Hypophysen-Achse; hier werden die inhibierenden Peptide Serotonin und Noradrenalin bzw. β-Endorphine und Kortikotropin nachweislich durch Akupunktur ausgeschüttet (Facchinetti et al. 1981; Han et al. 1984; Pomeranz u. Chiu 1976).

Akupunktur beeinflusst auch die **regionale Gehirnaktivität**. So führt die Stimulation von Augenkorrespondenzpunkten zu einer Aktivierung des visuellen Kortex (nachgewiesen durch fMRT; Siedentopf et al. 2002). Akupunktur führt zu Veränderungen des zerebralen Blutflusses, der Immunfunktionen und der Neuroplastizität (Napadow et al. 2007).

■ **Evidenz für die Wirksamkeit von Akupunktur**
1997 veröffentlichte das National Institute of Health der USA eine Liste mit Akupunkturindikationen, für die eine Evidenz hinsichtlich der Wirksamkeit vorlag: postoperative Schmerzen, postoperatives und chemotherapiebedingtes Erbrechen, Zahnschmerzen, Kopfschmerzen, Menstruationsbeschwerden, Tennisellenbogen, Fibromyalgie, myofasziale Schmerzen, Osteoarthritis, Karpaltunnelsyndrom, LWS-Schmerzen, Schlaganfallrehabilitation, Sehnenscheidenentzündungen und Asthma bronchiale (NCCAM 1997).

Die WHO veröffentlichte 2003 auf der Basis kontrollierter klinischer Studien eine Liste verschiedener Erkrankungen, bei denen sich die Akupunktur als effektiv herausgestellt hatte (WHO

2003). Die ► Übersicht zeigt die Erkrankungen, die in direktem oder indirektem Zusammenhang mit Schmerzen stehen.

Auszug aus der offiziellen WHO-Akupunkturliste

- Myofasziales Schmerzsyndrom, radikuläre und pseudoradikuläre Syndrome
- Arthralgien, Arthrosen
- Arthritis, rheumatoide Arthritis
- HWS-Syndrom, zervikale Spondylitis, Tortikollis
- BWS-Syndrom, Thorakalsyndrom
- LWS-Syndrom, Lumbago, Ischialgie, lumbosakrales Schmerzsyndrom
- Kokzygodynie
- Schulter-Arm-Syndrom, Periarthritis humeroscapularis, »frozen shoulder«
- Epikondylopathie
- Karpaltunnelsyndrom
- Koxalgie
- Gonalgie
- Achillodynie
- Tendinopathie
- CRPS (früher: Morbus Sudeck)
- Fibromyalgie
- Kopfschmerz, Migräne
- Trigeminusneuralgie, atypischer Gesichtsschmerz
- Interkostalneuralgie, Zosterneuralgie
- Phantomschmerz, Stumpfschmerz
- Polyneuropathie, Parästhesie
- Depression, depressive Verstimmung
- Schlafstörung
- Erschöpfungszustände
- Psychovegetative Schmerzsyndrome
- Funktionelle Magen-Darm-Störungen
- Zystitis
- Pyelonephritis
- Tumorschmerz
- Postoperativer Schmerz
- Posttraumatischer Schmerz
- Zahnschmerz

■ Nebenwirkungen und Kontraindikationen

Akupunktur hat sich in den Händen von erfahrenen, gut qualifizierten Ärzten in vielen großen prospektiven Studien als sehr sicheres, nebenwirkungsarmes Verfahren erwiesen (Melchart et al. 2004; White et al. 2001). Seltene und in der Regel nicht schwerwiegende **Nebenwirkungen** sind der sog. »Nadelkollaps«, Blutungen, Hämatome und Infektionen. Festsitzende und abgebrochene Nadeln kommen eigentlich nur bei der Verwendung qualitativ minderwertiger Nadeln vor. Verletzungen innerer Organe sind äußerst selten und bei sachgerechter Anwendung nahezu ausgeschlossen, da sowieso fast alle wichtigen Akupunkturpunkte distal der großen Gelenke (Knie, Ellbogen) liegen.

Kontraindikationen sind Thrombopenien mit Werten < 20.000/µl, schwere plasmatische Gerinnungsstörungen (Hämophilie, Marcumartherapie) sowie eine schwere Neutropenie aufgrund der daraus resultierenden Infektionsgefahr. Schwangere Patientinnen sollten nur von erfahrenen Akupunkteuren behandelt werden, da die Akupunktur Wehen auslösen kann. Auch sollten hier grundsätzlich keine abdominell liegenden Punkte genadelt werden. Patienten in der Lebensendphase sollten ebenfalls nur von erfahrenen Akupunkturärzten behandelt werden, da eine Akupunkturbehandlung für den Patienten sehr anstrengend und damit auch potenziell lebensverkürzend sein kann.

TCM wird in China im Rahmen eines mehrjährigen Hochschulstudiums gelehrt. Die Diagnostik und Therapie hinsichtlich der Kriterien der TCM sind sehr komplex und würden den Rahmen dieses Beitrags bei Weitem sprengen. Hier sei auf einschlägige weiterführende Literatur verwiesen (Maciocia 1989). Die im Verlauf aufgeführten Punktevorschläge sind daher lediglich als Beispiele zu verstehen.

12.3.4 Akupunktur bei Kindern

Grundsätzlich sollte eine Akupunkturbehandlung erst nach einer komplettierten schulmedizinischen Diagnostik erfolgen, denn es ist durchaus möglich, z. B. Appendizitisschmerzen oder auch Kopfschmerzen aufgrund eines Hirntumors mit Akupunktur zu lindern, was natürlich fatal wäre.

Geeignet für Nadelakupunktur sind Kinder, die davor keine Angst haben, in der Regel ab ca. 6–8 Jahren. Jüngere Patienten oder Patienten mit großer Angst vor der Nadelung können mit Akupressur oder völlig schmerzfrei mit Laserakupunktur behandelt werden, wobei letztere Verfahren hinsichtlich ihrer Wirkung der Nadelakupunktur unterlegen sind (Irnich et al. 2001). Aus eigener Erfahrung sind Kinder für Nadelakupunktur sehr zugänglich, wenn man sich genügend Zeit nimmt und in der ersten Sitzung maximal 2–4 Nadeln setzt.

Hier spielt natürlich auch die Wahl des Nadelmaterials eine entscheidende Rolle. Man sollte möglichst dünne, glatt geschliffene, silikonisierte Einwegnadeln verwenden. Diese sind zwar deutlich teurer als z. B. chinesische Standardnadeln, dafür aber beim Einstich so gut wie nicht spürbar. Erst in der Gewebetiefe wird dann das charakteristische Akupunkturgefühl, das »**De Qi**«, ausgelöst. Es wird als dumpf, drückend, warm oder kalt beschrieben, und Patienten können dem Akupunkteur bereits nach wenigen Behandlungen präzise rückmelden, wie gut der Akupunkturpunkt in der Tiefe getroffen wurde.

■ **Schmerzbehandlung**

Obwohl es Daten darüber gibt, dass insbesondere Kinder mit chronischen Schmerzen auch einem Verfahren wie der klassischen Nadelakupunktur gegenüber aufgeschlossen sind (Kemper et al. 2000), gibt es nur sehr wenige klinische Studien über den Einsatz dieser Technik bei Kindern. Eine Studie mit 243 Kindern – mittleres Alter 14 Jahre – mit verschiedenen Schmerzdiagnosen zeigte einen Rückgang der Schmerzstärke auf einer visuellen Analogskala (VAS 0–10) von im Mittel 8,3 auf 3,3 Punkte nach 6 Wochen und durchschnittlich 8 Akupunktursitzungen (Lin 2007). Eine weitere Studie mit 33 Kindern im Alter von 6–18 Jahren mit unterschiedlichen Schmerzdiagnosen berichtet über eine Schmerzreduktion von 46 % nach 6 Akupunkturbehandlungen über 6 Wochen (Zeltzer et al. 2002). Eine 3. Studie mit 47 Jugendlichen im durchschnittlichen Alter von 16 Jahren und ebenfalls heterogenen Schmerzdiagnosen berichtet über eine Ansprechrate auf die Akupunkturtherapie von 70 % (Kemper et al. 2000). Alle 3 genannten Studien sind jedoch nur von niedriger methodischer Qualität (z. B. fehlen Kontrollgruppen).

■■ **Schmerzen im Kopf- und Halsbereich**

Akupunktur gehört bei Erwachsenen zu den am häufigsten angewandten nichtpharmakologischen Behandlungsmethoden gegen Kopfschmerzen (Lin-

de et al. 2005; Melchart et al. 2005). In letzter Zeit sind einige methodisch hochwertige Studien mit großen Patientenzahlen veröffentlicht worden, die mehrheitlich zeigen konnten, dass Akupunktur bei Erwachsenen mit Kopfschmerzen wirksam ist (Linde et al. 2005; Melchart et al. 2005; Söderberg et al. 2006; Streng et al. 2006).

Es gibt 3 Kinderstudien mit kleinen Patientenzahlen (zwischen 22 und 50 Teilnehmer; Gottschling et al. 2007; Lin 2007; Pintov et al. 1997). Alle 3 Studien erbrachten signifikant positive Ergebnisse für die Verumakupunkturbehandlung, in einer Studie sogar nach nur 4 Sitzungen mit Laserakupunktur und einer anschließenden Nachbeobachtungszeit von immerhin 3 Monaten (Gottschling et al. 2007). Zwei dieser Studien sind von hoher methodischer Qualität (Gottschling et al. 2007; Pintov et al. 1997).

Akupunkturpunkte bei Kopfschmerzen   Dickdarm 4 (He Gu): Hauptanalgesiepunkt, übergeordneter Punkt bei Schmerzen im gesamten Kopf-Hals-Bereich, der außerhalb der Meridiane liegende Extrapunkt Yin Tang bei frontal betonten Kopfschmerzen, Gallenblase 20 (Feng Chi) bei einseitigen, lateral betonten Kopfschmerzen und Du Mai 20 (Bai Hui) bei holokraniellen Kopfschmerzen. Bei allen genannten Punkten können sowohl Patienten als auch Eltern sehr gut zur Akupressur angeleitet werden. Frühzeitig im Kopfschmerzanfall mit gezieltem Fingerspitzendruck massiert, lassen sich die Attacken so oftmals kupieren.

Bei begleitender Übelkeit im Rahmen einer Migräne bietet sich noch der übelkeitsunterdrückende Punkt Perikard 6 (Nei Guan) an. Speziell für die Akupressur dieses Punktes gibt es sog. »sea bands« gegen Reiseübelkeit. Diese sind in der Apotheke erhältlich und können stundenweise getragen werden.

Sehr schnell und gut wirksam ist nach eigener Erfahrung die zusätzliche Nadelung von Ohrakupunkturpunkten. Auch bei Ohrenschmerzen, Halsschmerzen, Konjunktivitis und Zahnschmerzen ist nach eigener Erfahrung die Nadelung von Korrespondenzpunkten am Ohr zusammen mit dem Körperakupunkturpunkt Dickdarm 4 (He Gu) effektiv.

■■ **Bauchschmerzen**

Es existieren lediglich 3 Studien mit jeweils geringen Patientenzahlen. Eine beschäftigt sich mit primärer Dysmenorrhö (34 Patienten), die andere mit Schmerzen nach Inguinalhernienverschluss (108 Patienten), die dritte mit Säuglingskoliken (90 Patienten). Alle Studien sind von guter methodischer Qualität und zeigen signifikant positive Ergebnisse für die Verumakupunkturgruppen (Helms 1987; Kim et al. 2006; Landgren et al. 2010).

Akupunkturpunkte Auch hier ist Dickdarm 4 (He Gu) aufgrund seiner übergeordneten analgetischen Bedeutung wichtig. Magen 36 (Zu San Li): Bei Schmerzen im Bauchbereich, aber auch als allgemein ausgleichender Punkt. Es ist ein gut wirksamer Punkt bei Gastritis und Colon irritabile. Auch dieser Punkt kann gut vom Patienten oder den Eltern akupressiert oder mittels eines Druckkügelchenpflasters gereizt werden. Weitere wichtige Punkte sind erneut Perikard 6 (Nei Guan) bei Übelkeit und Leber 3 (Tai Chong) bei kolikartigen Beschwerden. Letztgenannter Punkt kann Patienten mit bekannten Gallen- oder Nierensteinen als Notfallpunkt dienen, um die Kolik durch Akupressur ggf. abzuschwächen oder zu durchbrechen.

▪▪ Muskuloskelettale Schmerzen

Eine Metaanalyse aus 33 randomisierten kontrollierten Studien bei Erwachsenen belegt, dass Verumakupunktur bei muskuloskelettalen Beschwerden signifikant besser ist als Placebo- oder Scheinakupunktur (Manheimer et al. 2005). Es existieren hierzu keine Studien bei Kindern. Nach eigenen Erfahrungen sind muskuloskelettale Beschwerden bei Kindern sehr gut mit Akupunktur zu beeinflussen, insbesondere akute Schmerzzustände wie Lumbago oder Tortikollis.

Akupunkturpunkte Muskuloskelettale Beschwerden lassen sich oft binnen weniger Sekunden durch die Nadelung von Korrespondenzpunkten am Ohr bessern. Weitere wichtige Punkte sind Dünndarm 3 (Huo Xi), bevorzugt bei lumbalen Beschwerden (Cave: Dieser Punkt ist recht schmerzhaft!), und der außerhalb der Meridiane liegende Extrapunkt Lao Zhen bei Schmerzen im Schulter-Nacken-Bereich.

▪▪ Akute/chronische Schmerzen

Entgegen landläufiger Meinung sprechen v. a. akute Schmerzzustände schnell und gut auf eine Akupunkturbehandlung an. Oft tritt rasche Besserung

ein, und es sind nur wenige (1–3) Behandlungen notwendig. Bei chronischen Beschwerden sind meist mehr (5–15) Behandlungen notwendig, um die Beschwerden beeinflussen zu können.

12.3.5 Wichtige Akupunkturpunkte mit Lokalisation

Das chinesische Maß **Cun** ist ein patienteneigenes Maß und entspricht der breitesten Stelle des Patientendaumens. Die in der folgender Übersicht aufgeführten Indikationen sind nicht vollständig, sondern lediglich Beispiele.

- **Wichtige Akupunkturpunkte**
- Dickdarm 4 (He Gu):
  - Lokalisation: am Handrücken, auf dem höchsten Punkt des M. adductor policis bei adduziertem Daumen
  - Stichtiefe: 0,5–1 Cun senkrecht
  - Indikationen: Hauptanalgesiepunkt, wichtiger Punkt bei Schmerzen im Kopf-Hals-Bereich, bester Punkt bei akuten Schmerzen. Cave: Kann Wehen auslösen!
- Magen 36 (Zu San Li):
  - Lokalisation: 1 Cun lateral der Tibiavorderkante auf der Höhe des Unterrandes der Tuberositas tibiae
  - Stichtiefe: 1–2 Cun senkrecht
  - Indikationen: Störungen (inklusive Schmerzen) im Magen-Darm Trakt, psychisch ausgleichend: »Tor des göttlichen Gleichmuts«
- Dünndarm 3 (Hou Xi):
  - Lokalisation: an der ulnaren Handkante auf Höhe des Os metacarpale V, am Ende der Querfalte, die bei leichtem Faustschluss entsteht
  - Stichtiefe: 0,3–0,5 Cun senkrecht
  - Indikationen: Schmerzen im Bereich der gesamten Wirbelsäule und der oberen Extremität, akute Lumbago, muskelentspannend
- Perikard 6 (Nei Guan):
  - Lokalisation: zwischen den Sehnen des M. palmaris longus und M. flexor carpi radialis, 2 Cun proximal der Haupthandgelenksbeugefalte
  - Stichtiefe: 0,5–1 Cun senkrecht

- Indikationen: Oberbauch-/Thoraxschmerzen, wichtigster Punkt bei Übelkeit, beruhigend
- Gallenblase 20 (Feng Chi):
  - Lokalisation: in einer Mulde unterhalb des Os occipitale zwischen den Ansätzen des M. trapezius und des M. sternocleidomastoideus
  - Stichtiefe: 1–1,5 Cun in Richtung Nasenspitze
  - Indikationen: lateral betonte Kopfschmerzen, Migräne, HWS-Schmerzen
- Leber 3 (He Gu):
  - Lokalisation: am Fußrücken, zwischen den Metatarsalia I und II, 2 Cun proximal der Interdigitalfalte
  - Stichtiefe: 0,5–1 Cun senkrecht
  - Indikationen: spasmolytisch wirksam, guter Punkt bei Nieren- oder Gallenkolik, beruhigend (»Valiumpunkt«)
- Du Mai 20 (Bai Hui):
  - Lokalisation: oben auf dem Kopf, mittig auf einer gedachten Linie zwischen den Ohrmuschelspitzen
  - Stichtiefe: 0,3–0,5 Cun subkutan
  - Indikationen: Kopfschmerzen (holokraniell), Unruhezustände
- Du Mai 26 (Ren Zhong):
  - Lokalisation: mittig im Gesicht, unterhalb der Nase, am Übergang vom mittleren zum oberen Philtrumdrittel
  - Stichtiefe: 0,3–0,5 Cun senkrecht
  - Indikationen: Hauptnotfallpunkt, z. B. bei Synkope, Krampfanfall
- Yin Tang:
  - Lokalisation: mittig zwischen den Augenbrauen
  - Stichtiefe: 0,3–0,5 Cun subkutan
  - Indikationen: frontal betonte Kopfschmerzen
- Lao Zhen:
  - Lokalisation: am Handrücken, zwischen den Ossa metacarpalia II und III, 0,5 Cun proximal der Metakarpophalangealgelenke
  - Stichtiefe: 0,5–1 Cun schräg nach proximal
  - Indikationen: Akute Schmerzen im Schulter-Nacken-Bereich, akuter Tortikollis

12.3.6 Fazit

Immer mehr gut konzipierte Studien aus der Erwachsenenmedizin zeigen eindeutige Hinweise auf eine spezifische Wirksamkeit der Akupunkturtherapie für verschiedene Indikationen. Trotz guter Sicherheitsdaten über Akupunktur und Publikationen über die doch sehr hohe Akzeptanz auch von Nadelakupunktur bei Kindern und Jugendlichen ist die Studienlage im pädiatrischen Bereich ausgesprochen dünn. Hier besteht ein dringender Bedarf an qualitativ hochwertigen Studien. Trotzdem ist Akupunktur bei Kindern mit Schmerzen nach vorher erfolgter schulmedizinischer Diagnostik eine sinnvolle Ergänzung im Rahmen einer multimodalen Schmerztherapie.

Literatur

Literatur zu Abschn. 12.1
Fischer-Rizzi S (2011) Himmlische Düfte: Das große Buch der Aromatherapie. AT, Aarau, CH
Gebhardt M (1997) Natürliche Hautpflege für Babys und Kleinkinder. Midena, Augsburg
Kraft K (2000) Checkliste Phytotherapie. Thieme, Stuttgart
Lange P (1987) Hausmittel für Kinder: Natürlich vorbeugen und heilen. rororo, Reinbek, Hamburg
Liese P, Hierholz T (1996) Kann auf pharmazeutische Produkte verzichtet werden? Kohlhammer, Stuttgart
Sonn A, Baumgärtner U, Merk B (2014) Wickel und Auflagen; Naturheilkundliche Pflegemethoden erfolgreich anwenden. 4. Aufl. Thieme, Stuttgart
Sonn A, Bühring U (2013) Heilpflanzen in der Pflege. 2. Aufl. Hans Huber, Bern
Thüler M (1991) Wohltuende Wickel: Wickel und Kompressen in der Kranken- und Gesundheitspflege. Thüler, Worb, CH
Weiss RF, Fintelmann V (2009) Lehrbuch der Phytotherapie. 12. Aufl. Hippokrates, Stuttgart
von Braunschweig R (2010) Pflanzenöle: Qualität, Anwendung und Wirkung. 4. Aufl. Stadelmann, Wiggensbach
Wichtl M (1989) Teedrogen. Wissenschaftliche Verlagsgesellschaft, Stuttgart
Zimmermann E (2011) Aromatherapie für Pflege- und Heilberufe: : Kursbuch für Ausbildung und Praxis. 5. Aufl. Haug, Stuttgart

Literatur zu Abschn. 12.2
Charette G (1997) Homöopathische Arzneimittellehre für die Praxis. 7. Aufl. Hippokrates, Stuttgart
Eisele M, Friese K-H, Notter G, Schlumpberger A (2009) Homöopathie für die Kitteltasche: Indikations- und

wirkstoffbezogene Beratungsempfehlungen. 5. Aufl.
Deutscher Apotheker Verlag, Stuttgart

Friese K-H (2005) Homöopathie in der HNO-Heilkunde. 4.
Aufl. Hippokrates, Stuttgart

Friese KH, Kruse S, Moeller H (1996) Otitis media acuta bei
Kindern: Vergleich zwischen konventioneller und homöopathischer Therapie. HNO 44: 462–466

Kleijnen J, Knipschild P, ter Riet G (1991) Clinical trials of
homoeopathy. BMJ 302: 316

Köhler G (2009) Lehrbuch der Homöopathie. 2: Praktische
Hinweise zur Arzneiwahl. 7. Aufl. Hippokrates, Stuttgart

Linde K, Clausius N, Ramirez G, Melchart D, Eitel F, Hedges
LV, Wayne BJ (1997) Are the clinical effects of homoeopathy placebo effects? A meta-analysis of placebo-controlled trials. Lancet 350: 834–43

Mezger J (2007) Gesichtete Homöopathische Arzneimittellehre: Bearbeitet nach den Ergebnissen der Arznei-
prüfungen, der Pharmakologie und der klinischen
Erfahrungen. 2 Bände. 12. Aufl. Haug, Stuttgart

von Keller G Künzli J (Hrsg) (2011) Kent's Repertorium der
homöopathischen Arzneimittel. Sonderausgabe. 2. Aufl.
Haug, Stuttgart

Literatur zu Abschn. 12.3

Dorfer L, Moser M, Bahr F, Spindler K, Egarter-Vigl E, Giullen
S, Dohr G, Kenner T (1999) A medical report from the
stone age? Lancet 354: 1023–1025

Facchinetti F, Nappi G, Savoldi F, Genazzani AR (1981) Primary
headaches: reduced circulating beta-lipotropin and
beta-endorphin levels with impaired reactivity to acupuncture. Cephalalgia 1: 195–201

Gottschling S, Meyer S, Gribova I, Distler L, Berrang J, Gortner L, Graf N, Shamdeen MG (2007) Laser acupuncture
in children with headache: a double-blind, randomized,
bicenter, placebo-controlled trial. Pain 137: 405–412

Han JS, Xie GX, Zhou ZF, Folkesson R, Terenius L (1984) Acupuncture mechanisms in rabbits studied with microin-
jection of antibodies against β-endorphin, enkephalin
and substance P. Neuropharmacology 23: 1–5

Heine H (1988) Akupunkturtherapie: Perforationen der oberflächlichen Körperfaszien durch Gefäss-Nerven-Bündel.
Therapeutikon 4: 238–244

Helms JM (1987) Acupuncture for the management of primary dysmenorrhea. Obstet Gynecol 69: 51–56

Irnich D, Behrens N, Molzen H, König A, Gleditsch J, Krauss
M, Natalis M, Senn E, Beyer A, Schöps P (2001) Randomised trial of acupuncture compared with conventional
massage and "sham" laser acupuncture for treatment of
chronic neck pain. BMJ 322: 1574–1578

Kellner G (1966) Bau und Funktion der Haut. Dtsch Z Akupunktur 1: 17–31

Kemper KJ, Sarah R, Silver-Highfield E, Xiarhos E, Barnes
L, Berde C (2000) On pins and needles? Pediatric pain
patients' experience with acupuncture. Pediatr 105(3):
941–947

Kim KS, Kim DW, Yu YK (2006) The effect of capsicum plaster
in pain after inguinal hernia repair in children. Paediatr
Anaesth 16: 1036–1041

Landgren K, Kvorning N, Hallström I (2010) Acupuncture
reduces crying in infants with infantile colic: a randomised, controlled, blind clinical study. Acupunct Med
28: 174–179

Lin YC (2007) Acupuncture for the management of childhood headache disorders, a pilot study [Abstract]. ASA
annual meeting (Oct. 13–17, 2007), ASA, San Francisco,
CA

Linde K, Streng A, Jürgens S, Hoppe A, Brinkhaus B, Witt C,
Wagenpfeil S, Pfaffenrath V, Hammes MG, Weidenhammer W, Willich SN, Melchart D (2005) Acupuncture for
patients with migraine: a randomized controlled trial.
JAMA 293: 2118–2125

Maciocia G (1989) The foundations of Chinese Medicine, a
comprehensive text for acupuncturists and herbalists,
Churchill Livingstone, Edinburgh

Manheimer E, White A, Berman B, Forys K, Ernst E (2005)
Meta-analysis: acupuncture for low back pain. Ann
Intern Med 142: 651–663

Melchart D, Weidenhammer W, Streng A, Reitmayr S, Hoppe
A, Ernst E, Linde K (2004) Prospective investigation of
adverse effects of acupuncture in 97 733 patients. Arch
Intern Med 164: 104–105

Melchart D, Streng A, Hoppe A, Brinkhaus B, Witt C, Wagenpfeil S, Pfaffenrath V, Hammes M, Hummelsberger J,
Irnich D, Weidenhammer W, Willich SN, Linde K (2005)
Acupuncture in patients with tension-type headache:
randomised controlled trial. BMJ 331: 376–382

Napadow V, Liu J, Li M, Kettner N, Ryan A, Kwong KK, Hui KK,
Audette JF (2007) Somatosensory cortical plasticity in
carpal tunnel syndrome treated by acupuncture. Hum
Brain Mapp 28: 159–171

National Center for Complementary and Alternative Medicine (NCCAM) (1997) Research report: acupuncture.
▶ http://nccam.nih.gov/health/acupuncture. Zugegriffen: 14. Okt. 2014

Pintov S, Lahat E, Alstein M, Vogel Z, Barg J (1997) Acupuncture and the opioid system: implications in management of migraine. Pediatr Neurol 17: 129–133

Pomeranz B, Chiu D (1976) Naloxone blockade of acupuncture analgesia: endorphin implicated. Life Sci 19:
1757–1762

Porkert M (1991) Die theoretischen Grundlagen der chinesischen Medizin. Chinese Medicine Publications, Basel,
München

Reichmanis M, Marino AA, Becker RO (1975) Electrical correlates of acupuncture points. IEEE Trans Biomed Eng 22:
533–535

Siedentopf CM, Golaszewski SM, Mottaghy FM, Ruff CC, Fel-
ber S, Schlager A (2002) Functional magnetic resonance
imaging detects activation of the visual association
cortex during laser acupuncture of the foot in humans.
Neurosci Lett 327: 53–56

Söderberg E, Carlsson J, Stener-Victorin E (2006) Chronic
tension-type headache treated with acupuncture, physical training and relaxation training. Between-group
differences. Cephalalgia 26: 1320–1329

Streng A, Linde K, Hoppe A, Pfaffenrath V, Hammes M,
    Wagenpfeil S, Weidenhammer W, Melchart D (2006)
    Effectiveness and tolerability of acupuncture compared
    with metoprolol in migraine prophylaxis. Headache 46:
    1492–1502
White A, Hayhoe S, Hart A, Ernst E (2001) Adverse events
    following acupuncture: prospective survey of 32 000
    consultations with doctors and physiotherapists. BMJ
    323: 485–486
World Health Organisation (WHO) (2003) Palliative Care.
    symptom management and end-of-life care. ▶ http://
    www.who.int/hiv/pub/imai/genericpalliativeca-
    re082004.pdf. Zugegriffen: 14. Okt. 2014
Zeltzer LK, Tsao JC, Stelling C, Powers M, Levy S, Water-
    house M (2002) A phase I study on the feasibility and
    acceptability of an acupuncture/hypnosis intervention
    for chronic pediatric pain. J Pain Symptom Manage 24:
    437–446

12

Schmerztherapie im Kontext

Schmerztherapie in der Allgemeinpädiatrie

Boris Zernikow, Erik Michel

B. Zernikow (Hrsg.), *Schmerztherapie bei Kindern, Jugendlichen und jungen Erwachsenen*,
DOI 10.1007/978-3-662-45057-4_13, © Springer-Verlag Berlin Heidelberg 2015

13.1   Einleitung

Eine Vielzahl von akuten Erkrankungen im Kindesalter geht mit Schmerzen einher. Schmerzen und Fieber sind die häufigsten Ursachen für eine ungeplante Kinderarztkonsultation. Das Hauptanliegen von Pädiater und Eltern ist die kurative Therapie der Grunderkrankung. Im Mittelpunkt des kindlichen Empfindens indes steht die Kontrolle der Leitsymptome »Schmerz und Stress« – ihnen wird meist weniger Aufmerksamkeit geschenkt.

13.2   Schmerztherapie bei akuten pädiatrischen Erkrankungen

Fast alle akuten pädiatrischen Erkrankungen sind vergesellschaftet mit Schmerzen wechselnder Stärke. Schon im Säuglingsalter scheinen viele Kinder rezidivierende Schmerzen zu haben – sog. Dreimonatskoliken (Nabelkoliken etc.).

13.2.1   Verbrennungen

Nach dem äußerst schmerzhaften Verbrennungstrauma machen die Kinder häufig erneut traumatisierende Schmerzerfahrungen während der Erstversorgung durch. Danach können Schmerzen kontinuierlich über einen nicht vorhersehbaren Zeitraum bestehen bleiben (Hintergrundschmerz). Während der täglichen Verbandswechsel und bei wiederholten chirurgischen Eingriffen kommt es zudem zu Schmerzspitzen.

Verbrennungen gehen regelmäßig mit kataboler Stoffwechsellage und Immunsuppression einher. Solch eine ungünstige Stoffwechsellage wird nach schweren Verbrennungen durch unzureichende Analgesie unter Umständen so massiv, dass Morbidität und Mortalität ungünstig beeinflusst werden (McIntosh u. Smith 1995). Eine gute Schmerztherapie hingegen beeinflusst auch das langfristige Outcome positiv: Je besser die Schmerztherapie während der Akutphase der Verbrennung ist, desto weniger ausgeprägt ist das posttraumatische Belastungssyndrom (Saxe et al. 2001). Die Raten an traumaassoziierten Störungen scheint negativ korreliert mit der Höhe der Opioiddosen: Je höhere Opioiddosen für Schmerzen bei Verbrennungen und Verbandswechsel eingesetzt werden, desto geringer ist die Rate an traumaassoziierten Störungen (Sheridan et al. 2014).

■ **Erstversorgung**

Bei der Erstversorgung sollten die Eltern nach Möglichkeit anwesend sein, um ihr Kind zu unterstützen (▶ Kap. 9). In vielen Fällen ist eine Allgemeinanästhesie gerechtfertigt. Bestehen hierfür keine organisatorischen Voraussetzungen, so sollte eine Analgosedierung durchgeführt werden (Einzelheiten ▶ Kap. 18). Ungenügende Analgesie bei der Erstversorgung führt zu erhöhtem Analgetikaverbrauch und schmerztherapeutischen Misserfolgen bei Folgeeingriffen (Weisman et al. 1998).

■ **Generelle Regeln, Schmerzevaluation und Überwachung**

Vor und sofort nach der Erstversorgung sollte eine regelmäßige Messung von Schmerzen und Sedierungsgrad erfolgen (▶ Kap. 6).

Wie beim Erwachsenen korreliert das Ausmaß der Schmerzen **nicht** mit dem Ausmaß der Verbrennung. Eine Selbst- oder standardisierte Fremdbeurteilung der Schmerzen ist bei Verbrennung unerlässlich. Studien belegen, dass die individuellen Schmerzen der Verbrennungsopfer vom Behandler regelmäßig unterschätzt werden (Iafrati 1986). Generelle Regeln der Schmerztherapie sind in folgender Übersicht zusammengefasst.

> **Generelle Regeln der Schmerztherapie (mod. nach Cederholm et al. 1990)**
>
> – Wenn der Patient sagt, er habe Schmerzen, hat er Schmerzen.
> – Schmerzmessung mindestens 4× täglich
> – Schmerztherapie nach der Uhr und zusätzlich bei Bedarf
> – Intravenöse Gabe nur, wenn perorale erfolglos oder unmöglich
> – Regelmäßige und prophylaktische Therapie von Nebenwirkungen wie Obstipation, Übelkeit und Juckreiz
> – Startdosen individuell modifizieren und Folgedosen austitrieren.

- Relative Kontraindikationen für Opioide oder andere Schmerzmittel:
  - Atemstörung (sofern nicht intubiert und beatmet)
  - Schock
  - Unterernährung
- Bei Gabe von Opioiden:
  - Keine Bolusgabe für ein schlafendes Kind
  - Opioide sind Analgetika, keine Sedativa oder Anxiolytika.
  - SaO$_2$-Monitor ist Standardüberwachung für die ersten Tage

- Bolusdosen bei Bedarf: Stundendosis der Dauertropfinfusion
- Bei nicht ausreichender Analgesie trotz adäquater Dosissteigerung bzw. nicht tolerablen/nicht therapiebaren Nebenwirkungen zusätzlich Ketamin:
  - Bolusgabe von 0,5 mg/kg KG i. v.
  - Startdosis der Dauertropfinfusion: 0,5 mg/kg KG/h i. v.
- Ketamin immer in Kombination mit Midazolam:
  - Startdosis der Dauertropfinfusion: 0,05 mg/kg KG/h i. v.

Kinder auf peripherer Station
- Metamizol, Paracetamol und/oder Ibuprofen (bei Anwendungsdauer > 1 Woche mit Protonenpumpenhemmer kombinieren; Dosis der Analgetika: ▶ Tab. 21.2 und ▶ Tab. 21.5; ▶ Kap. 21)

Kinder ohne ausreichende Analgesie auf peripherer Station
- Zusätzlich Tramadol; wenn dies nicht ausreicht: Morphin oder Hydromorphon
- Mit nichtretardierter Zubereitung (i. v. oder p. o.) austitrieren und dann rasch umsetzen auf Basismedikation in retardierter Form plus zusätzlicher Gabe in nichtretardierter Form für Durchbruchschmerzen (Startdosen: ▶ Tab. 21.3; ▶ Kap. 21)

■ Hintergrundschmerz

Kinder mit großflächigen Verbrennungen werden üblicherweise auf der Intensivstation behandelt. Sie erhalten dort kontinuierliche intravenöse Infusionen mit einem starken Opioid (z. B. Morphin; Startdosis von 0,01–0,03 mg/kg KG/h nach initialen Bolusgaben von 0,025 mg/kg KG) **und/oder** Ketamin (Startdosis von 0,5 mg/kg KG/h nach Bolusgabe von 0,5–1 mg/kg KG) **und** Midazolam (Startdosis von 0,05 mg/kg KG/h; ▶ Medikamentöse Schmerztherapie bei Verbrennungen). Morphindosen von bis zu 1 mg/kg KG/h i. v. und Midazolamgaben von 0,3 mg/kg KG/h i. v. sind nicht ungewöhnlich, wenn ausschließlich diese beiden Medikamente und nicht zusätzlich Ketamin eingesetzt wird (Sheridan et al. 2001). Ketamindauertropfinfusionen können bei schwerverbrannten Kindern unter Umständen auch über Wochen eingesetzt werden, ohne dass sich eine Toleranz entwickelt oder schwere Nebenwirkungen auftreten (White u. Karsli 2007).

Medikamentöse Schmerztherapie bei Verbrennungen (mod. nach Cederholm et al. 1990)

Kinder auf der Intensivstation
- Morphin:
  - Bolusgaben 0,025 mg/kg KG i. v. auch mehrfach bis zur Schmerzarmut
  - Startdosis der Dauertropfinfusion: 0,01–0,02 mg/kg KG/h i. v. (ggf. anpassen)

Bei Schmerzen trotz Gabe extrem hoher Opioiddosen sollte das Verhältnis von Morphin-3-Glukuronid (M-3-G) und Morphin frühzeitig bestimmt werden, um eine morphinbedingte Allodynie als Ursache des steigenden Morphinbedarfs auszuschließen (Cederholm et al. 1990). Der M-3-G/Morphin-Quotient ist altersabhängig. Einem 9 Monate alten Mädchen mit morphininduzierter Allodynie wurden unter der Therapie bis zu 6,95 mg/kg KG/h Morphin verabreicht, und es wies einen M-3-G/Morphin-Quotienten von maximal 42 auf (Heger et al. 1999).

Nach Extubation und Verlegung auf die periphere Station kann die analgetische Medikation problemlos fortgeführt und ggf. modifiziert werden. Das Kind hatte eine gewisse Toleranz gegenüber der atemdepressiven Wirkung von Opioiden entwickelt. Eine signifikante Atemdepression ist nicht mehr zu befürchten, eher eine Entzugssymptomatik bei zu schneller Opioidreduktion. Die bis dato intravenös verabreichten Opioide sollten schnell auf orale umgesetzt werden (Prozedere hierzu ▶ Kap. 21).

Betrifft die Verbrennung mehr als 10 % der Körperoberfläche, allerdings ohne die Notwendigkeit einer intensivmedizinischen Behandlung, sollte die analgetische Therapie nach den generellen Regeln der Schmerztherapie (▶ Generelle Regeln der Schmerztherapie) begonnen werden. Bei Verbrennungen von weniger als 10 % der Körperoberfläche können Nichtopiode zur Therapie der Hintergrundschmerzen ausreichen.

■ **Schmerzdurchbrüche und Verbandswechsel**
Im weiteren Behandlungsverlauf sollte das Kind eine möglichst aktive Rolle übernehmen. Es erhält die Kontrolle über kleinere Behandlungseinheiten wie Abwickeln des Verbandes o. Ä. (Kavanagh 1983). Bei Kindern nach Verbrennungstrauma führt die Teilsouveränität des Kindes zu deutlich weniger Angst und Depression (Kavanagh 1983).

Moderne Ablenkungsverfahren wie das Schaffen einer »virtuellen Realität« mithilfe von Computerprogrammen und Spezialbrillen lindern Schmerzen bei kleineren Verbandswechseln und täglichen Übungsbehandlungen in der Rekonvaleszenzphase (Hoffman et al. 2001, 2008; Parry et al. 2012; Sil et al. 2013).

Je nach Ausmaß von Verbrennung und Schmerzen beim Verbandswechsel wird dieser unter Allgemeinanästhesie, Analgosedierung oder Analgesie in Kombination mit psychologischen Maßnahmen durchgeführt. Auch schnell freisetzende Fentanylpräparate werden hierfür erfolgreich eingesetzt (Borland et al. 2005; Robert et al. 2003; Sharar et al. 1998). Bei sehr schmerzhaften Verbandswechseln scheint die Kombination von Propofol mit Ketamin der Kombination Propofol/Fentanyl überlegen (Tosun et al. 2008).

Die patientenkontrollierte Analgesie bietet dem Kind die Möglichkeit der schnellen Reaktion auf Schmerzspitzen (Gaukroger et al. 1991). Das Kind kann selbst entscheiden, ob es leichte Schmer-

zen in Kauf nehmen will, um die unerwünschten Nebeneffekte der Therapie wie Müdigkeit und Obstipation so gering wie möglich zu halten. Eine patientenkontrollierte Analgesie kann auch in der regelmäßigen Gabe eines retardierten Morphins bestehen, kombiniert mit der Möglichkeit, eigenhändig schnellwirkende Morphinpräparationen (z. B. Tropfen) zuzuführen.

> **Symptomorientierte medikamentöse Begleittherapie bei schweren Verbrennungen (mod. nach Cederholm et al. 1990)**
>
> — Alpträume, posttraumatische Symptome Gabe von Psychopharmaka (z. B. Amitriptylin; Fluoxetin, Risperidon) erwägen und frühzeitig »Traumatherapie« einleiten in Kooperation mit Kinder- und Jugendpsychiater
> — Massive Angst:
>   – Akut: Lorazepam 0,01 mg/kg KG i. v./p. o. (Startdosis, bis zu 3× tgl.)
>   – Kurzfristig: kinder- und jugendpsychiatrisches Konsil
> — Juckreiz:
>   1. Wahl: Gabapentin: 30–60 mg/kg KG/d in 3 Dosen; Startdosis: 10 mg/kg KG/d abends (Ahuja et al. 2011)
>   2. Wahl Clemastin:
>   - i. v.: 0,04 mg/kg KG (maximal 2 mg) alle 12–24 h (maximal)
>   - p. o.: 1–3 Jahre 0,25–0,5 mg alle 12 h
>   - p. o.: 4–6 Jahre 0,5 mg alle 12 h
>   - p. o.: 7–12 Jahre 0,5–1 mg alle 12 h
>   - p. o.: > 12 Jahre 1 mg alle 12 h
> — Obstipation
>
> Prophylaktisch immer bei Opioidtherapie (Medikamente und Dosierungen ▶ Tab. 21.3; ▶ Kap. 21

■ **Weitere Symptome im Verlauf**
Im Rahmen des Stresssyndroms treten Wechselwirkungen zwischen Schmerzen und anderen Symptomen wie Angst, Schlafstörungen oder posttraumatischen psychischen Veränderungen auf. Auch diese Begleitsymptome gilt es, adäquat zu therapieren.

Tritt nach Regeneration der Haut starker Juckreiz auf, kann die 2× tägliche Applikation von EMLA-Salbe Erleichterung bewirken (Kopecky et al. 2001). Bei therapierefraktärem Juckreiz wurde erfolgreich Botulinumtoxin eingesetzt (Akhtar u. Brooks 2012), bei neuropathischen Schmerzen während der Rehabilitation Lidocain-Pflaster (Orellana et al. 2013).

13.2.2 Häufige und schmerzhafte Infektionskrankheiten

- **Otitis media**

20 % aller ungeplanten Arztbesuche eines Kindes und 35 % der Besuche während der ersten 5 Lebensjahre sind durch Symptome einer Otitis media bedingt (Teele et al. 1983). In der akuten Krankheitsphase haben 42 % der Kinder starke und 40 % mittelstarke Schmerzen; der mittlere Schmerzwert beträgt 7,5 auf einer visuellen Analogskala (VAS 0–10, 0 = kein Schmerz, 10 = maximaler Schmerz; Hayden u. Schwartz 1985; Hoberman et al. 1997). Die mittlere Schmerzdauer lässt sich durch eine Antibiotikatherapie zwar signifikant, aber nur unbedeutend verkürzen: von 3,3 auf 2,8 Tage (Burke et al. 1991).

Gemäß einer Metaanalyse placebokontrollierter Antibiotikastudien müssen 20 Kinder antibiotisch behandelt werden, um einem Kind Schmerzen am 2.–7. Krankheitstag zu ersparen (Venekamp et al. 2013). Durch die antibiotische Therapie kommt es zu einer signifikant erhöhten Rate an Übelkeit, Erbrechen, Diarrhö und Hautausschlägen (Venekamp et al. 2013). Der Nutzen einer antibiotischen Behandlung hinsichtlich Krankheitsverlauf und Komplikationsprävention wird kontrovers diskutiert (Van Buchem et al. 1985). Eine abwartende, überwachende Haltung bei Kindern unter 2 Jahren und ohne beidseitige Otitis media mit Ausfluss scheint gerechtfertigt, wenn bei Verschlechterung rasch eine antibiotische Therapie eingeleitet wird. In jedem Fall hat eine Antibiotikabehandlung keinen Einfluss auf die Schmerzstärke in den ersten 24 h (Venekamp et al. 2013), sodass für einen variablen Zeitraum von 1–5 Tagen eine zusätzliche oder sogar alleinige analgetische Therapie sinnvoll ist.

Ibuprofen besitzt eine höhere analgetische Potenz als Paracetamol (Bertin et al. 1996; Moore et al. 1999). Entgegen landläufiger Meinung treten leichte unerwünschte Nebenwirkungen am Magen-Darm-Trakt bei kurzfristiger Anwendung von Paracetamol und Ibuprofen gleich häufig auf. Die Kurzzeittherapie mit Ibuprofen geht im Vergleich zu Paracetamol nicht mit einem erhöhten Risiko einer Krankenhauseinweisung aufgrund von Nierenversagen, anaphylaktischem Schock oder gastrointestinaler Blutung einher (Lesko u. Mitchell 1995).

Paracetamol besitzt jedoch ein ungleich höheres toxisches Potenzial als Ibuprofen. 1.000 Anfragen werden jährlich wegen Paracetamolingestionen an die deutschen Vergiftungsberatungsstellen gerichtet. Von den Intoxikationen verlaufen 10 % symptomatisch und 1 % geht mit schweren Intoxikationserscheinungen einher. Ferner wird in fast 10 % aller Suizidversuche bei Jugendlichen Paracetamol eingenommen. Immer wieder wird in Deutschland von Todesfällen nach iatrogener Paracetamolüberdosierung berichtet. Nach Ibuprofenüberdosierung sind bis heute keine Todesfälle bekannt geworden (Veltri u. Rollins 1988).

Ein Vergleich der Substanzen Paracetamol und Ibuprofen findet sich in ◘ Tab. 13.1 (Ali u. Klassen 2007; APA 2012; Bradley et al. 2007; Halpern et al. 1993; Hämäläinen et al. 1997; Lesko et al. 2002; Mantzke u. Brambrink 2002; Rainsford et al. 1997; Silver et al. 2008; Ulinski et al. 2004; Zernikow u. Hechler 2008).

Der analgetische Nutzen osmotisch, lokalanästhetisch und antiinflammatorisch wirkender Ohrentropfen ist bislang nicht hinreichend untersucht. Bei sofortiger analgetischer Therapie mit Paracetamol oder Ibuprofen ist der zusätzliche analgetische Effekt nur marginal und zudem nur kurz anhaltend (Bharti u. Bharti 2008; Bolt et al. 2008; Hoberman et al. 1997; Sattout u. Jenner 2008). Bei einer Trommelfellperforation besteht zudem die Gefahr von chronisch entzündlichen granulomatösen Prozessen durch Eindringen der Tropfen ins Mittelohr (Woldman 1998).

Ein häufig verwendetes Hausmittel ist das aufs Ohr aufgebrachte Leinensäckchen mit frisch gehackten Zwiebeln. Ein wissenschaftlicher Wirknachweis steht bislang aus.

- **Pharyngitis**

Pharyngitiden im Kindesalter sind zumeist viral bedingt. Als bakterielle Erreger kommen insbeson-

◨ Tab. 13.1   Vergleich der Vor- und Nachteile von Ibuprofen und Paracetamol in der Schmerztherapie

	Ibuprofen	Paracetamol
Vorteile	– Starke analgetische Wirksamkeit – Hohe therapeutische Breite – Geringe Toxizität bei Überdosierung – Schmackhafte Säfte – Bessere Verträglichkeit bei Kindern < 2 Jahren mit Anamnese von obstruktiven Bronchitiden – Dosissicherheit (3× 10 mg/kg KG/Tag) – Lange Wirkdauer von 8 h	– Rektale Applikationsform erhältlich auch für kleine Kinder – Zulassung für Säuglinge < 6 Monaten – Keine Thrombozytenaggregationshemmung – Als intravenöse Zubereitung erhältlich
Nachteile	– Zulassung erst ab dem 6. Lebensmonat – Gefahr des akuten Nierenversagens bei Vorbestehen einer relevanten Dehydratation	– Dosisunsicherheit – Geringe therapeutische Breite – Extrem hohe Toxizität bei Überdosierung – Schwache analgetische Wirksamkeit – Wenig schmackhafte orale Zubereitung

dere Streptokokken in Betracht. Bertin et al. (1991) befragten 127 Kinder mit Streptokokkenpharyngitis nach ihren Schmerzen: 80 % gaben starke oder stärkste Schmerzen an (Schmerzstärke 4 oder 5 auf einer Skala von 0–5). In doppelblinden, randomisierten, placebokontrollierten Studien waren 80 % der Kinder mit viraler oder bakterieller Pharyngitis unter regelmäßiger Ibuprofentherapie innerhalb von 48 h schmerzfrei. Bei Gabe von Placebo erreichten dieses Ziel nur 55 % der Kinder (Bertin et al. 1991; Schachtel u. Thoden 1993).

Die maximale antipyretische Wirkung von Paracetamol und Ibuprofen ist nach 3,5 h zu beobachten (Wilson et al. 1991). Bei schweren Pharyngitiden im Jugendlichenalter konnte durch die Ergänzung der Penicillintherapie mit Dexamethason eine Verkürzung der Schmerzdauer und eine signifikante Reduktion der Schmerzstärke erzielt werden (O'Brien et al. 1993). Wie auch bei der Otitis media ist die Wirksamkeit lokaler Maßnahmen bislang nicht ausreichend belegt.

■ **Virale Mundinfektionen**
Oropharyngeale Läsionen bei Gingivostomatitis und Herpangina können so schmerzhaft sein, dass die Nahrungsaufnahme komplett verweigert wird. Folgen einer inadäquaten analgetischen Therapie sind nicht selten Dehydratation und Krankenhauseinweisung. Eine Vielzahl von Mundspülungen, Gels und Sprays mit zum Teil lokalanästhetischen Inhaltsstoffen ist auf dem Markt. Ihre Wirksamkeit war nie Gegenstand kontrollierter Studien. Eigene

Erfahrungen beschränken sich auf stationär behandelte Kinder, die zur parenteralen Flüssigkeitszufuhr aufgenommen wurden. Hier konnte durch die kontinuierliche Gabe von Tramadol und Metamizol sowie lokalen Spülungen mit Aminoquinurid, Tetracain und Dexpanthenol rasch wieder mit der oralen Nahrungszufuhr begonnen werden. Bei diesem Therapieregime sind unter regelmäßigem SaO$_2$-Monitoring bei den zum Teil unter 1 Jahr alten Kindern keine Atemdepressionen beobachtet worden.

Inwieweit durch eine frühe, rektal verabreichte analgetische Therapie Dehydratationszustände und Krankenhauseinweisungen vermieden werden können, ist unklar.

13.2.3 Schmerzen bei seltenen pädiatrischen Krankheiten

■ **Guillain-Barré-Syndrom**
Das Guillain-Barré-Syndrom ist eine rasch progressive, akut entzündliche Polyneuropathie mit einer Häufigkeit von 0,8 auf 100.000 Kinderjahre. Schmerzen finden sich zu Beginn bei 80 % und im Verlauf bei 100 % der Kinder mit Guillain-Barré-Syndrom (Nguyen et al. 1999) und werden insbesondere in beide unteren Extremitäten projiziert. 25 % der Kinder hat begleitende Kopfschmerzen. Eine rasche kausale Therapie mit Immunglobulinen, Plasmapherese und/oder Kortikosteroiden ist die beste Schmerztherapie. Analgetisch sollte begleitend Ibuprofen eingesetzt werden.

■ **Purpura fulminans**

Patienten mit Purpura fulminans präsentieren sich mit Zeichen des septischen Schocks, disseminierter intravasaler Gerinnung, Petechien und Purpura. Die Ursache der Gerinnungsstörung ist unklar. Therapeutische Ziele sind Kreislaufstabilisierung in der frühen, Vermeidung von Ischämien in der intermediären sowie die plastische Nekrosendeckung in der letzten Krankheitsphase.

In allen 3 Phasen treten Schmerzen verschiedenen Ursprungs auf. Die Purpurabereiche sind regelmäßig schmerzhaft und zeigen nicht selten Allodynie sowie Hyperalgesie.

Es wird über eine gute analgetische Wirkung von Nitroglyzerinsalbe berichtet, wenn Nitroglyzerin 3–4× täglich auf die frischen Purpurabereiche aufgetragen wurde. Eine vermehrte Blasenbildung nach dieser Therapie ist nicht ausgeschlossen (Meyer et al. 1999).

■ **Toxische epidermale Nekrolyse**

Aus unklarer Ursache entstehen auf geröteter Haut Blasen, die leicht platzen und dann epidermisfreie, großflächige und zum Teil sehr schmerzhafte Areale offenlegen. Auch die Schleimhäute können betroffen sein. Neben einem Wundschmerz kommt es häufig zu neuropathischen Schmerzen. Nicht selten treten auch Myalgien auf. Gute Erfahrungen konnten wir mit einer Kombinationstherapie aus Tramadol und Metamizol machen.

■ **Morbus Fabry**

Dem Morbus Fabry liegt ein X-chromosomal rezessiv vererbter Mangel an α-Galaktosidase A zugrunde. Im Laufe des Lebens kommt es bei Homozygoten mehr als bei Heterozygoten zu einer Speicherung von Glykosphingolipiden und α-Galaktosylabbauprodukten mit den Folgen Niereninsuffizienz, Kardiomyopathie, Schlaganfall, Akroparästhesien, Angiokeratom und Störung des autonomen Nervensystems. Als erste Symptome in der Kindheit und Jugend treten neuropathische Schmerzen, Hypohidrose, Schwindel, Tinnitus und Kopfschmerz auf. Mädchen und Jungen berichten gleichermaßen von dauerhaften, chronischen Schmerzen und zusätzlichen Krisen mit brennenden qualvollen Schmerzen an Handinnenflächen und Fußsohlen (Uçeyler et al. 2013). Die Schmerzen können sich ausdehnen und das Abdomen, den Rücken oder andere Muskelgruppen betreffen. Auslöser von Schmerzkrisen sind Temperaturwechsel, körperliche Anstrengung und Stress. Die Ursache der neuropathischen Schmerzen ist unklar: Diskutiert wird eine direkte neuronale Schädigung (»small fiber neuropathy«) ebenso wie eine vaskulär bedingte Hypoxie peripherer Nerven (MacDermot u. MacDermot 2001; Ries et al. 2001; Uçeyler et al. 2014).

Bei Erwachsenen wurden Antikonvulsiva erfolgreich analgetisch eingesetzt. Bei einem 7 Jahre alten Kind wurde eine exzellente Schmerzreduktion unter niedrig dosiertem, intravenös verabreichtem Morphin und einer abendlichen oralen Amitriptylingabe erreicht (Gordon et al. 1995). Die analgetische Therapie kann jedoch die Spätfolgen der Erkrankung nicht verhindern. Dieses Ziel wird hoffentlich in Zukunft mit der Enzymersatztherapie erreicht. Der Einfluss der frühzeitigen Enzymersatztherapie auf das Ausmaß an Schmerzen und die Krankheitsprogression wird widersprüchlich diskutiert (Anderson et al. 2014; Eng et al. 2001; Ramaswami et al. 2007; Schiffmann et al. 2001; Tsuboi u. Yamamoto 2014; Weidemann et al. 2013).

■ **Epidermolysis bullosa**

Als Epidermolysis bullosa wird eine heterogene Gruppe angeborener Hauterkrankungen bezeichnet, bei der es in wechselnder Stärke zu Blasenbildung der Haut und Schleimhaut sowie zu Hautdefekten kommt. Mindestens 10 verschiedene genetische Ursachen sind bekannt. Schmerzen entstehen durch die Läsionen direkt, durch Sekundärerkrankungen wie Stenosen des Gastrointestinaltraktes und im Rahmen der Lokaltherapie (z. B. bei täglichen Verbandswechseln, Waschungen oder Bougierungen; Eady 2001).

In der Regel sind die Kinder enteral zu ernähren und benötigen keinen dauerhaften venösen Zugang. In dieser Situation können Hintergrundschmerzen je nach Stärke peroral mit Nichtopioiden und Opioiden (Dosierungen ► Kap. 21), neuropathische Schmerzen mit z. B. Gabapentin (Neurontin; ► Kap. 21) und Schmerzen bei medizinischen Eingriffen mit peroralen Gaben von Ketamin und Midazolam (► Kap. 18) behandelt werden. Extrem wichtig ist eine psychologische Begleitung.

13.3 Akute abdominelle Schmerzen und Dreimonatskoliken

13.3.1 Akute abdominelle Schmerzen

Dürfen Kinder mit akuten abdominellen Schmerzen Analgetika erhalten? Wird die zugrunde liegende Erkrankung hierdurch verschleiert? Werden wichtige lebensrettende Operationen verzögert und dann unter Umständen zu spät durchgeführt? Schadet eine analgetische Therapie also bei akuten Bauchschmerzen? Diese Fragen sind für das Erwachsenenalter hinreichend beantwortet: In Studien konnte kein schädlicher Einfluss durch eine frühe – d. h. vor Diagnosestellung verabreichte – analgetische Therapie mit Opioiden gefunden werden, wohl aber eine signifikante Schmerzreduktion (Manterola et al. 2011).

Bei Kindern existieren wenige Studien zu dieser Fragestellung. Kim et al. (2002) konnten zeigen, dass nach intravenöser Gabe von 0,1 mg/kg KG Morphin Kinder mit akuten abdominellen Schmerzen, die später operiert werden mussten, weiterhin lokalisierten Druckschmerz und eine erhöhte Bauchdeckenspannung hatten. Im Vergleich zur Placebogruppe war die diagnostische Treffsicherheit gleich gut und durch die Morphingabe unbeeinträchtigt. In beiden Gruppen wurden notwendige Laparatomien gleich häufig und ohne Zeitverzögerung durchgeführt. Allerdings hatte die Morphingruppe signifikant weniger Schmerzen bis zur Diagnosestellung und Initiierung der kausalen Therapie (Kim et al. 2002).

Andere Studien und systematische Reviews kommen zum gleichen Ergebnis (Anderson u. Collins 2008; Gallagher et al. 2006; Green et al. 2005; Klein-Kremer u. Goldman 2007; Sharwood u. Babl 2009). Analgetische Enthaltsamkeit bei akuten Bauchschmerzen im Kindesalter ist also auch bei Verdacht auf Vorliegen einer Erkrankung, die den Eingriff eines Kinderchirurgen erfordert, nicht gerechtfertigt (Goldman et al. 2008).

13.3.2 Dreimonatskoliken

Dreimonatskoliken (Nabelkoliken etc.) waren ursprünglich definiert als exzessives Schreien eines gesunden Säuglings. Als exzessiv galt Schreien mit einer Dauer von mindestens 3 h täglich, an 3 Tagen der Woche über einen Beobachtungszeitraum von mindestens 3 Wochen (Wessel et al. 1954). Die in wissenschaftlichen Arbeiten verwendete »Wessels-Definition« ist notwendig, um wissenschaftliche Therapiestudien vergleichbar zu machen. Sie berücksichtigt aber nicht den Leidensdruck der Familie, der im Alltag für den betreuenden Therapeuten eine viel größere Rolle spielt und letztlich die Therapieindikation darstellt. Mittlerweile verwenden Studien meist die **ROME-III-Kriterien** für eine Säuglingskolik (Raquin et al. 2006). Alle der folgenden Kriterien müssen erfüllt sein bei einem Säugling **ab der Geburt bis zum Alter von 4 Monaten** (Drossman 2006):

- Anfälle von Reizbarkeit, Unruhe oder Weinen, die ohne offensichtlichen Grund beginnen und enden.
- Die Episoden dauern mindestens 3 h pro Tag und ereignen sich mindestens an 3 Tagen pro Woche seit mindestens 1 Woche.
- Es liegt keine Gedeihstörung vor.

Üblicherweise beginnt die Symptomatik in den ersten Lebenswochen, findet ihr Punctum maximum mit 6 Lebenswochen und sistiert spontan im Alter von 4–5 Monaten; 5–19 % aller Kinder dieser Altersgruppe sind betroffen (Lucassen et al. 2001). In einer prospektiven Longitudinalstudie über 10 Jahre hatten Kinder, die an Dreimonatskoliken gelitten hatten, im späteren Leben häufiger chronische Bauchschmerzen, Erkrankungen aus dem allergischen Formenkreis und psychische Auffälligkeiten wie Schlafstörungen und Aggressivität (Savino et al. 2005). Ob es sich bei dem exzessiven Schreien jedoch um Schmerzäußerungen handelt, ist unklar. Organische Erkrankungen, die zur Fehldiagnose »Dreimonatskoliken« führen können (Barr 1998), zeigt die folgende Übersicht.

Ursachen für rezidivierende Schreiattacken bei Säuglingen
- Analfissur
- Glaukom
- Hernie

- Infektionen (z. B. Harnwegsinfektionen)
- Gallensteine
- Juckende Hauterkrankungen
- Kindesmissbrauch (primär/sekundär)
- Kuhmilchintoleranz, Fruktoseintoleranz
- Migräne
- Neurologische Erkrankungen (z. B. Arnold-Chiari-Malformation)
- Obstipation
- Ösophagitis bei Reflux

Die **Ätiologie** ist nicht geklärt. Neben einer noch physiologischen Vermehrung der altersgemäßen Schreiphasen werden schmerzhafte Darmkrämpfe durch Laktoseintoleranz, Nahrungsmittelallergien, vermehrte Gasbildung oder die Fehlinterpretation eines normalen kindlichen Verhaltens durch die Eltern diskutiert. Beispielsweise sind das Alter der Mütter, die Länge ihrer Berufsausbildung und eine akademische Ausbildung positiv mit dem mütterlichen Urteil korreliert, dass das eigene Kind an Nabelkoliken leide (Lucassen et al. 1998). Sehr wahrscheinlich sind »Dreimonatskoliken« nicht monokausal zu erklären.

Nach dem Ausschluss behandelbarer Ursachen des Schreiens (▶ Ursachen für rezidivierende Schreiattacken bei Säuglingen) sollte eine genaue **Ernährungs- und Schreianamnese** erhoben werden. Es empfiehlt sich der Einsatz von Tagebüchern.

Mehrere aktuelle Übersichtsarbeiten beschäftigen sich mit der wissenschaftlichen Basis der empfohlenen **Therapien**. Wie so oft fällt auf, dass Studien mit erheblichen methodischen Mängeln wie einer fehlenden oder unvollständigen Verblindung positive Effekte für die untersuchte Methode zeigen (Wiberg et al. 1999), wohingegen sich dieselbe Methode in gut kontrollierten Studien als nicht hilfreich zeigte (Olafsdottir et al. 2001).

■ ■ **Widersprüchliche oder wenig relevante Studienergebnisse zeigten sich für folgende Interventionen**
- Nicht gestillte Kinder: Verringerung des Laktosegehalts in der Nahrung (Garrison u. Christakis 2000; Wade u. Kilgour 2001)

- Orale Gabe von 2 ml Saccharose 12 % (Garrison u. Christakis 2000; Wade u. Kilgour 2001)
- Orale Gabe von Anticholinergika (Gefahr signifikanter Nebenwirkungen; Wade u. Kilgour 2001; Williams u. Watkins-Jones 1984)
- Zufüttern von Kräutertee in Glukoselösung (Kamille, Verbene, Lakritz, Fenchel, Pfefferminze; Garrison u. Christakis 2000; Wade und Kilgour 2001). Es wurden im Mittel 30 ml/kg KG/Tag Tee konsumiert (nachteilige Effekte auf die altersentsprechende Ernährung und die Zahnentwicklung sind bei längerer Anwendung nicht auszuschließen)
- Elterliche Verhaltensmodifikation (Garrison u. Christakis 2000; Wade u. Kilgour 2001)
- Nicht gestillte Kinder: Nahrung auf Kuhlmilchbasis ersetzt durch (Wade 2006; Wade u. Kilgour 2001)
  - Sojabasis oder
  - Kasein-Hydrolysat-Basis oder
  - Molke-Hydrolysat-Basis.
- Einsatz von Probiotika (Sung et al. 2014)

■ ■ **Danach waren in qualitativ guten, jedoch zu kleinen klinischen Studien wirksam**
- Gestillte Kinder: Hypoallergene Nahrung für stillende Mütter; der Verzicht auf Milch, Eier, Weizen und Nüsse hat einen positiven Effekt (Garrison u. Christakis 2000; Wade u. Kilgour 2001).

■ ■ **Folgende Therapien haben sich in hochwertigen Studien als nicht wirksam gezeigt**
- Chiropraktische Manipulation (Olafsdottir et al. 2001)
- Entblähungsmittel, z. B. Simeticon (Lefax; Garrison u. Christakis 2000; Wade u. Kilgour 2001)
- Nicht gestillte Kinder: Erhöhung des Ballaststoffanteils (Garrison u. Christakis 2000; Wade u. Kilgour 2001)

Ein differenzierter Einsatz der Therapie ist bis dato wissenschaftlich nicht untersucht. So ist anzunehmen, dass insbesondere Kinder mit Lebensmittelallergie von einer hypoallergenen Ernährung profitieren werden. Die wissenschaftlichen Studienergebnisse beziehen sich allesamt auf Kinder, welche die »Wessels-Definition« erfüllen. Der Leidensdruck (von Eltern und Kind) ist jedoch nicht linear korreliert mit der Schwere des Schreiens. Und so wird der niedergelassene Kinderarzt häufiger mit »Schreikindern« konfrontiert werden, auf welche die Ergebnisse von systematischen Reviews nicht ohne Weiteres übertragbar sind.

■ **Praktisches Vorgehen**
Die Eltern sollten über den selbstlimitierenden Charakter des Schreiens unterrichtet werden. Ihnen sollte versichert werden, dass sie keine Schuld am Schreien ihres Kindes haben. Ein fester Tagesrhythmus mit Vermeidung einer »Überstimulation« des Kindes ist der erste Therapieschritt – kostengünstig und ohne Nebenwirkungen. Um Erkrankungen und sozialen Problemen in der Familie vorzubeugen, müssen die Eltern lernen, auf ihre eigenen Kraftreserven Rücksicht zu nehmen (d. h. Weggehen vom Kind, wenn man sich überfordert fühlt; abwechselndes Betreuen durch beide Eltern mit Ruhepausen für die Mutter; Spazierengehen mit dem Kind durch verlässliche Freunde und Familienmitglieder).

Stillende Mütter sollten ihre Nahrung auf »allergenarme« Kost umstellen und über 4 Wochen den Therapieeffekt beobachten. Für nicht gestillte Kinder empfiehlt sich eine Nahrungsumstellung auf eine Hydrolysatnahrung und eine Beurteilung des Therapieerfolgs nach 1–2 Wochen – eine Umstellung auf eine sojaproteinbasierte Nahrung wird von der European Society for Pediatric Gastroenterology, Hepatology and Nutrition (ESPGHAN) nicht empfohlen (Agostoni et al. 2006; Gupta 2007). Dass Probiotikagaben hilfreich sind, v. a. bei nicht gestillten Kindern, zweifeln aktuelle Metaanalysen an. Auch die größten randomisiert-placebokontrollierte Studien kommen nicht zu einem positiven Ergebnis (Sung et al. 2013, 2014). Das Zufüttern von Kräutertees ohne Glukosezusatz sollte auf ca. 20 ml/kg KG/Tag beschränkt werden.

13.4   Placebogaben

In deutschen Kinderkliniken ist es eine häufig ausgeübte Praxis, Kindern, von denen angenommen wird, sie »simulieren Schmerzen«, Kurzinfusionen mit NaCl 0,9 % oder orale Placebos (v. a. Vitamin C) zu verabreichen. Zeigen die Kindern eine deutliche Schmerzreduktion, kann dies dazu führen, dass sich das behandelnde Team darin bestärkt fühlt, dass der vom Kind angegebene Schmerz keine »biologische«, sondern eine »psychische« Ursache hat. Dabei wird verkannt, dass bis zu 50 % der Menschen mit stärksten Schmerzen (Kinder und Erwachsene mit Migräneattacken, nach Operation, mit akutem Abdomen etc.) eine placebobedingte Schmerzreduktion von 50 % zeigen (Evers 2007; Goodenough et al. 1997; Kokki et al. 2005).

Die Placebogabe führt häufig zu einer Schmerzreduktion, die jedoch durch Faktoren wie klassische Konditionierungsprozesse oder Erwartungseffekte erklärt werden kann (Klinger 2007). Trotz dieser Effekte kann die Gabe eines Placebos bei Kindern und Jugendlichen und deren Eltern auch zu einem Vertrauensverlust führen (Tait et al. 2004).

Wenn die Gabe eines Placebos an ein betroffenes Kind erfolgt, um zwischen »biologischen« und »psychologischen« Schmerzen zu unterscheiden, so widerspricht dies den wissenschaftlichen Erkenntnissen, dass Schmerzen immer biopsychosozial zu verstehen sind (Flor u. Hermann 1999). Die Placebogabe bei akuten Schmerzäußerungen des Kindes erbringt keine Erkenntnisse über die dem Schmerz zugrunde liegenden Ursachen, kann die Beziehung zwischen Behandler, Patient und seinen Eltern belasten und verhindert den Einsatz einer adäquaten multimodalen Schmerztherapie, in der psychologische Elemente eine wichtige Komponente sind (Eccleston et al. 2002).

Eine Placebogabe kann kurzfristig das Behandlerteam von seiner Hilflosigkeit entlasten, mit den Schmerzäußerungen des Kindes professionell umzugehen. Sie führt aber in der Regel zu keiner positiven Lösung des zugrunde liegenden Konfliktes – das Kind äußert Schmerzen und will eine Schmerztherapie; ich als Behandler glaube ihm die Schmerzen nicht und will ihm keine analgetische Therapie verabreichen –, sondern ist angetan, diesen Konflikt weiter zu verschärfen. Gerade dann, wenn Schmerzäußerungen des Kindes für den Behandler inadäquat erscheinen in Relation zum auslösenden Agens (großer Schmerz, kleine Blutabnahme), inkongruent mit dem Verhalten des Kindes zu sein scheinen (Angabe maximalen

Schmerzwerts bei »lächelndem« Kind, Klagen über starke Kopfschmerzen und Wunsch, am Computer zu spielen) oder ausschließlich zu bestimmten Zeiten auftreten (montags Kopfschmerzen; abends starke Schmerzen nach einer Operation, aber tagsüber aktives Spielverhalten), sollte das Team die Schmerzäußerung als »Botschaft« verstehen, die es zu verstehen gilt und die einer professionellen Antwort bedarf (Dobe et al. 2006) – und keiner Placebogabe.

Die therapeutische Kraft von Placebogaben bei Kindern und Jugendlichen ist Beleg für deren Selbstheilungskräfte. Dies motiviert einerseits, diese Energie im therapeutischen Prozess zu nutzen, andererseits sollten evidenzbasierte, sinnvolle Therapien den jugendlichen Patienten und ihren Eltern so überzeugend dargestellt werden, dass der Placeboeffekt zusätzlich aktiv wird (Saps et al. 2009). Edukation, Biofeedback, Hypnose, kognitiv behaviorale Therapie, aktive Krankengymnastik oder Sumatriptannasenspray bei Migräne helfen eben noch ein bisschen besser, wenn der Behandler von der Wirkung überzeugt ist und das den Patienten auch spüren lässt. Genau so sollten wir den Placeboeffekt für unsere pädiatrischen Patienten nutzen.

Literatur

Agostoni C, Axelsson I, Goulet O, Koletzko B, Michaelsen KF, Puntis J, Rieu D, Rigo J, Shamir R, Szajewska H, Turck D (2006) Soy protein infant formulae and follow-on formulae: a commentary by the ESPGHAN Committee on Nutrition. J Pediatr Gastroenterol Nutr 42: 352–361

Ahuja RB, Gupta R, Gupta G, Shrivastava P (2011) A comparative analysis of cetirizine, gabapentin and their combination in the relief of post-burn pruritus. Burns 37: 203–207

Akhtar N, Brooks P (2012) The use of botulinum toxin in the management of burns itching: Preliminary results. Burns 38: 1119–1123

Ali S, Klassen TP (2007) Ibuprofen was more effective than codeine or acetaminophen for musculoskeletal pain in children. Evidence Based Medicin 12: 144

Anderson M, Collins E (2008) Analgesia for children with acute abdominal pain and diagnostic accuracy. Arch Dis Child 93: 445–451

Anderson LJ, Wyatt KM, Henley W, Nikolaou V, Waldek S, Hughes DA, Pastores GM, Logan S (2014) Long-term effectiveness of enzyme replacement therapy in Fabry disease: results from the NCS-LSD cohort study. J Inherit Metab Dis: 1–10

Association of Paediatric Anaesthetists (APA) (2012) Good Practise in Postoperative and Procedural Pain, 2nd. Edition. Pediatric Anesthesia 22 (Suppl 1): 1–79

Barr RG (1998) Colic and Crying Syndromes in Infants. Pediatrics 102: e1282–e1286

Bertin L, Pons G, d'Athis P, Lasfargues G, Maudelonde C, Duhamel JF, Olive G (1991) Randomized, double-blind, multicenter, controlled trial of ibuprofen versus acetaminophen (paracetamol) and placebo for treatment of symptoms of tonsillitis and pharyngitis in children. J Pediatr 119: 811–814

Bertin L, Pons G, d'Athis P, Duhamel JF, Maudelonde C, Lasfargues G, Guillot M, Marsac A, Debregeas B, Olive G (1996) A randomized, double-blind, multicentre controlled trial of ibuprofen versus acetaminophen and placebo for symptoms of acute otitis media in children. Fundam Clin Pharmacol 10: 387–392

Bharti B, Bharti S (2008) Is topical lignocaine for pain relief in acute otitis media really effective? Arch Dis Child 93: 714

Bolt P, Barnett P, Babl FE, Sharwood LN (2008) Topical lignocaine for pain relief in acute otitis media: results of a double-blind placebo-controlled randomised trial. Arch Dis Child 93: 40–44

Borland ML, Bergesio R, Pascoe EM, Turner S, Woodger S (2005) Intranasal fentanyl is an equivalent analgesic to oral morphine in paediatric burns patients for dressing changes: a randomised double blind crossover study. Burns 31: 831–837

Bradley RL, Ellis PE, Thomas P, Bellis H, Ireland AJ, Sandy JR (2007) A randomized clinical trial comparing the efficacy of ibuprofen and paracetamol in the control of orthodontic pain. Am J Orthod Dentofacial Orthop 132: 511–517

Burke P, Bain J, Robinson D, Dunleavy J (1991) Acute red ear in children: controlled trial of non-antibiotic treatment in general practice. BMJ 303: 558–562

Cederholm I, Bengtsson M, Björkman R, Choonara I, Rane A (1990) Long term high dose morphine, ketamine and midazolam infusion in a child with burns. Br J Clin Pharmacol 30: 901–905

Dobe M, Damschen U, Reiffer-Wiesel B, Sauer C, Zernikow B (2006) Dreiwöchige stationäre multimodale Schmerztherapie bei Kindern und Jugendlichen mit chronischen Schmerzen. Schmerz 20: 51–60

Drossman DA (2006) Rome III: The functional gastrointestinal disorders, Degnon Associates, McLean, Virginia

Eady RAJ (2001) Epidermolysis Bullosa: Scientific Advances and Therapeutic Challenges. J Dermatol 28: 638–640

Eccleston C, Morley S, Williams AC, Yorke L, Mastroyannopoulou K (2002) Systematic review of randomised controlled trials of psychological therapy for chronic pain in children and adolescents, with a subset of meta-analysis of pain relief. Pain 99: 157–165

Eng CM, Guffon N, Wilcox WR, Germain DP, Lee P, Waldek S, Caplan L, Linthorst GE, Desnick RJ; International Collaborative Fabry Disease Study Group (2001) International Collaborative Fabry Disease Study Group. Safety and efficacy of recombinant human alpha-galactosidase A - replacement therapy in Fabry's disease. N Engl J Med 345: 9–16

Evers S (2007) Controlled trials in pediatric migraine: Cross-over versus parallel group. Current Pain and Headache Reports 11: 241–244

Flor H, Hermann C (1999) Schmerz. In: Flor H, Birbaumer N, Hahlweg K (Hrsg) Grundlagen der Verhaltensmedizin. Hogrefe, Göttingen, S 249–330

Gallagher EJ, Esses D, Lee C, Lahn M, Bijur PE (2006) Randomized clinical trial of morphine in acute abdominal pain. Ann Emerg Med 48: 150–160

Garrison MM, Christakis DA (2000) A systematic review of treatments for infant colic. Pediatrics 106: 184–190

Gaukroger PB, Chapman MJ, Davey RB (1991) Pain control in paediatric burns: The use of patient-controlled analgesia. Burns 17: 396–399

Goldman RD, Narula N, Klein-Kremer A, Finkelstein Y, Rogovik AL (2008) Predictors for Opioid Analgesia Administration in Children With Abdominal Pain Presenting to the Emergency Department. Clin J Pain 24: 11–15

Goodenough B, Kampel L, Champion GD, Laubreaux L, Nicholas MK, Ziegler JB, McInerney M (1997) An investigation of the placebo effect and age-related factors in the report of needle pain from venipuncture in children. Pain 72: 383–391

Gordon KE, Ludman MD, Finle GA (1995) Successful treatment of painful crises of Fabry disease with low dose morphine. Pediatr Neurol 12: 250–251

Green R, Bulloch B, Kabani A, Hancock BJ, Tenenbein M (2005) Early Analgesia for Children With Acute Abdominal Pain. Pediatrics 116: 978–983

Gupta SK (2007) Update on infantile colic and management options. Curr Opin Investig Drugs 8: 921–926

Halpern SM, Fitzpatrick R, Volans GN (1993) Ibuprofen toxicity. A review of adverse reactions and overdose. Adverse Drug React Toxicol Rev 12: 107–128

Hämäläinen ML, Hoppu K, Valkeila E, Santavuori P (1997) Ibuprofen or acetaminophen for the acute treatment of migraine in children: a double-blind, randomized, placebo-controlled, crossover study. Neurology 48: 103–107

Hayden GF, Schwartz RH (1985) Characteristics of earache in children with acute otitis media. Am J Dis Child 1398: 721–723

Heger S, Maier C, Otter K, Helwig U, Suttorp M (1999) Lesson of the week: Morphine induced allodynia in a child with brain tumour. What is allodynia? BMJ 319: 627–629

Hoberman A, Paradise JL, Reynolds EA, Urkin J (1997) Efficacy of Auralgan for treating ear pain in children with acute otitis media. Arch Pediatr Adolesc Med 151: 675–678

Hoffman HG, Patterson DR, Carroughter GJ, Sharar SR (2001) Effectiveness of virtual reality-based pain control with multiple treatments. Clin J Pain 17: 229–235

Hoffman HG, Patterson DR, Seibel E, Soltani M, Jewett-Leahy L, Sharar SR (2008) Virtual reality pain control during

burn wound debridement in the hydrotank. Clin J Pain 24: 299–304

Iafrati NS (1986) Pain on the burn unit: patient vs nurse perceptions. J Burn Care Rehabil 7: 413–416

Kavanagh C (1983) A new approach to dressing change in the severely burned child and its effect on burn-related psychopathology. Heart & lung: the journal of critical care 12: 612–619

Kim MK, Strait RT, Sato TT, Hennes HM (2002) A randomized clinical trial of analgesia in children with acute abdominal pain. Acad Emerg Med 9: 281–287

Klein-Kremer A, Goldman RD (2007) Opioid administration for acute abdominal pain in the pediatric emergency department. J Opioid Manage 3: 11–14

Klinger R (2007) Klassifikation chronischer Schmerzen: "Multiaxiale Schmerzklassifikation" (MASK). In: Kröner-Herwig B, Frettlöh J, Klinger R, Nilges P (Hrsg) Schmerzpsychotherapie. Springer, Berlin, Heidelberg, S 311–326

Kokki H, Lintula H, Vanamo K, Heiskanen M, Eskelinen M (2005) Oxycodone vs placebo in children with undifferentiated abdominal pain: a randomized, double-blind clinical trial of the effect of analgesia on diagnostic accuracy. Arch Pediatr Adolesc Med 159: 320–325

Kopecky EA, Jacobson S, Hubley P, Palozzi L, Clarke HM, Koren G (2001) Safety and pharmacokinetics of EMLA in the treatment of postburn pruritus in pediatric patients: a pilot study. J Burn Care Res 22: 235–242

Lesko SM, Mitchell AA (1995) An assessment of the safety of pediatric ibuprofen. JAMA 273: 929–933

Lesko SM, Louik C, Vezina RM, Mitchel AA (2002) Asthma morbidity after the short-term use of ibuprofen in children. Pediatrics 109: E20–E23

Lucassen P, Assendelft WJJ, Gubbels JW, Van Eijk JTM, Van Geldrop WJ, Neven AK (1998) Effectiveness of treatments for infantile colic: systematic review. BMJ 316: 1563–1569

Lucassen P, Assendelft WJJ, Van Eijk JTM, Gubbels JW, Douwes AC, Van Geldrop WJ (2001) Systematic review of the occurrence of infantile colic in the community. Arch Dis Child 84: 398–403

MacDermot J, MacDermot KD (2001) Neuropathic pain in Anderson-Fabry disease: pathology and therapeutic options. Eur J Pharmacol 429: 121–125

McIntosh N, Smith A (1995) Thermal injury in childhood: effects on the hormonal regulation of water balance and the management of pain. In: Aynsley Green A, Ward Platt MP, Lloyd-Thomas AR (eds) Bailliere's clinical paediatrics. International practice and research. Stress and pain in infancy and childhood. Bailliere Tindal, London, S 547–560

Manterola C, Vial M, Moraga J, Astudillo P (2011) Analgesia in patients with acute abdominal pain. Cochrane Database Syst Rev 3: CD005660

Mantzke US, Brambrink AM (2002) Paracetamol im Kindesalter: Aktueller Wissensstand und Hinweise für einen rationalen Einsatz zur postoperativen Analgesie. Anaesthesist 51: 735–746

13

Meyer O, Gaedicke G, Salama A (1999) Demonstration of drug-dependent antibodies in two patients with neutrophenia and successful treatment with granulocyte-colony-stimulating factor. Transfusion (Paris) 39: 527–530

Moore N, Vanganse E, Leparc JM, Wall R, Schneid H, Farhan M, Verrière F, Pelen F (1999) The PAIN study: paracetamol, aspirin and ibuprofen new tolerability study: a large-scale, randomised clinical trial comparing the tolerability of aspirin, ibuprofen and paracetamol for short-term analgesia. Clin Drug Invest 18: 89–98

Nguyen DK, Genarioti-Belanger S, Vanasse M (1999) Pain and the Guillain-Barre [combining acute accent] syndrome in children under 6 years old. J Pediatr 134: 773–776

O'Brien JF, Meade JL, Falk JL (1993) Dexamethasone as adjuvant therapy for severe acute pharyngitis. Ann Emerg Med 22: 212–215

Olafsdottir E, Forshei S, Fluge G, Markestad T (2001) Randomised controlled trial of infantile colic treated with chiropractic spinal manipulation. Arch Dis Child 84: 138–141

Orellana Silva M, Yanez V, Hidalgo G, Valenzuela F, Saavedra R (2013) 5 % lidocaine medicated plaster use in children with neuropathic pain from burn sequelae. Pain Med 14: 422–429

Parry IS, Bagley A, Kawada J, Sen S, Greenhalgh DG, Palmieri TL (2012) Commercially available interactive video games in burn rehabilitation: Therapeutic potential. Burns 38: 493–500

Rainsford KD, Roberts SC, Brown S (1997) Ibuprofen and paracetamol: relative safety in non-prescription dosages. J Pharm Pharmacol 49: 345–376

Ramaswami U, Wendt S, Pintos-Morell G, Parini R, Whybra C, Leon Leal JA, Santus F, Beck M (2007) Enzyme replacement therapy with agalsidase alfa in children with Fabry disease. Acta Paediatr 96: 122–127

Raquin A, Di Lorenzo C, Forbes D, Guiraldes E, Hyams JS, Staiano A, Walker LS (2006) Childhood functional gastrointestinal disorders: child/adolescent. Gastroenterology 130: 1527–1537

Ries M, Wendrich K, Whybra C, Kampmann C, Gal A, Beck M (2001) Angiokeratoma and pain, but not Fabry's disease: considerations for differential diagnosis. Contrib Nephrol 136: 256–259

Robert R, Brack A, Blakeney P, Villarreal C, Rosenberg L, Thomas C, Meyer WJ 3rd (2003) A double-blind study of the analgesic efficacy of oral transmucosal fentanyl citrate and oral morphine in pediatric patients undergoing burn dressing change and tubbing. J Burn Care Rehabil 24: 351–355

Saps M, Youssef N, Miranda A, Nurko S, Hyman P, Di Lorenzo C (2009) Multicenter, Randomized, Placebo-Controlled Trial of Amitriptyline in Children With Functional Gastrointestinal Disorders. Gastroenterology 137(4): 1261–1269

Sattout A, Jenner R (2008 Feb 1) Bet 1. The role of topical analgesia in acute otitis media. Emerg Med J 25: 103–104

Savino F, Castagno E, Bretto R, Brondello C, Palumeri E, Oggero R (2005) A prospective 10-year study on children who had severe infantile colic. Acta Paediatr 94: 129–132

Saxe G, Stoddard F, Courtney D, Cunningham K, Chawla N, Sheridan RL, King D, King L (2001) Relationship Between Acute Morphine and the Course of PTSD in Children With Burns. J Am Acad Child Adolesc Psychiatry 40: 915–921

Schachtel BP, Thoden WR (1993) A placebo-controlled model for assaying systemic analgesics in children. Clin Pharmacol Ther 53: 593–601

Schiffmann R, Kopp JB, Austin HA, Sabnis S, Moore DF, Weibel T, Balow JE, Brady RO (2001) Enzyme replacement therapy in Fabry disease. JAMA 285: 2743–2749

Sharar SR, Bratton SL, Garrougher MN, Edwards WT, Summer G, Levy FH, Cortiella J (1998) A comparison of oral transmucosal fentanyl citrate and oral hydromorphone for inpatient pediatric burn wound care analgesia. J Burn Care Rehabil 19: 516–521

Sharwood LN, Babl FE (2009) The efficacy and effect of opioid analgesia in undifferentiated abdominal pain in children: a review of four studies. Paediatr Anaesth 19: 445–451

Sheridan RL, Stoddard F, Querzoli E (2001) Management of background pain and anxiety in critically burned children requiring protracted mechanical ventilation. J Burn CareRes 22: 150–153

Sheridan RL, Stoddard FJ, Kazis LE, Lee A, Li NC, Kagan RJ, Palmieri TL, Meyer WJ 3rd, Nicolai M, Stubbs TK, Chan G, Hinson MI, Herndon DN, Tompkins RG; Multi-Center Benchmarking Study (2014) Long-term posttraumatic stress symptoms vary inversely with early opiate dosing in children recovering from serious burns: Effects durable at 4 years. J Trauma Acute Care Surg 76: 828–832

Sil S, Dahlquist LM, Burns AJ (2013) Case study: videogame distraction reduces behavioral distress in a preschool-aged child undergoing repeated burn dressing changes: a single-subject design. J Pediatr Psychol 38: 330–341

Silver S, Gano D, Gerretsen P (2008) Acute treatment of paediatric migraine: A meta-analysis of efficacy. J Paediatr Child Health 44: 3–9

Sung V, Collett S, de Gooyer T, Hiscock H, Tang M, Wake M (2013) Probiotics to prevent or treat excessive infant crying: systematic review and meta-analysis. JAMA pediatrics 167: 1150–1157

Sung V, Hiscock H, Tang ML, Mensah FK, Nation ML, Satzke C, Heine RG, Stock A, Barr RG, Wake M (2014) Treating infant colic with the probiotic Lactobacillus reuteri: double blind, placebo controlled randomised trial. BMJ, doi: 10.1136/bmj.g2107

Tait AR, Voepel-Lewis T, Malviya S (2004) Factors that influence parents' assessments of the risks and benefits of research involving their children. Pediatrics 113: 727–732

Teele DW, Klein JO, Rosner B, Bratton L, Fisch GR, Mathieu OR, Porter PJ, Starobin SG, Tarlin LD, Younes RP (1983) Middle ear disease and the practice of pediatrics. Burden during the first five years of life. JAMA 249: 1026–1029

Tosun Z, Esmaoglu A, Coruh A (2008) Propofol-ketamine vs propofol-fentanyl combinations for deep sedation and analgesia in pediatric patients undergoing burn dressing changes. Paediatr Anaesth 18: 43–47

Tsuboi K, Yamamoto H (2014) Clinical course of patients with Fabry disease who were switched from agalsidase-[beta] to agalsidase-[alpha]. Genet Med, doi: 10.1038/gim.2014.28

Uçeyler N, Kahn AK, Kramer D, Zeller D, Casanova-Molla J, Wanner C, Weidemann F, Katsarava Z, Sommer C (2013) Impaired small fiber conduction in patients with Fabry disease: a neurophysiological case-control study. BMC neurology 13: 47

Uçeyler N, Ganendiran S, Kramer D, Sommer C (2014) Characterization of Pain in Fabry Disease. Clin J Pain 30: 915–920

Ulinski T, Guigonis V, Dunan O, Bensman A (2004) Acute renal failure after treatment with non-steroidal anti-inflammatory drugs. Eur J Pediatr 163: 148–150

Van Buchem FL, Peeters MF, Van't Hof MA (1985) Acute otitis media: a new treatment strategy. Br Med J (Clin Res Ed) 290: 1033–1037

Veltri JC, Rollins DE (1988) A comparison of the frequency and severity of poisoning cases for ingestion of aceta-minophen, aspirin, and ibuprofen. Am J Emerg Med 6: 104–107

Venekamp RP, Sanders S, Glasziou PP, Del Mar CB, Rovers MM (2013) Antibiotics for acute otitis media in children. Cochrane Database Syst Rev 31: CD000219

Wade S (2006) Infantile Colic. Clin Evid 15: 439–447

Wade S, Kilgour T (2001) Extracts from »Clinical Evidence«: Infantile colic. BMJ 323: 437–440

Weidemann F, Niemann M, Störk S, Breunig F, Beer M, Sommer C, Herrmann S, Ertl G, Wanner C (2013) Long-term outcome of enzyme-replacement therapy in advanced Fabry disease: evidence for disease progression towards serious complications. J Intern Med 274:331–341

Weisman SJ, Bernstein B, Schechter NL (1998) Consequences of inadequate analgesia during painful procedures in children. Arch Pediatr Adolesc Med 152: 147–149

Wessel MA, Cobb JC, Jackson EB, Harris Jr GS, Detwiler AC (1954) Paroxysmal fussing in infancy, sometimes called »colic«. Pediatrics 14: 421–435

White MC, Karsli C (2007) Long-term use of an intravenous ketamine infusion in a child with significant burns. Paediatr Anaesth 17: 1102–1104

Wiberg JMM, Nordsteen J, Nilsson N (1999) The short-term effect of spinal manipulation in the treatment of infantile colic: a randomized controlled clinical trial with a blinded observer. J Manipulative Physiol Ther 22: 517–522

Williams J, Watkins-Jones R (1984) Dicyclomine: worrying symptoms associated with its use in some small babies. Br Med J (Clin Res Ed) 288: 901

Wilson JT, Brown RD, Kearns GL, Eichler VF, Johnson VA, Bertrand KM, Lowe BA (1991) Single-dose, placebo-controlled comparative study of ibuprofen and acetaminophen antipyresis in children. J Pediatr 119: 803–811

Woldman S (1998) Treating ear pain in children with acute otitis media. Arch Pediatr Adolesc Med 152: 102

Zernikow B, Hechler T (2008) Schmerztherapie bei Kindern und Jugendlichen. Dtsch Arztebl 105: 511–522

13

Kopfschmerztherapie

Boris Zernikow, Markus Blankenburg, Michael Überall

B. Zernikow (Hrsg.), *Schmerztherapie bei Kindern, Jugendlichen und jungen Erwachsenen*,
DOI 10.1007/978-3-662-45057-4_14, © Springer-Verlag Berlin Heidelberg 2015

14.1   Einleitung

Kopfschmerzen gehören zu den häufigsten Gesundheitsproblemen von Kindern und Jugendlichen in den Industrienationen der westlichen Welt (Abu-Arafeh u. Russel 1994; Ludvigsson 1974).

14.2   Kopfschmerzdiagnostik und -klassifikation

Primäre Kopfschmerzerkrankungen müssen von sekundären Kopfschmerzen bedingt durch eine tumoröse, entzündliche oder vaskuläre Ursache unterschieden werden. Sekundäre Kopfschmerzen sind umso **un**wahrscheinlicher, je länger die Kopfschmerzanamnese geht.

Kopfschmerzen werden durch die International Headache Society (IHS) aktuell klassifiziert nach der Internationalen Kopfschmerzklassifikation. Kürzlich wurde die dritte Version (ICHD-III) als Beta-Version publiziert (► http://www.ihs-classification. org/_downloads/mixed/International-Headache-Classification-III-ICHD-III-2013-Beta.pdf).

Die ICHD-III-Klassifikation kennt drei Teile:
- Teil 1: Primäre Kopfschmerzerkrankungen
- Teil 2: Sekundäre Kopfschmerzerkrankungen
- Teil 3: Kraniale Neuralgien, zentraler und primärer Gesichtsschmerz und andere Kopfschmerzen

Im ersten Teil werden die primären Kopfschmerzerkrankungen unterteilt in vier Gruppen: Migräne, Kopfschmerz vom Spannungstyp (SK), Clusterkopfschmerz und andere trigeminoautonome Kopfschmerzerkrankungen sowie andere primäre Kopfschmerzen, die sehr selten bei Kindern und Jugendlichen vorkommen.

Für die Diagnostik am wichtigsten ist eine genaue Anamnese mit Berücksichtigung der Schmerzqualität, Begleitsymptome, Auslösemechanismen, Vorerkrankungen, Sozial- und Familienanamnese (► Kap. 4 und 6). Die bisherige Medikation muss für die Therapieplanung und zum Ausschluss eines analgetikainduzierten Kopfschmerzes bekannt sein. Ein Schmerzfragebogen ist für die standardisierte Erfassung der Symptome geeignet (z. B. der Deutsche Schmerzfragebogen für Kinder,

DSF-KJ, zu finden unter ► http://www.deutsches-kinderschmerzzentrum.de/).

Bei primären Kopfschmerzen ist der klinische Befund im Intervall unauffällig. Eine augenärztliche Untersuchung sollte zum Ausschluss von Sehfehlern, eine Untersuchung beim HNO-Arzt und Kieferorthopäden nur in Ausnahmefällen durchgeführt werden. Das mehrfache Erheben des arteriellen Blutdrucks hilft, eine arterielle Hypertonie auszuschließen. Im EEG finden sich bei Kopfschmerzen in 15 % und bei Migräne in 30–60 % unspezifische Veränderungen oder ein Verlangsamungsherd. Das EEG ist zur Abgrenzung von fokalen epileptischen Anfällen bei einer Aurasymptomatik wichtig, sonst bei der Primärdiagnostik von Kopfschmerzen entbehrlich.

Eine kranielle MRT ist nach Lewis et al. (2002) indiziert bei
- auffälliger neurologischer Untersuchung oder erstmalig auftretenden Symptomen einer Aura,
- gleichzeitigem Vorliegen von zerebralen Krampfanfällen,
- ausgeprägter Änderung der Kopfschmerzstärke, -frequenz oder -charakteristik,
- morgendlichen Kopfschmerzen,
- Übelkeit/Erbrechen beim Erwachen,
- Übelkeit zwischen den Migräneattacken,
- nächtlichen Kopfschmerzen,
- plötzlichem schwerem, erstem Kopfschmerz,
- anderen zusätzlichen Krankheitszeichen (z. B. Wesensveränderungen), die auf eine andere neurologische Erkrankung hinweisen.

Die Indikation wird in Deutschland teilweise auch weiter gefasst.

Eine Lumbalpunktion ist zum Ausschluss einer Enzephalitis bei anhaltender konfusioneller Verlaufsform, bei Verdacht auf einen Pseudotumor cerebri und bei Hinweisen auf eine chronische Meningitis bzw. Meningoenzephalitis (z. B. Borreliose) notwendig.

Sind die Befunde der oben genannten apparativen Verfahren unauffällig, handelt es sich meistens um primäre Kopfschmerzen. Gelegentlich finden sich auch bei Kindern mit typischen primären Kopfschmerzerkrankungen zusätzlich organpathologische Befunde, die keinen kausalen Zusammenhang mit den Kopfschmerzen haben (z. B.

Arachnoidalzysten oder kleine Veränderungen der weißen Substanz im MRT; Mar et al. 2013).

Für die Klassifikation und Diagnostik von primären Kopfschmerzen sind die Empfehlungen der IHS wichtig, weil sie eine positive Identifizierung ermöglichen (IHS 2013). Hauptmerkmal dieser Leitlinien ist die strenge operationale Orientierung an der klinischen Phänomenologie der Kopfschmerzen, dem körperlichen Befund und wenigen anamnestischen Verlaufsparametern für die Diagnose. Weil die erste Version der IHS-Klassifikation altersspezifische Besonderheiten und die ausgeprägte Variabilität der Symptome bei Kindern nicht berücksichtigte (Bourgeois et al. 1993), waren primäre Kopfschmerzen bei Kindern häufig (ca. 35 %) nicht einzuordnen. In der überarbeiteten Version von 2004 (Gherpelli et al. 1998; Hershey et al. 2005; Lewis et al. 2005; Winner u. Lewis 2005) wurde auf Besonderheiten der pädiatrischen Patienten eingegangen.

Wichtig ist, dass die IHS-Kriterien für viele primäre Kopfschmerzerkrankungen auch das »wahrscheinliche« Vorliegen definieren, wenn nicht alle Kriterien der jeweiligen Kopfschmerzart voll erfüllt sind. So gibt es eine wahrscheinliche Migräne ebenso wie einen wahrscheinlichen Kopfschmerz vom Spannungstyp. Die reine Beschreibung der Kopfschmerzen und die Schmerzstärke ist bei Jugendlichen, die in einem tertiären Zentrum behandelt werden, nicht geeignet, um zwischen Patienten mit Spannungskopfschmerzen und Migräne zu unterscheiden (Wager et al. 2013).

14.3 Epidemiologie

Die Prävalenzdaten von Migräne und Spannungskopfschmerzen im Kindes- und Jugendalter sind stark von der eingesetzten Untersuchungsmethodik abhängig; oft ist der Kopfschmerztyp nicht klassifizierbar (King et al. 2011; ▶ Kap. 5). Die Migräneprävalenz vor der Pubertät ist bei Jungen größer als bei Mädchen und beträgt ca. 2 %. Im Alter von 11–18 Jahren sind mehr Mädchen (Prävalenz 7–8 %) als Jungen (5 %) betroffen (Bigal et al. 2006; Mortimer et al. 1992; Stang 1992). Clusterkopfschmerz, paroxysmale Hemikranie und Trigeminusneuralgie sind im Kindesalter sehr selten.

Schwere rekurrierende Kopfschmerzen haben etwa 5 % aller Kinder und Jugendlichen, wobei rund 1,0–2,5 % an chronischen täglichen Kopfschmerzen leidet (McGrath 2001). Ergebnisse longitudinaler Studien aus den skandinavischen Ländern zeigen eine langsam steigende Zunahme der Prävalenz kindlicher Kopfschmerzen – möglicherweise auf dem Boden gesellschaftsspezifischer Entwicklungen (Anttila et al. 2006; Bandell Hoekstra et al. 2001; Laurell et al. 2004; Luntamo et al. 2012; Sillanpää u. Anttila 1996).

14.4 Primäre Kopfschmerzen

Primäre Kopfschmerzen beginnen meist in der Kindheit oder Adoleszenz, mit steigender Prävalenz bei der Einschulung und in der Pubertät. Die Diagnose erfolgt anhand klinischer Kriterien nach der IHS-Klassifikation. Am häufigsten sind episodische Kopfschmerzen vom Spannungstyp mit beschwerdefreiem Intervall. Chronische Spannungskopfschmerzen mit täglichen Symptomen treten viel seltener auf. Die Migräne unterscheidet sich von Spannungskopfschmerzen durch Akuität und Intensität der Kopfschmerzattacken sowie durch vegetative und neurologische Funktionsstörungen. Manchmal ist eine sichere Unterscheidung zwischen Spannungskopfschmerz und Migräne nicht möglich, oder es finden sich beide Formen beim gleichen Kind. Letzteres ist bei schwer behandelbaren Kopfschmerzen häufig der Fall. In einer großen pädiatrischen Schmerzambulanz fanden sich beide Formen gleichzeitig bei über 60 % aller Patienten mit Kopfschmerzen (Zernikow et al. 2012).

14.4.1 Migräne

Die Migräne wird in folgende sechs Kategorien unterteilt:
1. Migräne ohne Aura
2. Migräne mit Aura
3. Chronische Migräne
4. Migränekomplikationen (Status migraenosus; persistierende Aura ohne Hirninfarkt; migränöser Infarkt; zerebrale Krampfanfälle, durch Migräne getriggert)

5. Wahrscheinliche Migräne
6. Episodische Syndrome, die mit einer Migräne assoziiert scheinen (zyklisches Erbrechen, abdominelle Migräne, paroxysmaler Schwindel oder Tortikollis)

■ **Pathophysiologie**

Migränepatienten zeigen bereits in Kindheit oder Adoleszenz Auffälligkeiten schmerzmodulierender Systeme und der kortikalen Reizverarbeitung. Pathophysiologisch findet sich eine Dysfunktion von Hirnstammstrukturen (periaquäduktales Grau, Nucleus dorsalis raphe, Locus coeruleus (May u. Pageler 2003; Sanchezdelrio u. Reuter 2004). Kinder mit Migräne leiden schon im ersten Lebensjahr häufiger an »Dreimonatskoliken« als Kinder ohne Migräne oder solche mit Spannungskopfschmerzen (Romanello et al. 2013).

Der Migräneschmerz entsteht im trigeminovaskulären System infolge einer neurogenen Entzündung vermittelt durch Neuropeptide (z. B. Serotonin, Substanz P, »calcitonine-gene-related peptide«, »pituitary adenylate cyclase-activating polypeptide-38«, PACAP38), die v. a. über eine Aktivierung der efferenten trigeminalen Innervation duraler Gefäße freigesetzt werden (Amin et al. 2014). Nach neuesten Untersuchungen kommt es während der Migräneattacke nicht zu einer relevanten Erweiterung der Gefäße und die Gefäßweite bleibt nach erfolgreicher Triptantherapie unverändert (Amin et al. 2013). Die Schmerzweiterleitung während der Attacke erfolgt über den sog. trigeminozervikalen Komplex im Nucleus caudatus und dem Thalamus zu den sensiblen und affektiven Kortexarealen.

Die Aura – neurologische Symptome vor oder während einer Migräneattacke – entsteht vermutlich durch eine Welle neuronaler Entladung, die sich mit einer Geschwindigkeit von 3–5 mm/min über den Kortex bewegt (Ursache positiver Aurasymptome wie Lichtblitzen, Kribbelparästhesien) und gefolgt ist von einer Hemmung der kortikalen neuronalen Aktivität (Ursache negativer Aurasymptome – Gesichtsfeldausfälle, Lähmungen, »cortical spreading depression«). Die vegetativen Symptome (Übelkeit, Erbrechen, Licht-/Geräuschempfindlichkeit) sind die Folge einer Herabsetzung endogener hemmender Hirnstammfunktionen.

Unklar ist die am Beginn der Migräneattacke stehende neuronale Störung. Als Triggerfaktoren spielen Hormone (Regelblutung, Ovulation, Kontrazeptiva), Umweltfaktoren (Lärm, Kälte, Flackerlicht, Höhe), Medikamente (Nitroglyzerin), psychische Faktoren (Hunger, Entlastung nach Stress, Erwartungsangst), innere Zyklen (Zeitverschiebung, Schlafentzug, Jahreszeiten – Frühjahr, Herbst) eine Rolle. Disponierende Faktoren bzw. assoziierte Erkrankungen sind Depression und Angststörung (Breslau u. Davis 1992; Breslau et al. 2003). Eine häufig vermutete Komorbidität mit Epilepsien konnte nicht belegt werden (Leniger et al. 2003).

Die Migräne ist also eine primäre Erkrankung des Gehirns. Die erbliche Disposition spielt eine wichtige Rolle. Sie liegt für die Migräne bei ca. 40–50 % (Kors et al. 2004). Zwillingsstudien zeigen eine Konkordanz für monozygote Zwillinge von 45 % und für dizygote von 20–30 %. Hinweise für Suszeptibilitätsloci finden sich auf den Chromosomen 4, 6, 11 und 14. Mutationen sind bei der familiär-hemiplegischen Migräne auf Chromosom 19 (CACNA1A-Gen; kodiert für Untereinheit neuronaler P/Q-Kalziumkanäle), Chromosom 1 (ATP1A2-Gen; kodiert für α_2-Untereinheit von neuronalen Natrium-Kalium-Pumpen) und Chromosom 2 (SCN1A; kodiert für Untereinheiten eines Natriumkanals) beschrieben. Diese Mutationen werden auch als FHM1 bis FHM3 bezeichnet (Russell u. Ducros 2011). Sie führen im Endeffekt dazu, dass im synaptischen Spalt mehr Glutamat und Kalium zur Verfügung steht und das Gleichgewicht zwischen Neuroexzitation und -inhibition in Richtung Exzitation verschoben wird (Russell u. Ducros 2011).

■ **Klassifikation**

Das vielfältige Erscheinungsbild der Migräne wird entsprechend den diagnostischen Kriterien der IHS (Olesen u. Steiner 2004) nach der Dauer (unbehandelt), der Lokalisation, den Schmerzcharakteristika (mindestens 2) und Begleitphänomenen (mindestens 1) diagnostiziert und in verschiedene Migränetypen differenziert (► Diagnosekriterien der Migräne nach IHS).

Diagnosekriterien der Migräne nach IHS (IHS 2013)

Migräne ohne Aura

A. Mindestens 5 Attacken, welche die Kriterien B–D erfüllen.

B. Kopfschmerzattacken, die bei Kindern und Jugendlichen (unbehandelt oder erfolglos behandelt) 2–72 h anhalten.

C. Der Kopfschmerz weist mindestens 2 der folgenden Charakteristika auf:
1. Einseitige Lokalisation
2. Pulsierender Charakter
3. Mittlere oder starke Schmerzintensität
4. Verstärkung durch körperliche Routineaktivitäten (z. B. Gehen oder Treppensteigen) oder der Kopfschmerz führt zu deren Vermeidung.

D. Während des Kopfschmerzes besteht mindestens 1 der folgenden Symptome:
1. Übelkeit und/oder Erbrechen
2. Photophobie und Phonophobie

E. Durch keine andere ICHD-3-Diagnose besser klassifizierbar.

Migräne mit Aura

A. Mindestens 2 Attacken, welche die Kriterien B und C erfüllen.

B. Mindestens ein vollständig reversibles Auraphänomen aus folgenden Bereichen:
1. Visuell
2. Sensorisch
3. Die Sprache oder das Sprechen betreffend
4. Motorisch
5. Dem Hirnstamm zuzuordnen
6. Retinal

C. Wenigsten 2 der folgenden 4 Charakteristika treten auf:
1. Wenigstens ein Aurasymptom entwickelt sich allmählich über ≥ 5 min hinweg und/oder 2 oder mehr verschiedene Aurasymptome treten nacheinander auf.
2. Jedes Symptom hält 5–60 min an.
3. Wenigstens ein Aurasymptom ist unilateral.
4. Die Aura ist begleitet oder ihr folgt innerhalb von 60 min der Kopfschmerz.

D. Durch keine andere ICHD-3 Diagnose besser klassifizierbar und transiente ischämische Attacken sind ausgeschlossen worden.

Kinder haben im Gegensatz zu Erwachsenen häufiger bifrontale oder bitemporale Kopfschmerzen (70–85 %). Sie sind nur selten pulsierend und deutlich kürzer – oft auch unter 2 h. Charakteristischerweise unterbrechen die meisten Kinder Spiele, Fernsehen und andere angenehme Tätigkeiten unaufgefordert. Häufige Begleitphänomene sind Blässe, Schwindel, Apathie, Schlafbedürfnis und abdominelle Symptome wie Bauchschmerzen, Übelkeit und Erbrechen. Prodromi mit Stimmungsänderung, Heißhunger, Hypo-/Hyperaktivität können Stunden bis Tage vor der Migräneattacke auftreten (Giffin et al. 2003). Von der IHS werden für die Diagnose einer Migräne eine Mindestanzahl von 5 sicheren Migräneattacken und der Ausschluss von klar definierten Ursachen der Kopfschmerzen gefordert. Der Charakter der Migräne kann sich im Verlauf ändern. Viele Kinder und Jugendliche entwickeln zusätzlich Kopfschmerzen vom Spannungstyp (Blankenburg et al. 2009). Nach einer häufig vorübergehenden Besserung (30–60 %) in der Pubertät kommt es bei 40 % der Kinder mit Migräne zu einer kompletten Remission. Die Prognose ist bei frühem Beginn, häufigen und schweren Attacken sowie psychiatrischen Komorbiditäten ungünstig. Risikofaktoren für eine Chronifizierung sind erlerntes Fehlverhalten und Medikamentenfehlgebrauch. Unbehandelt persistiert Migräne von Kindern in etwa 50 % der Fälle bis ins Erwachsenenalter.

- **Migräne mit Aura**

Wichtig ist die Unterscheidung zwischen der häufigen Migräne ohne Aura (85–90 %) und der selteneren Migräne mit Aura (10–15 %). Die Aura besteht aus einem breiten Spektrum vorübergehender neurologischer Symptome infolge einer Funktionsstörung des Kortex oder Hirnstammes (▶ Pathophysiologie). Häufige Aurasymptome sind Flimmerskotome, Gesichtsfeldausfälle, Schleier- oder Verzerrtsehen, weniger häufig sind periorale oder halbseitige Parästhesien sowie selten motorische Paresen und Sprachstörungen. Auch zentrale Symptome wie Fieber können auftreten (Lendvai et al. 1999). Bei Kindern finden sich häufig untypische und kurze Aurasymptome. Sie entwickeln sich typischerweise mit Beginn der Kopfschmerzen über mehrere Minuten und halten in der Regel weniger als 1 h an. Gelegentlich kann eine Aura auch ohne Kopfschmerzen auftreten, was die Diagnose deutlich erschwert. Nach Lewis Carolls *Alice im Wunderland* wird eine Aura benannt, bei der die Kinder Dinge um sie herum größer (Makropsie), kleiner (Mikropsie) oder sonst wie verändert wahrnehmen (Dinge bewegen sich schnell im Raum, etc.; Ilik u. Ilik 2014; ▶ Diagnosekriterien der Migräne nach IHS).

Neben den typischen Aurasyptomen definieren spezifischere Auren noch für weitere Unterformen der Migräne mit Aura:

- Migräne mit Hirnstamm-Aura
- Sporadische oder familiäre hemiplegische Migräne (FHM)
- Retinale Migräne

Bei der **Migräne mit Hirnstamm-Aura** bestehen die Aurasymptome aus Dysarthrie, Schwindel, Tinnitus, Hörminderung, Doppeltsehen, Sehstörungen, die gleichzeitig sowohl im temporalen als auch im nasalen Gesichtsfeld beider Augen auftreten, Ataxie, Bewusstseinsstörung oder/und simultanen bilateralen Parästhesien; es kommt aber nicht zur muskulären Schwäche!

Bei der **hemiplegischen Migräne** (HM) kommt es definitionsgemäß neben anderen Aurasymptomen wie sensorischen Phänomenen zu einer meist über 24 h vollständig reversiblen muskulären (ein- bis beidseitigen) Schwäche, wobei in extremen Fällen eine Ataxie und muskuläre Schwäche über die Aura hinaus bestehen bleiben kann. Der Beginn der HM liegt meist in der Kindheit, die Attackenfrequenz ist extrem variabel. Triggerfaktoren sind neben emotionalem Stress oft kleinere Schädel-Hirn-Traumata. Schwere Formen, die einhergehen mit Bewusstseinsverlust, Koma, Enzephalopathie und zerebralen Krampfanfällen, bei denen sich die Symptome nur langsam und manchmal inkomplett über bis zu Monate zurückbilden, sind berichtet (Russell u. Ducros 2011). Die Therapie der (F)HM richtet sich nach den Empfehlungen zur Therapie

der Migräne ohne Aura: Auch Triptane werden oft eingesetzt, je nach Attackenschwere wird eine prophylaktische Therapie empfohlen, bei Erwachsenen u.a. mit Lamotrigin.

Die **ophthalmoplegische Migräne**, bei der es zu einer Augenmuskellähmung kommt, ist nicht als Migräne mit Aura sondern als Neuralgie klassifiziert, obwohl dies stark kritisiert wird (Ambrosetto et al. 2014).

- **Periodische Symptome, die mit einer Migräne assoziiert scheinen**

Unter diesen periodischen Syndromen, die im allgemeinen Vorläufer einer Migräne sind, werden zusammengefasst:

- Zyklisches Erbrechen
- Abdominelle Migräne
- Paroxysmaler Schwindel oder Tortikollis in der Kindheit

Zyklisches Erbrechen ist eine seltene Erkrankung, die im Schnitt erst nach 6 Vorstellungen wegen Übelkeit und Erbrechen beim Arzt und gut 6 Jahre nach Erkrankungsbeginn diagnostiziert wird (Lee et al. 2012). Der 1- bis 5-tägigen Phase starken Erbrechens, die ca. alle 3 Wochen auftreten, geht oft eine Lethargie oder Anorexie voraus. Die Frequenz des Erbrechens kann sehr hoch sein, bis zu 8× pro h. Die Erkrankung beginnt oft schon im 5. Lebensjahr (mittleres Erkrankungsalter 8 Jahre) und mehr als 60 % der Patienten zeigen ein Sistieren der Symptome in der Adoleszenz.

Die **abdominelle Migräne (AM)** wird je nach Fachrichtung etwas different von den Kinderneurologen als Migränevorläufer und von den pädiatrischen Gastroenterologen als Ursache chronisch rekurrierender Bauchschmerzen in der ROME-III-Klassifikation definiert (▶ Tab. 18.1). Die AM weist typische Charakteristika einer Migräneerkrankung mit Hauptschmerzort Bauch auf. Das mittlere Erkrankungsalter liegt bei 7 Jahren (Spanne 3–10 Jahre), die mittlere Attackenfrequenz bei 14 pro Jahr und die mittlere Attackendauer bei 17 h. Die 1-Jahres-Prävalenz liegt zwischen 1 und 4 % (Carson et al. 2011; Evans u. Whyte 2013). Die AM persistiert selten bis ins Erwachsenenalter.

Über 50 % der Kinder, die sich mit **paroxysmalem Schwindel (PS)** in einer Kinderneurologie vorstellen, haben eine Familienanamnese für Migräne und viele werden im Erwachsenenalter eine typische Migräne entwickeln (Ralli et al. 2009; Reale et al. 2011). Die maßgebliche Pathophysiologie soll den unteren Hirnstamm betreffen (Lin et al. 2010). Betroffen sind Kinder im Alter von 2–12 Jahren mit einem Peak im 6. Lebensjahr. Typischerweise beginnt der Schwindel plötzlich und dauert einige Minuten. PS ist durch Positionsänderungen des Kopfes **nicht** provozierbar. Die Erkrankung sistiert meist vor der Pubertät.

■ **Therapie**

Als therapeutische Hauptdirektive muss gelten, dass ohne gesicherte Diagnose keine spezifische Therapie eingeleitet werden darf. Dies setzt die Kenntnis der aktuellen IHS-Klassifikationsleitlinien voraus und verdeutlicht, dass die Pharmakotherapie der kindlichen Migräne einem differenziellen Behandlungsplan folgt. Sie ist im Vergleich zu Erwachsenen weniger gut evaluiert (Bonfert et al. 2013; Evers 2013; Evers et al. 2002; Winner 1999; Winner u. Lewis 2005; Winner et al. 2007).

Die therapeutischen Interventionen müssen an die jeweilige Situation angepasst werden. Basis der Therapie ist das Führen eines Kopfschmerzkalenders über 4 Wochen (Häufigkeit, Schwere und Dauer der Attacken, Triggerfaktoren sowie Medikation; ► Kap. 6), um die Mitarbeit und Eigenverantwortung des Patienten zu stimulieren, zum Erkennen und Vermeiden von Triggerfaktoren sowie zur Therapieplanung.

Jeder Therapieplan sollte in Form eines situationsadaptierten Stufenplans erstellt werden, welcher neben medikamentösen auch nichtmedikamentöse Komponenten umfasst (► Kap. 10), wie in ◘ Tab. 14.1 beispielhaft dargestellt (Larsson 1999). Dabei gilt, dass jeder Patient ein therapeutisches Basisprogramm zur nichtmedikamentösen Vorbeugung bzw. Akutbehandlung (► Medikamentöse Akutbehandlung) absolvieren sollte. Das gilt besonders bei Patienten, die im Verlauf der Migräne zusätzlich Kopfschmerzen vom Spannungstyp entwickeln. Die pharmakologische Behandlung gemischter Kopfschmerzen birgt ein deutlich erhöhtes Risiko für die Entwicklung analgetikainduzierter sekundärer Kopfschmerzen. Klar sollten die vorliegenden Kopfschmerzentitäten definiert und

dem Patienten vermittelt werden, bevor die Formulierung eines medikamentösen Behandlungsplans in Kombination mit geeigneten nichtmedikamentösen Verfahren ansteht (Evers et al. 2002).

■ **Medikamentöse Akutbehandlung**

Grundsätzlich empfiehlt sich der möglichst frühzeitige Einsatz analgetisch wirksamer Monosubstanzen in ausreichend hoher Dosierung (keine schrittweise Dosistitration!). Für die Akutbehandlung leichter Migräneattacken stehen mit Paracetamol und Ibuprofen gut wirksame und bei sachgerechter Anwendung nebenwirkungsarme Analgetika zur Verfügung, wobei unter Abwägung möglicher Vor- und Nachteile Ibuprofen als Mittel der 1. Wahl gelten kann.

Bei assoziierter Übelkeit/Erbrechen kann die analgetische Behandlung mit einem Antiemetikum (wegen des geringeren Risikos extrapyramidalmotorischer Dyskinesien vorzugsweise mit Domperidon; Überall u. Wenzel 1999) kombiniert werden, wobei einschränkend betont werden muss, dass für eine suffiziente Behandlung gastrointestinaler Symptome im Rahmen einer Migräneattacke in erster Linie eine gute analgetische und antiphlogistische Behandlung entscheidend ist und Antiemetika daher nur eine untergeordnete Rolle spielen.

Darauf aufbauend wird ein hierarchisch strukturierter medikamentöser Behandlungsplan erarbeitet, der für die individuell sehr unterschiedlichen Kopfschmerzformen/-intensitäten verschiedene Behandlungsoptionen vorsieht (Überall 1999). Diese sollen vom Patienten nicht »Schritt für Schritt« (»stepwise approach«) durchlaufen werden, sondern müssen je nach Attacke gezielt zur Anwendung kommen (»stratified care«). Bei starken oder schwierig zu therapierenden Attacken oder in kritischen Situationen einsetzenden Migräneattacken (z. B. einer Attacke während einer längeren Autofahrt etc.) kann der Einsatz spezieller Migränetherapeutika, sog. Triptane (= Serotonin-[5-Hydroxytryptamin HT-]$_{1B/1D}$-Rezeptoragonisten; ► Kap. 7) für die Akutbehandlung notwendig werden.

Von diesen spezifischen Migränetherapeutika war Sumatriptan (Imigran) als Nasenspray lange Zeit das einzige Triptan, für das in (placebokontrollierten doppelblind randomisierten und prospektiv

❏ **Tab. 14.1**   Medikamentöse Standardempfehlung des Deutschen Kinderschmerzzentrums für die Ersttherapie einer Migräneattacke bei Kindern und Jugendlichen

Stufe	Präparat
Medikation – 1. Stufe	
Nach Prüfen der Kontraindikationen als Standard empfohlen:	**Ibuprofen:** – ED: 10–15 mg/kg KG oral, rektal – Maximale ED: 600 mg (in Ausnahmefällen 800 mg) – Wiederholung: frühestens nach ca. 4 h – Tagesmaximum: 40 mg/kg KG/d bzw. 2× 800 mg/d
Falls Patienten bereits mit Paracetamol oder Metamizol eingestellt sind:	Aussage über Wirksamkeit dokumentieren, ggf. Dosisanpassung vornehmen.
	Paracetamol: – Sättigungsdosis: 30 mg/kg KG oral, 45 mg/kg KG rektal – Maximale ED: 1.000 mg – Folgedosis: 15 mg/kg KG, frühestens nach 5 h! – Tagesmaximum (Alter > 2 Jahre): 90 mg/kg KG/d bzw. 4.000 mg/d Beachte: Analgetische Potenz geringer als Ibuprofen, nicht antiphlogistisch, Dosisunsicherheit, geringe therapeutische Breite
	Metamizol: – ED: 10–15 mg/kg KG oral, rektal – Maximale ED: 1.000 mg – Wiederholung: frühestens nach ca. 4 h – Tagesmaximum: 75 mg/kg KG/d bzw. 5.000 mg/d Beachte: Wenig antiphlogistisch, Wirkmaximum ca. 1,5 h nach Gabe
Medikation – 2. Stufe in derselben Attacke oder Stufe 1 bei besonders schweren Attacken	

Bei ungenügender Wirksamkeit und nach Prüfen der Kontraindikationen und nach Schulung der Patienten, Aufklärung der Patienten und ihrer Eltern über mögliche Nebenwirkungen und Zulassungsstatus:	**Sumatriptan:**
	– ED bei Körpergewicht von < 30 kg: intranasal 10 mg; Maximaldosis: 20 mg/d
	  - Für Jugendliche ab 12 Jahren zugelassen
	– ED bei Körpergewicht von > 30 kg: intranasal 20 mg; Maximaldosis: 40 mg/d
	  - 20 mg NS für Kinder und Jugendliche nicht zugelassen
	Beachte: Anwendung nach Abklingen der Aura; Anwendung den Kindern vor Erstanwendung demonstrieren (wirkstofffreie Applikatoren, Bild der nasalen Verteilung)
	Wiederholung:
	– Bei initialer Anwendung vom 10 mg und ungenügender Wirksamkeit: rasche (z. B. nach 30 min) 2. Dosis von 10 mg nasal
	– Bei initialer Anwendung vom 20 mg und fehlender Wirksamkeit: keine 2. Dosis, da diese wahrscheinlich auch nicht wirksam ist
	– Bei initialer Anwendung vom 20 mg und initialer Besserung, die aber nicht lange genug anhält (»Wiederkehrkopfschmerz«): 2. Dosis frühestens nach 2 h

Medikation – 3. Stufe in derselben Attacke	
Bei ungenügender Wirksamkeit sowie nach Prüfen der Kontraindikationen und wenn Metamizol nicht schon als Stufe 1 gegeben wurde:	**Metamizol:** – ED: 15(–20) mg/kg KG i. v. – Maximale ED: 1.000 mg – Tagesmaximum: 75 mg/kg KG bzw. 5.000 mg Beachte: Langsame Kurzinfusion über ca. 30 min wegen Gefahr der arteriellen Hypotension (Überwachung!), wenig antiphlogistisch

14

◻ Tab. 14.1 Fortsetzung

Stufe	Präparat
Medikation – 4. Stufe in derselben Attacke	
Bei ungenügender Wirksamkeit:	Information des schmerztherapeutischen Hintergrundes!
Nach Prüfen der Kontraindikationen:	**Solu-Decortin H:** – ED Kinder: 2 mg/kg KG i. v.
Medikation – weitere, mögliche Stufe	
Bei ungenügender Wirksamkeit nach Prüfen der Kontraindikationen:	**Aspisol i. v.:** – ED: 10 mg/kg KG i. v. **Cave:** Dehydratation, Vormedikation mit NSAID, fehlende Zulassung etc.

ED: Einzeldosis; NS: Nasenspray

durchgeführten) klinischen Studien eine gut belegte Wirksamkeit und Verträglichkeit bei Kindern (4–11 Jahre) und Jugendlichen (12–17 Jahre) statistisch belegt werden konnte (Evers 2013). Mittlerweile konnte die signifikant bessere Wirksamkeit gegenüber Placebo bei gleichzeitig guter Verträglichkeit in der Akutbehandlung von Migräneattacken bei Kindern und Jugendlichen (6–17 Jahre) auch für Zolmitriptan (2,5–5 mg Tabletten, 5 mg Nasenspray), Rizatriptan (5–10 mg Tabletten) und Almotriptan (12,5–25 mg Tabletten) gezeigt werden (Evers 2013). Zugelassen für Jugendliche ist in Europa Sumatriptan (10 und 20 mg) und Zolmitriptan (2,5 und 5 mg) Nasenspray sowie in den USA durch die Food and Drug Administration (FDA) Almotriptan (12,5 mg Filmtablette) und Rizatriptan (5 und 10 mg Film- und Schmelztablette; Dosierungsempfehlungen ◻ Tab. 14.2).

Ist die im häuslichen Bereich durchgeführte medikamentöse Behandlung nicht oder nur unzureichend wirksam, stehen als Alternativen für die pharmakologische Akutbehandlung in der ärztlichen Praxis oder Klinik parenteral applizierbare Präparate zu Verfügung. Bei erwachsenen Migränepatienten hat sich für diese Form der Rescuetherapie in klinischen Studien neben der intravenöse Gabe von Lysinazetylsalizylat und Metamizol auch die subkutane Gabe von Sumatriptan bewährt.

Die Kombination aus Sumatriptan plus Naproxen scheint bei Jugendlichen besser zu wirken als Naproxen oder Placebo jeweils alleine gegeben (Cady et al. 2014; Derosier et al. 2012). Diese Ergeb-

nisse verwundern nicht. Abzuwarten bleibt, ob die Kombinationsbehandlung der Therapie mit einem Triptan überlegen ist und wie sich die Langzeitverträglichkeit darstellt. Abzuwarten bleibt auch, welche Rolle in Zukunft die neueren selektiven COX-II-Inhibitoren bei der Akutbehandlung der kindlichen Migräne spielen werden.

Die Auswahl der Triptane richtet sich nach der individuellen Wirksamkeit, Verträglichkeit und Präferenz: schnell wirksam scheinen Eletriptan und Rizatriptan oral sowie die intranasalen und subkutanen Zubereitungen zu sein. Bei Erwachsenen nimmt die Effektivität zu, die Verträglichkeit ab in folgender Reihenfolge: Frovatriptan 2,5 mg p. o.; Naratriptan 2,5 mg p. o.; Almotriptan 12,5 mg p. o.; Zolmitriptan 2,5 mg p. o.; Sumatriptan 100 mg p. o.; Rizatriptan 10 mg p. o.; Eletriptan 80 mg p. o.; Sumatriptan 6 mg s. c. Naratriptan scheint besonders lange zu wirken (Göbel 2012).

Eine Sonderstellung nimmt die Behandlung der gerade für das Kindesalter typischen migräneähnlichen Syndrome (► Periodische Symptome) ein. Beim zyklischen Erbrechen wird ohne echte wissenschaftliche Evidenz in verschiedenen Kasuistiken und kleineren Fallserien über eine Akutwirksamkeit von Domperidon (z. B. Motilium) berichtet, sodass mit diesem ggf. ein Behandlungsversuch durchgeführt werden kann. Erwachsene sprechen gut auf Sumatriptan an (Evans u. Whyte 2013; Lee et al. 2012). Fallberichte legen eine Wirksamkeit von intranasalem Sumatriptan bei der abdominellen Migräne im Kindesalter nahe (Evans u. Whyte 2013).

Tab. 14.2 Triptanwechsel – Algorithmus des Deutschen Kinderschmerzzentrums

Wechselschema	Bemerkung	Dosis
1) Wechsel von Sumatriptan auf Zolmitriptan		
Bei ungenügender Wirksamkeit von Sumatriptan nasal 20 mg (»der Standard«) **oder** bei (nicht tolerierbaren) Nebenwirkungen: Wechsel von Sumatriptan nasal auf Zolmitriptan (»die Alternative«)	Es besteht eine Anwendungsbeschränkung der Tablette für Kinder und Jugendliche bis 17 Jahre; das Nasenspray ist für Kinder ab dem 12. Lebensjahr zugelassen. Laut Fachinformation: Keine Anwendung bei Patienten mit symptomatischem Wolff-Parkinson-White- Syndrom oder anderen Herzrhythmusstörungen, die mit akzessorischen Leitungsbahnen in Zusammenhang stehen. **Cave:** Patienten bzw. Eltern explizit nach vorangegangenen Rhythmusauffälligkeiten fragen und im Arztbrief dokumentieren.	I. Bei Nebenwirkung unter Sumatriptan nasal im Sinne von Geschmacksirritation: Zolmitriptan Filmtablette oder Schmelztablette (geschmacksneutral) zu 2,5 mg (Maximaldosis: 5 mg/d) II. Bei ungenügender Wirksamkeit von Sumatriptan nasal, Wechsel auf Zolmitriptan nasal (Einzeldosis: 5 mg, Tagesmaximaldosis: 10 mg) III. Bei ungenügender Wirksamkeit von Zolmitriptan oral **oder** bei ungenügend schnellem Wirkeintritt von Zolmitriptan oral: Umstellen auf Zolmitriptan Nasenspray oder Dosissteigerung auf 5 mg Einzeldosis Zolmitriptan oral
2) Wechsel von Zolmitriptan auf Naratriptan		
Bei Nebenwirkungen von Zolmitriptan oral/intranasal **und** bei langen Attacken mit Wiederkehrkopfschmerz: Wechsel von Zolmitriptan auf Naratriptan (»der Ausdauernde«)	Es besteht eine Anwendungsbeschränkung für Kinder und Jugendliche.	I. Naratriptan Filmtablette zu 2,5 mg oral (Tagesmaximaldosis: 5 mg) II. Bei ungenügender Wirksamkeit von Naratriptan oral 2,5 mg: Dosissteigerung auf 5 mg Einzeldosis
3) Wechsel von Zolmitriptan auf Almotriptan		
Bei ungenügender Wirksamkeit von Zolmitriptan oral/intranasal **oder** bei Nebenwirkungen von Zolmitriptan oral/intranasal: Wechsel auf Almotriptan (»der Alleskönner«)	Es besteht eine Anwendungsbeschränkung für Kinder und Jugendliche.	Filmtablette zu 12,5 mg oral (Tagesmaximaldosis: 25 mg)
4) Wechsel von Zolmitriptan auf Rizatriptan		
Bei ungenügender Wirksamkeit von Zolmitriptan oral/intranasal **oder** bei Nebenwirkungen von Zolmitriptan oral/intranasal **und** Migräneattacken mit schneller Progredienz: Wechsel auf Rizatriptan (»der Schnelle p. o.«)	Es besteht eine Anwendungsbeschränkung für Kinder und Jugendliche.	Film- oder Schmelztablette 5 mg bei einem Körpergewicht von 20–39 kg bzw. 10 mg bei einem Körpergewicht von ≥ 40 kg (Dosisreduktion auf 5 mg bei gleichzeitiger Gabe von Propranolol)

Zolmitriptan sowie Sumatriptan Nasenspray sind in Europa von der Europäische Arzneimittelagentur (EMA) für Jugendliche zugelassen, Almotriptan sowie Rizatriptan Tabletten in den USA von der FDA

⬛ Tab. 14.3 Wirkstoffe und Dosierungen zur Durchführung einer medikamentösen Migräneprophylaxe bei Kindern und Jugendlichen

Substanzgruppe	Wirkstoff	Dosierung	Auswahl möglicher Nebenwirkungen
β-Blocker[a]	Propranolol	1–2 mg/kg KG/d in 1(–2) ED abends	Müdigkeit, Asthmaexazerbation, Herzrhythmusstörung, Verringerung der sexuellen »Neugier« (Libidoverringerung), Depression, Raynaud-Phänomen, anaphylaktische Reaktionen
	Metoprolol	1,5 mg/kg KG/d in 1(–2) ED abends	
Kalziumantagonist	Flunarizin	5 mg/d in 1 ED abends zum Essen	Müdigkeit, Parkinson-Syndrom, Gewichtszunahme, Galaktorrhö
Antiepileptikum[b]	Topiramat	2–3 mg/kg KG/d (50–100 mg/d)	Müdigkeit, gestörte Merkfähigkeit, Ataxie, Reizbarkeit oder Depression, Gewichtsabnahme, schwere metabolische Azidose, Wachstumshemmung, psychiatrische NW bis zur Erhöhung des Suizidrisikos etc.

[a] Cave: Reboundkopfschmerz bei zu raschem Absetzen!
[b] In Deutschland nicht zur medikamentösen Migräneprophylaxe bei Jugendlichen zugelassen!
ED: Einzeldosis, NW: Nebenwirkungen

■ **Medikamentöse Prophylaxe**

Im Kindesalter ist eine medikamentöse Migräneprophylaxe mit dem Ziel, die Attackenfrequenz zu reduzieren, extrem selten notwendig. Wenn eine medikamentöse Prophylaxe versucht wird, z. B. bei schweren Aurasymptomen, ist es wichtig, dass auch wirklich eine Migräne besteht und eine gute Differenzierbarkeit gegenüber anderen Kopfschmerzformen gegeben ist. Die Indikation soll sich aus der Häufigkeit der Migräneattacken und dem Grad der Beeinträchtigung ergeben. In Anlehnung an die Daten aus dem Erwachsenenbereich wird im angloamerikanischen Sprachraum eine medikamentöse Prophylaxe diskutiert, wenn mehr als 3–4 Attacken pro Monat in den letzten 3 Monaten auftraten, die mit deutlichen Beeinträchtigungen im sozialen/schulischen Umfeld einhergingen. Schürmann (2005) definiert folgende Kriterien:

— Das Versagen nichtmedikamentöser Prophylaxemaßnahmen
— Häufigkeit der Attacken (> 8 Attacken pro Monat oder > 4 Attacken mit unzureichendem Ansprechen oder nicht tolerablen Nebenwirkungen der Attackentherapie bzw. schweren Aurasymptomen)
— Hoher Leidensdruck mit häufigem Aufsuchen von Ärzten/Kliniken

— Hohe schmerzbedingte Fehlzeiten/Leistungsrückgang
— Sozialer Rückzug durch häufige Migräneattacken

Die Deutsche Migräne- und Kopfschmerzgesellschaft (DMKG) nennt in ihrer Leitlinie Magnesium, die β-Blocker Propranolol und Metoprolol sowie den Kalziumantagonist Flunarizin als Mittel der ersten Wahl sowie Topiramat als Mittel der zweiten Wahl (Evers et al. 2008; ⬛ Tab. 14.3). Ein aktueller internationaler Review kommt zu dem Schluss, dass von den durch die DMKG empfohlenen Medikamenten nur für Topiramat eine gewisse – wenn auch geringe – Evidenz gegeben ist (El-Chammas et al. 2013). Diätetische Maßnahmen sind nur bei nachgewiesener Nahrungsmittelunverträglichkeit sinnvoll.

Für die alternierende Hemiplegie gibt es Beobachtungsstudien zur Wirksamkeit von Flunarizin (z. B. Sibelium: 2,5–10 mg/d; Mohamed et al. 2012) und für das zyklische Erbrechen zu Amitriptylin, Propranolol und der Kombination aus Coenzym Q10 und Carnitin (Boles 2011; Lee et al. 2012).

Wenn man sich zur medikamentösen Migräneprophylaxe entscheidet, müssen die Medikamente langsam über 6–8 Wochen ein- und ausdosiert

⊡ **Tab. 14.4**   IHS-Kriterien für den episodischen und chronischen Kopfschmerz vom Spannungstyp (IHS 2013)

Parameter	Kopfschmerz vom Spannungstyp
Häufigkeit	– Bisher wenigstens 10 Episoden – **Sporadisch:** durchschnittlich < 1 Tag/Monat (< 12 Tage/Jahr) auftretend – **Häufig:** durchschnittlich an ≥ 1 Tag/Monat, aber < 15 Tagen/Monat über mindestens 3 Monate (≥ 12 und < 180 Tage/Jahr) auftretend – **Chronisch:** durchschnittlich ≥ 15 Tagen/Monat über mindestens 3 Monate (mindestens 180 Tage/Jahr) auftretend
Dauer	– **Sporadisch oder häufig:** 30 min bis 7 Tage, unbehandelt – **Chronisch:** über Stunden, Tage oder kontinuierlich vorhanden
Schmerzcharakteristika	Mindestens 2 der folgenden Charakteristika: – Beidseitige Lokalisation – Schmerzqualität drückend oder beengend, nicht pulsierend – Leichte bis mittlere Schmerzintensität – Keine Verstärkung durch körperliche Routineaktivitäten wie Gehen oder Treppensteigen

Begleitsymptom	– **Sporadisch oder häufig** (beide Punkte sind erfüllt):
	  - Keine Übelkeit oder Erbrechen (Appetitlosigkeit kann auftreten)
	  - Entweder Photophobie oder Phonophobie dürfen auftreten
	– **Chronisch** (beide Punkte sind erfüllt):
	  - Höchstens 1 ist vorhanden: milde Übelkeit oder Photophobie oder Phonophobie
	  - Weder Erbrechen noch mittlere bis starke Übelkeit

Begleitbefund	Bei allen drei Formen wird unterschieden in **normale oder erhöhte** Schmerzempfindlichkeit der perikranialen Muskulatur bei manueller Palpation

sowie über einen ausreichend langen Zeitraum (3–6 Monate) gegeben werden. Die Therapie sollte nur bei Wirksamkeit (Kopfschmerzkalender!) weitergeführt werden, Kriterien sind eine Reduktion der Attackenhäufigkeit, -dauer und -intensität um mindestens 50 % sowie eine Zunahme der Funktionalität (Schulbesuch etc.). Wichtig ist auch bei guter Wirksamkeit ein langsam ausschleichender Auslassversuch nach ca. 6–9 Monaten, um den Spontanverlauf beurteilen zu können.

14.4.2 Spannungskopfschmerz

Der Kopfschmerz vom Spannungstyp (SK) wird unterteilt in eine sporadische, eine häufige und eine chronische Form sowie den wahrscheinlich vorliegenden SK (⊡ Tab. 14.4) Während die Prävalenz bei der sporadischen Form in allen Altersgruppen gleich häufig ist (30–80 %), nimmt die der chronischen Form mit dem Alter zu und geht einher mit einem 3× höheren Erkrankungsrisiko bei Verwandten 1. Grades (Russell et al. 1999). Die

Erstmanifestation ist in der 2. Lebensdekade am häufigsten bei einer Geschlechterverteilung von männlich:weiblich = 1,5:1.

Über die Pathogenese von Spannungskopfschmerzen ist wenig bekannt. Als disponierende Faktoren gelten Depression, Angststörung, emotionale Anspannung, psychosozialer Stress, muskuläre Überlastung und Schlafdefizit. Die Kopfschmerzen und eine erhöhte muskuläre Druckschmerzhaftigkeit sollen Folge einer Hemmung inhibitorischer Kerngebiete im supraspinalen schmerzmodulierenden System (periaquäduktales Grau/Nucleus raphe magnus) infolge äußerer (z. B. körperlicher Stress) oder innerer Faktoren (z. B. psychischer Stress) sein. Wie bei allen chronischen Schmerzerkrankungen hilft eine biopsychosoziale Sichtweise. weiter (▶ Kap. 1). Wiederholte Schmerzepisoden und die anhaltende Einwirkung auslösender Faktoren (z. B. ungünstige Verarbeitungsstrategien) können über eine Daueraktivierung zentraler schmerzverarbeitender Neuronen (zentrale Sensitivierung) zur Chronifizierung führen (Anxionnat et al. 2003; Goadsby 1999; Russell et al. 1999).

- **Therapie**

Psychologische Schmerztherapie sind beim SK wichtiger und evidenzbasierter als medikamentöse (▶ Kap. 10). Hierzu gehört auch das Führen eines Kopfschmerzkalenders über 4–6 Wochen (Häufigkeit, Schwere und Dauer der Attacken, eingesetzte aktive Schmerzbewältigung). Basis der Therapie sind neben dem Erkennen und Vermeiden von Triggerfaktoren verhaltenstherapeutische Maßnahmen. Bei Kopfschmerzen vom Mischtyp müssen verhaltenstherapeutische Interventionen mit einer analgetischen Bedarfsmedikation kombiniert werden.

- **Medikamentöse Therapie**

Selten ist der Einsatz einer analgetischen Pharmakotherapie mit Ibuprofen, Paracetamol oder Metamizol gerechtfertigt. Bei den Patienten mit Mischformen aus Spannungskopfschmerzen und Migräne ist eine Unterscheidung zwischen beiden Formen durch eine Schulung für die Therapie essenziell, um analgetikainduzierte sekundäre Kopfschmerzen zu vermeiden (▶ Abschn. 14.4.3, ▶ Medication overuse headache).

- **Prophylaxe**

Für die Prophylaxe der Kopfschmerzen vom Spannungstyp sollten überwiegend nichtmedikamentöse Verfahren (▶ Kap. 10) Verwendung finden. Die Datenlage zum Einsatz von Amitriptylin (z. B. Saroten) in niedriger Dosierung (5–10[–25] mg als Einzeldosis, einmalig abends p. o.) ist widersprüchlich (Ambrosiani 2000; Hershey et al. 2000; Pfefferbaum u. Hagberg 1993). Die Autoren raten von einem Einsatz ab.

- **Psychologische Interventionen**

Eine detaillierte Auflistung der psychologischen Interventionen sowie zu ihrem wissenschaftlichen Evidenzgrad findet sich in ▶ Kap. 10.

14.4.3 Chronische, tägliche oder fast tägliche Kopfschmerzen

Kinder und Jugendliche mit chronisch täglichen oder beinahe täglichen Kopfschmerzen lassen sich in unterschiedlichen Diagnosesystemen klassifizieren: einerseits bietet das System der IHS unter anderen die Diagnosen chronische Migräne (CM), chronischer Spannungskopfschmerz, medikamenteninduzierter Kopfschmerz (»medication overuse headache«, MOH), chronischer posttraumatischer Kopfschmerz bei leichter Kopfverletzung (Kirk 2008) oder neu aufgetretener täglicher Kopfschmerz an, andererseits besteht die Möglichkeit, bei diesen Patienten eine chronische Schmerzstörung mit somatischen und psychologischen Faktoren (F 45.41) zu diagnostizieren (◻ Tab. 14.5; siehe auch ▶ Kap. 4).

Für die IHS spielen psychosoziale Faktoren bei der Entstehung und Aufrechterhaltung der chronischen Kopfschmerzen eine untergeordnete Rolle. Dies **widerspricht** den Erfahrungen der Autoren.

Im Deutschen Kinderschmerzzentrum stellen sich häufig Kinder und Jugendliche mit chronischen Kopfschmerzen vor, die nahezu täglich Analgetika einnehmen. Häufig besteht eine Koexistenz von Spannungskopfschmerz und Migräne, wobei der Patient nicht klar zwischen beiden Kopfschmerzformen unterscheiden kann und eine medikamentöse Migräneattackentherapie auch bei Spannungskopfschmerzattacken angewendet wird. Der klinische Eindruck ist, dass in diesen Situationen nicht selten ein täglicher Kopfschmerz entsteht. Welche Rolle die regelmäßige Einnahme der Analgetika bzw. Triptane spielt, ist im Einzelfall sehr unterschiedlich. Auch, ob der Kopfschmerz wieder abnimmt, wenn die regelmäßige Einnahme von Analgetika beendet wird. Bei einer Vielzahl der Patienten ist ein leichtes Schädel-Hirn-Trauma in der Anamnese eruierbar: ein Event der im Kindes- und Jugendalter eher die Regel als die Ausnahme darstellt. Oft scheinen psychosoziale Faktoren für den Chronifizierungsprozess entscheidender zu sein als biologische (Jonsson et al. 2013).

- **Medication overuse headache (MOH)**

In der Gesamtbevölkerung der Kinder und Jugendlichen wird die Inzidenz des MOH auf 0,3–9,5 % geschätzt (Chiappedi u. Balottin 2014), in spezialisierten Einrichtungen beträgt sie 4–10 % (Piazza et al. 2012; Soee et al. 2013). Eine große US-amerikanische Studie findet bei 12–17-Jährigen für chronische tägliche Kopfschmerzen eine Inzidenz von 3,5 %, eine MOH-Inzidenz von 0,9 % und eine CM-Inzidenz von 0,8 % (Lipton et al. 2011).Weitere Studien

◻ Tab. 14.5   Chronische Kopfschmerzen bei Kindern

IHS-Diagnose	IHS Kriterien
Chronische Migräne	– Kopfschmerz (wie bei Migräne oder wie bei Spannungskopfschmerzen) an ≥ 15 Tagen/Monat über ≥ 3 Monate auftretend, der die Kriterien B und C erfüllt (▶ Abschn. 14.4.1, ▶ Diagnosekriterien der Migräne nach IHS). – Auftreten bei einem Patienten, der die Kriterien für eine Migräne mit/ohne Aura erfüllt und wenigsten 5 Attacken hatte. – An > 8 Tagen pro Monat für mindestens 3 Monate werden folgende Kriterien erfüllt: 1. C und D der Migräne ohne Aura 2. B und C der Migräne mit Aura 3. Der Patient glaubt, zu Beginn der Kopfschmerzen eine Migräne gehabt zu haben und berichtet über die initiale Wirksamkeit von Triptanen oder Ergotaminpräparaten. – Durch keine andere ICHD-3-Diagnose besser klassifizierbar.
Chronischer Kopfschmerz vom Spannungstyp	◻ Tab. 14.4
Kopfschmerz bei Medikamentenübergebrauch	– Kopfschmerz an 15 Tagen im Monat bei vorbestehender Kopfschmerzerkrankung – Regelmäßiger Übergebrauch für eine Zeitdauer von > 3 Monaten von einem oder mehreren Medikament/en, das/die zur akuten oder symptomatischen Kopfschmerzbehandlung eingesetzt wird/werden. – Durch keine andere ICHD-3-Diagnose besser klassifizierbar.
Kopfschmerz bei Triptan/NSAR-Übergebrauch	– Kopfschmerz bei Medikamentenübergebrauch liegt vor. – Triptan/oder NSAR-Einnahme (jede Darreichungsform) an ≥ 10 (NSAR ≥ 15) Tagen/Monat, regelmäßig über ≥ 3 Monate
Neu aufgetretener täglicher Kopfschmerz	**Beschreibung:** – Ein täglicher Kopfschmerz, der sehr schnell nach Auftreten nicht mehr remittiert (innerhalb spätestens von 3 Tagen). **Diagnostische Kriterien:** A. Persistierender Kopfschmerz, der die Kriterien B und C erfüllt. B. Deutlich und klare Erinnerung an den Kopfschmerzbeginn, wobei der Kopfschmerz innerhalb von 24 h kontinuierlich da war, ohne Remission. C. Kopfschmerz für > 3 Monaten. D. Durch keine andere ICHD-3-Diagnose besser klassifizierbar.
Persistierende Kopfschmerzen zurückzuführen auf ein mildes Kopftrauma	A. Jeder Kopfschmerz, der die Kriterien B bis D erfüllt. B. Anamnese einer traumatischen Kopfverletzung. C. Der Kopfschmerz entwickelte sich innerhalb von 7 Tagen nachdem 1. der Kopf verletzt wurde, oder 2. das Bewusstsein nach der Kopfverletzung wieder erlangt wurde, oder 3. eine Medikation beendet wurde, die die Fähigkeit, Kopfschmerzen zu empfinden oder zu berichten, einschränkt. D. der Kopfschmerz dauert mehr als > 3 Monate nach der Kopfverletzung an. Beide folgenden Kriterien sind erfüllt: 1. Es lag nicht vor: a) Bewusstseinsverlust für > 30 min oder b) Glasgow-Coma-Scale-Wert (GCS) < 13 oder c) post-traumatische Amnesie für > 24 h oder d) Aufmerksamkeitsveränderungen für > 24 h oder e) Bildgebung mit Nachweis von Traumafolgeverletzungen wie intrakranielle Hirnblutung oder Hirnkontusion. 2. Es sind keine der folgenden Symptome aufgetreten: a) Transiente Verwirrtheit, Desorientiertheit oder Bewusstseinseinschränkungen b) Verlust der Erinnerung an die Zeit vor oder kurz nach dem Ereignis – 2 oder mehr der folgenden Symptome legen ein mildes Schädelhirntrauma nahe: Übelkeit, Erbrechen, Sehstörungen, Schwindel.

NSAR: nichtsteroidale Antirheumatika

aus Taiwan und Norwegen kommen zu ähnlichen Ergebnissen (Evers u. Marziniak 2010). Psychologische, soziale und biologische pathophysiologische Faktoren werden diskutiert, u. a. eine genetische Komponente (Evers u. Marziniak 2010). Diese Patienten bedürfen in der Regel einer multimodalen Therapie inklusive Analgetikaentzug, weil ein reiner Verzicht auf die Analgetika nur in Ausnahmefällen zu einer anhaltenden Symptomreduktion führt.

14.4.4 Clusterkopfschmerz und andere trigeminoautonome Kopfschmerzerkrankungen

In der dritten Gruppe der primären Kopfschmerzerkrankungen werden
- Clusterkopfschmerz,
- paroxysmale Hemikranie,
- Short-lasting Unilateral Neuralgiform headache attacks with Conjunctival injection and Tearing (SUNCT),
- Hemicrania continua sowie
- die wahrscheinliche trigeminoautonome Kopfschmerzerkrankung

zusammen gefasst (► IHS-Kriterien für den Clusterkopfschmerz und die paroxysmale Hemikranie; Goadsby 2005; Goadsby u. Lipton 1997; May u. Pageler 2003; Raieli et al. 2005).

Diagnosekriterien nach IHS (IHS 2013)

IHS-Kriterien für den Clusterkopfschmerz
A. Wenigstens 5 Attacken, welche die Kriterien B–D erfüllen.
B. Starke oder sehr starke einseitig orbital, supraorbital und/oder temporal lokalisierte Schmerzattacken, die unbehandelt 15–180 min anhalten.
C. Mindestens 1 der folgenden Kriterien wird erfüllt:
  1. Begleitend tritt wenigstens 1 der nachfolgend angeführten Symptome oder Charakteristika ipsilateral zum Kopfschmerz auf:
    a. Konjunktivale Injektion und/oder Lakrimation
    b. Nasale Kongestion und/oder Rhinorrhö

    c. Lidödem
    d. Schwitzen im Bereich der Stirn oder des Gesichtes
    e. Gefühl des verstopften Ohres
    f. Miosis und/oder Ptosis
  2. Körperliche Unruhe oder Agitiertheit
D. Die Attackenfrequenz liegt zwischen 1 Attacke jeden 2. Tag und 8 pro Tag für mehr als die Hälfte der Zeit, in der die Krankheit auftritt.
E. Durch keine andere ICHD-3-Diagnose besser klassifizierbar.

Episodisch: Wenigsten 2 Clusterperioden unbehandelt mit einer Dauer von 7–365 Tagen, die durch Remissionsphasen von ≥ 1 Monat Dauer voneinander getrennt sind
Chronisch: Attacken treten > 1 Jahr ohne Remissionsphasen auf oder die Remissionsphasen halten <1 Monat an

IHS-Kriterien für paroxysmale Hemikranie
A. Wenigstens 20 Attacken, die die Kriterien B–D erfüllen.
B. Starke einseitig orbital, supraorbital und/oder temporal lokalisierte Schmerzattacken, die 2–30 min anhalten.
C. Begleitend tritt wenigstens 1 der nachfolgend angeführten Charakteristika ipsilateral zum Schmerz auf:
  1. Konjunktivale Injektion und/oder Lakrimation
  2. Nasale Kongestion und/oder Rhinorrhö
  3. Lidödem
  4. Schwitzen im Bereich der Stirn oder des Gesichtes
  5. Rötung im Bereich der Stirn oder des Gesichtes
  6. Gefühl des verstopften Ohres
  7. Miosis und/oder Ptosis
D. Die Attackenfrequenz liegt bei über 5 pro Tag über mindestens die Hälfte der Zeit hinweg, auch wenn Perioden mit einer niedrigeren Frequenz vorkommen können.
E. Attacken kann durch therapeutische Dosen von Indometacin komplett vorgebeugt werden.
F. Durch keine andere ICHD-3-Diagnose besser klassifizierbar.

Alle diese Kopfschmerzformen sind bei Kindern sehr selten. Am häufigsten ist der Clusterkopfschmerz bei Kindern ab dem 7. Lebensjahr, zur paroxysmalen Hemikranie gibt es nur eine Studie (Blankenburg et al. 2009) und einige Fallberichte ab dem 2. Lebensjahr (Almeida et al. 2004; Broeske et al. 1993; Gladstein et al. 1994; Kudrow u. Kudrow 1989; Moorjani u. Rothner 2001; Shabbir u. McAbee 1994; Solomon u. Newman 1995; Talvik et al. 2006; Viera et al. 2006) und zum SUNCT-Syndrom nur wenige Fallberichte (D'Andrea u. Granella 2001; Sekhara et al. 2005).

Die **trigeminoautonomen Kopfschmerzen** werden nach den diagnostischen Kriterien der IHS u. a. durch klinische Symptome und das therapeutische Ansprechen auf Indometacin bei der paroxysmalen Hemikranie klassifiziert (Antonaci et al. 1998; Antonaci u. Sjaastad 1989; Goadsby u. Lipton 1997). Neben den charakteristischen Schmerzattacken im 1. Trigeminusast müssen kraniale autonome Zeichen wie Ptosis, Miosis, Tränen, konjunktivale Injektionen, Naselaufen, nasale Obstruktionen vorhanden sein. Die drei Formen unterscheiden sich durch die unterschiedliche Dauer und Frequenz der Schmerzattacken und das therapeutische Ansprechen auf bestimmte Medikamente.

Der **Clusterkopfschmerz** hat die längste Attackendauer und die geringste Attackenfrequenz (Bahra et al. 2002; IHS 2013; Olesen u. Steiner 2004), die **paroxysmale Hemikranie** eine mittlere Attackendauer und Attackenfrequenz (Antonaci und Sjaastad 1989; Boes und Dodick 2002; Cittadini u. Goadsby 2006; Cohen u. Goadsby 2007; Goadsby 2005; Goadsby u. Lipton 1997) und das SUNCT-Syndrom die kürzeste Attackendauer (5–240 s) und die größte Attackenfrequenz (► IHS-Kriterien für den Clusterkopfschmerz und die paroxysmale Hemikranie).

Die Patienten sind während der Schmerzattacken oft ruhelos im Gegensatz zu anderen primären Kopfschmerzformen. Migränesymptome wie Lärm-/Lichtempfindlichkeit, Übelkeit und visuelle Auren können vorkommen. Beim Clusterkopfschmerz und der paroxysmalen Hemikranie wird eine chronische Verlaufsform ohne Remissionen über 1 Jahr von einer episodischen Form mit Remissionen über 1 Monat und länger unterschieden.

Pathophysiologisch werden die Schmerzattacken und autonomen Symptome bei allen 3 Formen vermutlich durch eine zentrale Dysregulation im Hypothalamus verursacht (zentrale Aktivierung des kaudalen nozizeptiven trigeminalen Kernkomplexes und Stimulation parasympathischer salivatorischer Kerngebiete; Goadsby u. Edvinsson 1994; Matharu et al. 2006; Sprenger et al. 2004). Selten finden sich pathologische Veränderungen wie entzündliche oder neoplastische Prozesse (Gatzonis et al. 1996; Raskin 1988; Sjaastad u. Antonaci 1995; Trucco et al. 2004; Vijayan 1992).

■ **Therapie**

■■ **Clusterkopfschmerz**
Besonders beim Clusterkopfschmerz müssen mögliche Auslösefaktoren wie körperliche Anstrengung, Blend-, Flimmerlicht, Histamin, Alkohol, Nikotin, Medikamente (Nifedipin) identifiziert und dann, wenn möglich, vermieden werden. Für medikamentöse Empfehlungen zur Behandlung liegen bei Kindern keine kontrollierten Therapiestudien vor.

Fallberichte zeigen ein gutes Ansprechen auf die Gabe von Kortikosteroiden (Mariani et al. 2013; May 2012). In der Attacke sollten Kinder und Jugendliche mit Clusterkopfschmerzen entweder Sauerstoff über eine Gesichtsmaske inhalieren (May et al. 2005) oder mit Triptanen (Bahra et al. 2000) behandelt werden.

Eine zusätzliche Attackenprophylaxe wird in Analogie zur Behandlung erwachsener Patienten mit Verapamil (z. B. Isoptin) oder Topiramat empfohlen (May 2012; ◘ Tab. 14.6 und ◘ Tab. 14.7). Die Prophylaxe beeinflusst die Langzeitprognose nicht.

■■ **Paroxysmale Hemikranie**
Für Empfehlungen zur Behandlung gibt es bei Kindern eine kontrollierte Studie (Blankenburg et al. 2009), nach der Indometacin in einer Dosierung von 2–5 mg/kg KG in 3 Einzeldosen (maximal 150 mg/d) nach 1–3 Tagen zur Schmerzremission führt. Eine Dosisreduktion auf die individuelle Erhaltungsdosis sollte nach 2–4 Wochen versucht werden. Empfohlen wird ein Magenschutz mit einem Protonenpumpeninhibitor (May et al. 2006). Bei Unverträglichkeit von Indometacin (Evers u.

Tab. 14.6 Attackentherapie beim Clusterkopfschmerz

Substanz	Dosierung
100 % Sauerstoff	8 l/min über 15 min innerhalb von 15 min nach Attackenbeginn
Sumatriptan (Imigran)	Sumatriptan 0,3–0,6 mg/kg KG/ED s. c. (≤ 6 mg/ED, ≤ 12 mg/d), Nasenspray (20 mg)
Zolmitriptan (AscoTop)	Jugendliche 5 mg p. o. oder als Nasenspray
ED: Einzeldosis	

Tab. 14.7 Orale Attackenprophylaxe beim Clusterkopfschmerz

Substanz	Dosierung
Verapamil	Bei jugendlichen Patienten > 50 kg KG: 40 mg alle 3 Tage steigern bis zu 3–4× 80 mg/d; unter Kontrolle von EKG und Blutdruck vor/unter Therapie
Prednisolon	1 mg/kg KG, maximal 50 mg/d in 2 Dosen, um 0,25 mg/kg KG, maximal 10 mg, alle 4 Tage reduzieren bis zur individuellen Schwellendosis (0,1–0,3 mg/kg KG/d)
Topiramat	Einschleichend mit 25 mg/d über 1 Woche bis zur Gesamtdosis von 3–9 mg/kg KG/d

Husstedt 1996) sind Topiramat, Naproxen und Diclofenac Alternativen. Ein Auslassversuch ist nach 6–9 Monaten gerechtfertigt, da Spontanremissionen vorkommen.

▪ Seltene primäre Kopfschmerzformen

Auch seltene Kopfschmerzformen wie der Kopfschmerz bei sexueller Aktivität (Indometacin sensibel) sind bei Jugendlichen beschrieben (Gelfand u. Goadsby 2012).

14.5 Sekundäre Kopfschmerzen

Sekundäre Kopfschmerzen sind umso **un**wahrscheinlicher, je länger die Kopfschmerzanamnese ist (▶ Kap. 4).

Akute generalisierte Kopfschmerzen werden oft im Rahmen systemischer oder lokalisierter Infektion beschrieben. Otitis media und Zahnprobleme (Abszess, kraniomandibuläre Dysfunktion [CMD] durch Okklusionsanomalien, Bruxismus) sind Ursachen. Umschriebene akute Kopfschmerzen bei Sinusitis nehmen beim Vornüberbeugen zu. Pathophysiologisch entstehen Kopfschmerzen sekundär durch Traktion, Entzündung und Dilatation vaskulärer Gewebe ebenso wie durch die Verlagerung intrakranieller Gewebe (z. B. durch Tumoren, Abszesse oder sonstige intrakraniale Drucksteigerungen) oder direkten Druck auf die Hirnnerven.

> **❶ Cave**
> **Intrakranielle Entzündungen wie Meningitis und Enzephalitis sowie hypertone Blutdruckkrisen müssen ausgeschlossen werden.**

Chronische generalisierte progrediente Kopfschmerzen kommen bei intrakranieller Raumforderung, posttraumatischer Hirnblutung, chronischem Subduralhämatom, Hirnabszess, Sinusvenenthrombose, Hydrozephalus und Pseudotumor cerebri vor. Bei nächtlichen Kopfschmerzen und Nüchternerbrechen als Hirndruckzeichen sowie neurologischen Symptomen und epileptischen Anfällen ist eine kranielle Bildgebung dringend erforderlich. Pulsierende Kopfschmerzen kommen bei arteriovenösen Malformationen und Riesenaneurysmen vor. Darüber hinaus können länger dauernde unphysiologische Kontraktionen der Kopf-/Nackenmuskulatur sowie pathologische Prozesse extrakraniellen Ursprungs (wie z. B. Nasennebenhöhlenentzündungen, Refraktionsanomalien, Fehlokklusionen etc.) zu Schmerzsensationen führen, die als Kopfschmerzen interpretiert werden.

- **Pseudotumor cerebri**

Beim Pseudotumor cerebri handelt es sich um eine Erkrankung mit Kopfschmerzen, fluktuierenden Sehstörungen und Stauungspapille. Ein Kopfschmerz, der durch eine intrakraniale Drucksteigerung ausgelöst wird, definiert die IHS nach folgenden Kriterien.

> **Kriterien für einen Kopfschmerz bei intrakranialer Drucksteigerung (IHS 2013)**
>
> A. Jeder Kopfschmerz, der Kriterien B und C erfüllt:
> B. Es besteht eine intrakraniale Drucksteigerung (> 250 mm H_2O), die durch eine Lumbalpunktion (in lateraler Dekubitusposition ohne Einsatz sedierender Medikamente), peridurales oder intraventrikuläres Monitoring gemessen wurde, bei normaler chemischen und zellulären Zusammensetzung des Liquors.
> C. Beleg für einen kausalen Zusammenhang zwischen Drucksteigerung und Kopfschmerz:
>   1. Der Kopfschmerz entwickelte sich in engem zeitlichem Zusammenhang zum erhöhten intrakranialen Druck.
>   2. Der Kopfschmerz bessert sich nach einer Reduktion des Liquordrucks.
>
> (Bei der Diagnose idiopathische intrakraniale Drucksteigerung müssen 2 von 3 Kriterien erfüllt sein. Als drittes mögliches Kriterium wird genannt: Kopfschmerz lässt sich durch zeitweise intrakranielle Drucksteigerung verstärken).

Bei der idiopathischen intrakranialen Drucksteigerung (Pseudotumor cerebri) ist der lumbale Liquordruck erhöht aufgrund eines verminderten Liquorabflusses oder einer vermehrten Liquorproduktion erhöht (> 280 mm H_2O: sicher pathologisch im Kindesalter nach Avery 2014, die Deutsche Gesellschaft für Neurologie definiert in ihrer Leitlinie von September 2012 einen Druck von > 250 mm H_2O als sicher pathologisch, ▶ http://www.dgn.org). Schreien, Agitiertheit etc. erhöhen den Liquordruck falsch positiv. Daher sollte die Lumbalpunktion bei Kindern unter Sedierung erfolgen; in lateraler, liegender Position mit gestreckten Beinen (angezogene Beine können den Liquordruck ansteigen lassen). Bedacht werden muss, dass inhalative Narkotika und Ketamin den intrakranialen Druck eher steigern, Propofol ihn eher absenkt. Der normale Druck schwankt zudem, sodass unter Umständen mehrere Punktionen durchgeführt werden müssen. Die Ursache des erhöhten Drucks ist nicht bekannt. Prädisponierend sind die Einnahme oraler Kontrazeptiva, Eisenmangel sowie metabolische Erkrankungen wie Diabetes mellitus oder Schilddrüsenfehlfunktionen (Victorio u. Rothner 2013). Kopfschmerzen geben 60–90 % der betroffenen Kinder an. Sehstörungen berichten 50 % der Patienten. Die MRT-Untersuchung mit Kontrastmittel zeigt nicht selten Zeichen des erhöhten intrakranialen Drucks (Victorio u. Rothner 2013).

- **Therapie**

An erster Stelle steht die Beseitigung der zugrunde liegenden Ursache, z. B. eine Drucksenkung beim Pseudotumor cerebri durch wiederholte Lumbalpunktionen (20–50 ml über 3–4 Wochen) und eine Therapie mit Acetazolamid (Diamox Startdosis: 10(–25) mg/kg KG/d p. o. in 2–3 Einzeldosen; Maximaldosis: 1.000 mg/d) unter engmaschiger Kontrolle der Blutgase zum Ausschluss einer metabolischen Azidose. Typische Nebenwirkungen sind Parästhesien sowie ein metallischer Mundgeschmack. Die Behandlungsdauer beträgt typischerweise 2–9 Monate. Zweite Wahl sind Furosemid oder Topiramat. Eine chirurgische Behandlung sollte nur in Erwägung gezogen werden, wenn es zum progressiven Sehverlust kommt und nicht bei einem Schmerzproblem bleibt.

14.6 Trigeminusneuralgie, kraniale Neuralgien, zentraler und primärer Gesichtsschmerz und andere Kopfschmerzen

Die Trigeminusneuralgie gehört nicht zu den trigeminoautonomen Kopfschmerzen, obwohl sie zu einer ähnlichen klinischen Symptomatik führen kann. Sie wird nach den in folgenden ▶ IHS-Kriterien für die klassische Trigeminusneuralgie genannten klinischen Symptome diagnostiziert, wobei eine »klassische« (früher idiopathische) und eine »symptomatische« Form (z. B. bei Herpes zoster) unterschieden werden. Die Schmerzattacken treten im 2. > 3. > 1. Trigeminusast auf und werden durch Berührung, beim Kauen oder Sprechen getriggert. Ipsilaterale autonome Reaktionen (Gesichtsrötung, Augentränen) und reflektorische Zuckungen/Spasmen der Gesichtsmuskulatur (»tic douloureux«) können vorkommen. Ein sensibles Defizit und andere pathologische Untersuchungsbefunde, ein ungewöhnlich junges Erkrankungsalter, ein bilateraler Befall und persistierende Schmerzen zwischen den Attacken sprechen für eine symptomatische Form. Bei chronischen Verläufen können persistierende dumpfe Hintergrundschmerzen auftreten.

IHS-Kriterien für die klassische Trigeminusneuralgie (IHS 2013)

A. Wenigstens 3 Attacken einseitiger Gesichtsschmerzen erfüllen die Kriterien B und C.

B. Die Schmerzlokalisation ist einem oder mehreren Ästen des N. trigeminus zuzuordnen, und es findet sich keine Ausstrahlung jenseits des Trigeminusgebietes.

C. Der Schmerz weist wenigstens 3 der folgenden 4 Charakteristika auf:
   1. Wiederkehrende intermittierende Attacken, die Bruchteile von Sekunden bis zu 2 min dauern
   2. Starke Intensität
   3. Wie ein Elektroschock, einschießend, stechende oder scharfe Schmerzqualität
   4. Ausgelöst durch nicht verletzende, harmlose Stimuli der betroffenen Gesichtshälfte

D. Klinisch ist kein neurologisches Defizit nachweisbar.

E. Durch keine andere ICHD-3-Diagnose besser erklärt.

Pathophysiologisch führt ein Kontakt des N. trigeminus mit der A. cerebelli superior über eine Myelinschädigung zum Impulsübergang von markscheidenhaltigen Berührungsfasern (A_β) auf marklose Schmerzfasern (C) und zur Sensibilisierung zentraler Interneurone bei der »klassischen«

Form. Die seltenere »symptomatische« Form wird durch andere ursächliche strukturelle Läsionen (Raumforderungen im Kleinhirnbrückenwinkel, Angiome, multiple Sklerose; Jensen et al. 1982; Love u. Coakham 2001) verursacht. Sie müssen durch ein MRT und bei Hinweisen auf symptomatische Ursachen durch eine zusätzliche Darstellung knöcherner Strukturen (radiologische Nativdiagnostik oder CT) sowie eine Untersuchung beim HNO-, Zahnarzt und ggf. Kieferchirurgen ausgeschlossen werden.

- **Therapie**

Für Empfehlungen zur Behandlung liegen bei Kindern keine kontrollierten Therapiestudien vor. Wichtig ist in erster Linie, die Patienten vor sinnlosen Eingriffen im Zahn-/Kieferbereich zu schützen. Entsprechend den Empfehlungen für Erwachsene (Evers et al. 2003; Paulus et al. 2003) sollten Kinder und Jugendliche mit Trigeminusneuralgie eine medikamentöse Prophylaxe mit Carbamazepin retard (Wiffen et al. 2005) oder Oxcarbazepin (Förderreuther et al. 2003) in langsam steigender Dosis um 100 mg alle 3 Tage bis zu einer Gesamtdosis von 20 mg/kg KG bei Carbamazepin und 25–35 mg/kg KG bei Oxcarbazepin (Serumspiegelkontrollen) erhalten. Nur bei fehlender Wirksamkeit bzw. Kontraindikationen kann ein Therapieversuch mit Lamotrigin (Zakrzewska et al. 1997), Valproinsäure (unkontrollierte Studie; Peiris et al. 1980) oder Gabapentin (unkontrollierte Studien; Khan 1998; Sist et al. 1997; Solaro et al. 2000) oder Topiramat erfolgen (Wang u. Bai 2011).

Wichtig ist, die Therapie bei Erstmanifestation nach 4- bis 6-wöchiger Symptomfreiheit und bei Rezidiven nach 6–8 Monaten langsam über 4–8 Wochen auszuschleichen, da im Frühstadium häufig Remissionen über Wochen bis Monate auftreten (ca. $\frac{1}{3}$ der Erwachsenen hat nur eine Episode im Leben; Katusic et al. 1990). Wenn die Monotherapie versagt, muss zunächst die Dosis angepasst (Enzyminduktion bei Antikonvulsiva!) und erst dann eine Kombination erwogen werden.

Bei Versagen einer medikamentösen Therapie wird bei Erwachsenen eine mikrovaskuläre Dekompression der A. cerebelli superior nach Janetta empfohlen (Bender et al. 2011) und bei erhöhtem Operationsrisiko eine Glyzerin-Rhizotomie

(1. Ast), eine Thermokoagulation (2. und 3. Ast) oder Ballonmikrokompression des Ganglion Gasseri (Taha u. Tew 1996). Für Kinder liegen bislang keine Empfehlungen auf der Basis von Therapiestudien vor.

14.7 Gesellschaftliche und sozioökonomische Auswirkungen

Nach Schätzungen des statistischen Bundesamtes werden pro Jahr über 1.000.000 Schultage in Deutschland migränebedingt versäumt. Untersuchungen bestätigen, dass diese Kinder erhebliche psychosoziale und schulische Einschränkungen erleiden können (Arruda u. Bigal 2012; Brna et al. 2008; Powers et al. 2003).

Langfristige Konsequenzen chronischer Kopfschmerzen für das weitere Leben der betroffenen Kinder und Jugendlichen können nur vermutet werden. Nicht selten befinden sich die betroffenen pädiatrischen Patienten zum Zeitpunkt der Erkrankung in den für ihr späteres Leben sowie für ihre berufliche und private Entwicklung kritischen Lebensabschnitten (Metsahonkala et al. 1998). Chronische Kopfschmerzen persistieren häufig bis ins Erwachsenenalter mit entsprechenden Einschränkungen für den Patienten und Folgen für das Gesundheitssystem (Brna et al. 2005; Kröner-Herwig et al. 2007).

14.8 Fazit

Kopfschmerzen stellen ein häufiges Gesundheitsproblem von Kindern und Jugendlichen dar. Die Diagnose primärer Kopfschmerzerkrankungen erfolgt anhand klinischer Kriterien. Typisch verlaufende rekurrierende Kopfschmerzen werden durch Anamnese und gründliche körperliche Untersuchung diagnostiziert. Bei Auffälligkeiten ergibt sich die Indikation zu weitergehender Diagnostik.

Pathophysiologisch spielen immer biologische, psychologische und soziale Faktoren zusammen (biopsychosoziales Modell). Dies ist für die Therapie entscheidend, weil nichtmedikamentöse Maßnahmen in der Behandlung chronischer

Kopfschmerzen unabdingbar sind. Bei der Migräne muss die medikamentöse Behandlung frühzeitig und ausreichend hoch dosiert erfolgen. Bei der Intervalltherapie stehen nichtmedikamentöse Maßnahmen im Vordergrund. Die Rahmenbedingungen für multimodale Behandlungskonzepte stehen für Kinder und Jugendliche noch weniger zur Verfügung als für erwachsene Kopfschmerzpatienten. Ihre Verfügbarkeit muss in Zukunft im Sinne einer bestmöglichen Hilfe für die Betroffenen verbessert werden.

Literatur

Abu-Arafeh I, Russel G (1994) Prevalence of headache and migraine in schoolchildren. BMJ 309: 765–769

Almeida DB, Cunali PA, Santos HL, Brioschi M, Prandini M (2004) Chronic paroxysmal hemicrania in early childhood: case report. Cephalalgia 24: 608–609

Ambrosetto P, Nicolini F, Zoli M, Cirillo L, Feraco P, Bacci A (2014) Ophthalmoplegic migraine: From questions to answers. Cephalalgia 34: 914–919

Ambrosiani PJ (2000) A review of pharmacotherapy of major depression in children and adolescents. Psychiatr Serv 51: 627–633

Amin FM, Asghar MS, Hougaard A, Hansen AE, Larsen VA, de Koning PJ, Larsson HB, Olesen J, Ashina M (2013) Magnetic resonance angiography of intracranial and extracranial arteries in patients with spontaneous migraine without aura: a cross-sectional study. Lancet Neurol 12: 454–461

Amin FM, Hougaard A, Schytz HW, Asghar MS, Lundholm E, Parvaiz AI, de Koning PJ, Andersen MR, Larsson HB, Fahrenkrug J, Olesen J, Ashina M (2014) Investigation of the pathophysiological mechanisms of migraine attacks induced by pituitary adenylate cyclase-activating polypeptide-38. Brain 137: 779–794

Antonaci F, Pareja JA, Caminero AB, Sjaastad O (1998) Chronic paroxysmal hemicrania and hemicrania continua. Parenteral indomethacin: the 'indotest'. Headache 38: 122–128

Antonaci F, Sjaastad O (1989) Chronic paroxysmal hemicrania (CPH): a review of the clinical manifestations. Headache 29: 648–656

Anttila P, Metsähonkala L, Sillanpää M (2006) Long-term trends in the incidence of headache in Finnish schoolchildren. Pediatrics 117: e1197–e1201

Anxionnat R, de Melo Neto JF, Bracard S, Lacour JC, Pinelli C, Civit T, Picard L (2003) Treatment of hemorrhagic intracranial dissections. Neurosurgery 53: 289–300

Arruda MA, Bigal ME (2012) Migraine and migraine subtypes in preadolescent children: Association with school performance. Neurology 79: 1881–1888

Avery RA (2014) Reference range of cerebrospinal fluid opening pressure in children: historical overview and current data. Neuropediatrics 45: 206–211

Bahra A, Gawel MJ, Hardebo JE, Millson D, Breen SA, Goadsby PJ (2000) Oral zolmitriptan is effective in the acute treatment of cluster headache. Neurology 54: 1832–1839

Bahra A, May A, Goadsby PJ (2002) Cluster headache. Neurology 58: 354–361

Bandell Hoekstra ENG, Abu-Saad HH, Passchier J, Frederiks CM, Feron FJ, Knipschild P (2001) Prevalence and characteristics of headache in Dutch schoolchildren. Eur J Pain 5: 145–153

Bender MT, Pradilla G, James C, Raza S, Lim M, Carson BS (2011) Surgical treatment of pediatric trigeminal neuralgia: case series and review of the literature. Child's Nervous System 27: 2123–2129

Bigal ME, Liberman JN, Lipton RB (2006) Age-dependent prevalence and clinical features of migraine. Neurology 67: 246

Blankenburg M, Dubbel G, Hechler T, Wamsler C, Zernikow B (2009) Paroxysmal hemicrania in children – symptoms, diagnostic criteria, therapy and outcome. Cephalalgia 29: 873–882

Boes CJ, Dodick DW (2002) Refining the clinical spectrum of chronic paroxysmal hemicrania: a review of 74 patients. Headache 42: 699–708

Boles RG (2011) High degree of efficacy in the treatment of cyclic vomiting syndrome with combined co-enzyme Q10, L-carnitine and amitriptyline, a case series. BMC Neurol 11: 102

Bonfert M, Straube A, Schroeder AS, Reilich P, Ebinger F, Heinen F (2013) Primary headache in children and adolescents: update on pharmacotherapy of migraine and tension-type headache. Neuropediatrics 44: 3–19

Bourgeois M, Aicardi J, Goutieres F (1993) Alternating hemiplegia of childhood. J Pediatr 122: 673–679

Breslau N, Davis GC (1992) Migraine, major depression and panic disorder: a prospective epidemiologic study of young adults. Cephalalgia 12: 85–90

Breslau N, Lipton R, Stewart W, Schultz LR, Welch KM (2003) Comorbidity of migraine and depression: Investigating potential etiology and prognosis. Neurology 60: 1308–1312

Brna P, Dooley J, Gordon K, Dewan T (2005) The prognosis of childhood headache: A 20-year follow-up. Arch Pediatr Adolesc Med 159: 1157–1160

Brna P, Gordon K, Dooley J (2008) Canadian adolescents with migraine: impaired health-related quality of life. J Child Neurol 23: 39–43

Broeske D, Lenn NJ, Cantos E (1993) Chronic paroxysmal hemicrania in a young child: Possible relation to ipsilateral occipital infarction. J Child Neurol 8: 235–236

Cady R, O'Carroll P, Dexter K, Freitag F, Shade CL (2014) SumaRT/Nap vs naproxen sodium in treatment and disease modification of migraine: a pilot study. Headache 54: 67–79

Carson L, Lewis D, Tsou M, McGuire E, Surran B, Miller C, Vu TA (2011) Abdominal migraine: an under-diagnosed cause of recurrent abdominal pain in children. Headache 51: 707–712

Chiappedi M, Balottin U (2014) Medication overuse headache in children and adolescents. Curr Pain Headache Rep 18: 1–6

Cittadini E, Goadsby PJ (2006) Revisiting the International Headache Society criteria for paroxysmal hemicrania: A series of 21 patients. Cephalalgia 26: 1401–1402

Cohen AS, Goadsby PJ (2007) Paroxysmal hemicrania responding to topramate. J Neurol Neurosurg Psychiatry 78: 96–97

D'Andrea G, Granella F (2001) SUNCT syndrome: the first case in childhood. Cephalalgia 21: 701–702

Derosier FJ, Lewis D, Hershey AD, Winner PK, Pearlman E, Rothner AD, Linder SL, Goodman DK, Jimenez TB, Granberry WK, Runken MC (2012) Randomized trial of sumatriptan and naproxen sodium combination in adolescent migraine. Pediatrics 129: e1411–e1420

El-Chammas K, Keyes J, Thompson N, Vijayakumar J, Becher D, Jackson JL (2013) Pharmacologic treatment of pediatric headaches: a meta-analysis. JAMA pediatrics 167: 250–258

Evans RW, Whyte C (2013) Cyclic vomiting syndrome and abdominal migraine in adults and children. Headache 53: 984–993

Evers S (2013) The Efficacy of Triptans in Childhood and Adolescence Migraine. Current Pain Headache Rep 17: 1–6

Evers S, Husstedt IW (1996) Alternatives in drug treatment of chronic paroxysmal hemicrania. Headache 36: 429–432

Evers S, Marziniak M (2010) Clinical features, pathophysiology, and treatment of medication-overuse headache. Lancet Neurol 9: 391–401

Evers S, Kropp P, Pothmann R, Heinen F, Ebinger F (2008) Therapie idiopathischer Kopfschmerzen im Kindes- und Jugendalter. Revidierte Empfehlungen der Deutschen Migräne- und Kopfschmerzgesellschaft (DMKG) und der Gesellschaft für Neuropädiatrie (GNP). Nervenheilkunde 27: 1127–1137

Evers S, Paulus W, Richter HP (2003) Trigeminusneuralgie. Leitlinien für Diagnostik und Therapie in der Neurologie. Thieme, Stuttgart, S 341–346

Evers S, Pothmann R, Überall MA, Naumann E, Gerber W-D (2002) Therapie idiopathischer Kopfschmerzen im Kindesalter. Empfehlungen der Deutschen Migräne- und Kopfschmerzgesellschaft (DMKG). Schmerz 16: 48–56

Förderreuther S, Evers S, Paulus W, Richter HP (2003) Trigeminusneuralgie. Leitlinien für Diagnostik und Therapie in der Neurologie. Thieme, Stuttgart, S 341–346

Gatzonis S, Mitsikostas DD, Ilias A, Zournas CH, Papageorgiou C (1996) Two more secondary headaches mimicking chronic paroxysmal hemicrania. Is this the exception or the rule? Headache 36: 511–513

Gelfand AA, Goadsby PJ (2012) Primary sex headache in adolescents. Pediatrics 130: e439–e441

Gherpelli JLD, Nagae Poetscher LMN, Souza AMMH, Bosse EMB, Rabello GD, Diament A, Scaff M (1998) Migraine in childhood and adolescence. A critical study of the diagnostic criteria and of the influence of age on clinical findings. Cephalalgia 18: 333–341

Giffin NJ, Ruggiero L, Lipton RB, Silberstein SD, Tvedskov JF, Olesen J, Altman J, Goadsby PJ, Macrae A (2003) Premonitory symptoms in migraine: An electronic diary study. Neurology 60: 935–940

Gladstein J, Holden EW, Peralta L (1994) Chronic paroxysmal hemicrania in a child. Headache 34: 519–520

Goadsby PJ (1999) Chronic tension-type headache: where are we? Brain 122: 1611–1612

Goadsby PJ (2005) Trigeminal autonomic cephalalgias: Fancy term or constructive change to the IHS classification? J Neurol Neurosurg Psychiatry 76: 301–305

Goadsby PJ, Edvinsson L (1994) Human in vivo evidence for trigeminovascular activation in cluster headache. Neuropeptide changes and effects of acute attacks therapies. Brain 117: 427–434

Goadsby PJ, Lipton RB (1997) A review of paroxysmal hemicranias, SUNCT syndrome and other short-lasting headaches with autonomic feature, including new cases. Brain 120: 193–209

Göbel H (2012) Die Kopfschmerzen. Ursachen, Mechanismen, Diagnostik und Therapie in der Praxis. Springer, Heidelberg

International Headache Society (IHS); Headache Classification Committee (2013) The International Classification of Headache Disorder, 3rd Edition (beta version). Cephalgia 33: 629–808

Hershey AD, Powers SW, Bentti AL, de Grauw TJ (2000) Effectiveness of amitriptyline in the prophylactic management of childhood headaches. Headache 40: 539–549

Hershey AD, Winner P, Kabbouche MA, Gladstein J, Yonker M, Lewis D, Pearlman E, Linder SL, Rothner AD, Powers SW (2005) Use of the ICHD-II criteria in the diagnosis of pediatric migraine. Headache 45: 1288–1297

Ilik F, Ilik K (2014) Alice in Wonderland syndrome as aura of migraine. Neurocase 20: 474–475

Jensen TS, Rasmussen P, Reske-Nielsen E (1982) Association of trigeminal neuralgia with multiple sclerosis: clinical and pathological features. Acta Neurol Scand 65: 182–189

Jonsson P, Jakobsson A, Hensing G, Linde M, Moore CD, Hedenrud T (2013) Holding on to the indispensable medication - a grounded theory on medication use from the perspective of persons with medication overuse headache. J Headache Pain 14: 1–11

Katusic S, Beard CM, Bergstralh E, Kurland LT (1990) Incidence and clinical features of trigeminal neuralgia, Rochester, Minnesota, 1945-1984. Ann Neurol 27: 89–95

Khan OA (1998) Gabapentin relieves trigeminal neuralgia in multiple sclerosis patients. Neurology 51: 611–614

King S, Chambers CT, Huguet A, MacNevin RC, McGrath PJ, Parker L, MacDonald AJ (2011) The epidemiology of chronic pain in children and adolescents revisited: a systematic review. Pain 152: 2729–2738

Kirk S (2008) Transitions in the lives of young people with complex healthcare needs. Child: Care Health Dev 34: 567–575

Kors EE, Vanmolkot KRJ, Haan J, Frants RR, van den Maagdenberg AMJM, Ferrari MD (2004) Recent findings in headache genetics. Curr Opin Neurol 17: 283–288

Kröner-Herwig B, Heinrich M, Morris L (2007) Headache in German children and adolescents: A population-based epidemiological study. Cephalalgia 27: 519–527

Kudrow DB, Kudrow L (1989) Successful aspirin prophylaxis in a child with chronic paroxysmal hemicrania. Headache 29: 280–281

Larsson B (1999) Recurrent headaches in children and adolescents. In: McGrath PJ, Finley GA (eds) Chronic and recurrent pain in children and adolescents, 13th ed. IASP Press, Seattle, pp 115–139

Laurell K, Larsson B, Eeg-Olofsson O (2004) Prevalence of headache in Swedish schoolchildren, with a focus on tension-type headache. Cephalalgia 24: 380–388

Lee LY, Abbott L, Mahlangu B, Moodie SJ, Anderson S (2012) The management of cyclic vomiting syndrome: a systematic review. Eur J Gastroenterol Heptal 24: 1001–1006

Lendvai D, Verdecchia P, Crenca R, Redondi A, Braccili T, Turri E, Lucarelli S (1999) Fever: a novelty among the symptoms accompanying migraine attacks in children. Eur Rev Med Pharmacol Sci 3: 229–232

Leniger T, Diener HC, Hufnagel A (2003) Erhöhte zerebrale Erregbarkeit und "spreading depression" Ursachen für eine Komorbidität von Epilepsie und Migräne? Nervenarzt 74: 869–874

Lewis DW, Ashwal S, Dahl G, Dorbad D, Hirtz D, Prensky A, Jarjour I; Quality Standards Subcommittee of the American Academy of Neurology; Practice Committee of the Child Neurology Society (2002) Practice parameter: evaluation of children and adolescents with recurrent headaches: report of the Quality Standards Subcommittee of the American Academy of Neurology and the Practice Committee of the Child Neurology Society. Neurology 59: 490–498

Lewis DW, Gozzo YF, Avner MT (2005) The "other" primary headaches in children and adolescents. Pediatr Neurol 33: 303–313

Lin KY, Hsu YS, Young YH (2010) Brainstem lesion in benign paroxysmal vertigo children: evaluated by a combined ocular and cervical vestibular-evoked myogenic potential test. Int J Pediatr Otorhinolaryngol 74: 523–527

Lipton RB, Manack A, Ricci JA, Chee E, Turkel CC, Winner P (2011) Prevalence and Burden of Chronic Migraine in Adolescents: Results of the Chronic Daily Headache in Adolescents Study (C-dAS). Headache 51: 693–706

Love S, Coakham HB (2001) Trigeminal neuralgia: Pathology and pathogenesis. Brain 124: 2347–2360

Ludvigsson J (1974) Propranolol used in prophylaxis of migraine in children. Acta Neurol Scand 50: 109–115

Luntamo T, Sourander A, Santalahti P, Aromaa M, Helenius H (2012) Prevalence changes of pain, sleep problems and fatigue among 8-year-old children: Years 1989, 1999, and 2005. J Pediatr Psychol 37: 307–318

Mar S, Kelly JE, Isbell S, Aung WY, Lenox J, Prensky A (2013) Prevalence of white matter lesions and stroke in children with migraine. Neurology 81: 1387–1391

Mariani R, Capuano A, Torriero R, Tarantino S, Properzi E, Vigevano F, Valeriani M (2014) Cluster headache in childhood: case series from a pediatric headache center. J Child Neurol 29: 62–65

Matharu MS, Cohen AS, Frackowiak RS, Goadsby PJ (2006) Posterior hypothalamic activation in paroxysmal hemicrania. Ann Neurol 59: 535–545

May A (2012) Clusterkopfschmerz und trigeminoautonome Kopfschmerzen. In: Diener HC, Weimar C (Hrsg) Leitlinien für Diagnostik und Therapie in der Neurologie. Herausgegeben von der Kommission »Leitlinien« der Deutschen Gesellschaft für Neurologie. Thieme, Stuttgart

May A, Pageler L (2003) Trigeminoautonomer Kopfschmerz. In: Diener H-C (Hrsg) Kopfschmerzen. Thieme, Stuttgart, New York, S 74–81

May A, Evers S, Straube A, Pfaffenrath V, Diener HC (2005) Therapie und Prophylaxe von Cluster-Kopfschmerzen und anderen trigemino-autonomen Kopfschmerzen. Schmerz 19: 225–241

May A, Leone M, Afra J, Linde M, Sandor PS, Evers S, Goadsby PJ; EFNS Task Force (2006) EFNS guideline on the treatment of cluster headache and other trigeminal-autonomic cephalalgias. Eur J Neurol 13: 1066–1077

McGrath PA (2001) Chronic daily headache in children and adolescents. Current Pain and Headache Reports 5: 557–566

Metsahonkala L, Sillanpaa M, Tuominen J (1998) Social environment and headache in 8- to 9-year-old children: A follow-up study. Headache 38: 222–228

Mohamed BP, Goadsby PJ, Prabhakar P (2012) Safety and efficacy of flunarizine in childhood migraine: 11 years' experience, with emphasis on its effect in hemiplegic migraine. Dev Med Child Neurol 54: 274–277

Moorjani BI, Rothner AD (2001) Indomethacin-responsive headaches in children and adolescents. Semin Pediatr Neurol 8: 40–45

Mortimer MJ, Kay J, Jaron A (1992) Epidemiology of headache and childhood migraine in an urban general practice using Ad Hoc, Vahlquist and IHS criteria. Dev Med Child Neurol 34: 1095–1101

Olesen J, Steiner TJ (2004) The international classification of headache disorders, 2nd edn (ICDH-II). J Neurol Neurosurg Psychiatry 75: 808–811

Paulus W, Evers S, May A, Steude U, Wolowski A, Pfaffenrath V (2003) Therapie und Prophylaxe von Gesichtsneuralgien und anderen Formen der Gesichtsschmerzen. Schmerz 17: 74–91

Peiris JB, Perera GL, Devendra SV, Lionel ND (1980) Sodium valproate in trigeminal neuralgia. Med J Aust 2: 278

Pfefferbaum B, Hagberg CA (1993) Pharmacological management of pain in children. J Am Acad Child Adolesc Psychiatry 32: 235–242

Piazza F, Chiappedi M, Maffioletti E, Galli F, Balottin U (2012) Medication Overuse Headache in School-Aged Children: More Common Than Expected? Headache 52: 1506–1510

Powers SW, Patton SR, Hommel KA, Hershey AD (2003) Quality of life in childhood migraine: Clinical impact and comparison to other chronic illnesses. Pediatrics 112: e0–e6

Raieli V, Eliseo M, Pandolfi E, La Vecchia M, La Franca G, Puma D, Ragusa D (2005) Recurrent and chronic headaches in children below 6 years of age. J Headache Pain 6: 135–142

Ralli G, Atturo F, de Filippis C (2009) Idiopathic benign paroxysmal vertigo in children, a migraine precursor. Int J Pediatr Otorhinolaryngol 73: S16–S18

Raskin NH (1988) The indomethacin-responsive syndromes. In: Raskin NH (ed) Headache. 2 ed. Churchill Livingstone, New York, pp 255–268

Reale L, Guarnera M, Grillo C, Maiolino L, Ruta L, Mazzone L (2011) Psychological assessment in children and adolescents with Benign Paroxysmal Vertigo. Brain Dev 33: 125–130

Romanello S, Spiri D, Marcuzzi E, Zanin A, Boizeau P, Riviere S, Vizeneux A, Moretti R, Carbajal R, Mercier JC, Wood C, Zuccotti GV, Crichiutti G, Alberti C, Titomanlio L (2013) Association between childhood migraine and history of infantile colic. JAMA 309: 1607–1612

Russell MB, Ducros A (2011) Sporadic and familial hemiplegic migraine: pathophysiological mechanisms, clinical characteristics, diagnosis, and management. Lancet Neurol 10: 457–470

Russell MB, Ostergaard S, Bendtsen L, Olesen J (1999) Familial occurrence of chronic tension-type headache. Cephalalgia 19: 207–210

Sanchezdelrio M, Reuter U (2004) Migraine aura: new information on underlying mechanisms. Curr Opin Neurol 17: 289–293

Schürmann S (2005) Erste interdisziplinäre, klinikgestützte Kinderschmerzambulanz in Deutschland. Symposium Medical 9: 20–24

Sekhara T, Pelc K, Mewasingh LD, Boucquey D, Dan B (2005) Pediatric SUNCT Syndrome. Pediatr Neurol 33: 206–207

Shabbir N, McAbee G (1994) Adolescent chronic paroxysmal hemicrania responsive to verapamil monotherapy. Headache 34: 209–210

Sillanpää M, Anttila P (1996) Increasing prevalence of headache in 7-year-old schoolchildren. Headache 36: 466–470

Sist T, Filadora V, Miner M, Lema M (1997) Gabapentin for idiopathic trigeminal neuralgia: Report of two cases. Neurology 48: 1467

Sjaastad O, Antonaci F (1995) A piroxicam derivative partly effective in chronic paroxysmal hemicrania and hemicrania continua. Headache 35: 549–550

Soee AB, Skov L, Skovgaard LT, Thomsen LL (2013) Headache in children: Effectiveness of multidisciplinary treatment in a tertiary paediatric headache clinic. Cephalalgia 33: 1218–1228

Solaro C, Messmer Uccelli M, Uccelli A, Leandri M, Mancardi GL (2000) Low-dose gabapentin combined with either lamotrigine or carbamazepine can be useful therapies for trigeminal neuralgia in multiple sclerosis. Eur Neurol 44: 45–48

Solomon S, Newman LC (1995) Chronic paroxysmal hemicrania in a child? Headache 35: 234

Sprenger T, Valet M, Hammes M, Erhard P, Berthele A, Conrad B, Tolle TR (2004) Hypothalamic activation in trigeminal autonomic cephalgia: Functional imaging of an atypical case. Cephalalgia 24: 753–757

Stang PE (1992) Incidence of migraine headache: a population-based study in Olmsted County, Minnesota. Neurology 42: 1657–1662

Taha JM, Tew Jr JM (1996) Comparison of Surgical Treatments for Trigeminal Neuralgia: Reevaluation of Radiofrequency Rhizotomy. Neurosurgery 38: 865

Talvik I, Koch K, Kolk A, Talvik T (2006) Chronic paroxysmal hemicrania in a 3-year, 10-month-old female. Pediatr Neurol 34: 225–227

Trucco M, Mainardi F, Maggioni F, Badino R, Zanchin G (2004) Chronic paroxysmal hemicrania, hemicrania continua and SUNCT syndrome in association with other pathologies: A review. Cephalalgia 24: 173–184

Überall MA (1999) Zeitgemäße Migränetherapie bei Kindern. Schmerz 13: 97–98

Überall M, Wenzel D (1999) Intranasal sumatriptan for the acute treatment of migraine in children. Neurology 52: 1507–1510

Victorio MC, Rothner AD (2013) Diagnosis and treatment of idiopathic intracranial hypertension (IIH) in children and adolescents. Curr Neurol Neurosci Rep 13: 1–7

Viera JP, Salfuiero AB, Alfaro M (2006) Short lasting headache in children. Cephalalgia 26: 1220–1224

Vijayan N (1992) Symptomatic chronic paroxysmal hemicrania. Cephalalgia 12: 111–113

Wager J, Hirschfeld G, Zernikow B (2013) Tension-type headache or migraine? Adolescents' pain descriptions are of little help. Headache 53: 322–332

Wang QP, Bai M (2011) Topiramate versus carbamazepine for the treatment of classical trigeminal neuralgia: a meta-analysis. CNS Drugs 25: 847–857

Wiffen P, Collins S, McQuay H, Carroll D, Jadad A, Moore A (2005) Anticonvulsant drugs for acute and chronic pain. Cochrane database of systematic reviews (Online): CD001133

Winner P (1999) Pediatric headaches: What`s new? Curr Opin Neurol 12: 269–272

Winner P, Lewis DW (eds) (2005) Young adult and pediatric headache management. BC Decker Inc, Hamilton

Winner P, Powers SW, Kabbouche MA, Hershey AD (2007) Diagnosing and managing headache in children. Curr Treat Options Neurol 9: 3–13

Zakrzewska JM, Chaudry Z, Nurmikko TJ, Patton DW, Mullens EL (1997) Lamotrigine (Lamictal) in refractory trigeminal neuralgia: results from a double-blind placebo controlled crossover trial. Pain 73: 223–230

Zernikow B, Wager J, Hechler T, Hasan C, Rohr U, Dobe M, Meyer A, Hübner-Möhler B, Wamsler C, Blankenburg M (2012) Characteristics of highly impaired children with severe chronic pain: a 5-year retrospective study on 2249 pediatric pain patients. BMC Pediatrics 12: 54

14

Chronische Bauchschmerzen

Thomas Berger, Uta Rohr

B. Zernikow (Hrsg.), *Schmerztherapie bei Kindern, Jugendlichen und jungen Erwachsenen*,
DOI 10.1007/978-3-662-45057-4_15, © Springer-Verlag Berlin Heidelberg 2015

15.1   Einleitung

Intermittierende oder kontinuierliche Bauch-schmerzen, die länger als 1–2 Monate andauern, werden unabhängig von der Ursache als »chroni-sche Bauchschmerzen« bezeichnet. Die häufigs-te Ursache für chronische Bauchschmerzen sind funktionelle Störungen – in Abgrenzung zu ana-tomischen, entzündlichen, infektiösen, metabo-lischen oder neoplastischen Prozessen. Nach den ROME-III-Kriterien (Rasquin et al. 2006) werden 5 funktionelle gastrointestinale Störungen definiert, die mit Bauchschmerzen einhergehen (◘ Tab. 15.1):

- Funktionelle Dyspepsie
- Reizdarmsyndrom
- Abdominelle Migräne
- Funktionelle Bauchschmerzen
- Syndrom der funktionellen Bauchschmerzen

Die Verwendung des Begriffes »rezidivierende Bauchschmerzen« wird nicht mehr empfohlen (Di Lorenzo et al. 2005). Er basiert auf den Ein-schlusskriterien einer epidemiologischen Studie (Apley u. Naish 1958), die an 1.000 Schulkindern durchgeführt wurde: Mindestens 3 abdominelle Schmerzepisoden mit Beeinträchtigung der Akti-vität des Kindes über einen Zeitraum von mindes-tens 3 Monaten. Diese »Apley-Kriterien« definieren ein Symptommuster, keine Diagnose. Der Begriff wird häufig unscharf als Synonym für funktionelle Bauchschmerzen verwendet.

15.2   Prävalenz und klinisches Bild

In der »Studie zur Gesundheit von Kindern und Ju-gendlichen in Deutschland (KiGGS)« lagen Bauch-schmerzen insgesamt als Schmerzlokalisation in der Altersgruppe der 3- bis 10-jährigen Kinder an erster Stelle, in der Altersgruppe der 11- bis 18-jäh-rigen nach Kopfschmerzen an zweiter Stelle (Ellert et al. 2007). Bauchschmerzen haben häufig einen chronischen Verlauf (Lisman-van Leeuwen et al. 2013). Die Prävalenz für funktionelle gastrointes-tinale Störungen nach den Rome-III-Kriterien liegt in aktuellen populationsbasierten Studien etwa im Bereich von 5–15 % (Devanarayana et al. 2011; Gu-lewitsch et al. 2013; Saps et al. 2013).

Die Schmerzlokalisation ist variabel, wobei die Mehrzahl der Kinder periumbilikale Schmerzen angibt. Bei vielen Kindern finden sich während der Schmerzepisoden Begleitsymptome, z. B. Blässe, Übelkeit, Erbrechen, Müdigkeit oder Kopfschmer-zen (Apley u. Naish 1958; Knishkowy et al. 1995). Weitere extraintestinale Symptome wie Rücken-schmerzen, Schlafstörungen und psychisch-emoti-onale Auffälligkeiten sind häufig mit chronischen Bauchschmerzen assoziiert (Devanarayana et al. 2011; Gulewitsch et al. 2013; Schurman et al. 2012). Chronische Bauchschmerzen können erhebliche Auswirkungen auf die Lebensqualität haben (Yous-sef et al. 2006) und führen häufig zu Beeinträchti-gungen im psychosozialen Bereich.

15.3   Prognose

Eine verbreitete Annahme lautet, chronische Bauchschmerzen bei Kindern hätten in der Regel einen günstigen Spontanverlauf. Diese Ansicht wird durch Studiendaten klar widerlegt.

So fanden Christensen u. Mortensen (1975) nach einem Verlauf von 30 Jahren in 53 % der Fälle (Kontrollgruppe 29 %) noch anhaltende chroni-sche Bauchschmerzen, 32 % der Patienten (Kon-trollgruppe 13 %) hatten zudem im Verlauf rezi-divierende Beschwerden nicht abdomineller Art entwickelt.

In einer Langzeitstudie von Magni et al. (1987) klagten nach 10 oder mehr Jahren 25 % der Kin-der über anhaltende Bauchschmerzen, bei weiteren 25 % hatten sich Schmerzsyndrome anderer Loka-lisation entwickelt. In einer anderen Untersuchung wurden im Verlauf gehäuft funktionelle Beein-trächtigungen (z. B. Fehlzeiten in der Schule) ge-funden (Walker et al. 1995). In einer Langzeitstudie von Hotopf et al. (1998) zeigte sich bei Erwachse-nen, die als Kinder wiederholt an Bauchschmerzen gelitten hatten, eine mäßige Häufung somatischer Beschwerden unterschiedlicher Lokalisation sowie v. a. eine signifikante Häufung psychischer Auffäl-ligkeiten.

In einer Untersuchung von Dengler-Crish et al. (2011) hatten rund ⅓ von 188 Patienten mit funk-tionellen Bauchschmerzen nach einem Verlauf von 4–15 Jahren weiterhin Beschwerden, die die

◘ **Tab. 15.1** ROME-III-Kriterien für die Diagnose funktioneller gastrointestinaler Störungen. Hier dargestellt sind die Kriterien der 5 funktionellen Störungsbilder, die mit Bauchschmerzen assoziiert sind (nach Rasquin et al. 2006)

Gastrointestinale Störung	Kriterien	
Funktionelle Dyspepsie	Folgende Kriterien müssen mindestens 1×/ Woche seit mindestens 2 Monaten erfüllt sein:	– Anhaltend oder wiederkehrend auftretende Schmerzen oder Missempfindungen mit Schwerpunkt im Oberbauch (oberhalb des Nabels) – Keine Erleichterung durch Defäkation, keine Assoziation mit dem Beginn einer Änderung von Stuhlfrequenz oder -form (d. h., es liegt kein Reizdarmsyndrom vor) – Keine Anzeichen für einen entzündlichen, anatomischen, metabolischen oder neoplastischen Prozess, der die Symptome des Patienten erklärt

Reizdarmsyndrom	Folgende Kriterien müssen mindestens 1×/ Woche seit mindestens 2 Monaten erfüllt sein:	– Abdominelle Missempfindungen (unangenehme Empfindung, die nicht als Schmerz beschrieben wird) oder Schmerzen, die mindestens in 25 % der Zeit mit 2 oder mehr der folgenden Kriterien assoziiert sind:
		  - Besserung durch Defäkation
		  - Bei Auftreten Änderung der Stuhlfrequenz
		  - Bei Auftreten Änderung der Form (des Aussehens) des Stuhl
		  - Keine Anzeichen für einen entzündlichen, anatomischen, metabolischen oder neoplastischen Prozess, der die Symptome des Patienten erklärt

Abdominelle Migräne	Alle folgenden Kriterien müssen mindestens 2× in den letzten 12 Monaten erfüllt sein:	– Anfallsartige Episoden mit heftigen, akuten periumbilikalen Schmerzen, die für mindestens 1 h andauern
		– Zwischenzeitlich Perioden mit normalem Gesundheitszustand über Wochen bis Monate
		– Beeinträchtigung normaler Aktivitäten durch den Schmerz
		– Der Schmerz ist mit mindestens 2 der folgenden Symptome assoziiert:
		  - Appetitlosigkeit
		  - Übelkeit
		  - Erbrechen
		  - Kopfschmerzen
		  - Lichtscheu
		  - Blässe
		– Keine Anzeichen für einen entzündlichen, anatomischen, metabolischen oder neoplastischen Prozess, der die Symptome des Patienten erklärt

Funktionelle Bauchschmerzen	Folgende Kriterien müssen mindestens 1×/ Woche seit mindestens 2 Monaten erfüllt sein:	– Episodischer oder kontinuierlicher Bauchschmerz – Unzureichende Kriterien für andere funktionelle gastrointestinale Störungen – Keine Anzeichen für einen entzündlichen, anatomischen, metabolischen oder neoplastischen Prozess, der die Symptome des Patienten erklärt
Syndrom der funktionellen Bauchschmerzen im Kindesalter	Die Kriterien für funktionelle Bauchschmerzen im Kindesalter müssen in mindestens 25 % der Zeit erfüllt sein und mindestens 1 der folgenden beinhalten:	– Beeinträchtigung alltäglicher Funktionen – Zusätzliche somatische Symptome wie Kopfschmerzen, Gliederschmerzen oder Schlafstörungen

Rome-III-Kriterien für eine funktionelle gastrointestinale Störung erfüllten. Patienten mit ungünstiger Prognose zeigten auffällig häufig zusätzliche nicht gastrointestinale somatische Symptome.

Mulvaney et al. (2006) fanden in ihrer prospektiven Studie, in der sie 132 Patienten im Alter von 6–18 Jahren über einen Zeitraum von 5 Jahren hinsichtlich ihrer Bauchschmerzen befragten, drei verschiedene Symptomverläufe:

- In die erste Untergruppe (»low risk«) fielen 70 % der befragten Kinder und Jugendlichen. Sie zeigten eher geringe Symptomausprägungen und waren über die gesamte Zeit wenig beeinträchtigt. In dieser Gruppe war der Anteil der Jungen und der Kinder mit höher ausgeprägtem Selbstwert und eher geringen Depressions- und Angstwerten am größten.
- Die zweite Untergruppe (»short term risk«) beschreibt die Kinder (16 % der Gesamtstichprobe), die unter ausgeprägten somatischen Beschwerden und einer hohen Beeinträchtigung litten, die jedoch innerhalb einiger Monate rückläufig waren und in der Folgezeit konstant gering blieben. Mehr als 80 % der Kinder, die in diese Gruppe subsumiert sind, waren Mädchen.
- 14 % der Stichprobe wurden in der dritten Untergruppe (»long term risk«) zusammengefasst. Diese Patienten wiesen nicht die höchsten Ausprägungen hinsichtlich der Bauchschmerzen auf, hatten diese aber auch nach 5 Jahren noch und berichteten ein signifikant höheres Ausmaß an Angst und Depression, einen geringeren Selbstwert und mehr negative Lebensereignisse.

15.4 Psychosoziale Einflussfaktoren und biopsychosoziales Modell

Um die Entstehung und den Verlauf funktioneller Bauchschmerzen bei Kindern besser verstehen und behandeln zu können, liegt ein Fokus der Forschung auf den psychologischen und sozialen Einflussfaktoren. Die Forschungsergebnisse belegen eine Vielzahl an Einflussfaktoren, deren Wirkweise im Detail jedoch noch nicht geklärt ist.

In einer Stichprobe von 1.411 Schülern (11–14 Jahre) wiesen 22 % erstmalig Bauchschmerzen auf (El-Metwally et al. 2007). Für das Auftreten der Bauchschmerzen erwiesen sich bei den Mädchen vorhergehende somatische Beschwerden (z. B. Kopfschmerzen), bei den Jungen neben vorhergehenden somatischen Beschwerden u. a. auch Verhaltensprobleme und Schulunlust als gute Prädiktoren.

In einem Vergleich von 158 Kindern mit chronischen Bauchschmerzen und 688 Gesunden zeigte sich, dass Kinder, die passive Bewältigungsstrategien bevorzugen (z. B. Katastrophisieren, Isolation und Rückzug), höhere Schmerzintensitäten, stärkere schmerzbezogene Beeinträchtigungen und höhere Depressionswerte aufwiesen (Walker et al. 1997).

Kinder mit chronischen Bauchschmerzen berichten von mehr Stressfaktoren im Alltag (z. B. Klassenarbeit, Streit mit einem Freund, Verbot, an einer Aktivität teilzunehmen, Krankheit eines Familienmitglieds) als gesunde Kinder und neigen dazu, diese Stressfaktoren als schwerwiegender einzuschätzen, als dies gesunde Kinder tun (Walker et al. 2001).

Ob Kinder mit chronischen Bauchschmerzen gesund werden, hängt auch damit zusammen, inwieweit die Eltern psychologische Gründe für die Schmerzen in Betracht ziehen (Crushell et al. 2003). Wenn die Eltern psychosoziale Einflüsse von sich weisen, psychologische Interventionen ablehnen, medizinische Dienste jedoch häufig nutzen, gilt dies als Risikofaktor für das Fortbestehen der Schmerzen und für das Ausbleiben einer Normalisierung der Alltagsfunktionen (Lindley et al. 2005).

Walker et al. (2006a) ließen Mütter ihre Reaktionen auf die Schmerzäußerungen ihrer Kinder beschreiben (z. B. »Wenn Ihr Kind wiederkehrende Bauchschmerzen hat, wie oft lassen Sie es aus der Schule zu Hause? Wie oft bringen Sie ihm kleine Geschenke mit?«). Die Kinder von Müttern, die vermehrt mit solchem mütterlichen protektiven Verhalten reagierten, wurden wegen ihrer Bauchschmerzen im Verlauf signifikant häufiger einem Arzt vorgestellt und verursachten höhere Gesundheitskosten als Kinder, deren Mütter weniger protektiv auf die kindlichen Schmerzäußerungen

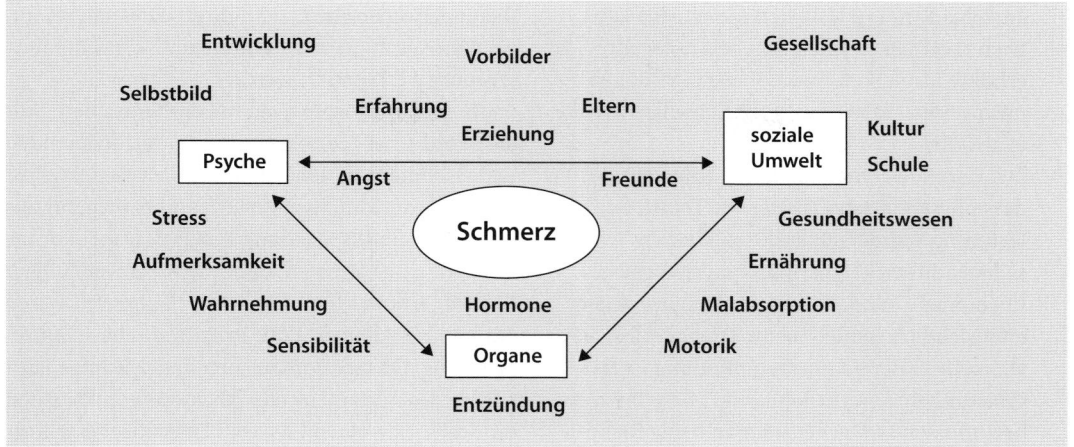

Abb. 15.1 Biopsychosoziales Modell der chronischen Bauchschmerzen: Die Bauchschmerzen werden als Phänomen im Rahmen eines Gesamtgefüges angesehen, das durch die sich wechselseitig beeinflussenden 3 Teilbereiche Körper, Psyche und soziale Umwelt beschrieben wird

reagierten. In einer weiteren Studie (Walker et al. 2006b) zeigten die Kinder dann mehr Schmerzsymptome, wenn die Eltern aufgefordert wurden, den Bauchschmerzen ihrer Kinder viel Aufmerksamkeit zu schenken.

Helgeland et al. (2010) untersuchten in einer prospektiven Kohortenstudie Prädiktoren für das Auftreten funktioneller Bauchschmerzen im Alter von 14 Jahren, die zudem zu Beeinträchtigungen im Lebensalltag führen (Schulfehlzeiten, Begrenzung von Hobbys und Aktivitäten, Medikamenteneinnahme, Arztbesuche). Erfasst wurden Angaben der Mütter, als die Kinder 18 Monate alt waren, sowie Angaben der Kinder selbst im Alter von 12 und 14 Jahren. Insgesamt entwickelten 13 % der Kohorte funktionelle Bauchschmerzen, davon waren 62 % Mädchen. Negative Lebensereignisse und die physische Gesundheit der Mütter konnten das Auftreten der Bauchschmerzen im Jugendalter in dieser Studie nicht vorhersagen. Mütterlicher Disstress im Säuglings- und Kindesalter sowie vorpubertäre depressive und körperliche Symptome scheinen dagegen eine Rolle bei der Entstehung von chronischen Bauchschmerzen zu spielen.

Diskutiert wird auch, inwieweit frühe Missbrauchs-, Schmerz- und Stresserfahrungen zur Veränderung der Schmerzwahrnehmung im späteren Leben führen und so das Auftreten von chronischen Bauchschmerzen begünstigen (Miranda 2009).

Zusammenfassend lassen sich die Befunde aus den verschiedenen Forschungsbereichen am besten in ein multidimensionales Modell integrieren, das die 3 Bereiche Körper, Psyche und soziale Umwelt und ihre gegenseitigen Wechselbeziehungen von vornherein in die Betrachtung einschließt (❏ Abb. 15.1).

Bezogen auf funktionelle Bauchschmerzen hat dieses biopsychosoziale Modell 3 wesentliche Elemente:

− Es konnte nachgewiesen werden (Faure u. Wieckowska 2007; Halac et al. 2010; Van Ginkel et al. 2001), dass die viszerale Schmerzschwelle bei Patienten mit funktionellen Bauchschmerzen erniedrigt ist. Unter Laborbedingungen lässt sich eine solche Hypersensitivität bei gesunden Erwachsenen durch wiederholte rektale Stimulation in sehr kurzer Zeit erzeugen (Ness et al. 1990). Analog dazu gibt es mittlerweile mehrere Hinweise darauf, dass zeitlich begrenzte Ereignisse, die mit abdominellen Schmerzen einhergehen, das Risiko für funktionelle Bauchschmerzen bei Kindern langfristig erhöhen können. Ein Zusammenhang konnte z. B. bei Purpura Schönlein-Henoch, hypertrophischer Pylorusstenose oder einer Kuhmilchallergie im ersten Lebensjahr (Saps u. Bonilla 2011; Saps et al. 2011a,b) gefunden werden. Sowohl bei Erwachsenen als auch bei Kindern lässt sich Monate bis Jahre nach einer bakteriellen Enteritis noch eine erhöhte Häufigkeit funktioneller Störungen nachweisen (Saps et al. 2008; Schwille-Kiuntke et al. 2011).

— Die viszerale Hypersensitivität führt dazu, dass physiologische Trigger wie Druck oder Dehnung Schmerzen auslösen können. Da es sich bei diesen Triggern um physiologische Phänomene handelt, liegt das Hauptproblem offensichtlich weniger beim Trigger selbst als vielmehr in der Schmerzempfindung, -verarbeitung und -wahrnehmung. Diese Prozesse beeinflussen sich gegenseitig in beide Richtungen und sind Ausdruck der engen Wechselwirkung zwischen dem enteralen und dem zentralen Nervensystem (»gut-brain-axis«).

— Auf das Schmerzgeschehen nehmen – wie zuvor aufgezeigt – verschiedene **psychologische Faktoren** Einfluss. Forschungsergebnisse liegen vor zur Schmerzbewältigung sowie zu schmerzbezogenen Ängsten, kritischen Lebensereignissen und psychiatrischen Komorbiditäten. Auch **soziale Einflüsse**, wie z. B. Lernen durch Verstärkung oder Modellvorgaben seitens der Eltern, modellieren das Schmerzerleben.

15.5 Organische Diagnostik bei chronischen Bauchschmerzen

Die Planung der Diagnostik bei chronischen Bauchschmerzen ist ein wesentlicher Schritt in der Betreuung der Patienten und stellt aus verschiedenen Gründen eine Herausforderung dar. Vor dem Hintergrund der vielfältigen und zunehmenden diagnostischen Möglichkeiten ist es wichtig, sich folgenden Umstand klar zu machen: Die Häufigkeit definierter organischer Erkrankungen liegt bei chronischen Bauchschmerzen deutlich unter 10 % (Apley u. Naish 1958; Liebman 1978; Stickler u. Murphy 1979). Dennoch dürfte es bei entsprechend umfassender Diagnostik heute bei der Mehrzahl der Patienten gelingen, mindestens einen auffälligen Befund zu erheben. In der Praxis helfen diese Untersuchungsergebnisse aber andererseits kaum weiter, da sie nur selten zu nachhaltig hilfreichen

therapeutischen Ansätzen führen. Dies soll im folgenden Abschnitt zunächst anhand von Literaturergebnissen illustriert werden.

In einer prospektiven niederländischen Studie wurde bei 220 Kindern mit rezidivierenden Bauchschmerzen ein standardisiertes Diagnostikprogramm durchgeführt, das überwiegend aus Labortests und Bildgebung bestand. Dabei konnte in 88 % der Patienten mindestens ein auffälliger Befund erhoben werden. Am häufigsten waren positive H_2-Atemteste mit Fruktose- oder Laktosebelastung, Obstipationszeichen in der Röntgenaufnahme des Abdomens, der Nachweis von Parasiten im Stuhl, der Nachweis von Helicobacter-pylori-Infektionen, positive RAST-Ergebnisse auf Nahrungsmittelallergene sowie Antikörper gegen Yersinien. Die Autoren selbst stellen in der Diskussion der Arbeit die Frage nach der klinischen Relevanz all dieser Befunde (Gijsbers et al. 2011).

In einer norwegischen prospektiven Studie wurden die Patienten initial einem ähnlich umfangreichen Untersuchungsprogramm unterzogen, ohne dass sich zwischen den Ergebnissen der Diagnostik und dem Verlauf nach 5 Jahren irgendein Zusammenhang nachweisen ließ. »Kausale« Therapieversuche wie die Behandlung einer Obstipation oder eines gastroösophagealen Refluxes hatten keinen Einfluss auf den Verlauf der chronischen Bauchschmerzen (Stordal et al. 2005).

In einer nordamerikanischen retrospektiven Studie wurde ermittelt, dass die durchschnittlichen Kosten für die Diagnostik bei Kindern mit funktionellen Bauchschmerzen an einer spezialisierten Klinik im Mittel bei über 6.000 $ lagen, ohne dass aus den Ergebnissen ein erkennbarer Nutzen abgeleitet werden konnte (Dhroove et al. 2010).

Folgende Einzelaspekte sind in diesem Zusammenhang hervorzuheben:

— Für die Diagnose einer Zöliakie spielen Laboruntersuchungen, v. a. die Bestimmung der Antikörper gegen Gewebstransglutaminase, aufgrund ihrer hervorragenden Aussagekraft eine wesentliche Rolle. Die Prävalenz der Zöliakie bei Kindern mit chronischen Bauchschmerzen ist gegenüber der allgemeinen Prävalenz nicht oder kaum erhöht (Farahmand et al. 2011), andererseits stellen Bauchschmerzen ein häufiges, wenn auch selten isoliertes,

Symptom bei Kindern mit Zöliakie dar (Husby et al. 2012). Bei Kindern mit chronischen Bauchschmerzen ist es daher nach unserer Ansicht gerechtfertigt, die Indikation zur Bestimmung von Antikörpern gegen Gewebstransglutaminase großzügig zu stellen.

— Es ist mittlerweile gut belegt, dass zwischen einer Helicobacter-pylori-Infektion und chronischen Bauchschmerzen kein ätiologischer Zusammenhang besteht (Bode et al. 2003; Macarthur et al. 1999; Mansour et al. 2012; Tindberg et al. 2005) und dass eine Eradikationstherapie dem Patienten im Hinblick auf seine Beschwerden keinen Vorteil bringt (Wewer et al. 2001). Vom ungezielten Einsatz nicht invasiver Helicobacter-pylori-Tests zur Abklärung bei chronischen Bauchschmerzen wird daher ausdrücklich abgeraten (Koletzko et al. 2011).

— Die Symptomatik von Patienten mit Laktasemangel oder Fruktosemalabsorption ist häufig uneinheitlich und überlappt stark mit funktionellen Störungen. Die geringe Übereinstimmung von subjektiver Symptomatik und den objektiven Ergebnissen des H_2-Atemtests konnte von verschiedenen Autoren gezeigt werden (Suarez et al. 1995; Vesa et al. 1998). Entsprechend profitiert nur ein relativ kleiner Teil der Patienten mit Bauchschmerzen und nachgewiesenem Laktasemangel von einer milchzuckerfreien Ernährung (Dearlove et al. 1983; Lebenthal et al. 1981).

— In Stuhlproben von Kindern mit rezidivierenden Bauchschmerzen konnten zu einem hohen Prozentsatz Protozoen nachgewiesen werden, v. a. Dientamoeba fragilis und Blastocystis hominis (Gijsbers et al. 2013). Andererseits hatte in einer placebokontrollierten Studie eine Therapie mit Cotrimoxazol bei Patienten mit Nachweis von Blastocystis hominis keinen Effekt im Hinblick auf die Schmerzsymptomatik (Heyland et al. 2012). Ebenso konnte in einer Studie bei Kindern mit chronischen Bauchschmerzen in über 90 % ein auffälliger H_2-Atemtest mit Laktulosebelastung erhoben werden, ein indirekter Hinweis auf das Vorliegen einer bakteriellen Fehlbesiedelung des Dünndarms. Die Anwendung von Rifaximin hatte jedoch verglichen mit Placebo keinen Effekt im Hinblick auf die Bauchschmerzen (Collins u. Lin 2011).

— Der verbreiteten Ansicht, unauffällige Untersuchungsbefunde könnten dazu beitragen, die Patienten und ihre Familien zu beruhigen und dadurch den Umgang mit den Schmerzen zu erleichtern, lässt sich entgegenhalten, dass ein solcher positiver Effekt bisher nie nachgewiesen werden konnte. In einer Untersuchung an rund 300 Kindern mit funktionellen Bauchschmerzen konnte gezeigt werden, dass eine unauffällige Endoskopie die langfristige Prognose nicht beeinflusste (Bonilla et al. 2011). Im Gegenteil: Verglichen mit dem biopsychosozialen Ansatz scheint eine überwiegend organmedizinisch ausgerichtete Grundhaltung des Arztes die Akzeptanz einer funktionellen Diagnose aufseiten der Mütter zu erschweren (Williams et al. 2009). Es ist daher zu befürchten, dass ungezielte, ausgedehnte und ungünstig kommunizierte Diagnostik sogar eher schadet als nützt.

Vor diesem Hintergrund ist es wichtig, die Diagnostik strukturiert und zielgerichtet zu planen und dabei die möglichen Therapieoptionen bereits mit zu berücksichtigen. Ein Vorschlag hierzu wird im Folgenden gemacht.

15.6 Empfehlungen zur Diagnostik

Im Zusammenhang mit chronischen Bauchschmerzen stellen sich für den Pädiater 4 wichtige diagnostische Fragen:

▪ 1. Lässt sich das Beschwerdebild einer funktionellen Diagnose zuordnen?

Bauchschmerzen sind nicht gleich Bauchschmerzen, es lassen sich verschiedene klinische Muster unterscheiden. Mit den zuletzt 2006 revidierten ROME-III-Kriterien stehen für die Klassifikation funktioneller gastrointestinaler Störungen validierte Diagnosekriterien zur Verfügung (Rasquin et al. 2006). Da es sich hierbei um Konsenuskriterien handelt, die v. a. auf klinischen Beobachtungen beruhen, sind sie naturgemäß nicht unumstritten.

Ohne Zweifel ist die Forschung im Bereich der chronischen Bauchschmerzen seit Einführung der ROME-III-Kriterien stimuliert worden. Das Konzept der funktionellen Bauchschmerzen und die Anwendung der ROME-III-Kriterien sind aber in der klinischen Praxis noch relativ wenig verbreitet (Schlarb et al. 2011; Schurman et al. 2010). Dies mag mit daran liegen, dass die zugehörigen Diagnoseinstrumente (v. a. Fragebögen) noch recht umständlich in der Anwendung sind und nur eine mäßige Validität aufweisen (Czyzewski et al. 2011; Van Tilburg et al. 2013).

Die Anwendung der Kriterien soll hier dennoch ausdrücklich empfohlen werden: Einerseits erscheint es uns grundsätzlich sinnvoll, auch auf dem Gebiet funktioneller Störungen mit gut definierten positiven Diagnosen zu arbeiten und von der Verwendung mehrdeutiger Begriffe wie »wiederkehrende« oder »rezidivierende« Bauchschmerzen wegzukommen. Die meisten Patienten mit chronischen Bauchschmerzen lassen sich mithilfe der ROME-III-Kriterien eindeutig klassifizieren. Zudem führt die Anwendung der ROME-III-Kriterien zu einer genaueren und strukturierteren Anamnese und erleichtert damit u. a. die Planung der Differenzialdiagnostik. Die Differenzierung in die verschiedenen Diagnosen ist mittlerweile auch im Hinblick auf die Therapie relevant (▶ Abschn. 15.7).

- **2. Gibt es Anhaltspunkte für das Vorliegen einer definierten organischen Erkrankung?**

Die Beantwortung dieser Frage stützt sich ganz überwiegend auf die Anamnese und den ausführlichen körperlichen Untersuchungsbefund, ggf. ergänzt um ein einfaches »Basislabor«. Es folgt eine Empfehlung hierzu, übernommen aus der DGVS-Leitlinie zum Reizdarmsyndrom (Layer et al. 2011):

- Blutbild, C-reaktives Protein (CRP) oder Blutkörperchensenkungsgeschwindigkeit (BSG), Lipase, Glutamat-Pyruvat-Transaminase (GPT), Gamma-Glutamyl-Transferase (γ-GT), IgA gesamt, Gewebstransglutaminase, IgA-Antikörper, Thyreoidea-stimulierendes Hormon (TSH), Kreatinin, Blutzucker
- Urinstatus
- Stuhl auf Giardia lamblia, Würmer
- bei Diarrhö: Stuhluntersuchungen auf fäkale Inflammationsmarker (Calprotectin oder Lactoferrin)

Funktionelle Bauchschmerzen sind keine Ausschlussdiagnose. Ergänzende Diagnostik sollte daher nur gezielt bei spezifischem klinischem Verdacht durchgeführt werden. Ein solcher ergibt sich besonders bei Patienten mit untypischen Zusatzsymptomen: In folgender Übersicht sind die wichtigsten ▶ »Alarmzeichen« aufgeführt, die nach allgemeiner Übereinkunft Anlass sein sollten, weitere Diagnostik zu planen, wenngleich die tatsächliche diagnostische Wertigkeit dieser »Alarmzeichen« bislang kaum wissenschaftlich untersucht wurde. Die Aufzählung ist natürlich nicht erschöpfend; auch andere Aspekte können ggf. Anlass zu einer weiteren Abklärung geben.

Alarmzeichen bei Kindern und Jugendlichen mit chronischen Bauchschmerzen (nach Rasquin et al. 2006; modifiziert und ergänzt)

- Anhaltender Schmerz im rechten oberen oder rechten unteren Quadranten
- Dysphagie
- Anhaltendes Erbrechen
- Gastrointestinaler Blutverlust
- Nächtliche Durchfälle
- Familienanamnese mit entzündlichen Darmerkrankungen, Zöliakie oder peptischen Geschwüren
- Schmerzen, die das Kind aus dem Schlaf aufwecken
- Arthritis
- Perianale Erkrankungen
- Ungewollter Gewichtsverlust
- Verlangsamung des Längenwachstums
- Verzögerte Pubertät
- Unerklärtes Fieber
- Dauer > 12 h, deutlich periodischer Verlauf

Differenzialdiagnostische Schwierigkeiten können sich v. a. in 3 Bereichen ergeben:

Erstens muss beim umschriebenen Oberbauchschmerz die häufigere funktionelle Dyspepsie unter Umständen von den selteneren entzündlichen Erkrankungen des oberen Magen-Darm-Traktes abgegrenzt werden – eine Unterscheidung, die allein anhand der klinischen Symptomatik nicht immer möglich ist. Die Untersuchungsmethode der Wahl ist hier eindeutig die obere Endoskopie. Die nicht invasive Suche nach einer Helicobacter-pylori-Infektion (13C-Harnstoff-Atemtest, Antigennachweis im Stuhl) wird in diesem Zusammenhang – wie in ▶ Abschn. 15.5 dargelegt – nicht empfohlen.

Zweitens kann bei Bauchschmerzen in Kombination mit Stuhlveränderungen die Unterscheidung zwischen einem funktionellen Reizdarmsyndrom und chronisch entzündlichen Darmerkrankungen schwierig sein. Bei deutlichem Verdacht und Vorliegen von Alarmzeichen ist auch hier natürlich die endoskopische Abklärung indiziert. In unsicheren Fällen kann es hilfreich sein, Blutwerte (Blutbild und Entzündungsparameter), die Sonografie und die Bestimmung von Entzündungsparametern im Stuhl (Calprotectin, Lactoferrin) heranzuziehen. Die Aussagekraft dieser Methoden ist recht gut (Carroccio et al. 2003; Fagerberg et al. 2005), sodass den Patienten mit negativen Befunden oft weitere invasive Diagnostik erspart werden kann.

Drittens sollten ausgeprägt episodische Bauchschmerzen Anlass für differenzialdiagnostische Überlegungen sein, also heftige, mehrere Stunden andauernde Schmerzen mit klar abgegrenzten tage- bis wochenlangen völlig symptomfreien Intervallen. Ein solches Muster findet sich einerseits bei der abdominellen Migräne, die tendenziell wahrscheinlich zu selten diagnostiziert wird (Carson et al. 2011). Andererseits kommen jedoch auch seltene organische Ursachen in Betracht. Hervorgehoben seien hier besonders die periodischen Fiebersyndrome, allen voran das familiäre Mittelmeerfieber. Auch seltene metabolische Erkrankungen (z. B. die akute intermittierende Porphyrie), immunologische Störungen wie ein C1-Esterase-Inhibitormangel oder anatomische Ursachen (Hernien, Prozesse mit intermittierendem Auftreten eines Volvulus oder einer Invagination, stenosierende Prozesse im Bereich der Mesenterialarterien u. a.) kommen in Betracht. Es ist in diesem Zusammenhang besonders wichtig, Begleitsymptome zu dokumentieren und die Familienanamnese zu beachten.

■ **3. Wie ist der Grad der Beeinträchtigung einzuschätzen?**
Diese Frage lenkt die Aufmerksamkeit auf die Auswirkungen der Schmerzen im Alltag des Patienten. Damit ergibt sich ein guter Ansatz für das Verständnis der individuell bedeutsamen psychosozia-

len Begleitfaktoren im Sinne des biopsychosozialen Modells:

Was passiert, wenn Bauchschmerzen auftreten? Wie reagiert das Kind, wie reagieren seine Bezugspersonen? Kommt es zu Schulausfällen oder zum Ausfall anderer Aktivitäten? Wie wird die Beeinträchtigung subjektiv empfunden? Sind Ansätze für eine aktive Schmerzbewältigung erkennbar oder herrscht ein Gefühl der Angst und Hilflosigkeit vor? Wie ist die langfristige Tendenz der Beschwerden?

Die Beantwortung dieser Fragen ist u. a. für die Einschätzung wichtig, wie dringend und wie intensiv eine Therapie eingeleitet werden muss. Bewährt hat sich der Einsatz von Schmerztagebüchern, in denen die Kinder selbstständig systematisch ihre Schmerzen erfassen können. Häufig ergeben sich hieraus bereits Hinweise auf mögliche Zusammenhänge (z. B. vermehrte Bauchschmerzen vor Schulbeginn).

Zur Einschätzung der Beeinträchtigung im Alltag kann beispielsweise der Pediatric Pain Disability Index (P-PDI; Hübner et al. 2009) genutzt werden. Erfragt wird darin, wie häufig ein Kind durch seine Schmerzen bei verschiedenen Aktivitäten des Lebens beeinträchtigt wird (»nie« bis »immer«). Ist das Kind in der Lage, seine normalen Alltagsaktivitäten auch mit Schmerzen weiterhin durchzuführen, kann über eine Wissensvermittlung im Sinn des biopsychosozialen Modells und über Verhaltensinstruktionen häufig eine ausreichende Verbesserung der Schmerzen erzielt werden. Ist ein Kind situationsübergreifend stark beeinträchtigt, d. h., sind z. B. der Schulbesuch und Alltagsaktivitäten nur noch teilweise oder gar nicht mehr möglich, ist eher an weiterführende Behandlungsmaßnahmen zu denken.

■ **4. Gibt es Hinweise auf das Vorliegen einer komorbiden psychiatrischen Störung?**
Neben der medizinischen Diagnostik stellt auch die Einordnung der Bauchschmerzen aus psychologisch-psychiatrischer Sicht einen wichtigen Punkt in der Diagnostik und Behandlungsplanung dar. Handelt es sich bei den Bauchschmerzen um eine Reaktion auf alltägliche Anforderungen (z. B. Bauchschmerzen vor einer Klassenarbeit) oder um das Symptom einer psychiatrischen Störung (z. B. Bauchschmerzen im Rahmen einer sozialen Phobie oder einer posttraumatischen Belastungsstörung)?

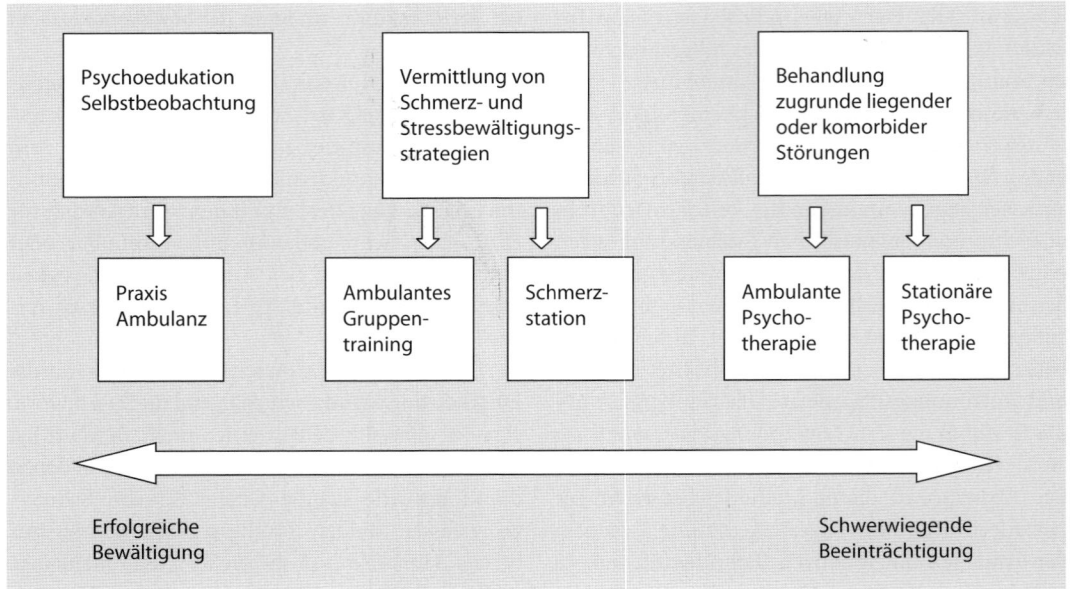

□ **Abb. 15.2**   Multimodales Behandlungskonzept: Schematische und vereinfachte Darstellung möglicher Interventionen

Little et al. (2007) untersuchten 400 Patienten mit Bauchschmerzen im Alter von 8–17 Jahren hinsichtlich einer klinisch signifikanten depressiven Symptomatik. 15 % der Kinder und Jugendlichen wiesen eine solche Symptomatik auf. Bester Prädiktor, ob bei einem Kind mit chronischen Bauchschmerzen eine depressive Symptomatik vorliegt, war das Ausmaß zusätzlicher körperlicher Symptome (> 3), die nicht den Gastrointestinaltrakt betreffen (u. a. Schwindel, Schwäche, Kopfschmerzen, Rückenschmerzen, Erschöpfung).

Abhängig von der Diagnose sind unterschiedliche therapeutische Vorgehensweisen indiziert (□ Abb. 15.2): Während bei monosymptomatischen funktionellen Bauchschmerzen eine behavioral-kognitive Gruppen- oder Familienintervention mit wenigen Sitzungen ausreichende Veränderungen erbringen kann, ist bei einer psychiatrischen Störung ein einzeltherapeutisches, unter Umständen auch stationäres Setting zu wählen. Die entsprechende Diagnostik sollte von kinder- und jugendpsychiatrischen oder -psychotherapeutischen Kollegen durchgeführt werden. Insbesondere, wenn sich starke Schmerzintensitäten, hohe Beeinträchtigungen, emotionale Belastungen, Verhaltensprobleme oder Probleme in der Eltern-Kind-Interak-

tion zeigen, sollte eine psychologisch-psychiatrische Diagnostik seitens des Kinderarztes empfohlen oder angebahnt werden.

15.7   Therapie

Trotz der Häufigkeit funktioneller Bauchschmerzen im Kindes- und Jugendalter gibt es nur relativ wenige aussagekräftige randomisierte und kontrollierte Therapiestudien. Die wesentlichen Ergebnisse sind im Folgenden zusammengefasst:

■ **Diätetische Maßnahmen**
Eine Wirksamkeit diätetischer Maßnahmen lässt sich anhand der Literatur nicht belegen. Einzelne Studien untersuchten den Effekt von Ballaststoffen mit überwiegend negativem Ergebnis (Christensen 1982; Feldman et al. 1985; Horvath et al. 2013; Romano et al. 2013). In systematischen Übersichten (Horvath et al. 2012) wurde das Fazit gezogen, dass v. a. aufgrund der schwachen Datenlage keine Evidenz für die Wirksamkeit einer erhöhten Zufuhr von Ballaststoffen abgeleitet werden kann.

Ebenso wenig gibt es eine ausreichende Evidenz für die Empfehlung einer laktose- oder fruktosearmen Ernährung als generelle Maßnahme (Dearlove et al. 1983; Huertas-Ceballos et al. 2008, 2009; Lebenthal et al. 1981). Angesichts der relativ hohen Prävalenz von Laktoseintoleranz und Fruktosemalabsorption können zeitlich begrenzte Auslassversuche dieser Kohlenhydrate im Einzelfall dennoch sinnvoll sein (Layer et al. 2011).

■ **Probiotika**

Mit modernen komplexen mikrobiologischen Methoden lassen sich typische Muster im Mikrobiom von Kindern mit funktionellem Reizdarmsyndrom nachweisen (Rigsbee et al. 2012; Saulnier et al. 2011). Die praktische Bedeutung dieses Befundes ist allerdings noch weitgehend unklar. Die Einschätzung der Wirksamkeit von Probiotika ist ebenfalls durch die noch relativ spärliche Datenlage und zusätzlich durch die Heterogenität innerhalb der Medikamentengruppe erschwert (Bausserman u. Michail 2005; Francavilla et al. 2010; Gawronska et al. 2007; Horvath u. Szajewska 2013; Korterink et al. 2014). Zusammenfassend scheint Lactobacillus GG einen moderaten positiven Einfluss bei der Behandlung des Reizdarmsyndroms zu haben, für die Beurteilung anderer Probiotika reicht die Datenlage zurzeit nicht aus.

■ **Medikamente**

Einzelne Medikamente zeigen eine statistisch signifikante Wirksamkeit bei den verschiedenen Formen chronischer Bauchschmerzen: Famotidin bei funktionellen Bauchschmerzen/Dyspepsie (See et al. 2001) und Pfefferminzölkapseln bei funktionellen Bauchschmerzen/Reizdarmsyndrom (Kline et al. 2001). In einer neueren Studie wurden verschiedene säurehemmende Medikamente bei der Behandlung der funktionellen Dyspepsie miteinander verglichen, wobei Omeprazol in diesem Vergleich die beste Wirksamkeit nach 2 und 6 Wochen Verlauf zeigte (Dehghani et al. 2011). Macrogol hat eine gut belegte Wirksamkeit bei der Behandlung der funktionellen Obstipation (Candy u. Belsey 2009) und stellt daher eine Therapieoption für das funktionelle Reizdarmsyndrom mit Obstipationsneigung dar, auch wenn gezielte Studien für diese Indikation bei Kindern fehlen (Layer et al. 2011).

Nach derzeitigem Stand sollte sich die medikamentöse Therapie der abdominellen Migräne an den allgemeinen Empfehlungen für die akute und prophylaktische Migränetherapie im Kindesalter orientieren (▶ Kap. 14).

Der offenbar in Nordamerika recht beliebte Einsatz von Antidepressiva zur Behandlung chronischer Bauchschmerzen ist durch die Datenlage nicht gerechtfertigt. Ein Cochrane-Review zu diesem Thema fand keine ausreichende Evidenz für den Einsatz und warnt zu Recht vor den potenziellen Nebenwirkungen einer solchen Therapie (Kaminski et al. 2011). In einer Studie von Saps et al. (2009) führte der Einsatz von Placebos in der Behandlung von chronischen Bauchschmerzen bei Kindern zu einer vergleichbaren Symptomreduktion wie die Gabe von Amitriptylin. Einen Vorteil bot Amitriptylin nur, wenn Angstsymptome vorlagen, die durch das Medikament reduziert wurden. Die Autoren selbst vermuten, dass der starke Placeboeffekt auf die hohen Erwartungen der Patienten und ihrer Eltern an die Behandlung sowie auf die enge Familien-Arzt-Bindung zurückzuführen ist. Für ihre daraus abgeleitete Handlungsmöglichkeit, Amitriptylin als Medikament häufiger zu nutzen, da Placebos in der Behandlung nicht eingesetzt werden können, fordern die Autoren weiter Studien zur Überprüfung der Wirksamkeit. Aus unserer Sicht ist vielmehr die andere Interpretation und Handlungsableitung zu unterstreichen, die sich laut Autoren aus diesem hohen Placeboeffekt ergibt: die große Bedeutung der positiven therapeutischen Allianz zwischen Ärzten, Patienten und Familien.

Zusammenfassend lässt sich aus dieser Datenlage keine generelle Empfehlung für den Einsatz von Medikamenten in der Behandlung chronischer Bauchschmerzen ableiten.

Mögliche Therapieoptionen im ausgewählten Einzelfall seien noch einmal zusammengefasst:

— Funktionelles Reizdarmsyndrom: Pfefferminzöl, Probiotika (Lactobacillus GG), Macrogol (bei Obstipationsneigung)
— Funktionelle Dyspepsie: Säuresuppression (v. a. Omeprazol)
— Abdominelle Migräne: ▶ Kap. 14

Grundsätzlich sollte der Einsatz von Medikamenten zeitlich begrenzt und im Rahmen eines multimodalen Konzeptes erfolgen, der individuelle Nutzen sollte im Verlauf kritisch evaluiert werden.

■ **Komplementäre und alternative Medizin**

Laut Yacob u. Di Lorenzo (2009) wenden sich beinahe 40 % der Eltern pädiatrischer Patienten mit gastrointestinalen Störungen komplementärer und alternativer Medizin zu, obwohl die Beweise für die Effektivität dieser Behandlungsmodalitäten fehlen.

■ **Psychologische Interventionen**

Als effektiv in der Behandlung funktioneller Bauchschmerzen zeigen sich kognitiv-behaviorale Therapieansätze. Diese Ansätze basieren auf dem biopsychosozialen Modell und verbinden psychoedukative Elemente für Patienten und Eltern mit Interventionen, die sich auf das Verhalten beziehen. Sie zielen darauf ab, die dysfunktionale Wahrnehmung körperlicher Sensationen und ungünstige Krankheitskonzepte zu verändern. Die Kinder erlernen Bewältigungsstrategien zur Verringerung ihrer Schmerzen. Den Eltern wird ein günstiger Umgang mit den Schmerzen ihrer Kinder vermittelt (Goldbeck 2006).

Dass die Vermittlung und Anwendung spezifischer Bewältigungsstrategien sowie deren kontingente Verstärkung die Intensität und Häufigkeit chronischer Bauchschmerzen bei Kindern signifikant verringern, konnten Sanders et al. (1994) nachweisen. In zwei weiteren Studien (Duarte et al. 2006; Robins et al. 2005) wurde ein kognitiv-behaviorales Vorgehen mit einem medizinischen Standardvorgehen verbunden. Die Kontrollgruppen erhielten ausschließlich das medizinische Standardvorgehen. Im Vergleich zeigten sich in den Interventionsgruppen eine signifikante Verringerung der Schmerzen, eine signifikante Reduktion der Schulfehlzeiten sowie eine geringere Inanspruchnahme medizinischer Versorgung.

Humphreys u. Gevirtz (2000) haben an einer kleinen Patientenzahl Kombinationen verschiedener Behandlungsansätze miteinander verglichen. Dabei waren aktive Behandlungselemente wie durch Biofeedback unterstützte Entspannungstechniken, kognitiv-behaviorale Interventionen und Schulungsmaßnahmen für die Eltern effektiver als die alleinige Erhöhung der Ballaststoffzufuhr.

Auch der Einsatz angeleiteter Imagination in Verbindung mit progressiver Relaxation erbrachte eine Reduktion der Schmerzhäufigkeit und -intensität sowie eine Zunahme sozialer Aktivitäten und der Schulbesuchstage. Die Arztbesuche nahmen im Verlauf eines Jahres deutlich ab (Weydert et al. 2006; Youssef et al. 2004).

Van der Veek et al. (2013) verglichen die Effektivität eines kognitiv-behavioralen Ansatzes mit einer medizinischen Intensivbetreuung durch einen pädiatrischen Gastroenterologen. Bei mehr als 60 % der Kinder konnte mit der kognitiv-behavioralen Behandlung (6 wöchentliche Sitzungen) eine signifikante Reduktion der funktionellen Bauchschmerzen erzielt werden, die über 1 Jahr anhielt. Die 6 wöchentlichen Vorstellungen bei einem pädiatrischen Gastroenterologen hatten allerdings ähnlich gute Effekte: 56 % der Patienten zeigten ebenfalls eine Verringerung der Beschwerden, die auch beim Follow-up nach 1 Jahr Bestand hatte. Vorteile zeigen sich bei der kognitiv-behavioralen Therapie dadurch, dass direkt im Anschluss an die Sitzungen sowie nach 6 Monaten vorliegende Symptome von Angst und Depression abnahmen. Nach 12 Monaten ist dieser Effekt in beiden Behandlungsgruppen gleich. Van der Veek et al. (2013) entschlossen sich bewusst zu diesem Studiendesign, in dem die Patienten und ihre Familien in beiden Experimentalgruppen besondere Aufmerksamkeit und Zuwendung und eine unterstützende Beziehung durch einen professionellen Behandler erhalten. Leider wurde nicht erfasst, was die Ärzte mit den Patienten besprachen oder im Umgang mit den Schmerzen empfahlen, sodass über den Einfluss der Interventionen und der Beziehungsfaktoren keine sichere Aussage getroffen werden kann. Sollte es zwischen den verschiedenen Berufsgruppen durch enge Zusammenarbeit und einen intensiven Austausch eine große Übereinstimmung hinsichtlich des Erklärungsmodells, der Vorgehensweise und der Interventionen geben, könnte sich das eventuell in einem solchen Ergebnis positiv widerspiegeln. Unserer Einschätzung nach stellt dies nicht einzelne Berufsgruppen infrage, sondern unterstreicht die interdisziplinäre Zusammenarbeit. Zudem wurde in der Gruppe mit kognitiv-behavioraler Therapie bewusst auf die Edukation verzichtet. Edukation ist aber auch bei kognitiv-behavioralen Ansätzen ein wichtiger Bestandteil der Therapie.

Seit 2012 liegt nun auch ein deutschsprachiges Manual zur Behandlung chronischer Bauchschmerzen im Kindesalter vor. Das »Stopp den Schmerz mit Happy Pingu«-Programm (Groß u. Warschburger

2012) ist für Kinder im Alter von 7–12 Jahren entwickelt worden. Das Programm ist verhaltenstherapeutisch orientiert und beinhaltet 6 Sitzungen für die Kinder sowie 1–2 Sitzungen für die Eltern. Das Manual kann sowohl für die Einzeltherapie als auch als Gruppentraining (6–8 Kinder) eingesetzt werden. Generell scheint die Nachfrage für ein Gruppenangebot jedoch nicht stark zu sein. Aufgrund der längeren Kindergarten- und Schulbetreuungszeiten sowie zunehmender Verpflichtungen von Kindern ist eine Koordination von Gruppen zwischen 6 und 8 Personen kaum realisierbar (▸ Abschn. 15.8 Gruppentraining »Bauchtänzer«). Weiterhin zeigt die Erfahrung mit anderen Gruppenangeboten für chronische Schmerzen, dass die Finanzierung durch die Krankenkasse nicht ausreichend ist. Das Manual umfasst detaillierte Beschreibungen der einzelnen Sitzungen sowie Arbeitsblätter. Evaluiert wurde das Programm im Gruppensetting in einer sehr kleinen randomisiert kontrollierten Evaluationsstudie mit einer Stichprobe von N = 29. Aus schmerztherapeutischer Sicht sind einige Punkte in diesem Programm problematisch. Das Programm sieht eine tägliche Dokumentation der Bauchschmerzen vor. Dies führt zu einer Aufmerksamkeitsfokussierung auf den Schmerz und kann dadurch kontraproduktiv eine Schmerzverstärkung bedingen. Alternativ sollten besser Protokolle zur Umsetzung und Wirksamkeit der erlernten Strategien geführt werden. Bei der Instruktion der Fantasiereise, die zur Entspannung eingesetzt werden soll, wird ein konkreter Hinweis auf die Bauchschmerzen gegeben (»Du vergisst deine Schmerzen…«). Hier kann es sinnvoll sein, diesen Hinweis zu unterlassen, da hierdurch die Entspannung unterbrochen und erneut der Fokus auf den Schmerz gelenkt wird.

15.8 Multimodales Behandlungskonzept am Beispiel der Vestischen Kinder- und Jugendklinik Datteln

Um dem Kind eine wirksame Behandlung anbieten zu können, werden – entsprechend dem biopsychosozialen Modell – mehrere Behandlungsangebote miteinander verknüpft. Das Behandlungsteam setzt sich interdisziplinär aus pädiatrischen Fachärzten, Psychologen und Kinderkrankenschwestern zusammen. Beteiligt sind die Ärzte der gastroenterologischen Abteilung und des Deutschen Kinderschmerzzentrums. Ob die betroffene Familie die Behandlungsangebote nutzt, hängt zu einem großen Teil vom Ausmaß der kindlichen, familiären und schulischen Beeinträchtigung (z. B. sozialer Rückzug des Kindes, starke emotionale sowie zeitliche Belastung der Eltern aufgrund der Beschwerden, häufige Schulfehltage) ab. Aber auch das Verhältnis von erwartetem Nutzen, zusätzlichem Aufwand und eigenen Möglichkeiten, schmerzrelevante Bedingungen zu verändern, beeinflusst die Entscheidung.

- **Ambulanz/Praxis**

Bei Hinweisen auf das Vorliegen einer organischen Krankheit wird zunächst gezielt weitere organische Diagnostik veranlasst. Dies betrifft, wie in ▸ Abschn. 15.2 erwähnt, nur eine Minderzahl der Patienten. In den übrigen Fällen stellen wir bereits zu diesem Zeitpunkt die Arbeitsdiagnose »funktionelle Bauchschmerzen« und versuchen, in einem gemeinsamen Gespräch der Familie die Diagnose unter Zuhilfenahme des erwähnten biopsychosozialen Modells zu erläutern. Es ergibt sich aus dem bereits Gesagten und soll an dieser Stelle ausdrücklich betont werden, dass wir es nach unserem Konzept weder für erforderlich noch für sinnvoll halten, eine komplette »organische Abklärung« vor der Durchführung jeglicher psychologischer Maßnahmen vorzunehmen. Verdachtsmomente für somatische Schmerzauslöser können sich auch erst im weiteren Prozess ergeben und dann zum Anlass für die Planung ergänzender organischer Diagnostik werden.

Eine gute Psychoedukation, die eine umfassende Erläuterung des biopsychosozialen Modells enthält, ist die Grundlage für das weitere Vorgehen. In Studien von Stordal et al. (2001) und Crushell et al. (2003) zeigte sich, dass die Akzeptanz eines biopsychosozialen Modells durch die Eltern ein wichtiger prognostischer Faktor ist. Akzeptieren die Eltern, dass neben somatischen Faktoren auch psychosoziale Faktoren das Schmerzgeschehen beeinflussen, steigt die Wahrscheinlichkeit, dass die Familie an nichtmedizinischen Interventionen teilnimmt und langfristig die Schmerzen in den Griff bekommt.

Um das Kind aus der passiven Krankenrolle heraus in eine aktive Bewältigungsrolle hinein zu bringen, ist eine frühzeitige aktive Mitwirkung des Kindes und seiner Familie von großer Bedeutung. Die wichtigsten Instrumente hierfür sind in der Praxis Protokolle und Schmerztagebücher, mit denen das Schmerzgeschehen, die Umstände der Schmerzepisoden sowie die eigenen Bewältigungsstrategien erfasst und dann mit der Familie zusammen ausgewertet werden.

Sind Kinder durch ihre Bauchschmerzen eher gering beeinträchtigt (z. B. niedrige Frequenz und geringe Dauer), können ihnen auch in der Praxis schon erste Techniken wie die Bauchatmung und Ablenkung (übersetzt aus Turner et al. 1993) gezeigt werden, mit deren Hilfe sie sich entspannen oder von den Bauchschmerzen ablenken können. Schon die Haltung »Du kannst etwas gegen deine Schmerzen unternehmen« vermittelt den Kindern Hoffnung und erhöht ihre Selbstwirksamkeitserwartungen. Oft erbringen diese Maßnahmen schon eine Verbesserung.

Entspannungs- und Ablenkungstechniken bei chronischen Bauchschmerzen (nach Turner et al. 1993)

Bauchatmung:
- Lege Dich irgendwo bequem hin und mache es Dir gemütlich. Niemand soll Dich stören.
- Lege Deine Hände auf den Bauch und atme langsam und tief durch die Nase ein. Sende die Luft so tief in Deine Lungen hinein, wie Du kannst. Wenn Du tatsächlich bis in den Bauch atmest, hebt sich Deine Hand beim Einatmen und sinkt wieder beim Ausatmen. Deine Brust sollte sich nur ein wenig bewegen, während Dein Bauch sich ausdehnt. Wenn Du einatmest, kannst Du Dir vorstellen, wie Du einen Ballon in Deinem Bauch füllst.
- Wenn Du tief eingeatmet hast, halte den Atem für einen Moment an und atme dann langsam durch die Nase oder den Mund aus, je nachdem, was Du lieber magst.
- Atme 10× hintereinander langsam und tief ein. Versuche möglichst sanft und gleichmäßig zu atmen. Nimm nicht nur einen schnellen Atemzug! Und lass die Luft beim Ausatmen auch nicht auf einmal raus!
- Wenn Du das Gefühl hast, Dir wird schwindlig oder komisch, während Du die Atemübung machst, höre für 1 min auf und fang dann wieder an.

Ablenkung:
- Von 100 rückwärts zählen (vielleicht sogar in 3-er- oder 7-er-Schritten?).
- Steine in einer Mauer oder Bücher in einem Regal zählen.
- Eine schöne Aktivität beginnen (spielen, etwas malen) oder beschäftigt bleiben.
- Für jeden Buchstaben im Alphabet ein Tier, eine Pflanze, einen Namen, einen Beruf etc. finden.
- 10 rote, eckige, kalte etc. Sachen suchen.

Eltern sind ihren Kindern eine Hilfe, wenn sie sie darin bestärken, etwas gegen die Schmerzen zu unternehmen. Geben sie ihren Kindern aufgrund der Schmerzen vermehrt Zuwendung oder fragen immer wieder nach den Schmerzen, trägt dies zu einer Zunahme der Schmerzen bei. In der Praxis können konkrete Verhaltensregeln den Eltern im Umgang mit den Bauchschmerzen ihrer Kinder Sicherheit geben. So sollen sie ihre Kinder ermuntern, ihren normalen Aktivitäten nachzugehen und gelernte Techniken einzusetzen, sowie Schmerzbewältigungsversuche und -erfolge der Kinder über Lob verstärken (s. »Elterntipps« in ▶ Kap. 10).

- **Gruppentraining**

Über viele Jahre wurde für Kinder im Alter von 9–12 Jahren, bei denen eine Wissensvermittlung und Anleitung in den ambulanten Vorstellungen nicht ausreichte, ein spezielles Gruppentraining für Kinder mit chronischen Bauchschmerzen (»Bauchtänzer«) angeboten. In letzter Zeit ist die Bereitschaft zur Teilnahme an einem mehrwöchigen Programm, das innerhalb der Woche stattfindet, stark gesunken. Eine Erklärung für diese Veränderung könnte sein, dass neben den schulischen Anforderungen nachmittags immer weniger Zeit

15

für andere Veranstaltungen bleibt. Die Behandlungsnachfrage der Familien hat sich dadurch stärker auf die Ambulanz und das stationäre Angebot verlagert, das Behandlungsangebot in diesen Bereichen wurde intensiviert. Daher soll das hiesige Gruppentraining nur kurz skizziert werden. Es basiert auf einer Auswahl kognitiv-behavioraler Therapiemethoden, die sich für die Schmerzbehandlung bei Kindern als effektiv erwiesen haben. Das Training ist für Kinder im Alter von 9–12 Jahren und eine Gruppengröße von 5–7 Teilnehmern konzipiert. Es umfasst 8 Sitzungen von je 120 min Dauer. In kindgerechter Weise wird mit anschaulichen Materialien und Spielen das biopsychosoziale Schmerzmodell erarbeitet. Zur Schmerzbewältigung werden Entspannungsübungen, Techniken der kognitiven Umstrukturierung und positive Selbstinstruktionen sowie die Aufmerksamkeitsfokussierung vermittelt (ausführlichere Beschreibung der genannten kindzentrierten Interventionen ▶ Abschn. 10.4). Ein weiterer Schwerpunkt liegt auf der Vermittlung sozialer Fertigkeiten, die u. a. im Rollenspiel gefördert werden.

Zu dem Gruppentraining für die Kinder werden den Eltern weitere Beratungsgespräche angeboten. Hier werden die Eltern angeleitet, wie sie die aktive und eigenständige Schmerzbewältigung ihrer Kinder unterstützen können, welche familiären oder schulischen Bedingungen an der Aufrechterhaltung der Schmerzen beteiligt sind und auf welche Weise diese Bedingungen verändert werden können.

■ **Psychotherapie**

Zeichnen sich bereits während der Kontakte in der Ambulanz oder im Verlauf des Gruppentrainings psychische Auffälligkeiten (z. B. hohe emotionale Labilität, Belastung durch Lebensbedingungen, hohe subjektive Lebensbeeinträchtigung und Hilflosigkeit, psychosoziale Risikofaktoren) ab, die eine komorbide Störung vermuten lassen, werden diese Beobachtungen mit den Kindern und Eltern besprochen. Zur psychologischen Diagnostik und Therapie empfehlen wir die Kontaktaufnahme zu einem niedergelassenen Kinder- und Jugendlichenpsychiater, -psychotherapeuten oder zur kinder- und jugendpsychiatrischen Abteilung der Klinik.

■ **Stationäre Behandlung**

Die stationäre Schmerztherapie wird befürwortet, wenn Bauchschmerzen seit mindestens 6 Monaten dauernd mit einer durchschnittlichen Schmerzstärke ≥ 5 (NRS 0–10) und/oder zusätzliche Schmerzspitzen mit einer Schmerzstärke ≥ 8 (NRS 0–10) mindestens 2× pro Woche vorliegen. Weitere Kriterien bestehen in der Anzahl der Schulfehltage, der Stärke der Lebensbeeinträchtigung durch die Schmerzen sowie der Behandlungsmotivation des Kindes und seiner Eltern.

Das Dattelner Stationäre Schmerztherapieprogramm für Kinder und Jugendliche (DSSKJ) umfasst in einem 3- bis 4-wöchigen Aufenthalt einzeltherapeutische und familientherapeutische Sitzungen, den regelmäßigen Schulbesuch in der Schule für Kranke, Hospitationen der Eltern auf der Station und Belastungserprobungen im häuslichen Umfeld (Dobe et al. 2006). Ziel ist es, dass die Kinder und Jugendlichen nach dem stationären Aufenthalt wieder einem geregelten Tagesablauf nachgehen, ihre Schmerzbewältigung fortführen und die gesamte Familie an Veränderungen derjenigen Faktoren mitwirkt, die zuvor zur Aufrechterhaltung der Schmerzen beigetragen haben.

Ein Teil der Familien nimmt im Anschluss an die stationäre Therapie weitere stützende Maßnahmen vor Ort (z. B. ambulante Psychotherapie, Maßnahmen der Jugendhilfe) in Anspruch. Eine ambulante Weiterbetreuung durch die Ambulanzen der gastroenterologischen Abteilung oder des Deutschen Kinderschmerzzentrums findet im 3-monatigen Rhythmus statt (▶ Kap. 24).

Literatur

Apley J, Naish N (1958) Recurrent abdominal pains: a field survey of 1,000 school children. Arch Dis Child 33: 165–170

Bausserman M, Michail S (2005) The use of Lactobacillus GG in irritable bowel syndrome in children: a double-blind randomized control trial. J Pediatr 147: 197–201

Bode G, Brenner H, Adler G, Rothenbacher D (2003) Recurrent abdominal pain in children: evidence from a population-based study that social and familial factors play a major role but not Helicobacter pylori infection. J Psychosom Res 54: 417–421

Bonilla S, Wang D, Saps M (2011) The prognostic value of obtaining a negative endoscopy in children with functional gastrointestinal disorders. Clin Pediatr (Phila) 50: 396–401

Candy D, Belsey J (2009) Macrogol (polyethylene glycol) laxatives in children with functional constipation and faecal impaction: a systematic review. Arch Dis Child 94: 156–160

Carroccio A, Iacono G, Cottone M, Di Prima L, Cartabellotta F, Cavataio F, Scalici C, Montalto G, Di Fede G, Rini G, Notarbartolo A, Averna MR (2003) Diagnostic accuracy of fecal calprotectin assay in distinguishing organic causes of chronic diarrhea from irritable bowel syndrome: a prospective study in adults and children. Clin Chem 49: 861–867

Carson L, Lewis D, Tsou M, McGuire E, Surran B, Miller C, Vu TA (2011) Abdominal migraine: an under-diagnosed cause of recurrent abdominal pain in children. Headache 51: 707–712

Christensen MF (1982) Do bulk preparations help in cases of recurrent abdominal pain in children? A controlled study. Ugeskr Laeger 144: 714–715

Christensen FM, Mortensen O (1975) Long-term prognosis in children with recurrent abdominal pain. Arch Dis Child 50: 110–114

Collins BS, Lin HC (2011) Double-blind, placebo-controlled antibiotic treatment study of small intestinal bacterial overgrowth in children with chronic abdominal pain. J Pediatr Gastroenterol Nutr 52: 382–386

Crushell E, Rowland M, Doherty M, Gormally S, Harty S, Bourke B, Drumm B (2003) Importance of parental conceptual model of illness in severe recurrent abdominal pain. Pediatrics 112: 1368–1372

Czyzewski DI, Lane MM, Weidler EM, Williams AE, Swank PR, Shulman RJ (2011) The interpretation of Rome III criteria and method of assessment affect the irritable bowel syndrome classification of children. Aliment Pharmacol Ther 33: 403–411

Dearlove J, Dearlove B, Pearl K, Primavesi R (1983) Dietary lactose and the child with abdominal pain. Br Med J (Clin Res Ed) 286: 1936

Dehghani SM, Imanieh MH, Oboodi R, Haghighat M (2011) The comparative study of the effectiveness of cimetidine, ranitidine, famotidine, and omeprazole in treatment of children with dyspepsia. ISRN pediatrics, doi: 10.5402/2011/219287

Dengler-Crish CM, Horst SN, Walker LS (2011) Somatic complaints in childhood functional abdominal pain are associated with functional gastrointestinal disorders in adolescence and adulthood. J Pediatr Gastroenterol Nutr 52: 162–165

Devanarayana NM, Mettananda S, Liyanarachchi C, Nanayakkara N, Mendis N, Perera N, Rajindrajith S (2011) Abdominal painïpredominant functional gastrointestinal diseases in children and adolescents: prevalence, symptomatology, and association with emotional stress. J Pediatr Gastroenterol Nutr 53: 659–665

Dhroove G, Chogle A, Saps M (2010) A million-dollar work-up for abdominal pain: is it worth it? J Pediatr Gastroenterol Nutr 51: 579–583

Di Lorenzo C, Colletti RB, Lehmann HP, Boyle JT, Gerson WT, Hyams JS, Squires RH Jr, Walker LS, Kanda PT; American Academy of Pediatrics Subcommittee on Chronic Abdominal Pain; NASPGHAN Committee on Abdominal Pain (2005) Chronic abdominal pain in children: a clinical report of the American Academy of Pediatrics and the North American Society for Pediatric Gastroenterology, Hepatology and Nutrition. J Pediatr Gastroenterol Nutr 40: 245–248

Dobe M, Damschen U, Reiffer-Wiesel B, Sauer C, Zernikow B (2006) Dreiwöchige stationäre multimodale Schmerztherapie bei Kindern und Jugendlichen mit chronischen Schmerzen. Schmerz 20: 51–60

Duarte MA, Penna FJ, Andrade EMG, Peres Cancela CS, Neto JCA, Barbosa TF (2006) Treatment of nonorganic recurrent abdominal pain: Cognitive behavioral familiy intervention. J Pediatr Gastroenterol Nutr. 43: 59–64

El-Metwally A, Halder S, Thompson D, Macfarlane GJ, Jones GT (2007) Predictors of abdominal pain in schoolchildren: a 4-year population-based prospective study. Arch Dis Child 92: 1094–1098

Ellert U, Neuhauser H, Roth-Isigkeit A (2007) Schmerzen bei Kindern und Jugendlichen in Deutschland: Prävalenz und Inanspruchnahme medizinischer Leistungen. Bundesgesundheitsblatt Gesundheitsforschung Gesundheitsschutz 50: 711–717

Fagerberg UL, Lööf L, Myrdal U, Hansson LO, Finkel Y (2005) Colorectal inflammation is well predicted by fecal calprotectin in children with gastrointestinal symptoms. J Pediatr Gastroenterol Nutr 40: 450–455

Farahmand F, Modaresi V, Najafi M, Khodadad A, Moetamed F, Modarres Z (2011) Prevalence of celiac disease in iranian children with recurrent abdominal pain referred to a pediatric referral center. Iran J Pediatr 21: 33–38

Faure C, Wieckowska A (2007) Somatic referral of visceral sensations and rectal sensory threshold for pain in children with functional gastrointestinal disorders. J Pediatr 150: 66–71

Feldman W, McGrath P, Hodgson C, Ritter H, Shipman RT (1985) The use of dietary fiber in the management of simple, childhood, idiopathic, recurrent, abdominal pain: results in a prospective, double-blind, randomized, controlled trial. Am J Dis Child 139: 1216–1218

Francavilla R, Miniello V, Magistà AM, De Canio A, Bucci N, Gagliardi F, Lionetti E, Castellaneta S, Polimeno L, Peccarisi L, Indrio F, Cavallo L (2010) A randomized controlled trial of Lactobacillus GG in children with functional abdominal pain. Pediatrics 126: e1445–e1452

Gawronska A, Dziechciarz P, Horvath A, Szajewska H (2007) A randomized double-blind placebo-controlled trial of Lactobacillus GG for abdominal pain disorders in children. Aliment Pharmacol Ther 25: 177–184

Gijsbers CFM, Benninga MA, Büller HA (2011) Clinical and laboratory findings in 220 children with recurrent abdominal pain. Acta Paediatr 100: 1028–1032

Gijsbers CF, Schweizer JJ, Büller HA (2013) Protozoa as a Cause of Recurrent Abdominal Pain in Children. J Pediatr Gastroenterol Nutr 57: 603–606

Goldbeck L (2006) Intervention for recurrent abdominal pain. Pediatric Pain Letter 8: 1–5

Groß M, Warschburger P (2012) Chronische Bauchschmerzen im Kindesalter. Das »Stopp den Schmerz mit Happy-Pingu«-Programm. Hogrefe, Göttingen

Gulewitsch MD, Enck P, Schwille-Kiuntke J, Weimer K, Schlarb AA (2013) Rome III criteria in parents' hands: pain-related functional gastrointestinal disorders in community children and associations with somatic complaints and mental health. Eur J Gastroenterol Heptal 25: 1223–1229

Halac U, Noble A, Faure C (2010) Rectal sensory threshold for pain is a diagnostic marker of irritable bowel syndrome and functional abdominal pain in children. J Pediatr 156: 60–65

Helgeland H, Sandvik L, Mathiesen KS, Kristensen H (2010) Childhood predictors of recurrent abdominal pain in adolescence: A 13-year population-based prospective study. J Psychosom Res 68: 359–367

Heyland K, Friedt M, Buehr P, Braegger CP (2012) No advantage for antibiotic treatment over placebo in Blastocystis hominis-positive children with recurrent abdominal pain. J Pediatr Gastroenterol Nutr 54: 677–679

Horvath A, Szajewska H (2013) Probiotics, prebiotics, and dietary fiber in the management of functional gastrointestinal disorders. World Rev Nutr Diet 108: 40–48

Horvath A, Dziechciarz P, Szajewska H (2012) Systematic review of randomized controlled trials: fiber supplements for abdominal pain-related functional gastrointestinal disorders in childhood. Ann Nutr Metab 61: 95–101

Horvath A, Dziechciarz P, Szajewska H (2013) Glucomannan for abdominal pain-related functional gastrointestinal disorders in children: A randomized trial. World J gastroenterol: WJG 19: 3062–3068

Hotopf M, Carr S, Mayou R, Wadsworth M, Wessely S (1998) Why do children have chronic abdominal pain, and what happens to them when they grow up? Population based cohort study. BMJ 316: 1196–1200

Hübner B, Hechler T, Dobe M, Damschen U, Kosfelder J, Denecke H, Schroeder S, Zernikow B (2009) Schmerzbezogene Beeinträchtigung bei Jugendlichen mit chronischen Schmerzen - Erste Überprüfung des Pediatric Pain Disability Index (P-PDI). Schmerz 23: 20–32

Huertas-Ceballos A, Logan S, Bennett C, MacArthur C (2008) Psychosocial interventions for recurrent abdominal pain (RAP) and irritable bowel syndrome (IBS) in childhood. Cochrane Database Syst Rev 1: CD003014

Huertas-Ceballos A, MacArthur C, Logan S (2009) Dietary interventions for recurrent abdominal pain (RAP) and irritable bowel syndrome (IBS) in childhood. Cochrane Database Syst Rev 21: CD003019

Humphreys PA, Gevirtz RN (2000) Treatment of recurrent abdominal pain: Components analysis of four treatment protocols. J Pediatr Gastroenterol Nutr 31: 47–51

Husby S, Koletzko S, Korponay-Szabo IR, Mearin ML, Phillips A, Shamir R, Troncone R, Giersiepen K, Branski D, Catassi C, Lelgeman M, Mäki M, Ribes-Koninckx C, Ventura A,

Zimmer KP (2012) European Society for Pediatric Gastroenterology, Hepatology, and Nutrition guidelines for the diagnosis of coeliac disease. J Pediatr Gastroenterol Nutr 54: 136–160

Kaminski A, Kamper A, Thaler K, Chapman A, Gartlehner G (2011) Antidepressants for the treatment of abdominal pain-related functional gastrointestinal disorders in children and adolescents. Cochrane Database Syst Rev 6(7): CD008013

Kline RM, Kline JJ, Di Palma J, Barbero GJ (2001) Enteric-coated, pH-dependent peppermint oil capsules for the treatment of irritable bowel syndrome in children. J Pediatr 138: 125–128

Knishkowy B, Palti H, Tima C, Adler B, Gofin R (1995) Symptom clusters among young adolescents. Adolescence 30: 351–362

Koletzko S, Jones NL, Goodman KJ, Gold B, Rowland M, Cadranel S, Chong S, Colletti RB, Casswall T, Elitsur Y, Guarner J, Kalach N, Madrazo A, Megraud F, Oderda G; H pylori Working Groups of ESPGHAN and NASPGHAN (2011) Evidence-based guidelines from ESPGHAN and NASPGHAN for Helicobacter pylori infection in children. J Pediatr Gastroenterol Nutr 53: 230–243

Korterink JJ, Ockeloen L, Benninga MA, Tabbers MM, Hilbink M, Deckers-Kocken JM (2014) Probiotics for childhood functional gastrointestinal disorders: a systematic review and meta-analysis. Acta Paediatr 103: 365–372

Layer P, Andresen V, Pehl C, Allescher H, Bischoff SC, Classen M, Enck P, Frieling T, Haag S, Holtmann G, Karaus M, Kathemann S, Keller J, Kuhlbusch-Zicklam R, Kruis W, Langhorst J, Matthes H, Mönnikes H, Müller-Lissner S, Musial F, Otto B, Rosenberger C, Schemann M, van der Voort I, Dathe K, Preiß JC (2011) S3-Leitlinie Reizdarmsyndrom: Definition, Pathophysiologie, Diagnostik und Therapie. Gemeinsame Leitlinie der Deutschen Gesellschaft für Verdauungs-und Stoffwechselkrankheiten (DGVS) und der Deutschen Gesellschaft für Neurogastroenterologie und Motilität (DGNM). Z Gastroenterol 49: 237–293

Lebenthal E, Rossi TM, Nord KS, Branski D (1981) Recurrent abdominal pain and lactose absorption in children. Pediatrics 67: 828–832

Liebman WM (1978) Recurrent abdominal pain in children: a retrospective survey of 119 patients. Clin Pediatr (Phila) 17: 149–153

Lindley KJ, Glaser D, Milla PJ (2005) Consumerism in healthcare can be detrimental to child health: Lessons from children with functional abdominal pain. Arch Dis Child 90: 335–337

Lisman-van Leeuwen Y, Spee LA, Benninga MA, Bierma-Zeinstra SM, Berger MY (2013) Prognosis of abdominal pain in children in primary care – a prospective cohort study. Ann Fam Med 11: 238–244

Little CA, Williams SE, Puzanovova M, Rudzinski ER, Walker LS (2007) Multiple somatic symptoms linked to positive screen for depression in pediatric patients with chronic abdominal pain. J Pediatr Gastroenterol Nutr 44: 58–62

Macarthur C, Saunders N, Feldman W, Ipp M, Winders-Lee P, Roberts S, Best L, Sherman P, Pencharz P, Veldhuyzen van Zanten SV (1999) Helicobacter pylori and childhood recurrent abdominal pain: community based case-control study. BMJ 319: 822–823

Magni G, Pierri M, Donzelli F (1987) Recurrent abdominal pain in children: a long term follow-up. Eur J Pediatr 146: 72–74

Mansour MMHK, Al Hadidi Kh M, Omar MA (2012) Helicobacter pylori and recurrent abdominal pain in children: Is there any relation? Trop Gastroenterol 33: 55–61

Miranda A (2009) Early life stress and pain: an important link to functional bowel disorders. Pediatr Ann 38: 279–282

Mulvaney S, Lambert EW, Garber J, Walker LS (2006) Trajectories of symptoms and impairment for pediatric patients with functional abdominal pain: A 5-year longitduinal study. J Am Acad Child Adolesc Psychiatry 45: 737–744

Ness TJ, Metcalf AM, Gebhart GF (1990) A psychophysiological study in humans using phasic colonic distension as a noxious visceral stimulus. Pain 43: 377–386

Rasquin A, Di Lorenzo C, Forbes D, Guiraldes E, Hyams JS, Staiano A, Walker LS (2006) Childhood functional gastrointestinal disorders: child/adolescent. Gastroenterology 130: 1527–1537

Rigsbee L, Agans R, Shankar V, Kenche H, Khamis HJ, Michail S, Paliy O (2012) Quantitative profiling of gut microbiota of children with diarrhea-predominant irritable bowel syndrome. Am J Gastroenterol 107: 1740–1751

Robins PM, Smith SM, Glutting JJ, Bishop CT (2005) A randomized controlled trial of a cognitive-behavioral family intervention for pediatric recurrent abdominal pain. J Pediatr Psychol 30: 397–408

Romano C, Comito D, Famiani A, Calamarà S (2013) Partially hydrolyzed guar gum in pediatric functional abdominal pain. World J Gastroenterol 19: 235–240

Sanders MR, Shepherd RW, Cleghorn GJ, Woolford H (1994) The treatment of recurrent abdominal pain in children: A controlled comparison of cognitive-behavioral family intervention and standard pediatric care. J Consult Clin Psychol 62: 306–314

Saps M, Bonilla S (2011) Early life events: infants with pyloric stenosis have a higher risk of developing chronic abdominal pain in childhood. J Pediatr 159: 551–554

Saps M, Pensabene L, Di Martino L, Staiano A, Wechsler J, Zheng X, Di Lorenzo C (2008) Post-infectious functional gastrointestinal disorders in children. J Pediatr 152: 812–816

Saps M, Youssef N, Miranda A, Nurko S, Hyman P, Di Lorenzo C (2009) Multicenter, randomized, placebo-controlled trial of amitriptyline in children with functional gastrointestinal disorders. Gastroenterology 137: 1261–1269

Saps M, Adams P, Bonilla S, Nichols-Vinueza D (2013) Abdominal Pain and Functional Gastrointestinal Disorders in Children with Celiac Disease. J Pediatr 162:505–9

Saps M, Dhroove G, Chogle A (2011a) Henoch-Scholein purpura leads to functional gastrointestinal disorders. Dig Dis Sci 56: 1789–1793

Saps M, Lu P, Bonilla S (2011b) Cow's-milk allergy is a risk factor for the development of FGIDs in children. J Pediatr Gastroenterol Nutr 52: 166–169

Saulnier DM, Riehle K, Mistretta TA, Diaz MA, Mandal D, Raza S, Weidler EM, Qin X, Coarfa C, Milosavljevic A, Petrosino JF, Highlander S, Gibbs R, Lynch SV, Shulman RJ, Versalovic J (2011) Gastrointestinal microbiome signatures of pediatric patients with irritable bowel syndrome. Gastroenterology 141: 1782–1791

Schlarb AA, Gulewitsch MD, genannt Kasten IB, Enck P, Hautzinger M (2011) Recurrent abdominal pain in children and adolescents – a survey among paediatricians. Psychosoc Med 8: 1–7

Schurman JV, Hunter HL, Friesen CA (2010) Conceptualization and treatment of chronic abdominal pain in pediatric gastroenterology practice. J Pediatr Gastroenterol Nutr 50: 32–37

Schurman JV, Friesen CA, Dai H, Danda CE, Hyman PE, Cocijn JT (2012) Sleep problems and functional disability in children with functional gastrointestinal disorders: An examination of the potential mediating effects of physical and emotional symptoms. BMC Gastroenterology 12: 142

Schwille-Kiuntke J, Enck P, Zendler C, Krieg M, Polster AV, Klosterhalfen S, Autenrieth IB, Zipfel S, Frick JS (2011) Postinfectious irritable bowel syndrome: follow-up of a patient cohort of confirmed cases of bacterial infection with Salmonella or Campylobacter. Neurogastroenterol Motil 23: e479–e488

See MC, Birnbaum AH, Schechter CB, Goldenberg MM, Benkov KJ (2001) Double-blind, placebo-controlled trial of famotidine in children with abdominal pain and dyspepsia. Dig Dis Sci 46: 985–992

Stickler GB, Murphy DB (1979) Recurrent abdominal pain. Am J Dis Child 133: 486–489

Stordal K, Nygaard EA, Bentsen B (2001) Organic abnormalities in recurrent abdominal pain in children. Acta Paediatr 90: 638–642

Stordal K, Nygaard E, Bentsen B (2005) Recurrent abdominal pain: A five-year follow-up study. Acta Paediatr 94: 234–236

Suarez FL, Savaiano DA, Levitt MD (1995) A comparison of symptoms after the consumption of milk or lactose-hydrolyzed milk by people with self-reported severe lactose intolerance. N Engl J Med 333: 1–4

Tindberg Y, Nyrén O, Blennow M, Granström M (2005) Helicobacter pylori infection and abdominal symptoms among Swedish school children. J Pediatr Gastroenterol Nutr 41: 33–38

Turner K, Woolford HH, Sanders MR (1993) Pain management: A manual to help you manage your pain, Paediatric Psychology Clinic, Behaviour Research and Therapy Centre, University of Queensland, Queensland, Australia

Van der Veek SM, Derk BH, Benninga MA, De Haan E (2013) Cognitive behavior therapy for pediatric functional abdominal pain: a randomized controlled trial. Pediactrics 132: e1163–e1172

Van Ginkel R, Voskuijl WP, Benninga MA, Taminiau JA, Boeckxstaens GE (2001) Alterations in rectal sensitivity and motility in childhood irritable bowel syndrome. Gastroenterology 120: 31–38

van Tilburg MA, Squires M, Blois-Martin N, Leiby A, Langseder A (2013) Test of the child/adolescent Rome III criteria: agreement with physician diagnosis and daily symptoms. Neurogastroenterol Motil 25: 302–e246

Vesa TH, Seppo LM, Marteau PR, Sahi T, Korpela R (1998) Role of irritable bowel syndrome in subjective lactose intolerance. Am J Clin Nutr 67: 710–715

Walker LS, Garber J, Van Slyke DA, Greene JW (1995) Long-term health outcomes in patients with recurrent abdominal pain. J Pediatr Psychol 20: 233–245

Walker LS, Garber SJ, Van Slyke DA (1997) Development and validation of the Pain Response Inventory for children. Psychol Assess 9: 392–405

Walker LS, Garber J, Smith CA, Van Slyke DA, Claar RL (2001) The relation of daily stressors to somatic and emotional symptoms in children with and without recurrent abdominal pain. J Consult Clin Psychol 69: 85–91

Walker LS, Levy RL, Whitehead WE (2006a) Validation of a measure of protective parent responses to children's pain. Clin J Pain 22: 712–716

Walker LS, Williams SE, Smith CA, Garber J, Van Slyke DA, Lipani TA (2006b) Parent attention versus distraction: Impact on symptom complaints by children with and without chronic functional abdominal pain. Pain 122: 43–52

Wewer V, Andersen LP, Paerregaard A, Gernow A, Hansen JP, Matzen P, Krasilnikoff PA (2001) Treatment of Helicobacter pylori in children with recurrent abdominal pain. Helicobacter 6: 244–248

Weydert JA, Shapiro DE, Acra SA, Monheim CJ, Chambers AS, Ball TM (2006) Evaluation of guided imagery as treatment for recurrent abdominal pain in children: A randomized controlled trial. BMC Pediatrics 8: 29

Williams SE, Smith CA, Bruehl SP, Gigante J, Walker LS (2009) Medical evaluation of children with chronic abdominal pain: Impact of diagnosis, physician practice orientation, and maternal trait anxiety on mothers' responses to the evaluation. Pain 146: 283–292

Yacob D, Di Lorenzo C (2009) Functional abdominal pain: all roads led to Rome (Criteria). Pediatr Ann 38: 253–258

Youssef NN, Rosh JR, Loughran M, Schuckalo SG, Cotter AN, Verga BG, Mones RL (2004) Treatment of functional abdominal pain in childhood with cognitive behavioral strategies. J Pediatr Gastroenterol Nutr 39: 192–196

Youssef NN, Murphy TG, Langseder AL, Rosh JR (2006) Quality of life for children with functional abdominal pain: a comparison study of patients' and parents' perceptions. Pediatrics 117: 54–59

Muskuloskelettale Schmerzen

Michael Frosch, Boris Zernikow

B. Zernikow (Hrsg.), *Schmerztherapie bei Kindern, Jugendlichen und jungen Erwachsenen*,
DOI 10.1007/978-3-662-45057-4_16, © Springer-Verlag Berlin Heidelberg 2015

16.1   Einleitung

Bewegung ist ein wesentliches Merkmal des Lebens. Die Bewegungsentwicklung im Kindesalter ist Charakteristikum der Differenzierung des Nervensystems und bedeutender Ausdruck der Selbstständigkeit und Autonomie eines Kindes. Im Jugendalter gehören besondere Fähigkeiten der Bewegung und der Sport zur physischen und psychischen Identifikation. Sie bedeuten einerseits Wahrnehmung persönlicher Stärke sowie Unabhängigkeit und andererseits soziale Zugehörigkeit und Sicherheit in der Peergroup. Der Bewegungsapparat ist das größte Organsystem unseres Körpers. Er unterliegt einem komplexen Zusammenspiel von ZNS, Muskulatur, Sehnen, Bändern, Gelenken und Skelett. Bis zum Abschluss des Wachstums ist dieses System zusätzlich durch kontinuierliche Anpassung an die biologischen Veränderungen und äußeren funktionellen Herausforderungen gekennzeichnet.

Schmerzrezeptoren der Haut, Sehnen und Bänder, der Muskulatur und des Periosts sichern dieses System, um es vor Schäden zu schützen. Schmerzen können bei akuter Entzündung unmittelbar zu funktionellen Veränderungen mit Einschränkung der aktiven Motorik führen. Bei chronischen Erkrankungen der Muskulatur, des Skeletts oder der Gelenke drohen langfristige Funktionsstörungen, die neben Bewegungseinschränkung zu bleibenden strukturellen Veränderungen führen.

Schmerzcharakteristika wie Lokalisation, Ausdehnung, tageszeitliches Auftreten, Spontan- oder Druckschmerz, Schmerz in Abhängigkeit von Bewegung oder Stellung der Gelenke sind wichtige klinische Zeichen für die Zuordnung des erkrankten Gewebes: Muskulatur, Gelenk, Sehnen und Bänder oder Skelett. Diese anatomische Betrachtung der betroffenen Gewebe wiederum ist von besonderer Bedeutung für die differenzialdiagnostische Zuordnung der zugrunde liegenden Erkrankung und eine daraus abzuleitende Therapie einschließlich der Schmerztherapie (▶ Kap. 4). Deshalb wird in diesem Kapitel die Darstellung der Krankheitsbilder und ihrer Schmerztherapie anhand anatomischer und funktioneller Kriterien beibehalten.

Akute und chronische Schmerzen können bei Kindern und Jugendlichen in jedem Alter in Erscheinung treten. Chronische Schmerzen dieses Organsystems häufen sich insbesondere im Jugend-

alter und gehören neben Kopf- und Bauchschmerzen zu den häufigsten chronisch oder rekurrierend verlaufenden Schmerzerkrankungen dieser Altersgruppe (King et al. 2011). Akute und chronische Schmerzen des Bewegungsapparates können sowohl auf primäre funktionelle Störungen als auch auf Grunderkrankungen des Bewegungsapparates zurückzuführen sein (▶ Differenzialdiagnose primärer und sekundärer chronischer muskuloskelettaler Schmerzen). Eine frühe Erfassung, Zuordnung und Therapie insbesondere rezidivierender oder chronischer muskuloskelettaler Schmerzen ist Voraussetzung für eine erfolgreiche Behandlung. Sie hat das Ziel, dauerhafte Einschränkungen der Lebensqualität, soziale Isolation, Schul- und Arbeitsunfähigkeit zu vermeiden. Bei ineffektiver Therapie droht eine Chronifizierung bis ins Erwachsenenalter, die ebenfalls verhindert werden sollte (Jones et al. 2007).

Differenzialdiagnose primärer und sekundärer chronischer muskuloskelettaler Schmerzen

Primäre chronische muskuloskelettale Schmerzstörungen:
- Sogenannte »Wachstumsschmerzen«
- Chronische Schmerzstörung mit somatischen und psychischen Faktoren, »widespread pain syndrome«, früher: juveniles Fibromyalgiesyndrom
- Komplexes regionales Schmerzsyndrom (CRPS, »complex regional pain syndrome«)

Sekundäre chronische muskuloskelettale Schmerzstörungen bei:
- Juveniler idiopathischer Arthritis
- Arthritiden bei anderen chronisch entzündlichen Erkrankungen (z. B. Morbus Crohn)
- Angeborenen oder erworbenen skelettalen Erkrankungen (z. B. Skelettdysplasien, Skoliosen)
- Posttraumatischen Erkrankungen oder Läsionen des Bewegungsapparates
- Chronisch rekurrierender multifokaler Osteomyelitis
- Beteiligung des Bewegungsapparates bei neoplastischen, metabolischen, neurologischen oder neuromuskulären Erkrankungen

16.2 Akute und chronische Schmerzen am Bewegungsapparat bei Kindern und Jugendlichen

Akute Schmerzen am Bewegungsapparat sind im Kindes- und Jugendalter am häufigsten durch Traumen verursacht, die nur vorübergehend funktionelle Einschränkungen der Motorik zur Folge haben. Daneben können akute infektiöse Erkrankungen Ursache sein für para- oder postinfektiöse Arthritiden, die mit akuten artikulären Schmerzen und gelenktypischer, mono- oder polyartikulärer Bewegungseinschränkung einhergehen. Die Erkrankungen heilen in der Regel innerhalb von 10–14 Tagen folgenlos aus und sind nur selten Ausgangspunkt chronischer funktioneller Schmerzstörungen.

Abzugrenzen davon sind v. a. akute bakterielle Infektionen des Knochens, der Muskeln oder Gelenke. Sie äußern sich durch plötzliche, intensivste Schmerzen und führen immer zu deutlichen Spontan-, Druck- und Bewegungsschmerzen, die fast immer von einer akuten Immobilität der betroffenen Region, meist einer Extremität, begleitet sind (► Abschn. 16.3.2).

Rezidivierende Schmerzen am Bewegungsapparat gleicher oder unterschiedlicher Lokalisation sind oft verursacht durch strukturelle orthopädische Erkrankungen des Skeletts wie bei Morbus Perthes, Skoliosen und Fehlstellungen bei angeborenen oder erworbenen Erkrankungen des Bewegungsapparates, z. B. bei hypertoner zerebraler Bewegungsstörung oder neuromuskulären Erkrankungen. Deren Behandlung richtet sich nach den Möglichkeiten der aktiven und passiven Mobilisation des Kindes und Jugendlichen und seiner Prognose in den nachfolgenden Jahren. Neben medikamentöser Schmerztherapie stehen orthopädisch-funktionelle und operative Maßnahmen, Physiotherapie sowie eine individuell optimierte Hilfsmittelauswahl zur Verfügung (► Abschn. 16.6).

Chronische Schmerzen des Bewegungsapparates können sowohl als primär chronische Schmerzstörung, hier insbesondere im Jugendalter, in Erscheinung treten oder sich sekundär bei chronischen Erkrankungen entwickeln (► Differenzialdiagnose primärer und sekundärer chronisch muskuloskelettaler Schmerzen). Primär chronische Schmerzstörungen und deren Therapie werden in ► Abschn. 16.7 näher dargestellt. Sekundäre chronische muskuloskelettale Schmerzstörungen werden am häufigsten bei chronisch entzündlichen Erkrankungen, v. a. bei der juvenilen idiopathischen Arthritis unabhängig von der Entzündungsaktivität beobachtet (► Abschn. 16.3.4). In seltenen Fällen können auch strukturelle orthopädische Erkrankungen, z. B. Skoliosen, oder Traumata Ausgangspunkt für eine chronische Schmerzstörung sein, letzteres z. B. beim CRPS (Stanton-Hicks 2010).

16.3 Wichtige Differenzialdiagnosen

In Praxis und Klinik lassen sich die wichtigsten Differenzialdiagnosen bei muskuloskelettalen Schmerzen im Kindes- und Jugendalter durch die folgenden Fragen charakterisieren:
- Was ist häufig?
- Was ist ein Notfall?
- Was ist potenziell lebensbedrohlich?
- Was ist typisch für eine juvenile idiopathische Arthritis?

16.3.1 Was ist häufig?

Nahezu jedes 10. Kind erkrankt bis zum 16. Lebensjahr an einer passageren infektionsassoziierten Arthritis (Rose u. Eppes 1997). Die Verläufe sind im Hinblick auf das klinische Bild und die Gelenkmanifestation sehr variabel. Die typischste infektassoziierte Monarthritis ist die transiente Koxitis (früher: Coxitis fugax). Demgegenüber stehen polyartikuläre Arthritiden, meist nach viralen Erkrankungen. Unabhängig von der Gelenkmanifestation haben diese Verläufe eine gute Prognose und heilen unter kurzfristiger symptomatischer Medikation mit nichtsteroidalen Antiphlogistika (z. B. Ibuprofen oder Naproxen) innerhalb von 1–2 Wochen vollständig aus. Unter dieser Medikation zeigen die meisten Kinder bereits innerhalb weniger Tage eine Rückbildung der schmerz- und entzündungsabhängigen Bewegungseinschränkung der Gelenke.

16.3.2 Was ist ein Notfall?

Die bakterielle Arthritis und die akute bakterielle Osteomyelitis sind infektiologische Notfallsituationen im Kindesalter, die mit intensiven muskuloskelettalen Akutschmerzen einhergehen. Sie bedrohen bei verzögerter Diagnose und Therapie die Gewebestruktur und können zu Langzeitkomplikationen am Bewegungsapparat mit Fehlstellungen, Wachstumsstörungen sowie persistierenden Funktionsstörungen führen. Diese Komplikationen sind nur durch frühzeitige Diagnostik und gezielte Therapie zu vermeiden (Lamprecht 1997). Deshalb gilt: Jede akute lokale Bewegungseinschränkung im Kindes- und Jugendalter, die gleichzeitig mit Fieber einhergeht, muss unter dem Verdacht auf septische Arthritis oder akute bakterielle Osteomyelitis notfallmäßig diagnostiziert und bei Bestätigung unmittelbar am gleichen Tag therapiert werden. Empfohlen wird die sofortige gezielte Diagnostik mittels Punktion und Aspiration entweder des Gelenks bei septischer Arthritis oder der Metaphyse bei bakterieller Osteomyelitis. Dies sollte in Narkose erfolgen. Bei eitriger Aspiration muss bereits von einer Nekrose ausgegangen werden, weshalb die diagnostische Intervention dann unmittelbar in eine chirurgische Behandlung mündet. In allen anderen Fällen erfolgt nach Sicherung des Punktats zur mikrobiologischen Untersuchung die antimikrobielle Therapie mit gegen Streptokokken und Staphylokokken wirksamen Antibiotika. Die meist hochschmerzhafte Erkrankung, insbesondere bei Berührung und Mobilisation des Kindes, bis zur effektiven Entzündungsrückbildung, sollte deshalb zusätzlich durch eine adäquate medikamentöse Schmerztherapie unter regelmäßiger Schmerzmessung ergänzt werden. Neben NSAR oder Metamizol hat sich insbesondere in den ersten Erkrankungstagen eine Kombination mit Opioiden bewährt. Dies führt zusätzlich zur Verbesserung einer frühen Remobilisation der Kinder (Girschick et al. 2014).

16.3.3 Was ist potenziell lebensbedrohlich?

Unklare skelettale Schmerzen können im Kindes- und Jugendalter durch Neoplasien mit Be-

teiligung oder Ursprung im knöchernen Gewebe verursacht sein. Typisch ist der ossäre Schmerz (▶ Abschn. 16.4), entweder nach Belastung oder in Ruhe, bevorzugt am Abend oder in der Nacht. Differenzialdiagnostisch kommen in erster Linie Leukämien, das Ewing-Sarkom, das Osteosarkom oder das Neuroblastom mit skelettaler Metastasierung in Betracht. Bei akuten oder rezidivierenden ossären Schmerzen, die nicht den Kriterien für Wachstumsschmerzen entsprechen (▶ Abschn. 16.4), oder akut, meist begleitet von Fieber, auf eine Ostitis zurückgeführt werden können, muss deshalb eine gezielte onkologische Diagnostik erfolgen. In der Regel ist eine gezielte Bildgebung und histologische Sicherung angezeigt (Gonçalves et al. 2005).

16.3.4 Was ist typisch für eine juvenile idiopathische Arthritis?

Klinisches Kennzeichen der juvenilen idiopathischen Arthritis ist die chronische Entzündung der Synovialis eines oder mehrerer Gelenke, ohne Hinweis auf eine andere Ätiologie, wie beispielsweise Infektion oder Trauma (Prakken et al. 2011). Typischerweise ist die Synovialitis gekennzeichnet durch die für jedes Gelenk typische Weichteilschwellung, lokale Schmerzen und häufig bereits bei Erkrankungsbeginn einer Bewegungseinschränkung für die maximale Flexion und Extension der betroffenen Gelenke. Die klinische Verdachtsdiagnose kann auch in der Frühphase der Erkrankung, insbesondere bei klinisch unsicheren Befunden, nicht oberflächlichen Gelenken oder isolierter Schmerzsymptomatik, durch bildgebende Untersuchungen wie die Gelenksonografie oder das MRT (mit Kontrastmitteldarstellung) unterstützt werden. Die Gelenkschmerzen werden v. a. bei den ersten Bewegungen nach vorausgehender Schonung, z. B. am Morgen nach dem Aufwachen, verstärkt wahrgenommen. Auch wenn der normale Bewegungsumfang im Alltag noch unbeeinträchtigt scheint, ist im entzündeten Gelenk insbesondere bei maximaler Flexion oder Extension eine Schmerzprovokation typisch. Trotz der Definition einer chronischen Arthritis über die Verlaufsdauer von wenigstens 6 Wochen, sollte bei jeder unklaren Gelenkentzündung im Kindesalter und fehlenden

Hinweisen für eine septische Arthritis so früh wie möglich an das Vorliegen einer juvenilen idiopathischen Arthritis gedacht werden, um Sekundärkomplikationen am Bewegungsapparat oder anderen Organen (z. B. Auge) zu vermeiden.

16.4 Erkrankungen mit Knochenschmerzen

Unter den vielfältigen Formen und Ursachen muskuloskelettaler Schmerzen haben akute oder rezidivierende ossäre Schmerzen eine herausragende Bedeutung, da sie differenzialdiagnostische Warnzeichen darstellen für verschiedene, spezifisch zu therapierende Erkrankungen. Charakteristisch ist der meist intensive, nozizeptive Schmerz, der als Ruhe- oder belastungsabhängiger Schmerz oft eindeutig in einer oder mehreren Skelettregionen wahrgenommen wird. Auch streng lokalisierte nächtliche Schmerzen sind typisch. Bei periostalen Schmerzen führen bereits vorsichtige Berührung oder Bewegung zur deutlichen Zunahme der Schmerzstärke. Diese klinischen Merkmale bei akuter Erkrankung eines Kindes sind dann, wenn sie zusammen mit Fieber auftreten, die wichtigsten Kriterien für die infektiologische Notfalldiagnostik auf eine akute bakterielle Osteomyelitis oder septische Arthritis (▶ Abschn. 16.3.2).

Ossäre Schmerzen, meist ohne Fieber, über Tage oder Wochen, streng lokalisiert oder multilokulär, müssen andererseits Anlass sein für die Differenzialdiagnose **neoplastischer Erkrankungen** (▶ Abschn. 16.3.3). Während sich das Osteosarkom initial überwiegend an den kniegelenknahen Röhrenknochen manifestiert, ist das Ewing-Sarkom ebenso häufig im Bereich des Beckens und des Stammes lokalisiert (Ritter u. Bielack 2010). Bei der Leukämie oder der skelettalen Metastasierung des Neuroblastoms wiederum können unterschiedlichste ossäre Lokalisationen schmerzhaft sein (Marwaha et al. 2010).

> **Bei jedem unklaren muskuloskelettalen Schmerz mit ossären Schmerzcharakteristika ist – neben einer symptomatischen oder analgetischen Therapie – immer unverzüglich eine onkologische Differenzialdiagnostik einzuleiten.**

Neben diesen Erkrankungen, bei denen der ossäre Schmerz ein Warnsignal darstellt, sind zwei weitere Erkrankungen mit primärem Knochenschmerz für das Kindes- und Jugendalter bedeutsam: die sog. Wachstumsschmerzen und die chronisch rekurrierende multifokale Ostitis (oder: nichtbakterielle Ostitis).

Die sog. »**Wachstumsschmerzen**« werden bislang zu den primären Schmerzstörungen gezählt. Hauptmanifestationsalter ist das Kleinkindes- und junge Schulalter (Zepp 2014). Die Schmerzen treten bevorzugt am Abend oder in der Nacht nach dem Einschlafen auf. Die Kinder signalisieren plötzliche, erhebliche Schmerzen, überwiegend in Projektion auf die proximale, ventrale Tibia. Lokale Veränderungen sind nicht zu erfassen. Meist klingen die Schmerzen innerhalb von 30–60 min spontan ab. Danach besteht völlige Beschwerdefreiheit. Die klinische Untersuchung und aktive Bewegung, einschließlich maximaler Belastung sind stets ohne pathologischen Befund. In Labor und Bildgebung finden sich keine pathologischen Befunde. Letztere sollte bei jedem unklaren klinischen Befund oder bei funktioneller Einschränkung unbedingt zur Diagnostik oben genannter ossärer Differenzialdiagnosen durchgeführt werden. Häufig besteht eine Familiarität für Wachstumsschmerzen, eine definierte genetische Disposition ist allerdings bis heute nicht belegt. Voraussetzung für eine effektive Behandlung ist die sichere differenzialdiagnostische Abgrenzung anderer ossärer Erkrankungen und die Edukation der Eltern. Therapeutisch stehen nichtmedikamentöse Maßnahmen zur Ablenkung, passiven Bewegung, lokale Kühlung und sichere Begleitung durch die Eltern im Vordergrund. Als hilfreiches funktionelles Behandlungsverfahren hat sich eine Dehnungsbehandlung der Oberschenkel- und Wadenmuskulatur erwiesen, die nach physiotherapeutischer Anleitung durch die Eltern mit dem Kind täglich über mehrere Wochen durchgeführt werden kann (Baxter u. Dulberg 1988; Zernikow 2001). Bei regelmäßig längeren Schmerzepisoden können bedarfsweise Analgetika oder Antiphlogistika, WHO-Stufe I, eingesetzt werden. Bewährt hat sich der Einsatz von Metamizol oder Ibuprofen. Bisher gibt es keine sichere Evidenz für die Anwendung von Vitamin D unter der Hypothese einer ätiologisch bedeutsamen Störung der Knochenmineralisation. Eine medikamentöse Dauertherapie ist nicht indiziert. Die Prognose ist gut, in den meisten Fällen ist im Verlauf von 1–2 Jahren mit einer Rückbildung zu rechnen. Nur in seltenen Fällen mündet der rezidivierende Verlauf in eine chronische Schmerzstörung mit relevanter Beeinträchtigung der Lebensqualität. In diesem Fall ist eine multimodale Therapie sinnvoll (▶ Kap. 24).

Die **nichtbakterielle Ostitis** ist gekennzeichnet durch eine rekurrierende oder chronische Entzündung des Knochens, die sowohl mono- als auch multifokal auftreten kann. In der aktiven Erkrankungsphase entwickelt sich ein Knochen- bzw. ein Knochenmarködem, das sich im Verlauf entweder spontan zurückbildet oder osteolytische und osteosklerotische Veränderungen zeigen kann (Girschick et al. 2005). Hauptmanifestationsorte sind die Metaphysen der großen Röhrenknochen und die Klavikula. Es können jedoch ebenso Becken, die Wirbelsäule und selten das Kopfskelett betroffen sein. Die sensitivste Diagnostik zur Beurteilung der Lokalisation, Ausdehnung und strukturellen Veränderungen ist die MRT-Untersuchung des Skeletts. Bei unsicheren klinischen und bildgebenden Befunden sollte bei Erkrankungsbeginn zur Diagnosesicherung eine histologische Untersuchung erfolgen. Hier finden sich in der pathologisch anatomischen Untersuchung die morphologischen Zeichen der akuten bis chronischen Entzündung, in der mikrobiologischen Untersuchung des Knochenmaterials bleibt der Keimnachweis negativ (Girschick et al. 1999). Neben der antientzündlichen Therapie kann in der Initialphase oder bei Reaktivierung eine analgetische Medikation mit Metamizol hilfreich sein, um progrediente Bewegungs- und Funktionsstörungen zu vermeiden. Eine analgetische Dauermedikation ist in der Regel nicht sinnvoll. Bei therapieresistenten Verläufen wurde in Einzelfällen die Behandlung mit Bisphosphonaten durchgeführt und von einer Reduktion sowohl der Schmerzen als auch der lokalen ossären Entzündung berichtet (Hospach et al. 2010). Unter adäquater antientzündlicher Therapie und bildgebender Kontrolle bei gelenknaher Manifestation oder Wirbelsäulenbeteiligung ist die langfristige Prognose gut.

16.5 Erkrankungen mit Gelenkschmerzen

Artikuläre Schmerzen werden im Kindes- und Jugendalter überwiegend durch eine entzündliche Erkrankung der Synovialis hervorgerufen. Entzündliche Gelenkschmerzen sind gekennzeichnet durch die Intensivierung bei den ersten Bewegungen des Gelenks nach längerer Schonung am Morgen (sog. Morgensteife) oder nach längeren Bewegungspausen während des Tages. Dieser Anlaufschmerz kann bereits nach wenigen Minuten oder erst nach Stunden rückläufig sein. Ebenso charakteristisch ist die Intensivierung bei maximaler Beugung oder Streckung des Gelenks (Bewegungsabhängigkeit; Anthony u. Schanberg 2007). Die Belastungs- und Berührungsempfindlichkeit ist in der Regel deutlich geringer ausgeprägt als bei ossären Schmerzen, kann jedoch im Einzelfall stark variieren. Schmerzintensität, -dauer, -lokalisation und Bewegungsabhängigkeit können bereits nach Stunden, Tagen oder wenigen Wochen der Erkrankung eine Bewegungseinschränkung des Gelenks, Schonhaltung und Fehlstellung zur Folge haben.

Die häufigste Ursache einer Synovialitis sind die **postinfektiösen Arthritiden**, die mono- oder polyartikulär verlaufen können, mit spontaner Rückbildung meist innerhalb von 7–14 Tagen (▶ Abschn. 16.3.1). Neben differenzialdiagnostischer Abgrenzung von infektiösen Arthritiden (bakterielle Arthritis, Borrelienarthritis), Gelenkverletzung (Hämarthros, strukturelle Läsionen) sowie einer juvenilen idiopathischen Arthritis, ist eine symptomatische analgetische oder antiphlogistische Therapie sinnvoll. Bewährt hat sich die Medikation mit Ibuprofen oder Naproxen zur Entzündungsrückbildung und gleichzeitigen Schmerzreduktion. Dies begünstigt eine frühe Remobilisation und Vermeidung funktioneller Bewegungskomplikationen des Bewegungsapparates. Nach Entzündungsrückbildung innerhalb von 7–14 Tagen kann die Medikation beendet werden.

Demgegenüber ist die **juvenile idiopathische Arthritis** gekennzeichnet durch einen chronisch entzündlichen Verlauf der Gelenkentzündung. Deshalb sind diese Kinder und Jugendlichen eher betroffen oder bedroht von persistierenden oder rekurrierenden Schmerzen mit den beschriebenen funktionellen Beeinträchtigungen der Gelenke (Stinson et al. 2012). Bewegungseinschränkungen und Fehlstellungen der Gelenke können hier zu Kontrakturen, Entmineralisation des Skeletts und Wachstumsstörungen führen. Die antientzündliche Therapie führt hier in der Regel auch zu einer effektiven Analgesie, sodass zusammen mit einer funktionsorientierten Physiotherapie die genannten Komplikationen am Bewegungsapparat bei vielen Kindern und Jugendlichen vermeidbar und eine zusätzliche medikamentöse Analgesie entbehrlich ist. Bei entsprechender Disposition wie hoher Schmerzsensibilisierung, emotionalen und sozialen Belastungsfaktoren kann die juvenile idiopathische Arthritis jedoch unabhängig von der Entzündungsaktivität der Grunderkrankung in eine chronische Schmerzstörung münden (Blankenburg et al. 2014). Diese gilt es möglichst frühzeitig zu erkennen, um sie durch eine multimodale Schmerztherapie zu behandeln und weiterer Folgekomplikationen mit hoher Einschränkung der Lebensqualität und Gefahr der Chronizität bis ins Erwachsenenalter entgegenzuwirken (▶ Kap. 24). Eine ausschließlich antientzündliche Therapie der juvenilen idiopathischen Arthritis, auch deren Intensivierung, ist in diesen Fällen nicht hilfreich.

Von den entzündlichen Gelenkerkrankungen sind im Kindes- und Jugendalter andere seltene Erkrankungen abzugrenzen, die sich primär durch artikuläre Schmerzen äußern. Erwähnt seien hier der Morbus Perthes (aseptische Knochennekrose des Hüftkopfs) und traumatische Gelenkerkrankungen. Beim **Morbus Perthes** ähnelt der Erkrankungsbeginn dem der akuten transienten, postinfektiösen Monarthritis der Hüfte (sog. Coxitis fugax). Auch sonografisch zeigt sich in akuten Krankheitsstadien oft ein Gelenkerguss, lange bevor in der Bildgebung durch MRT und Röntgendiagnostik strukturelle Veränderungen der Epiphyse nachweisbar sind. Im Unterschied zur transienten Koxitis kommt es jedoch zu einem rezidivierenden Verlauf der Symptomatik. Eine analgetische oder antiphlogistische Medikation sollte sich ausschließlich auf die akuten Krankheitsphasen mit schmerzhafter Bewegungseinschränkung und sonografisch nachweisbarem Erguss beschränken (Westhoff et al. 2013).

Posttraumatische strukturelle Läsionen oder degenerative Gelenkveränderungen sind im Kindes- und Jugendalter sehr viel seltener Anlass für langfristig persistierende Schmerzen als bei Erwachsenen. Strukturelle skelettale Erkrankungen im Kindes- und Jugendalter können jedoch bei angeborenen Fehlbildungen oder genetischen Erkrankungen mit Skelettbeteiligung mit rezidivierenden oder persistierenden Schmerzen verbunden sein und damit die Grundlage bieten für die Entwicklung einer chronischen Schmerzstörung. Dies gilt auch für skelettale Komplikationen bei neurologischen oder neuromuskulären Erkrankungen, auf die in ▶ Abschn. 16.6 näher eingegangen wird.

■ **Schmerzen bei Hämophilie**

Bei der Hämophilie kommt es auch nach kleinen Verletzungen oder Fehlbelastungen zu Blutungen in einzelne Gelenke. Typische Lokalisationen sind die großen Extremitätengelenke, Knie, Sprunggelenke, aber auch Ellenbogengelenke sind häufig betroffen. Die **akute Blutung** ist noch vor klinisch sicherer Erfassung der typischen Gelenkschwellung regelhaft mit akutem Schmerz und nachfolgender Bewegungseinschränkung verbunden. In der Akutsituation sollte deshalb unmittelbar – am besten durch den Patienten oder eine Bezugsperson – eine Substitutionstherapie erfolgen, um eine Zunahme der intraartikulären Blutung zu vermeiden. Neben der Substitution mit Faktorenkonzentrat ist eine medikamentöse Analgesie indiziert (Srivastava et al. 2013). Da es sich um eine synoviale Schmerzprovokation handelt, ist die Gabe eines Antiphlogistikums, wie beispielsweise Ibuprofen, sinnvoll. Führen diese Maßnahmen nicht zu einer effektiven Schmerzreduktion, ist in der Akutphase auch die Therapieerweiterung durch schwache oder starke Opioide (Tramadol oder Morphin), zunächst in unretardierter Form, angezeigt.

Rezidivierende Gelenkblutungen in das gleiche Gelenk, auch nach sog. Bagatellverletzungen oder ohne fassbaren Auslöser (sog. Target-Joints), sind mit dem Risiko einer chronischen Arthropathie verbunden. Die Einlagerung des Hämoglobins in die Synovialis führt durch Eisenspeicherung zu einer chronischen Synovialitis mit Synovialhyperplasie. Wie bei chronischer Synovialitis im Rahmen rheumatischer Gelenkerkrankungen kann es nachfolgend zu Knorpeldegenerationen und Knochendestruktion kommen. Chronische Gelenkschmerzen, Bewegungseinschränkungen und Fehlbelastungen bedürfen einer kombinierten Behandlung durch Physiotherapie zur Verbesserung der aktiven Belastung, Mobilität und Kontrakturbehandlung. Daneben ist häufig eine analgetische Dauermedikation in Kombination eines Antiphlogistikums mit retardierten Opioiden erforderlich. Durch regelmäßige Bedarfsanpassung kann bei vielen Patienten ein Voranschreiten der chronischen Arthropathie vermieden oder verlangsamt werden, sodass im Kindes- und Jugendalter ein operativer Gelenkersatz glücklicherweise eine Rarität darstellt und selten indiziert ist.

16.6   Erkrankungen des neuromuskulären Systems

Zahlreiche muskuläre, neurologische und neuromuskuläre Erkrankungen können im Krankheitsverlauf mit rezidivierenden oder chronisch persistierenden Schmerzen am Bewegungsapparat verbunden sein.

Bei den entzündlichen Muskelerkrankungen kommt es durch die lokale oder multifokale Entzündung zu nozizeptiven Schmerzen und zur Verstärkung der Funktionseinschränkung. Hauptursache für Schmerzen am Bewegungsapparat bei neurologischen und neuromuskulären Erkrankungen sind sekundäre strukturelle Veränderungen. Beispiele sind die Hüftdysplasie bei zerebraler Bewegungsstörung oder sekundäre, meist progrediente skoliotische Fehlstellungen, sekundäre Gelenkkontrakturen oder Überdehnungen des Muskel-Sehnen-Apparates bei muskulärer Hypotonie. Zunehmende Funktionsstörungen, Fehlbelastungen und Immobilität können außerdem funktionelle Schmerzen des Muskel-, Sehnen- und Gelenksystems bei aktiver oder passiver Bewegung begünstigen. Auch die spastische Tonuserhöhung der Muskulatur kann Ursache rezidivierender Ruhe- und Bewegungsschmerzen sein. Darüber hinaus können in Einzelfällen schwerste neuropathische Schmerzen bei strukturellen Läsionen der Schmerzbahn (periphere Neuropathien, spinale Erkrankungen oder zentrale Läsionen des Thala-

mus, beispielsweise nach periventrikulärer Leukomalazie oder zerebralen Insulten) in Erscheinung treten.

Bei Kenntnis krankheitstypischer muskuloskelettaler Sekundärkomplikationen hat therapeutisch die Prophylaxe durch Physiotherapie, Ausschöpfung aktiver Ressourcen, neuroorthopädische Überwachung und regelmäßige Anpassung der Hilfsmittelversorgung eine bedeutende Rolle. Insbesondere bei Kindern und Jugendlichen mit zerebraler Bewegungsstörung und Mehrfachbehinderung stellt die klinische Evaluation und die systematische Differenzierung von Schmerzen oder zerebraler Unruhe eine Herausforderung dar (▶ Kap. 6 und 21; Hauer 2010). Vor allem bei unklarer Schmerzsymptomatik über Wochen und Monate sind eine systematische klinische Evaluation und Dokumentation neben der ätiologischen Diagnostik Voraussetzung für das therapeutische Konzept. Der sinnvolle Einsatz eines optimierten Handlings, eine adäquate medikamentöse Schmerztherapie und therapeutische Maßnahmen können bei dieser Patientengruppe sehr effektiv die Lebensqualität der Kinder und Familien verbessern und zur Vermeidung großer orthopädisch-chirurgischer Eingriffe beitragen.

16.7   Primär chronische Schmerzstörungen am Bewegungsapparat

Primär chronische Schmerzstörungen am Bewegungsapparat zählen neben den chronischen Kopf- und Bauchschmerzen zu den häufigsten chronischen Schmerzerkrankungen im Kindes- und Jugendalter (Blankenburg et al. 2014; King et al. 2011). Insbesondere in der zweiten Lebensdekade können sie mit deutlichen Beeinträchtigungen der Lebensqualität, sozialem Rückzug und hohen Schulfehlzeiten verbunden sein. Vermeidungsverhalten und körperliche Schonung führen dann zu relevanten funktionellen Einschränkungen, zur Aufgabe von bislang mit Freude ausgeführtem Sport und verstärken so die negativen Auswirkungen der Erkrankung (Zernikow et al. 2012c). Da die Schmerzen häufig in Gelenknähe wahrgenommen werden und durch Aktivität und Bewegung verstärkt bemerkt werden, sind frühe funktionelle Bewegungseinschränkungen häufig zu beobachten. Differenzialdiagnostisch kann in dieser Situation die klinische Untersuchung zu einer Verwechslung mit der juvenilen idiopathischen Arthritis führen. Antientzündliche Therapien wie bei juveniler idiopathischer Arthritis sind aber nicht hilfreich und nicht indiziert. In laborchemischen und bildgebenden Untersuchungen finden sich keine signifikant pathologischen Befunde. Ausgangspunkt sind häufig kleine Verletzungen wie Prellungen oder Verstauchungen, z. B. beim Sport. Trotz Ausheilung persistiert die Schmerzwahrnehmung, in der Regel kommt es durch Sensibilisierung zur Ausdehnung der Schmerzlokalisation in multiple Regionen des Bewegungsapparates, in einigen Fällen auch außerhalb des Bewegungsapparates. In diesem Krankheitsstadium sprechen wir vom »**widespread pain syndrome**« (Malleson et al. 2001).

Multilokuläre Schmerzen im Kindes- und Jugendalter, verbunden mit anderen allgemeinen Beschwerden wie Schlafstörungen, chronischer Müdigkeit u. a. werden dem sog. **juvenilen Fibromyalgiesyndrom** zugeordnet. Typische Kriterien des Fibromyalgiesyndroms im Erwachsenenalter sind in dieser Altersgruppe nicht validiert, um sie für eine sichere Krankheitszuordnung zu nutzen (Zernikow et al. 2012b). Deshalb sollte für diese Krankheitsgruppe der primär chronischen Schmerzstörung am Bewegungsapparat die Bezeichnung »chronische Schmerzstörung in mehreren Körperregionen mit somatischen und psychischen Faktoren« Anwendung finden (Zernikow et al. 2012b). Da es sich somit um eine Ausschlussdiagnose handelt, kommt der Differenzialdiagnostik besondere Bedeutung zu. Auf somatischer Ebene sind insbesondere entzündliche, onkologische und strukturelle Erkrankungen auszuschließen, an psychischen und psychiatrischen Erkrankungen sind insbesondere Depression, Angststörungen, posttraumatische Belastungsstörungen sowie dissoziative Störungen zu nennen. Langfristige medikamentöse analgetische Therapien sind bei diesen chronischen Schmerzstörungen nicht hilfreich. Bewährt hat sich demgegenüber die multimodale Schmerztherapie mit Edukation, Strategien aktiver Schmerzbewältigung unter Nutzung anerkannter Psychotherapieverfahren (Hechler et al. 2009).

16.8 Sonderfall komplexes regionales Schmerzsyndrom (CRPS)

Beim CRPS handelt es sich um eine chronische Erkrankung mit Manifestation meist einer Extremität, die charakterisiert ist von chronischem Schmerz und/oder Allodynie und der Trias von motorischen, sensorischen sowie trophischen Störungen. Dabei sind das Ausmaß der Krankheitszeichen und die Beeinträchtigungen der Patienten nicht ausreichend durch die Läsion eines auslösenden Ereignisses, meist Trauma oder Operation, erklärt.

Zahlreiche Hypothesen zur Pathophysiologie existieren, mit möglicher Beteiligung entzündlicher, vaskulärer, autonomer oder zentraler, einschließlich psychologischer Prozesse oder Störungen, allerdings bleibt letztlich bis heute die Pathophysiologie unklar (Borchers u. Gershwin 2014). Ebenso existiert keine gesicherte diagnostische Methode, die mit hoher Spezifität eine eindeutige Diagnose innerhalb der hohen klinischen Variabilität der Erkrankung erlaubt. Nach der Definition der International Association for the Study of Pain (IASP) wird beim CRPS ein Typ I (ohne) von einem Typ II mit peripherer Nervenläsionen unterschieden (Merskey u. Bogduk 1994). Aktuell erfolgt üblicherweise die Zuordnung nach den sog. Budapest-Kriterien (Harden et al. 2007).

Diagnosekriterien für das CRPS

Diagnosekriterien der IASP (Merskey u. Bogduk 1994)

Für die Diagnose CRPS I müssen die Kriterien 2–4 erfüllt sein:

1. CRPS Typ I ist ein Syndrom, das sich nach einem initial schädlichen Ereignis entwickelt.
2. Spontanschmerz oder Allodynie/Hyperalgesie sind nicht beschränkt auf das Gebiet eines einzelnen peripheren Nervs, und sie sind unverhältnismäßig zum vorherigen Ereignis.
3. Ödeme, Hautdurchblutungsanomalien oder abnormale sudomotorische Aktivitäten sind aktuell oder waren seit dem auslösenden Ereignis in der Schmerzregion sichtbar.

4. Die Diagnose kann nicht gestellt werden, wenn andere Erkrankungen das Ausmaß an Schmerz und den Grad der Dysfunktion erklären.

Diagnosekriterien nach Harden et al. (2007)
- Dauerschmerz, der disproportional zu jedem vorausgegangenen Ereignis ist.
- Anwesenheit von wenigstens 1 Symptom in jeder der folgenden Bereiche:
    - Sensorik (Hyperästhesie)
    - Vasomotorik (Temperatur- und/oder Hautfarbenasymmetrie, Veränderungen der Hautfarbe)
    - Sudomotorik/Ödem (Ödeme, Veränderungen des Schwitzens und/oder Asymmetrie der Schweißproduktion)
    - Motorik/trophische Beschaffenheit (Bewegungseinschränkung, motorische Dysfunktion [Schwäche, Tremor, Dystonie], trophische Veränderungen [Haare, Nägel, Haut])
- Ein objektivierbares Symptom in 2 verschiedenen Bereichen:
    - Sensorik (Hyperalgesie [»pinprick«], Allodynie [leichte Berührung])
    - Vasomotorik (messbare Temperaturasymmetrie, sichtbare Hautfarbenasymmetrie oder -veränderungen)
    - Sudomotorik/Ödem (sichtbare Ödeme oder messbare Veränderungen des Schwitzens und/oder Asymmetrie der Schweißproduktion)
    - Motorik/tropische Beschaffenheit (objektivierbare Bewegungseinschränkung, motorische Dysfunktion [Schwäche, Tremor, Dystonie, Neglect], trophische Veränderungen [Haare, Nägel, Haut])

Bei Kindern und Jugendlichen erkranken bevorzugt Mädchen am CRPS (Wilder et al. 1992). Im Gegensatz zu Erwachsenen manifestiert sich die Erkrankung überwiegend an der unteren Extremität, seltener sind schwere Traumata oder Frakturen als Auslöser zu erfassen. Auch sind in diesem Alter seltener Hautatrophien oder Hämatome zu beobachten. Im Vergleich zu Kindern mit Kopf- und Bauchschmerzen wurden bei Kindern und Jugendlichen mit CRPS häufiger belastende Lebensereignisse sowie negative Ereignisse im familiären Kontext gefunden als bei Kindern mit chronischen Kopfschmerzen (Brehmer 2013).

Therapeutisch steht nach unserer Erfahrung eine nicht invasive, multimodale Schmerztherapie im Vordergrund der Behandlung (Zernikow et al. 2012a). Dabei haben funktionelle Behandlungsverfahren mit intensiver Steigerung der aktiven Belastung unter physiotherapeutischer Anleitung, neurophysiologische Verfahren wie die Spiegeltherapie sowie die psychologische Behandlung besondere Bedeutung. Auch nach erfolgreicher Behandlung über mehrere Wochen sind Rezidive beim CRPS zu beobachten. Diese sind grundsätzlich erneut durch die genannte multimodale Therapie positiv zu beeinflussen, sodass trotz allem letztlich im Langzeitverlauf die Prognose in vielen Fällen günstig ist (Borchers u. Gershwin 2014). Zahlreiche Publikationen existieren zu invasiven Therapieverfahren beim CRPS, einschließlich Sympathikusblockaden, zentralen Stimulationsverfahren und chirurgischer Behandlung. Die systematische Analyse dieser Behandlungen zeigt, dass für keines dieser Verfahren eine sichere Evidenz existiert. Invasive Behandlungen bei Kindern und Jugendlichen sollten vermieden werden zugunsten einer multimodalen Behandlung (Zernikow et al. 2014).

16.9   Therapiemodule bei muskuloskelettalen Schmerzen

16.9.1 Analgetische Therapie

Die medikamentöse analgetische Therapie muskuloskelettaler Schmerzen hat ihren festen Platz in der Behandlung akuter Schmerzereignisse des Bewegungsapparates, bis andere kausale Therapieverfahren oder der spontane Heilungsverlauf der Erkrankung wirksam werden. Neben akuten traumatischen Verletzungen sollten insbesondere Kinder mit ossären Erkrankungen, beispielsweise akuter Osteomyelitis, zumindest in der Initialphase der ersten Erkrankungstage eine analgetische

Therapie erhalten. Auswahl und Kombination der Analgetika richten sich nach der individuellen Schmerzintensität und Wirksamkeit der Medikamente. Bewährt haben sich hier die Kombination von Metamizol oder Ibuprofen mit Opiaten. Die Auswahl der Opiate richtet sich nach eventuellen Begleiterkrankungen (z. B. Niereninsuffizienz, Epilepsie), individueller Verträglichkeit sowie Erfahrung der Behandler.

Entzündliche Erkrankungen des muskuloskelettalen Systems profitieren in der Regel von der Behandlung mit Antiphlogistika und ggf. lokaler Anwendung von Steroiden (z. B. intraartikulärer Therapie).

Die analgetische Medikation begünstigt die frühe Remobilisation der Kinder und damit die Vermeidung sekundärer Komplikationen des Bewegungsapparates. Sie begünstigt ebenso die Anwendung früher physiotherapeutischer Behandlungen.

16.9.2 Antiinflammatorische Therapie

In der Behandlung akuter entzündlicher Erkrankungen des Bewegungsapparates, wie beispielsweise den postinfektiösen Arthritiden, hat sich der Einsatz antientzündlicher Medikamente aus der Gruppe der **NSAR** bewährt (Girschick et al. 2014). In den vergangenen Jahren werden in Deutschland überwiegend Ibuprofen und Naproxen im Kindes- und Jugendalter eingesetzt. Eine Daueranwendung über den Zeitraum von 14 Tagen ist bei diesen Erkrankungen nicht sinnvoll.

Auch in der Akutphase chronisch entzündlicher muskuloskelettaler Erkrankungen wie der juvenilen idiopathische Arthritis werden NSAR eingesetzt. Sie kommen bei aktiver Arthritis in der Primärbehandlung nach Diagnosestellung oder bei Reaktivierung der juvenilen idiopathischen Arthritis im Verlauf als schnell wirksame antientzündliche Medikamente zum Einsatz (Dueckers et al. 2011). Neben dem antientzündlichen Effekt wird ihre analgetische Wirkung genutzt, um eine frühe Verbesserung der Bewegungsfunktion unter Physiotherapie zu unterstützen. NSAR gehören deshalb nach wie vor bei den nicht-systemischen Verlaufsformen der juvenilen idiopathischen Arthritis, also sowohl bei Oligo- als auch Polyarth-

ritiden, zur ersten medikamentösen Therapiestufe. Bei unzureichendem Effekt wird bei Oligoarthritis die intraartikuläre Steroidbehandlung mit Triamcinolonhexacetonid befürwortet, bei den polyartikulären Verläufen die Behandlung mit Methotrexat (Breit et al. 2000; Holzinger et al. 2010).

Für therapieresistente Verläufe der juvenilen idiopathischen Arthritis stehen seit mehr als 10 Jahren Behandlungen mit **Biologika**, derzeit vorwiegend zur Blockade proinflammatorischer Zytokine, zur Verfügung. Dadurch kann der Einsatz der NSAR auch bei Patienten mit juveniler idiopathischer Arthritis zur Vermeidung von unerwünschten Nebenwirkungen durch die Prostazyklinhemmung (v. a. gastrointestinale und renale Nebenwirkungen) gemindert werden (Dueckers et al. 2011). **Systemische Glukokortikoidtherapien** bleiben ausschließlich hochaktiven Krankheitsverläufen der systemischen Verlaufsform oder der Polyarthritis vorbehalten, in der Regel begrenzt auf kurze Zeiträume bis zum erkennbaren Wirkungseintritt oben genannter antiinflammatorischer Therapien (Dueckers et al. 2011).

16.9.3 Physiotherapie

Alle primären und sekundären Bewegungseinschränkungen und Funktionsstörungen des Bewegungsapparates bei muskuloskelettalen Erkrankungen gehen mit dem Risiko langfristiger Komplikationen einher. Bei **Akuterkrankungen** dient die Physiotherapie durch sinnvolle Lagerung und passive Mobilisation der Schmerzlinderung und Vermeidung von Kontrakturen und bewegungsassoziierten Verstärkung der Schmerzwahrnehmung. Bei effektiver Behandlung dieser akuten Erkrankungen des Bewegungsapparates können viele Kinder und Jugendliche innerhalb kurzer Zeit eine normale Belastung einschließlich Sport ausüben. Dadurch werden Langzeitkomplikationen und sekundäre schmerzhafte Fehlbelastungen vermieden.

Sollten Bewegungseinschränkungen bei muskuloskelettalen Erkrankungen über diese akute Krankheitsphase fortbestehen, ist unabhängig von der Grunderkrankung eine physiotherapeutische Behandlung indiziert. Insbesondere bei **chronisch entzündlichen Erkrankungen** wie der juvenilen idiopathischen Arthritis gehört deshalb die funktionelle Behandlung durch Physiotherapie zur etablierten Therapie bereits bei Erkrankungsbeginn, chronisch aktivem Verlauf oder bei Rezidiven (Spamer et al. 2012). Ziel ist die Vermeidung progredienter Komplikationen am Bewegungsapparat, wie beispielsweise persistierende Bewegungseinschränkungen der Gelenke, Fehlstellungen, Muskelatrophie, Kontrakturen und Wachstumsstörungen. Alle diese Sekundärmanifestationen am Bewegungsapparat können Anlass für rezidivierende oder chronische muskuloskelettale Schmerzen sein. Deshalb ist die Physiotherapie muskuloskelettaler Erkrankungen eine wichtige Säule der nichtmedikamentösen Schmerztherapie. Durch die ergänzende medikamentöse analgetische und antiinflammatorische Therapie sollte frühzeitig eine aktive Mobilisation eingeübt werden. Neben einer Verbesserung oder Normalisierung der Gelenkbeweglichkeit stehen die Förderung des Bewegungsablaufs, der Muskelkraft und Bewegungskoordination sowie der Koordination und Bewegungsstabilität im Vordergrund der Behandlung. Wesentliche Aspekte sind dabei insbesondere bei Kindern und Jugendlichen die Förderung der eigenen Motivation und Freude an Bewegung. Deshalb sollte frühzeitig eine Anleitung zur selbstständigen Umsetzung sinnvoller aktiver Bewegung, Übungen und sportlicher Aktivitäten in die physiotherapeutische Behandlung einfließen.

Ebenso in der Behandlung primärer und sekundärer chronischer Schmerzstörungen des Bewegungsapparates kann die Physiotherapie in Verbindung mit anderen Therapiemodulen zur Schmerztherapie genutzt werden (Blankenburg et al. 2014). Die Anleitung zur Verbesserung der Motorik, z. B. innerhalb eines individuell abgestimmten Stufenplans, die Verbesserung der körperlichen Belastbarkeit und die Förderung einer aktiven Schmerzbewältigung durch sinnvolle Bewegung und Sport sind Inhalte der Physiotherapie dieser Schmerzstörungen. Einschränkungen sportlicher Aktivitäten sind nur bei hochaktiver Krankheitsphase entzündlicher Erkrankungen oder progredienten degenerativen Läsionen im Kindesalter sinnvoll. Wenn möglich sollte die Förderung der sportlichen Aktivität in das Behandlungskonzept mit einfließen.

16.9.4 Psychologische Therapie und psychosoziale Begleitung

Rezidivierende oder chronische Schmerzen führen im Kindes- und Jugendalter zu einer deutlichen Einschränkung der Lebensqualität. Dies gilt auch für muskuloskelettale Schmerzen. In einer Studie durch Varni et al. (1987) konnten 70 % der individuellen Varianz des stärksten Schmerzes in der vergangenen Woche durch krankheits- und psychosoziale Faktoren erklärt werden. Durch zahlreiche Studien konnte der positive Effekt auf Schmerzintensität und Lebensqualität durch kognitiv-verhaltenstherapeutische Behandlung und multimodale Therapie belegt werden (Hechler et al. 2010; Walco u. Ilowite 1992; Walco et al. 1999). Das psychologische Konzept sollte die individuelle Situation im Umgang mit Schmerzen, emotionale Besonderheiten und Verhalten, mögliche Komorbiditäten und den Umgang mit den Schmerzen innerhalb der Familie berücksichtigen.

Daneben wird in der Therapie die Anleitung zur Defokussierung der Schmerzen und aktiven Selbstbewältigung gefördert. Dies wird ergänzt mit der Anleitung zur Verbesserung der körperlichen Belastbarkeit und Aktivität, parallel zu den Behandlungsinhalten der Physiotherapie (▶ Abschn. 22.7.3; Dobe et al. 2011). Nach Einübung dieser Therapieinhalte ist die Übertragung in den Lebensalltag einschließlich Schule von Bedeutung. Grundsätzlich sollten längere Schulausfallzeiten bei chronischen muskuloskelettalen Schmerzen vermieden werden.

Literatur

Anthony KK, Schanberg LE (2007) Assessment and management of pain syndromes and arthritis pain in children and adolescents. Rheum Dis Clin North Am 33: 625–660

Baxter MP, Dulberg C (1988) "Growing pains" in childhood – a proposal for treatment. J Pediatr Orthop 8: 402–406

Blankenburg M, Kriszio H, Humberg AK, Frosch M (2014) Chronische Kopf-, Bauch- oder Gelenkschmerzen: Therapie in Praxis und Klinik (Leitthema). Monatsschr Kinderheilkd 162: 19–25

Borchers AT, Gershwin ME (2014) Complex regional pain syndrome: A comprehensive and critical review. Autoimmun Rev 13: 242–265

Brehmer H (2013) Komplex regionales Schmerzsyndrom (CRPS) bei Kindern und Jugendlichen: Welche Rolle spielen kritische und belastende Lebensereignisse? Inaugural Dissertation, Fakultät für Gesundheit, Universität Witten/Herdecke, Witten/Herdecke

Breit W, Frosch M, Meyer U, Heinecke A, Ganser G (2000) A subgroup-specific evaluation of the efficacy of intraarticular triamcinolone hexacetonide in juvenile chronic arthritis. J Rheumatol 27: 2696–2702

Dobe M, Hechler T, Behlert J, Kosfelder J, Zernikow B (2011) Schmerztherapie bei chronisch schmerzkranken, schwer beeinträchtigten Kindern und Jugendlichen: Langzeiterfolge einer 3-wöchigen stationären Schmerztherapie (Originalien). Schmerz 25: 411–422

Dueckers G, Guellac N, Arbogast M, Dannecker G, Foeldvari I, Frosch M, Ganser G, Heiligenhaus A, Horneff G, Illhardt A, Krauspe R, Markus B, Michels H, Schneider M, Singendonk W, Sitter H, Spamer M, Wagner N, Niehues T; German Society of Paediatric Rheumatology (2011) [Evidence and consensus based treatment guidelines 2010 for juvenile idiopathic arthritis by the German Society of Paediatric Rheumatology]. Klin Padiatr 223: 386–394

Girschick HJ, Huppertz HI, Harmsen D, Krauspe R, Müller-Hermelink HK, Papadopoulos T (1999) Chronic recurrent multifocal osteomyelitis in children: diagnostic value of histopathology and microbial testing. Hum Pathol 30: 59–65

Girschick HJ, Raab P, Surbaum S, Trusen A, Kirschner S, Schneider P, Papadopoulos T, Müller-Hermelink HK, Lipsky PE (2005) Chronic non-bacterial osteomyelitis in children. Ann Rheum Dis 64: 279–285

Girschick HJ, Huppertz HI, Neudorf U (2014) Reaktive und parainfektiöse Arthritiden. In: Wagner N, Dannecker G (Hrsg) Pädiatrische Rheumatologie. 2 Aufl. Springer, Berlin, Heidelberg, S 283–312

Gonçalves M, Terreri MT, Barbosa CM, Len CA, Lee L, Hilário MO (2005) Diagnosis of malignancies in children with musculoskeletal complaints. Sao Paulo Med J 123: 21–23

Harden RN, Bruehl S, Stanton-Hicks M, Wilson PR (2007) Proposed new diagnostic criteria for complex regional pain syndrome. Pain Med 8: 326–331

Hauer J (2010) Identifying and managing sources of pain and distress in children with neurological impairment. Pediatr Ann 39: 198–205

Hechler T, Dobe M, Kosfelder J, Damschen U, Hübner B, Blankenburg M, Sauer C, Zernikow B (2009) Effectiveness of a three-week multimodal inpatient pain treatment for adolescents suffering from chronic pain: Statistical and clinical significance. Clin J Pain 25: 156–166

Hechler T, Blankenburg M, Dobe M, Kosfelder J, Hübner B, Zernikow B (2010) Effectiveness of a multimodal inpatient treatment for pediatric chronic pain: A comparison between children and adolescents. Eur J Pain 14: 97.e1–97.e9

Holzinger D, Frosch M, Föll D (2010) Methotrexat bei der Therapie der juvenilen idiopathischen Arthritis. Z Rheumatol 69: 496–504

Hospach T, Langendoerfer M, von Kalle T, Maier J, Dannecker G (2010) Spinal involvement in chronic recurrent multifocal osteomyelitis (CRMO) in childhood and effect of pamidronate. Eur J Pediatr 169: 1105–1111

Jones GT, Silman AJ, Macfarlane GJ (2007) Are common symptoms in childhood associated with chronic widespread body pain in adulthood? Results from the 1958 British Birth Cohort Study. Arthritis Rheum 55: 1669–1675

King S, Chambers CT, Huguet A, MacNevin RC, McGrath PJ, Parker L, MacDonald AJ (2011) The epidemiology of chronic pain in children and adolescents revisited: A systematic review. Pain 152: 2729–2738

Lamprecht E (1997) Akute Osteomyelitis im Kindesalter. Orthopäde 26: 868–878

Malleson PN, Connell H, Bennett SM, Eccleston C (2001) Chronic musculoskeletal and other idiopathic pain syndromes. Arch Dis Child 84: 189–192

Marwaha RK, Kulkarni KP, Bansal D, Trehan A (2010) Acute lymphoblastic leukemia masquerading as juvenile rheumatoid arthritis: diagnostic pitfall and association with survival. Ann Hematol 89: 249–254

Merskey H, Bogduk N (1994) Classification of chronic pain: description of chronic pain syndromes and definitions of pain terms. In: International Association for the Study of Pain (IASP) (ed) IASP Task Force on Taxonomy. IASP Press, Seattle, WA

Prakken B, Albani S, Martini A (2011) Juvenile idiopathic arthritis. Lancet 377: 2138–2149

Ritter J, Bielack SS (2010) Osteosarcoma. Ann Oncol 21: vii320–vii325

Rose CD, Eppes SC (1997) Infection-related arthritis. Rheum Dis Clin North Am 23: 677–695

Spamer M, Georgi M, Häfner R, Händel H, König M, Haas JP (2012) Physiotherapie bei der juvenilen idiopathischen Arthritis. Z Rheumatol 71: 387–395

Srivastava A, Brewer AK, Mauser-Bunschoten EP, Key NS, Kitchen S, Llinas A, et al. (2013) Guidelines for the management of hemophilia. Haemophilia 19: e1–e47

Stanton-Hicks M (2010) Plasticity of complex regional pain syndrome (CRPS) in children. Pain Med 11: 1216–1223

Stinson JN, Luca NJ, Jibb LA (2012) Assessment and management of pain in juvenile idiopathic arthritis. Pain Res Manag 17: 391–396

Varni JW, Thompson KL, Hanson V (1987) The Varni/Thompson Pediatric Pain Questionnaire: I. Chronic musculoskeletal pain in juvenile rheumatoid arthritis. Pain 28: 27–38

Walco GA, Ilowite NT (1992) Cognitive-behavioral intervention for juvenile primary fibromyalgia syndrome. J Rheumatol 19: 1617–1619

Walco GA, Sterling CM, Conte PM, Engel RG (1999) Empirically supported treatments in pediatric psychology: Disease-related pain. J Pediatr Psychol 24: 155–167

Westhoff B, Martiny F, Krauspe R (2013) Aktuelle Behandlungsstrategie des Morbus Perthes. Orthopäde 42: 1008–1017

Wilder RT, Berde CB, Wolohan M, Vieyra MA, Masek BJ, Micheli LJ (1992) Reflex sympathetic dystrophy in children. Clinical characteristics and follow-up of seventy patients. J Bone Joint Surg 74: 910–919

Zepp F (2014) Wachstumsschmerzen. In: Wagner N, Dannecker G (Hrsg) Pädiatrische Rheumatologie. 2. Aufl. Springer, Berlin, Heidelberg, S 515–516

Zernikow B (2001) Chronische und rezidivierende Schmerzen jenseits des Neugeborenenalters – 2. Muskel - und Gelenkschmerzen sowie Tumorschmerzen. Päd Praxis 60: 409–420

Zernikow B, Dobe M, Hirschfeld G, Blankenburg M, Reuther M, Maier C (2012a) Please don't hurt me! A plea against invasive procedures in children and adolescents with complex regional pain syndrome (CRPS). Schmerz 26: 389–395

Zernikow B, Gerhold K, Bürk G, Häuser W, Hinze CH, Hospach T, Illhardt A, Mönkemöller K, Richter M, Schnöbel-Müller E, Häfner R; Arbeitsgemeinschaft der Wissenschaftlichen Medizinischen Fachgesellschaften (2012b) Definition, Diagnostik und Therapie von chronischen Schmerzen in mehreren Körperregionen und des sogenannten Fibromyalgiesyndroms bei Kindern und Jugendlichen. Schmerz 26: 318–330

Zernikow B, Wager J, Hechler T, Hasan C, Rohr U, Dobe M, et al. (2012c) Characteristics of highly impaired children with severe chronic pain: A 5-year retrospective study on 2249 pediatric pain patients. BMC Pediatrics 12: 54

Zernikow B, Wager J, Brehmer H, Hirschfeld G, Maier C (2014) Invasive treatments for pediatric complex pain syndrome – a scoping review. Anesthesiol 122(3): 699–707

16

Schmerzreduktion bei Blutabnahmen und Injektionen

Jens Berrang, Paul Vosschulte, Boris Zernikow

B. Zernikow (Hrsg.), *Schmerztherapie bei Kindern, Jugendlichen und jungen Erwachsenen,*
DOI 10.1007/978-3-662-45057-4_17, © Springer-Verlag Berlin Heidelberg 2015

17.1   Einleitung

Mehrere Millionen Impfungen und Venenpunktionen werden jährlich bei Kindern durchgeführt. Diese »kleinen« medizinischen Eingriffe müssen im Praxisbetrieb oder im eher hektischen Alltag der Kinder- und Jugendklinik oft »zwischendurch« erledigt werden.

Mit der Maßnahme an sich und dem durch den Nadelstich verursachten Schmerz ist häufig eine Stressreaktion (Disstress) verbunden (Stinson et al. 2008). Im Gegensatz zu Erwachsenen erleben Kinder häufig unvorhersehbare starke Schmerzen bei »kleineren« invasiven medizinischen Eingriffen, wie z. B. Venenpunktionen oder intramuskuläre Injektionen. Diese Eingriffe lösen Ängste und Stressempfinden sowohl beim Kind als auch bei den Eltern aus, was zu einer verstärkten Schmerzwahrnehmung einerseits und Problemen bei der Durchführung des Eingriffs andererseits führen kann (Uman et al. 2013). Invasive medizinische Eingriffe gehören mit zu den »am meisten gefürchteten« Erlebnissen in der Kindheit (Broome et al. 1990).

Aufgrund der Subjektivität des Schmerzerlebens und der damit verbundenen Gedanken und Gefühle sollten neben medikamentösen Maßnahmen auch psychologische Interventionen zur Schmerz- und Stressbewältigung heutzutage ein integrativer Bestandteil auch kleinerer medizinische Eingriffe sein. In den USA hat die Society of Pediatric Psychology (Division 54 of the American Psychological Association; Powers 1999) Standards zum Einsatz von evidenzbasierten psychologischen Interventionen erstellt (▶ Kap. 9).

17.2   Pharmakologische und technische Methoden der Schmerz- und Stressreduktion

17.2.1   Zuckerlösung und Schnullern (»nonnutritive sucking«) sowie Stillen bei Neugeborenen und jungen Säuglingen

Die orale Gabe von mindestens 25-iger Traubenzucker- oder Glukoselösung unmittelbar vor einem mit Nadelstich verbundenen schmerzhaften Eingriff ist schmerz- und disstressreduzierend: Dies ist für schmerzhafte Nadeleingriffe (Impfungen, Venenpunktionen und Anlage von Venenverweilkanülen) bei Neugeborenen und jungen Säuglingen belegt (Gaspardo et al. 2005; Okan et al. 2007; Stevens et al. 2004), desgleichen für die Impfung von bis zu 18 Monate alten Kindern (Hatfield et al. 2008; Thyr et al. 2007; Yilmaz et al. 2014). Der Wirkmechanismus basiert am ehesten auf der Freisetzung von Endorphinen (Gradin u. Schollin 2005). Eine Kombination von oraler Glukosegabe mit Applikation von EMLA scheint der alleinigen Gabe von Glukose bei venösen Blutabnahmen bei Frühgeborenen überlegen zu sein (Biran et al. 2011).

Ab dem 6. Lebensmonat hat die Applikation von Glukoselösung keinen signifikanten analgetischen Effekt mehr.

Stillen oder die Gabe von Muttermilch unmittelbar vor oder während eines schmerzhaften Eingriffs waren ähnlich wirksam (Gradin et al. 2004; Gray et al. 2002; Gupta et al. 2013; Shah et al. 2012). Nach eigener Erfahrung ist es vielen Müttern aber eher unangenehm, während der Impfung zu stillen. Ebenfalls im Neugeborenenalter analgetisch wirksam ist das intensive Nuckeln an einem Schnuller (Curtis et al. 2007; Mörelius et al. 2009; Shah et al. 2006). Ob die dargestellten Maßnahmen nicht nur zu einer signifikanten, sondern für das Kind auch relevanten Schmerzreduktion führen, bleibt unklar.

17.2.2   Transdermale Lokalanästhesie

Zur präventiven Schmerzminderung an der Hautoberfläche bietet sich v. a. die Anwendung von Lokalanästhetika an. Sie blockieren die Weiterleitung nozizeptiver Reize schon am Entstehungsort.

Die natürliche Barriere der Epidermis, speziell des Stratum corneum, konnte lange Zeit nur durch Injektion des Lokalanästhetikums überwunden werden (Norris 1992). In den 1980er-Jahren wurde eine Galenik entwickelt, mittels derer Lokalanästhetika durch die intakte Haut bis zu den Nozizeptoren penetrieren konnte (Huang u. Vidimos 2000). EMLA, eine eutektische Mixtur zweier Lokalanästhetika, ist ein Beispiel für eine solche Lokalanästhetikagalenik. Auch die

Lokalanästhetikaapplikation mittels Iontophorese oder in liposomaler Verkapselung führt zu einer Hautanalgesie bei intakter Epidermis.

- **EMLA (»Eutectic Mixture of Local Anesthetics«)**

1.000 mg EMLA enthalten Lokalanästhetika (Lidocain [25 mg] und Prilocain [25 mg]) sowie Arlatone als Emulgator, Carbamol als Verdickungsmittel, Natriumhydroxid zur Alkalisierung bis auf einen pH-Wert von 9 und Wasser. Die galenische Besonderheit besteht darin, dass der Schmelzpunkt der Mischung unterhalb der Schmelzpunkte der Einzelsubstanzen liegt. Die so entstandene Mixtur ist unter Raumtemperatur flüssig und stabil (»eutektisch«; Chen u. Cunningham 2001). Die Lokalanästhetika durchdringen unter Okklusion die Haut und blockieren an der Zellmembran die Natriumkanäle. Hierdurch wird der depolarisierende Natriumeinstrom gehemmt, ein Aktionspotenzial verhindert und die Erregungsweiterleitung entlang der Nervenfaser unterbunden (Cohen et al. 1999).

EMLA ist in 2 Formen konfektioniert. Das fertige Pflaster mit einer definierten Menge an Wirkstoff ist für eine Behandlungsfläche von ca. 10 cm^2 geeignet. Es ist etwas steif und lässt sich in Abhängigkeit von der Hautkontur manchmal nicht optimal anmodellieren. Die Creme hingegen muss nach Applikation mit einem Okklusionsverband oder normaler Haushaltsfolie (Frischhaltefolie) abgedeckt werden. Die Okklusion bewirkt eine bessere Wirkstoffaufnahme in die Haut. Ein Unterschied in der Wirkung oder Verträglichkeit beider Anwendungsformen (fertiges Pflaster/Salbe unter Okklusion) ist nicht bekannt (Chang et al. 1994).

Die analgetische Wirksamkeit von EMLA bei Kindern ist sehr gut belegt (Choy et al. 1999; Cordoni u. Cordoni 2001; Dohlwitz u. Uppfeldt 1985; Lander et al. 1996; Nott 2001; Romsing et al. 1999). Lander et al. (1996) untersuchten in einer placebokontrollierten Studie über 250 Kinder im Alter von 5–18 Jahren. Schmerzen bei venöser Blutabnahme und Platzieren einer Verweilkanüle wurden mittels Selbsteinschätzung auf einer 100-mm-VAS gemessen. In der EMLA-Gruppe wurden signifikant niedrigere mediane Schmerzwerte angegeben:

bei der Blutabnahme 7 anstatt 30 mm und bei der Anlage von Venenverweilkanülen 21 anstatt 42 mm. Diese Ergebnisse wurden in Folgestudien bestätigt (Halperin et al. 2000), auch wenn die empfohlene Mindesteinwirkzeit von 60 min nicht eingehalten wurde (Eichenfield et al. 2002). Insgesamt waren in wissenschaftlichen Studien mit EMLA mehr als 500 Probanden eingeschlossen.

Die Dauer der EMLA-Applikation vor einer Intervention sollte 60 min betragen (Chang et al. 1994; Egekvist u. Bjerring 2000), einige Studien empfehlen eine Einwirkzeit von bis zu 120 min (Arts et al. 1994; Gajraj et al. 1994; Lander et al. 1996). Einwirkzeit und Tiefe der Hautanästhesie sind positiv korreliert. Bei einer Einwirkdauer von 2 h beträgt die Hautanalgesietiefe 5–6 mm (Bjerring u. Rendt-Nielsen 1990; Chen u. Cunningham 2001; Cohen Reis u. Holubkov 1997). Das Druckempfinden wird bis zu einer Hauttiefe von 3 mm gemindert (Egekvist u. Bjerring 2000; Lander et al. 1996). Die anästhesierende Wirkung hält über mehrere Stunden an und erreicht 90–120 min nach dem Beginn des Auftragens ihr Maximum (Bjerring u. Rendt-Nielsen 1990). Bei einer Einwirkzeit von mehr als 2 h konnte zusätzlich eine höhere Erfolgsrate bei Venenpunktionen, ggf. aufgrund der besseren Analgesie, gemessen werden (Baxter et al. 2013).

- - **Unerwünschte Wirkungen**

Bestimmungsgemäß angewendet ist EMLA gut verträglich und als sicheres Arzneimittel einzustufen (Cassidy et al. 2001; Chen u. Cunningham 2001; Clarkson u. O'Donnell 1999). Häufige lokale Nebenwirkungen von EMLA sind Hautblässe oder -rötung, selten finden sich Juckreiz, Brennen oder ein lokales Ödem (Chen u. Cunningham 2001; Choy et al. 1999; Russell u. Doyle 1997). Hautblässe ist direkte Folge der vasokonstriktiven Aktivität der Lokalanästhetika, die Rötung wird durch die spätere Vasodilatation verursacht (Egekvist u. Bjerring 2000). Alle diese Nebenwirkungen sind rasch rückläufig und bedürfen keiner gesonderten Therapie. Kontaktdermatitiden wurden vereinzelt beobachtet, das verantwortliche Allergen ist zumeist das Prilocain (Chen u. Cunningham 2001).

Eine weitere EMLA-Nebenwirkung ist die Bildung von Methämoglobin durch die Prilo-

☐ Tab. 7.1 Dosierungsempfehlungen zur EMLA-Anwendung in den einzelnen Altersstufen und Maximaldosierungen pro Anwendungszeitpunkt, wenn keine zusätzliche Methämoglobinbildner eingesetzt werden

Alter	Dosis [g]	Areal [cm²]	Applikationszeit (maximal) [h]	Parallelapplikation	Repetitionsintervall [h]	Maximale Dosis [h]	Areal [cm²]
Neonate	0,5	5	1	2	8	1	10
Säugling	0,5	5	4	4	8	2	20
Kleinkind	1,0	10	5	> 4	8	10	100
Schulkind	1,0	10	5	> 4	8	20	200
Jugendlicher	2,0	20	5	> 4	8	20	200

cainmetaboliten 4-Hydroxy-2-Methylanilin und o-Toluidin (Chen u. Cunningham 2001). Die in mehreren Studien gemessene Methämoglobinkonzentration bei der Anwendung lege artis lag allerdings immer weit unterhalb toxischer Konzentrationen (Brisman et al. 1998; Essink-Tjebbes et al. 1999). Die Methämoglobinkonzentration war 3,5–13 h nach Applikation am höchsten (Brisman et al. 1998).

Besonders gefährdet für eine signifikante Methämoglobinämie sind Früh- und Neugeborene wegen ihrer verminderten Methämoglobintransferaseaktivität. Aus diesem Grund und wegen erhöhter Resorptionsbereitschaft ihrer Haut sollten für diese Patientengruppe altersgemäße Vorgaben für Dosis und Applikationsdauer strikt beachtet werden (☐ Tab. 17.1).

Werden zeitgleich weitere Methämoglobinbildner (z. B. Sulfonamide, Phenobarbital, Phenytoin) eingesetzt, ist in allen Altersgruppen das Risiko einer signifikanten Methämoglobinbildung erhöht. Einzelne Fälle therapiebedürftiger Methämoglobinämie sind für alle Altersklassen beschrieben und waren stets Folge falscher Anwendung oder der Kombinationstherapie mit anderen Methämoglobinbildnern (Chen u. Cunningham 2001; Russell u. Doyle 1997).

■ ■ **Anwendung**

Vor nahezu allen kutanen Nadelstichverletzungen empfiehlt sich die Applikation von EMLA. Da die verwendeten Lokalanästhetika eine Vasokonstriktion und die Salbengrundlage ein lokales »Aufweichen« der Haut bewirken, sollte die Creme 10–15 min vor Blutabnahme oder Platzieren einer Verweilkanüle entfernt werden (Bjerring u. Rendt-Nielsen 1990). Im Vergleich mit ▶ Ametop (s. u.), einem amethokainhaltigen Pflaster ohne vasokonstriktive Eigenschaften, war die Erfolgsrate bei der Platzierung von Verweilkanülen nicht vermindert (Arendts et al. 2008; Schreiber et al. 2013).

Bei Lanzettenstichen in die Ferse bietet EMLA im Neugeborenenalter keine adäquate Analgesie, die Applikation von Glukose ist hier überlegen (Gradin et al. 2002), allerdings nicht ausreichend analgetisch. Aus diesem Grund empfehlen die Autoren alternativ, z. B. bei geplanter Blutentnahme für das Neugeborenenscreening, eine venöse Abnahme, da hierbei der Schmerzreiz deutlich geringer ist.

Intramuskuläre Injektionen (z. B. Impfungen) sind eine zweite wichtige Indikation für EMLA. Beispielsweise kann die DPT-Impfung (Diphtherie, Pertussis, Tetanus) mit EMLA deutlich schmerzärmer durchgeführt werden (Cassidy et al. 2001; Halperin et al. 2000; Taddio et al. 1994); die Schmerzreduktion ist vergleichbar mit der von Vapocoolant Spray (Cohen Reis u. Holubkov 1997). Bei Injektionen mit Palivizumab (RSV-Impfung) bei Frühgeborenen zeigten Lachgasinhalation und EMLA einen vergleichbaren Effekt mit signifikanter Reduktion von Schmerz und Disstress, die Kombination beider Verfahren war der Anwendung eines jeden Einzelverfahrens überlegen (Carbajal et al. 2008).

Im Vorschulalter – also in der Periode der meisten Impfungen – ist die Schmerzreduktion durch EMLA signifikant ausgeprägter als die durch psychologische Maßnahmen erreichbare (Arts et al. 1994). Bei Schulkindern ist die analgetische Wirkung von EMLA vergleichbar mit der psychologischer Interventionen – die jedoch auch tatsächlich durchgeführt werden müssen und nicht als Alibi dafür herhalten dürfen, EMLA nicht anzuwenden (Cohen et al. 1999; ▶ Kap. 9). Die anfängliche Befürchtung, Lebendimpfstoffe könnten in ihrer Wirksamkeit durch EMLA beeinflusst werden, hat sich in Untersuchungen zum MMR-Impfstoff (Masern, Mumps, Röteln) nicht bestätigt (Halperin et al. 2000). Auch andere Impfungen lassen sich nach Applikation von EMLA ohne Wirkverlust durchführen (z. B. BCG-, Varizella- und Hepatitis-B-Impfung; Cassidy et al. 2001; Cohen Reis u. Holubkov 1997; Halperin et al. 2002). Eine erhöhte Rate an unerwünschten Impfreaktionen wurde nicht beobachtet (Halperin et al. 2000). Generell ist der Einsatz schmerzlindernder Substanzen bei Impfungen mit dem Ziel einer höheren Impfakzeptanz wünschenswert (Cohen Reis u. Holubkov 1997; Jacobson et al. 2001).

Gute Wirksamkeit von EMLA zeigte sich auch bei Lumbal-, Shunt- oder Arterienpunktionen (Benini et al. 1998; Halperin et al. 2000; Koscielniak-Nielsen et al. 1998; Nilsson et al. 1990), der Molluscum-contagiosum-Kürettage (obwohl deren Indikation fraglich ist: Schmerzvermeidung geht vor Schmerztherapie), der Warzenextraktion (Koscielniak-Nielsen et al. 1998) und – ohne Verfälschung des Testergebnisses – beim Pricktest.

Auch die erfolgreiche Anwendung auf geschädigter Haut – kleinflächige Verbrennungen oder bei Reinigung kleiner Schürfwunden – ist beschrieben. Die Einwirkzeit sollte hier kürzer sein, da bei nichtintakter Haut mehr Lokalanästhetikum resorbiert wird und systemisch wirken kann, zudem wird die Strecke bis zu den freien Nervenendigungen schneller überwunden. Eine Zulassung für diese Indikation im Kindesalter gibt es allerdings nicht.

Auch oder gerade wegen der hohen Plastizität des neonatalen Nervensystems erscheint die Anwendung von EMLA in der Neonatologie zur Vermeidung einer Chronifizierung bei repetitiven Schmerzstimuli sinnvoll (Einzelheiten ▶ Kap. 20). EMLA ist in Deutschland bei Kindern ab der 37. Gestationswoche zugelassen (◘ Tab. 17.1).

> **EMLA kann selbstverständlich auch an unterschiedlichen Hautstellen parallel aufgetragen werden, um dem Arzt die Möglichkeit mehrerer schmerzarmer Punktionen hintereinander bei etwaigen Fehlversuchen zu ermöglichen.**

Nach Meinung der Autoren wird EMLA zu selten eingesetzt. Die Zurückhaltung deutscher Ärzte kann pekuniäre Gründe haben, in der Überbewertung organisatorischer Probleme wegen der 60-minütigen Applikationszeit liegen oder begründet sein durch die weit verbreitete Annahme, Injektionsschmerz sei zu vernachlässigen. Dabei ist EMLA frei verkäuflich (zum Gegenwert einer Portion Eis), kann schon zu Hause von den Eltern appliziert werden und erspart so nicht nur dem behandelnden Arzt Zeit und Stress, sondern dem Kind Schmerzen und Angst vor der nächsten Punktion – im schlimmsten Fall mit den Folgen einer Punktionsphobie und Noncompliance bei Impfungen im Jugendlichen- oder Erwachsenenalter.

> Die Anwendung von EMLA ist einfach und vielfältig. Bei geringer Nebenwirkungsrate können Punktionsschmerzen minimiert werden. Die lange Applikationszeit von 1–2 h erfordert eine genauere Planung einzelner Prozeduren, mit Umsicht kann die EMLA-Applikation jedoch in jeden Praxis- und Klinikalltag eingebettet werden. Bei ambulanten Arztbesuchen ist es für die Eltern möglich, EMLA vorab selbstständig in der Apotheke zu erwerben und rechtzeitig an geeigneter Stelle zu platzieren. Diese ist allerdings vorher vom Kinderarzt zu markieren. Die lange Wirkdauer von mehreren Stunden erleichtert dieses Vorgehen.

▪ Ametop

Ein weiteres topisches Lokalanästhetikum ist Tetracain (Amethocain-Gel; Ametop 4 % bzw. 5 %), das wie EMLA angewandt wird (Lawson et al. 1995). Amethocain ist eine Esterverbindung. Esterverbindungen sind weniger stabil und leicht zu hydrolysieren. Im Körper werden sie durch die Cholinesterase und andere unspezifische Esterasen metabolisiert (Huang u. Vidimos 2000). Es wird vermutet, dass Tetracain im Stratum corneum der Haut ein Depot bildet und von dort langsam ins umliegende Gewebe diffundiert (Russell u. Doyle 1997).

▪▪ Nebenwirkungen

Ametop wird als sicheres Arzneimittel angesehen (O'Connor u. Tomlinson 1995; Woolfson et al. 1990). Im Vergleich mit EMLA treten jedoch häufiger lokale Nebenwirkungen auf. Wie bei allen Esterverbindungen besteht auch bei Tetracain die Möglichkeit einer Sensibilisierung mit späteren schweren allergischen Reaktionen. Das Allergen ist die p-n-Butyl-Aminobenzoesäure, die nach Tetracaingabe in der Dermis gebildet wird (Russell u. Doyle 1997). In hohen Dosen intravenös appliziert, ist Tetracain toxisch. Bei der lokalen Applikation von Ametop werden nur mäßig erhöhte Serumspiegel von Tetracain gemessen (Chen u. Cunningham 2001; Russell u. Doyle 1997). Bei bis zu 35 % der behandelten Patienten treten als nicht behandlungsbedürftige Nebenwirkungen ein lokales Hautödem und -erythem sowie Juckreiz an der Applikationsstelle auf (Choy et al. 1999; Lawson et al. 1995; O'Connor u. Tomlinson 1995; Wongprasartsuk u. Main 1998). Schwere Hautreaktionen wurden vereinzelt beschrieben und bestehen in Blasenbildung mit anschließender schmerzhafter Hautablösung (Clarkson u. O'Donnell 1999; Wongprasartsuk u. Main 1998); eine Abheilung nimmt im Regelfall einige Wochen in Anspruch. Schwere Hautreaktionen treten meist kurz nach der Applikation auf und können durch eine rasche Salbenentfernung in ihrem Ausmaß vermindert werden (Wongprasartsuk u. Main 1998).

▪▪ Anwendung

Wie EMLA wird auch Ametop unter einem Okklusionsverband appliziert; ein vorgefertigtes Pflaster ist im Handel nicht erhältlich. Die Zeit bis zum Erreichen einer ausreichenden Anästhesie ist mit 30–60 min (laut Produktinformation 40 min) vergleichbar mit EMLA, ggf. etwas kürzer. Die Wirkdauer beträgt 3–4 h (Boyd 2000; Choy et al. 1999; Wongprasartsuk u. Main 1998).

Ametop wird bisher v. a. in Nordamerika bei Venenpunktion und Verweilkanülenanlage einge-

setzt. Einige Vergleichsstudien bescheinigen Ametop eine höhere analgetische Potenz als EMLA, andere zeigen eine vergleichbar gute Hautanalgesie (Boyd 2000; Choy et al. 1999; Nott 2001; Romsing et al. 1999). Die Datenlage ist jedoch sehr dürftig. Die Studien weisen zum Teil erhebliche methodische Mängel auf wie zu kurze Einwirkzeit, ungleiches Zeitintervall zwischen Entfernung des Lokalanästhetikums und Beginn der Prozedur, Verwendung nichtstandardisierter Schmerzmessverfahren und eine zu geringe Patientenzahl.

> Ametop ist rascher wirksam als EMLA. Dies erleichtert die Anwendung im Alltag. Die höhere Nebenwirkungsrate – insbesondere die Sensibilisierungsgefahr und schwere allergische Hautreaktionen – ist jedoch kritisch gegenüber diesem Vorteil abzuwägen und dürfte einer Zulassung auf dem deutschen Markt entgegenstehen.

Ametop ist in Deutschland nicht zugelassen. Das einzige zugelassene tetracainhaltige Präparat ist Gingicain D, das aber nur zur Schleimhautanästhesie verwendet werden kann.

▪ ELA-Max (liposomale Verkapselung von Lidocain)

ELA-Max ist eine Creme mit einem Lidocaingehalt von 4–5 %. Über eine liposomale Verkapselung kann Lidocain die Epidermis überwinden. ELA-Max wird für die Dauer von 30 min ohne Okklusion aufgetragen und ist in seiner analgetischen Wirkung vergleichbar mit EMLA, wobei die minimal notwendige Einwirkzeit geringer ist (Chen u. Cunningham 2001; Eremia u. Newman 2000; Koppel et al. 2000). Die kürzere Einwirkdauer wird in einigen Studien als deutlicher Vorteil gegenüber EMLA gewertet (Eichenfield et al. 2002; Kleiber et al. 2002). Auch die Nebenwirkungsrate ist vergleichbar mit der von EMLA (Chen u. Cunningham 2001). Eine Methämoglobinbildung wurde in den Studien nicht beobachtet.

Obwohl ELA-Max bereits seit vielen Jahren existiert, gibt es nur wenige wissenschaftliche Daten. ELA-Max ist in Deutschland nicht zugelassen.

■ Iontophorese

Mittels Iontophorese kann Lidocain in Verbindung mit Epinephrin nach intradermal verbracht werden. Diese nur in den USA zugelassene Methode bewirkt eine gute Anästhesie der behandelten Hautareale (DeCou et al. 1999; Kim et al. 1999) und gilt mittlerweile als sicher in der Anwendung (Rose et al. 2002; Squire u. Hissong 2000). Im direkten Vergleich mit EMLA ist die analgetische Potenz größer, die Eindringtiefe mit 6 mm tiefer, die Applikationszeit kürzer und der Wirkeintritt schneller (10 min; Squire et al. 2000).

Als Nebenwirkungen werden Kribbeln und Brennen während der Stromzufuhr beschrieben (Ipp et al. 1989; Rose et al. 2002). Selten kommt es zu einem reversiblen Erythem oder zu oberflächlichen Verbrennungen an der Applikationsstelle (Huang u. Vidimos 2000). Nachteilig sind die hohen Kosten des Applikationsgerätes, die zeit- und personalaufwendige Applikation und die Applikationsart: Die verkabelten Pflaster können Kinder verängstigen (Chen u. Cunningham 2001). Die Applikationsfläche ist durch die Pflastergröße vorgegeben und manchmal zu gering. Eine Applikation an Handinnenfläche, vorgeschädigter Haut und unregelmäßigen Hautpartien ist nicht möglich (Squire et al. 2000).

17.2.3 »Eisspray« (Chlorethan, WariActiv)

Eine weitere effektive Methode der Schmerzreduktion – insbesondere bei der Entfernung von Hautwarzen – ist die Verwendung von Eisspray. Durch den Entzug von Verdampfungswärme wird die Haut gekühlt und anästhesiert. Bei Impfungen analgesiert Eisspray die Haut ebenso gut wie EMLA und signifikant besser als »Placebo-Sprays« (Abbott u. Fowler-Kerry 1995; Cohen Reis u. Holubkov 1997; Maikler 1991). Eine Anwendung bei Blutabnahmen oder Dauertropfanlagen wurde ebenfalls erfolgreich durchgeführt, Eisspray hatte hier eine der Placebogruppe signifikant überlegene analgetische Wirkung (Davies u. Molloy 2006). Allerdings überwiegen im Vergleich zur Anwendung von Ametop als Pflaster die negativen Sensationen durch das Sprühen an sich (Davies u. Molloy 2006).

Unerwünschte Wirkungen wie allergische Hautreizungen und Erfrierungen der Haut werden selten beobachtet. Das Einatmen von Chlorethan ist sorgfältig zu vermeiden, da Chlorethan an Herz, Niere und Leber toxisch wirken kann. Chlorethan ist leicht entzündlich. Der Vorteil gegenüber anderen Lokalanästhetika ist sein günstiger Preis und schneller Wirkeintritt. Die Aufsprühzeit beträgt nur 2–8 s, im Anschluss kann sofort die Intervention erfolgen.

17.2.4 Technische Ausführung

■ Einstichort

Der zurzeit bei Kindern < 18 Jahren für intramuskuläre Injektionen meist verwendete Injektionsort ist der M. vastus lateralis (z. B. AAP u. CPS 2006; CDC 2007; Schechter et al. 2007). In einer randomisierten Studie mit 18 Monate alten Kindern war eine DPT-Impfung in den M. deltoideus signifikant weniger schmerzhaft als die gleiche Impfung in den vorderen Oberschenkel (Ipp et al. 1989). Bei einer Injektion in den vorderen Oberschenkel zeigten 50 % der Kinder eine Schonhaltung für 24–48 h, bei der Injektion in den M. deltoideus waren es 35 %, Schwellung und Überwärmung traten hingegen signifikant häufiger im M. deltoideus auf (Ipp et al. 1989).

In der angloamerikanischen Literatur wird weiterhin die Injektion in die ventrogluteale Region beschrieben. Bei Kleinkindern im Alter von 2–18 Monaten zeigten sich hierbei signifikant weniger systemische Nebenwirkungen und Lokalreaktionen als bei der Injektion in den M. vastus lateralis (Cook u. Murtagh 2006). Werden größere Volumina bei über 3-jährigen Kindern verabreicht, ist eine Injektion in die ventrogluteale Muskulatur ebenfalls mit weniger Schmerzen verbunden, als wenn der vordere Oberschenkel als Einstichort gewählt wird (Davidson u. Boom 1992).

■ Injektionsflüssigkeit

In Großbritannien sind 2 MMR-Impfstoffe auf dem Markt, die bei intramuskulärer Gabe unterschiedlich schmerzhaft sind, was am ehesten durch einen leicht sauren pH-Wert der schmerzhaften Zubereitung zu erklären ist (Lyons u.

Howell 1991). Untersuchungen über die Schmerzhaftigkeit verschiedener Impfstoffe in Deutschland fehlen. Die Temperatur der Injektionsflüssigkeit hat Einfluss auf den Injektionsschmerz: Lidocain löst signifikant weniger Schmerzen aus, wird es vor der Injektion von Raumtemperatur auf Körpertemperatur erwärmt (Davidson u. Boom 1992). Lidocain kann bei intramuskulärer Gabe bestimmter Antibiotika erfolgreich als Lösungsmittel verwendet werden (anstelle sterilen Wassers), um den Injektionsschmerz zu mindern (Schichor et al. 1994).

■ **Injektionstechnik**
Je dünner die Nadel ist, desto weniger Einstichschmerz tritt auf. Zuckerman (2000) fand allerdings bei größerem Nadeldurchmesser geringere Lokalreaktionen und führte dies auf eine bessere Verteilung des Impfstoffes im Gewebe zurück. Die Verwendung einer langen Nadel (1 Inch bzw. 25 mm) reduziert Rötung und Schwellung nach intramuskulärer Gabe von z. B. DPT-Impfstoffen (Cohen Reis u. Holubkov 1997). Bei Säuglingen bis zum 2. Lebensmonat scheint eine Nadellänge von 5/8 Inch (15 mm) ausreichend zu sein, bei Jugendlichen und Erwachsenen sollte die Nadellänge 1–2 Inch (25–50 mm) betragen, um eine sichere Injektion in die Muskulatur (und nicht ins subkutane Fettgewebe) zu gewährleisten.

Um den Schmerz weiter zu verringern, sollte das Gewebe vor der Injektion zwischen Zeigefinger und Daumen genommen und angehoben werden (Keen 1986). Ipp et al. (2007) teilen mit, dass eine rasche nicht aspirierende Injektionstechnik Schmerz und Disstress verringert. Nach der Bekanntmachung der Methode hier gab es aber nach Beobachtungen von praktizierenden Kinderärzten Bedenken mit Blick auf die Sicherheit. Diese Bedenken werden durch einen Review aus 2009 aber nicht unterstützt (Taddio et al. 2009).

17.3 Psychologische Interventionen

Psychologische Interventionen nehmen neben medikamentösen Strategien heute einen zentralen Platz ein (Uman et al. 2013). Ziel der psychologischen Interventionen ist es, die wahrgenommenen Schmerzen und den emotionalen Stress während eines Eingriffs für das Kind und seine Eltern zu reduzieren, indem das Kind selbstständig Strategien erwirbt, die Schmerzsituation zu bewältigen, bei gleichzeitiger Motivation zur aktiven Mitarbeit und Erleben hoher Selbstwirksamkeit. Eine ausführliche Übersicht über psychologische Interventionen und deren wissenschaftlichen Evidenzgrad findet sich in ▶ Kap. 9. Im Folgenden soll für Blutentnahmen beispielhaft der Einsatz von psychologischen Interventionen (unter Berücksichtigung des Alters des Kindes) dargestellt werden.

■ **Neonatalperiode**
Im Vordergrund stehen Aufklärung und Anleitung der Eltern sowie das Schnullern.

■ **Säuglingsalter**
Blutentnahmen und Injektionen im Säuglingsalter finden meist im Rahmen akuter infektiöser Erkrankungen statt. Häufig ist nicht nur das Kind einer unangenehmen Situation ausgesetzt, sondern auch die Eltern sind z. B. durch die geplante stationäre Aufnahme psychisch belastet. In dieser Situation sind die von den Eltern ggf. bereits bei früheren Impfungen erlernten Ablenkungsstrategien häufig nicht suffizient abrufbar. Die Verlegung der Blutentnahme/Verweilkanüle auf einen späteren Zeitpunkt ist hilfreich, sofern dies aufgrund der Erkrankung des Kindes vertretbar erscheint (in der Zwischenzeit können auch lokalanästhetische Maßnahmen eingeleitet werden). So kann z. B. die Prozedur erst nach Aufnahme auf die Station durch das Pflegepersonal in Ruhe erfolgen.

Die Anwesenheit der Eltern als Bezugspersonen ist im Säuglingsalter immer anzustreben und als »bekannte Komponente in unbekanntem Setting« von großem Vorteil (Altemeier 1995). Bei ausgeprägter elterlicher Angst vor Injektionen ist eine umfassende Edukation und ggf. Schulung der Eltern empfehlenswert (▶ Kap. 9).

Das Wohlbefinden des Säuglings sollte maximal unterstützt werden, dies bedeutet z. B., dass satte ausgeschlafene Säuglinge weniger Schmerzen bei Injektionen zu empfinden scheinen als hungrige (French et al. 1994).

Aufgrund der noch gering ausgeprägten kognitiven Fähigkeiten des Säuglings sind besonders

Maßnahmen mit Fokussierung von der Injektion zu einem anderen Geschehnis von besonderer Bedeutung. Hier bieten sich z. B. das Aufblasen eines Luftballons oder ein Windrädchen an (Barr et al. 1995; French et al. 1994). Im Säuglingsalter überwiegen visuelle Reize gegenüber taktilen und auditiven. Die Führung und Anleitung des Elternverhaltens ist eine wirksame Möglichkeit der Stressreduktion (Blount et al. 2008).

Akupunktur, auch Laserakupunktur, scheint in dieser Altersklasse und in den folgenden Jahren eine analgetische Wirksamkeit zu haben (Gottschling et al. 2008). Allerdings ist diese Technik nicht ohne Einarbeitung anwendbar und im Vergleich zu anderen Maßnahmen teuer in der Anschaffung.

■ **Kleinkindesalter**

Im Kleinkindalter sind psychologische Interventionen in kindgerechter Form bereits gut einsetzbar. Zu den am häufigsten angewendeten Verfahren im Rahmen der psychologischen Schmerztherapie zählen positive/negative Verstärkung, Verhaltensübungen, Rollenspiele, Atemübungen. An kognitiven Maßnahmen lassen sich gut Strategien wie externale Aufmerksamkeitsablenkung durch Einsatz von Handpuppen einsetzen.

Eine einfache und effektive Ablenkung bringt auch ein unter der Zimmerdecke im Sichtfeld des Kindes angebrachter »Reifen« mit Geschenken (ähnlich einem Adventskalender), von denen sich das Kind nach der Prozedur eines aussuchen und abschneiden darf.

Auch ein höchstmögliches Maß an Kontrolle über die Vorgänge, z. B. die Mitbestimmung des Zeitpunktes eines Einstichs, lindert die Angst des Kindes und somit indirekt sein Schmerzerlebnis.

Dem Kind sollten ausreichend Informationen über den bevorstehenden Eingriff altersgerecht angeboten werden. Hierbei ist allerdings zu berücksichtigen, dass diese Information nur unmittelbar vor dem Eingriff gegeben werden sollte, um nicht unnötig Ängste zu schüren.

Aufgrund der zunehmenden kognitiven Entwicklung können nun auch andere Angebote mit dem Ziel der Ablenkung erfolgen. Cohen et al. (1999, 2006) verglichen die analgetische Wirkung von EMLA mit der von Ablenkung (Videofilme und individuelle Betreuung durch das Personal)

bei 39 gegen Hepatitis zu impfenden Kindern. Es zeigten sich vergleichbare Schmerzwerte in beiden Gruppen. Interessanterweise wurden in der EMLA-Gruppe signifikant weniger Ablenkungsbemühungen durchgeführt als in der »Ablenkungsgruppe«.

Dem Verhalten von Pflegenden und Ärzten kommt bei schmerzhaften Eingriffen eine hohe Bedeutung zu.

■ **Schulkindalter**

Dem Einsatz von psychologischen Interventionen sind im Schulalter keine Grenzen gesetzt. Neueste Studien haben z. B. den Einsatz von PC-Spielen als Ablenkungsform untersucht (Das et al. 2005; ▶ Kap. 9). Hier zeigt sich im direkten Vergleich zwischen PC-Spielen mit und ohne gleichzeitiger EMLA-Applikation jedoch nicht generell eine Verbesserung der analgetischen Wirkung von EMLA (Minute et al. 2012). Fernsehen hat hier den größten analgetischen Effekt, wobei auf eine ausreichende Fokussierung auf die Inhalte geachtet werden muss (Bellieni et al. 2006).

Mit Jugendlichen und deren Eltern kann zusammen entschieden werden, inwieweit die Anwesenheit der Eltern als hilfreich erlebt wird.

17.4 Praktische Impftipps orientiert am Impfplan der Ständigen Impfkommission (STIKO)

Vor der ersten Impfung anlässlich der U3 sollte eine Aufklärung der Eltern über erleichternde Maßnahmen vor und während der anstehenden Impfungen, z. B. die Verwendung von EMLA, besprochen werden.

■ **1. Impfung (8. Lebenswoche)**

Geeignet ist die Gabe von 2 ml mindestens 25%-iger (bis 50%-iger) Zuckerlösung unmittelbar vor der Impfung. Intensives Nuckeln ist eine mögliche, aber schwächere Alternative.

Das Kind befindet sich auf dem Arm eines Elternteils, sodass bei Hüft- und Kniebeugung der M. vastus lateralis entspannt ist. Die Eltern noch einmal bitten, mit dem Trösten zu warten bis zum Rückziehen der Nadel. Die Haut vor der Injektion straffen; das Bein ohne besondere Kraftanstrengung in Hüft- und Kniebeugung fixieren. Nun erfolgt die Injektion mit einer Nadellänge von 15 mm in den M. vastus lateralis.

Unmittelbar nach der 1. Injektion sofort tröstende Worte und Versuch des Augenkontakts.

Wechseln des elterlichen Arms (kindlichen Beins) und 2. Injektion. Die simultane, beidseitige Impfung kann bei entsprechender personeller Voraussetzung erfolgen, dieses Vorgehen hat aber keinen bewiesenen entlastenden Einfluss (Bogin et al. 2004; Horn u. McCarthy 1999).

■ **2., 3. und 4. Impfung (3.–14. Lebensmonat)**
Das Vorgehen entspricht dem bei der 1. Impfung. Zusätzlich sollte immer intensiver versucht werden, die Kinder auf einen z. B. visuellen Reiz hin zu binden. Dabei sind einfache Handpuppen sehr effektiv. Die Ablenkungsbemühungen sollten so lange aufrechterhalten werden, bis das Kind dem ablenkenden Ereignis wirklich folgt. Erst dann sollte die Injektion erfolgen. Ab dem 11. Monat beträgt die Nadellänge 25 mm.

Meistens ist die Situation besonders ab dem 12. Monat durch das gesamte 2. und teilweise auch 3. Lebensjahr durch die überwiegend abwehrende Haltung der Kinder erschwert. Im 2. und 3. Lebensjahr ist es nach der Erfahrung der Autoren – und wohl auch vieler Kinderärzte – günstig, wenn den Kindern durch ein festgelegtes Signal das Ende einer Konsultation angezeigt wird (kleines Geschenk).

■ **1. und 2. MMR-Impfung (11.–14. bzw. 15.–23. Lebensmonat)**
Das Kind sollte sich auf dem Arm eines Elternteils befinden. Umfangreiches Entkleiden ist nicht notwendig. Ablenken und Erzählen spielen eine große Rolle. Die Injektion erfolgt subkutan im Bereich eines Oberarms. Danach sollte das Kind getröstet werden.

■ **Meningokokkenimpfung (ab 12. Lebensmonat)**
Unter Ablenkung ab dem 12. Lebensmonat in den M. deltoideus, vorher in den M. vastus lateralis injizieren.

■ **Impfungen zur Einschulung und später**
DPT-Auffrischung und ergänzende Impfungen sowie Reiseimpfungen werden in dieser Altersgruppe im Allgemeinen gut toleriert, bei einigen Kindern wohl wegen guter Analgesie im Vorfeld, bei anderen auch ohne diese Maßnahmen.

Ergänzende Informationen sowie aktuelle Impfkalender finden Sie zum Download unter ► http://www.rki.de/DE/Content/Infekt/Impfen/impfen.html.

Literatur

Abbott K, Fowler-Kerry S (1995) The use of a topical refrigerant anesthetic to reduce injection pain in children. J Pain Symptom Manage 10: 584–590

Altemeier WA (1995) A pediatrician's view. Pain management for managed care. Pediatr Ann 24: 119–120

American Academy of Pediatrics (AAP), Canadian Paediatric Society (CPS) (2006) Prevention and Management of Pain in the Neonate: An Update. Pediatrics 118: 2231–2241

Arendts G, Stevens M, Fry M (2008) Topical anaesthesia and intravenous cannulation success in paediatric patients: a randomized double-blind trial. Br J Anaesth 100: 521–524

Arts SE, Abu-Saad HH, Champion GD, Crawford MR, Fisher RJ, Juniper KH, Ziegler JB (1994) Age-related response to lidocaine-prilocaine (EMLA) emulsion and effect of music distraction on the pain of intravenous cannulation. Pediatrics 93: 797–801

Barr RG, Young SN, Wright JH, Cassidy K-L, Hendricks L, Bedard Y, Yaremko J, Leduc D, Treherne S (1995) "Sucrose Analgesia" and Diphtheria-Tetanus-Pertussis Immunizations at 2 and 4 Months. J Dev Behav Pediatr 16: 220–225

Baxter AL, Ewing PH, Young GB, Ware A, Evans N, Manworren RC (2013) EMLA application exceeding two hours improves pediatric emergency department venipuncture success. Adv Emerg Nurs J 35: 67–75

Bellieni CV, Cordelli DM, Raffaelli M, Ricci B, Morgese G, Buoncore G (2006) Analgesic effect of watching TV during venipuncture. Arch Dis Child 91: 1015–1017

Benini F, Gobber D, Lago P, Agosto C, Carli G, Zacchello F (1998) Pain management of arteriovenous fistula cannulation in haemodialysis children: efficacy of EMLA anaesthetic cream. Eur J Pain 2: 109–113

Biran V, Gourrier E, Cimerman P, Walter-Nicolet E, Mitanchez D, Carbajal R (2011) Analgesic effects of EMLA cream and oral sucrose during venipuncture in preterm infants. Pediatrics 128: e63–e70

Bjerring P, Rendt-Nielsen L (1990) Depth and duration of skin analgesia to needle insertion after topical application of EMLA cream. Br J Anaesth 64: 173–177

Blount RL, Devine KA, Cheng PS, Simons LE, Hayutin L (2008) The impact of adult behaviors and vocalizations on infant distress during immunizations. J Pediatr Psychol 33: 1163–1174

Bogin FJ, Bernstein BA, Payton JS, Schechter NL, Ristau B (2004) A comparison of the pain associated with simultaneous (SIM) vs. sequential (SEQ) immunization injection given at the 9 and 12 month well child visits. Pediatr Res 55: 210A

Boyd R (2000) Towards evidence based emergency medicine: best BETs from the Manchester Royal Infirmary. EMLA or amethocaine (tetracaine) for topical analgesia in children. Emerg Med J 18: 209–210

Brisman M, Larsson LE, Andreasson SE, Ljung BML, Otterbom I (1998) Methaemoglobin formation after the use of EMLA cream in term neonates. Acta Paediatr 87: 1191–1194

Broome ME, Bates TA, Lillis PP, McGahee TW (1990) Children's medical fears, coping behaviors, and pain perceptions during lumbar puncture. Oncol Nurs Forum 17: 361–367

Carbajal R, Biran V, Lenclen R, Epaud R, Cimerman P, Thibault P, Annequin D, Gold F, Fauroux B (2008) EMLA cream and nitrous oxide to alleviate pain induced by palivizumab (Synagis) intramuscular injections in infants and young children. Pediatrics 121: e1591–e1598

Cassidy KL, Reid GJ, McGrath PJ, Smith DJ, Brown TL, Finley GA (2001) A randomized double-blind, placebo-controlled trial of the EMLA-« patch for the reduction of pain associated with intramuscular injection in four- to six-year-old children. Acta Paediatr 90: 1329–1336

Centers for Disease Control and Prevention (CDC) (2007) National Immunization Project. ▶ http://www.cdc.gov/vaccines/imz-managers/coverage/nis/child/index.html. Zugegriffen: 05. Juli 2014

Chang PC, Goresky GV, O'Connor G, Pyesmany DA, Rogers PCJ, Steward DJ, Stewart JA (1994) A multicentre randomized study of single-unit dose package of EMLA patch vs EMLA 5 % cream for venepuncture in children. Can J Anaesth 41: 59–63

Chen BK, Cunningham BB (2001) Topical anesthetics in children: agents and techniques that equally comfort patients, parents, and clinicians. Curr Opin Pediatr 13: 324–330

Choy L, Collier J, Watson AR (1999) Comparison of lignocaine-prilocaine cream and amethocaine gel for local analgesia before venepuncture in children. Acta Paediatr 88: 961–964

Clarkson A, O'Donnell K (1999) Localized adverse skin reactions to topical anaesthetics. Paediatr Anaesth 9: 551–555

Cohen LL, Blount RL, Cohen RJ, Schaen ER, Zaff JF (1999) Comparative study of distraction vs. topical anesthesia for pediatric pain management during immunizations. Health Psychol 18: 591–598

Cohen LL, Bernard RS, McClellan CB, Piazza-Waggoner C, Taylor BK, MacLaren JE (2006) Topical anesthesia versus distraction for infants' immunization distress: Evaluation with 6-month follow-up. Childrens's Health Care 35: 103–121

Cohen Reis E, Holubkov R (1997) Vapocoolant spray is equally effective as EMLA cream in reducing immunization pain in school-aged children. Pediatrics 100: e5

Cook IF, Murtagh J (2006) Ventrogluteal area: a suitable site for intramuscular vaccination of infants and toddlers. Vaccine 24: 2403–2408

Cordoni A, Cordoni LE (2001 Eutectic mixture of local anesthetics reduces pain during intravenous catheter insertion in the pediatric patient. Clin J Pain 17: 115–118

Curtis SJ, Jou H, Ali S, Vandermeer B, Klassen T (2007) A randomized controlled trial of sucrose and/or pacifier as analgesia for infants receiving venipuncture in a pediatric emergency department. BMJ Pediatr 7: 27

Das DA, Grimmer KA, Sparnon AL, McRae SE, Thomas BH (2005) The efficacy of playing a virtual reality game in modulating pain for children with acute burn injuries: A randomized controlled trial. BMC Pediatrics 5: 1–10

Davidson JA, Boom SJ (1992) Warming lignocaine to reduce pain associated with injection. BMJ 305: 617–618

Davies EH, Molloy A (2006) Comparison of ethyl chloride spray with topical anaesthetic in children experiencing venepuncture. Paediatr Nurs 18: 39–43

DeCou JM, Abrams RS, Hammond JH, Lowder LR, Gauderer MW (1999) Iontophoresis: a needle-free, electrical system of local anesthesia delivery for pediatric surgical office procedures. J Pediatr Surg 34: 946–949

Dohlwitz A, Uppfeldt A (1985) Schmerzlinderung bei Venenpunktion: Applikationszeit und Wirksamkeit einer Lidocain-Prilocain-Creme. Anaesthesist 34: 355–358

Egekvist H, Bjerring P (2000) Effect of EMLA cream on skin thickness and subcutaneous venous diameter. A randomized, placebo-controlled study in children. Acta Derm Venereol 80: 340–343

Eichenfield LF, Funk A, Fallon-Friedlander S, Cunningham BB (2002) A clinical study to evaluate the efficacy of ELA-Max (4 % liposomal lidocaine) as compared with eutectic mixture of local anesthetics cream for pain reduction of venipuncture in children. Pediatrics 109: 1093–1099

Eremia S, Newman N (2000) Topical anesthesia for laser hair removal: comparison of spot sizes and 755 nm versus 800 nm wavelengths. Dermatol Surg 26: 667–669

Essink-Tjebbes CM, Hekster YA, Liem KD, Van Dongen RTM (1999) Topical use of local anesthetics in neonates. Pharm World Sci 21: 173–176

French GM, Painter EC, Coury DL (1994) Blowing away shot pain: a technique for pain management during immunization during immunization. Pediatrics 93: 384–388

Gajraj NM, Pennant JH, Watcha MF (1994) Eutectic Mixture of Local Anesthetics (EMLA) Cream. Anesth Analg 78: 574–583

Gaspardo CM, Linhares MB, Martinez FE (2005) The efficacy of sucrose for the relief of pain in neonates: a systematic review of the literature. J Pediatr (Rio J) 81: 435–442

Gottschling S, Meyer S, Gribova I, Distler L, Berrang J, Gortner L, Graf N, Shamdeen MG (2008) Laser acupuncture in children with headache: A double-blind, randomized, bicenter, placebo-controlled trial. Pain 137: 405–412

Gradin M, Schollin J (2005) The role of endogenous opioids in mediating pain reduction by orally administered glucose among newborns. Pediatrics 115: 1004–1007

Gradin M, Eriksson M, Holmqvist G, Holstein A, Schollin J (2002) Pain reduction at venipuncture in newborns: oral glucose compared with local anesthetic cream. Pediatrics 110: 1053–1057

Gradin M, Finnström O, Schollin J (2004) Feeding and oral glucose additive effects on pain reduction in newborns. Early Hum Dev 77: 57–65

Gray L, Miller LW, Philipp BL, Blass EM (2002) Breastfeeding is analgesic in healthy newborns. Pediatrics 109: 590–593

Gupta NK, Upadhyay A, Agarwal A, Goswami G, Kumar J, Sreenivas V (2013) Randomized controlled trial of topical EMLA and breastfeeding for reducing pain during wDPT vaccination. Eur J Pediatr 172: 1527–1533

Halperin SA, McGrath P, Smith B, Houston T (2000) Lidocaine-prilocaine patch decreases the pain associated with the subcutaneous administration of measles-mumps-rubella vaccine but does not adversely affect the antibody response. J Pediatr 136: 789–794

Halperin BA, Halperin SA, McGrath P, Smith B, Houston T (2002) Use of lidocaine-prilocaine patch to decrease intramuscular injection pain does not adversely affect the antibody response to diphtheria-tetanus-acellular pertussis-inactivated poliovirus-Haemophilus influenzae type b conjugate and hepatitis B vaccines in infants from birth to six months of age. Pediatr Infect Dis J 21: 399–405

Hatfield LA, Gusic ME, Dyer AM, Polomano RC (2008) Analgesic properties of oral sucrose during routine immunizations at 2 and 4 months of age. Pediatrics 121: e327–e334

Horn MI, McCarthy AM (1999) Children's responses to sequential versus simultaneous immunization injections. J Pediatr Health Care 13: 18–23

Huang W, Vidimos A (2000) Topical anesthetics in dermatology. J Am Acad Dermatol 43: 286–298

Ipp MM, Gold R, Goldbach M, Maresky DC, Saunders N, Greenberg S, Davy T (1989) Adverse reactions to diphtheria, tetanus, pertussis-polio vaccination at 18 months of age: effect of injection site and needle length. Pediatrics 83: 679–682

Ipp M, Taddio A, Sam J, Gladbach M, Parkin PC (2007) Vaccine-related pain: randomised controlled trial of two injection techniques. Arch Dis Child 92: 1105–1108

Jacobson RM, Swan A, Adegbenro A, Ludington SL, Wollan PC, Poland GA (2001) Making vaccines more acceptable - methods to prevent and minimize pain and other common adverse events associated with vaccines. Vaccine 19: 2418–2427

Keen MF (1986) Comparison of intramuscular injection techniques to reduce site discomfort and lesions. Nurs Res 35: 207–210

Kim MK, Kini NM, Troshynski TJ, Hennes HM (1999) A randomized clinical trial of dermal anesthesia by iontophoresis for peripheral intravenous catheter placement in children. Ann Emerg Med 33: 395–399

Kleiber C, Sorenson M, Whiteside K, Gronstal BA, Tannous R (2002) Topical anesthetics for intravenous insertion in children: a randomized equivalency study. Pediatrics 110: 758–761

Koppel RA, Coleman KM, Coleman WP (2000) The Efficacy of EMLA versus ELA-Max for Pain Relief in Medium-Depth Chemical Peeling: A Clinical and Histopathologic Evaluation. Dermatol Surg 26: 61–64

Koscielniak-Nielsen ZJ, Hesselbjerg L, Brushoj J, Britt Jensen M, Stens Pedersen H (1998) EMLA© patch for spinal puncture. A comparison of EMLA© patch with lignocaine infiltration and placebo patch. Anaesthesia 53: 1218–1222

Lander J, Hodgins M, Nazarali S, McTavish J, Ouellette J, Friesen E (1996) Determinants of success and failure of EMLA. Pain 64: 89–97

Lawson RA, Smart NG, Gudgeon AC, Morton NS (1995) Evaluation of an amethocaine gel preparation for percutaneous analgesia before venous cannulation in children. Br J Anaesth 75: 282–285

Lyons R, Howell F (1991) Pain and measles, mumps, and rubella vaccination. Arch Dis Child 66: 346–347

Maikler VE (1991) Effects of a skin refrigerant/anesthetic and age on the pain responses of infants receiving immunizations. Res Nurs Health 14: 397–403

Minute M, Badina L, Cont G, Montico M, Ronfani L, Barbi E, Ventura A (2012) Videogame playing as distraction technique in course of venipuncture. Med Surg Ped 34: 77–83

Mörelius E, Theodorsson E, Nelson N (2009) Stress at threeG-ÇÉmonth immunization: Parents' and infants' salivary cortisol response in relation to the use of pacifier and oral glucose. Eur J Pain 13: 202–208

Nilsson A, Danielson K, Engberg G, Henneberg S (1990) EMLA for pain relief during arterial cannulation: A double-blind, placebo-controlled study of a lidocaine-prilocaine cream. Ups J Med Sci 95: 87–94

Norris Jr RL (1992) Local anesthetics. Emerg Med Clin North Am 10: 707–718

Nott MR (2001) EMLA or Ametop, and for how long? Anaesthesia 56: 1026–1027

O'Connor B, Tomlinson AA (1995) Evaluation of the efficacy and safety of amethocaine gel applied topically before venous cannulation in adults. Br J Anaesth 74: 706–708

Okan F, Coban A, Ince Z, Yapici Z, Can G (2007) Analgesia in preterm newborns: the comparative effects of sucrose and glucose. Eur J Pediatr 166: 1017–1024

Powers SW (1999) Empirically supported treatments in pediatric psychology: Procedure-related pain. J Pediatr Psychol 24: 131–145

Romsing J, Henneberg SW, Walther-Larsen S, Kjeldsen C (1999) Tetracaine gel vs EMLA cream for percutaneous anaesthesia in children. Br J Anaesth 82: 637–638

Rose JB, Galinkin JL, Jantzen EC, Chiavacci RM (2002) A study of lidocaine iontophoresis for pediatric venipuncture. Anesth Analg 94: 867–871

17

Russell SC, Doyle E (1997) A risk-benefit assessment of topical percutaneous local anaesthetics in children. Drug Saf 16: 279–287

Schechter NL, Zempsky WT, Cohen LL, McGrath PJ, McMurtry CM, Bright NS (2007) Pain reduction during pediatric immunizations: evidence-based review and recommendations. Pediatrics 119: e1184–e1198

Schichor A, Bernstein B, Weinerman H, Fitzgerald J, Yordan E, Schechter N (1994) Lidocaine as a diluent for ceftriaxone in the treatment of gonorrhea: does it reduce the pain of the injection? Arch Pediatr Adolesc Med 148: 72–75

Schreiber S, Ronfani L, Chiaffoni GP, Matarazzo L, Minute M, Panontin E, Poropat F, Germani C, Barbi E (2013) Does EMLA cream application interfere with the success of venipuncture or venous cannulation? A prospective multicenter observational study. Eur J Pediatr 172: 265–268

Shah PS, Aliwalas LI, Shah V (2006) Breastfeeding or breast milk for procedural pain in neonates. Cochrane Database Syst Rev 3: CD004950

Shah PS, Herbozo C, Aliwalas LL, Shah VS (2012) Breastfeeding or breast milk for procedural pain in neonates. Cochrane Database Syst Rev 12: CD004950

Squire SJ, Kirchhoff KT, Hissong K (2000) Comparing two methods of topical anesthesia used before intravenous cannulation in pediatric patients. J Pediatr Health Care 14: 68–72

Stevens J, Suchindran C, Ring K, Baggett CD, Jobe JB, Story M, Thompson J, Going SB, Caballero B (2004) Physical activity as a predictor of body composition in American Indian children. Obes Res 12: 1974–1980

Stinson J, Yamada J, Dickson A, Lamba J, Stevens B (2008) Review of systematic reviews on acute procedural pain in children in the hospital setting. Pain Res Manag 13: 51–57

Taddio A, Nulman I, Goldbach M, Ipp M, Koren G (1994) Use of lidocaine-prilocaine cream for vaccination pain in infants. J Pediatr 124: 643–648

Taddio A, Shah V, Atenafu E, Katz J (2009) Influence of repeated painful procedures and sucrose analgesia on the development of hyperalgesia in newborn infants. Pain 144:43–8

Thyr M, Sundholm A, Teeland L, Rahm V (2007) Oral glucose as an analgesic to reduce infant distress following immunization at the age of 3, 5 and 12 months. Acta Paediatr 96: 233–236

Uman LS, Birnie KA, Noel M, Parker JA, Chambers CT, McGrath PJ, Kisely SR (2013) Psychological interventions for needle-related procedural pain and distress in children and adolescents. Cochrane Database Syst Rev 10: CD005179

Wongprasartsuk P, Main BJ (1998) Adverse local reactions to amethocaine cream – audit and case reports. Anaesth Intensive Care 26: 312–314

Woolfson AD, McCafferty DF, Boston V (1990) Clinical experiences with a novel percutaneous amethocaine preparation: prevention of pain due to venepuncture in children. Br J Clin Pharmacol 30: 273–279

Yilmaz G, Caylan N, Oguz M, Karacan CD (2014) Oral sucrose administration to reduce pain response during immunization in 16-19 month infants: a randomized, placebo-controlled trial. Eur J Pediatr 173(11): 1527–32

Zuckerman JN (2000) The importance of injecting vaccines into muscle: different patients need different needle sizes. BMJ 321: 1237–1238

Schmerzhafte interventionelle Eingriffe

Paul Reinhold, Petra Köster-Oehlmann

B. Zernikow (Hrsg.), *Schmerztherapie bei Kindern, Jugendlichen und jungen Erwachsenen*,
DOI 10.1007/978-3-662-45057-4_18, © Springer-Verlag Berlin Heidelberg 2015

18.1 Einleitung

Bis zum Schulalter fehlt es Kindern an Einsicht, sich mit ihrer Krankheit und den notwendigen Diagnostik- und Therapiemaßnahmen so weit auseinanderzusetzen, dass sie diese akzeptieren. Das Erdulden schmerzhafter Prozeduren bedeutet Stress, eine adäquate Angst- und Schmerztherapie somit Stressreduktion. Erhöhte Morbidität und Mortalität durch unzureichende Stressprävention gerade auch bei sehr jungen Patienten sind u. a. von Anand u. Hickey (1987), die negativen Langzeiteffekte auf die psychische Entwicklung u. a. von der Arbeitsgruppe um Grunau (1998) eindrucksvoll beschrieben worden. Häufige, repetitive Schmerzstimuli leiten Chronifizierungsprozesse ein.

Schon bei Neonaten konnten Zusammenhänge zwischen algetischer Reizüberflutung und molekularbiologischen neuronalen Veränderungen nachgewiesen werden (Anand 1998). Eine interventionelle Schmerztherapie bei oder besser vor akuten Schmerzen trägt möglicherweise dazu bei, solche psychischen und somatischen Fehlentwicklungen zu verhindern. Eine gute Stressabschirmung bietet aber auch eine Verbesserung der interventionellen Untersuchungs- und Therapiebedingungen und leistet damit einen Beitrag zu Qualitätssicherung und -optimierung.

Im Folgenden wird kurz auf psychologische Hilfen eingegangen, die allen Kindern vor, bei und nach medizinischen Eingriffen angeboten werden sollten. Anschließend werden lokalanästhetische Möglichkeiten beleuchtet, die auch ohne zusätzliche systemisch wirkende Medikamente zum Einsatz kommen. Meist jedoch benötigt man bei medizinischen Eingriffen eine (Analgo-)Sedierung; wo diese nicht ausreicht, eine Narkose.

Beginnend mit den Voraussetzungen für eine risikoarme Sedierung – unter Berücksichtigung der Guidelines der American Academy of Pediatrics und American Academy of Pediatric Dentistry (AAP u. AAPD et al. 2006), der American Society of Anesthesiologists: Task Force on Sedation and Analgesia by Non-Anesthesiologists (ASA 2002) und der Deutschen Gesellschaft für Anästhesiologie und dem Bund Deutscher Anästhesisten (DGAI u. BDA 2010) – werden einzelne Medikamente und abschließend Therapieregimes zur stressfreien Durchführung medizinischer Eingriffe vorgestellt; diese sind nach Indikationen geordnet.

18.2 Nichtmedikamentöse Hilfen

Für ein Kind bedeutet jegliche diagnostische oder therapeutische Intervention eine undefinierbare Bedrohung. Deshalb braucht es Vertrautheit und verlässliche Beziehungen, z. B. kindgerechte Umgebung, Anwesenheit einer Bezugsperson, eine ehrliche, einfühlsame und altersentsprechende Darstellung der Situation und Intervention – auch mit Benennung unvermeidlicher unangenehmer Empfindungen. Falsche Versprechungen bewirken einen schweren Vertrauensverlust des Kindes mit konsekutiver Einschränkung der Kooperationsfähigkeit.

Der hohe Stellenwert psychologisch-verhaltensmedizinischer Verfahren bei der Bewältigung schmerzhafter Episoden sowie unangenehmer Maßnahmen wird heutzutage nicht mehr infrage gestellt. Randomisierte und kontrollierte Studien betonen insbesondere die Effizienz von kognitiven (z. B. Ablenkung, Imagination, Hypnose) und verhaltenstherapeutischen Methoden (z. B. Konzentration auf Atmung und Muskelanspannung; Richardson et al. 2006; Uman et al. 2013). Diese können Schmerzen zwar nicht verhindern, aber den Umgang mit den Schmerzen erleichtern (▶ Kap. 9).

Positive Verstärkung erfolgt durch Lob und Belohnung; Essen und Trinken können Beruhigungsmittel darstellen. Neben der unterstützenden Anwesenheit von Bezugspersonen kann auch die Beachtung des Biorhythmus vielfach hilfreich sein, indem die postprandiale Müdigkeit oder der natürliche Schlaf-Wach-Rhythmus bei der Wahl des Untersuchungszeitpunktes berücksichtigt werden und die Nachtruhe für unvermeidliche präoperative Nüchternheitsintervalle genutzt wird.

Speziell in der Neonatologie ist beispielsweise der schmerzreduzierende Effekt von nonnutritivem Saugen und »facilitated tucking« gut belegt (Cignacco et al. 2007). Durch »facilitated tucking«, dem Halten des Kindes in gebeugter Rumpfposition, kann der durch schmerzhafte und unangenehme Maßnahmen wie Absaugen und Fersenstich hervorgerufene Stress effektiv minimiert werden

(Axelin et al. 2006). Auch das Lutschen von Sucrose – selbst in niedriger Dosierung (5–10 Tr. Sucroselösung 25 %, 1–2 min vor dem Eingriff) – hat das Potenzial, prozedurale Schmerzen wie bei Fersenstich und Venenpunktion, aber auch Impfungen zu reduzieren; für die Retinopathiediagnostik ist der analgetische Effekt allerdings unzureichend (Stevens et al. 2013). Der Wirkmechanismus soll auf einer Endorphinfreisetzung beruhen, die Wirkung scheint mit steigendem Alter abzunehmen (Gradin u. Schollin 2005). Es ist empfehlenswert, bei Neugeborenen und jungen Säuglingen die einzelnen nonpharmakologischen Maßnahmen zu kombinieren und gemeinsam mit pharmakologischen Verfahren anzuwenden (Liaw et al. 2013; Einzelheiten ▶ Kap. 20).

18.3   Lokalanästhesie

Lokalanästhetika schalten umschriebene unangenehme oder schmerzhafte Empfindungen aus, indem sie die Nervenzelldepolarisation verhindern und damit die Reizweiterleitung unterbinden.

18.3.1   Schleimhaut- und perkutane Anästhesie

Topisch aufgebrachte Lokalanästhetika sind gut geeignet, umschriebene Schmerzen bei Maßnahmen an der Körperoberfläche zu reduzieren. Sie sind einfach zu applizieren, und ihre Anwendung ist mit keinen weiteren Unannehmlichkeiten verbunden. Ein Lokalanästhetikum kann schnell und effektiv die **Schleimhautbarriere** überwinden und eignet sich deshalb vorzüglich zur Anästhesie vor iatrogenen Irritationen der Schleimhäute. Zur Verfügung stehen lokalanästhetikahaltige Gleitgels oder Sprays, die in Nase, Anus oder Urethra vor Sonden- und Kathetereinführungen appliziert werden können; z. B. 10%-iges Lidocainspray oder 1–2 ml 2%-iges Lidocaingel (Mularoni et al. 2009).

Lokalanästhetikahaltige Augentropfen lassen den Patienten eine ophthalmologische Untersuchung deutlich weniger unangenehm empfinden. Sie erleichtern somit auch dem Untersucher das Vorgehen. Um die ophthalmologische Screening-untersuchung bei Frühgeborenen durchzuführen, hat sich die Kombination von nichtpharmakologischen Methoden und einer Hornhaut-/Bindehautanästhesie mit Oxybuprocain-Augentropfen 0,4 % (2–3 min vor dem eigentlichen Untersuchungsbeginn) bewährt (Marsh et al. 2005; Mitchell et al. 2004; Einzelheiten ▶ Kap 20).

Die gute Penetrationsfähigkeit der meisten Lokalanästhetika erfordert zur Vermeidung von Intoxikationen die strikte Beachtung der jeweiligen Maximaldosierungen.

Die Überwindung der **intakten Kutis** erfordert eine besondere Vorgehensweise: die Iontophorese von Lokalanästhetika – in Deutschland nicht etabliert – oder die Applikation von Lokalanästhetika in spezieller Galenik.

EMLA führt in Dosierungen von 0,5–2,0 g, 60 min vor Intervention unter Folienabdeckung aufgebracht, zu einer 1- bis mehrstündigen Anästhesie der Haut, die bis zu einer Tiefe von bis zu 5–6 mm reichen kann. Eine signifikante Schmerzreduktion durch EMLA bei Impfungen (Halperin et al. 2000), Venen-, Arterien-, Shunt- oder Lumbalpunktionen (Gourrier et al. 1996; Koscielniak-Nielsen et al. 1998; Larsson et al. 1998; Taddio et al. 1998) im Kindesalter ist in der Literatur gut belegt. Von einer EMLA-Anwendung zur kapillären Blutentnahme per Fersenstich ist wegen fehlender Wirksamkeit jedoch abzuraten (Larsson et al. 1995); stattdessen sollte besser eine Blutentnahme via Venenpunktion erfolgen (Ogawa et al. 2005; Einzelheiten ▶ Kap. 17).

Bei Einhaltung der Dosierschemata ist die Anwendung auch bei Frühgeborenen ab der 30. Gestationswoche sicher und effektiv (Gourrier et al. 1996; Taddio et al. 1998). In dieser Altersstufe sollte die Applikationszeit maximal 30 min betragen, da ansonsten aufgrund der guten Penetrationsfähigkeit auch eine Blockierung nervaler Leitungsbahnen resultieren kann. Obwohl EMLA Prilocain enthält, dessen Metabolit eine Methämoglobinämie verursachen kann, ist EMLA in Deutschland für Neonaten ab der 37. Gestationswoche zugelassen. Selbst Repetitionsdosen im 8-h-Abstand sind erlaubt, sofern keine weiteren Methämoglobinbildner wie Sulfonamide, Phenobarbital oder Phenytoin eingesetzt werden.

Tetracain in spezieller Galenik wird ebenfalls zur Anästhesie der Kutis eingesetzt: Es wirkt effektiver, rascher und länger als EMLA, kann aber allergische Hautreaktionen verursachen (Keidan et al. 2001).

Alternativ hat sich auch Kältespray als rasch wirksames Oberflächenanästhetikum bei Venenpunktionen und Impfungen bewährt (Farion et al. 2008; ▶ Kap. 17).

18.3.2 Infiltrationsanästhesie

Werden durch den geplanten Eingriff stark innervierte Körperareale bis in die Subkutis tangiert, sollte unter Ausnutzung eines EMLA-anästhesierten Hautbezirks eine Infiltrationsanästhesie platziert werden. Lokalanästhetika haben eine hohe Affinität zu α-Glykoprotein. Da dessen Spiegel in der Neonatal- und Säuglingsphase erniedrigt ist, sind aufgrund erhöhter Anteile nicht gebundener Lokalanästhetika im Serum bei dieser Patientengruppe eher toxische Effekte zu erwarten als bei älteren Kindern. Längere Eliminationshalbwertzeiten durch eine verminderte hepatische Metabolisierung und renale Clearance sind weitere toxizitätserhöhende Faktoren, die nur unwesentlich durch das höhere Verteilungsvolumen kompensiert werden können.

Heutzutage werden für die Regionalanästhesie folgende **Dosierungen** als sicher angesehen (modifiziert nach AAP u. AAPD 2006, 2008):
- Bupivacain: 2,5 mg/kg KG
- Ropivacain: 3–4 mg/kg KG
- Lidocain: 7 mg/kg KG
- Prilocain: 7–10 mg/kg KG

❗ Cave
Wegen einer erhöhten Resorptionsquote in gut durchblutetem Gewebe wird empfohlen, im Kindesalter die Maximaldosen nicht auszureizen und im Alter unterhalb von 6 Monaten die Dosierung sogar um mindestens 30 % zu mindern. Langsame Injektionstechnik erhöht ebenfalls die Sicherheit.

Bei Überdosierungen drohen toxisch bedingte kardiale Rhythmusstörungen bis hin zur Asystolie sowie zerebrale Exzitationen bis hin zum zerebralen Krampfanfall mit eventuellem konsekutivem Koma.

Eine Infiltrationsanästhesie wird in aller Regel mit den kurzwirksamen Lidocain (Wirkdauer etwa 2 h) durchgeführt. Die Pufferung mit Bikarbonat (1 Teil Bikarbonat 8,4 % zu 9 Teilen Lidocain 1 %) führt zu einer angenehmeren, schmerzärmeren Applikation (Cepeda et al. 2010). Für länger anhaltende Leitungsanästhesien eignen sich Ropivacain oder Levobupivacain (Wirkdauer 4–6 h).

Infiltrationsanästhesien bieten sich vornehmlich an für Punktionen, Probebiopsien, Anlagen von Pleuradrainagen, untertunnelten Kathetern u. a. Für weitergehende Informationen, insbesondere auch zur Durchführung regionaler Analgesietechniken, sei auf ▶ Kap. 8 verwiesen.

18.4 Sedierende und analgosedierende Verfahren

Es muss differenziert werden zwischen unangenehmen, angstauslösenden Situationen, für die sinnvollerweise Sedierung oder Anxiolyse angebracht sind, und schmerzhaften Eingriffen, die mit lokalanästhetischen Verfahren nicht beherrscht werden können und deshalb einer Analgosedierung oder Narkose bedürfen.

So erfordern viele diagnostische und therapeutische Verfahren der modernen Pädiatrie zur Ergebnisoptimierung einen kooperativen, zumindest aber sehr ruhigen Patienten (Koloskopie, CT, MRT, Szintigrafie und Strahlentherapie). Zusätzlich lösen sie vielfach Ängste aus und erfordern trotz Analgesie mittels lokaler Schmerzausschaltung eine Anxiolyse und/oder medikamentöse Ruhigstellung. Viele schmerzhafte Prozeduren lassen sich bei mangelnder Einsichtsfähigkeit des Patienten – oder weil ein lokales Verfahren nicht hinreichend ist – nur in tiefer Analgosedierung oder Narkose durchführen (z. B. Biopsien, Punktionen, Knochenmarkpunktionen, Ösophago-/Gastroskopien, Intubationen, Laryngo-/Bronchoskopien).

Die verschiedenen Grade der Sedierung und die Anästhesie werden gemäß den Definitionen der AAP u. AAPD (2006) voneinander abgegrenzt (▶ Übersicht).

Definition der Sedationstiefe der AAP (AAP u. AAPD 2006)

- **Minimale Sedierung (»anxiolysis«):**
  - Erweckbarkeit durch akustische Reize
  - Volle Luftwegskontrolle
  - Uneingeschränkte Spontanatmung
- **Leichte Sedierung (»moderate sedation«):**
  - Erhaltung protektiver Reflexe
  - Volle Luftwegskontrolle ohne Hilfsmittel
  - Erweckbarkeit durch taktile und akustische Reize
- **Tiefe Sedierung (»deep sedation«):**
  - Teilverlust protektiver Reflexe
  - Teilweise fehlende Luftwegskontrolle
  - Keine unmittelbare Erweckbarkeit
- **Anästhesie (»general anesthesia«):**
  - Völlige Bewusstlosigkeit
  - Komplett fehlende Luftwegskontrolle
  - Schmerzausschaltung

Die Übergänge sind jedoch fließend; der Wechsel von einer zur anderen Sedationstiefe geschieht durchaus auch unvorhergesehen. Es ist zu beachten, dass die **tiefe Sedierung** trotz semantischer Ähnlichkeit keine Variante der **leichten Sedierung**, sondern eher eine Variante der Narkose darstellt mit allen daraus erwachsenden Konsequenzen (Reeves et al. 2004). Mit zunehmender Bewusstseinsdämpfung steigt prinzipiell die Gefahr für Nebenwirkungen der eingesetzten Medikamente und für Komplikationen, wie beispielsweise Hypoxie durch Atemdepression (Hypoventilation, Apnoe) und Obstruktion der Atemwege (Muskeltonusminderung), zudem steigt das Aspirationsrisiko (Verlust der Schutzreflexe) und das Risiko relevanter Kreislaufreaktionen. Besonders gefährdete Patientengruppen stellen Säuglinge, insbesondere ehemalige Frühgeborene, Kinder mit kardiovaskulärer oder respiratorischer Beeinträchtigung, mit gastroösophagealem Reflux, mit Muskel- und Stoffwechselerkrankungen oder auch mit kraniofazialen Fehlbildungen dar, die deshalb einer verlängerten stationären Nachbeobachtungszeit bedürfen.

> Die vier Sedierungstiefen lassen sich nicht pauschal einzelnen Interventionen, und die Interventionen nicht einzelnen dazu notwendigen Sedierungstiefen zuordnen. Die jeweiligen Erfordernisse orientieren sich u. a. an der Verständigkeit der Kinder, dem Allgemeinzustand der Patienten, dem Ambiente und der Untersuchungstechnik. Die optimalen Interventionsbedingungen sind erreicht, wenn das Kind entspannt und schmerzfrei ist, ohne dass es zu wesentlichen Beeinträchtigungen von Atmung und Kreislauf kommt, und der Eingriff erfolgreich durchgeführt werden kann.

Zur Sedierung, Analgosedierung und Narkose bei Kindern werden vielfach Substanzen und Applikationsvarianten eingesetzt sowie Indikationen gestellt, für die es keine Zulassung nach Arzneimittelgesetz gibt (Off-Label-Use). Die Therapiefreiheit des Arztes und das medizinjuristische Konstrukt »Heilversuch« erlauben dennoch die Therapie mit diesen Substanzen, sie setzt jedoch eine entsprechende Aufklärung der Patienten bzw. Erziehungsberechtigten voraus (Übersicht bei Reinhold u. Usselmann 1999). In keinem Fall ist es gerechtfertigt, einem Patienten wegen fehlender Zulassung eine gebotene Schmerzausschaltung vorzuenthalten.

18.4.1 Voraussetzungen

Vor der Durchführung jeglicher medikamentöser Stressreduktionsverfahren ist eine Abklärung des interventionellen Vorgehens und eine orientierende Untersuchung mit Zuordnung des Gesundheitsstatus, z. B. entsprechend der ASA-Klassifizierung obligat (Tab. 18.1; ASA 2002). Hier ist insbesondere auf Beeinträchtigung der Schutzreflexe, respiratorische und kardiale Insuffizienz, Atemwegsprobleme, Schlafapnoe zu achten; zur Risikominderung gehört außerdem nicht nur die Einschätzung des Grundleidens, sondern auch die Abklärung von Begleitmedikation, Allergieneigung sowie die Erhebung des Körpergewichts.

Status	Definition	Beispiel
☐ Tab. 18.1	Patientenklassifizierung der American Society of Anesthesiologists (ASA 2002)	
ASA I	Gesunder Patient	Unauffällige Anamnese
ASA II	Patient mit geringfügiger, nicht anästhesierelevanter Erkrankung	Mildes Asthma bronchiale; Diabetes mellitus, zerebrale Krampfanfälle, medikamentös gut eingestellt; leichte Anämie
ASA III	Patient mit gravierender Störung des Allgemeinzustandes	Pneumonie; moderate Adipositas; unbefriedigend eingestellte chronische Erkrankung wie Epilepsie, Diabetes mellitus, Asthma bronchiale
ASA IV	Patient mit schwersten, potenziell lebensbedrohlichen Störungen des Allgemeinzustandes	Schwere bronchopulmonale Dysplasie; Sepsis; fortgeschrittene chronische Erkrankung mit Anzeichen der pulmonalen, kardialen, hepatischen, renalen oder endokrinen Insuffizienz
ASA V	Moribunder Patient	Septischer Schock; schweres Trauma

Aus Gründen der Patientensicherheit sollte man sich im Zweifelsfall für die tiefe Sedierung oder ggf. für die Narkose – allerdings mit allen sich daraus ableitenden Konsequenzen – entscheiden. Aufgrund der Therapiefreiheit ist die Durchführung einer tiefen Sedierung nicht allein dem Anästhesisten vorbehalten. Im Komplikationsfall muss sich aber jeder Anwender vor Gericht hinsichtlich seiner einschlägigen fachlichen Kompetenz an einem Facharzt für Anästhesie messen lassen. Aus technischen Gründen oder wegen des Patientenkomforts werden (Analgo-)Sedierungen, aber auch Narkosen häufig an dezentralen Arbeitsplätzen – CT, MRT, Endoskopie, Herzkatheterlabor, Kinderstation – durchgeführt. Dies bedeutet erheblichen organisatorischen, apparativen und personellen Aufwand. Da die Kombination von wenig erfahrenem Personal mit unzureichender Ausrüstung/Monitoring und der Behandlungsnotwendigkeit in unerwarteten Situationen erfahrungsgemäß höchst komplikationsträchtig ist (Cravero et al. 2006; Robbertze et al. 2006), ist es unerlässlich, operationssaalgleiche Standards zu etablieren (DGAI u. BDA 2010; Melloni 2007).

■ **Personelle Voraussetzungen**

Anwender jeglicher sedierender Verfahren müssen über Fähigkeiten und personelle Ressourcen verfügen, auch Notfallsituationen in der betroffenen Altersstufe zu erkennen und sicher zu beherrschen.

Nach den Empfehlungen der AAP u. AAPD (2006) wird eine leichte Sedierung bei Kindern der ASA-Klassen I und II, also bei Patienten mit nicht sedierungs- oder anästhesierelevanten Erkrankungen (☐ Tab. 18.1), von einem Arzt, der die Reanimation beherrscht, durchgeführt und überwacht. Bei Patienten der ASA-Klassen III und IV (Patienten mit schwerer systemischer bzw. schwerster, lebensbedrohlicher Erkrankung) und bei allen tiefen Sedierungen muss neben dem fachkundigen Arzt eine weitere anästhesiologisch/intensivtherapeutisch ausgebildete Person zur Verfügung stehen, die nicht identisch mit dem Untersucher sein darf und deren alleinige Aufgabe die kontinuierliche Überwachung der Vitalparameter ist.

Da die tiefe Sedierung eine Variante der Narkose darstellt, sind hier nahezu die gleichen Anforderungen an Überwachung und fachliche Qualifikation zu fordern wie bei einer Narkose. Letztere sollte selbstverständlich ein Anästhesist durchführen.

■ **Nüchternheit**

Bei allen Sedierungs- und Narkoseformen sollten vorsorglich die »präoperativen Nüchternheitsregeln« beachtet werden (Becke et al. 2007; ☐ Tab. 18.2).

■ **Technische Ausstattung**

Bei allen tiefen Sedierungen obligat, aber auch bei leichten Sedierungen schwerkranker Patienten, sollte in Übereinstimmung mit der AAP u. AAPD (2006) und der DGAI u. BDA (2010) folgendes Equipment eingesetzt bzw. vorgehalten werden:

- Serielle Blutdruckmessung
- Pulsoximetrie
- Atemfrequenz- und endtidale CO_2-Messung

Tab. 18.2	Empfehlung zur Nahrungskarenz vor Sedierung/Narkose		
Alter	**Milchprodukte, Muttermilch**	**Feste Nahrung**	**Klare Flüssigkeiten**
< 6 Monate	4 h	–	2 h
< 3 Jahre	6 h	6 h	2 h
> 3 Jahre	–	6–8 h	2 h
Cave: Magenentleerungsstörungen! Auch Stress verzögert die Magenentleerung!			

Basisausstattung mit:
- Absaugmöglichkeit
- Maskenbeatmungsvorrichtung mit O_2-Supplementierung
- Reanimationsequipment
- Autarker Versorgungsgegebenheit für mindestens 60 min
- Altersadaptiertem Defibrillator

Prinzipiell sollten auch bei leichten Sedierungen alle Überwachungsmöglichkeiten, die für das nächst tiefere Sedierungsstadium notwendig sind, vorhanden sein. Wird sedierten Patienten prophylaktisch noch zusätzlich Sauerstoff zugeführt, dann sollte die Atmung kapnometrisch überwacht werden.

Selbstverständlich muss das Equipment auch den Ansprüchen des Einsatzortes genügen: So verbieten sich bei der MRT nicht nur ferromagnetische Geräte und Gegenstände, sondern auch metallische EKG-Kabel, die zu Verbrennungen, aber auch zur Beeinträchtigung der Bildqualität führen können.

Eine schriftliche Handlungsanweisung in Form eines Ablaufschemas für Notfälle ist sehr empfehlenswert, insbesondere wenn das Team (noch) nicht optimal aufeinander eingespielt ist. Empfehlenswert ist das vorherige Ausfüllen einer individuellen Notfallmedikationskarte (**Abb. 18.1**) für den Fall von Komplikationen während der (Analgo-) Sedierung.

■ **Aufklärung**

Jegliche ärztliche Intervention stellt eine Körperverletzung dar, die der Aufklärung und Einwilligung des Patienten bzw. seines/seiner Erziehungsberechtigten bedarf. Aus forensischen Gründen ist eine schriftliche Dokumentation dringend zu empfehlen; das gilt selbstverständlich auch für invasive

Analgesie- und Sedierungsverfahren. Bei repetitiven Interventionen empfiehlt sich eine Vereinbarung mit dem Patienten bzw. seinen Erziehungsberechtigten, die die Aufklärung über und Einwilligung in alle in einem Behandlungsabschnitt typischerweise durchzuführenden Maßnahmen umfasst.

■ **Protokollierung**

Zur ordnungsgemäßen Durchführung gehört eine sorgfältige, umfassende Dokumentation aller Anordnungen, durchgeführten Maßnahmen und Medikamentenapplikationen (Dosierung, Applikationsort und -art) ebenso wie die der erhobenen Vitalparameter (Blutdruck, Puls, Atemfrequenz, SpO_2- und ggf. endtidaler CO_2-Wert) im 5-minütigen Raster.

■ **Anordnungen nach dem Eingriff, Entlasskriterien bei ambulanten Eingriffen**

Art und Umfang der Überwachung und Entlasskriterien bei ambulanten Eingriffen sind vom Arzt am Ende der Sedierung schriftlich festzulegen, wobei man sich am Aldrete-Score (Aldrete 1995) mit den Items »Motorik«, »Atmung«, »Kreislauf«, »Bewusstseinslage«, »Pulsoximetrie« orientieren und auf eine suffiziente Analgesie und Symptomkontrolle achten sollte; dabei ist auch die Kinetik der verwendeten Pharmaka zu berücksichtigen. Dass die Überwachung durch eine fachlich qualifizierte Kraft erfolgt, sollte selbstverständlich sein.

18.4.2 Minimale Sedierung

■ **Benzodiazepine**

Die minimale Sedierung entspricht im Prinzip einer Prämedikation vor einer Operation mit dem

Name: .... Geb. Dat.: .... Gewicht: ...... kg (gewogen am: ....)

i.v.-Medikament	Konzentration	Dosis pro kgKG	Dosis in ml/kgKG	Einzeldosis in ml
Adrenalin	1 Amp. auf 10 ml NaCl 0,9% ⇒1:10 000 ⇒0,1 mg/ml	0,05 mg/kg i.v.	0,5 ml x ...... kg	..... ml
Atropin	1 Amp. auf 10 ml NaCl 0,9% ⇒1:10 ⇒0,05 mg/ml	0,01 mg/kg i.v.	0,2 ml x ...... kg	..... ml
NaHCO₃ 8,4%	0,5 mval/ml wenn mit Aqua 1:1 verdünnt	0,5 mval/kg i.v.	1 ml x .... kg	..... ml
Hydroxyäthylstärke HÄS 6% 130 000	unverdünnt	5–10 ml/kg i.v.	5 ml x .... kg	..... ml
Naloxon (Narcanti®)	1 Amp. auf 10 ml NaCl 0,9% ⇒1:10 ⇒0,04 mg/ml	0,001–0,01 mg/kg i.v.	0,025–0,25 ml x .... kg	..... ml
Flumazenil (Anexate®)	1 Amp. auf 10 ml NaCl 0,9% ⇒1:10 ⇒1 ml = 0,01 mg	0,01 mg/kg i.v.	1 ml x .... kg	..... ml
Vecuroniumbromid (Norcuron®)	1 mg/ml	Intubationsdosis 0,1 mg/kg	0,1 ml x ...... kg	..... ml
Succinylcholin 1%	1 mg/ml	Intubationsdosis < 1 Jahr: 2 mg/kg > 1 Jahr: 1–1,5 mg/kg	... ml x .... kg	..... ml

Cave: Die Antagonisten Flumazenil und Naloxon können u.U. kürzer wirksam sein als die entsprechenden Agonisten.

Arzt .... Berechnungsdatum ....

Abb. 18.1 Notfallkarte für Komplikationen während der Sedierung

Ziel, nichtmedikamentöse angstlindernde Maßnahmen zu verstärken. In dieser Indikation hat sich wegen der guten Anxiolyse das Benzodiazepin Midazolam fest etabliert (Molter et al. 1990). Hier bieten sich nichtinvasive Applikationsverfahren an, wobei man sich in deren Auswahl von den Wünschen und Vorlieben der Patienten leiten lassen kann: 0,5–1,0 mg/kg KG peroral, 0,2–0,3 mg/kg KG nasal oder 0,5–0,7 mg/kg KG rektal; bei letzterer Anwendungsart tritt der gewünschte Effekt recht zuverlässig nach 15–20 min ein, bei oraler Aufnahme muss man etwa 30 min und bei nasaler Applikation 8–10 min auf den Wirkeintritt warten.

Bei jüngeren Kindern erfordert der orale Applikationsweg wegen des bitteren Geschmacks, der allen Benzodiazepinen eigen ist, die Vermischung der Ampullenlösung mit Geschmackskorrigenzien, z. B. unverdünntem Sirup. Für die nasale Verabreichung empfiehlt sich die Zerstäubung mittels eines MAD (»mucosal application device«), weil dadurch das Herunterlaufen der bitteren Tropfen an der Rachenwand vermieden werden kann. Die rektale und nasale Applikation erfolgt im Off-Label-Use.

Für ältere Kinder stehen Tabletten zur Verfügung (Tab. 18.3). Weitere Einzelheiten zur Substanz siehe ▶ Abschn. 18.4.3.

○ **Tab. 18.3** Dosier- und Applikationshinweise von Midazolam

Applikations-weg	Dosis von Midazolam [mg/kg KG]	Wirkeintritt [min]	Bemerkungen
Intravenös	0,1	1–2	Zulassung ab 14. Lebensjahr; Off-Label-Use erwägen!
Peroral	0,5–1,0	25–35	Effekt nicht zuverlässig
Rektal	0,5–1,0	15	Effekt prompt; Off-Label-Use
Intranasal	0,2–0,4	8–10	Applikation evtl. unangenehm, Effekt prompt; Off-Label-Use

18.4.3 Leichte Sedierung

■ **Benzodiazepine**

Die Benzodiazepine eignen sich auch zur leichten Sedierung. Für die Anwendung von Midazolam sprechen die ausgeprägte Anxiolyse und die anterograde Amnesie, also der Verlust der Erinnerung an Zeiträume direkt nach der Applikation (Molter et al. 1990). Von Vorteil sind auch die geringe Beeinflussung der Hämodynamik, die minimale Irritation des Bronchialsystems, die Anhebung der Krampfschwelle, die zentral muskelrelaxierende Wirkung sowie die gute Steuerbarkeit bei kurzer Anschlagzeit.

Manchmal wird eine störende Hypersalivation beobachtet. Selten treten Ataxie, Emesis und Erregungszustände auf. Zur Sedierung während einer Intervention ist die **intravenöse Titrierung** am sinnvollsten; die regelhafte intramuskuläre Applikation ist obsolet.

Die intravenöse Applikation zur Sedierung ist bei Patienten ab 14 Jahren zugelassen, aber häufig auch in jüngeren Altersstufen sinnvoll. Eine eng umschriebene Dosis-Wirkungs-Beziehung gibt es nicht, deshalb ist eine Titrierung notwendig; diese lässt sich nur intravenös sinnvoll durchführen. Mit einer intravenösen Applikation von 0,1 mg/kg KG lässt sich schon nach 1–2 min eine flache Sedierung herbeiführen. Bereits Dosierungen von 0,4 mg/kg KG bei Säuglingen und 0,3 mg/kg KG bei Kleinkindern induzieren regelmäßig eine tiefe Sedierung.

Mit der **intranasalen Midazolamgabe** kann zuverlässig ein ähnlicher Effekt wie mit der intravenösen Injektion erzielt werden – allerdings im Off-Label-Use (○ Tab. 18.1).

❯ Diazepam bietet keine Vorteile, da es eine deutlich ungünstigere Kinetik als Midazolam aufweist nur eine geringe Anxiolyse hervorruft und keine anterograde Amnesie bewirkt. Zudem stören die paradoxen Reaktionen (bis zu 10 %).

Benzodiazepine gewährleisten allerdings keine so weitgehende Ruhigstellung, wie sie für bildgebende Verfahren (CT, MRT, Szintigrafie) erforderlich ist.

■ **Chloralhydrat**

Dieser halogenhaltige Kohlenwasserstoff wird in einer Dosierung von 50–100 mg/kg KG peroral oder 75 mg/kg KG rektal eingesetzt. Nachteilig sind eine lange Anschlagzeit von 30–45 min, eine Wirkdauer von bis zu 8 h sowie gelegentliches Auftreten von Nausea und Emesis, Hyperaktivität, Atemdepression, eine unzuverlässige Effizienz (je jünger, desto effektiver) sowie eine Erholungszeit von bis zu 48 h (Malviya et al. 1997). In vielen Studien musste deshalb Chloralhydrat mit anderen Sedativa kombiniert werden, um den Wirkungsgrad zu erhöhen. Aus diesen Gründen ist Chloralhydrat heutzutage nicht mehr das Mittel der 1. Wahl zur Sedierung (Dalal et al. 2006).

■ **Chlorprothixen**

Chlorprothixen (2 mg/kg KG p. o.) führt zu einer leichten Sedierung. Zu beachten ist jedoch die für Neuroleptika typische Senkung der Krampfschwelle. Auch sind ausgeprägte anticholinerge Wirkungen und Orthostasestörungen beschrieben worden; daher ist die Anwendung von Chlorprothixen heutzutage in dieser Indikation obsolet.

■ **Dexmedetomidin**

Dexmedetomidin ist ein sehr effektiver und hoch selektiver α-2-Adrenorezeptoragonist (8× selektiver als Clonidin) mit hoher sedierender Wirkkomponente. In der angloamerikanischen Literatur wird über gute Erfahrungen mit dieser Substanz zur Sedierung bei Erwachsenen, aber zunehmend auch bei Kindern berichtet (Mason u. Lerman 2011; Mason et al. 2012); es finden sich jedoch auch Hinweise über nicht unerhebliche hämodynamische Beeinträchtigungen. Insgesamt sind die Erfahrungen bei Kindern allerdings noch sehr begrenzt und das Medikament deshalb für diese Altersstufe in Deutschland nicht zugelassen.

■ **Distickstoffmonoxid (Stickoxydul)**

Lachgas-Sauerstoff-Gemische erfreuen sich als inhalative Analgetika derzeit zunehmender Beliebtheit. Besonders die analgetische, aber auch die mäßige hypnotische Wirkung, die Geruchlosigkeit, die schnelle An- und Abflutung, die geringfügige Atemdepression und die minimale Beeinflussung des Kreislaufs werden dabei als Vorteil angesehen. Nachteilig sind die physikalische Interferenz von Distickstoffmonoxid mit dem deutlich schlechter blutlöslichen Stickstoff, die zur Druckerhöhung in luftgefüllten Räumen führt, eine erhöhte Emesisrate (bis zu 7,8 %; Kanagasundaram et al. 2001), die Beeinflussung des Methionin- und des Folsäurestoffwechsels bei Langzeitanwendung sowie die Umweltbelastung (Schmitt u. Baum 2008).

Die analgetische Wirkung von Distickstoffmonoxid steigt proportional zur Volumenkonzentration. Die Sauerstoffversorgung des Organismus setzt jedoch ein Limit bei 70–75 Vol.-% Lachgas im Inspirationsgemisch. Bei dieser Konzentration ist die analgetische und hypnotische Potenz der Substanz deutlich zu gering, um eine Lachgasmononarkose durchführen zu können. Analgetische Effekte lassen sich allerdings auch schon mit niedrigeren Lachgaskonzentrationen erzielen.

In der wissenschaftlichen Literatur, vornehmlich aus dem angloamerikanischen Bereich, aber auch aus Frankreich, findet man die Empfehlung, zur Schmerz- und Stressminderung bei unangenehmen Interventionen auf Distickstoffmonoxid (Lachgas) zurückzugreifen (Annequin et al. 2000; Ekbom et al. 2005; Holroyd 2008; Kanagasunda-

ram et al. 2001). Vielfach werden eine fixe Lachgas-Sauerstoff-Mischung (Annequin et al. 2000) mit Lokalanästhetika, aber auch systemisch wirkenden Analgetika propagiert.

Mit Livopan ist auch in Deutschland eine fixe 50 %-Distickstoffmonoxid/50 %-Sauerstoff-Mischung zugelassen. Durch die Beimischung von 50 % Sauerstoff ist die Gefahr einer lachgasinduzierten Diffusionshypoxie deutlich gemindert. Die größten Vorteile des Livopan sind die atraumatische, kindgerechte und relativ unproblematische Handhabung; die ubiquitäre Anwendung, die die Durchführung in kindgerechter Umgebung und die Anwesenheit der Bezugsperson erlaubt; die pharmakokinetischen Eigenschaften von Lachgas, das innerhalb von Minuten an- und abflutet, weshalb die postinterventionelle Überwachung auf < 10 min verkürzt werden kann. Dadurch prädestiniert sich die fixe Lachgas-Sauerstoff-Mischung geradezu für ambulant durchzuführende Maßnahmen.

Die alleinige Anwendung einer 50%-igen Lachgas-Sauerstoff-Mischung kann für mäßig schmerzhafte Prozeduren erfolgen:

- Injektionen
- Venen-, Arterien-, Blasenpunktionen
- Applikation von Infiltrations- oder Regionalanästhesie
- Oberflächliche Wundversorgung
- Katheteranlagen

Die größten Gefahren des Verfahrens bestehen in der Überschätzung der analgetischen Potenz und in der Negierung von sog. Nonrespondern – bis zu 30 % im Alter < 3 Jahren und bis zu 15 % bei älteren Kindern (Annequin et al. 2000). Sehr schmerzhafte Maßnahmen – wie z. B. Knochenmarkpunktionen, Muskelbiopsie, Anlage von Pleuradrainagen, Knochenrepositionen, eventuell mit Ausnahme von sog. Grünholzfrakturen – erfordern zusätzliche Analgesiemaßnahmen bzw. eine Narkose.

❶ Cave

Hüten sollte man sich vor der Kombination mit anderen systemisch wirkenden Sedativa und potenten Analgetika, da dies die Komplikationsrate deutlich erhöhen kann.

Für die Durchführung zahnärztlicher Maßnahmen mit ungeschützten Luftwegen ist die inhalative

Analgesie mit Lachgas unseres Erachtens mit Ausnahme einer kurzen Inspektion oder der Anlage einer Loko-/Regionalanästhesie weniger geeignet, da die Schutzreflexaktivität vermindert ist und die arbeitsmedizinischen Vorschriften trotz Einsatz von Absaugsystemen kaum einzuhalten sind (Gilchrist et al. 2007; Höhne u. Reinhold 2008).

Arbeitsmedizinische, toxikologische und gefahrstoffrechtliche Aspekte, insbesondere bei Anwendung außerhalb des Operationsbereiches, dürfen nicht außer Acht gelassen werden (BAuA 1998), weshalb wie bei jedem anästhesiologischen Arbeitsplatz eine Narkosegasabsaugung respektive -ableitung gefordert werden muss (DGAI u. BDA 2009, 2010).

Aus Sicherheitserwägungen, aber auch aus arbeitsmedizinisch-toxikologischen sowie wirtschaftlichen Gründen sollte das »On-Demand-Applikationsverfahren« bevorzugt werden, was allerdings kooperationsfähige Kinder voraussetzt. Weiterhin ist es essenziell, dass der Anwender mit der Technik vertraut ist. Der Flow sollte gering gehalten werden. Gut sitzende Gesichtsmasken sind essenziell. Wenn immer möglich, sollte das On-Demand-Ventil eingesetzt werden; die Überdruckapplikation sollte dem Anästhesisten oder versierten Intensivmediziner vorbehalten sein. Alle Patienten sollten zumindest mit SpO_2-Monitoring überwacht werden, da Einschränkungen des Gasaustauschs (bis zu 8,9 %), Erbrechen (bis zu 7,8 %) und Aspiration nicht ausgeschlossen werden können (Kanagasundaram et al. 2001).

> **Livopan mit den Wirkstoffen Distickstoffmonoxid und Sauerstoff im Verhältnis 50:50 % stellt mit den oben dargestellten Einschränkungen sicherlich eine große Bereicherung der analgetischen Möglichkeiten bei der Durchführung kurz dauernder, mäßig schmerzhafter Interventionen im Kindesalter dar.**

18.4.4 Tiefe Sedierung

■ **Propofol**
Zur nächst tieferen Sedierungsstufe eignet sich insbesondere das Phenolderivat Propofol. Es ist ein Hypnotikum mit schnellem Wirkungseintritt und kurzer Wirkungsdauer ohne analgetischen Effekt. Bei schmerzhaften Eingriffen muss es deshalb entweder mit einem lokal oder einem systemisch wirksamen Analgetikum kombiniert werden.

Das wasserunlösliche Propofol ist für den klinischen Einsatz als 0,5-, 1- oder 2%-ige Öl-in-Wasser-Emulsion aufbereitet. Die gute Akzeptanz, die Propofol seit seiner Einführung gefunden hat, gründet sich v. a. auf dessen günstige pharmakokinetische Eigenschaften: Nach intravenöser Applikation bei Monoanwendung tritt binnen 20 s für 4–10 min ein Bewusstseinsverlust ein; im Kleinkindesalter beträgt die Wirkdauer etwa 15 min.

Bei rascher Metabolisierung wird Propofol nahezu vollständig durch Glukuronidierung und Sulfatierung in inaktive Metaboliten abgebaut; selbst bei Neonaten und Säuglingen mit Leberinsuffizienz gibt es kaum Einschränkungen der Clearance (Raoof et al. 1995). Aufgrund der vagusstimulierenden Eigenschaften mit einer Bradykardierate von 10–20 %, sollte bei jüngeren Kindern auch im Hinblick auf den stark frequenzabhängigen kardialen Auswurf (»cardiac output«) großzügig Atropin eingesetzt werden.

Von gelegentlichen Apnoephasen von 20–30 s Dauer abgesehen, beeinträchtigt Propofol auch bei Säuglingen und Kleinkindern in Dosierungen von 3–4 mg/kg KG i. v. die Ventilation und Oxygenierung kaum; durch eine langsame titrierende Bolusgabe von 1 mg/kg KG bis zum gewünschten Effekt lassen sie sich in aller Regel verhindern, gleichwohl gehört eine kapnografische Überwachung zum Standard (Anderson et al. 2007). Für längere Maßnahmen lässt sich eine Sedierung mit einer kontinuierlichen Infusion von 6–10 mg/kg KG aufrechterhalten.

Da Propofol einen Injektionsschmerz verursachen kann, sollte bei Kindern eine 0,5%-ige Konzentration zur Anwendung kommen oder Propofol mit Lidocain gemischt werden (1 ml Lidocain 1 % auf 10 ml 1%-ige Propofollösung). Weitere Vorteile von Propofol bestehen in einer antikonvulsiven Wirkung (Meyer et al. 2006), weshalb sich die Substanz gerade auch für den Einsatz bei Kindern mit Epilepsie empfiehlt, und in einem senkenden Effekt auf den Hirndruck.

Propofol ist inzwischen europaweit zur Narkose bei Kindern ab dem vollendeten 1. Lebensmonat zugelassen. Die Langzeitapplikation (> 48 h) von

Tab. 18.4 Dosier- und Applikationshinweise von S(+)-Ketamin (ab Alter > 6 Monate)

Applikationsweg	Dosis von S(+)-Ketamin [mg/kg KG]	Wirkeintritt [min]	Bemerkungen
Intravenös, Bolus	0,25–1,0	1–2	Wirkdauer 10–15 min
Intravenös, kontinuierlich	1,0–2,0/h	–	–
Peroral	2,0–5,0	30(–45)	Off-Label-Use
Rektal	2,0–5,0	30(–45)	Off-Label-Use
Nasal	1,0	2–3	Off-Label-Use
Intramuskulär	2,0–3,0	15–20	Ausnahmeanwendung

Propofol in hoher Dosierung (> 4 mg/kg KG/h) birgt das seltene Risiko des potenziell letal verlaufenden Propofolinfusionsyndroms mit den Kardinalsymptomen plötzlich einsetzende Bradykardie, metabolische Azidose, Lipämie sowie Rhabdomyolyse (Fodale u. La Monaca 2008) und ist deshalb unzulässig.

Da die Dosierungen und die Infusionszeiten zur Sedierung bei interventionellen Eingriffen eher der Anwendung bei Narkosen als einer intensivmedizinischen Sedierung entsprechen, dürfte die fehlende Zulassung zur Sedierung in diesem Zusammenhang zu vernachlässigen sein.

Propofol wird mittlerweile bei vielen verschiedenen Interventionen genutzt:

Es hat sich zur Sedierung unter Spontanatmung – auch bei Säuglingen – bei **radiologischen Interventionen**, z. B. zum MRT, bewährt: Atropin 0,02 mg/kg KG oral, dann Propofolbolus 1 mg/kg KG i.v., anschließend 8–6 mg/kg KG/h i. v. (Lefever et al. 1993). Eine andere Möglichkeit: titrierender Propofolbolus 3 mg/kg KG i. v., Aufrechterhaltung mit Repetitivboli von 1–2 mg/kg KG i. v., etwa alle 15 min (Reinhold u. Graichen 1999). Als sehr effektiv hat sich auch die Kombination aus Propofol (1 mg/kg KG) plus Nalbuphin (0,1 mg /kg KG) als Bolus, gefolgt von einer kontinuierlichen Propofolapplikation (5 mg/kg KG/h) erwiesen (Malinovsky et al. 1993).

Wegen der großen Dosisvariabilität von Propofol, auch intraindividuell bei repetitiven Eingriffen, wird dringend eine Titration bis zum Erreichen des gewünschten Sedierungsgrades empfohlen, z. B. in Schritten von 1 mg/kg KG.

Zur **Bronchoskopie, Koloskopie und Ösophagogastroskopie** wird Propofol im Kindesalter ebenfalls erfolgreich eingesetzt (Tosun et al. 2008). So war in einer Studie von Lesmes et al. (1998) eine intravenöse Loading-Dose Propofol 3 mg/kg KG, gefolgt von 6 mg/kg KG/h kontinuierlich, einer Pethidin-Midazolam-Sedierung bei 1- bis 14-jährigen Kindern deutlich überlegen. Auch Propofol-Remifentanil-Kombinationen werden zur Sedierung in Spontanatmung ohne geschützte Luftwege für flexible Bronchoskopien und Gastroskopien propagiert (Abu-Shawan u. Mack 2007; Berkenbosch et al. 2004), wenngleich unter Sicherheitsaspekten und wegen besserer Untersuchungsbedingungen insbesondere im frühen Kindesalter eine Allgemeinanästhesie bevorzugt werden sollte (Barbi et al. 2006). Ähnliche Vorbehalte gelten für transösophageale Echokardiografien (Mart et al. 2006).

Auch zur Sedierung bei **oralen Eingriffen** wird Propofol propagiert, zumal man die antiemetische Wirkung von Propofol vorteilhaft ausnutzen will; aber auch hier sollten eher Verfahren mit gesicherten Atemwegen zum Einsatz kommen.

▪ Ketamin

Mit Ketamin, einem Phencyclidinderivat, steht ein weiteres Pharmakon zur tiefen Sedierung bei Kindern zur Verfügung, insbesondere wenn eine analgetische Wirkkomponente im Vordergrund stehen soll. Ketamin wirkt am NMDA-Rezeptor im Gehirn und Rückenmark und hemmt die aufsteigenden nozizeptiven Afferenzen. Dieser Effekt tritt bereits in niedrigen subanästhetischen Dosierungen auf (▫ Tab. 18.4).

Ketamin zeichnet sich durch einen raschen Wirkungseintritt und eine kurze Wirkdauer aus; der Abbau erfolgt oxidativ zum schwach aktiven Metaboliten Norketamin, der weiter verstoffwechselt oder nach Glukoronidierung renal ausgeschieden wird.

Ketamin liegt als Razemat vor. Derzeit sind in Deutschland das Razemat als Ketamin mit Namenszusatz diverser Generikahersteller und die S(+)-Variante als Ketanest S erhältlich. Wegen der größeren analgetischen und narkotischen Potenz sowie einer geringeren Rate an psychomimetischen Nebenwirkungen, die nicht selten als Albträume beschrieben werden, wird das S(+)-Enantiomer bevorzugt. Die R(−)-Variante ist bronchodilatatorisch effektiver, weshalb das Razemat bei Patienten mit asthmoider Erkrankung besonders vorteilhaft eingesetzt werden kann.

Bei langsamer Injektion in empfohlener Dosierung führt Ketamin kaum zur Atemdepression, auch die pharyngealen Reflexe bleiben weitgehend erhalten. Da unerwartete Apnoen bei der Ketaminanwendung nicht gänzlich ausgeschlossen werden können, sollte diese Substanz bei Frühgeborenen mit Zurückhaltung und großer Vorsicht appliziert werden. Besondere Vorsicht ist geboten, wenn Ketanest zur weiteren Reduzierung der psychomimetischen Nebenwirkungen empfehlenswerterweise mit Propofol oder auch mit Midazolam kombiniert wird.

Kreislaufdepressionen nach Ketamin sind die Ausnahme, da die ketaminvermittelte Sympathikusstimulation gerade bei hypotonen und hypovolämen Patienten den Kreislauf stabilisiert; bei sehr rascher Injektion können sogar hypertensive Krisen hervorgerufen werden. **Kontraindikationen** von Ketamin sind:

- Alter < 3 Monate (relative Kontraindikation)
- Instabilität der Atemwege
- Trachealstenose
- Prozeduren mit Stimulation des hinteren Pharynx (relative Kontraindikation)
- Frische Infektion der Luftwege
- Tachykardie, Pulmonalstenose
- Arterielle Hypertension
- Hirndruck (relative Kontraindikation)
- Glaukom
- Hyperthyreose
- Psychosen

> **⊘ Cave**
> **Ketamin verursacht eine Hypersalivation, die eine vorherige prophylaktische Gabe eines Vagolytikums (z. B. Atropin) erfordert.**

Ketamin wird bevorzugt **intravenös** appliziert. Zur tiefen Sedierung werden 0,5–1,0 mg/kg KG S(+)-Ketamin i. v. injiziert. Zur Weiterführung sind entweder Repetitionsdosen in halber Höhe alle 10–15 min oder eine kontinuierliche Gabe von 1–2 mg/kg KG/h erforderlich. Mit einer Dosis von 1,0 mg/kg KG wird bei manchen Kindern allerdings schon ein narkotisches Stadium erreicht. Aber auch bei der Ketaminanwendung ist die große inter- und intraindividuelle Dosisvariabilität zu beachten und die Substanz deshalb titrierend zu injizieren (Meyer et al. 2004). Bei Verwendung des Razemats ist die doppelte Enantiomerdosierung einzusetzen.

Sehr erfolgreich wird Ketamin bei kurzen schmerzhaften Maßnahmen in der Kindernotfallambulanz eingesetzt (McCarty et al. 2000). Andere kombinierten effektiv und sicher Ketamin und Midazolam zur Analgosedierung für diagnostische und therapeutische Maßnahmen bei 4 Monate bis 17 Jahre alten Kindern in folgenden Dosierungen: Midazolam 0,05–0,1 mg/kg KG i. v. plus Ketaminrazemat 1–2 mg/kg KG i. v. und zur Fortführung 0,5–1 mg/kg KG Ketaminrazemat als Repetitionsdosis i. v. Nach einer Interventionszeit von 15–120 min hatten sich > 70 % der Patienten innerhalb von 30 min wieder erholt (Parker et al. 1997). Ähnlich gute Ergebnisse wurden unter einem vergleichbaren Regime auch von weiteren Autoren publiziert (Marx et al. 1997). Durch die Kombination von Ketamin mit Propofol statt Midazolam lässt sich die Erholungszeit verkürzen.

Von der **intramuskulären Applikationsweise** (Dosis: 2–3 mg/kg KG S[+]-Ketamin) sollte nur ausnahmsweise Gebrauch gemacht werden (◘ Tab. 18.4).

Im Off-Label-Use lässt sich Ketamin auch **oral und rektal** (Dosis: 2–5 mg/kg KG S(+)-Ketamin, Anschlagzeit: 30–45 min) oder **nasal** (Dosis: 1,0 mg/kg KG S(+)-Ketamin) einsetzen, wenn das Legen eines intravenösen Zugangs äußerst schwierig ist und ein nichtinvasiver Verabreichungsweg genutzt werden soll (Yeaman et al. 2013).

18.4.5 Systemisch wirkende Analgetika

Wenn keine Sedierung erforderlich ist, lassen sich auch mit potenten Opioiden prozedurale Schmerzen gut beherrschen. Sofern der Schmerz sich auf den Interventionszeitraum beschränkt, bieten sich kurzwirksame Opioide wie Alfentanil und Remifentanil an.

Alfentanil eignet sich als reiner μ-Rezeptoragonist aufgrund seiner Potenz, seiner günstigen Pharmakokinetik, seiner guten Steuerbarkeit und hohen hämodynamischen Stabilität ausgezeichnet für kurze schmerzhafte Prozeduren in allen Altersstufen; zugelassen ist das Medikament wie alle Opioide allerdings erst jenseits des 1. Lebensjahres. Nach intravenöser Applikation von 5–10 μg/kg KG tritt die Wirkung innerhalb von 1–2 min ein und hält für 10–20 min an. Das Risiko einer opioidbedingten Thoraxrigidität lässt sich durch langsame Injektionsgeschwindigkeit vermindern.

Remifentanil ist ein hochpotenter ultrakurzwirkender μ-Rezeptoragonist, der sehr rasch (»switch in/switch off«) organunabhängig in nahezu inaktive Metabolite abgebaut wird. Die kontextsensitive Halbwertzeit beträgt nur ca. 3–5 min, weshalb sich die Substanz nicht nur hervorragend zur langsamen Bolusapplikation, sondern auch zur kontinuierlichen Anwendung bei kurzen, sehr schmerzhaften Maßnahmen eignet (Davis u. Cladis 2005). Allerdings müssen auch hier die typischen Opioidnebenwirkungen beachtet werden: Atemdepression, Bradykardie, Thoraxrigidität. Aufgrund der überaus raschen Kinetik muss – falls absehbar – schon antizipierend eine weiterführende postinterventionelle Schmerzausschaltung eingeleitet werden.

Liegt kein venöser Zugang vor, dann hat sich die nasale Applikation von **Fentanyl** neben der Beherrschung von Durchbruchscherzen auch bei der Unterdrückung prozeduraler Schmerzen etablieren können (Mudd 2011). In einer Dosierung von 1–2 μg/kg KG (Ampullenlösung: 50 μg/ml) lässt sich innerhalb von ca. 30 s eine deutliche Schmerzreduktion herbeiführen. Vorteilhafterweise bedient man sich zur Applikation eines MAD-Zerstäubers, der das Medikament optimal auf die Nasenschleimhaut verteilt. Alternativ ist auch das Eintropfen der Lösung in die Nase möglich; dabei ist die Verteilung der Dosis in beide Nasenlöcher noch wichtiger als beim Zerstäuben. Es ist zu beachten, dass Fentanyl eine deutlich langsamere Pharmakokinetik aufweist als die vorgenannten Opioide, was bei der postinterventionellen Überwachung zu beachten

ist. Die nasale Opioidapplikation ist für das Kindesalter in Deutschland nicht zugelassen (▶ Kap. 7).

Durch Kombination der Opioide mit Nichtopioiden – beispielsweise 15–20 mg/kg KG Metamizol i. v. oder 0,75 mg/kg KG Dexketoprofen i. v. – lassen sich sowohl gute additive analgetische Effekte erzielen als auch eine gute Schmerzlinderung in der postinterventionellen Phase erreichen.

18.4.6 Narkose

Erscheint auch eine tiefe Sedierung nicht ausreichend für die geplante Intervention oder muss die Intervention zu einer Operation ausgeweitet werden, sind Regionalanästhesie und/oder Narkose indiziert. Bei Eingriffen außerhalb des Operationssaals haben sich die totalintravenösen Anästhesieverfahren unter Verwendung von Remifentanil oder Alfentanil zusammen mit Propofol oder die Kombination von Ketamin und Propofol besonders bewährt (Duce et al. 2000; Mani u. Morton 2010).

Aus der Sicht betroffener onkologisch erkrankter Kinder und ihrer Eltern hat sich vielfach nur eine Allgemeinnarkose als ausreichend wirksam gegenüber schmerzhaften Eingriffen erwiesen (Zernikow et al. 2005); gerade bei diesen Kindern ist wegen des Stresses bei den häufig repetitiven diagnostischen und therapeutischen Maßnahmen die Durchführung einer solchen Narkose auf der Station anstatt im Operationssaal vorteilhaft (Antmen et al. 2005; von Heijne et al. 2004); adäquates Equipment und anästhesiologische Kompetenz sind dabei selbstverständliche Voraussetzungen.

18.5 Schmerzhafte medizinische Eingriffe im Einzelnen

Die adäquate Wahl der Methode zur (Analgo-)Sedierung hängt ab von Alter, Einsichtsfähigkeit, Angst und Schmerzschwelle des Patienten sowie von den Randbedingungen der speziellen Maßnahme wie Ambiente, Grad der Ruhigstellung, Zeitdruck und Planbarkeit. ◘ Tab. 18.5 und ◘ Tab. 18.6 geben eine Übersicht über Maßnahmen zur Stressreduktion bei verschiedenen Interventionen.

◻ **Tab. 18.5** Vorschläge zur Analgesie und/oder Sedierung bei medizinischen Interventionen im Kindesalter unterteilt nach Altersgruppen (+ = additive Maßnahmen, +/- = alternative Maßnahmen, LA = Lokalanästhesie, NOA = Nichtopioid-analgetika, Psych = psychologische Techniken)

Intervention	Neonaten	Kleinkinder	Schulkinder	Jugendliche
Venenpunktion	Sucrose + Schnuller + EMLA	Psych + EMLA	Psych + EMLA	–
Arterienpunktion	Sucrose + Schnuller + EMLA	Psych + EMLA	Psych + EMLA	EMLA
Fersenstich	Sucrose + Schnuller +/- Stillen, besser intravenöse Entnahme	–	–	–
BZ-Stix	Sucrose + Schnuller + EMLA	Psych + EMLA	Psych + EMLA	EMLA
Lumbalpunktion	Sucrose + Schnuller + EMLA	Psych + Midazolam + EMLA+ LA-Infiltration+/- Livopan	Psych + Midazolam + EMLA + LA-Infiltration +/- Livopan	Psych + EMLA + LA-Infiltration
Impfung	Sucrose + Schnuller + EMLA	Psych + EMLA +/- Kältespray	Psych + EMLA +/- Kältespray	
Blasenkatheter	Sucrose + LA-Gel	Psych + LA-Gel	Psycho + LA-Gel	Psych + LA-Gel
Leberpunktion	Sucrose + Schnuller + EMLA + LA-Infiltration	Psych + Midazolam + EMLA + LA-Infiltration	Psych + Midazolam + EMLA + LA-Infiltration	Psych + EMLA + LA-Infiltration
Knochenmarkpunktion	Sucrose + Schnuller + Remifentanil nasal + NOA	Psych + Midazolam + Ketamin +/- Narkose + NOA	Psych + Midazolam + Ketamin +/- Narkose + NOA	Psych + Midazolam + Ketamin +/- Narkose + NOA
Hautbiopsie	Sucrose + Schnuller + EMLA	Psych + EMLA	Psych + EMLA	Psych + EMLA
Muskelbiopsie	Sucrose + Schuller + Narkose	Psych + Midazolam + Narkose	Psych + Midazolam + Narkose	Psych + Midazolam + Narkose
Pleuradrainageanlage	Sucrose + Schnuller + Remifentanil nasal + LA-Infiltration + NOA	Psych + Midazolam + Narkose + La-Infiltration + NOA	Psych + Midazolam + Narkose + LA-Infiltration + NOA	Psych + Narkose + LA-Infiltration + NOA
Pleuradrainageentfernung	Sucrose + Schnuller + Remifentanil nasal	Psych + Remifentanil +/- Livopan	Psych + Remifentanil +/- Livopan	Psych + Remifentanil +/- Livopan
Verbandswechsel	Sucrose + Schnuller + Remifentanil nasal	Psych + Midazolam + (Ketamin+Propofol) +/- Fentanyl nasal +/- Livopan	Psych + Midazolam + (Ketamin+Propofol) +/- Fentanyl nasal +/- Livopan	Psych + (Ketamin+Propofol) +/- Fentanyl nasal +/- Livopan
Primäre Wundversorgung		Psych + EMLA +/- Livopan +/- Fentanyl nasal +/- (Ketamin + Propofol); je nach Ausmaß	Psych+EMLA+/-Livopan+/-Fentanyl nasal+/-(Ketamin + Propofol); je nach Ausmaß	Psych+EMLA+/-Livopan+/-Fentanyl nasal+/-(Ketamin + Propofol); je nach Ausmaß

☑ Tab. 18.5 Fortsetzung

Intervention	Neonaten	Kleinkinder	Schulkinder	Jugendliche
Primäre Frakturversorgung		Psych + Fentanyl nasal +/- (Ketamin + Propofol) + NOA	Psych + Fentanyl nasal+/-(Ketamin + Propofol)+NOA	Psych + Fentanyl nasal +/- (Ketamin + Propofol) + NOA
Rituelle Zirkumzision	Sucrose + Schnuller + Peniswurzelblock +/- EMLA	Psych + Midazolam + Peniswurzelblock+ NOA	Psych + Midazolam + Peniswurzelblock + NOA	
Elektive Intubation	Remifentanil + Propofol + Relaxans	Psych + Alfentanil + Propofol + Relaxans	Psych+ Alfentanil + Propofol + Relaxans	Psych+ Alfentanil + Propofol + Relaxans
CT-Untersuchung	Propofol +/- Narkose	Psych + Propofol	Psych	Psych
NMR-Untersuchung (Kernspinresonanzspektroskopie)	Propofol +/- Narkose	Psych + Propofol	Psych + Propofol	Psych

☑ Tab. 18.6 Vorschläge zur Analgesie und/oder Sedierung bei Endoskopien im Kindesalter unterteilt nach Altersgruppen

Endoskopie	Neonaten	Kleinkinder	Schulkinder	Jugendliche
	–	Psych + Midazolam +	Psych + Midazolam +	Psych+ Midazolam +
Tracheobroncheal, flexibel	Narkose	Narkose	Narkose	Propofol
Tracheobroncheal, starr	Narkose	Narkose	Narkose	Narkose
Gastroösophageal	Narkose	Narkose	Narkose	Propofol
Kolorektal	Narkose	Propofol	Propofol	Propofol

Man sollte sich auf die Verwendung weniger Substanzen beschränken, diese aber gut in ihren Wirkungen und Nebenwirkungen einschätzen können (Chiaretti et al. 2014). So erheben die vorgestellten Sedierungsvarianten auch keinen Anspruch auf Vollständigkeit, sondern spiegeln die persönlichen Vorlieben der Autoren wider.

Wenngleich mit Ausnahme des Ketamin und des Lachgas-Sauerstoff-Gemisches die vorgestellten Sedativa keine analgetischen Eigenschaften haben, wird nicht nur in der Literatur empfohlen (Keidan et al. 2001), sondern häufig auch in praxi versucht, durch Erhöhung der Sedativadosis ohne zusätzliche Analgetika eine Schmerzunterdrückung herbeizuführen. Eine solche Vorgehensweise ist jedoch falsch und unsinnig: Das Kind erfährt den Schmerz, wird jedoch nur daran gehindert, diesen zu kommunizieren. Die sich daraus entwickelnden postprozeduralen Verhaltensstörungen sind nicht abschätzbar. Außerdem werden unnötigerweise die Stressparameter gesteigert, erhöhte Sedativanebenwirkungsraten in Kauf genommen und zudem unter Umständen die prozedurale Qualität eingeschränkt. Auch eine Wachintubation bei Neonaten, wie vielfach geübt und in der angloamerikanischen Literatur beschrieben (Duncan et al. 2001), ist inakzeptabel.

Der Schlüssel für ein optimales Management eingriffsbedingter Schmerzen liegt in der analgetischen Antizipation.

18.6   Fazit

Im Interesse der jungen Patienten sollten sich die Anästhesisten der Versorgung der Kinder bei schmerzhaften und/oder unangenehmen Interventionen nicht entziehen, sondern organisatorische Voraussetzungen treffen, damit eine sichere und komplikationsarme Durchführung von (Analgo-) Sedierung bzw. Allgemein- oder Regionalanästhesien gewährleistet wird; an situationsgerechten Behandlungsmethoden besteht kein Mangel.

Literatur

Abu-Shawan I, Mack D (2007) Propofol and remifentanil for deep sedation in children undergoing gastrointestinal endoscopy. Paediatr Anaesth 17: 460–463

Aldrete JA (1995) The post-anesthesia recovery score revisited. J Clin Anesth 7: 89–91

American Academy of Pediatrics (AAP), American Academy of Pediatric Dentistry (AAPD), Cote CF, Wilson S, Workgroup on Sedation (2006) Guidelines for monitoring and management of pediatric patients during and after sedation for diagnostic and therapeutic procedures: An update. Pediatrics 118: 2587–2602

American Academy of Pediatrics (AAP), American Academy of Pediatric Dentistry (AAPD), Coté CJ, Wilson S (2008) Guidelines for monitoring and management of pediatric patients during and after sedation for diagnostic and therapeutic procedures: an update. Paediatr Anaesth 18: 9–10

American Society of Anesthesiologists (ASA): Task Force on Sedation and Analgesia by Non-Anesthesiologists (2002) Practice guidelines for sedation and analgesia by non-anesthesiologists. Anesthesiol 96: 1004–1017

Anand KJS (1998) Clinical importance of pain and stress in preterm neonates. Neonatology 73: 1–9

Anand KJS, Hickey PR (1987) Pain and its effects in the human neonate and fetus. N Engl J Med 817: 1321–1329

Anderson JL, Junkins E, Pribble C, Guenther E (2007) Capnography and depth of sedation during propofol sedation in children. Ann Emerg Med 49: 9–13

Annequin D, Carbajal R, Chauvin P, Gall O, Tourniaire B, Murat I (2000) Fixed 50 % nitrous oxide oxygen mixture for painful procedures: A French survey. Pediatrics 105: E 47

Antmen B, Saşmaz I, Birbiçer H, Ozbek H, Burgut R, Işik G, Kilinç Y (2005) Safe and effective sedation and analgesia for bone marrow aspiration procedures in children with alfentanil, remifentanil and combinations with midazolam. Paediatr Anaesth 15: 214–219

Axelin A, Salanterä S, Lehtonen L (2006) 'Facilitated tucking by parents' in pain management of preterm infants-a randomized crossover trial. Early Hum Dev 82: 241–247

Barbi E, Petaros P, Badina L, Pahor T, Giuseppin I, Biasotto E, Martelossi S, Di Leo G, Sarti A, Ventura A (2006) Deep sedation with propofol for upper gastrointestinal endoscopy in children, administered by specially trained pediatricians: a prospective case series with emphasis on side effects. Endoscopy 38: 368–375

Becke K, Höhne C, Jöhr M, Reich A (2007) Stellungnahme des Wissenschaftlichen Arbeitskreises Kinderanästhesie (AG Regionalanästhesie) der DGAI: S (+)-Ketamin als Supplement zur Kaudalanästhesie im Kindesalter. Anästhesiol Intensivmed 48: 298–299

Berkenbosch JW, Graff GR, Stark JM, Ner Z, Tobias JD (2004) Use of a remifentanil-propofol mixture for pediatric flexible fiberoptic bronchoscopy sedation. Paediatr Anaesth 14: 941–946

Bundesanstalt für Arbeitsschutz und Arbeitsmedizin (BAuA) (1998) Technische Regel für Gefahrstoffe 525 – Umgang mit Gefahrstoffen in Einrichtungen zur humanmedizinischen Versorgung (TRGS 525). ► http://www.baua.de/de/Themen-von-A-Z/Gefahrstoffe/TRGS/TRGS.html. Zugegriffen: 08. Okt. 2014

Cepeda MS1, Tzortzopoulou A, Thackrey M, Hudcova J, Arora Gandhi P, Schumann R (2010) Adjusting the pH of lidocaine for reducing pain on injection. Cochrane Database Syst Rev 12: CD006581

Chiaretti A, Benini F, Pierri F, Vecchiato K, Ronfani L, Agosto C, Ventura A, Genovese O, Barbi E (2014) Safety and efficacy of propofol administered by paediatricians during procedural sedation in children. Acta Paediatr 103: 182–187

Cignacco E, Hamers JP, Stoffel L, van Lingen RA, Gessler P, McDougall J, Nelle M (2007) The efficacy of non-pharmacological interventions in the management of procedural pain in preterm and term neonates. A systematic literature review. Eur J Pain 11: 139–152

Cravero JP, Blike GT, Beach M, Gallagher SM, Hertzog JH, Havidich JE, Gelman B; Pediatric Sedation Research Consortium (2006) Incidence and nature of adverse events during pediatric sedation/anesthesia for procedures outside the operating room: report from the Pediatric Sedation Research Consortium. Pediatrics 118: 1087–1096

Dalal PG, Murray D, Cox T, McAllister J, Snider R (2006) Sedation and anesthesia protocols used for magnetic resonance imaging studies in infants: provider and pharmacologic considerations. Anesth Analg 103: 863–868

Davis PJ, Cladis FP (2005) The use of ultra-short-acting opioids in paediatric anaesthesia: the role of remifentanil. Clin Pharmacokinet 44: 787–796

Deutsche Gesellschaft für Anästhesiologie (DGAI)/Bund Deutscher Anästhesisten (BDA) (2009) Stellungnahme von BDA und DGAI zur Einführung von LIVOPAN in Deutschland. ► http://www.dgai.de/publikationen/vereinbarungen?highlight= WyJsaXZvcGFuIl0=. Zugegriffen: 08. Okt. 2014

Deutsche Gesellschaft für Anästhesiologie (DGAI)/Bund Deutscher Anästhesisten (BDA) (2010) Entschließung zur Analgosedierung für diagnostische und therapeutische Maßnahmen bei Kindern. Anästhesiol Intensivmed 51: S603–S614

Duce D, Glaisyer H, Sury M (2000) An evaluation of propofol combined with remifentanil: a new intravenous anaesthetic technique for short painful procedures in children. Paediatr Anaesth 10: 689–690

Duncan HP, Zurick NJ, Wolf AR (2001) Should we reconsider awake neonatal intubation? A review of the evidence and treatment strategies. Paediatr Anaesth 11: 135–145

Ekbom K, Jakobsson J, Marcus C (2005) Nitrous oxide inhalation is a safe and effective way to facilitate procedures in paediatric outpatient departments. Arch Dis Child 90: 1073–1076

Farion KJ, Splinter KL, Newhook K, Gaboury I, Splinter WM (2008) The effect of vapocoolant spray on pain due to intravenous cannulation in children: a randomized controlled trial. Can Med Assoc J 179: 31–36

Fodale V, La Monaca E (2008) Propofol Infusion Syndrome: an overview of a perplexing disease. Drug Saf 31: 293–303

Gilchrist F, Whitters C, Cairns AL, Simpson M, Hosey MA (2007) Exposure to nitrous oxide in a paediatric dental unit. Int J Paediatr Dent 17: 116–22

Gourrier E, Karoubi P, El Hanache A, Merbouche S, Mouchnino G, Leraillez J (1996) Use of EMLA© cream in a department of neonatology. Pain 68: 431–434

Gradin M, Schollin J (2005) The role of endogenous opioids in mediating pain reduction by orally administered glucose among newborns. Pediatrics 115: 1004–1007

Grunau RE (1998) Longterm effects of pain. Res Clin Forums 20: 19–28

Halperin SA, McGrath P, Smith B, Houston T (2000) Lidocaine-prilocaine patch decreases the pain associated with the subcutaneous administration of measles-mumps-rubella vaccine but does not adversely affect the antibody response. J Pediatr 136: 789–794

Höhne C, Reinhold P (2008) Stellungnahme zur Verwendung von Lachgas zur Sedierung von Kindern bei zahnärztlichen Eingriffen. Anästhesiol Intensivmed 10: 534–535

Holroyd I (2008) Conscious sedation in pediatric dentistry. A short review of the current UK guidelines and the technique of inhalational sedation with nitrous oxide. Paediatr Anaesth 18: 13–17

Kanagasundaram SA, Lane LJ, Cavalletto BP, Keneally JP, Cooper MG (2001) Efficacy and safety of nitrous oxide in alleviating pain and anxiety during painful procedures. Arch Dis Child 84: 492–495

Keidan I, Berkenstadt H, Sidi A, Perel A (2001) Propofol/remifentanil versus propofol alone for bone marrow aspiration in paediatric haemato-oncological patients. Paediatr Anaesth 11: 297–301

Koscielniak-Nielsen ZJ, Hesselbjerg L, Brushoj J, Britt Jensen M, Stens Pedersen H (1998) EMLA© patch for spinal puncture. A comparison of EMLA© patch with lignocaine infiltration and placebo patch. Anaesthesia 53: 1218–1222

Larsson BA, Jylli L, Lagercrantz H, Olson GL (1995) Does a local anaesthetic cream (EMLA) alleviate pain from heel-lancing in neonates? Acta Anaesthesiol Scand 39: 1028–1031

Larsson BA, Tannfeldt G, Lagercrantz H, Olsson GL (1998) Alleviation of the pain of venepuncture in neonates. Acta Paediatr 87: 774–779

Lefever EB, Potter PS, Seeley NR (1993) Propofol sedation for pediatric MRI. Anesth Analg 76: 919–920

Lesmes CE, Hager H, Nussenson E, Katz Y (1998) Sedation for paediatric endoscopic procedures: comparison of two techniques. Br J Anaesth 80: A–487

Liaw JJ, Yang L, Lee CM, Fan HC, Chang YC, Cheng LP (2013) Effects of combined use of non-nutritive sucking, oral sucrose, and facilitated tucking on infant behavioural states across heel-stick procedures: A prospective, randomised controlled trial. Int J Nurs Stud 50: 883–894

Malinovsky JM, Lejus C, Servin F, Lepage JY, Le Normand Y, Testa S, Cozian A, Pinaud M (1993) Plasma concentrations of midazolam after iv, nasal or rectal administration in children. Br J Anaesth 70: 617–620

Malviya S, Voepel-Lewis T, Tait AR (1997) Adverse events and risk factors associated with the sedation of children by nonanesthesiologists. Anesth Analg 85: 1207–1213

Mani V, Morton NS (2010) Overview of total intravenous anesthesia in children. Paediatr Anaesth 20: 211–222

Marsh VA, Young WO, Dunaway KK, Kissling GE, Carlos RQ, Jones SM, Shockley DH, Weaver NL, Ransom JL, Gal P (2005) Efficacy of topical anesthetics to reduce pain in premature infants during eye examinations for retinopathy of prematurity. Ann Pharmacother 39: 829–833

Mart CR, Parrish M, Rosen KL, Dettorre MD, Ceneviva GD, Lucking SE, Thomas NJ (2006) Safety and efficacy of sedation with propofol for transoesophageal echocardiography in children in an outpatient setting. Cardiol Young 16: 152–156

Marx CM, Stein J, Tyler MK, Nieder ML, Shurin SB, Blumer JL (1997) Ketamine-midazolam versus meperidine-midazolam for painful procedures in pediatric oncology patients. J Clin Oncol 15: 94–102

Mason KP, Lerman J (2011) Dexmedetomidine in Children: Current Knowledge and Future Applications. Anesth Analg 113: 1129–1142

Mason KP, Lubisch N, Robinson F, Roskos R, Epstein MA (2012) Intramuscular dexmedetomidine: an effective route of sedation preserves background activity for pediatric electroencephalograms. J Pediatr 161: 927–932

McCarty EC, Mencio GA, Walker LA, Green NE (2000) Ketamine sedation for the reduction of children's fractures in the emergency department. J Bone Joint Surg 82: 912–918

Melloni C (2007) Anesthesia and sedation outside the operating room: how to prevent risk and maintain good quality. Current Opinion in Anesthesiology 20: 513–519

Meyer S, Aliani S, Graf N, Gottschling S (2004) Inter- and intraindividual variability in ketamine dosage in repetitive invasive procedures in children with malignancies. Pediatr Hematol Oncol 21: 161–166

Meyer S, Shamdeen MG, Kegel B, Mencke T, Gottschling S, Gortner L, Grundmann U (2006) Effect of propofol on seizure-like phenomena and electroencephalographic activity in children with epilepsy vs children with learning difficulties. Anaesthesia 61: 1040–1047

Mitchell A, Stevens B, Mungan N, Johnson W, Lobert S, Boss B (2004) Analgesic effects of oral sucrose and pacifier during eye examinations for retinopathy of prematurity. Pain Manag Nurs 5: 160–168

Molter G, Castor G, Altmayer P, Büch U (1990) Psychosomatische, sedative und hämodynamische Reaktionen nach präoperativer oraler Gabe von Midazolam bei Kindern. Klin Päd 202: 328–333

Mudd S (2011) Intranasal fentanyl for pain management in children: a systematic review of the literature. J Pediatr Health Care 25: 316–322

Mularoni PP, Cohen LL, DeGuzman M, Mennuti-Washburn J, Greenwald M, Simon HK (2009) A randomized clinical trial of lidocaine gel for reducing infant distress during urethral catheterization. Pediatr Emerg Care 25: 439–443

Ogawa S, Ogihara T, Fujiwara E, Ito K, Nakano M, Nakayama S, et al. (2005) Venepuncture is preferable to heel lance for blood sampling in term neonates. Arch Dis Child Fetal Neonat Ed 90: F432–F436

Parker RI, Mahan RA, Giugliano D, Parker MM (1997) Efficacy and safety of intravenous midazolam and ketamine as sedation for therapeutic and diagnostic procedures in children. Pediatrics 99: 427–431

Raoof AA, Van Obbergh LJ, Verbeeck RK (1995) Propofol pharmacokinetics in children with biliary atresia. Br J Anaesth 74: 46–49

Reeves ST, Havidich JE, Tobin DP (2004) Conscious sedation of children with propofol is anything but conscious. Pediatrics 114: e74–e76

Reinhold P, Graichen B (1999) Propofol zur Sedierung bei pädiatrischen Kernspintomographie-Untersuchungen. Klin Päd 211: 40–43

Reinhold P, Usselmann B (1999) Der nicht bestimmungsgemäße Gebrauch zugelassener Medikamente in der Anästhesie. Anaesthesiol Intensivmed 40: 701–708

Richardson J, Smith JE, Pilkongton K (2006) Hypnosis for procedure-related pain and distress in pediatric cancer patients: a systematic review of effectiveness and methodology related to hypnosis interventions. J Pain Symptom Manage 31: 70–84

Robbertze R, Posner KL, Domino KB (2006) Closed claims review of anesthesia for procedures outside the operating room. Curr Opin Anaesthesiol 19: 436–442

Schmitt EL, Baum VC (2008) Nitrous oxide in pediatric anesthesia: friend or foe? Curr Opin Anaesthesiol 21: 356–359

Stevens B, Yamada J, Ohlsson A (2013) Sucrose for analgesia in newborn infants undergoing painful procedures. Cochrane Database Syst Rev: CD001069

Taddio A, Ohlsson A, Einarson TR, Stevens B, Koren G (1998) A systematic review of lidocaine-prilocaine cream (EMLA) in the treatment of acute pain in neonates. Pediatrics 101: E1

Tosun Z, Esmaoglu A, Coruh A (2008) Propofol-ketamine vs propofol-fentanyl combinations for deep sedation

and analgesia in pediatric patients undergoing burn dressing changes. Paediatr Anaesth 18: 43–47

Uman LS, Birnie KA, Noel M, Parker JA, Chambers CT, McGrath PJ, et al. (2013) Psychological interventions for needle-related procedural pain and distress in children and adolescents. Cochrane Database Syst Rev 10 CD005179

von Heijne M, Bredlöv B, Söderhäll S, Olsson GL (2004) Propofol or propofol-alfentanil anesthesia for painful procedures in the pediatric oncology ward. Paediatr Anaesth 14: 670–675

Yeaman F, Oakley E, Meek R, Graudins A (2013) Sub-dissociative dose intranasal ketamine for limb injury pain in children in the emergency department: A pilot study. Emerg Med Australas 25: 161–167

Zernikow B, Meyerhoff U, Michel E, Wiesel T, Hasan C, Janssen G, Kuhn N, Kontny U, Fengler R, Görtitz I, Andler W (2005) Pain in pediatric oncology – children's and parents' perspectives. Eur J Pain 9: 395–406

Postoperative Schmerztherapie

Werner Finke

B. Zernikow (Hrsg.), *Schmerztherapie bei Kindern, Jugendlichen und jungen Erwachsenen*,
DOI 10.1007/978-3-662-45057-4_19, © Springer-Verlag Berlin Heidelberg 2015

19.1   Einleitung

Obwohl adäquate Behandlungsoptionen zur Verfügung stehen, sind Kinder schmerztherapeutisch unterversorgt (Bremerich et al. 2001; Howard 2003; Schechter 1989). Dies gilt insbesondere für den postoperativen Schmerz (Stamer et al. 2005).

Nicht nur in den 1960er-Jahren war eine einseitige Interpretation neuroanatomischer Befunde, nach der ein Schmerzerleben bei ungeborenen Kindern bis zu einem Alter weit in die Säuglingsphase hinein aufgrund der Unreife des Nervensystems gar nicht oder nur eingeschränkt möglich sei, vorherrschend. Selbst heutzutage wird sie von vielen Behandelnden noch allzu gern übernommen (Derbyshire 2008; Lee et al. 2005). Ein Grund dafür mögen die vielfältigen Probleme bei der Schmerztherapie in dieser Altersgruppe sein, beispielsweise die fehlende Zulassung von Analgetika für Kinder sowie Unsicherheiten bei Schmerzerfassung, Anwendung von Medikamenten außerhalb der zugelassenen Indikation und hinsichtlich einer vom Erwachsenenalter abweichenden Pharmakokinetik und -dynamik.

Inzwischen gibt es zahlreiche Belege, dass eine Schmerzwahrnehmung bereits vor der 25. Gestationswoche möglich ist (Reimann u. Kretz 2001; Schwarzer u. Zenz 2006; Wissenschaftlicher Beirat der Bundesärztekammer 1991). Signifikante funktionelle und strukturelle neurophysiologische Besonderheiten des Nervensystems von Neugeborenen und Kleinkindern lassen vermuten, dass diese Schmerzreize gleicher Intensität sogar als schmerzhafter empfinden als Erwachsene (Anand 2000). Gleichzeitig mehren sich die Hinweise, dass der unbehandelte Schmerz u. a. die Wundheilung verzögert und darüber hinaus selbst bei Frühgeborenen die Entwicklung der Schmerzwahrnehmung und des Verhaltens im späteren Leben negativ beeinflusst (Anand 1997; Taddio et al. 1995, 2002).

Aus diesem Grund muss nicht nur aus ethischen, sondern auch aus medizinischen Gründen gefordert werden, dass Kinder, die einem operativen Eingriff unterzogen werden, unabhängig vom Alter neben einer Anästhesie auch eine adäquate perioperative Analgesie erhalten. Entsprechende Handlungsempfehlungen sowie eine S3-Leitlinie zur Behandlung akuter perioperativer und posttraumatischer Schmerzen, die auch die Belange des Kindesalters

berücksichtigt, liegen inzwischen international (Howard et al. 2008a–e) und für den deutschsprachigen Raum vor (DIVS 2008; Jaksch et al. 2014ab; Mayrhofer 2014; Messerer u. Sandner-Kiesling 2014; Messerer et al. 2014a–c; Rakow et al. 2007).

19.2   Schmerzerfassung im postoperativen Kontext

Voraussetzung für eine effektive individuelle Schmerztherapie ist eine altersgerechte Schmerzmessung (► Kap. 6). Aufgrund der subjektiven Natur Schmerzerfahrung gilt der verbale Selbstbericht auch bei Kindern als Goldstandard der qualitativen und quantitativen Schmerzmessung (Zhou et al. 2008).

Im Kontext postoperativer Schmerzen weist die Schmerzerfassung einige Besonderheiten auf. Grundsätzlich ist zu beachten, dass in der frühen postoperativen Phase selbst erwachsene Patienten unter der Restwirkung der Anästhetika oft kognitiv so beeinträchtigt sind, dass eine Quantifizierung der Schmerzintensität anhand einer visuellen Analogskala oder numerischen Ratingskala nicht möglich ist. Vor allem bei Kindern sind in der frühen postoperativen Phase neben validen Beobachtungsskalen Einfühlungsvermögen und Erfahrung bei der Schmerzerfassung und -beurteilung notwendig.

■   **Gesichterskalen**

Für die Schmerzquantifizierung im Kindesalter stehen mehrere gut validierte Gesichterskalen zur Verfügung, deren Einsatz prinzipiell bereits ab dem 4. Lebensjahr möglich ist. Die Skala wird den Kindern präoperativ erklärt, obwohl zu diesem Zeitpunkt in der Regel keine Schmerzen vorliegen. Dieses präemptive Vorgehen mit nur kurzer Lernphase überfordert viele Kleinkinder oder junge Schulkinder – im Unterschied zu Kindern mit chronischen Schmerzen, die die Nutzung der Skala unmittelbar in der Anwendung erlernen. Experimentell konnte gezeigt werden, dass erst mit etwa 8 Jahren nahezu alle Kinder ohne verzögerte kognitive Entwicklung die Kodierung der Gesichterskala verstehen (Fanurik et al. 1998; Ghai et al. 2008).

Die meisten Gesichterskalen sind nicht für den postoperativen Schmerz validiert worden; so wurden etwa die Skaleneigenschaften der **Faces Pain Scale**

– **Revised** ermittelt, indem gesunde Kinder Abbildungen mit schmerzhaften Ereignissen beurteilten (Bieri et al. 1990; Hicks et al. 2001). Nur die **Oucher-Skala** wurde auch beim Vorliegen postoperativer Schmerzen validiert (Beyer 1984). Sie besteht aus geschlechtsneutralen Fotografien von Kindergesichtern mit unterschiedlich starkem Schmerzausdruck. Die Skala wurde zahlreichen Modifikationen und Revalidierungen unterzogen; sie ist für unterschiedliche Ethnien verfügbar. Allerdings unterliegt sie dem Copyright der Autoren, sodass für die Anwendung eine kostenpflichtige Lizenzierung erforderlich ist – ein Umstand, der einer breiten Nutzung entgegensteht.

Zusammenfassend hat sich in der Praxis der Einsatz von Gesichterskalen bewährt, auch wenn diese nicht ausdrücklich für postoperative Schmerzen validiert wurden. Jenseits der frühen postoperativen Phase können sie bei Kindern ab etwa 6 Jahren erfolgreich eingesetzt werden. Die Faces Pain Scale – Revised nach Bieri und Hicks scheint am besten geeignet (▶ Anhang).

■ **Beobachtungsskalen**

Kinder bis zum vollendeten 4. Lebensjahr, fremdsprachliche Kinder, Kinder mit neurologischen Erkrankungen oder kognitiven Entwicklungsverzögerung, aber auch Kinder, die situativ bedingt – etwa durch Angst oder Befangenheit – beeinträchtigt sind, können eine Selbsteinschätzung nicht zuverlässig mitteilen. Für diese Altersgruppe sind Beobachtungsskalen entwickelt worden, die schmerzassoziiertes Verhalten erfassen. Hierzu gehören Körperhaltung, Bewegung, Mimik, verbale und nonverbale Lautäußerungen.

Eine der ältesten, im englischen Sprachraum weitverbreitete Beobachtungsskala ist **CHEOPS** – die Children's Hospital of Eastern Ontario Pain Scale (McGrath et al. 1985; ▶ Anhang). Sie wurde speziell für den Schmerz in der frühen postoperativen Phase validiert. Eine Revalidierung zeigte allerdings, dass CHEOPS jenseits der frühen postoperativen Phase erheblich an Aussagekraft verliert (Beyer et al. 1990).

Ein deutschsprachiger Abkömmling von CHEOPS wurde in den 1990er-Jahren mit der Intention entwickelt, bei Säuglingen und Kleinkindern postoperative Schmerzen zu quantifizieren und von anderen Ursachen des Unbehagens zu differenzieren. Wie bei allen anderen Beobachtungsskalen für den postoperativen Schmerz wurde letz-

teres Ziel nicht erreicht und die Skala folgerichtig Kindliche Unbehagens- und Schmerz-Skala (**KUSS**) genannt (Büttner 1998; ▶ Anhang).

Sie weist gute Validitäts- und Reliabilitätsparameter auf, die aber wie CHEOPS nur für die frühe postoperative Phase gültig sind (Büttner u. Finke 2000). Die nachlassende Aussagekraft zeigt sich z. B. darin, dass ältere Kleinkinder verbal über anscheinend behandlungsbedürftige Schmerzen klagen, ohne dass auf der KUSS ein Skalenwert von 4 (validierter Schwellenwert für Analgetikagabe in der frühen postoperativen Phase) erreicht wird.

Neben reinen Beobachtungsitems enthalten einige Skalen Items, die die Reaktion des Patienten auf eine soziale Interaktion erfassen. Die **FLACC-Skala** (»faces, legs, activity, cry, consolability«; ▶ Anhang) enthält das Item »Tröstbarkeit«, das die Wirkung beruhigender Maßnahmen in die Beurteilung einbezieht (Merkel et al. 1997; Voepel-Lewis et al. 2002). Die Entscheidung, ob zur Erhebung dieses Items tröstende Zuwendung überhaupt anwendbar ist, hängt vom Kontext, insbesondere aber von der Ausprägung des Items »Weinen« ab. Insgesamt erfordert dieses Item einen höheren Aufwand und besitzt einen größeren Interpretationsspielraum als ein reines Beobachtungsitem; es lässt sich nicht generell »en passant« erheben. Für eine revidierte Version der FLACC-Skala liegen umfangreiche Validierungsdaten auch bei kognitiv beeinträchtigten Kindern und Jugendlichen in der frühen postoperativen Phase vor (Malviya et al. 2006; Voepel-Lewis et al. 2008). Sie wird sowohl im klinischen Alltag als auch zu Forschungszwecken eingesetzt.

Einige Skalen zur Erfassung postoperativer Schmerzen kombinieren Verhaltensitems mit Vitalparametern. Prototypischer Vertreter dieser Skalenart ist die Objective Pain Scale (**OPS**; Hannallah et al. 1987). Allerdings erweisen sich Vitalparameter selbst im Aufwachraum – also in zeitlicher Nähe zur Operation – als wenig verlässliche Indikatoren des therapiebedürftigen Schmerzes (Finke et al. 1999). Auf ein apparatives Kreislaufmonitoring ausschließlich zur Schmerzerfassung sollte immer verzichtet werden. Die »Verkabelung« wird als hinderlich empfunden, das Aufpumpen der Blutdruckmanschette stellt bereits einen Schmerzreiz dar.

Für Säuglinge und Kleinkinder stehen gegenwärtig keine Beobachtungsskalen zur Verfügung, die für die Zeit jenseits der frühen postoperativen

Phase validiert wurden. Nach wie vor sind diese Kinder in erster Linie auf die Beurteilung durch eine gut geschulte und erfahrene Kinderkrankenschwester angewiesen.

19.3 Konzepte der postoperativen Schmerztherapie

Das ursprünglich zur Therapie chronischer Schmerzen entwickelte WHO-Stufenschema kann auch als Grundlage eines postoperativen Analgesiekonzeptes herangezogen werden. Im Gegensatz zum chronischen Schmerz ist die Intensität des postoperativen Schmerzes zu Beginn sehr stark und klingt im Verlauf des Heilungsprozesses mehr oder weniger schnell ab. Dies bedeutet, dass man die WHO-Stufen im postoperativen Verlauf hinabsteigt. Entsprechend dem Stufenschema sollte bei der Verwendung von Opioiden ein Nichtopioid als Basisanalgetikum verordnet werden. Im Rahmen der innerklinischen Behandlung braucht bei nachlassendem Wundschmerz nicht unbedingt vom Stufe-3- auf ein Stufe-2-Opioid gewechselt werden; eine Dosisreduktion des Stufe-3-Opioids ergibt möglicherweise ein besseres Wirkungs-Nebenwirkungs-Verhältnis (WHO-Stufenschema ▶ Kap. 21).

So wie Allgemein- und Regionalanästhesie vor dem Einsetzen des Operationsschmerzes durchgeführt werden, sollte auch mit der postoperativen Schmerztherapie vor dem Erwachen aus der Narkose begonnen werden. Die zeitliche Abfolge richtet sich nach der Zeit, die die Analgetika für die Resorption und Umverteilung in das Effektkompartiment benötigen. Enteral zu applizierende Nichtopioide werden deshalb möglichst noch vor Operationsbeginn gegeben.

Die intraoperative Analgesie wird zunehmend mit dem ultrakurzwirkenden Remifentanil gesteuert. Das abrupte Abklingen der Analgesie nach Beendigung der Remifentanilzufuhr erfordert die rechtzeitige Aufsättigung mit einem länger wirkenden Opioid, um eine analgetische Lücke in der Aufwachphase zu vermeiden. Piritramid erreicht seinen maximalen Wirkspiegel erst etwa ½ h nach intravenöser Bolusapplikation, Morphin noch deutlich später (◻ Abb. 19.1; Bouillon et al. 1999; Lötsch et al. 2006).

Auf allen Stufen des WHO-Schemas kann die Verordnung von Koanalgetika (z. B. Spasmolytikum, Glukokortikoid, Anxiolytikum) und adjuvanter Medikation (z. B. Antihistaminikum, Antiemetikum, Laxans) erforderlich sein.

■ **Lokal- und Regionalanästhesieverfahren**
Parallel zum WHO-Stufenschema für die systemische Analgesie haben sich Lokal- und Regionalanästhesieverfahren etabliert (▶ Kap. 8). Ihre Vorteile sind:
— Kombination von intra- und postoperativer Analgesie
— bessere Analgesie, v. a. bei belastungsabhängigen Schmerzen
— keine opioidtypischen Nebenwirkungen wie Atemdepression, Sedierung, Übelkeit, Pruritus, Obstipation

Neben plexus- und rückenmarksnahen Anästhesien sowie der Blockade größerer Nervenstränge bietet sich im Kindesalter die Blockade kleiner peripherer Nerven oder eine Infiltrationsanästhesie an (▶ Periphere Nervenblockaden zur intra- und postoperativen Analgesie). Diese kostengünstigen und leicht zu erlernenden Verfahren besitzen eine hohe Erfolgsquote und werden üblicherweise nach Einleitung der Allgemeinanästhesie durchgeführt. Weitere einfach durchzuführende und effektive Verfahren stellen Leitungsanästhesien (z. B. Interkostalblockaden bei Thorakotomie) und Wundrandinfiltration oder Wundinstillation mit einem Lokalanästhetikum (z. B. bei der Leistenherniotomie) durch den Chirurgen dar (Machotta et al. 2003).

Periphere Nervenblockaden zur intra- und postoperativen Analgesie

— Peniswurzelblock
— Ilioinguinalisblockade
— Supra-/Infraorbitalisblockade
— Blockade des N. auricularis magnus
— Blockade der Nn. occipitales minor et maior
— Hand-/Fußblock

Bei Verwendung von Bupivacain ist die Höchstdosis von 1,5–2 mg/kg KG zu beachten.

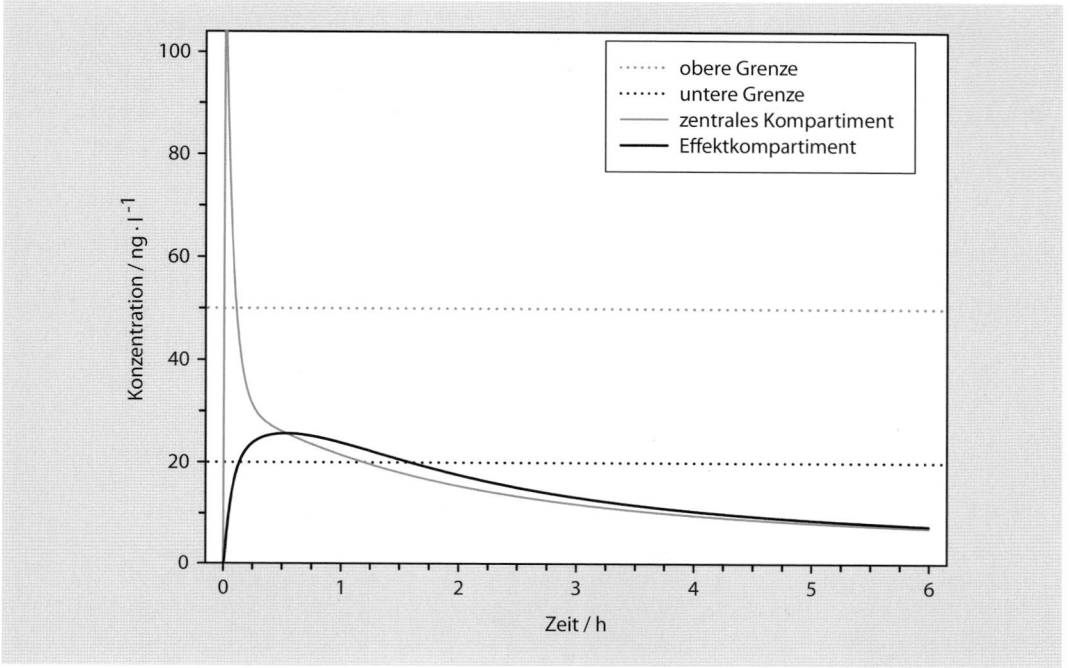

◻ **Abb. 19.1**   Plasma- und Wirkspiegelverlauf nach Applikation eines Piritramid-i.v.-Bolus von 100 µg/kg KG – entspricht ca. 7,5 mg/70 kg (Grundlage der Simulation sind pharmakokinetische Daten von Bouillon et al. 1999). Die Aufsättigungsdosis erzeugt einen maximalen Effektspiegel nach ca. 30 min

Einige Regionalanästhesieverfahren lassen sich als Kathetertechnik durchführen. Hierdurch kann z. B. die Mobilisation erleichtert und nach abdominellen Eingriffen das Wiedereinsetzen der Darmmotilität beschleunigt werden (Sympathikolyse). Kathetertechniken sind mit einem erhöhten Betreuungsaufwand verbunden und setzen einen etablierten Schmerzdienst voraus.

19.4 Systemische postoperative Schmerztherapie

19.4.1 Applikationswege

Während bei chronischen Schmerzen nichtinvasive Applikationswege (oral, transdermal) bevorzugt werden, eignet sich bei akuten und postoperativen Schmerzen die intravenöse Applikation über den in der Regel ohnehin vorhandenen venösen Zugang am besten: Neben der intranasalen Gabe gewährleistet nur die intravenöse Route die bei starken

Schmerzen erforderlichen kurzen Anschlagzeiten und ermöglicht eine zuverlässige, engmaschige Titration mit Opioiden bis zur Schmerzfreiheit. Die Fortführung der postoperativen Schmerztherapie im häuslichen Bereich ist dagegen nur über die orale oder rektale Route praktikabel.

Viele Analgetika sind zur intramuskulären Applikation zugelassen, im Rahmen der Kinderschmerztherapie sollte von einer intramuskulären Injektion jedoch Abstand genommen werden (Hünseler et al. 2005): Jede intramuskuläre Applikation erfordert eine schmerzhafte Punktion, eine Titration ist nicht praktikabel. Zudem ist die intramuskuläre Injektion bei nicht kooperativen Kindern mit erhöhten Risiken verbunden wie Verletzungen, Nadelbruch, Infektion durch beeinträchtigte Sterilität und versehentliche intravasale Injektion. Kinder neigen dazu, therapiebedürftige Schmerzen lieber zu ertragen, als eine intramuskuläre Injektion zu akzeptieren.

Auch für die subkutane Bolusinjektion von Schmerzmitteln gibt es im Kindesalter keine In-

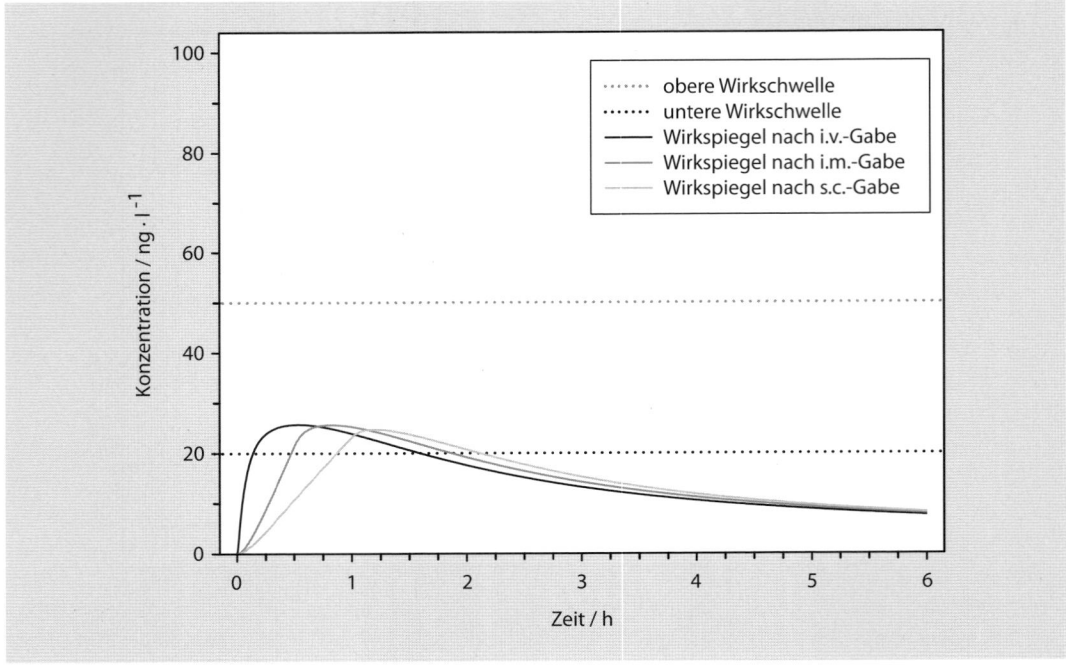

● **Abb. 19.2**   Wirkspiegelverläufe nach i.v.-, i.m.- und s.c.-Gabe von Piritramid 100 µg/kg KG (Simulation mit pharmakokinetischen Daten von Bouillon et al. 1999 und Lussi et al. 1991)

dikation, allenfalls kommt im Einzelfall eine kontinuierliche subkutane Infusion in Betracht. Problematisch kann ein verzögertes Einsetzen einer Atemdepression (bis zur Apnoe) sein, wenn nach subkutaner Applikation von Opioiden das Subkutangewebe nach anfänglicher Kreislaufzentralisation infolge einer Volumentherapie wieder adäquat perfundiert ist (Wolf et al. 1995).

Für Piritramid kann gezeigt werden, dass die mit der intramuskulären oder subkutanen Injektion beabsichtigte Wirkverlängerung nicht stattfindet, sondern der Wirkbeginn hinausgezögert wird (● Abb. 19.2).

▪ **Patientenkontrollierte Analgesie (PCA)**
Nach Eingriffen, die mit stärkeren und anhaltenden postoperativen Schmerzen verbunden sind (intraabdominelle, intrathorakale, retroperitoneale sowie große orthopädische Eingriffe), ist eine PCA mit einem Opioid zu erwägen. Im Vergleich zur Applikation nach festem Zeitschema ermöglicht die PCA den individuell besten Kompromiss zwischen Analgesie und Opioidnebenwirkungen.

Das Verfahren kann bereits ab dem Vorschulalter eingesetzt werden, ein verbreitetes Kriterium ist die Fähigkeit, eine Spielekonsole bedienen zu können (»Gameboy-fähig«). Allerdings erfordert der PCA-Einsatz eine regelmäßige Betreuung durch geschultes Fachpersonal. Ein Akutschmerzdienst (ASD) sollte ein optimales Analgesieregime festlegen und überwachen, um nicht zuletzt drohende Komplikationen frühzeitig erkennen zu können. Die Überwachung der PCA-Therapie wird durch das Pflegepersonal der Allgemeinstationen durchgeführt. Ein Überwachungsprotokoll sollte festlegen, welche Parameter wie häufig erhoben und dokumentiert werden sollten. Folgende Parameter sollten erfasst werden:

- Schmerzwert in Ruhe und unter Belastung
- Sedierungsgrad
- Atemfrequenz
- Sauerstoffsättigung

Zur Erfassung der Sauerstoffsättigung muss standardmäßig ein Pulsoximeter zur Verfügung gestellt werden, das am Bett des Patienten verbleibt. Die

19

◻ **Tab. 19.1** Untere Alters- bzw. Gewichtsgrenzen

Analgetikum	Applikationsweg	Untere Alters- oder Gewichtsgrenze
Paracetamol	Rektal (75-mg-Suppositorium)	3 kg
	Oral (Lösung/Sirup/Suspension)	6 Monate oder 7 kg
	Intravenös	38. SSW (»reifes Neugeborenes«), im 1. Lebensjahr oder bis ca. 10 kg Dosishalbierung erforderlich
Metamizol	Oral, intramuskulär	3 Monate oder 5 kg
	Intravenös	1 Jahr
	Rektal (300-mg-Suppositorium)	4 Jahre
Ibuprofen	Oral (Saft)	Keine
	Rektal (60-mg-Suppositorium)	6 kg
Diclofenac	Rektal, oral (25-mg-Suppositorium bzw. -Tabletten)	6 Jahre
Ketamin, S-Ketamin	Intravenös, intramuskulär	Keine

Richtlinien des ASD müssen die Dokumentationsintervalle festlegen (▶ Kap. 11 und 25).

Die auf dem Markt verfügbaren Geräte mit **elektronischer Steuerung** lassen sich für die Erfordernisse aller Altersgruppen programmieren. Die Geräte erlauben die Einstellung des Bolusvolumens und einer Sperrzeit zwischen 2 Boli sowie eine Begrenzung der Boluszahl innerhalb von 1 und 4 h. Zusätzlich lässt sich eine kontinuierliche Basalrate einstellen, die allerdings im Kontext der postoperativen Analgesie kontrovers diskutiert wird. Wir verwenden eine Basalrate nur in Ausnahmefällen und nur in einer Intermediate-Care-Umgebung.

Zur Optimierung der Therapie kann die Anzahl der effektiv und vergeblich abgerufenen Boli ausgelesen werden. Einige Modelle geben ein Protokoll mit den genauen Abrufzeiten aus. Die Auslöser sind so leichtgängig, dass sie selbst von Kleinkindern bedient werden können.

Mechanische Einmalpumpen besitzen ein festes Bolusvolumen (meist 0,5 ml) und eine feste Sperrzeit (meist 5 min). Die Vorbereitungen erfordern insgesamt weniger Aufwand, eine Gerätewartung entfällt. Ablesbar ist nur die verbrauchte Menge. Die Bolusdosis lässt sich durch eine entsprechende Verdünnung steuern. Der Auslösemechanismus erfordert deutlich mehr Kraft als bei elektronischen Pumpen. Kinder sind ab etwa 10 Jahren in der Lage, die Einmalpumpen zu bedienen.

Die Kosten des Verbrauchsmaterials sind bei beiden Konzepten vergleichbar.

19.4.2 Zulassungsgrenzen

Zahlreichen Arzneimitteln fehlt eine Zulassung für das Kindesalter, ohne dass zugelassene Alternativpräparate verfügbar sind. Deshalb sind es pädiatrisch tätige Ärzte in stärkerem Maße als ihre vorwiegend Erwachsene behandelnden Kollegen gewohnt, Medikamente unterhalb der zugelassenen Altersgrenze und auch außerhalb der zugelassenen Indikation zu verordnen (Conroy u. Peden 2001). Wir berücksichtigen diese Altersgrenzen, wenn die Substanzen prophylaktisch, z. B. vor Anästhesieende appliziert werden sollen.

■ **Nichtopioide**

In ◻ Tab. 19.1 sind alters- oder körpergewichtsbezogene Gegenanzeigen häufig verwendeter Nichtopioide zusammengefasst. Als Quelle diente das Signaturverzeichnis der Roten Liste 2014, die Angaben gelten für die Bundesrepublik Deutschland.

■ **Opioide**

Für die meisten μ-Agonisten der WHO-Stufe 3 (z. B. Morphin, Piritramid, Fentanyl) sowie für einige in der postoperativen Schmerztherapie verwendete Opioide der WHO-Stufe 2 (z. B. Nalbuphin) besteht keine untere Altersgrenze der Zulassung, allerdings eine Anwendungsbeschränkung für Kinder unter 1 Jahr. Selbst unter der für Säuglinge geforderten strengen Indikationsstellung ist die Gabe dieser potenten Opioide zur Therapie postoperativer Schmerzen im Allgemeinen gerechtfertigt. Tramadol ist erst für Kinder ab 1 Jahr zugelassen.

19.4.3 Analgetika

- **Nichtopioide**

- **Paracetamol**

Paracetamol besitzt als Analgetikum und Antipyretikum einen hohen Bekanntheitsgrad und wird in vielen Haushalten zur Selbstmedikation vorgehalten. Es ist im Allgemeinen gut verträglich, besitzt allerdings bezüglich hepatotoxischer Effekte eine sehr geringe therapeutische Breite (▶ Kap. 7).

Die Zulassung von Paracetamol ist auf leichte Schmerzen beschränkt; postoperativ erwies sich Paracetamol als Monotherapeutikum als ineffektiv (Mantzke u. Brambrink 2002). Anders als bei Verwendung von NSAR konnte bei Erwachsenen weder ein opioideinsparender Effekt noch eine Senkung opioidinduzierter Nebenwirkungen nachgewiesen werden (Elia et al. 2005). Um postoperativ überhaupt einen therapeutischen Effekt erwarten zu dürfen, müssen die sicheren Dosisgrenzen ausgeschöpft werden. Im aktuellen Mustertext des Bundesinstituts für Arzneimittel und Medizinprodukte (BfArM) wird eine Einzeldosis von 10–15 mg/kg KG und eine Tageshöchstdosis von 60 mg/kg KG/d unabhängig vom Applikationsmodus und vom Alter des Kindes genannt (BfArM 2014). Im perioperativen Kontext liegen aktuelle und in der klinischen Praxis weitverbreitete Empfehlungen für Kinder ab 1 Jahr mit einer Tageshöchstdosis von 90 mg/kg KG/d deutlich höher (Messerer et al. 2014a). In pharmakokinetischen Untersuchungen konnte gezeigt werden, dass zum Erreichen effektiver Wirkspiegel nach rektaler Applikation eine Aufsättigungsdosis von 40 mg/kg KG erforderlich ist (Birmingham et al. 2001).

Bis zum Ende des 9. Lebensjahres scheint das Hepatotoxizitätsrisiko im Vergleich zu Jugendlichen und Erwachsenen vermindert zu sein (Alander et al. 2000). In dieser Altersgruppe überwiegt bei der Metabolisierung von Paracetamol die Sulfatisierung gegenüber der Glutathionisierung (Bond 2004). Dagegen ist im frühen Säuglingsalter wegen der verlängerten Eliminationshalbwertzeit eine Dosisreduktion erforderlich (Arana et al. 2001; ▢ Tab. 19.2). Generell sollte die Ausschöpfung der Tageshöchstdosis postoperativ nicht länger als 48 h erfolgen.

Gerade im perioperativen Kontext ist zu beachten, dass Nahrungskarenz und Dehydratation neben weiteren Stressoren zu einer Erschöpfung hepatischer Glutathionspeicher führen können und damit auch bei Einhalten der empfohlenen Tageshöchstdosis und der maximalen Therapiedauer das Hepatotoxizitätsrisiko erhöhen (AAP u. COD 2001; Savino et al. 2011; Squires et al. 2006). Aus dem gleichen Grund sollte für Kinder in reduziertem Allgemeinzustand und mit Virusinfektionen eine Reduktion der maximalen Tagesdosis erwogen werden.

Nach rektaler Gabe wird der maximale Plasmaspiegel aufgrund langsamer und variabler Resorption über die Rektumschleimhaut erst nach 2–3 h erreicht, nach oraler Gabe bereits nach 0,5–1 h (Anderson et al. 1999). Ist eine enterale Route vorgesehen, empfiehlt sich bei kürzeren Eingriffen die präoperative Gabe. Die Wirkdauer liegt bei 3–6 h.

Die intravenöse Präparation von Paracetamol scheint eine bessere Analgesie zu gewährleisten als Tabletten oder Zäpfchen. Optimal ist eine Kurzinfusion über 10–15 min, längere Infusionszeiten sind jedoch auch wirksam. Der Hersteller empfiehlt die Umstellung auf enterale Applikationsformen, sobald dies möglich ist (▢ Tab. 19.3).

Das Einhalten der altersabhängigen Tageshöchstdosis sowie die maximale Dauer der Therapie nahe der Höchstdosis müssen aufmerksam überwacht werden. Dabei darf auch der Paracetamolgehalt parallel verabreichter Mischpräparate (z. B. Talvosilen) nicht übersehen werden. Ist bei einem neu aufgenommen Kind eine Analgesie mit Paracetamol beabsichtigt, sollte zunächst geklärt werden, wie viel Paracetamol der Patient bereits von den Eltern oder den Vorbehandlern erhalten hat. Ein versehentliches Überschreiten der Höchstdosis geschieht keineswegs selten. Bei vorbestehender Leberschädigung ist Paracetamol kontraindiziert.

Der Verdacht, dass eine frühere Paracetamolexposition bei Kindern mit einem erhöhten Risiko des Auftretens von Asthma bronchiale, allergischer Rhinitis und Ekzemen einhergeht, konnte in pro-

◻ Tab. 19.2 Dosierschema für Paracetamol

Alter	Oral			Rektal			Oral und rektal	
	Sätti-gungs-dosis [mg/ kg KG]	Erhal-tungs-dosis [mg/ kg KG]	Appli-kations-intervall [h]	Sätti-gungs-dosis [mg/ kg KG]	Erhal-tungs-dosis [mg/ kg KG]	Appli-kations-intervall [h]	Maximale Tages-dosis [mg/ kg KG/d]	Therapie-dauer bei maximaler Dosis [h]
Frühgebo-renes 28.–32. SSW	20	15	12	20	15	12	35	≤ 48
Frühgebo-renes 32.–36. SSW	20	20	8	20	20	8	60	≤ 48
Säugling 0–3 Monate	20	20	8	30	15–20	8	60	≤ 48
Säugling 3–12 Mo-nate	20	15–20	6	30	15–20	6	75	≤ 48
> 1 Jahr	30	20	6	40	15–20	6	90 (maxi-mal 4 g/d)	≤ 48

◻ Tab. 19.3 Paracetamol als intravenöse Infusion

	Reife Neugeborene und Säuglinge bis 1 Jahr	Ab 1 Jahr (oder 10 kg Körpergewicht)
Dosierung	7,5 mg/kg KG	15 mg/kg KG
Dosisintervall	Mindestens 6 h	
Tageshöchstdosis	30 mg/kg KG/d	60 mg/kg KG/d
Maximale Therapiedauer	Nur zur Kurzzeittherapie zugelassen; sobald möglich, Wechsel auf andere Route und/ oder anderes Analgetikum	

spektiven Studien weder bestätigt noch entkräftet werden (Bakkeheim et al. 2011; Beasley et al. 2008). In einigen Studien konnte die Wirkung von Para-cetamol durch die Vorbehandlung mit Tropisetron komplett unterbunden werden, auch wenn dieser Effekt nicht in allen klinischen Studien und/oder experimentellen Settings repliziert werden konnte (Bandschapp et al. 2011; Jokela et al. 2010; Pickering et al. 2012; Tiippana et al. 2013). Für Ondansetron wurden keine negativen Interaktionseffekte beob-achtet (Jokela et al. 2010; Minville et al. 2011).

Fasst man alle Befunde zusammen, sollte die Verwendung von Paracetamol zur postoperativen Analgesie im Kindesalter gegenüber den wirksa-meren NSAR und Metamizol sorgfältig abgewogen werden (Giest et al. 2009).

■■ **Metamizol**

Metamizol wirkt analgetisch, antipyretisch und spasmolytisch, aber nur gering antiphlogistisch. Eine gering hemmende Wirkung auf die Throm-bozytenaggregation ist nachweisbar, aber klinisch kaum relevant (Graff et al. 2007). Im Vergleich zu NSAR besitzt es eine gute gastrointestinale Verträg-lichkeit. Es eignet sich besonders zur Therapie vis-zeraler Schmerzen, nach Abdominaleingriffen und Operationen des Harntraktes. Die Bioverfügbarkeit liegt bei etwa 90 %, sodass die Dosierung unabhän-gig von der Applikationsform ist (◻ Tab. 19.4). Als parenterale Applikationsform ist bei Kindern unter 1 Jahr nur die intramuskuläre Injektion zugelassen. Ist eine parenterale Gabe erforderlich, geben wir Metamizol auch im Säuglingsalter ausschließlich

🔲 **Tab. 19.4** Metamizol	
Parameter	**Vorgabe/Eigenschaften**
Einzeldosis	10–20 mg/kg KG (Kurzinfusion, oral, rektal)
Wirkungsbeginn	5–10 min (i. v.)
Wirkungsmaximum	Nach 15 min (i. v.)
Wirkdauer	3–6 h

🔲 **Tab. 19.5** Diclofenac	
Parameter	**Vorgabe/Eigenschaften**
Einzeldosis	1 mg/kg oral oder rektal
Tageshöchstdosis	2 mg/kg KG/d (gemäß BfArM-Mustertext; in klinischen Publikationen werden für das Kindesalter meist 3 mg/kg KG/d genannt)
Wirkdauer	8–12 h

🔲 **Tab. 19.6** Ibuprofen	
Parameter	**Vorgabe/Eigenschaften**
Sättigungsdosis	10 mg/kg oral oder rektal
Erhaltungsdosis	5–10 mg/kg oral oder rektal
Tageshöchstdosis	30 mg/kg KG/d (gemäß BfArM-Mustertext; in klinischen Publikationen werden für das Kindesalter oft 40 mg/kg KG/d genannt)
Wirkdauer	6–8 h

intravenös. Zur Vermeidung eines starken Blutdruckabfalls sollte die intravenöse Applikation in allen Altersgruppen als Kurzinfusion über mindestens 10 min erfolgen.

Das Risiko einer durch Metamizol induzierten Agranulozytose variiert mit der ethnischen Zugehörigkeit und ist im deutschsprachigen Raum sehr gering; für das Kindesalter liegt bisher erst ein Fallbericht vor (Meyer et al. 1999). Die Zulassung ist auf starke Schmerzen beschränkt.

▪▪ Nichtsteroidale Antiphlogistika

Für das Kindesalter sind nur die unspezifischen COX-Hemmer Ibuprofen und Diclofenac zugelassen. Nichtsteroidale Antiphlogistika wirken analgetisch, antiphlogistisch und antipyretisch. Sie eignen sich besonders zur Analgesie bei Schmerzen am Stütz- und Halteapparat. Wegen ihrer stark hemmenden Wirkung auf die Thrombozytenaggregation sollten sie bei erhöhter Blutungsgefahr (Gerinnungsstörung, Eingriffe an parenchymatösen Organen, gastroduodenalen Ulzera in der Anamnese) zurückhaltend eingesetzt werden.

Der Einfluss der Gabe von COX-1- und -2-Hemmern auf die Inzidenz relevanter Blutungen nach Tonsillektomien scheint bei Kindern im Vergleich zu Erwachsenen deutlich geringer zu sein, eine Cochrane-Analyse kann allerdings ein erhöhtes Risiko relevanter Blutungen nach Tonsillektomie durch NSAR auch im Kindesalter nicht ausschließen (Jeyakumar et al. 2008; Lewis et al. 2013). Auch wenn gastrointestinale Blutungen unter NSAR-Therapie im Kindesalter seltener auftreten, sollte bei mehrtägiger Behandlung mit COX-Hemmern eine Ulkusprophylaxe erwogen werden. Aus Tierversuchen und In-vitro-Studien liegen Hinweise vor, dass NSAR die Knochenheilung beeinträchtigen können (Harder u. An 2003). In klinischen Studien konnte dieser Effekt bisher nicht bestätigt werden (Boursinos et al. 2009).

Die kleinsten in Deutschland erhältlichen Darreichungsformen von Diclofenac enthalten 25 mg Wirkstoff. Aufgrund des Wirkstoffgehalts ist Diclofenac in Deutschland ab 6 Jahren zugelassen. Einige Hersteller geben in ihren Beipackzetteln 14 Jahre als untere Altergrenze an. In anderen Ländern sind kleinere Darreichungsformen (z. B. 12,5 mg) verfügbar und für jüngere Patienten zugelassen. Anders als beim Erwachsenen ist die Bioverfügbarkeit von Diclofenac im Kindesalter nach rektaler Applikation höher als nach oraler Gabe (van der Marel et al. 2004). Maximale Plasmaspiegel werden bei rektaler Gabe nach 30 min erreicht. Diclofenac ist bei manifester Herzinsuffizienz (ab NYHA II) kontraindiziert. Einzelheiten zur Dosierung sind in 🔲 Tab. 19.5 aufgeführt.

Ibuprofen steht als »Fiebersaft« und in Zäpchenform ab einem Alter von 6 Monaten zur Selbstmedikation zur Verfügung und ist vielen Eltern geläufig. Im Vergleich zum Erwachsenen wird Ibuprofen im Kindesalter besser über die Rektumschleimhaut resorbiert. Maximale Plasmaspiegel werden nach 1–2 h erreicht (🔲 Tab. 19.6; Kyllönen et al. 2005). Um am

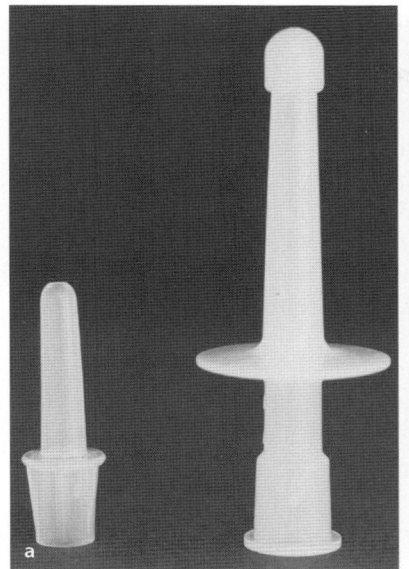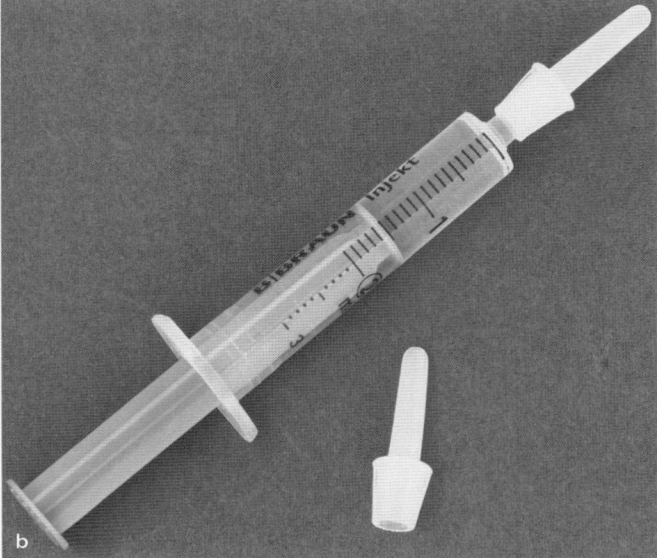

◘ Abb. 19.3 **a** Einmal-Rektalapplikator für Säuglinge und Kleinkinder (Hersteller: A. von Brand, Morgenstraße 1a, 55527 Budenheim), **b** Einmalspritze mit Rektalapplikator für Schulkinder (Hersteller: Sedat, 135 route Neuve, 69540 Irigny, Frankreich)

Ende der Operation ausreichende Wirkspiegel zu erreichen, empfiehlt sich die enterale Applikation von NSAR bei kürzeren Eingriffen bereits präoperativ.

Es liegen Hinweise vor, dass die Kombination von Ibuprofen mit Paracetamol eine bessere postoperative Analgesie bewirkt als eine Monotherapie mit Paracetamol, wobei eine Überlegenheit der Kombination gegenüber der Monotherapie mit Ibuprofen (oder anderen NSAR) weniger deutlich ist (Pickering et al. 2002; Viitanen et al. 2003).

▪▪ S-Ketamin
Ketamin-Razemat sowie sein S(+)-Enantiomer S-Ketamin sind Allgemeinanästhetika, die bei subanästhetischer Dosierung stark analgetisch wirken, ohne das Bewusstsein zu beeinträchtigen. Sie eignen sich besonders zur Behandlung von Schmerzen an Extremitäten, bei Frakturen und Verbrennungen, weniger bei Eingeweideschmerz. Ketamintypische Nebenwirkungen (Hypersalivation, psychotrope Wirkungen, Anstieg von Blutdruck, Puls, intrakraniellem Druck und pulmonalvaskulärem Widerstand) treten im niedrigen, nur analgetisch wirksamen Dosisbereich selten auf. Die intramuskuläre Applikation von (S-)Ketamin ist im Kindesalter zugelassen, kommt aber allenfalls zur

◘ Tab. 19.7 S-Ketamin zur postoperativen Analgesie

Parameter	Vorgabe/Eigenschaften
Intravenöser Bolus	Initial: 0,125–0,25 mg/kg KG Weitere i.v.-Dosen: 0,125 mg/kg KG
Rektal (Off-Label-Route)	0,5–1 mg/kg KG
Wirkungsbeginn	Nach 2–3 min (i. v.)
Wirkungsmaximum	Nach 5 min (i. v.)
Wirkdauer	15–30 min (i. v.)

Einleitung einer Notfallanästhesie in Betracht. Bei jungen Säuglingen lässt sich nach kleineren Eingriffen eine Opioidgabe vermeiden, indem man S-Ketamin rektal appliziert; die Wirkung hält etwa 1 h an (Pedraz et al. 1989). Hierzu wird die Injektionslösung in eine Einmalspritze aufgezogen und ein Rektalapplikator auf den Luer-Ansatz gesteckt (◘ Abb. 19.3). Die Dosierung von S-Ketamin zur postoperativen Schmerztherapie ist ◘ Tab. 19.7 zu entnehmen; bei Verwendung des Razemats ist die Dosis um 50–100 % zu steigern.

◻ Tab. 19.8	Morphin
Parameter	**Vorgabe/Eigenschaften**
Dosierung	Intravenös: 0,025–0,1 mg/kg KG Oral: 0,2–0,3 mg/kg KG
Wirkungsbeginn	Nach 1–3 min (i. v.)
Wirkdauer	2–4 h

- **Opioide**

Allgemein wird empfohlen, sich bei der Erarbeitung eines Analgesiekonzeptes zur postoperativen Analgesie auf wenige Opioide zu beschränken und eine Substanz als Standardpräparat zu verwenden. Dies fördert die Sicherheit aller an der postoperativen Schmerztherapie beteiligten Berufsgruppen im Umgang mit diesem Opioid (vgl. ▶ Kap. 25).

In den ersten Lebensmonaten ist die Elimination der μ-Agonisten verzögert und variiert interindividuell sehr stark (▶ Kap. 7). Gleichzeitig ist die atemdepressive Wirkung verstärkt und das Apnoerisiko erhöht. Junge Säuglinge mit opioidpflichtigen Schmerzen sollten bis 24 h nach der letzten Gabe kontinuierlich überwacht werden. Wenn es der Eingriff zulässt, ist ein regionalanästhetisches Verfahren zur perioperativen Analgesie vorzuziehen.

■■ **Morphin**

Morphin ist das weltweit am häufigsten verwendete Opioid zur Behandlung starker postoperativer Schmerzen. Es kann in allen Lebensaltern eingesetzt werden und lässt sich über verschiedene enterale und parenterale Routen verabreichen. Morphin besitzt neben seinem μ-Rezeptor-spezifischen Wirkungsspektrum eine euphorisierende und stark sedierende Komponente. Besonders in der frühen postoperativen Phase muss nach Morphinapplikation mit Blutdruckabfällen aufgrund einer verstärkten Histaminausschüttung gerechnet werden. Daten zur klinischen Anwendung sind in ◻ Tab. 19.8 zusammengefasst.

■■ **Piritramid**

Piritramid ist nur in wenigen Ländern zugelassen, so z. B. in Deutschland und Österreich, nicht aber in der Schweiz. Es wird überwiegend von Anästhesisten zur postoperativen Analgesie eingesetzt.

Sein Wirkungsspektrum ist dem des Morphins sehr ähnlich, es verursacht aber keine relevante Histaminausschüttung. Im Unterschied zu Morphin liegen zur Pharmakodynamik und Pharmakokinetik von Piritramid nur wenige Studien vor. Seine relative Potenz zu Morphin wird mit 0,7 angegeben, in der Praxis sind die intravenösen Dosierungen beider Substanzen weitgehend identisch.

Die Elimination von Piritramid ist bei Neonaten individuell stark variierend verzögert (Borucki et al. 2004; Muller et al. 2006). Piritramid eignet sich nicht zur enteralen Applikation. Die ursprünglich aus Tierversuchen abgeleitete Aussage, es wirke weniger emetisch, ließ sich bei erwachsenen Patienten empirisch nicht bestätigen (Breitfeld et al. 2003).

Ein für die Therapie akuter und postoperativer Schmerzen möglicherweise relevanter Vorteil von Piritramid gegenüber Morphin ist die schnellere Äquilibrierung zwischen zentralem und Wirkkompartiment (◻ Tab. 19.9; Lötsch et al. 2006). Mit dem Konzentrationsausgleich wird auch das Wirkmaximum erreicht. Die Geschwindigkeit dieses Ausgleichs wird durch die sog. Äquilibrierhalbwertzeit repräsentiert, das Gleichgewicht stellt sich nach 3–4 Halbwertzeiten ein. Da Analgesie und Atemdepression ihr Maximum etwa zur gleichen Zeit erreichen, liefert die Äquilibrierhalbwertzeit einen Anhalt, wie lange ein Patient in der Aufsättigungsphase überwacht werden sollte (Lötsch et al. 2006). Für die Therapie chronischer Schmerzen besitzt die Äquilibrierhalbwertzeit keine Relevanz, da die Wirkspiegel über einen langen Zeitraum konstant gehalten werden.

Piritramid sollte wegen seines sauren pH-Werts nicht gemeinsam mit anderen Medikamenten verabreicht werden; z. B. ist eine Mischinfusion mit Metamizol wegen Inkompatibilität nicht möglich (Pecar u. Dirks 1995). Piritramid weist eine hohe Plasmaeiweißbindung auf, zudem ist seine Wirkung vom pH-Wert abhängig.

Daten zur klinischen Anwendung sind ◻ Tab. 19.10 zu entnehmen. Zur exakten Dosierung verdünnen wir Piritramid auf 1 mg/ml, damit wird möglicherweise auch der häufig auftretende Injektionsschmerz bei Bolusgabe gemildert. Nach Operationen mit Blut- und Eiweißverlusten und bei azidotischer Stoffwechsellage ist eine Dosisreduktion

19

◘ Tab. 19.9 Äquilibrierhalbwertzeiten verschiedener µ-Agonisten (nach Lötsch et al. 2006)

µ-Agonist	Halbwertzeit der Äquilibrierung	Wirkdauer	Routen	Untere Altersgrenze
Alfentanil	0,6–1,3 min	Kurz (– mittel)	Intravenös	–
Remifentanil	0,8–1,6 min	(Ultra-)kurz	Intravenös	–
Fentanyl	4,7–6,6 min	Mittellang	Intravenös, intramuskulär, transdermal	–
Sufentanil	6,2 min	Mittellang	Intravenös, intrathekal	–
Oxycodon	11 min	Lang	Intravenös, intramuskulär, peroral	12 Jahre
Piritramid	16,8 min	Lang	Intravenös, intramuskulär	–
Morphin	1,6–4,8 h	Lang	Intravenös, intramuskulär, peroral	–
Morphin-6-glukuronid	6,2–8,2 h	Lang	Aktiver Morphinmetabolit, als Arzneistoff nicht verfügbar	

◘ Tab. 19.10 Piritramid zur postoperativen Analgesie

Parameter	Vorgabe/Eigenschaften
Dosierung	Initial: 0,025–0,1 mg/kg KG (i. v.) Weitere Dosen: 0,02–0,05 mg/kg KG (i. v.)
Wirkungsbeginn	Nach 1–3 min
Wirkungsmaximum	Nach ca. 30 min
Wirkdauer	4–6 h

bzw. eine Titration in kleinen Schritten erforderlich (Wiesner et al. 1999).

Generell weisen Opioide eine erhebliche Variabilität des individuellen Bedarfs auf. Empirisch ermittelte Dosis-Wirkungs-Beziehungen legen zur postoperativen Analgesie mit Piritramid eine initiale Mindestdosis von 5 mg für erwachsene Patienten nahe, dies entspricht etwa 70 µg/kg KG (Bouillon et al. 1999). Mit dieser Dosis wird die untere Wirkschwelle im Mittel knapp erreicht und die obere Wirkschwelle (oberhalb der sich die Wirkungs-Nebenwirkungs-Relation verschlechtert) mit hoher Wahrscheinlichkeit nicht überschritten. Rechtzeitig vor Anästhesieende appliziert werden mit dieser Dosis Wirkspiegel erzielt, die im Falle einer nicht ausreichenden postoperativen Analge-sie eine gute Basis für die schnelle Titration in den therapeutischen Bereich liefern (◘ Abb. 19.4).

Viele für das Kindesalter typische Eingriffe sind so kurz, dass das langwirkende Piritramid bereits zur Anästhesieeinleitung appliziert werden kann. Für weniger schmerzhafte Eingriffe ist die Gabe eines weiteren Opioids oft nicht erforderlich. Meist reicht dann die präoperativ applizierte Dosis für den gesamten postoperativen Verlauf aus (Kretz 2007).

Bei Einsatz einer **patientenkontrollierten Analgesie (PCA)** mit Piritramid verwenden wir unabhängig vom Alter des Patienten und der Pumpenart – elektronisch/mechanisch (▶ Abschn. 19.4.1) ein Bolusvolumen von 0,5 ml und eine Sperrzeit von 5 min. Für eine Bolusdosis von 20 µg/kg KG wird 1 mg/kg KG Piritramid auf 25 ml (oder 2 mg/kg auf 50 ml) verdünnt. Bei Verwendung einer programmierbaren Pumpe wird die Boluszahl auf 12 in 4 h begrenzt (◘ Tab. 19.11).

Entscheidend für das Funktionieren der PCA-Konzeptes ist eine Aufsättigung mit dem verwendeten Opioid bis zum Erreichen einer adäquaten Analgesie, bevor die Kontrolle dem Patienten überlassen wird. Ist das Kind nicht in der Lage, die Pumpe zu bedienen, kann dies von der Pflege übernommen werden (»**nurse controlled analgesia**«, NCA). Die Bedienung der Pumpe durch die Eltern ist im Rahmen der postoperativen Schmerztherapie nicht ganz unproblematisch und kommt bei uns nur in

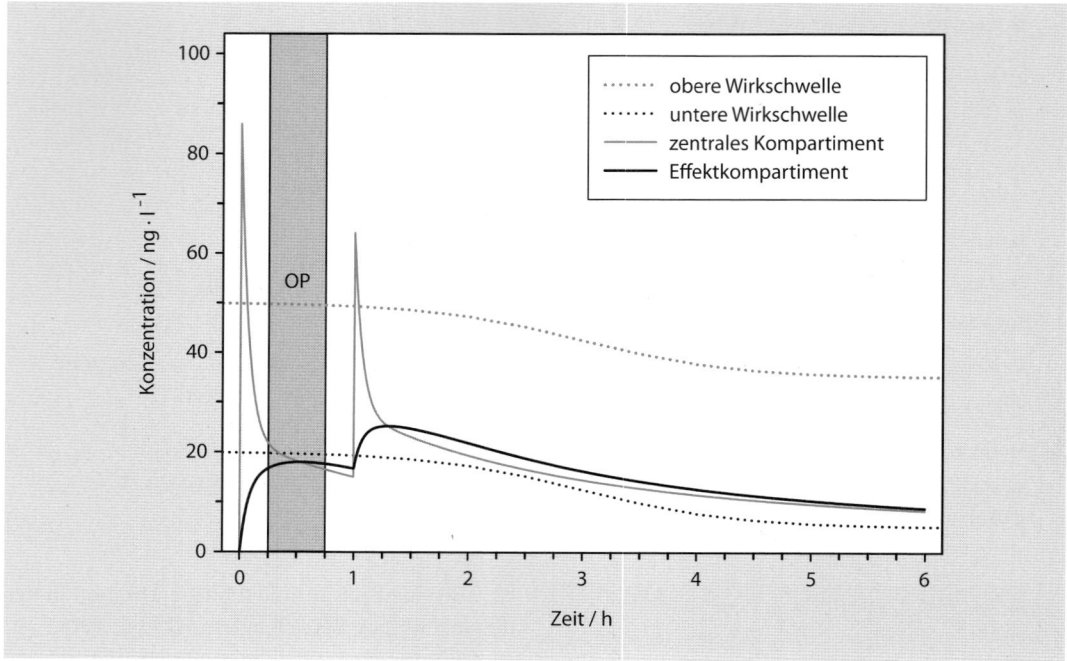

○ Abb. 19.4   Postoperative Analgesie mit Piritramid nach kleinen Eingriffen: 1. Bolus 70 µg/kg KG entspricht ca.
5 mg/70 kg), 2. Bolus 40 µg/kg KG. Die abfallenden Wirkschwellen weisen auf die nach kleineren Eingriffen schnell nachlassende Schmerzintensität und den entsprechend reduzierten Opioidbedarf hin (Simulation mit pharmakokinetischen
Daten von Bouillon et al. 1999)

○ Tab. 19.11 Piritramid zur PCA	
Parameter	**Vorgabe**
Bolusdosierung	20 µg/kg
Sperrzeit	5–10 min
Kontinuierliche Basisrate	Keine
Begrenzung der Boluszahl	1 h: maximal 6 Boli 4 h: maximal 12 Boli

Ausnahmefällen in Betracht. Die PCA sollte routinemäßig mit einem Nichtopioid in festen Intervallen und einer Emesisprophylaxe kombiniert werden, bei längerer Anwendung sind auch Laxanzien
erforderlich.

▪▪ Fentanyl

Fentanyl ist ein reiner µ-Agonist mit mittellanger
Wirkdauer. Nach intravenöser Applikation erreicht
es sein Wirkmaximum deutlich schneller als Mor-

phin oder Piritramid (○ Tab. 19.9). Wird es nicht
mit sedierenden Substanzen kombiniert, bleibt der
Patient auch nach höheren Dosen wach und ist in
der Lage, Atemkommandos zu befolgen (»Kom-
mandoatmung«). Die Zulassung der intravenösen
Lösung ist auf eine Verwendung im Rahmen der
Anästhesie und Intensivmedizin beschränkt.

Wegen seiner kurzen Anschlagzeit eignet es sich
zur Therapie perakuter (z. B. traumatischer und
postoperativer) Schmerzen. Im Aufwachraum setzen wir Fentanyl gelegentlich ein, wenn ein Patient
nach mehrfachen Piritramidboli stark benommen
und kaum noch kommunikationsfähig ist, aber
immer noch Zeichen opioidpflichtiger Schmerzen
vorliegen. Dieser Zustand wird gelegentlich nach
großen, schmerzhaften Eingriffen und nach Erreichen einer perioperativen Piritramidgesamtdosis
von etwa 0,2 mg/kg KG angetroffen. Wir titrieren
dann mit Fentanylboli von 0,5 µg/kg KG.

Die intravenöse Lösung von Fentanyl eignet
sich auch zur nasalen Applikation (Finn u. Har-

19

ris 2010). Sie wird gut über die Nasenschleimhaut resorbiert, die Applikation der unverdünnten Lösung kann entweder durch Einträufeln oder besser mittels eines Zerstäubers erfolgen (z. B. MAD, Mucosal Atomization Device der Fa. LMA). Diese Off-Label-Route kann in Betracht gezogen werden, wenn in dringlichen Situationen das zeitgerechte Anlegen eines intravenösen Zugangs aussichtslos erscheint. Die Dosis liegt bei 1–2 µg/kg KG verteilt auf beide Nasenlöcher, die Wirkung setzt nach etwa 5 min ein. Wie bei der intravenösen Gabe muss mit Atemdepression, Übelkeit und Juckreiz gerechnet werden. Unabhängig von der Applikationsroute setzt die Fentanylgabe eine Anästhesie- oder Intensivumgebung voraus.

▪▪ Nalbuphin

Als κ-Agonist bewirkt Nalbuphin eine mittelstarke Analgesie und hebt als µ-Antagonist sowohl die Analgesie als auch die Atemdepression intraoperativ verabreichter µ-Agonisten auf. Nalbuphin selbst bewirkt keine relevante Atemdepression. Ab einer Dosis von 0,3–0,4 mg/kg KG setzt ein Ceilingeffekt ein, der die atemdepressive und analgetische Wirkung limitiert (Romagnoli u. Keats 1980). Nalbuphin wirkt stark sedierend, seine Wirkung auf Kreislauf, Magen-Darm- und Urogenitaltrakt sind gering. Die emetische Wirkung ist schwächer ausgeprägt als bei den µ-Agonisten.

Nalbuphin eignet sich zur Behandlung leichter bis mittelstarker postoperativer Schmerzen und lässt sich bei vielen kleineren chirurgischen Eingriffen, besonders auch zusammen mit einer Wundrandinfiltration, einsetzen. Es wird als intravenöser Bolus von 0,1–0,2 mg/kg KG appliziert. Seine Wirkung hält 3–6 h an. Bei unzureichender Wirkung sind repetitive Dosen wegen des Ceilingeffekts nur bis zu einer Gesamtdosis von maximal 0,4 mg/kg KG sinnvoll.

Wird mit der Höchstdosis keine zufriedenstellende Analgesie erzielt, kann auf µ-Agonisten umgestellt werden. Um Nalbuphin vom µ-Rezeptor zu verdrängen, können höhere Dosen des µ-Agonisten erforderlich werden (Schultz-Machata et al. 2014). Die Applikation des µ-Agonisten erfolgt unter Überwachung der Atem- und Kreislauffunktion titrierend bis zum Erreichen einer ausreichenden Analgesie.

▪▪ Kodein

In den USA und der EU warnen die Behörden vor der Gabe von Kodein speziell nach Tonsillektomie (Kelly et al. 2012; Kuehn 2013), nachdem mehrere Todesfälle berichtet wurden. Bei Kindern, die einer Tonsillektomie oder Adenoidektomie unterzogen wurden, besteht häufig auch ein Schlafapnoe-Syndrom, was das Risiko einer Atemdepression unter Opioiden weiter erhöht (▶ Kap. 7).

▪▪ Tramadol

Tramadol ist ein schwach wirkender µ-Agonist mit guter Bioverfügbarkeit bei enteraler Applikation. Die Analgesie weist einen Ceilingeffekt auf. Deshalb sollte auf einen potenteren µ-Agonisten gewechselt werden, wenn mit einer Tagesdosis von 8–10 mg/kg KG keine ausreichende Analgesie erzielt wird.

Nach enteraler Gabe sowie nach (schneller) intravenöser Bolusapplikation äquianalgetischer Dosen wirkt Tramadol stärker emetisch als Morphin (Pang et al. 1999). Es liegen jedoch Hinweise vor, dass weder bei einer Kurzinfusion (15–30 min) oder kontinuierlicher Infusion die Emesisrate gegenüber Morphin erhöht ist noch die analgetische Wirkung von Tramadol durch 5-HT$_3$-Antagonisten abgeschwächt wird (Arcioni et al. 2002).

Sinnvollerweise wird Tramadol deshalb bei mittelstarken postoperativen Schmerzen kontinuierlich gegeben, um konstante Plasmaspiegel zu erzielen (Griessinger et al. 1997). Die Flussrate muss entsprechend der Schmerzmessung 2- bis 4-stündlich angepasst werden.

Tramadol und Metamizol sind kompatibel und können als Mischinfusion appliziert werden. Tramadol unterliegt als Opioid der WHO-Stufe 2 nicht der Betäubungsmittel-Verschreibungsverordnung (BtMVV) und trifft im Rahmen der ambulanten Schmerzbehandlung auf eine höhere Akzeptanz als Substanzen der WHO-Stufe 3.

Für die orale Gabe steht Tramadol in Tropfenform zur Verfügung. Die rektale Applikation der Injektionslösung ist ebenfalls möglich (Off-Label-Use; ◻ Tab. 19.12).

▪▪ Pethidin

Pethidin ist ein mittellang wirkender µ-Agonist mit mäßig sedierender Wirkung. Ihm wird eine spas-

◘ **Tab. 19.12** Tramadol	
Parameter	**Vorgabe/Eigenschaften**
Dosierung	Intravenöser Bolus[a]: 0,5–1,0 mg/kg KG Oral, rektal: 0,5–1,0 mg/kg KG
Dauerinfusion	0,25 mg/kg KG/h
Tageshöchstdosis	8–10 mg/kg KG/d
Wirkungsbeginn	5–8 min
Wirkungsmaximum	20 min
Wirkdauer	2–4 h

[a] Besser: Kurzinfusion über 15 min

◘ **Tab. 19.13** Pethidin zur Analgesie	
Parameter	**Vorgabe/Eigenschaften**
Dosierung	0,5–1,0 mg/kg KG (i. v.)
Wirkungsbeginn	3–5 min
Wirkungsmaximum	15 min
Wirkdauer	2–4 h

molytische Wirkung zugeschrieben. Sein Metabolit Norpethidin ist emetisch wirksam und setzt die Krampfschwelle deutlich herab (Kussmann u. Sethna 1998). Aufgrund der langen Halbwertzeit des toxischen Metaboliten und einer damit einhergehenden Gefahr der Akkumulation ist Pethidin als Analgetikum inzwischen obsolet.

In der Anästhesie wird Pethidin noch zur Therapie eines anhaltenden, den Patienten stark belastenden postoperativen »Shiverings« vorgehalten (Off-Label-Indikation; ◘ Tab. 19.13). Die Wirkung ist möglicherweise über den κ-Rezeptor vermittelt; Tramadol besitzt eine vergleichbare Wirkung (Kranke et al. 2004; Piper et al. 2000). Die Einzelgabe von 0,5 mg/kg KG Pethidin reicht zur schnellen und anhaltenden Beendigung des Shiverings meist aus. Die analgetische Begleitwirkung ist willkommen, ein erhöhtes Emesisrisiko ist bei dieser Dosierung nicht zu erwarten.

■ **Opioidantagonisierung**

Im Aufwachraum sind kurzzeitige Abfälle der Sauerstoffsättigung nach Opioidapplikation keine Seltenheit und lassen sich mit symptomatischen Maßnahmen beherrschen. Eine Antagonisierung kommt nur in Ausnahmefällen in Betracht, etwa nach einer akzidentellen Fehldosierung. Unter Aufwachraum- oder Intermediate-Care-Bedingungen sollte parallel zu symptomatischen Interventionen vorsichtig mit Naloxon in anfänglich kleinen Boli (1–2 µg/kg KG i. v.) bis zur Wiederherstellung einer adäquaten Spontanatmung titriert werden. Auf die-

se Weise kann eine ausreichende Analgesie erhalten bleiben.

In Notfallsituationen mit eingeschränkten Möglichkeiten zur symptomatischen Therapie der Atemdepression kann eine hochdosierte Naloxongabe gerechtfertigt sein (initial 10 µg/kg KG, ggf. steigern bis auf 100 µg/kg KG i. v.). In jedem Fall ist nach erfolgter Opioidantagonisierung eine Verlegung auf eine Intensiv- oder Intermediate-Care-Station erforderlich. Zur Antagonisierung von Buprenorphin können erheblich höhere Naloxondosen notwendig werden.

Bei nicht (mehr) vorhandenem intravenösem Zugang kann Naloxon intramuskulär oder auch nasal über einen Zerstäuber appliziert werden (z. B. MAD).

Unter einer bedarfsgerechten, titrativen Opioidapplikation im Rahmen der PCA oder NCA auf der peripheren Station tritt eine relevante Atemdepression selten auf und lässt sich fast immer mit symptomatischen Maßnahmen beherrschen.

Prinzipiell lassen sich auch andere Opioidnebenwirkungen durch Antagonisierung behandeln. So wird etwa eine sehr niedrig dosierte Dauerinfusion von Naloxon (0,25 µg/kg KG/h) empfohlen, um Pruritus und Erbrechen zu reduzieren, ohne die Analgesie zu beeinträchtigen (Maxwell et al. 2005).

19.4.4 **Koanalgetika**

Koanalgetika sind Pharmaka, die bei reinem Nozizeptorschmerz selbst keine analgetische Wirkung besitzen, aber in Kombination mit Analgetika deren Wirkung verstärken oder ergänzen. In dieser Eigenschaft finden zur Therapie akuter und postoperativer Schmerzen v. a. Butylscopolamin und Midazolam Verwendung.

◘ Tab. 19.14	Butylscopolamin
Parameter	**Vorgabe/Eigenschaften**
Dosierung	Intravenös: 0,5 mg/kg KG als Kurz-infusion, maximal 20 mg Rektal: ≤ 15 kg KG: 5 mg (entspricht ½ Suppositorium) Rektal: > 15 kg KG: 10 mg (entspricht 1 Suppositorium)
Wirkdauer:	5–8 h

▪▪ Butylscopolamin

Butylscopolamin eignet sich zur Therapie von Koliken oder als Koanalgetikum bei Schmerzen mit spastischer Komponente (Dosierung ◘ Tab. 19.14). Butylscopolamin ist ab dem Schulalter zugelassen.

▪▪ Midazolam

Midazolam besitzt keine analgetische Wirkkomponente und ist zur Monotherapie schmerzhafter Zustände ungeeignet. Im Einzelfall kann seine zentral dämpfende, anxiolytische und euphorisierende Wirkung die Therapie mit Analgetika sinnvoll ergänzen, etwa bei panischen oder agitierten Kindern. Im Rahmen der postoperativen Schmerztherapie sollte die Applikation nur im Bedarfsfall erfolgen und nicht in festen Intervallen angeordnet werden.

Die Kombination von Benzodiazepinen und Opioiden ist durch überadditive Effekte auf die CO_2-Antwort gekennzeichnet, der Übergang zur Allgemeinanästhesie ist fließend. In Abhängigkeit vom Zustand des Patienten und den verwendeten Dosierungen sind eine kontinuierliche Überwachung der Vitalfunktionen und die Sicherstellung adäquater Interventionsmöglichkeiten erforderlich.

19.4.5 Adjuvante Medikation

Mit der adjuvanten Medikation werden unerwünschte Arzneimittelwirkungen der Analgetika behandelt.

Übelkeit und Erbrechen sind häufig auftretende Nebenwirkungen der Opioide und belasten die Patienten ähnlich stark wie die Schmerzen selbst (Eberhart et al. 2004). Im postoperativen Kontext tragen neben den Opioiden noch verschiedene Anästhetika zur Entstehung des Erbrechens bei. Als adjuvante Medikation stehen deshalb die Antiemetika im Rahmen der postoperativen Schmerztherapie ganz im Vordergrund.

Die Inzidenz des postoperativen Erbrechens ist bei Säuglingen und jungen Kleinkindern gering, nimmt aber während der weiteren Entwicklung erheblich zu. In Abhängigkeit von der durchgeführten Operation können ohne medikamentöse Prophylaxe bis 90 % der Kinder betroffen sein, die durchschnittliche Inzidenz liegt bei etwa 20 %. Mit dem Einsetzen der Pubertät sinkt die Inzidenz des postoperativen Erbrechens wieder.

Als besondere Risikofaktoren des postoperativen Erbrechens im Kindesalter konnten identifiziert werden (DIVS 2008):

- Anamnese (postoperatives Erbrechen nach früheren Narkosen, Reisekrankheit)
- Alter > 3 Jahre
- Operationsdauer > 30 min
- Strabismuskorrektur

Nach Bauchoperationen und besonders nach Eingriffen im HNO-Bereich ist die Erbrechensrate ebenfalls erhöht. Treffen mehrere der genannten Faktoren zu, sollte eine Prophylaxe verabreicht werden (Becke et al. 2007). Die Kombination eines 5-HT_3-Antagonisten mit Dexamethason stellt derzeit die effektivste Prophylaxe im Kindesalter dar (De Negri u. Ivani 2002; Kovac 2007). Für antiemetisch wirksame Dosen von Dexamethason konnten analgetische Effekte nachgewiesen werden (Elhakim et al. 2003; Kaan et al. 2006).

Kinder ab zwei Jahren erhalten bei uns routinemäßig eine Emesisprophylaxe mit Ondansetron und Dexamethason jeweils 0,1 mg/kg KG vor Anästhesieausleitung. Kinder mit Malignomerkrankung erhalten Dexamethason nur nach Rücksprache mit dem behandelnden Onkologen. Ondansetron wirkt 12–24 h, Dexamethason bis zu 3 Tage. Kommt es innerhalb von 6 h nach Applikation der Prophylaxe zum Erbrechen, geben wir den H_1-Antagonisten Dimenhydrinat 2–4 mg/kg KG rektal oder 0,5–1 mg/kg KG i. v. (Piwko et al. 2005). Tritt das Erbrechen später als 6 h nach Gabe der Prophylaxe auf, geben wir erneut Ondansetron 1 mg/kg KG i. v. Ondansetron ist ab 2 Jahren zugelassen.

D_2-Antagonisten (Metoclopramid, Haloperidol, Droperidol) verursachen im Kindesalter häufig extrapyramidale Nebenwirkungen und kommen nur als Ultima Ratio in Betracht.

Bei mehrtägiger Opioidapplikation können **Laxanzien** erforderlich werden, bei mehrtägiger Therapie mit NSAID sollte auch bei Kindern eine **Ulkusprophylaxe** erwogen werden. Opioidbedingter Juckreiz erfordert gelegentlich die Verordnung eines Antihistaminikums.

19.5   Organisation

Bereits 1993 wiesen der Berufsverband Deutscher Anästhesisten und der Berufsverband der Deutschen Chirurgen in ihrer gemeinsamen Vereinbarung zur Organisation der postoperativen Schmerztherapie auf die Bedeutung der postoperativen Schmerztherapie für eine Verbesserung der Lebensqualität, Erhöhung der Heilungschancen und die Verkürzung der Verweildauer hin. Gleichzeitig richteten sie einen Appell »an die Krankenhausträger, die Kostenträger und alle für die Gesundheitspolitik Verantwortlichen, die strukturellen Voraussetzungen für eine adäquate postoperative Schmerztherapie in unseren Kliniken und Krankenhäusern zu schaffen« (Zinganell u. Hempel 1993). Die postoperative Schmerztherapie scheitert nicht an fehlenden Behandlungsmöglichkeiten, sondern an unzureichenden Organisationsstrukturen.

Primär ist im Aufwachraum der Anästhesist, auf der chirurgischen Bettenstation der Chirurg und auf der Intensivstation die leitende Disziplin für die postoperative Schmerztherapie zuständig. Naturgemäß erfolgt die postoperative Schmerztherapie symptomatisch. In Einzelfällen weist der Schmerz aber auf ein operatives Problem hin, das kausal angegangen werden muss, sodass die operative Disziplin prinzipiell immer mitbeteiligt sein muss. Gleichzeitig sollte die Zuständigkeit des Anästhesisten nicht mit der Abgabe des Patienten aus dem Aufwachraum an die bettenführende Disziplin enden: Wesentliche Maßnahmen zur postoperativen Analgesie (z. B. Regionalanästhesie, Aufsättigung mit systemischen Analgetika, PCA) werden bereits im Rahmen der Anästhesie oder im Aufwachraum initiiert, Nach- und Nebenwirkungen der Anästhetika interagieren mit der Schmerztherapie (z. B. Atemdepression, Sedierung) oder müssen differenzialdiagnostisch in Erwägung gezogen und behandelt werden (z. B. Aufwachdelirium, zentrales anticholinerges Syndrom).

Die oben genannte Vereinbarung empfiehlt daher eine interdisziplinäre Kooperation bei der Organisation der postoperativen Schmerztherapie. Dabei sind Absprachen erforderlich, die die besonderen Gegebenheiten der einzelnen Klinik berücksichtigen.

Folgende Organisationsmodelle kommen in Betracht:

- Hinzuziehung des Anästhesisten von Fall zu Fall (beratend oder zur Durchführung schmerztherapeutischer Maßnahmen)
- Übernahme eines umschriebenen Spektrums schmerztherapeutischer Leistungen durch den Anästhesisten als mitbehandelnden Arzt
- Übertragung der gesamten postoperativen Schmerztherapie auf den Anästhesisten im Rahmen seiner fachlichen Zuständigkeit
- Einrichten eines interdisziplinären Schmerzdienstes

Die beiden letzten Modelle erfordern die Schaffung mindestens einer Stelle für die hauptamtliche schmerztherapeutische Versorgung postoperativer Patienten (z. B. »Akutschmerzdienst«) und eines Bereitschafts- oder Rufdienstes.

Ohne Zweifel stellt die Etablierung eines **Schmerzdienstes** den Königsweg zur Organisation der postoperativen Schmerztherapie dar. Gleichzeitig ist er unabdingbare Voraussetzung für die postoperative Analgesie mittels kontinuierlicher oder patientenkontrollierter Medikamentenapplikation über Peridural- oder Plexuskatheter. Diese Verfahren sind effektiver, aber auch betreuungs- und überwachungsintensiver als eine alleinige systemische Schmerztherapie. Nicht nur in Anbetracht der knappen Budgets, sondern auch aufgrund des operativen Spektrums kommt die Einrichtung eines Akutschmerzdienstes nur für einen Teil der Kliniken infrage.

Unabhängig vom Vorhandensein eines Akutschmerzdienstes lässt sich für viele im Kindesalter typische Operationen eine effektive Schmerztherapie mit einem geringen Organisations- und Kostenaufwand erzielen.

Die **Kinderkrankenpflege** ist durch ihre kontinuierliche Präsenz auf der Station und den engen Patientenkontakt für eine aktivere Rolle in der postoperativen Schmerztherapie mehr prädestiniert, als es die herkömmliche Aufgabenteilung zwischen ärztlichem Dienst und Pflege vorsieht. Legt man Schmerzerfassung und Schmerzmittelapplikation in eine Hand, resultieren kürzere Reaktionszeiten, Interventionen, die besser auf die individuelle Situation des Patienten ausgerichtet sind, sowie Lerneffekte bei den Durchführenden, die sich insgesamt günstig auf die Qualität der Schmerztherapie auswirken (▶ Kap. 11).

Voraussetzung für die Durchführbarkeit und den Erfolg eines derartigen Konzeptes sind ein ausreichend großer Stamm erfahrener Pflegekräfte, Freiwilligkeit, gründliche Schulung (einschließlich »Spritzenschein«), praktische Anleitung und schmerztherapeutisch spezialisierte Ansprechpartner (Schell 2005; Weißauer 1993; Zinganell u. Hempel 1993). Dabei sollten einfache, sichere und effektive Analgesieverfahren bevorzugt Verwendung finden (Rakow et al. 2007).

Am Marienhospital Herne hat sich nach Absprache zwischen Anästhesie, Kinderchirurgie und Pflegedienstleitung folgendes Vorgehen etabliert:

Alle stationären Patienten sowie alle Patienten, die für eine ambulante Operation vorgesehen sind, erhalten bei Aufnahme einen Schmerzdokumentationsbogen, der in der Krankenakte abgeheftet wird (◻ Abb. 19.5).

Vor Verlegung des Patienten aus dem Aufwachraum legt der Anästhesist die Schmerztherapie für den Operationstag fest. Basisanalgesie (festes Zeitschema) einschließlich der vorgesehenen Applikationszeitpunkte und Bedarfsmedikation (in der Regel intravenöses Opioid mit PCA-typischer Bolusgröße) werden in den entsprechenden Feldern auf dem Schmerzdokumentationsbogen eingetragen. Diese Verordnung ist bis zum nächsten Morgen gültig. Für die Folgetage wird die Schmerzmedikation durch den Stationsarzt festgelegt und, wenn nötig, den veränderten Gegebenheiten angepasst.

Schmerzintensität und Vigilanz werden zusammen mit den Vitalparametern erhoben und dokumentiert. Messungen, die zwischen den festgelegten Intervallen erfolgen, werden ebenfalls dokumentiert.

Das Basisschmerzmittel wird in festen Zeitintervallen gegeben. Schläft das Kind, wird die Applikation verschoben. Bei Überschreiten des Schwellenwerts auf der jeweiligen Schmerzskala wird die zusätzliche Bedarfsmedikation gegeben. Die Gabe der Schmerzmittel wird durch das Unterschriftskürzel der Pflegekraft bestätigt.

Der Stationsarzt oder ersatzweise der zuständige Anästhesist wird benachrichtigt,

- wenn opioidtypische Nebenwirkungen auftreten,
- wenn innerhalb 1 h mehr als 5 Opioidboli benötigt werden,
- wenn der Patient schläfrig bzw. benommen ist und trotzdem über starke Schmerzen klagt,
- wenn eine Schmerzursache vermutet wird, die möglicherweise ärztliche Maßnahmen erfordert,
- bei extrem starken Schmerzen.

Der Anästhesist wird benachrichtigt,

- wenn der Verdacht auf ein Aufwachdelirium besteht oder
- wenn über mehrere Stunden unerwartet viele Opioidboli benötigt werden und die Verwendung einer PCA-Pumpe erwogen wird.

Nach ambulanten Eingriffen ist (weitgehende) Schmerzfreiheit ein wesentliches Entlassungskriterium. Das zunächst als Basismedikation verordnete Nichtopioid wird den Eltern als Bedarfsmedikation mitgegeben. Entsprechende Kleinstpackungen mit Patienteninformation stellt die Klinikapotheke zur Verfügung.

In den letzten Jahren hat der Umfang der ambulant durchzuführenden Eingriffe erheblich zugenommen. Damit nimmt auch die Zahl der Kinder zu, die zwar schmerzfrei entlassen werden, aber nach Abklingen der Opioidwirkung abends erneut starke Schmerzen bekommen (Wolf 1999). Die Eltern sind mit dieser Situation nicht selten überfordert, weil sie bei der Einschätzung der Schmerzen unsicher sind und zusätzlich Angst vor möglichen Nebenwirkungen des verordneten Bedarfsanalgetikums haben.

Aus diesem Grund sollten den Eltern schriftlich fixierte Verhaltensregeln und individuelle Dosieranleitungen für die mitgegebenen Analgetika ein-

Formblatt
ANÄ-7.5-FB-05-5.02
Schmerzdokumentation für Kinder

Klinik für Anästhesiologie und
operative Intensivmedizin
Direktor:
Prof. Dr. med. Christoph Puchstein

Stiftung Katholisches Krankenhaus
Marienhospital Herne
Klinikum der Ruhr-Universität Bochum

Patientenetikett

Datum: Gewicht: kg

Diagnose/Eingriff:

Schmerzskala: KUSS   FPS   NRS   VAS

Bemerkungen:

	AWR	9	10	11	12	13	14	15	16	17	18	19	20	21	22	23	24	1	2	3	4	5	6	7	8
Atemfrequenz																									
Sa O₂ %																									
O₂-Bedarf l/min																									
Blutdruck syst.																									
Blutdruck diast.																									
Herzfrequenz																									
Erbrechen N/J																									
Miktion N/J																									
Verband blutig N/J																									
wach																									
schläfrig																									
schläft																									
10																									
9																									
8																									
7																									
6																									
5																									
4																									
3																									
2																									
1																									
0																									

Basisanalgesie als Bedarfsmedikation weiterführen ab   Uhr

Dosierintervall
mindestens   Std., höchstens   x tgl.

Schmerzmedikation

Basis-Analgesie: mg / Route

zusätzlich
bei Bedarf:

Alternativ-
Medikation

Unterschrift Arzt: Unterschrift
Pflege →

19

□ **Abb. 19.5**   Überwachungs- und Dokumentationsbogen für die perioperative Dokumentation der Vitalparameter, der Schmerzen und der Verordnung von Schmerzmitteln schließlich Mindestintervall und Tageshöchstdosis ausgehändigt werden.

Viele Eltern scheuen sich trotz entsprechender Ermutigungen, bei Problemen in der behandelnden Klinik oder Praxis anzurufen. Deshalb ist eine routinemäßige telefonische Kontaktaufnahme durch den Chirurgen oder Anästhesisten möglichst noch am Abend des Operationstages sinnvoll. Dies ist oft die einzige Möglichkeit, eine Rückmeldung zur Effektivität der außerklinischen Analgesie zu erhalten und Hinweise zu Optimierungsmöglichkeiten des eigenen Konzeptes zu erhalten (Mehler 2006).

Eine effektive postoperative Schmerztherapie ist nur durch die enge Zusammenarbeit verschiedener Disziplinen und Berufsgruppen zu erreichen. Auf der Grundlage allgemeiner Leitlinien und Handlungsempfehlungen sind auf die Bedürfnisse und Gegebenheiten der einzelnen Klinik oder Praxis zugeschnittene Analgesiekonzepte zu erarbeiten und allen Beteiligten in schriftlicher Form zugänglich zu machen. Darüber hinaus müssen die Verantwortlichkeiten festgelegt werden. Initial sind berufsgruppenspezifische Schulungen notwendig, deren Inhalte durch regelmäßige Fortbildungen aufgefrischt und ergänzt werden. Neben einem Hauptverantwortlichen im ärztlichen Dienst sollte auch die pflegerische Seite durch einen Ansprechpartner mit besonderer Qualifikation vertreten sein. Wünschenswert ist die Zusatzqualifikation »Schmerzmanagement in der pädiatrischen Pflege«, ▶ Aus-, Fort- und Weiterbildung in der (Kinder-)Schmerztherapie (zu finden unter ▶ http://extras.springer.com nach Eingabe der ISBN 978-3-662-45056-7) oder eine vergleichbare Weiterbildung für ein oder mehrere Schwestern im Team.

19.6 Fazit

Kinder jeden Alters benötigen zu operativen Eingriffen eine angemessene perioperative Analgesie.

Für die Schmerzmessung stehen altersgemäße Selbstberichts- und Beobachtungsskalen zur Verfügung, die der Verlaufsdokumentation dienen und bei der Entscheidung, ob analgetische Maßnahmen erforderlich sind, helfen. Für eine treffsichere Entscheidung ist immer der Gesamtkontext einschließ-

lich des physischen und psychischen Zustandes des Kindes zu berücksichtigen. Verbale Schmerzäußerungen besitzen im Allgemeinen Priorität.

Die postoperative Schmerztherapie sollte einem multimodalen Ansatz folgen. Wenn immer möglich sollten lokal- und regionalanästhetische Verfahren einbezogen werden. Entsprechend dem WHO-Stufenschema sollte eine Opioidtherapie mit einem Nichtopioid als Basisanalgetikum kombiniert werden. Opioide sollten bedarfsadaptiert appliziert werden. Mit der postoperativen Analgesie sollte antizipatorisch begonnen werden.

Ab einem Alter von etwa 2 Jahren leiden Kinder in der postoperativen Phase zunehmend unter Übelkeit und Erbrechen. Liegen entsprechende Risikofaktoren vor, sollte eine Prophylaxe erfolgen. Zu erwägen ist auch eine generelle Emesisprophylaxe ab diesem Alter.

Die auf die Erfordernisse und Ressourcen der einzelnen Klinik oder Praxis abgestimmten Organisationsstrukturen, Verantwortlichkeiten, Analgesiekonzepte und Therapieschemata sollten schriftlich fixiert werden, um sie für alle Beteiligten transparent zu machen. Eltern und Kinder benötigen bereits präoperativ Informationen zum postoperativen Analgesiemanagement – möglichst in mündlicher und schriftlicher Form, um ihnen eine aktive Rolle im Rahmen der Schmerztherapie zu ermöglichen.

Bewährt hat sich die Zusammenführung aller für die Schmerztherapie relevanten Informationen auf einem speziellen Schmerzdokumentationsblatt.

Literatur

Alander SW, Dowd MD, Bratton SL, Kearns GL (2000) Pediatric acetaminophen overdose: risk factors associated with hepatocellular injury. Arch Pediatr Adolesc Med 154: 346–350

American Academy of Pediatrics (AAP), Committee on Drugs (COD) (2001) Acetaminophen toxicity in children. Pediatrics 108: 1020–1024

Anand KJS (1997) Long-term effects of pain in neonates and infants. In: Jensen TS, Wilson PR, Rice ARC (eds) Progress in Pain Research and Management. IASP-Press, Seattle, pp 881–892

Anand KJS (2000) Pain, plasticity, and premature birth: a prescription for permanent suffering? Nat Med 6: 971–973

Anderson BJ, Holford NH, Woollard GA, Kanagasundaram S, Mahadevan M (1999) Perioperative pharmacodynamics of acetaminophen analgesia in children. Anesthesiol 90: 411–421

Arana A, Morton NS, Hansen TG (2001) Treatment with paracetamol in infants. Acta Anaesthesiol Scand 45: 20–29

Arcioni R, la Rocca M, Romano S, Romano R, Pietropaoli P, Gasparetto A (2002) Ondansetron inhibits the analgesic effects of tramadol: a possible 5-HT3 spinal receptor involvement in acute pain in humans. Anesth Analg 94: 1553–1557

Bakkeheim E, Mowinckel P, Carlsen KH, Haland G, Carlsen KCL (2011) Paracetamol in early infancy: the risk of childhood allergy and asthma. Acta Paediatr 100: 90–96

Bandschapp O, Filitz J, Urwyler A, Koppert W, Ruppen W (2011) Tropisetron blocks analgesic action of acetaminophen: A human pain model study. Pain 152: 1304–1310

Beasley R, Clayton T, Crane J, von Mutius E, Lai CK, Montefort S, Stewart A; ISAAC Phase Three Study Group (2008) Association between paracetamol use in infancy and childhood, and risk of asthma, rhinoconjunctivitis, and eczema in children aged 6-7 years: analysis from Phase Three of the ISAAC programme. Lancet 372: 1039–1048

Becke K, Kranke P, Weiss M, Kretz FJ (2007) Handlungsempfehlung zur Risikoeinschätzung, Prophylaxe und Therapie von postoperativem Erbrechen im Kindesalter. Vom Wissenschaftlichen Arbeitskreis Kinderanästhesie der Deutschen Gesellschaft für Anästhesiologie und Intensivmedizin (DGAI). Anästhesiol Intensivmed 48: 595–598

Beyer JE (1984) The Oucher: A user's manual and technical report. Judson Press, Evanston, Illinois

Beyer JE, McGrath PJ, Berde CB (1990) Discordance between self-report and behavioral pain measures in children aged 3-7 years after surgery. J Pain Symptom Manage 5: 350–356

Bieri D, Reeve RA, Champion GD, Addicoat L, Ziegler JB (1990) The faces pain scale for the self-assessment of the severity of pain experienced by children: Development, initial validation, and preliminary investigation for ratio scale properties. Pain 41: 139–150

Birmingham PK, Tobin MJ, Fisher DM, Henthorn TK, Hall SC, Coté CJ (2001) Initial and subsequent dosing of rectal acetaminophen in children: a 24-hour pharmacokinetic study of new dose recommendations. Anesthesiol 94: 385–389

Bond GR (2004) Reduced toxicity of acetaminophen in children: it's the liver. Clin Toxicol 42: 149–152

Borucki D, Hünseler C, Müller C, Theisohn M, Hering F, Roth B (2004) Piritramid in der Analgesie von Neugeborenen, Säuglingen und Kleinkindern. Schmerz 18: 108–109

Bouillon T, Kietzmann D, Port R, Meineke I, Hoeft A (1999) Population pharmacokinetics of piritramide in surgical patients. Anesthesiol 90: 7–15

Boursinos LA, Karachalios T, Poultsides L, Malizos KN (2009) Do steroids, conventional non-steroidal anti-inflammatory drugs and selective Cox-2 inhibitors adversely affect fracture healing. J Musculoskelet Neuronal Interact 9: 44–52

Breitfeld C, Peters J, Vockel T, Lorenz C, Eikermann M (2003) Emetic effects of morphine and piritramide. Br J Anaesth 91: 218–223

Bremerich DH, Neidhart G, Roth B, Kessler P, Behne M (2001) Postoperative Schmerztherapie im Kindesalter - Ergebnisse einer repräsentativen Umfrage in Deutschland. Anaesthesist 50: 102–112

Bundesinstitut für Arzneimittel und Medizinprodukte (BfArM) (2014) Muster- und Referenztexte. ▶ http://www.bfarm.de/DE/Arzneimittel/zul/amInformationen/mufag/_node.html. Zugegriffen: 09. Okt. 2014

Büttner W (1998) Die Erfassung des postoperativen Schmerzes beim Kleinkind. Arcis, München

Büttner W, Finke W (2000) Analysis of behavioural and physiological parameters for the assessment of postoperative analgesic demand in newborns, infants and young children: a comprehensive report on seven consecutive studies. Paediatr Anaesth 10: 303–318

Conroy S, Peden V (2001) Unlicensed and off label analgesic use in paediatric pain management. Paediatr Anaesth 11: 431–436

De Negri P, Ivani G (2002) Management of Postoperative Nausea and Vomiting in Children. Pediatr Drugs 4: 717–728

Derbyshire SWG (2008) Fetal Pain: Do We Know Enough to Do the Right Thing? Reprod Health Matters 16: 117–126

Deutsche Interdisziplinäre Vereinigung für Schmerztherapie (DIVS) e.V. (Hrsg) (2008) Leitlinie Behandlung akuter perioperativer und posttraumatischer Schmerzen (S3). Deutscher Ärzte-Verlag, Köln

Elhakim M, Ali NM, Rashed I, Riad MK, Refat M (2003) Dexamethasone reduces postoperative vomiting and pain after pediatric tonsillectomy. Can J Anesth 50: 392–397

Elia N, Lysakowski C, Tramer MR (2005) Does multimodal analgesia with acetaminophen, nonsteroidal anti-inflammatory drugs, or selective cyclooxygenase-2 inhibitors and patient-controlled analgesia morphine offer advantages over morphine alone?: Meta-analyses of randomized trials. Anesthesiol 103: 1296–1304

Fanurik D, Koh JL, Harrison RD, Conrad TM, Tomerun C (1998) Pain assessment in children with cognitive impairment: an exploration of self-report skills. Clin Nurs Res 7: 103–124

Finke W, Büttner W, Reckert S, Vsianska L, Schroers C, Brambrink V (1999) Atem-und Kreislaufparameter als Indikatoren des postoperativen Analgetikabedarfs bei Neugeborenen und Säuglingen. AINS 34: 747–757

Finn M, Harris D (2010) Intranasal fentanyl for analgesia in the paediatric emergency department. Emerg Med J 27: 300–301

Ghai B, Makkar JK, Wig J (2008) Postoperative pain assessment in preverbal children and children with cognitive impairment. Paediatr Anaesth 18: 462–477

Giest J, Strauß J, Jöhr M, Becke K (2009) Paracetamol für die perioperative Schmerztherapie im Kindesalter - Ende

19

einer Ära? Stellungnahme des Wissenschaftlichen Arbeitskreises Kinderanästhesie der DGAI. Anästh Intensivmed 50: 57–59

Graff J, Arabmotlagh M, Cheung R, Geisslinger G, Harder S (2007) Effects of parecoxib and dipyrone on platelet aggregation in patients undergoing meniscectomy: A double-blind, randomized, parallel-group study. Clin Ther 29: 438–447

Griessinger N, Rösch W, Schott G, Sittl R (1997) Tramadol-Infusion zur Schmerztherapie nach großen Blaseneingriffen auf Kinderstationen. Urologe 36: 552–556

Hannallah RS, Broadman L, Belman AB, Abramowitz MD, Ebstein BS (1987) Comparison of caudal and ilionguinal/iliohypogastric nerve blocks for control of post-orchidopexy pain in pediatric ambulatory surgery. Anesthesiology 66: 232–234

Harder AT, An YH (2003) The Mechanisms of the Inhibitory Effects of Nonsteroidal Anti-Inflammatory Drugs on Bone Healing: A Concise Review. J Clin Pharnmacol 43: 807–815

Hicks CL, von Baeyer CL, Spafford PA, van Korlaar I, Goodenough B (2001) The Faces Pain Scale - Revised: Toward a common metric in pediatric pain measurement. Pain 93: 173–183

Howard RF (2003) Current status of pain management in children. JAMA 290: 2464–2469

Howard R, Carter B, Curry J, Morton N, Rivett K, Rose M, Tyrrell J, Walker S, Williams G (2008a) Analgesia Review. Paediatr Anaesth 18: 64–78

Howard R, Carter B, Curry J, Morton N, Rivett K, Rose M, Tyrrell J, Walker S, Williams G (2008b) Good practice in postoperative and procedural pain management. Background. Paediatr Anaesth 18: 1–3

Howard R, Carter B, Curry J, Morton N, Rivett K, Rose M, Tyrrell J, Walker S, Williams G (2008c) Medical Procedures. Paediatr Anaesth 18: 19–35

Howard R, Carter B, Curry J, Morton N, Rivett K, Rose M, Tyrrell J, Walker S, Williams G (2008d) Pain Assessment. Paediatr Anaesth 18: 14–18

Howard R, Carter B, Curry J, Morton N, Rivett K, Rose M, Tyrrell J, Walker S, Williams G (2008e) Postoperative pain. Paediatr Anaesth 18: 36–63

Hünseler C, Roth B, Pothmann R, Reinhold P (2005) Intramuskuläre Injektionen im Kindesalter. Notwendiges Übel oder vermeidbare Körperverletzung? Schmerz 19: 140–143

Jaksch W, Messerer B, Baumgart H, Breschan C, Fasching G, Grögl G, Justin C, Keck B, Kraus-Stoisser B, Lischka A, Mayrhofer M, Platzer M, Schoberer D, Stromer W, Urlesberger B, Vittinghoff M, Zaheri S, Sandner-Kiesling A (2014a) Österreichische interdisziplinäre Handlungsempfehlungen zum perioperativen Schmerzmanagement bei Kindern. Schmerz 28: 7–13

Jaksch W, Messerer B, Keck B, Lischka A, Urlesberger B (2014b) Pharmakodynamische und pharmakokinetische Besonderheiten der Schmerztherapie bei Neugeborenen. Schmerz 28: 25–30

Jeyakumar A, Brickman TM, Williamson ME, Hirose K, Krakovitz P, Whittemore K, Discolo C (2008) Nonsteroidal anti-inflammatory drugs and postoperative bleeding following adenotonsillectomy in pediatric patients. Arch Otolaryngol Head Neck Surg 134: 24–27

Jokela R, Ahonen J, Seitsonen E, Marjakangas P, Korttila K (2010) The influence of ondansetron on the analgesic effect of acetaminophen after laparoscopic hysterectomy. Clin Pharmacol Ther 87: 672–678

Kaan M, Odabasi O, Gezer E, Daldal A (2006) The effect of preoperative dexamethasone on early oral intake, vomiting and pain after tonsillectomy. Int J Pediatr Otorhinolaryngol 70: 73–79

Kelly LE, Rieder M, van den Anker J, Malkin B, Ross C, Neely MN, Carleton B, Hayden MR, Madadi P, Koren G (2012) More codeine fatalities after tonsillectomy in North American children. Pediatrics 129: e1343–e1347

Kovac AL (2007) Management of postoperative nausea and vomiting in children. Pediatr Drugs 9: 47–69

Kranke P, Eberhart LH, Roewer N, Tramer MR (2004) Single-dose parenteral pharmacological interventions for the prevention of postoperative shivering: a quantitative systematic review of randomized controlled trials. Anesth Analg 99: 718–727

Kretz FJ (2007) Praxis der Kinderanästhesie. In: Kretz FJ, Becke K, (Hrsg.) Anästhesie und Intensivmedizin bei Kindern. 2. Aufl. Thieme, Stuttgart

Kuehn BM (2013) FDA: no codeine after tonsillectomy for children. JAMA 309: 1100

Kussmann BD, Sethna NF (1998) Pethidine-associated seizure in a healthy adolescent receiving pethidine for postoperative pain control. Paediatr Anaesth 8: 349–352

Kyllönen M, Olkkola KT, Seppälä T, Ryhänen P (2005) Perioperative pharmacokinetics of ibuprofen enantiomers after rectal administration. Paediatr Anaesth 15: 566–573

Lee SJ, Ralston HJP, Drey EA, Partridge JC, Rosen MA (2005) Fetal pain: a systematic multidisciplinary review of the evidence. JAMA 294: 947–954

Lewis SR, Nicholson A, Cardwell ME, Siviter G, Smith AF (2013) Nonsteroidal antiinflammatory drugs and perioperative bleeding in paediatric tonsillectomy. Cochrane Database Syst Rev 18: CD003591

Lötsch J, Dudziak R, Freynhagen R, Marschner J, Geisslinger G (2006) Fatal respiratory depression after multiple intravenous morphine injections. Clin Pharmacokinet 45: 1051–1060

Lussi C, Lauven PM, Dierke-Dzierzon C (1991) Pharmakokinetik von Piritramid nach iv und im Applikation. Anaesthesist 40: 108

Machotta A, Risse A, Bercker S, Streich R, Pappert D (2003) Comparison between instillation of bupivacaine versus caudal analgesia for postoperative analgesia following inguinal herniotomy in children. Paediatr Anaesth 13: 397–402

Malviya S, Voepel-Lewis T, Burke C, Merkel S, Tait AR (2006) The revised FLACC observational pain tool: improved reliability and validity for pain assessment in children with cognitive impairment. Paediatr Anaesth 16: 258–265

Mantzke US, Brambrink AM (2002) Paracetamol im Kindesalter: Aktueller Wissensstand und Hinweise für einen rationalen Einsatz zur postoperativen Analgesie. Anaesthesist 51: 735–746

Maxwell LG, Kaufmann SC, Bitzer S, Jackson EV Jr, McGready J, Kost-Byerly S, Kozlowski L, Rothman SK, Yaster M (2005) The effects of a small-dose naloxone infusion on opioid-induced side effects and analgesia in children and adolescents treated with intravenous patient-controlled analgesia: a double-blind, prospective, randomized, controlled study. Anesth Analg 100: 953–958

Mayrhofer M (2014) "Off label use" von Analgetika in der perioperativen Kinderschmerztherapie aus rechtlicher Sicht. Schmerz 28: 65–66

McGrath PJ, Johnson G, Goodman JT, Schillinger J, Dunn J, Chapman JA (1985) CHEOPS: A behavioral scale for rating postoperative pain in children. In: Fields HL, Dubner R, Cervero F (eds) Advances in pain research and therapy, vol 9. Proceedings of the 4th World Congress on Pain. Raven Press, New York, pp 395–402

Mehler J (2006) Schmerztherapie bei ambulanten Operationen im Kindesalter. Schmerz 20: 10–6

Merkel SI, Voepel-Lewis T, Shayevitz JR, Malviya S (1997) The FLACC: A behavioral scale for scoring postoperative pain in young children. Pediatr Nurs 23: 293–297

Messerer B, Sandner-Kiesling A (2014) Organisation des Schmerzmanagements bei Kindern: österreichische interdisziplinäre Handlungsempfehlungen zum perioperativen Schmerzmanagement bei Kindern (Schwerpunkt). Schmerz 28: 14–24

Messerer B, Grögl G, Stromer W, Jaksch W (2014a) Perioperative systemische Schmerztherapie bei Kindern. Österreichische interdisziplinäre Handlungsempfehlungen zum perioperativen Schmerzmanagement bei Kindern. Schmerz 28: 43–64

Messerer B, Krauss-Stoisser B, Urlesberger B (2014b) Nichtmedikamentöse Maßnahmen sowie topische Analgetika und orale Zuckerstoffe im Schmerzmanagement. Schmerz 28: 31–42

Messerer B, Platzer M, Justin C, Vittinghoff M (2014c) Regionalanästhesiologische Verfahren im Kindesalter. Schmerz 28: 67–81

Meyer O, Gaedicke G, Salama A (1999) Demonstration of drug-dependent antibodies in two patients with neutrophenia and successful treatment with granulocyte-colony-stimulating factor. Transfusion (Paris) 39: 527–530

Minville V, Fourcade O, Mazoit JX, Girolami JP, Tack I (2011) Ondansetron does not block paracetamol-induced analgesia in a mouse model of fracture pain. Br J Anaesth 106: 112–118

Muller C, Kremer W, Harlfinger S, Doroshyenko O, Jetter A, Hering F, Hünseler C, Roth B, Theisohn M (2006) Pharmacokinetics of piritramide in newborns, infants and young children in intensive care units. Eur J Pediatr 165: 229–239

Pang WW, Mok MS, Lin CH, Yang TF, Huang MH (1999) Comparison of patient-controlled analgesia (PCA) with tramadol or morphine. Can J Anesth 46: 1030–1035

Pecar A, Dirks B (1995) Mischbarkeit von Infusionslösungen und Arzneimitteln: Kompatibilität und Inkompatibilität. Anaesthesist 44: 793–803

Pedraz JL, Calvo MB, Lanao JM, Muriel C, LAMAS JS, Dominguez-Gil A (1989) Pharmacokinetics of rectal ketamine in children. Br J Anaesth 63: 671–674

Pickering AE, Bridge HS, Nolan J, Stoddart PA (2002) Double-blind, placebo-controlled analgesic study of ibuprofen or rofecoxib in combination with paracetamol for tonsillectomy in children. Br J Anaesth 88: 72–77

Pickering G, Faure M, de Boissy EC, Roche G, Mom T, Simen E, Simen E, Dubray C, Eschalier A, Gilain L (2012) Tropisetron and paracetamol association in post-operative patients. Fund Clin Pharmacol 26: 432–437

Piper SN, Maleck WH, Boldt J, Suttner SW, Schmidt CC, Reich DG (2000) A comparison of urapidil, clonidine, meperidine and placebo in preventing postanesthetic shivering. Anesth Analg 90: 954–957

Piwko C, Lasry A, Alanezi K, Coyte PC, Ungar WJ (2005) Economic evaluation of ondansetron vs dimenhydrinate for prevention of postoperative vomiting in children undergoing strabismus surgery. Paediatr Anaesth 15: 755–761

Rakow H, Finke W, Mutze K, Reich A, Reinhold P, Strauß JM (2007) Handlungsempfehlung zur perioperativen Schmerztherapie bei Kindern. Vom Wissenschaftlichen Arbeitskreis Kinderanästhesie der Deutschen Gesellschaft für Anästhesiologie und Intensivmedizin (DGAI). AINS 48: 99–103

Reimann B, Kretz FJ (2001) Ontogenese anästhesierelevanter Rezeptoren. AINS 36: 664–682

Romagnoli A, Keats AS (1980) Ceiling effect for respiratory depression by nalbuphine. Clin Pharmacol Ther 27: 478–485

Savino F, Lupica MM, Tarasco V, Locatelli E, Garazzino S, Tovo PA (2011) Fulminant Hepatitis After 10 Days of Acetaminophen Treatment at Recommended Dosage in an Infant. Pediatrics 127: e494–e497

Schechter NL (1989) The undertreatment of pain in children: an overview. Pediatr Clin North Am 36: 781–794

Schell W (2005) Grundsätze für die Delegation von Injektionen, Infusionen und Blutentnahmen auf das Pflegepersonal (bzw. sonstiges nichtärztliches Personal). Kinderkrankenschwester 24: 384–385

Schultz-Machata AM, Becke K, Weiss M (2014) Nalbuphin in der Kinderanästhesie. Anaesthesist 63: 135–143

Schwarzer A, Zenz M (2006) Fetaler Schmerz - ein systematischer multidisziplinärer Überblick. Schmerz 20: 536–540

Squires RH jr, Shneider BL, Bucuvalas J, Alonso E, Sokol RJ, Narkewicz MR, Dhawan A, Rosenthal P, Rodriguez-Baez N, Murray KF, Horslen S, Martin MG, Lopez MJ, Soriano H, McGuire BM, Jonas MM, Yazigi N, Shepherd RW, Schwarz K, Lobritto S, Thomas DW, Lavine JE, Karpen S, Ng V, Kelly D, Simonds N, Hynan LS (2006) Acute liver failure in children: the first 348 patients in the pediatric acute liver failure study group. J Pediatr 148: 652–658

Stamer U, Mpasios N, Maier C, Stuber F (2005) Postoperative analgesia in children – current practice in Germany. Eur J Pain 9: 555–560

Taddio A, Goldbach M, Ipp M, Stevens B, Koren G (1995) Effect of neonatal circumcision on pain responses during vaccination in boys. Lancet 345: 291–292

Taddio A, Shah V, Gilbert-MacLeod C, Katz J (2002) Conditioning and hyperalgesia in newborns exposed to repeated heel lances. JAMA 288: 857–861

Tiippana E, Hamunen K, Kontinen V, Kalso E (2013) The effect of paracetamol and tropisetron on pain: experimental studies and a review of published data. Basic Clin Pharmacol Toxicol 112: 124–131

van der Marel C, Anderson BJ, Römsing J, Jacqz-Aigrain E, Tibboel D (2004) Diclofenac and metabolite pharmacokinetics in children. Paediatr Anaesth 14: 443–451

Viitanen H, Tuominen N, Vaaraniemi H, Nikanne E, Annila P (2003) Analgesic efficacy of rectal acetaminophen and ibuprofen alone or in combination for paediatric day-case adenoidectomy. Br J Anaesth 91: 363–367

Voepel-Lewis T, Merkel S, Tait AR, Trzcinka A, Malviya S (2002) The reliability and validity of the Face, Legs, Activity, Cry, Consolability observational tool as a measure of pain in children with cognitive impairment. Anesth Analg 95: 1224–1229

Voepel-Lewis T, Malviya S, Tait AR, Merkel S, Foster R, Krane EJ, Davis PJ (2008) A comparison of the clinical utility of pain assessment tools for children with cognitive impairment. Anesth Analg 106: 72–78

Weißauer W (1993) Anmerkung zur Vereinbarung über die Organisation der postoperativen Schmerztherapie des Berufsverbandes Deutscher Anästhesisten und des Berufsverbandes der Deutschen Chirurgen. Anästhesiol Intensivmed 34: 30–32

Wiesner G, Gruber M, Wild K, Hoerauf K, Taeger K (1999) Protein binding of piritramide: influence of various protein concentrations and the postoperative acute phase response. Eur J Clin Pharmacol 54: 843–845

Wissenschaftlicher Beirat der Bundesärztekammer (1991) Pränatale und perinatale Schmerzempfindung. Dtsch Arztebl 88: 2307

Wolf AR (1999) Tears at bedtime: a pitfall of extending paediatric day-case surgery without extending analgesia. Br J Anaesth 82: 319–320

Wolf AR, Lawson RA, Fisher S (1995) Ventilatory arrest after a fluid challenge in a neonate receiving sc morphine. Br J Anaesth 75: 787–789

Zhou H, Roberts P, Horgan L (2008) Association between self-report pain ratings of child and parent, child and nurse and parent and nurse dyads: meta-analysis. J Adv Nurs 63: 334–342

Zinganell K, Hempel K (1993) Vereinbarung zur Organisation der postoperativen Schmerztherapie des Berufsverbandes Deutscher Anästhesisten und des Berufsverbandes der Deutschen Chirurgen. Anästhesiol Intensivmed 34: 28–30

Schmerztherapie auf der (neonatologischen) Intensivstation

Erik Michel, Boris Zernikow

B. Zernikow (Hrsg.), *Schmerztherapie bei Kindern, Jugendlichen und jungen Erwachsenen*,
DOI 10.1007/978-3-662-45057-4_20, © Springer-Verlag Berlin Heidelberg 2015

20

20.1 Physiologie des Schmerzes

Wann beim menschlichen Fetus die Schmerzempfindung einsetzt und wie Schmerz von ihm empfunden wird, ist nicht endgültig geklärt (Hartley u. Slater 2014; Wolf 1997). Korrekterweise sollte man besser über Nozizeption als über Schmerzempfindung sprechen: »Schmerz« ist definitionsgemäß mit dem Erleben von Emotionen verbunden (Anand u. Hickey 1987); solche werden einem Fetus üblicherweise nicht zugestanden. Auf die feinsinnige Unterscheidung zwischen Nozizeption und Schmerzempfindung (Anand u. Hickey 1987) wollen wir – wie in der einschlägigen Literatur durchaus üblich – in diesem Beitrag jedoch verzichten, insbesondere weil ein Großteil der (negativen) Schmerzauswirkungen offenbar nicht an Schmerz**empfindung** geknüpft ist (▶ Abschn. 20.2; Hartley u. Slater 2014; Marsh et al. 1997).

Die Neuroanatomie des menschlichen Fetus sagt nicht alles aus über seine neuronale Funktionalität (Winberg 1998). Immerhin scheint die neurophysiologische Basis für die Sinnesqualität »Schmerz« am Ende des 2. Schwangerschaftsdrittels gelegt (▶ Kap. 3; Porter et al. 1997). Reagiert der Fetus nicht auf Schmerzreize, so ist dies nicht unbedingt mit fehlender Schmerzempfindung gleichzusetzen; Schmerzen mögen sich auf einer anderen als der Verhaltensebene äußern (▶ Abschn. 20.2; Bauer u. Versmold 1999; Hartley u. Slater 2014). Da motorische Reflexantworten gleichzeitige Schmerzempfindung nicht ausschließen, ist das Postulat eines rein subkortikalen Schmerzreaktionsmechanismus bei Früh- und Neugeborenen nicht zwingend (Anand u. Hickey 1987). Auch muss ein Schmerzreiz keineswegs bis ins Bewusstsein gelangen, um wesentlichen (negativen) Einfluss auf die sensorische Entwicklung zu nehmen (Marsh et al. 1997).

Von herausragender Bedeutung für die Regulation der neuronalen Entwicklung des Neugeborenen ist das Opioidsystem (Marsh et al. 1997). Endogene Opioide wirken inhibitorisch auf die dendritische Aussprossung (Marsh et al. 1997). Erhalten junge Ratten Morphin ohne gleichzeitigen Schmerzreiz, so zeigen sie als ausgewachsene Ratten eine reduzierte Opioidrezeptorendichte, eine veränderte Dosis-Wirkungs-Beziehung und ein ausgesprochen schnelles Toleranzverhalten gegenüber Opioiden. Diese Veränderungen beobachtet man nicht, wenn die jungen Ratten die Opioide während gleichzeitiger Schmerzen erhalten (Dickenson u. Rahman 1999), dafür entwickelten sich in einem ähnlichen Experiment verlängerte Schmerzüberempfindlichkeit, vermindertes Ansprechen auf Morphin und eine verminderte stressinduzierte Analgesie (Zhang u. Sweitzer 2008). Die Langzeitauswirkungen früher Opioidapplikation auf die Entwicklung des Opioidsystems und die spätere neurologische Entwicklung des Menschen sind noch weitgehend ungeklärt (Marsh et al. 1997), wenngleich erste Daten zu Früh- und Neugeborenen vorliegen, die bei morphinbehandelten Schmerzen einen neuroprotektiven Effekt (de Graaf et al. 2013), aber im späteren Leben – mit 5 Jahren - eine Verschlechterung in einem IQ-Subtest (visuelle Analyse; Hartley u. Slater 2014) aufzeigten, die sich im Alter von 8–9 Jahren allerdings nicht mehr nachweisen ließ (Walker 2014). Bei der Bewertung dieser Ergebnisse darf nicht übersehen werden, dass die Schmerzen an sich einen negativen Langzeiteffekt haben auf die zerebrale Anatomie (Brummelte et al. 2011; de Graaf et al. 2013), die kortikospinale Anatomie (Zwicker et al. 2013), die Schmerzreaktion (Naughton 2013), das Verhalten (Davidson u. Flick 2013) sowie das Wachstum (Fabrizi u. Slater 2012).

Aufgrund der Unreife der somatosensorischen Reizverarbeitung des Neugeborenen besteht nur eine lose Kopplung zwischen Reiz, Reaktion und somatischer Lokalisation (Andrews u. Fitzgerald 1997). Dennoch sind gewebstraumabedingte zentrale Sensibilisierung und Hyperalgesie bereits beim Neugeborenen nachweisbar (Andrews u. Fitzgerald 1997). (Un)reifebedingt lässt die physiologische Reaktion oft nicht unterscheiden zwischen gewebsschädigendem und -nichtschädigendem Reiz (Andrews u. Fitzgerald 1997; Holsti et al. 2005, 2006).

Es ist denkbar, dass Neugeborene mit individuell niedriger Unbehagensschwelle bereits nichtinvasive Reize als Schmerz erleben (Andrews u. Fitzgerald 1997; Hartley u. Slater 2014; Holsti et al. 2005, 2006). Die Reifeabhängigkeit der Verhaltensbiologie zeigt sich auch darin, dass beim Frühgeborenen von der 32.–34.SSW ein kleiner repetitiver Stimulus zu zunehmend unkontrollierter Reaktion führt, während das Termingeborene Habituation zeigt (McIntosh 1997).

Schmerzreiz führt u. a. zum Anstieg der Stresshormonspiegel im Blut (Franck u. Miaskowski 1997); damit sind Schmerz und Stress eng miteinander verknüpft. Mittlerweile belegen genügend Daten aus Anatomie, Physiologie und Verhaltensbiologie, dass im Früh- und Neugeborenenalter eine Menge passiver und aktiver Aktivitäten für den Patienten Stress bedeuten (Hartley u. Slater 2014; Holsti et al. 2005, 2006; Schuster u. Lenard 1990). Dass auch kleinere Schmerzreize bei Früh- und Neugeborenen erhebliche Stressreaktionen auslösen, liegt nicht zuletzt mit daran, dass das absteigende schmerzinhibitorische System erst nach der 40. SSW ausreift (▶ Kap. 3).

Die Schmerzreaktion Neugeborener weist soziale Validität und kommunikative Spezifität auf, weshalb sie mehr als einen bloßen Reflex darstellt (Anand u. Hickey 1987). Aber Neugeborene beherrschen nur ein beschränktes Schmerzkommunikationsrepertoire; kritisch kranke Neugeborene sind wegen ihrer körperlichen Minderbelastbarkeit und der daraus resultierenden nur schwachen Abwehrreaktion auf Schmerz besonders verletzlich (Larsson 1999).

20.2 Schmerzmessung

Schmerzmessung beim Früh- und Neugeborenen ist eine große Herausforderung (Hartley u. Slater 2014). Wir werden nie wissen, ob Neugeborene Schmerzen auf die gleiche Weise empfinden wie wir – aber wissen wir dies von unseren Mitmenschen? Was wir sehen, ist deren Stress- und Schmerzverhalten (Anand u. Hickey 1987; Schuster u. Lenard 1990).

Die Schmerzempfindung selbst wird durch situative, verhaltensbiologische, emotionale, familiäre und kulturelle Faktoren moduliert (Kart et al. 1997b). Beim Früh-/Neugeborenen und Kleinkind erscheint eine strikte Unterscheidung in primären Stress- und primären Schmerzreiz nicht sinnvoll (▶ Abschn. 20.1; Holsti et al. 2005, 2006; McIntosh 1997), wenngleich entsprechende Anstrengungen

mit einigem Erfolg unternommen werden (Holsti et al. 2005).

Schmerz ist multidimensional (Derbyshire u. Furedi 1996) und führt zu drei Arten von Reaktionen: biochemischen, physiologischen und verhaltensbiologischen (Franck u. Miaskowski 1997; McIntosh 1997). Entsprechend wird für Neugeborene die multimodale Schmerzmessung empfohlen (Franck u. Miaskowski 1997; Hartley u. Slater 2014). Schmerzbedingte Verhaltensänderungen bei Neugeborenen sind eine infantile Form der Schmerzmitteilung, sollten aber nicht als Surrogatmarker für Schmerz verstanden werden (Larsson 1999). Da im Einzelfall nicht festgelegt ist, auf welcher Ebene sich die Reizantwort abspielt, darf beispielsweise das Fehlen einer Reaktion auf der Verhaltensebene nicht als Schmerzfreiheit fehlgedeutet werden (Franck u. Miaskowski 1997). Genauso gut mag das Schmerzverhalten disproportional ausgeprägt sein, zeigen doch einige Neugeborene auf Schmerzreiz Irritabilität, andere verminderte Reagibilität (▶ Abschn. 20.1; Franck u. Miaskowski 1997).

Physiologische Messungen sind objektiv und sensitiv, aber nicht schmerzspezifisch (Barr 1998; Franck u. Miaskowski 1997; Grunau et al. 1998; Guinsburg et al. 1998; Larsson 1999). Bei Neugeborenen (Franck u. Miaskowski 1997; Pokela 1994) wie bei Erwachsenen (Lloyd-Thomas 1997) erscheint die Korrelation zwischen Schmerzintensität und Hormonausschüttung zunehmend fraglich, am ehesten sind noch die Serum- und Urinkatecholamine ein hormonaler Akutschmerzindikator (Franck u. Miaskowski 1997). Aber auch diese sind nur mäßig spezifisch, kommt es doch zu einem Anstieg auch unter pulmonaler Physiotherapie, endotrachealer Absaugung, Hypoxie und Azidose (Franck u. Miaskowski 1997). Möglicherweise sind vagaler Tonus und Hautdurchblutung schmerzintensitätsabhängig und unterscheiden gleichzeitig zwischen Schmerz- und Nichtschmerzreiz (Franck u. Miaskowski 1997). Man darf nicht vergessen, dass Früh- und Neugeborene nur ein eingeschränktes Verhaltensrepertoire besitzen. Und dennoch: In allen Altersgruppen sind Verhaltensänderungen besser mit dem Schmerzereignis korreliert als physiologische Veränderungen (Larsson 1999). Die Anwendung verhaltensbasierter Schmerzskalen (z. B. COMFORT-B) bei Neugeborenen wird von einigen

20

Autoren durchaus kritisch gesehen, sie propagieren zumindest ergänzende physiologische Parameter wie die Hautleitfähigkeitsmessung.

Der Gesichtsausdruck korreliert bei Frühgeborenen weniger als bei Termingeborenen mit der Schmerzstärke, gilt aber als brauchbares Schmerzmessinstrument (Gibbins et al. 2008ab), z. B. in Form des NIPS (▶ Kap. 6 und ▶ Anhang; Bauer u. Versmold 1999; Franck u. Miaskowski 1997; Grunau et al. 1998). Die akustischen Eigenschaften des kindlichen Schreiens erlauben keine sichere Unterscheidung in Schmerz und Nichtschmerz (Franck u. Miaskowski 1997; Larsson 1999), und bei intubierten Kindern ist die Schreiqualität selbstverständlich kein brauchbares Schmerzmessinstrument (Franck u. Miaskowski 1997; Gibbins et al. 2008b). Die **Schreilatenz** korreliert wesentlich besser mit der Schmerzintensität als Schreilänge, Schreidauer, Anzahl der Schreie und das Intervall zwischen einzelnen Schreien (kleinere Latenz bei stärkeren Schmerzen; Franck u. Miaskowski 1997). Neugeborene zeigen keine spezifische Schwelle der physiologischen oder Verhaltensantwort auf prozeduralen Schmerz, deren Überschreiten klar das Vorhandensein von Schmerz anzeigt (Porter et al. 2000).

In der klinischen Praxis ist die Verhaltensbeobachtung entscheidend für das Erkennen von Schmerzen bei Früh- und Neugeborenen (Bauer u. Versmold 1999; Holsti u. Grunau 2007; Holsti et al. 2008), z. B. auch als Neonatal Facial Coding System (NFCS; Bauer u. Versmold 1999; Grunau et al. 1998). Die Schmerzbeurteilung sollte immer das Gestationsalter, den Bewusstseinszustand des Patienten und seinen Allgemeinzustand mit einbeziehen; Unruhe beispielsweise kann auch einen **nichtschmerzbedingten** Grund haben (Hunger, Kälte u. a.; Bauer u. Versmold 1999).

Für das Extremfrühgeborene oder Frühgeborene an der Beatmung existieren kaum validierte Schmerzmessskalen (AAP u. SPS 2006). Erste Ansätze macht die deutsche Hartwig-Skala (▶ Anhang; Hünseler et al. 2010). Als Instrument zur Messung chronischer Schmerzen wird die Chaosanalyse physiologischer Parameter vorgeschlagen (McIntosh 1997). Obwohl beim Neugeborenen die Schmerzstärke gemessen werden kann, sind klinische Relevanz der Messung und Nutzen bei Früh- und Neu-

geborenen noch spekulativ (Franck u. Miaskowski 1997), zumindest solange die – potenziell nebenwirkungsbehaftete – medikamentöse Analgesie nicht wirklich an der Schmerzstärke titriert wird (Anand 2013; de Graaf et al. 2013).

20.3   Schmerzauswirkungen

Schmerz führt bei Kleinkindern zu Katabolismus, Hypermetabolismus, Hyperkaliämie, Hyperkoagulabilität, Infektanfälligkeit und verlangsamter Wundheilung (Larsson 1999). Einige Autoren vermuten, dass Schmerz bei Frühgeborenen eine intrazerebrale Blutung auslösen kann (Larsson 1999). Bei Ratten kam es unter frühkindlichem Stress zu einer persistierenden Upregulation der Kortikosteroidrezeptoren (Winberg 1998), und Ratten, die in einem sehr frühen Entwicklungsstadium Schmerzreize erfahren hatten, zeigten als erwachsene Tiere ein verändertes Sozialverhalten (Winberg 1998).

Noch Monate nach Zirkumzision zeigten männliche Säuglinge eine stärkere Schmerzreaktion auf Impfung als Unbeschnittene (Taddio et al. 1997), was auch als Ausdruck posttraumatischen Stresses gedeutet werden kann (Stevens et al. 1997). Während Änderungen des Gesichtsausdrucks auf Schmerzreiz und kardiale autonome Reaktivität in früheren Extremfrühgeborenen gegenüber entsprechend alten Reifgeborenen keinen Unterschied zeigten (Oberlander et al. 2000), korrelierte bei 8- bis 10-Jährigen die emotionale Reaktion auf Bilder schmerzhafter Ereignisse mit der Zeitdauer ihres Aufenthalts als Extremfrühgeborene auf der Intensivstation (Larsson 1999). Bei Frühgeborenen fand sich eine Korrelation zwischen dem SNAP-II-Score der ersten 24 h und späteren Veränderungen des kortikospinalen Traktes (Zwicker et al. 2013), auch war nach Schmerzerfahrung die zerebrale Anatomie verändert, wie sich im MRT nachweisen ließ (de Graaf et al. 2013; Vinall et al. 2012). Eine Zusammenfassung der Auswirkungen von perinatalem Schmerz und Stress auf die spätere Entwicklung findet sich bei Anand (2000), Fitzgerald u. Beggs (2001) sowie Walker (2013).

Schließlich konnte die NOPAIN-Studie zeigen, dass wiederholte Schmerzstimuli das klinische und neurologische Outcome von beatmeten Frühgeborenen signifikant verändern können (Larsson 1999).

Dem Schmerz sind durchaus auch positive Aspekte zu eigen, man denke nur an die Warnfunktion vor Gewebszerstörung, und, nach dem oben Gesagten, an die Gewöhnung an unbeeinflussbare umweltbedingte nozizeptive Reize. Vielleicht sollte unser Ziel nicht unbedingt die völlige Schmerzausschaltung sein, sondern die Modulation der Schmerzreaktion auf ein erträgliches Maß (Anand u. Hickey 1987; Winberg 1998), hat doch hyperaggressive Schmerztherapie ihre eigenen Nebenwirkungen (Anand 2013; de Graaf et al. 2013; Winberg 1998).

20.4 Allgemeine Betrachtungen

Kritisch Kranke auf einer Neugeborenenintensivstation müssen täglich mehr als 100 Routinemanipulationen über sich ergehen lassen (Guinsburg et al. 1998) – ein nicht unerhebliches Maß an Stress und Schmerz (Porter et al. 2000). Die täglichen Routinepflegemaßnahmen führten bei beatmeten Neugeborenen zu noch stärkeren Schwankungen physiologischer und biochemischer Parameter als endotracheales Absaugen (Hartley u. Slater 2014; Holsti et al. 2005, 2006; Pokela 1994). Allein bloßes Handling bedeutet wesentlichen Stress für kranke Frühgeborene (Franck u. Miaskowski 1997); bereits das Positionieren zur Lumbalpunktion führte bei kranken Frühgeborenen zu Veränderungen der Vitalparameter, die nicht durch subkutane Lidocainanästhesie zu beeinflussen sind (Franck u. Miaskowski 1997).

Nach akuten schmerzhaften Reizen entwickeln Frühgeborene eine zeitweise Hypersensitivität (»Wind-up«), die durch Reize niederer Intensität (z. B. mechanische Beatmung) prolongiert wird (Guinsburg et al. 1998). In solchen Perioden werden sogar nichtgewebsschädigende Reize als Schmerz erfahren und mit einer entsprechenden organischen Reizantwort bedacht (Holsti et al. 2005, 2006; Schuster u. Lenard 1990). Analgesie und Anästhesie mögen solchen Stress verhindern (Walker 2014).

Bei der **Schmerzbekämpfung** ist systematisches Vorgehen anzuraten (Anand et al. 2001; Lee et al. 1999):

- Erkennen der Schmerzursache
- Abschätzen der Schmerzstärke
- Schmerztherapie

> **Schmerzvermeidung hat Vorrang vor Schmerzminimierung und Schmerzbekämpfung (AAP u. SPS 2006)!**

20.5 Schmerzvermeidung, Schmerzminimierung

Da beim Früh- und Neugeborenen nicht eindeutig – auch nicht hinsichtlich der Folgen – unterschieden werden kann zwischen Stress und Schmerz, sind beide zu minimieren (AAP u. SPS 2006): Unnötige schädigende Stimuli (akustisch, visuell, taktil, vestibulär) sind zu vermeiden (AAP u. SPS 2006; Holsti et al. 2004). Dies gilt auch für gut gemeinte, aber nicht evaluierte entwicklungsneurologische Stimulationsmethoden und soziale Interaktionen, die in ihrem Stresspotenzial medizinischen Interventionen in nichts nachstehen (Gorski et al. 1990).

Pflegerische Maßnahmen – Prototyp ist das endotracheale Absaugen – sollen nur bei absoluter medizinischer Notwendigkeit stattfinden (Hartley u. Slater 2014; Larsson et al. 1998b; Larsson 1999). Beatmungstuben sind sorgfältig zu fixieren, um mechanische Irritation zu vermeiden (Kennedy u. Tyson 1999). Es ist der am wenigsten schmerzhafte Modus eines jeden Eingriffs zu wählen (AAP u. CPS 2006), z. B. venöse statt kapillärer Blutentnahme (Larsson 1999; Larsson et al. 1998b; Shah u. Ohlsson 2001, 2007) und Vorzug einer Automatiklanzette vor manueller Punktion (Acharya et al. 1998; Evans et al. 2005; Larsson 1999).

Um die Zahl der Punktionen bestmöglichst einzuschränken, sind Blutuntersuchungen zusammenzufassen (Kennedy u. Tyson 1999). Immer sollte die Alternative eines arteriellen oder zentralvenösen Dauerzugangs geprüft werden (AAP u. CPS 2006). Auf Injektionen ist zu verzichten, zumindest auf intramuskuläre und subkutane (Kart et al. 1997c), und es ist auf ausreichende Analgesie zu achten (▶ Abschn. 20.6; AAP u. CPS 2006; Larsson 1999).

◨ Tab. 20.1   Nichtpharmakologische Antinozizeption bei Früh- und Neugeborenen

Modus	Patienten	Wirksamkeit	Latenzzeit	Literatur
Nichtnutritives Saugen (Schnuller)	NG	(+)	Gering	Carbajal et al. 1999; Franck u. Miaskowski 1997; Naughton 2013; Porter et al. 1997
	FG	?	?	Acharya et al. 2004; Bauer et al. 2004; Blass u. Watt 1999; Carbajal et al. 1999; Eriksson u. Finnström 2004; Johnston et al. 1999b; MacGregor et al. 1998; Naughton 2013; Örs et al. 1999; Porter et al. 1997; Stevens u. Ohlsson 2000; Stevens et al. 1997, 1999; Upadhyay et al. 2004
Geschmack/ Aroma (süß)	NG	(+)	Gering	AAP u. CPS 2006; Bueno et al. 2013; Gray et al. 2000; Johnston et al. 1997b; Naughton 2013; Stevens et al. 1999
	FG	?	?	
Kängurukontakt o. Ä.	NG	+	10 min	Johnston et al. 2014
	FG	?	?	

NG: Neugeborene; FG: Frühgeborene

20.6   Schmerzbekämpfung

Jegliche rationale Schmerztherapie steht und fällt mit einer ordentlichen Schmerzmessung (Larsson 1999), um zum einen ein adäquates Analgesieverfahren auszuwählen und zum anderen die Therapie am Effekt zu titrieren.

20.6.1   Nichtpharmakologische Maßnahmen

Nichtpharmakologische Maßnahmen zur Schmerzbekämpfung listet ◨ Tab. 20.1 auf (Gray et al. 2000).

■   **Schnuller, taktile Stimulation, Musik**
Schon seit alters her ist es üblich, Babys mit dem Schnuller zu beruhigen. Im Experiment zeigte sich, dass Schnuller bei Neugeborenen nicht in der Lage sind, die schmerzbedingten physiologischen Veränderungen zu unterdrücken (Schuster u. Lenard 1990); die Kombination Schnuller und Süßanalgesie (s. dort) ist überadditiv (Naughton 2013).

Andere Studien zeigten bei gesunden, nicht aber bei kranken Frühgeborenen eine partielle Wirkung auf Herzfrequenz- und Atemfrequenz-

anstieg (Franck u. Miaskowski 1997). Weder Schnuller, taktile Stimulation noch Musik hatten einen relevanten Effekt auf die Schmerzreaktion unter Zirkumzision (Franck u. Miaskowski 1997), auch blieb der Serumkortisolspiegel unbeeinflusst (Porter et al. 1997).

In der Notfallambulanz wies Schnullern, auch in Kombination mit Süßanalgesie, bei Säuglingen von 0–3 Monaten eine analgetische Wirkung bei der intravenösen Blutentnahme auf (Curtis et al. 2007). Beim Retinopathiescreening Frühgeborener zeigte Schnullern eine gegenüber Placebo und auch Süßanalgesie signifikante, aber nicht klinisch relevante analgetische Wirkung (Boyle et al. 2006).

Wenn bei Schnullerapplikation die Schreidauer als Schmerzmaß genommen wurde (Carbajal et al. 1999), mag allein die Tatsache des »Mundstopfens« diese signifikant verändert haben.

■   **Stillen**
Bei reifen Neugeborenen konnte der Schmerz anläßlich **kleinerer, kurzer** schmerzhafter Prozeduren durch Stillen etwas reduziert werden; Spritzenfütterung von Muttermilch hatte eine geringere Wirkung (Shah et al. 2012).

■ **Geschmacksqualität »süß«**

Die Geschmacksqualität »süß«, ob von Sucrose, Saccharose, Glukose oder Süßstoff, vermag die Schmerzreaktionen bei Neugeborenen auf Lanzettenstich bzw. Impfung, teilweise auch Venenpunktion, signifikant, aber fraglich relevant zu reduzieren (Acharya et al. 2004; Bauer u. Versmold 1999; Bauer et al. 2004; Baumgartner et al. 2000; Eriksson u. Finnström 2004; Johnston et al. 1999a; Lewindon et al. 1998; Porter et al. 1997; Ramenghi et al. 1999; Skogsdal et al. 1997; Stevens et al. 1999).

Auch beim Retinopathiescreening Frühgeborener erwies sich die Süßanalgesie als unzureichend (Boyle et al. 2006; Grabska et al. 2005; Stevens et al. 2013).

Die Kombination Schnuller mit »süß« wirkte stärker (Blass u. Watt 1999; Carbajal et al. 1999; Johnston et al. 1997a; Lewindon et al. 1998; Stevens et al. 1999, 2005, 2013). Neben der doch bescheidenen Wirkstärke ist die kurze Wirkdauer der »Sucroseanalgesie« von Bedeutung (Lewindon et al. 1998). Sucrose ist kein Ersatz für eine ordentliche (pharmakologische) Analgesie (Lewindon et al. 1998; Rogers et al. 2006), zumal »Sucroseanalgesie« weder die nozizeptive Hirnaktivität (EEG) und die spinale nozizeptive Reflexantwort (EMG) verminderte (Slater et al. 2010; Stevens et al. 2013) noch die Entwicklung übermäßiger Schmerzreaktionen verhindern konnte (Fitzgerald 2009; Gray et al. 2012; Taddio et al. 2009).

Einer kürzlichen Metaanalyse (Stevens et al. 2013) gelang es nicht, die optimale analgetische Sucrosedosis zu definieren, zu groß war die Spanne der verabreichten Dosen bei inkonsistenten Studiendesigns (Johnston et al. 1999b; Stevens u. Ohlsson 2000; Stevens et al. 1997, 2004); empfohlen wird eine Einzeldosis zwischen 0,01–0,02 g (Extremfrühgeborene) und 0,24–0,5 g Sucrose (Neugeborene) etwa 2 min vor dem Eingriff; die Wirkdauer beträgt etwa 4 min (Bueno et al. 2013; Stevens et al. 2013).

Es gibt Berichte über die erfolgreiche Repetitivapplikation von Sucrose (Johnston et al. 1997b) und Glukose (Eriksson u. Finnström 2004). Es wird aber befürchtet, dass bei Extremfrühgeborenen häufigere – 8–12×/d – kleine Dosen von 20%-iger Sucroselösung das Risiko für eine nekrotisierende Enterokolitis (NEC) erhöhen (Stevens et al. 2013),

auch korrelierte der Neuro-Biological-Risk-Score NBRS bei Frühgeborenen mit der Anzahl verabreichter Sucrosegaben (Holsti u. Grunau 2010; Johnston et al. 2002; Stevens et al. 2013).

Brustmilch hatte einen in einigen Studien einen vergleichbaren (Simonse et al. 2012), in anderen einen geringeren analgetischen Effekt als Sucrose (Örs et al. 1999), war aber wirksamer als destilliertes Wasser (Upadhyay et al. 2004). Eine Überlegenheit gegenüber Wasser konnte die Metaanalyse (Stevens et al. 2013) allerdings nicht bestätigen.

■ **Wiegen, Lagerung, Hautkontakt**

Simuliertes Auf-dem-Arm-Wiegen verstärkte bei Extremfrühgeborenen den Sucroseeffekt nicht (Johnston et al. 1997b). Bauchlagerung war ineffektiv (Skogsdal et al. 1997).

Enger Hautkontakt konnte bei Neugeborenen das Weinen um 82 %, das Grimassieren um 65 % vermindern (Gray et al. 2000), tröstende Maßnahmen hatten einen ähnlichen Effekt (AAP u. CPS 2006).

Die Wirkung des Kängurukontakts ließ sich auch bei Frühgeborenen nachweisen (Ludington-Hoe et al. 2005). Beim Frühgeborenen zeigte sich ein verminderter Schmerzscore beim endotrachealen Absaugen (Axelin et al. 2006; Ward-Larson et al. 2004). Bei der Routineuntersuchung auf Frühgeborenenretinopathie wurden entsprechende Maßnahmen allerdings als unzureichend bewertet (Rush et al. 2005).

Vorsichtige 2-minütige Massage der für eine Lanzettenpunktion vorgesehenen Extremität vor dem Eingriff führte bei Frühgeborenen zu einem verringerten Anstieg von Schmerzscore und Herzfrequenz (Jain et al. 2006).

Schon vor einiger Zeit konnte gezeigt werden, dass in der Intensivstation bereits einfaches Handauflegen unter gleicher Kalorienzufuhr zu deutlich besserer Gewichtszunahme von Neugeborenen führte als in der Kontrollgruppe (Field 1982), ein Hinweis auf das Potenzial derartiger Maßnahmen (Cignacco et al. 2012).

■ **Multisensorische Stimulation**

»Multisensorische Stimulation«, d. h. die Kombination zarter taktiler, vestibulärer, gustativer, olfaktorischer, auditiver und visueller Stimuli, schwächte die Schmerzantwort Neugeborener auf einen Lanzettenstich signifikant besser ab als die Kombination von oraler Glukose und gleichzeitigem Schnullern (Bellieni et al. 2001).

■ **Abschließende Bewertung**

Eine Übersichtsarbeit befindet, dass der endgültige Beweis einer relevanten Analgesie von Schnullern, Musik, Einwickeln, Lagerungsbehandlung, olfaktorischer und multisensorischer Stimulation, Kängurukontakt und Streicheln gegen prozeduralen Schmerz bei Neugeborenen noch aussteht (Cignacco et al. 2007).

20.6.2 Pharmakologische Intervention

■ **Lokale Maßnahmen**

■■ **EMLA**

EMLA vermag bei Eingriffen wie Venenpunktion, intramuskulärer Injektion oder Lumbalpunktion ab einem Alter von 3 Monaten den Schmerz wesentlich zu verringern (► Kap. 17; Acharya et al. 1998). Um den optimalen Effekt zu erlangen, wird in einer anderen Arbeit die Applikation des Lokalanästhetikums 1 h vor der geplanten Maßnahme empfohlen (AAP u. CPS 2006), ein Timing, das durchaus mit dem klinischen Alltag interferieren kann.

Es wirkt jedoch nicht ausreichend bei der Neugeborenenbeschneidung und ist für diese Indikation in Deutschland nicht zugelassen (Acharya et al. 1998; Van Howe 1997). Bei der Venenpunktion Neugeborener war sein Effekt nur moderat (Franck u. Miaskowski 1997; Larsson et al. 1998a). Unwirksam ist es bei der Lanzettenpunktion des Termin- und des Frühgeborenen zwischen der 26. und 34. SSW (Acharya et al. 1998; Franck u. Miaskowski 1997). Das gleiche gilt für die Applikation eines Lokalanästhetikums vor Lumbalpunktion bei akut kranken Kindern (Porter et al. 1997).

Der beim Frühgeborenen gesehene Anstieg der Methämoglobinkonzentration nach EMLA-Applikation ist bei einer Einzeldosis irrelevant; EMLA sollte allerdings nicht zusammen mit anderen Methämoglobinbildnern (Sulfonamide, Paracetamol, Nitroglycerin, Nitroprussid, Phenytoin u. a.) verabreicht werden, insbesondere nicht in einem Alter von < 3 Monaten (Larsson 1999; Larsson et al. 1998a) oder < 1 Jahr (Anand u. Hickey 1987), und auch nicht, wenn beim Patienten bereits einmal eine Methämoglobinämie aufgetreten ist (Calobrisi et al. 1998).

Bei Atopikern und Frühgeborenen ist die Applikation nicht ganz unproblematisch, sind doch in diesen Gruppen nach EMLA-Applikation gehäuft lokal Purpura oder Petechien beobachtet worden (Calobrisi et al. 1998); in einer klinischen Studie an Neugeborenen wurde der EMLA-Studienarm wegen Irritation der Penisvorhaut (Applikationsort) mit Rötung und Blasenbildung abgebrochen (Holliday et al. 1999).

■■ **Regionalanästhesie**

Die Regionalanästhesie ist in der Hand des Spezialisten auch bei Neugeborenen eine ausgezeichnete Alternative, z. B. bei postoperativen Schmerzen in Form einer mehrtägigen Dauerinfusion zum epiduralen Block (► Kap. 8 und 19; AAP u. CPS 2006)

Zu beachten ist beim Neugeborenen eine mögliche Exkretionsverzögerung des Anästhetikums durch metabolitbedingte Abbauhemmung (Larsson 1999). Die Erwachsenenkapazität des Cytochrom-P450-Systems – wesentlicher Abbauweg der meisten Lokalanästhetika – wird erst in einem Alter von 1 Monat erreicht (Larsson 1999).

> ❯ **Ropivacain und Bupivacain gelten als Mittel der Wahl zur postoperativen Schmerzbekämpfung (Larsson 1999).**

Für kleinere operative Eingriffe wird auch die Kombination einer lokalen Infiltrationsanästhesie mit systemischem Morphin empfohlen (Bauer u. Versmold 1999).

■ **Systemische Pharmakotherapie**

■■ **Paracetamol**

Paracetamol (Acetaminophen) muss als Einzeldosis (van Lingen et al. 1999b) sowie nach multipler Applikation (van Lingen et al. 1999a) auch beim Neugeborenen als sicher angesehen werden. Seine rektale Resorptionsgeschwindigkeit weist allerdings eine weite Variabilität auf – von 30–120 min bis zum Erreichen der Maximalkonzentration –, und Blutspiegel und Effekt sind nicht eng korreliert (van Lingen et al. 1999ab). Der Stellenwert der Pharmakogenetik, also genetisch bedingter Variation von Pharmakokinetik und/oder -dynamik, beim sehr jungen Kind ist noch unklar (Anderson u. Palmer 2006; ► Kap. 7). Empfohlen wird eine initiale Dosierung (»loading dose«) von z. B. 30 mg/kg KG rektal (van Lingen et al. 1999ab), gefolgt von 20 mg/kg KG rektal alle 6–8 h (Frühgeborene: 8 h; Tobias u. Rasmussen 1994) als Erhaltungsdosis (van Lingen et al. 1999a, ► Kap. 21, ► Tab. 21.1). Die dieser Empfehlung zugrunde liegende pharmakokinetische Analyse weist allerdings methodische Mängel auf; entsprechend vorsichtig sind die Empfehlungen zu betrachten. Inzwischen wurde der erste Fall einer oralen Paracetamolüberdosierung bei einem Frühgeborenen publiziert (Isbister et al. 2001).

> **❗ Cave**
>
> **Die Kombination von Paracetamol als potenziellem Methämoglobinbildner mit EMLA ist nicht erlaubt!**

In einer Publikation konnte bei Neugeborenen und Säuglingen eine Verabreichung von Paracetamol den postoperativen Morphinbedarf um 66 % senken (Ceelie et al. 2013). Beim Neugeborenen hat sich Paracetamol bei der Lanzettenpunktion als unwirksam erwiesen (Shah et al. 1998). »Routineverabreichung« zur »Stabilisierung« eines Früh-/Neugeborenen nach Aufnahme auf der neonatologischen Intensivstation wird nicht empfohlen, gibt es doch zunehmend Hinweise darauf, dass dadurch eine spätere Schmerzreaktion **verstärkt** wird (Tinner et al. 2013).

Daten zur intravenösen Anwendung von Paracetamol auch bei Neugeborenen finden sich in ► Kap. 7, 19 und 21 (► Tab. 21.1) sowie bei Walker (2014). Bei der intravenösen Anwendung kam es besonders bei vorbestehender arterieller Hypotonie zu Kreislaufbeeinträchtigungen (Walker 2014). Die vom Hersteller empfohlene intravenöse Dosis bei Kindern mit einem Körpergewicht von < 10 kg scheint nicht ausreichend hoch zu sein (Wang et al. 2014).

▪▪ Ibuprofen

Die Pharmakokinetik von Ibuprofen weist bei Früh- und Neugeborenen eine beträchtliche Variabilität auf (Sharma et al. 2003). Ibuprofen verdrängt Bilirubin aus seiner Plasmaeiweißbindung (Calobrisi et al. 1998), was zu Vorsicht bei der Anwendung in der genannten Patientengruppe zwingt. In der frühen Neonatalperiode schränkt Ibuprofen wie alle NSAR die glomeruläre Filtrationsrate ein und nimmt damit Einfluss auf die Elimination etlicher Medikamente (Allegaert et al. 2005, 2006). Über die Effektivität von Ibuprofen zur Schmerzbekämpfung im Neugeborenenalter liegen keine Studien vor (AAP u. CPS 2006). Zugelassen ist Ibuprofen zur Analgesie ab einem Alter von 6 Monaten.

▪▪ Opioide

Opioide haben ihren Hauptangriffspunkt im ZNS und modulieren dort die Weiterleitung des nozizeptiven Reizes. Die verschiedenen Opioidrezeptoren (► Kap. 3 und 7) wirken im Zusammenspiel mit anderen Rezeptoren (Marsh et al. 1997). Durch Studien an neugeborenen Ratten weiß man, dass die Opioidrezeptoren in den ersten Lebenstagen (vergleichbar mit dem Zeitraum ab der 24. SSW beim Menschen) eine Vielzahl von funktionellen, anatomischen und zahlenmäßigen Entwicklungen durchmachen (Dickenson u. Rahman 1999). Bei Frühgeborenen entspricht beispielsweise die Dichte der μ_2-Rezeptoren (verantwortlich für die Atemdepression) derjenigen bei Säuglingen (Pasternak et al. 1980). Die Anzahl der die Analgesie vermittelnden μ_1-Rezeptoren nimmt hingegen erst in den ersten postnatalen Tagen dramatisch zu. Über die Langzeitwirkungen von Opioidgaben in einem frühen Entwicklungsstadium ist nur wenig bekannt (Marsh et al. 1997).

Unter Opioiden kommt es zu vermindertem Katabolismus und Umlenkung der Energieflüsse in Richtung Wachstum und Heilung. Opioide tragen positiv bei zur klinischen Stabilisierung kritisch kranker Frühgeborener (Guinsburg et al. 1998), indem sie hämodynamischen, hormonellen und metabolischen Operationsstress bei Früh-und Neugeborenen mildern (Franck u. Miaskowski 1998).

Unumstrittene **Indikationen** für Opioide bei Früh- und Neugeborenen sind starker Akutschmerz, postoperativer Schmerz (intravenöse Dauergabe hat keine relevanten Vorteile gegenüber wiederholten Einzelgaben; AAP u. CPS 2006), ECMO und Sterbebegleitung (Bauer u. Versmold 1999). Der wissenschaftliche Beweis, dass generell bei beatmeten Neugeborenen die Gabe von Opioiden mit dem Zweck der Sedierung, Erlangung von Synchronizität zwischen Atmung und Beatmung, Verbesserung der Beatmung, Schmerzstillung und Stressverminderung vorteilhaft zu deren Genesung beiträgt, ist eher schwach (Anand et al. 2004; Bellù et al. 2008; Bhandari et al. 2005; Franck u. Miaskowski 1998; Hall et al. 2007).

Zur Sedierung kranker Frühgeborener verwendet, zeigen sich keine einheitlichen Ergebnisse hinsichtlich eines verbesserten kurzzeitigen und langzeitigen Outcome (de Graaf et al. 2013; MacGregor et al. 1998). Es existieren nur wenige Daten zur intravenösen Applikation von Opioiden bei kritisch kranken Frühgeborenen (Franck u. Miaskowski 1998), und es gibt erst recht keine Daten, die für die generelle Überlegenheit eines bestimmten Opioids in der Neonatologie sprechen, wenngleich Remifentanil ein vielversprechender Kandidat scheint (Allegaert 2011); Opioide, aus denen toxische Metaboliten gebildet werden mit der Möglichkeit der Auslösung zerebraler Krampfanfälle sind allerdings besser zu vermeiden (► Kap. 7; AAP u. CPS 2006).

▪▪ Morphin

Wirkungen Morphin ist ein spezifischer Agonist des μ-Rezeptors (MacGregor et al. 1998). Man kann unterscheiden zwischen sedierender und analgesierender Wirkung (Andrews u. Fitzgerald 1997). Die tatsächliche Morphinwirkung hängt wesentlich ab von den Konzentrationen seiner verschiedenen Metaboliten, im Wesentlichen M-3-G und M-6-G im Effektkompartiment: M-3-G scheint die analgetische Wirkung von Morphin und M-6-G zu antagonisieren (Marsh et al. 1997), führt zu verringerter gastrointestinaler Motilität, zu Harnverhalt, arterieller Hypotension (Saarenmaa et al. 1999) und stimuliert die Atmung (Hartley et al. 1993). M-6-G ist 20× so analgetisch wie Morphin selbst (Chay et al. 1992) und atemdepressiv (Bauer

u. Versmold 1999; Lloyd-Thomas u. Fitzgerald 1996; Marsh et al. 1997). Es trägt signifikant bei zur Effektivität von Morphin. Aufgrund der bei Frühgeborenen geringeren M-6-G-Produktion ist Morphin in dieser Patientengruppe vermindert analgetisch wirksam (Hartley et al. 1993).

Nebenwirkungen Häufige Nebenwirkungen von Morphin sind bei Neugeborenen und Kindern Atemdepression, Nausea, Erbrechen (letztere beide weniger bei Neugeborenen), Sedierung (oft durchaus gewünscht), Pruritus (beim Neugeborenen schwer zu eruieren) und Harnverhalt und damit keine prinzipiell anderen als beim Erwachsenen (Kart et al. 1997b). Bei gleichem Wirkspiegel im Effektkompartiment sind Neugeborene anscheinend nicht anfälliger für morphininduzierte Atemdepression als ältere Kinder (Chay et al. 1992; Kart et al. 1997b; Marsh et al. 1997), wenngleich es dazu auch gegenteilige Angaben gibt (Baumgartner et al. 2000). Der Widerspruch erklärt sich dadurch, dass einmal äquianalgetische Dosen verglichen werden (Marsh et al. 1997) – die wegen der beim Frühgeborenen niedrigeren analgetischen Potenz von Morphin höher liegen als beim Erwachsenen (Chay et al. 1992) – und das andere Mal identische Serummorphinkonzentrationen (Kart et al. 1997b). Die Atemdepression kann einige Stunden anhalten und aufgrund des Metabolismus durchaus auch erst nach Stunden auftreten (Bauer u. Versmold 1999; Hartley et al. 1993; Kart et al. 1997b). Morphin gilt bei Neugeborenen, Kleinkindern und Schulkindern unter entsprechendem Monitoring als sicheres Medikament (Kart et al. 1997b). Bei beatmeten Neugeborenen führte die Morphinsedierung nicht in klinisch relevantem Ausmaß zu arterieller Hypotension (Simons et al. 2006).

Pharmakokinetik Mittlerweile liegt eine Vielzahl von pharmakokinetischen Daten auch zu Früh- und Neugeborenen vor (► Kap. 7; Chay et al. 1992; Franck u. Miaskowski 1998; Hartley et al. 1993; Kart et al. 1997a; Lynn et al. 1998; Saarenmaa et al. 1999). Das Verteilungsvolumen ist altersunabhängig; Halbwertzeit und Clearance sind altersabhängig (Kart et al. 1997a; Lloyd-Thomas u. Fitzgerald 1996), wobei sich die drei Parameter nicht

▢ Tab. 20.2 Startdosierungsempfehlungen (LD) zu Morphin. **Cave:** Verwende nur halbe Erhaltungsdosis (ED) nach kardiochirurgischen Eingriffen; Beachte: Die Dosis ist am Effekt zu titrieren!

Indikation	Frühgeborene	Neugeborene	Säuglinge >1 Monat	Ab Kleinkindalter
Kurzeingriff, Akutschmerz	30–100 µg/kg KG i. v.	50–200 µg/kg KG i. v.	50–200 µg/kg KG i. v.	50–200 µg/kg KG i. v.
Beatmung, ECMO	LD 50 µg/kg KG i. v.	LD 50 µg/kg KG/h i. v.	LD 50–100 µg/kg KG i. v.	LD 50–100 µg/kg KG i. v.
	ED 2,0 (-7,5) µg/kg KG/h i. v.	ED 2,0 (-7,5–20) µg/kg KG/h i. v.	ED 10–30 µg/kg KG/h i. v.	ED 20–40 µg/kg KG/h i. v.
Postoperativ	10–100 µg/kg KG i. v. alle 2–6 h	30–200 µg/kg KG i. v. alle 2–6 h	30–200 µg/kg KG i. v. alle 2–6 h	30–200 µg/kg KG i. v. alle 2–6 h
	Dauerinfusion: s. Beatmung (▢ Tab. 20.5)	Dauerinfusion: s. Beatmung (▢ Tab. 20.5)	Dauerinfusion: s. Beatmung (▢ Tab. 20.5)	Dauerinfusion: s. Beatmung (▢ Tab. 20.5)

unterschieden zwischen Frühgeborenen und Reifgeborenen und auch nicht mit dem Körpergewicht korreliert waren (Chay et al. 1992).

Kompliziert wird die Pharmakokinetik durch die altersabhängige Enzymreifung, die zu deutlich unterschiedlichen Kinetiken der aktiven Metabolite führt, was altersabhängige Unterschiede der Wirkprofile bedeutet (▶ Wirkungen; Chay et al. 1992; Hartley et al. 1993; Marsh et al. 1997; Saarenmaa et al. 1999). Die Pharmakokinetik weist bei Neugeborenen eine signifikante interindividuelle Schwankungsbreite (Faktor 3–12) auf (Franck u. Miaskowski 1998; Lynn et al. 1998). Darüber hinaus bestimmt auch die Grundkrankheit des Patienten seine pharmakokinetischen Kennwerte (Chay et al. 1992; Lynn et al. 1998). Wegen der großen interindividuellen Spannbreite der Pharmakokinetik können Morphindosierungsempfehlungen nur einen Startpunkt bedeuten; die Dosis ist am Effekt zu titrieren (▢ Tab. 20.2; Bauer u. Versmold 1999; Kart et al. 1997b).

Der kontinuierlichen intravenösen Infusion wird von einigen Autoren eine bessere analgetische Wirkung zugeschrieben als Morphineinzelgaben (Kart et al. 1997a), allerdings komme es schneller zu Toleranzentwicklung hinsichtlich der Analgesie, nicht aber der Hemmung der Peristaltik (Bauer u. Versmold 1999). Nach Meinung der Autoren mag hinsichtlich der Entwicklung analgetischer Toleranz eine Missinterpretation vorliegen: Ist es nicht eher so, dass sich Toleranz hinsichtlich des sedierenden Effektes einstellt, wie vom Erwachsenen bekannt? Zieht man in Betracht, dass Morphin bei Früh- und Neugeborenen häufig als Sedativum und nicht als Analgetikum eingesetzt wird, mag leicht der falsche Eindruck der Toleranzentwicklung gegenüber dem analgetischen Effekt entstehen. Jüngere Arbeiten legen nahe, eine Morphindauertropfinfusion (DTI) niedriger zu dosieren als bisher üblich, nämlich eher mit nur 2,5 (-7,5) µg/kg/h iv und wirklich zeitnah an seiner Wirkung zu titrieren, um eine Übersedierung mit einer erhöhten Rate an Sofort- und Spätnebenwirkungen zu vermeiden (Anand 2013; de Graaf et al. 2013).

Indikation Ob in der Neonatologie die einzige Indikation für Morphin wirklich nur in der postoperativen Analgesie besteht (Bauer u. Versmold 1999; Franck u. Miaskowski 1998), darf nach derzeitiger Datenlage bezweifelt werden, zeichnen sich doch Vorteile seiner Verwendung ab in der Kardiochirurgie und bei beatmeten Frühgeborenen – auch wenn die Datenlage hier noch nicht eindeutig ist, die NOPAIN-Studie nur wenige Frühgeborene einschloss (Anand et al. 1999) und eine spätere große Studie (Anand et al. 2004) als auch eine Metaanalyse (Bellù et al. 2010) den postulierten positiven Effekt nicht bestätigen konnte. De Graaf et al. sahen keine Spätnebenwirkungen nach Sedierung beatmeter Neonaten mit Morphindauerinfusion

◘ Tab. 20.3 Startdosierungsempfehlungen (LD) und Erhaltungsdosis (ED) zu Fentanyl. **Cave:** Dosis reduzieren bei gleichzeitiger Applikation eines Sedativums (nach Schuster u. Lenard 1990)

Indikation	Frühgeborene	Neugeborene	Säuglinge >3 Monate	Ab Kleinkindalter
Kurzeingriff, Analgesie	2 µg/kg KG i. v.	2 µg/kg KG i. v.	2–3 µg/kg KG i. v.	2–3 µg/kg KG i. v.
Kurzeingriff, Anästhesie	10 µg/kg KG i. v.	10 µg/kg KG i. v.	10–50 µg/kg KG i. v.	10–50 µg/kg KG i. v.
Beatmung, ECMO	LD: 2–10 µg/kg KG i. v.	LD: 2–10 µg/kg KG i. v.	LD: 5–10 µg/kg KG i. v.	LD: 10 µg/kg KG i. v.
	ED: 0,5–2 µg/kg KG/h i. v. (Lago et al. 1998)	ED: 0,5–2 µg/kg KG/h i. v. (Lago et al. 1998)	ED: 1–4 µg/kg KG/h i. v.	ED: 2–5 µg/kg KG/h i. v.
Akutschmerz, postoperativ	2–4(–10) µg/kg KG i. v., alle 2–4 h	2–4(–10) µg/kg KG i. v., alle 2–4 h	5–10 µg/kg KG i. v., alle 2–4 h	5–10 µg/kg KG i. v., alle 2–4 h
	Dauerinfusion: s. Beatmung (◘ Tab. 20.5)	Dauerinfusion: s. Beatmung (◘ Tab. 20.5)	Dauerinfusion: s. Beatmung (◘ Tab. 20.5)	Dauerinfusion: s. Beatmung (◘ Tab. 20.5)

(de Graaf et al. 2013). Morphin gilt zur Sedierung beatmeter Neugeborene als sicherer als Midazolam (Tristao et al. 2013).

▪▪ Pethidin

Pethidin hat bei Frühgeboren zwar keinen Einfluss auf die intrazerebrale Zirkulation (Schuster und Lenard 1990), wird aber zu toxischen Metaboliten metabolisiert, die akkumulieren und zerebrale Krämpfe verursachen können. Aus diesem Grund wird dank besserer Alternativen von seiner Verwendung in der Früh- und Neugeborenenmedizin **abgeraten** (▶ Kap. 7).

▪▪ Fentanyl

Fentanyl, ein synthetisches Opioid (Marsh et al. 1997), wirkt bei gleicher Dosis 50–100× stärker analgetisch als Morphin, da es dank seiner höheren Fettlöslichkeit besser an die zentralen Opioidrezeptoren bindet (Bauer u. Versmold 1999). Seine Metaboliten sind kaum oder nicht aktiv (Bauer u. Versmold 1999; Marsh et al. 1997; ▶ Kap. 7).

Die Nebenwirkungen ähneln denen von Morphin mit einem geringeren Akzent auf den kardiovaskulären oder sedierenden Effekten (Bauer u. Versmold 1999). Fentanyl senkt den pulmonalen Gefäßwiderstand und wird deshalb gern beim PFC-Syndrom (»persistent fetal circulation«) eingesetzt (Bauer u. Versmold 1999). Unter Fentanyl (auch Sufentanil und Alfentanil) wurden in Neon-

aten Brustkorbstarre und Laryngospasmus beobachtet (AAP u. CPS 2006; Bauer u. Versmold 1999), die – um den Preis der Intubation – durch ein Muskelrelaxans aufgehoben werden konnten (Bauer u. Versmold 1999). Nach Kombinationsinfusion von Fentanyl mit Midazolam wurde bei Säuglingen von reversiblen Enzephalopathien berichtet (Bauer u. Versmold 1999).

Die Pharmakokinetik von Fentanyl ist bei Frühgeborenen und Neonaten sehr variabel (Marsh et al. 1997). Dosierungsvorschläge sind ◘ Tab. 20.3 zu entnehmen. Wie bei Morphin gilt, dass die Dosis an der Wirkung zu titrieren ist (Lago et al. 1998).

Bei beatmeten Früh- und Neugeborenen erwies sich Fentanyl als mindestens ebenso wirksam zur Schmerzbekämpfung wie Morphin bei weniger Nebenwirkungen, insbesondere was die Darmmotilitätshemmung Frühgeborener betrifft (Saarenmaa et al. 1999). Es senkte im Gegensatz zu Morphin die Plasma-β-Endorphinkonzentrationen (Saarenmaa et al. 1999). Plasmaadrenalin und -noradrenalin wurden durch beide vermindert (Saarenmaa et al. 1999). Eine ähnlich gute Wirkung zeigte Fentanyl in Kombination mit Tubocurarin und N_2O während der Duktusligatur bei Frühgeborenen (Anand et al. 1987). In der placebokontrollierten Studie von Guinsburg et al. (1998) kam es allerdings bei Neonaten unter Fentanyl zu einem signifikanten **Anstieg** des Schmerzwerts.

An Indikationen für Fentanyl werden akute starke Schmerzen und postoperative Analgesie genannt (Bauer u. Versmold 1999). Wenn es denn zur Verwendung von Fentanyl kommt, sind nach Ancora et al. (2013) ob der geringeren Nebenwirkungsrate wiederholte Bolusinjektionen einer Dauerinfusion vorzuziehen, sofern die Beatmung voraussichtlich von eher kürzerer Dauer ist.

■■ **Sonstige Opioide**

Es ist eine Reihe weiterer Opioide auf dem Markt mit zum Teil interessanten Eigenschaften. Der Metabolismus von **Remifentanil** ist leber- und nierenunabhängig (Lloyd-Thomas 1997), seine Eliminationskinetik ist dank seines Abbaus durch Plasmaesterasen relativ vorhersagbar, und es erscheint als das vielversprechendste Opiod in der Früh- und Neugeborenenmedizin (Allegaert 2011). **Diamorphin**, lipophiler als Morphin, erzeugte verglichen mit Letzterem bei beatmeten Frühgeborenen bei gleicher Wirkung weniger Neigung zu arterieller Hypotension und mag für diese Patientengruppe den Vorzug verdienen (Wolf 1997). Insgesamt ist die Datenlage zu diesen Opioiden jedoch noch zu dünn für fundierte Empfehlungen.

■■ **Dexmedetomidin**

Dexmedetomidin ist ein zentralwirksamer α_2-Rezeptoragonist mit sowohl sedierenden als auch analgesierenden Eigenschaften. Im Gegensatz zu einem Narkotikum hemmt es den Atemantrieb und die Magenmotilität nur unwesentlich (O'Mara et al. 2012). Anders als Benzodiazepine **stimuliert** es die Makrophagenfunktion und hat darüber hinaus einen davon unabhängigen antimikrobiellen Effekt (O'Mara et al. 2012). Es wirkt auch über NMDA- und GABA-Rezeptoren. Es steigert die neuronale Apoptose **nicht** und reduziert eine durch Isofluran induzierte Apoptose und Defizite im Lernvermögen (Davidson u. Flick 2013). Im Tiermodell zeigte es einen signifikanten neuroprotektiven Effekt insbesondere im hypoxisch-ischämischen Gehirn (O'Mara et al. 2012). Es stört nicht die synaptische Plastizität des Hippocampus (Davidson u. Flick 2013).

In einer retrospektiven Case-Control-Studie an 48 beatmeten Level-III-Frühgeborenen mit einem Gestationsalter von < 36 SSW (mittleres Gestationsalter: 25 SSW) war es Fentanylsedierung/-analgesie überlegen hinsichtlich zusätzlichem Sedierungsbedarf (16,5 vs. 51 %), Dauer der Beatmung (14,4 vs. 28,4 d), Zeitdauer bis zur vollenteralen Ernährung (26,8 vs. 50,8 d), blutkulturpositiver Sepsis (48 vs. 88 %) und Anzahl der Röntgenthoraxaufnahmen (28 vs. 49); keine Unterschiede fanden sich bezüglich hämodynamischer Probleme und der Inzidenz schwerer Hirnblutung oder periventrikulärer Leukomalazie (O'Mara et al. 2012). Inzwischen liegen O'Mara et al. (2012) eine Vielzahl weiterer Behandlungsfälle mit eindrucksvollen Resultaten vor. Für den Kurzzeitgebrauch bei Frühgeborenen scheint Dexmedetomidin sicher; ausreichende Daten zu eventuellen Spätnebenwirkungen/Langzeitwirkungen fehlen noch, sodass derzeit noch von einem allgemeinen Gebrauch der Substanz abgeraten wird (O'Mara et al. 2012).

■ **Sonderproblem: Beatmete Früh- und Neugeborene**

Jeder endotracheale Tubus bedeutet eine mechanische Irritation für den Patienten. Hinzu kommt der mehr oder weniger synchronisierte Beatmungsreiz. Der Gedanke liegt nahe, dass Beatmungspatienten – insbesondere solche, die den Sinn der Prozedur noch nicht rational erfassen können, eben Früh-, Neugeborene und Kleinkinder – einem besonderen Stress, vielleicht auch Schmerzen ausgesetzt sind.

Dazu passt die Beobachtung, dass die Serumkatecholamine beatmeter Frühgeborener < 34 SSW mit Respiratory-Distress-Syndrom (RDS) in den ersten 24 h durch Opioidtherapie signifikant gesenkt werden konnten (Bauer u. Versmold 1999; MacGregor et al. 1998; Quinn et al. 1993); Blutdruck, Anzahl intraventrikulärer Blutungen (IVH), PDA- und Pneumothoraxinzidenz, Anzahl der Beatmungstage, Todesfälle (Quinn et al. 1993), Schmerzscore und Herzfrequenz (Bauer u. Versmold 1999) waren jedoch gegenüber einer Placebogruppe nicht verschieden. Dies belegt auch die NEOPAIN-Studie (Anand et al. 2004). Sekundäre Analysen der NEOPAIN-Studie zeigen, dass auch die Rate gastrointestinaler Komplikationen (Menon et al. 2008) und die pulmonale Funktion

20

(Bhandari et al. 2005) zwischen Morphin- und Placebogruppe nicht signifikant verschieden war.

Fentanyl per infusionem über bis zu 3 Tage konnte einen Stressscore, die Urinkatecholaminausscheidung und die Anzahl der SO_2-Abfälle signifikant reduzieren, »short term outcome« und Beatmungsparameter waren jedoch nicht anders als in der Vergleichsgruppe (Lago et al. 1998). Dabei ist Fentanyl möglicherweise mit weniger (gastrointestinalen) Nebenwirkungen behaftet als Morphin (Saarenmaa et al. 1999).

Eine Studie aus dem Jahr 1999 mit bescheidener Fallzahl zeigte an Frühgeborenen mit 24–32 SSW eine unter Morphin mit 4 % signifikant und wesentlich reduzierte Inzidenz an Neuropathologie gegenüber einer Midazolam- (32 %) oder Placebogruppe (24 %; Anand et al. 1999), was sich in einer großen placebokontrollierten Studie jedoch nicht bestätigte (Anand et al. 2004). Immerhin hat die kurzzeitige Morphinexposition Frühgeborener < 34 SSW zur Erleichterung der Beatmungsführung offenbar keine im Alter von 5–6 Jahren nachweisbaren Nebenwirkungen hinsichtlich Intelligenz, motorischer Funktion und Verhalten (AAP u. CPS 2006; de Graaf et al. 2013; MacGregor et al. 1998). Wichtig ist nach neueren Daten das Vermeiden einer Übertherapie, d. h. Morphingaben ohne Schmerzen oder eine zu hohe Dosis (▶ Morphin; Ceelie et al. 2013).

Eine positive Wirkung von Opioidinfusionen bei mechanischer Beatmung ist bisher nicht belegt. Es fehlt der sichere Nachweis, dass die positiven Effekte die Gefahren von Sedierung und Analgesie aufwiegen (Anand et al. 1999, 2004; Bellù et al. 2010; Franck u. Miaskowski 1998; Kennedy u. Tyson 1999; Simons et al. 2003). Es wird sogar spekuliert, ob Opioidbehandlung nicht den Stress insgesamt vergrößert, z. B. durch verlängerte Beatmungsnotwendigkeit, Notwendigkeit einer Opioidentwöhnungsphase oder die Nebenwirkungen der Opioidmedikation (Kart et al. 1997b). Auch 2014 sind noch weitere umfassende und gut geplante Studien nötig, um endgültig den Stellenwert einer Opioidanalgesie bei beatmeten Frühgeborenen zu definieren (Anand et al. 2004; Bellù et al. 2008; Franck u. Miaskowski 1997; Grunau et al. 1998; Hall et al. 2007), insbesondere auch angesichts erster Daten

zum vielversprechenden Einsatz von Dexmedetomidin beim Früh- und Neugeborenen (O'Mara et al. 2012).

Angesichts einer unzureichenden Datenlage zur Bewertung der Vorteile und gleichzeitiger Bedenken hinsichtlich eines verschlechterten neurologischen Outcome kann derzeit nicht zu einer Midazolamsedierung beatmeter Frühgeborener geraten werden (AAP u. CPS 2006).

20.6.3 Gebrauch von Analgetika und Anästhesie im klinischen Alltag

Noch bis 1977 war man der festen Überzeugung, bei der Neugeborenenbeschneidung und bei kleineren operativen Eingriffen bis zum 3. Lebensmonat auf eine suffiziente Analgesie verzichten zu können, weil Babys bis zu diesem Zeitpunkt ob der Unreife ihrer afferenten Schmerzfasern ohnehin keinen Schmerz empfinden könnten (Schuster u. Lenard 1990). Erst 1999 wurde die Forderung erhoben, endlich mit den placebokontrollierten Studien zur Analgesie bei der Neugeborenenzirkumzision aufzuhören zugunsten effektiver Analgesie (Maxwell u. Yaster 1999). Auch im Jahre 2012 wird die Forderung wiederholt, bei Neonaten endlich keine Schmerzstudien mehr mit einem Placeboarm – also ohne klar anerkannte Analgesie – durchzuführen (Bellieni et al. 2012).

Zumindest in Kanada wird auf der NICU (»neonatal intensive-care unit«) kaum Analgesie betrieben, postoperative Schmerzen ausgenommen (Johnston et al. 1997a). Was Anästhesisten von Analgesie und Anästhesie bei Neugeborenen abhält, ist ihre Angst vor kardiovaskulären Komplikationen und Atemdepression (Schuster u. Lenard 1990). Zwischen dem Vorliegen von Leitlinien zur Schmerzbekämpfung und dem tatsächlichen Gebrauch von Analgesie besteht nach einer groß angelegten kanadischen Untersuchung kein Zusammenhang (Johnston et al. 1997a). Das Erstellen von Leitlinien ist wohl nur ein erster kleiner Schritt hin zu einem Bewusstseinswandel des medizinischen Personals. Immerhin konnten erste Verbesserungen der Situation objektiviert werden (Walker 2014).

20.6.4 Auswirkungen einer gut geführten Anästhesie

Babys, die während chirurgischer Eingriffe eine potente Anästhesie bekommen hatten, waren während des Eingriffs stabiler und hatten weniger postoperative Komplikationen (Schuster u. Lenard 1990). Auch bei Extremfrühgeborenen konnten Analgesie und Anästhesie die hormonellen und metabolischen Folgen schmerzhafter Eingriffe abschwächen (Kennedy u. Tyson 1999).

In der Neonatalkardiochirurgie wurden Stressreaktion und physiologische Veränderungen durch tiefe Anästhesie und hochdosierte postoperative Opioidanalgesie abgeschwächt, und es wurde geschlussfolgert, dass dadurch Komplikationsanfälligkeit und Mortalität gesenkt werden könnten (Anand u. Hickey 1992).

Nicht ausgeblendet werden dürfen die Sofort- und Spätnebenwirkungen einer Anästhesie: Im Tiermodell wirkte die Verabreichung von Opioiden ohne Vorliegen von Schmerz neurotoxisch (Dührsen et al. 2013); die kombinierte Wirkung verschiedener Anästhetika (Ketamin, Propofol, Sevofluran, Isofluran, Desfluran, NO_2, Benzodiazepin) könnte verstärkt neurotoxisch wirken (Davidson u. Flick 2013). Allerdings gibt es Hinweise, dass verglichen mit dem Langzeiteffekt einer Anästhesie Sozial- und Umweltbedingungen einen weitaus größeren Einfluss auf die neuronale Entwicklung haben, sodass gezielte soziale Stimulation dem negativen Effekt einer durchgemachten Anästhesie entgegenwirken kann (Davidson u. Flick 2013).

20.7   Zusammenfassende Bewertung

Schmerz bedeutet in der Neugeborenenintensivmedizin ein signifikantes Problem. Wie ist ihm zu begegnen?

An allererster Stelle steht die **Schmerzvermeidung**, und bei allen Maßnahmen am Kind, pflegerische eingeschlossen, müssen wir kritisch den Nutzen hinterfragen. Es folgt die **Schmerzminimierung** durch die Wahl geeigneter Maßnahme und richtigem Applikations-/Interventionszeitpunkt. Die **Schmerztherapie** schließt die antizipatorische Gabe von Analgetika ein. Es stehen nichtpharmakologi-

sche und pharmakologische Maßnahmen zur Verfügung.

Trotz einer Fülle von Studien zu nichtpharmakologischen Maßnahmen – »Süßanalgesie« eingeschlossen – überzeugen die Daten zu deren Wirkung nicht. Entweder waren die Ergebnisse zwar signifikant, aber in ihrem Ausmaß nicht relevant, oder – weitverbreitet – es wurden inadäquate Schmerzparameter untersucht, z. B. die Schreifrequenz oder -dauer, denen im Gegensatz zur Schreilatenz nur geringe Schmerzspezifität zugeschrieben wird.

Ob es sinnvoll ist, einen künstlichen, in seinen Langzeitauswirkungen an Frühgeborenen überhaupt nicht ausgetesteten Süßstoff in das Analgesiepanoptikum einzuführen – zumal Zucker als natürliche Alternative existiert –, muss mehr als fraglich bleiben.

Hervorzuheben sind die positiven Wirkungen von Geborgenheit und menschlicher Wärme.

Die Effekte von EMLA und Paracetamol – beide sollten nicht kombiniert werden – sind bei Früh- und Neugeborenen noch nicht hinreichend belegt.

Zur Opioidanalgesie liegen überzeugende Daten vor – aber eben auch nur zu einigen wenigen Indikationen, und die reine, unkomplizierte Früh- und Neugeborenenbeatmung zählt nicht dazu. Erst in jüngerer Zeit liegt mit der NOPAIN-Studie eine Publikation vor, die eine wesentliche Reduktion der Neuromorbidität unter Opioidanalgesie beatmeter Frühgeborener aufzeigt und sich damit in Widerspruch zu früheren Arbeiten stellt (Anand et al. 1999). Die große NEOPAIN-Studie konnte diese positiven Wirkungen allerdings nicht bestätigen (Anand et al. 2004). Die Opioidnebenwirkungen sind nicht unerheblich, und bis zur Empfehlung einer Opioidanalgesie beatmeter Frühgeborener bedarf es nach einer Cochrane-Analyse erst noch einer besseren Datenlage (Bellù et al. 2008, 2010). Es liegen erste vielversprechende Daten vor zur Früh- und Neugeborenenanalgesie/-sedierung mit Dexmedotomidin, einem Nichtopioid (O'Mara et al. 2012); für dessen allgemeine Anwendung in dieser Indikation ist die Datenlage allerdings noch zu dünn.

Die Vielzahl der Schmerzscores misst akuten, aber nicht chronischen Schmerz, was die Aussagekraft der Studien zur Analgesie unter Beatmung nicht gerade stärkt. Chronischer Schmerz, obwohl

20

von nicht abzustreitender Relevanz im Intensivbereich, ist ohnehin noch ein Stiefkind der Schmerzforschung.

Die Entscheidung, Neugeborenen Analgesie oder Anästhesie vorzuenthalten, sollte auf den gleichen Kriterien basieren wie beim Erwachsenen und sich nicht am Alter oder kortikalen Reifungsgrad des Patienten orientieren (Maxwell u. Yaster 1999). Immer muss eine detaillierte, neutrale und empathische Nutzen-Risiko-Abwägung erfolgen. Egal, ob sie Schmerz empfinden oder ihre physiologischen Reaktionen nur als nozizeptiver Reflex verstanden werden: Neugeborenen der Intensivstation sollten die gleichen Rechte auf adäquate Analgesie zugestanden werden wie älteren Kindern und Erwachsenen. Es ist zynisch, Neugeborene hinsichtlich Schmerzbekämpfung schlechter zu stellen als kleine Labortiere: Bei denen besteht eine gesetzliche Pflicht zur Schmerzminimierung (Schuster u. Lenard 1990).

20.8   Analgesie auf der pädiatrischen Intensivstation

Im Interesse einer stringenten Argumentation wurde in diesem Kapitel bis jetzt die Schmerzproblematik jenseits der Neugeborenenperiode weitgehend ausgeklammert. Zu Schmerzphysiologie und Schmerzmessung bei älteren Kindern sei auf ▶ Kap. 2, 3 und 6 verwiesen.

Auch Intensivpatienten jenseits des Neugeborenenalters sind einem nicht unerheblichen Stress ausgesetzt, sei es durch Grundkrankheit, Behandlung, Komplikationen, Pflegemaßnahmen oder auch durch die Behandlungssituation an sich. Vertraute Umgebung und Personen werden vermisst, die Zukunft ist unklar, der Patient fühlt sich ausgeliefert und hilflos, es entstehen Ängste.

Je älter der Patient ist, umso mehr kann man auf Verständnis für invasive Maßnahmen hoffen – aber auch Verständnis und Akzeptanz führen nicht zu Schmerzfreiheit. Sie steigern jedoch den Wert psychologischer Maßnahmen zur Schmerzprophylaxe und -therapie (▶ Kap. 9 und 10).

Die pharmakologische Analgesie arbeitet mit Substanzen und (körpergewichtsbezogenen) Dosierungen, die zu denen in der Erwachsenenmedizin weitgehend identisch sind mit einem gegenüber Früh- und Neugeborenen erweiterten Therapiespektrum.

EMLA führt in Dosierungen von 0,5–2,0 g zur präinterventionellen Analgesie zu einer signifikanten Schmerzreduktion bei Hautperforationen mittels venöser und arterieller Kanülen, bei Anlage perkutaner Katheter, bei Shuntpunktion bei Dialysepatienten und bei Lumbalpunktionen (▶ Kap. 17).

Die Regionalanästhesie ist eine gute Wahl insbesondere bei Kurzeingriffen und postoperativem Schmerz (▶ Kap. 8 und 19). Postoperativ und bei Verbrennungen kommen auch nichtsteroidale Analgetika/Antiphlogistika zum Einsatz (▶ Kap. 19; Brent 2000; Tobias u. Rasmussen 1994).

Morphin ist auch in der pädiatrischen Intensivmedizin der Goldstandard in der Opioidanalgesie, hat allerdings in speziellen Situationen Konkurrenten, die ihm aufgrund ihrer Pharmakokinetik oder -dynamik überlegen sind, dazu gehören:

- Fentanyl (kurze Wirkdauer; gemeinsam mit Droperidol ideal zur Neuroleptanalgesie)
- Remifentanil (kurze Wirkdauer, gut vorhersagbare Pharmakokinetik)
- Buprenorphin (sehr lange Wirkdauer) oder
- (Levo-)Methadon (aufgrund seiner langen Wirkdauer ideal zur Behandlung des Opioidentzugssyndroms, wirksam auch bei postoperativen neuropathischen Schmerzen)

Noch neu in der Pädiatrie ist Dexmedetomidin, ein vielversprechendes sedierendes und analgesierendes Nichtopioid. Für seine allgemeine Anwendung ist die Datengrundlage noch zu schwach.

Die pädiatrische Intensivmedizin betreut eine hohe Anzahl postoperativer (▶ Kap. 19) und onkologischer Patienten (▶ Kap. 21). Für Letztere mit ihren chronischen Schmerzen stellt die PCA nicht selten die optimale Therapieform dar.

Typische Indikation zur Analgesie auf der Intensivstation ist neben der Analgesie bei Kurzeingriffen die endotracheale Intubation mit anschließender künstlicher Beatmung (Playfor et al. 2000). ◻ Tab. 20.4 und ◻ Tab. 20.5 listen eine Reihe von Analgesieoptionen auf; der Vollständigkeit halber werden passende Sedierungsregimes ebenfalls genannt. In der Praxis werden Analgesie und Sedierung häufig kombiniert.

□ Tab. 20.4 Analgesie und Sedierung auf der pädiatrischen Intensivstation: Intubationsmedikation (Auswahlsets nach Altersgruppe)

Präparat	Handelsname	Dosierung	Bemerkung
Neugeborene			
Atropin	Atropin	0,01 mg/kg KG i. v. Minimal: 0,1 mg i. v. Maximal: 0,4 mg i. v.	Einmalig
Morphin	MSI	0,1 mg/kg KG i. v.	Gegebenenfalls nachspritzen
Midazolam	Dormicum	0,1 mg/kg KG i. v.	Gegebenenfalls nach einigen Minuten nachspritzen
Vecuroniumbromid	Norcuron	0,1 mg/kg KG i. v.	Oft nicht nötig
Säuglinge und Kinder			
Atropin	Atropin	0,01 mg/kg KG i. v. Minimal: 0,1 mg i. v. Maximal: 0,4 mg i. v.	Einmalig
Morphin	MSI	0,1 mg/kg KG i. v.	
Midazolam	Dormicum	0,1 mg/kg KG i. v.	
Vecuroniumbromid	Norcuron	0,1 mg/kg KG i. v.	Großzügige Indikation; Voraussetzung: Sicherheit in der Maskenbeatmung
Alle Altersgruppen (Alternative)			
Fentanyl	Fentanyl	5 µg/kg KG i. v.	Gegebenenfalls stattdessen Morphin 0,1 mg/kg KG i. v.
Etomidat	Hypnomidate	0,3 mg/kg KG i. v.	Wirkt innerhalb weniger Sekunden; wirkt nur für wenige Minuten; hat eine Art muskelerschlaffende Wirkung
Vecuroniumbromid	Norcuron	0,1 mg/kg KG i. v.	Meist nicht nötig
Schnelle Notfallintubation (»rapid sequence intubation«)			
Etomidat	Hypnomidate	0,3 mg/kg KG i. v.	Wirkt innerhalb weniger Sekunden; wirkt nur für wenige Minuten
Succinylcholin	Succinylcholin	1 mg/kg KG i. v.	**Cave:** bei genetischer Anlage zu maligner Hyperthermie **Cave:** nach großflächigen Brandwunden oder Muskelverletzungen älter als einige Stunden

□ Tab. 20.5 Analgesie und Sedierung auf der pädiatrischen Intensivstation bei Kurzeingriffen und Beatmung

Präparat	Handelsname	Bolusdosis	Als intravenöse Dauerinfusion	Bemerkung
Beatmete Neugeborene, Säuglinge, Kinder				
Morphin	MSI	0,1 mg/kg KG i. v.	10–30(–...) µg/kg KG/h	Gegebenenfalls in einer Spritze mit Midazolam
Midazolam	Dormicum	0,1 mg/kg KG i. v.	0,03–0,1 mg/kg KG/h	Gegebenenfalls in einer Spritze mit Morphin

20

◻ **Tab. 20.5**   Fortsetzung

Präparat	Handels-name	Bolusdosis	Als intravenöse Dauerinfusion	Bemerkung
Alter > 3 Monate				
Fentanyl	Fentanyl	3–5 µg/kg KG i. v.	1–4 µg/kg KG/h	Opioid
Ältere Kinder, Reserve				
Ketamin	Ketanest	1–3 mg/kg KG i. v.	10(–80–150) µg/kg KG/min	Als Bolus Wirkdauer 5–8 min; Initialdosis immer mit Atropin kombinieren; **Cave:** steigert den Hirndruck; Infusion immer mit Midazolam- (= Dormicum-)infusion kombinieren, sonst erzeugt es psychotische Zustände.
Midazolam	Dormi-cum	0,1 mg/kg KG i. v.	0,03–0,1 mg/kg KG/h	
Neugeborene, Säuglinge, Kleinkinder, größere Kinder				
Chloralhydrat	Chloral-hydrat	25–80 mg/kg KG p. o., rektal maximale Tagesdosis 200 mg/kg KG/d in 4 ED		Wirkeintritt nach 10–20 min, typische Wirkdauer 30–90 min; gut geeignet für Sedierung zu NMR, CT o. Ä.
β-OH-Buttersäure	Somsanit	50 mg/kg KG i. v.	10 mg/kg KG/h	Nach 20 min sehr zuverlässiger Wirkungseintritt. Sehr große therapeutische Breite; keine Atemdepression per se, verstärkt allerdings die atemdepressive Wirkung von Opioiden; keine toxischen oder pharmakologisch aktiven Metaboliten; ausgezeichnet geeignet zur Sedierung bei NMR, CT o. Ä.

Wichtige Hinweise zu Analgesie und Sedierung

- Dosis nach Effekt titrieren; bei Dauertherapie Dosissteigerung nötig.
- Für Morphin extra Loading-Bolus-Dosis bei Erhöhung der Infusionsgeschwindigkeit, sonst tritt der Effekt zu langsam ein.
- Immer versuchen, die Ursache einer Unruhe zu beseitigen:
  - Tubus geknickt?
  - Tubusfehllage?
  - Unzureichende Beatmung?
  - Blase voll?
- Manchmal hilft eine vorübergehende Sedierung durch Bolusgabe, um Zeit zur Beseitigung des Problems zu gewinnen (z. B. Optimieren der Beatmung, Anfertigen eines Röntgenbildes).

- Bei nur leichter Grundsedierung ist es oft hilfreich, jeweils zum Versorgen einen Bolus von z. B. Fentanyl, Ketamin oder Chloralhydrat extra zu verabreichen.
- Bitte nicht verwechseln: Sedierung ist Sedierung und keine Analgesie. Deshalb häufig Kombination von Sedativum mit Analgetikum.
- Merke: Phenobarbital sediert, verstärkt aber die Schmerzempfindung!
- Achtung: Eine Morphin- oder Midazolaminfusion über mehr als 7 d führt bei plötzlichem Absetzen zu Entzugssymptomen. Deshalb: Ausschleichen über mehrere Tage (Übersicht in ◻ Tab. 20.6).

◼ Tab. 20.6 Vereinfachtes Absetzschema nach länger dauernder Morphin- und/oder Midazolam- (= Dormicum-) therapie. Um eine Entzugssymptomatik (Suresh u. Anand 2001) zu vermeiden, muss nach länger dauernder Morphin- oder Midazolamtherapie ausgeschlichen werden

Schema	Beschreibung
Indikation zum Ausschleichen	– Kontinuierliche Morphintherapie (Bolus oder per infusionem) > 7 d – kontinuierliche Midazolamtherapie (Bolus oder per infusionem) > 7 d
Ausschleichschema Morphin	1. Alle 12 h die Morphindosis schrittweise senken, z. B. bei Dauerinfusion 50–40–30–20 µg/kg KG/h i. v. 2. Sind 20 µg/kg KG/h erreicht, alle 12 h die Morphindosis um 10 % der Ausgangsdosis senken (20–18–16–14–12–1, bis 10 µg/kg KG/h erreicht sind. 3. Falls Morphingabe per infusionem: Die letzte **kumulative Tagesdosis** (in µg) aufteilen in 6 Boluseinzeldosen Morphin i. v. 4. Nach weiteren 1–2 d Morphin in eine Äquivalenzdosis Methadon umsetzen (Start mit 0,05 mg/kg KG Methadon alle 6 h p. o.). Falls unter dieser Umstellung eine Entzugssymptomatik auftritt, Methadon um 0,05 mg/kg KG pro Dosis erhöhen, bis die Symptome verschwunden sind. Vorteil von Methadon: wesentlich längere Halbwertzeit als Morphin, deshalb zunächst in 4, später in 2 Einzeldosen pro Tag aufzuteilen. 5. Über 1–2 Wochen Substitution abbauen bis auf eine Methadondosis von 0,05 mg/kg KG/d in 2 Einzeldosen, dann Stopp! Therapie von abbaubedingten Krämpfen: – Diazepam 0,1–0,3 mg/kg KG alle 6 h i. v. Therapie von Entzugserscheinungen: – Clonidin 3–4 µg/kg KG/d verteilt auf 4 Einzeldosen p. o. – Alternativ: Phenobarbital 2–4 mg/kg KG/d verteilt auf 2 Einzeldosen p. o.
Ausschleichschema Midazolam (= Dormicum)	1. Für 1 Tag Tagesdosis auf 70 % der zuletzt gehabten maximalen Dosierung reduzieren. 2. Am nächsten Tag Tagesdosis auf 40 % der gehabten maximalen Dosierung reduzieren. 3. 48 h nach Beginn des Dosisabbaus Midazolam-Stopp! Therapie von Abstinenzerscheinungen: – Midazolam 0,5 mg/kg KG (p. o. oder rektal) – Alternativ (exzellente Wirkung): Clonidin 5 µg/kg KG/Tag verteilt auf 4 Einzeldosen p. o. Monitoring der Entzugserscheinungen: – Finnegan-Score

Auch auf der pädiatrischen Intensivstation verdient jeder Patient den nötigen Respekt und damit ausreichende Analgesie. Erschwert wird diese durch oft anzutreffende hämodynamische und/oder respiratorische Instabilität, was eine sorgfältige und situationsgerechte Medikamentenwahl erzwingt. Andererseits ist gerade die Intensivstation der Ort, wo den notgedrungen in Kauf genommenen kardiovaskulären oder respiratorischen Nebenwirkungen gezielt begegnet werden kann (Katecholamine, künstliche Beatmung etc.). Dank des Routinemonitorings kann die Analgesie ausgereizt werden – wenn nötig bis an die Grenzen der Dekompensation, etwa zur Durchführung invasiver Maßnahmen (▶ Kap. 18), und so lange, bis durch den Heilungsprozess die Notwendigkeit dazu nachlässt. An dieser Stelle verschwimmen die Grenzen zwischen Intensivmedizin und Anästhesie.

Literatur

Acharya AB, Bustani PC, Phillips JD, Taub NA, Beattle RM (1998) Randomised controlled trial of eutectic mixture of local anaesthetics cream for venepuncture in healthy preterm infants. Arch Dis Child Fetal Neonatal Ed 78: 138–142

Acharya AB, Annamali S, Taub NA, Field D (2004) Oral sucrose analgesia for preterm infant venepuncture. Arch Dis Child Fetal Neonatal Ed 89: F17–18

Allegaert K (2011) The clinical pharmacology of short acting analgo-sedatives in neonates. Curr clin pharmacol 6: 222–226

Allegaert K, Vanhole C, de Hoon J, Guignard JP, Tibboel D, Devlieger H, Van Overmeire B (2005) Nonselective cyclo-oxygenase inhibitors and glomerular filtration rate in preterm neonates. Pediatr Nephrol 20:1557–1561

Allegaert K, Rayyan M, Anderson BJ (2006) Impact of ibu-profen administration on renal drug clearance in the first weeks of life. Methods Find Exp Clin Pharmacol 28: 519–522

American Academy of Pediatrics (AAP), Canadian Paediatric Society (CPS) (2000) Prevention and management of pain and stress in the neonate. Pediatrics 105: 454–461

American Academy of Pediatrics (AAP), Canadian Paediatric Society (CPS) (2006) Prevention and Management of Pain in the Neonate: An Update. Pediatrics 118: 2231–2241

Anand KJS (2000) Effects of perinatal pain and stress. Prof Brain Res 122: 117–129

Anand KJS (2013) Pain Panacea for Opiophobia in Infants? Pain Control in Infants. JAMA 309: 183–184

Anand KJS, Hickey PR (1987) Pain and its effects in the hu-man neonate and fetus. N Engl J Med 317: 1321–1329

Anand KJS, Hickey PR (1992) Halothane-morphine compared with high-dose sufentanil for anesthesia and postope-rative analgesia in neonatal cardiac surgery. N Engl J Med 326: 1–9

Anand KJS, International Evidence-Based Group for Neona-tal Pain (2001) Consensus Statement for the Prevention and management of Pain in the Newborn. Arch Pediatr Adolesc Med 155: 173–180

Anand KJS, Sippell WG, Aynsley-Green A (1987) Randomised trial of fentanyl anaesthesia in preterm babies under-going surgery: effects on the stress response. Lancet 8524: 62–66

Anand KJS, McIntosh N, Lagercrantz H, Pelausa E, Young TE, Vasa R (1999) Analgesia and sedation in preterm neonates who require ventilatory support. Arch Pediatr Adolesc Med 153: 331–338

Anand KJS, Hall RW, Desai N, Shephard B, Bergqvist LL, Young TE, Boyle EM, Carbajal R, Bhutani VK, Moore MB, Kronsberg SS, Barton BA; NEOPAIN Trial Investi-gators Group (2004) Effects of morphine analgesia in ventilated preterm neonates: primary outcomes from the NEOPAIN randomised trial – comment and authors reply. Lancet 498: 1673–1682

Ancora G, Lago P, Garetti E, Pirelli A, Merazzi D, Mastrocola M, Pierantoni L, Faldella G (2013) Efficacy and Safety of Continuous Infusion of Fentanyl for Pain Control in Preterm Newborns on Mechanical Ventilation. J Pediatr 163: 645–651

Anderson BJ, Palmer GM (2006) Recent pharmacological advances in paediatric analgesics. Biomed Pharmaco-ther 60: 303–309

Andrews K, Fitzgerald M (1997) Biological barriers to paediat-ric pain management. Clin J Pain 13: 138–143

Axelin A, Salanterä S, Lehtonen L (2006) 'Facilitated tucking by parents' in pain management of preterm infants-a randomized crossover trial. Early Hum Dev 82: 241–247

Barr RG (1998) Reflections on measuring pain in infants: dis-sociation in responsive systems and «honest signaling». Arch Dis Child Fetal Neonatal Ed 79: F152–F156

Bauer K, Versmold H (1999) Analgesie bei Früh- und Neuge-borenen. Pädiatr Prax 57: 169–178

Bauer K, Ketteler J, Hellwich M, Laurenz M, Versmold H (2004) Oral glucose before venepuncture relieves neon-ates of pain, but stress is still evidenced by increase in oxygen consumption, energy expenditure, and heart rate. Pediatr Res 55: 695–700

Baumgartner R, Fauchère JC, Bucher HU (2000) Künstli-che Süßstoffe reduzieren die Schmerzreaktion beim Guthrie-Test. Z Geburtsh Neonatol 204: 1

Bellieni CV, Buonocore G, Nenci A, Franci N, Cordelli DM, Ba-gnoli F (2001) Sensorial saturation; an effective analgesic tool for heel-prick in preterm infants. Biol Neonate 80: 15–18

Bellieni CV, Taddio A, Linebarger JS, Lantos JD (2012) Should an IRB Approve a Placebo-Controlled Randomized Trial of Analgesia for Procedural Pain in Neonates? Pediatr 130: 550–553

Bellù R, de Waal KA, Zanini R (2008) Opioids for neonates receiving mechanical ventilation. Cochrane Database Syst Rev 23: CD004212

Bellù R, de Waal K, Zanini R (2010) Opioids for neonates receiving mechanical ventilation: a systematic review and meta-analysis. Arch Dis Child Fetal Neonatal Ed 95: F241–F251

Bhandari V, Bergqvist LL, Kronsberg SS, Barton BA, Anand KJS, Neopain Trial Investigators Group (2005) Morphine administration and short-term pulmonary outcomes among ventilated preterm infants. Pediatrics 116: 352–359

Blass EM, Watt LB (1999) Suckling- and sucrose-induced analgesia in human newborns. Pain 83: 611–623

Boyle EM, Freer Y, Khan-Orakzai Z, Watkinson M, Wright E, Ainsworth JR, McIntosh N (2006) Sucrose and non-nutritive sucking for the relief of pain in screening for retinopathy of prematurity: a randomised controlled trial. Arch Dis Child Fetal Neonatal Ed 91: F166–F168

Brent AS (2000) The management of pain in the emergency department. Pediatr Clin North Am 47: 651–679

Brummelte S, Grunau RE, Zaidman-Zait A, Weinberg J, Nord-stokke D, Cepeda IL (2011) Cortisol levels in relation to maternal interaction and child internalizing behavior in preterm and full-term children at 18 months corrected age. Dev Psychobiol 53: 184–195

Bueno M, Yamada J, Harrison D, Khan S, Ohlsson A, dams-Webber T, Beyene J, Stevens B (2013) A systematic re-view and meta-analyses of nonsucrose sweet solutions for pain relief in neonates. Pain Res Manag 18: 153

Calobrisi SD, Drolet BA, Esterly NB (1998) Petechial eruption after the application of EMLA cream. Pediatrics 101: 471–473

Carbajal R, Chauvet X, Couderc S, Olivier-Martin M (1999) Randomised trial of analgesic effects of sucrose, gluco-se, and pacifiers in term neonates. BMJ 19: 1393–1397

Ceelie I, de Wildt SN, van Dijk M, van den Berg MMJ, van den Bosch GE, Duivenvoorden HJ, de Leeuw TG, Mathôt R, Knibbe CA, Tibboel D (2013) Effect of intravenous paracetamol on postoperative morphine requirements in neonates and infants undergoing major noncardiac surgery: a randomized controlled trial. JAMA 309: 149–154

Chay PCW, Duffy BJ, Walker JS (1992) Pharmacokinetic-pharmacodynamic relationship of morphine in neonates. Clin Pharmacol Ther 51: 334–342

Cignacco E, Hamers JP, Stoffel L, van Lingen RA, Gessler P, McDougall J, Nelle M (2007) The efficacy of non-pharmacological interventions in the management of procedural pain in preterm and term neonates. A systematic literature review. Eur J Pain 11: 139–152

Cignacco EL, Sellam G, Stoffel L, Gerull R, Nelle M, Anand KJS, Engberg S (2012) Oral sucrose and "facilitated tucking" for repeated pain relief in preterms: a randomized controlled trial. Pediatrics 129: 299–308

Curtis SJ, Jou H, Ali S, Vandermeer B, Klassen T (2007) A randomized controlled trial of sucrose and/or pacifier as analgesia for infants receiving venipuncture in a pediatric emergency department. BMJ Pediatr 7: 27

Davidson A, Flick RP (2013) Neurodevelopmental Implications of the Use of Sedation and Analgesia in Neonates. Clin Perinatol 40: 559–573

de Graaf J, van Lingen RA, Valkenburg AJ, Weisglas-Kuperus N, Groot Jebbink L, Wijnberg-Williams B, Anand KJ, Tibboel D, van Dijk M (2013) Does neonatal morphine use affect neuropsychological outcomes at 8 to 9 years of age? Pain 154: 449–458

Derbyshire SWG, Furedi A (1996) "Fetal pain" is a misnomer. BMJ 313: 795

Dickenson A, Rahman W (1999) Mechanisms of chronic pain and the developing nervous system. In: McGrath PJ, Finley GA (eds) Chronic and recurrent pain in children and adolescents. IASP Press, Seattle, pp 5–39

Dührsen L, Simons SH, Dzietko M, Genz K, Bendix I, Boos V, Sifringer M, Tibboel D, Felderhoff-Mueser U (2013) Effects of repetitive exposure to pain and morphine treatment on the neonatal rat brain. Neonatology 103: 35–43

Eriksson M, Finnström O (2004) Can daily repeated doses of orally administered glucose induce tolerance when given for neonatal pain relief? Acta Paediatr 93: 246–249

Evans JC, McCartney EM, Lawhon G, Galloway J (2005) Longitudinal comparison of preterm pain responses to repeated heelsticks. Paediatr Nurs 31: 216–221

Fabrizi L, Slater R (2012) Exploring the relationship of pain and development in the neonatal intensive care unit. Pain 153: 1340–1341

Field T (1982) Alleviating stress in newborn infants in the intensive care unit. Clin Perinatol 17: 1–9

Fitzgerald M (2009) When is an analgesic not an analgesic? Pain 144: 9

Fitzgerald M, Beggs S (2001) The neurobiology of pain: Developmental aspects. Neuroscientist 7: 246–257

Franck LS, Miaskowski C (1997) Measurement of neonatal responses to painful stimuli: A research review. J Pain Symptom Manage 14: 343–378

Franck LS, Miaskowski C (1998) The use of intravenous opioids to provide analgesia in critically ill, premature neonates: A research critique. J Pain Symptom Manage 15: 41–69

Gibbins S, Stevens B, Beyene J, Chan PC, Bagg M, Asztalos E (2008a) Pain behaviours in Extremely Low Gestational Age infants. Early Hum Dev 84: 451–458

Gibbins S, Stevens B, McGrath PJ, Yamada J, Beyene J, Breau L, Camfield C, Finley A, Franck L, Johnston C, Howlett A, McKeever P, O'Brien K, Ohlsson A (2008b) Comparison of pain responses in infants of different gestational ages. Neonatology 93: 10–18

Gorski PA, Huntington L, Lewkowicz DJ (1990) Handling preterm infants in hospitals. Clin Perinatol 17: 103–112

Grabska J, Walden P, Lerer T, Kelly C, Hussain N, Donovan T, Herson V (2005) Can oral sucrose reduce the pain and distress associated with screening for retinopathy of prematurity? J Perinatol 25: 33–35

Gray L, Watt L, Blass EM (2000) Skin-to-skin contact is analgesic in healthy newborns. Pediatrics 105: e14

Gray L, Lang CW, Porges SW (2012) Warmth is analgesic in healthy newborns. Pain 153: 960–966

Grunau RE, Oberlandr T, Holsti L, Whilfield MF (1998) Bedside application of the Neonatal Facial Coding System in pain assessment of premature neonates. Pain 76: 277–286

Guinsburg RG, Kopelman BI, Anand KJS, de Almeida MFB, Peres CA, Miyoshi MH (1998) Physiological, hormonal, and behavioral responses to a single fentanyl dose in intubated and ventilated preterm neonates. J Pediatr 132: 954–959

Hall RW, Boyle E, Young T (2007) Do ventilated neonates require pain management. Semin Perinatol 31: 289–297

Hartley C, Slater R (2014) Neurophysiological measures of nociceptive brain activity in the newborn infant- the next steps. Acta Paediatr 103: 238–242

Hartley R, Quinn M, Green M, Levene MI (1993) Morphine glucuronidation in premature neonates. Br J Clin Pharmacol 35: 314–317

Holliday MA, Pinckert TL, Kiernan SC, Kunos I, Angelus P, Keszler M (1999) Dorsal penile nerve block vs topical placebo for circumcision in low-birth-weight neonates. Arch Pediatr Adolesc Med 153: 476–480

Holsti I, Grunau RE (2007) Initial validation of the Behavioral Indicators of Infant Pain (BIIP). Pain 132: 264–272

Holsti L, Grunau RE (2010) Considerations for using sucrose to reduce procedural pain in preterm infants. Pediatrics 125: 1042–1047

Holsti L, Grunau RE, Oberlander TF, Whifield MF (2004) Specific Newborn Individualized Developmental Care and Assessment Program movements are associated with acute pain in preterm infants in the neonatal intensive care unit. Pediatrics 114: 65–72

Holsti L, Grunau RE, Oberlander TF, Whifield MF (2005) Prior pain induces heightened motor responses during clustered care in preterm infants in the NICU. Early Hum Dev 81: 293–302

Holsti L, Grunau RE, Whifield MF, Oberlander TF, Lindh V (2006) Behavioral responses to pain are heightened after clustered care in preterm infants born between 30 and 32 weeks gestational age. Clin J Pain 22: 757–764

Holsti L, Grunau RE, Oberlander TF, Osiovich H (2008) Is it painful or not? Discriminant validity of the Behavioral Indicators of Infant Pain (BIIP) scale. Clin J Pain 24: 83–88

Hünseler C, Merkt V, Gerloff M, Eifinger F, Kribs A, Roth B (2010) Assessing pain in ventilated newborns and infants: validation of the Hartwig score. Eur J Pediatr 170: 837–843

Isbister GK, Bucens IK, Whyte IM (2001) Paracetamol overdose in a preterm neonate. Arch Dis Child 85: F70–F72

Jain S, Kumar P, McMillan DD (2006) Prior leg massage decreases pain responses to heel stick in preterm babies. J Pediatr Child Health 42: 505 -508

Johnston CC, Collinge JM, Henderson SJ, Anand KJS (1997a) A cross-sectional survey of pain and pharmacological analgesia in Canadian neonatal intensive care units. Clin J Pain 13: 308–312

Johnston CC, Stremler RL, Stevens B, Horton LJ (1997b) Effectiveness of oral sucrose and simulated rocking on pain response in preterm neonates. Pain 72: 193–199

Johnston CC, Sherrard A, Stevens B, Franck L, Stremler R, Jack A (1999a) Do cry features reflect pain intensity in preterm neonates? A preliminary study. Biol Neonate 76: 120–124

Johnston CC, Stremler R, Horton L, Friedman A (1999b) Effect of repeated doses of sucrose during heel stick procedures in preterm neonates. Biol Neonate 75: 60–66

Johnston CC, Filion F, Snider L, Majnemer A, Limperopoulos C, Walker CD, Veilleux A, Pelausa E, Cake H, Stone S, Sherrard A, Boyer K (2002) Routine sucrose analgesia during the first week of life in neonates younger than 31 weeks' postconceptional age. Pediatrics 110: 523–528

Johnston C, Campbell-Yeo M, Fernandes A, Inglis D, Streiner D, Zee R (2014) Skin-to-skin care for procedural pain in neonates. Cochrane Database Syst Rev Issue 1. Art. No.: CD008435

Kart T, Chirstrup LL, Rasmussen M (1997a) Recommended use of morphine in neonates, infants and children based on a literature review. Part 1 – Pharmacokinetics. Paediatr Anaesth 7: 5–11

Kart T, Christrup LL, Rasmussen M (1997b) Recommended use of morphine in neonates, infants and children based on a literature review. Part 2 – Clinical use. Paediatr Anaesth 7: 93–101

Kart T, Walther-Larsen S, Svejborg TF, Feilberg V, Eriksen K, Rasmussen M (1997c) Comparison of continuous epidural infusion of fentanyl and bupivacaine with intermittent epidural administration of morphine for postoperative pain management in children. Acta Anaesthesiol Scand 41: 461–465

Kennedy KA, Tyson JE (1999) Narcotic analgesia for ventilated newborns: Are placebo-controlled trials ethical and necessary? J Pediatr 134: 127–129

Lago P, Benini F, Agosto C, Zacchello F (1998) Randomised controlled trial of low dose fentanyl infusion in preterm infants with hyaline membrane disease. Arch Dis Child Fetal Neonatal Ed 79: F194–F197

Larsson BA (1999) Pain management in neonates. Acta Paediatr 88: 1301–1310

Larsson BA, Tannfeldt G, Lagercrantz H, Olsson GL (1998a) Alleviation of the pain of venepuncture in neonates. Acta Paediatr 87: 774–779

Larsson BA, Tannfeldt G, Lagercrantz H, Olsson GL (1998b) Venipuncture is more effective and less painful than heel lancing for blood tests in neonates. Pediatrics 101: 882–886

Lee TC, Charles BG, Harte GJ, Gray PH, Steer PA, Flenady VJ (1999) Population pharmacokinetic modeling in very premature infants receiving midazolam during mechanical ventilation. Anesthesiol 90: 151–157

Lewindon PJ, Harkness L, Lewindon N (1998) Randomised controlled trial of sucrose by mouth for the relief of infant crying after immunisation. Arch Dis Child 78: 453–456

Lloyd-Thomas AR (1997) Paediatric pain management – the next step? Paediatr Anaesth 7: 487–493

Lloyd-Thomas AR, Fitzgerald M (1996) Do fetuses feel pain? Reflex responses do not necessarily signify pain. BMJ 313: 797–798

Ludington-Hoe SM, Hosseini R, Torowicz DL (2005) Skin-to-skin contact (Kangaroo Care) analgesia for preterm infant heel stick. AACN Clin Issues 16: 373–387

Lynn A, Nespeca MK, Bratton SL, Strauss SG, Shen DD (1998) Clearance of morphine in postoperative infants during intravenous infusion: the influence of age and surgery. Anesth Analg 86: 958–963

MacGregor R, Evans E, Sugden D, Gaussen T, Levene M (1998) Outcome at 5–6 years of prematurely born children who received morphine as neonates. Arch Dis Child Fetal Neonatal Ed 79: F40–F43

Marsh DF, Hatch DJ, Fitzgerald M (1997) Opioid systems and the newborn. Br J Anaesth 79: 787–795

Maxwell LG, Yaster M (1999) Analgesia for neonatal circumcision. No more studies, just do it. Arch Pediatr Adolesc Med 153: 444–445

McIntosh N (1997) Pain in the newborn, a possible new starting point. Eur J Pediatr 156: 173–177

Menon G, Boyle EM, Bergqvist LL, McIntosh N, Barton BA, Anand KJS (2008) Morphine analgesia and gastrointestinal morbidity in preterm infants: secondary results from the NEOPAIN trial. Arch Dis Child Fetal Neonatal Ed 93: F362–F367

Naughton KA (2013) The Combined Use of Sucrose and Nonnutritive Sucking for Procedural Pain in Both Term and Preterm Neonates: An Integrative Review of the Literature. Adv Neonatol Care 13: 9–19

O'Mara K, Gal P, Wimmer J, Ransom JL, Carlos RQ, Dimaguila MAV, Davanzo CC, Smith M (2012) Dexmedetomidine versus standard therapy with fentanyl for sedation in mechanically ventilated premature neonates. J Pediatr Pharmacol Ther 17: 252–262

Oberlander TF, Grunau RE, Whitfield MF, Fitzgerald C, Pitfield S, Saul JP (2000) Biobehavioral pain responses in former extremely low birth weight infants at four months' corrected age. Pediatrics 105: e6

Örs R, Özek E, Baysoy G, Cebeci D, Bilgen H, Türküner M, Başaran M (1999) Comparison of sucrose and human milk on pain response in newborns. Eur J Pediatr 158: 63–66

Pasternak GW, Zhang A, Tecott L (1980) Developmental differences between high and low affinity binding sites: their relationship to analgesia and respiratory depression. Life Sci 27: 1185–1190

Playfor SD, Thomas DA, Choonara I, Jarvis A (2000) Quality of sedation during mechanical ventilation. Paediatr Anaesth 10: 195–199

Pokela MJ (1994) Pain relief can reduce hypoxemia in distressed neonates during routine treatment procedures. Pediatrics 93: 379–383

Porter FL, Wolf CM, Gold J, Lotsoff D, Miller JP (1997) Pain and pain management in newborn infants: A survey of physicians and nurses. Pediatrics 100: 626–632

Porter FL, Wolf CM, Miller JP (2000) Procedural pain in newborn infants: The influence of intensity and development. Pediatrics 104: e13

Quinn MW, Wild J, Dean HG, Hartley R, Rushforth JA, Puntis JWL, Levene MI (1993) Randomised double-blind controlled trial of effect of morphine on catecholamine concentrations in ventilated preterm babies. Lancet 342: 324–327

Ramenghi LA, Evans DJ, Levene MI (1999) «Sucrose analgesia»: absorptive mechanism or taste perception? Arch Dis Child Fetal Neonatal Ed 80: F146–F147

Rogers AJ, Greenwald MH, Deguzman MA, Kelley ME, Simon HK (2006) A randomized, controlled trial of sucrose analgesia in infants younger than 90 days of age who require bladder catheterization in the pediatric emergency department. Acad Emerg Med 13: 617–622

Rush R, Rush S, Ighani F, Anderson B, Irwin M, Naqvi M (2005) The effects of comfort care on the pain response in preterm infants undergoing screening for retinopathy of prematurity. Retina 25: 59–62

Saarenmaa E, Huttunen P, Leppäluoto J, Meretojy O, Fellmann V (1999) Advantages of fentanyl over morphine in analgesia for ventilated newborn infants after birth: a randomized trial. J Pediatr 134: 144–150

Schuster A, Lenard HG (1990) Pain in newborns and prematures: Current practice and knowledge. Brain Dev 12: 459–465

Shah V, Ohlsson A (2001) Venepuncture versus heel lance for blood sampling in term neonates. Cochrane Database Syst Rev: CD001452

Shah V, Ohlsson A (2007) Venepuncture versus heel lance for blood sampling in term neonates. Cochrane Database Syst Rev: CD001452

Shah V, Taddio A, Ohlsson A (1998) Randomised controlled trial of paracetamol for heel prick pain in neonates. Arch Dis Child Fetal Neonatal Ed 79: F209–F211

Shah PS, Herbozo C, Aliwalas LL, Shah VS (2012) Breastfeeding or breast milk for procedural pain in neonates. Cochrane Database Syst Rev 12: CD004950

Sharma PK, Garg SK, Narang A (2003) Pharmakinetics of oral ibuprofen in premature infants. J Clin Pharnmacol 43: 968–973

Simons SH, van Dijk M, van Lingen RA, Roofthooft D, Duivenvoorden HJ, Jongeneel N, Bunkers C, Smink E, Anand KJ, van den Anker JN, Tibboel D (2003) Routine morphine infusion in preterm newborns who received ventilatory support: a randomized controlled trial. JAMA 290: 2419–2427

Simons SH, Roofthooft DW, van Dijk M, van Lingen RA, Duivenvoorden HJ, Van den Anker JN, Tibboel D (2006) Morphine in ventilated neonates: its effects on arterial blood pressure. Arch Dis Child Fetal Neonatal Ed 91:F46–51

Simonse E, Mulder PG, van Beek RH (2012) Analgesic effect of breast milk versus sucrose for analgesia during heel lance in late preterm infants. Pediatrics 129: 657–663

Skogsdal Y, Eriksson M, Schollin J (1997) Analgesia in newborns given oral glucose. Acta Paediatr 86: 217–220

Slater R, Cornelissen L, Fabrizi L, Patten D, Yoxen J, Worley A, Boyd S, Meek J, Fitzgerald M (2010) Oral sucrose as an analgesic drug for procedural pain in newborn infants: a randomised controlled trial. Lancet 376: 1225–1232

Stevens B, Taddio A, Ohlsson A, Einarson T (1997) The efficacy of sucrose for relieving procedural pain in neonates – a systematic review and meta-analysis. Acta Paediatr 86: 837–842

Stevens B, Ohlsson A (2000) Sucrose for analgesia in newborn infants undergoing painful procedures. Cochrane Database Syst Rev 2: CD001069

Stevens B, Johnston C, Franck L, Petryshen P, Jack A, Foster G (1999) The efficacy of developmentally sensitive interventions and sucrose for relieving procedural pain in very low birth weight neonates. Nurs Res 48: 35–43

Stevens B, Yamada J, Ohlsson A (2004) Sucrose for analgesia in newborn infants undergoing painful procedures. Cochrane Database Syst Rev 3: CD001069

Stevens B, Yamada J, Beyene J, Gibbins S, Petryshen P, Stinson J, Narciso J (2005) Consistent management of repeated procedural pain with sucrose in preterm neonates: Is it effective and safe for repeated use over time? Clin J Pain 21: 543–548

Stevens B, Yamada J, Ohlsson A (2013) Sucrose for analgesia in newborn infants undergoing painful procedures. Cochrane Database Syst Rev: CD001069

Suresh S, Anand KJS (2001) Opioid tolerance in neonates: a state-of-the-art review. Paediatr Anaesth 11: 511–521

20

Taddio A, Katz J, Hersich AL, Koren G (1997) Effects of neo-
    natal circumcision on pain response during subsequent
    routine vaccination. Lancet 349: 599–603
Taddio A, Shah V, Atenafu E, Katz J (2009) Influence of
    repeated painful procedures and sucrose analgesia on
    the development of hyperalgesia in newborn infants.
    Pain 144: 43–48
Tinner EM, Hoesli I, Jost K, Ulrich Megged Y, Burkhardt T,
    Krafft A, Krafft A, Bucher HU, Surbek D, Nelle M, Bührer
    C (2013) Rectal paracetamol in newborn infants after
    assisted vaginal delivery may increase pain response. J
    Pediatr 162: 62–66
Tobias JD, Rasmussen GE (1994) Pain management and
    sedation in the pediatric intensive care unit. Pediatr Clin
    North Am 41: 1269–1292
Tristao RM, Garcia NVM, Jesus JAL, Tomaz C (2013) COMFORT
    behaviour scale and skin conductance activity: what are
    they really measuring? Acta Paediatr 102: e402–e406
Upadhyay A, Aggarwal R, Narayan S, Joshi M, Paul VK,
    Deorari AK (2004) Analgesic effect of expressed breast
    milk in procedural pain in term neonates: a randomized,
    placebo-controlled, double-blind trial. Acta Paediatr 93:
    518–522
Van Howe RS (1997) Neonatal circumcision. Lancet 349: 1257
van Lingen RA, Deinum HT, Quak CME, Okken A, Tibboel
    D (1999a) Multiple-dose pharmacokinetics of rectally
    administered acetaminophen in term infants. Clin Phar-
    macol Ther 66: 509–515
van Lingen RA, Deinum JT, Quak JME, Kuizenga AJ, van Dam
    JG, Anand KJS, Tibboel D, Okken A (1999b) Pharma-
    cokinetics and metabolism of rectally administered
    paracetamol in preterm neonates. Arch Dis Child Fetal
    Neonatal Ed 80: F59–F63
Vinall J, Miller SP, Chau V, Brummelte S, Synnes AR, Grunau
    RE (2012) Neonatal pain in relation to postnatal growth
    in infants born very preterm. Pain 153: 1374–1381
Walker SM (2013) Biological and neurodevelopmental impli-
    cations of neonatal pain. Clin Perinatol 40: 471–491
Walker SM (2014) Neonatal pain. Paediatr Anaesth 24: 39–48
Wang C, Allegaert K, Tibboel D, Danhof M, van der Marel CD,
    Mathot RA, Knibbe CA (2014) Population pharmacokine-
    tics of paracetamol across the human age-range from
    (pre) term neonates, infants, children to adults. J Clin
    Pharnmacol 54: 619–629
Ward-Larson C, Horn RA, Gosnell F (2004) The efficacy of
    facilitated tucking for relieving procedural pain of en-
    dotracheal suctioning in very low birthweight infants.
    MCN Am J Matern Child Nurs 29: 151–156
Winberg J (1998) Do neonatal pain and stress program the
    brain's response to future stimuli? Acta Paediatr 87:
    723–725
Wolf AR (1997) Pain, nociception and the developing infant.
    Paediatr Anaesth 9: 7–17
Zhang GH, Sweitzer SM (2008) Neonatal morphine enhances
    nociception and decreases analgesia in young rats.
    Brain Res 1199: 82–90

Zwicker JG, Grunau RE, Adams E, Chau V, Brant R, Poskitt
    KJ, Synnes A, Miller SP (2013) Score for neonatal acute
    physiology-II and neonatal pain predict corticospinal
    tract development in premature newborns. Pediatr
    Neurol 48: 123–129

Schmerztherapie bei lebensbedrohlichen und lebenslimitierenden Erkrankungen

Boris Zernikow, Carola Hasan

B. Zernikow (Hrsg.), *Schmerztherapie bei Kindern, Jugendlichen und jungen Erwachsenen*,
DOI 10.1007/978-3-662-45057-4_21, © Springer-Verlag Berlin Heidelberg 2015

21.1   Schmerzen in der Lebensendphase

Nahezu alle Kinder mit lebenslimitierenden Erkrankungen leiden am Lebensende unter Schmerzen (Drake et al. 2003; Goldman u. Chir 2000; Hechler et al. 2008; Wolfe et al. 2000; Zernikow u. Dietz 2003). Mehr als 60–70 % der Eltern beurteilen die Schmerztherapie am Lebensende ihrer krebskranken oder mehrfach behinderten Kinder als unzureichend (Lenton et al. 2001; Zernikow u. Dietz 2003), obwohl in den letzten Jahren erhebliche Fortschritte erzielt wurden, wenn die Patienten Zugang zu einer professionellen Palliativversorgung hatten (von Lützau et al. 2011; Wolfe et al. 2008).

Eine ausreichende Analgesie in der Palliativphase **krebskranker Kinder** wird oft nur deshalb nicht erreicht, weil bei den behandelnden Ärzten Unsicherheiten in der Opioiddosierung bestehen und die Opioiddosis nicht rasch genug an das aktuelle Schmerzniveau angepasst wird (Sirkiä et al. 1997, 1998). Es wird vermutet, dass u. a. folgende Fehlannahmen zu einer **therapeutischen Unterversorgung** führen:

- Eine zu schnelle Steigerung der Opioiddosis führt rasch zu einer Opioidtoleranz, sodass Opioide nicht mehr wirken.
- Die Gabe von Opioiden verkürzt die noch verbleibende Lebensspanne.
- Methadon wird nur bei Drogenabhängigen und nicht als Schmerzmittel eingesetzt.
- Opioide führen häufig zu einer psychischen Abhängigkeit.

Nachdem Anfang der 1990er-Jahre auf Betreiben der Weltgesundheitsorganisation (WHO) eine Konferenz zur Schmerztherapie in der Kinderonkologie stattfand, auf der **Schmerztherapierichtlinien** erarbeitet und Forschungsziele festgelegt wurden, dauerte es noch beinahe 10 Jahre, bis die WHO-Publikation »Cancer Pain Relief and Palliative Care in Children« erschien und an deutsche Verhältnisse adaptiert wurde (WHO 1998; Zernikow et al. 2002) – eine Publikation, die leider fast ausschließlich auf Kinder mit Krebs abzielt. Diese Publikation wurde überarbeitet und als »WHO Guidelines on the Pharmacological Treatment of Persisting Pain in Children« publiziert (▶ http://www.who.int/medicines/areas/quality_safety/guide_perspainchild/en/).

Die neue WHO-Publikation wurde jedoch aus folgenden Gründen sehr kritisch diskutiert (Drake et al. 2013):

- Orientierung an randomisiert kontrollierten Studien mit Erwachsenen anstatt an weniger hochwertigen Publikationen aus der Pädiatrie
- Zum Teil zu hohe Startdosen der Opioide
- Reduktion des dreistufigen WHO-Stufenschemas auf ein zweistufiges Schema, wobei Tramadol nicht mehr empfohlen, sondern komplett ignoriert wird
- Fehlende Wertschätzung der Bedeutung adjuvanter Schmerzmittel wie Bisphosphonate, die in der Pädiatrie bei Kindern mit Osteogenesis imperfecta zum Therapiestandard gehören, bei Erwachsenen aber erhebliche Nebenwirkungen auslösen können
- Reduktion der Empfehlungen auf die pharmakologische Therapie unter Nichtbeachtung psychologischer Aspekte
- Fokussierung auf Schmerz, anstatt auch andere Symptome bei Kindern mit lebenslimitierenden Erkrankungen zu besprechen

Bei Kindern mit lebenslimitierenden Erkrankungen, die sich verbal nicht selbst ausdrücken können, ist das Erkennen, Bewerten und Quantifizieren von Schmerzen ein mindestens ebenso großes Problem wie die aktive Schmerztherapie; dies betrifft insbesondere Kleinkinder und Kinder mit schwerster Mehrfachbehinderung jeden Alters. Letztere haben zudem viele Gründe, gehäuft nozizeptiven Reizen ausgesetzt zu sein. Krankheitsbedingt werden bei ihnen oft schmerzhafte chirurgische Interventionen (Kontrakturoperationen im Bereich der Gelenke, Zahnextraktionen, neurochirurgische Eingriffe) durchgeführt. Bis zum Erreichen des 8. Lebensjahres müssen sich 60 % der Kinder mit Zerebralparese mit und ohne mentale Retardierung orthopädischen Operationen unterziehen (Chicoine et al. 1997). Zudem führt der Verlauf der Grunderkrankung häufig zu assoziierten Erkrankungen wie Aspirationspneumonie mit Begleitpleuritis und Refluxösophagitis, die ihrerseits Schmerzen verursachen (Hauer 2010; Siden et al.

2013). Nichtverbal kommunizierende Kinder verfügen nur eingeschränkt über schmerztypische Kommunikations- und Verhaltensvariablen, die bei gesunden Kindern die Schmerztherapie des Arztes leiten könnten (Hunt u. Franck 2011). Die Krankheitsgruppe der Kinder mit psychomentaler und statomotorischer Retardierung ist allerdings in Bezug auf ihr Schmerzempfinden sehr heterogen. Unter ihnen gibt es auch Kinder mit erhöhter Schmerzschwelle (Biersdorff 1991, 1994).

Alle wichtigen Schmerzmessinstrumente, Medikamentendosierungen und praktischen Hinweise dieses Kapitels finden sich auf einer Schmerztherapie-Kitteltaschenkarte, die beim Deutschen Kinderschmerzzentrum bestellt werden kann (▶ http://www.deutsches-kinderschmerzzentrum. de/).

21.2 Schmerzen im Kontext der Erkrankung

21.2.1 Schmerzempfinden und Schmerzbotschaften

Schmerzen sind so individuell wie der Mensch selbst. Der »Befund« hat mit dem »Befinden« meist wenig zu tun. So ist der Hüftschmerz bei schwerer Zerebralparese unabhängig vom Luxationsgrad, der Mundschmerz im Rahmen einer Mukositis ist nur schlecht mit dem Ausmaß der sichtbaren Schleimhautzerstörung korreliert.

Nach Saunders (1978) kann durch Schmerz verursachtes Leid in vier Dimensionen (psychisch, sozial, spirituell und physisch) beschrieben werden, die sich gegenseitig beeinflussen. Der Mensch kann an Schmerz oder anderen Krankheitssymptomen nie nur eindimensional leiden. Er leidet immer als ganzer Mensch (»total pain concept«), und sein ganz individuelles Menschsein beeinflusst seine ganz individuelle Schmerzerfahrung. Doch nicht für das einzelne »Individuum« interagieren diese vier Ebenen des Leids, sondern auch für seine soziale Umwelt. Wenn ein Kind mit starken Schmerzen nicht zur Schule gehen kann, können sich Gefühle wie Einsamkeit, Traurigkeit und Zukunftsangst einstellen, die wiederum die Schmerzen negativ beeinflussen. Starke Schmerzen beein-

flussen weitere Körperfunktionen wie den Schlaf (Tietze et al. 2012). Die Eltern sehen das traurige Kind zu Hause, schränken ihrerseits ihre Berufstätigkeit ein, reagieren mit Trauer und Versagensgefühlen, sie und ihr Kind stellen sich Fragen nach dem Warum, z. B.: »Warum gerade wir? Wie kann Gott das zulassen?«

Diese negativen Interaktionsketten können oft durch eine suffiziente medikamentöse und unterstützende nichtmedikamentöse Schmerztherapie unterbrochen werden. Wird diese »lege artis« durchgeführt und führt nicht zu einer befriedigenden Schmerzreduktion (wobei der Grad der gewünschten Schmerzreduktion von Kind zu Kind stark schwankt), so ist dies nach eigener Erfahrung in der Regel darin begründet, dass Schmerz nicht als »total pain« wahrgenommen wurde. Schmerzbotschaften können sein:

- »Wie stark müssen meine Schmerzen noch werden, bevor Ihr mir die Wahrheit sagt, bevor Ihr mit mir sprecht?«
- »Geh bitte nicht weg, bleib bei mir, auch nachts!«
- »Schmerz ist das Letzte, was mir geblieben ist, das letzte Stück Leben. Wenn ich keinen Schmerz mehr fühle, bin ich tot.«
- »Mein Schmerz ist so stark, Papi und Mami müssen sich drum kümmern. Sie sind damit so beschäftigt, sie können sich gar nicht trennen.«
- »Was für einen Lebensinhalt hätte ich, hätte mein Kind keine Schmerzen mehr?«
- »Was hab ich noch, außer Schmerzen?«
- »Mein Kind ist so krank, keiner nimmt mich richtig ernst.«
- »Ich habe so große Angst vor dem Tod.«
- »Ich habe Angst vor der Schule, ich sehe so anders aus, ich kann nicht mehr mithalten, alle schauen mich so komisch an.«
- »Auch Jesus hat gelitten, bevor er ins Paradies aufstieg.«
- »Es tut so weh, gehen zu müssen, jeden Tag weniger zu werden.«
- »Wenn ich die Schmerzmittel nicht brauche, schrumpft der Tumor.«
- »All meine Wut, all meine Verzweiflung will ich herausschreien, wenn Du den Verband wechselst.«

21.2.2 Schmerzanamnese und Differenzialdiagnosen

■ **Krebskranke Kinder**

Die häufigsten Schmerzursachen in der pädiatrischen Onkologie sind schmerzhafte Eingriffe und Mukositiden im Rahmen der zytostatischen Therapie (Zernikow et al. 2005a). Diese Schmerzzustände erfordern keine umfangreiche Schmerzanamnese und sind rasch diagnostiziert. Tumorschmerzsyndrome wie Phantomschmerz nach Amputation, neuropathischer Schmerz bei Infiltrationen von Knochen- und Nervengewebe oder als Nebenwirkung einer Ciclosporintherapie, verbrennungsähnliche Hautzerstörungen im Rahmen von Knochenmarktransplantationen, Leberkapselschmerzen bei venookklusiver Erkrankung (»veno-occlusive disease«, VOD), Schmerzen im Rahmen einer Graft-versus-Host-Reaktion (GvHD) und Thoraxschmerzen bei pulmonaler Metastasierung bedürfen einer ausführlichen Schmerzanamnese, auch um alle Möglichkeiten einer an der Grundkrankheit ausgerichteten Schmerztherapie auszuloten.

■ **Nicht mitteilungsfähige Kinder**

Die Ursachen von Schmerzen bei Kindern mit nicht onkologischen lebenslimitierenden Erkrankungen sind vielfältig. Es sollte immer nach den in ▶ Kap. 4 (Differenzialdiagnosen) aufgelisteten, kausal zu therapierenden Ursachen von Schmerzen gefahndet werden, wenn die Kinder sich nicht selbst verbal mitteilen können. Aus eigener Erfahrung sind chronische Refluxkrankheit und länger zurückliegende Operationen die häufigsten unter den nicht offensichtlichen Schmerzursachen bei Kindern mit schwerster Mehrfachbehinderung (oft wurde nach großen orthopädischen Operationen keine oder keine ausreichende Schmerztherapie durchgeführt und noch Monate später bestehen spontane, aber auch durch die Pflege provozierbare Schmerzzustände in Kombination mit antizipatorischer Angst vor Umlagerung).

21.2.3 Schmerzmessung und -dokumentation

■ **Verfahren der Fremdbeobachtung**

Tagebücher Die tägliche Schmerz- und Befindlichkeitsaufzeichnung könnte genutzt werden, um Schmerzspitzen mit Tageszeiten oder speziellen Aktivitäten (z. B. Essensaufnahme) zu korrelieren und so die Ursachen von Schmerzen zu ermitteln oder die Schmerztherapie zu steuern.

Skalen Nützliche Schmerzmessskalen für nicht mitteilungsfähige Kinder finden sich in ▶ Kap. 6 sowie im ▶ Anhang dieses Buches.

■ **Selbsteinschätzung von Schmerz**

Gesichterskalen können in der pädiatrischen Palliativversorgung bei chronisch kranken Kindern ohne geistige Retardierung etwa ab einem Alter von 4 Jahren für die Schmerzmessung eingesetzt werden (Hechler et al. 2009). Im Anhang und auf der Schmerzkarte findet sich die am besten validierte Gesichterskala, die Faces Pain Scale (Hicks et al. 2001).

Oft verweigern die betroffenen Kinder jedoch die Schmerzmessung, sodass Kinderpalliativteams mit langjähriger Tradition, wie das »symptom control team« an der Kinderklinik Great Ormond Street Hospital London, ganz auf die Selbsteinschätzung von Schmerzen verzichten. Kann sich das Kind die Schmerzmittel selbst zuführen, z. B. bei Verwendung einer patientenkontrollierten Analgesie (PCA) oder durch »Zur-Verfügung-Stellen« von Morphintropfen, gilt das »What-you-need-is-what-you-get«- Prinzip (WYNIWYG-Prinzip): Schmerzwerte sind hier von untergeordneter Bedeutung, da das Kind seine Therapie frei steuert und selbst entscheidet, was ein akzeptabler Schmerz ist.

■ **Schmerztherapiedokumentation**

Im Krankenhaus Schmerzen sollten als fünftes messbares Vitalzeichen – neben Atemfrequenz, Puls, Blutdruck und Temperatur – in den klinikspezifischen Kurvensystemen dokumentiert werden.

Zu Hause Tagebücher und die Memorial Symptom Assessment Scale (Collins et al. 2000) können zur Steuerung der Schmerz- und Palliativtherapie eingesetzt werden. Sie greifen in der Regel wie das Dokumentationssystem »eKern-PäP« auf Fremdbeobachtungsdaten zurück.

21.3 Schmerztherapie

21.3.1 Nichtmedikamentöse Maßnahmen

■ **Schmerzhafte Eingriffe**

Da das nichtärztliche Behandlungsteam oft mehr Zeit mit den Kindern verbringt als Ärzte, können nichtmedikamentöse Schmerztherapien und insbesondere Strategien zu deren Umsetzung am effektivsten im gesamten Team entwickelt werden (▶ Kap. 9). Hier sollen nur einige einfache Strategien genannt werden (mehr in Tsao u. Zeltzer 2005):

- Geben Sie dem Kind verständliche Informationen über den spezifischen Schmerz, den es fühlen wird. (»Es piekst gleich.« »Die Nadel piekst erst, dann drückt sie.«) Erklären Sie dem Kind und den Eltern, was passieren wird und warum.
- Überlassen Sie dem Kind die Kontrolle durch einfache Wahlmöglichkeiten. (Aus welchem Arm, welcher Vene wird Blut abgenommen? Sitzposition bei der Lumbalpunktion? Wer darf es dabei festhalten?)
- Wie kann der Schmerz minimiert werden? Entwickeln Sie in Kooperation mit allen Beteiligten aktiv Strategien (z. B. die Hand der Mutter fest drücken, schreien, bis 10 zählen, spannendes Video schauen und kommentieren).
- Bereiten Sie Kind und Eltern auf einen schmerzhaften Eingriff vor und gestalten Sie zusammen mit den Eltern eine »Elternrolle« für die Zeit des Eingriffs (z. B. Kind auf den Schoß nehmen).
- Gestalten Sie die Umgebung so angenehm (kindgerecht) wie möglich.
- Hypnose reduziert Schmerz bei Lumbalpunktionen signifikant.

■ **Chronische Schmerzen**

Es existieren vielfältige Möglichkeiten der nichtmedikamentösen Schmerztherapie auch bei chronischen Schmerzen im Rahmen einer lebenslimitierenden Erkrankung (Kuttner 2006). Einfache Möglichkeiten wie Entspannungstechniken, Traumreisen, Massagen und Akupressur, Kälte- und Wärmeanwendungen, Lieblingsmusik, Snoezeln, basale Stimulation oder schöne Gerüche können von den Eltern nach Anleitung in die tägliche Betreuung ihres Kindes integriert werden (Bradshaw et al. 2011; Cepeda et al. 2006). Aufwendigere Verfahren wie Hypnose, TENS und Biofeedback benötigen die Anleitung durch ausgebildete Helfer und zum Teil aufwendiges Gerät.

21.3.2 WHO-Stufenschema zur medikamentösen Therapie

■ **Prinzipien der medikamentösen Schmerztherapie**

In der Palliativphase von Kindern können 90 % aller Schmerzen erfolgreich behandelt werden. Die Prinzipien der medikamentösen Schmerztherapie sind sehr einfach und für Kinder sowie Erwachsene ähnlich (▶ Prinzipien der medikamentösen Schmerztherapie). Die aktuellsten Empfehlungen zur Therapie von Krebsschmerzen (bei erwachsenen Patienten) stammen nicht von der WHO, sondern von der European Association for Palliative Care (EAPC; Caraceni et al. 2012). Wichtige Prinzipien und evidenzbasierte Aussagen der EAPC-Empfehlungen können sicherlich auch auf Jugendliche mit Krebsschmerzen angewandt werden.

Das WHO-Stufenschema und die EAPC unterscheiden zwischen niedrig- und hochpotenten Opioiden. **Niedrigpotente Opioide** wie Tramadol, Tilidin, Kodein und Nalbuphin weisen einen Ceilingeffekt auf: Eine Dosissteigerung über eine Schwellendosis geht nicht mit einer Zunahme der Analgesie einher. Die von der WHO empfohlenen **hochpotenten Opioide** sind in der Regel reine μ-Rezeptoragonisten: Es existiert keine Maximaldosis, solange eine Dosissteigerung zu einer klinisch beobachtbaren weiteren Zunahme der Analgesie führt. Auch Buprenorphin als μ-Agonist und κ-Antagonist hat in den klinisch üblicherweise verwendeten Dosierungen keinen Ceilingeffekt. Unter **Adjuvanzien** werden von der WHO Medikamente zusammengefasst, die nicht als klassische Analgetika gelten, obwohl sie bei speziellen Schmerzformen durchaus schmerzreduzierende Wirkungen aufweisen oder Begleitsymptome der Schmerztherapie reduzieren. Die Dosisberechnung erfolgt bei Kindern immer auf einer mg/kg-Körpergewicht-Basis bis zu einer maximalen Starteinzeldosis.

Eine länger dauernde Therapie mit starken Opioiden ist in der Pädiatrie nur selten nötig. Berde et al. (2012) berechneten, dass in den USA n=386 pädiatrische Krebspatienten eine Opioidtherapie über einen Zeitraum von 1 Monat benötigen und n=232 über mindestens eine Dauer von 3 Monaten.

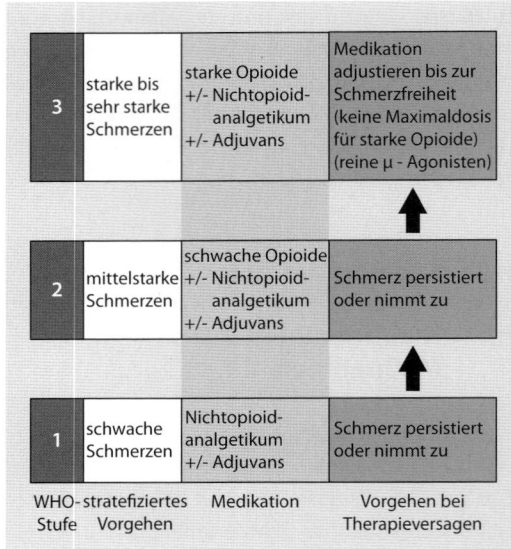

■ **Abb. 21.1**   »Altes« WHO-Stufenschema. (Aus: Zernikow et al. 2006)

Prinzipien der medikamentösen Schmerztherapie

1. Bei der Analgetikaauswahl sollte das »alte« WHO-Stufenschema (■ Abb. 21.1) berücksichtigt werden. Frühzeitig sollen Opioide zur Anwendung kommen. Keinesfalls soll das Kind von Stufe zu Stufe »klettern« müssen.
2. Bei bestimmten Schmerzsyndromen (z. B. Knochenschmerzen) hat sich die Kombination aus Opioid und Nichtopioidanalgetikum bewährt. Die Analgetikaauswahl sollte sich an der Pathophysiologie der Schmerzursache und möglichen Nebenwirkungen der Therapie orientieren.
3. Der perorale Applikationsweg ist zu bevorzugen. Er ist sicher und flexibel. Auch stärkste Schmerzen können suffizient peroral behandelt werden. Analgetika sollten nicht intramuskulär oder subkutan appliziert werden. In Ausnahmefällen stellt die bukkale, sublinguale oder intranasale Gabe eine Alternative dar.
4. Analgetika werden zur Gabe für feste Uhrzeiten und zusätzlich gegen Schmerzspitzen nach Bedarf angeordnet.
5. Die Obstipation als häufigste und regelmäßig auftretende Nebenwirkung einer Opioidanalgesie muss prophylaktisch behandelt werden. Andere weniger häufige Nebenwirkungen sollten vom Arzt antizipiert werden,

um ggf. schnell und adäquat reagieren zu können.
6. Eine qualitativ hochwertige Schmerztherapie ist nur durch die standardisierte Dokumentation von Effektivität und Nebenwirkungen zu gewährleisten.
7. Erreicht man durch das Befolgen dieser Prinzipien keine adäquate Schmerzreduktion, so sollten spezielle Schmerztherapeuten oder Palliativmediziner konsultiert werden.

■ **WHO-Stufe 1: Nichtopioidanalgetikum (± Adjuvans)**

In der pädiatrischen Palliativmedizin gebräuchliche Nichtopioidanalgetika sind Paracetamol, Metamizol, Ibuprofen und Diclofenac (Dosierungen ■ Tab. 21.1 und ■ Tab. 21.2 sowie Schmerzkarte, zu beziehen über ▶ http://www.deutsches-kinderschmerzzentrum.de/). Selektive COX–2-Hemmer wie Celecoxib, Etoricoxib und Parecoxib spielen in der Pädiatrie momentan keine Rolle, da eine Langzeittherapie mit COX-Hemmern selten notwendig ist und unselektive COX-Hemmer in der Regel gut vertragen werden. Celecoxib (Celebrex) hat eine

◘ Tab. 21.1 Dosierungsempfehlungen für Paracetamol (Mantzke u. Brambrink 2002). Nach rektaler Gabe wird der maximale Plasmaspiegel aufgrund langsamer und variabler Resorption erst nach 2–3 h erreicht (Lönnqvist u. Morton 2005). Bei peroraler oder rektaler Gabe sollte mit Therapiebeginn eine Sättigungsdosis gegeben werden. Laut Produktinformation entfällt bei intravenöser Therapie die Sättigungsdosis, obwohl sie von Pharmakologen empfohlen wird. Die maximale Analgesie wird 1–2 h nach zügiger (innerhalb von 10 min) intravenöser Gabe erreicht (Lönnqvist u. Morton 2005). Wegen der geringen therapeutischen Breite sollte die altersadaptierte maximale Tagesdosis nicht überschritten und nicht > 48 h verabreicht werden (Allegaert u. Murat 2007)

	Einzelerstdosis bei Therapiebeginn [mg/kg KG]	Folgedosis [mg/kg KG]	Dosierungsintervall [h]	Tageshöchstdosis [mg/kg KG/d]
Rektal				
Frühgeborene 28.–31. SSW	20	15	12	35
Frühgeborene 32.–38. SSW	20	15	8	60
Neugeborene und Säuglinge ≤ 6. Lebensmonat	30	15	8	60
Säuglinge > 6. Lebensmonat	35–45	15–20	6–8	60
Kleinkinder > 1 Jahre	35–45	15–20	(4–)6	75
Kinder > 6 Jahre	35–45	15–20	(4–)6	90 maximal 4.000 mg/d
Peroral				
Neugeborene und Säuglinge ≤ 6. Lebensmonat	20	20	8	60
Säuglinge > 6. Lebensmonat	30	10–20	(4–)6	60
Kleinkinder > 1 Jahr	30	15	(4–)6	75
Kinder > 6 Jahre	30	15	(4–)6	90 maximal 4.000 mg/d
Intravenös als Kurzinfusion über 15 min (nach Veyckemans et al. 2014; Allegaert u. Murat 2007):				
Frühgeborene 28.–31. SSW	20	10	12	20 (ab Tag 2)
Frühgeborene/ Neugeborene >32 SSW	20	10	6	40 (ab Tag 2)
Neugeborene ab der 4. Lebenswoche	20	15	6	60 (ab Tag 2)
Intravenös als Kurzinfusion über 15 min (gemäß Produktinformation):				
Reife Neugeborene, Säuglinge, Kleinkinder und Kinder < 10 kg KG	7,5	7,5	4–6	30

◻ Tab. 21.1 Fortsetzung

	Einzelerstdosis bei Therapiebeginn [mg/kg KG]	Folgedosis [mg/kg KG]	Dosierungsintervall [h]	Tageshöchstdosis [mg/kg KG/d]
Kinder > 10 kg KG (Alter ca. ≥ 1 Jahr)	15	15	4–6	60
Jugendliche und Erwachsene ≤ 50 kg KG	15	15	4–6	60
Erwachsene und Jugendliche > 50 kg KG	Absolut 1.000 mg	Absolut 1.000 mg	4–6	maximal 4.000 mg/d

◻ Tab. 21.2 Analgetika der WHO-Stufe 1 (Auswahl). Die Auswahl der Analgetika erfolgte nach Pathophysiologie (Entzündungsschmerz → Ibuprofen, Diclofenac; krampfartige Schmerzen → Metamizol etc.) und Kontraindikationen (hohes Blutungsrisiko → Paracetamol, Metamizol)

Medikament	Applikation	Einzeldosis [mg/kg KG]	Dosisintervall [h]	Tageshöchstdosis (bis 50 kg KG) [mg/kg KG/d]	Tageshöchstdosis (Erwachsene) [mg/d]	Präparatebeispiel
Diclofenac[a]	Peroral, rektal	1	6(–8)	3	150	Voltaren (Tabletten 12,5/25/50 mg; Retardtabletten 50 mg; Supp. ab 12,5 mg)
Ibuprofen[b]	Peroral, rektal	10	6(–8)	40	2.400	Nurofen (Saft, 5 ml = 100 mg; Supp. ab 60 mg)
Indometacin	Peroral, rektal	1	8	3	150	(Brause –)Tabletten (z. B. Indometacin AL 25/50 mg); Retardtabletten (z. B. Indocotin 75 mg); Saft (z. B. Indo-Paed); Zäpfchen (z. B. Indometacin BC 50/100 mg)
Metamizol	Peroral, rektal	15	(4–)6	75	5.000	Novalgin (Tropfen, 1 Trpf. = 25 mg; Supp. 300/1.000 mg)
Naproxen	Peroral, rektal	5	12	15	1.000	Naproxen (Tabletten 200/250/500/750 mg; Supp. 250/500 mg)

[a] Basierend auf diesen PK-Modell kommen Standing et al. (2011) zu folgender Einzeldosisempfehlung für 1- bis 12-jährige Kinder: intravenös: 0,3 mg/kg KG; rektal: 0,5 mg/kg KG; peroral: 1 mg/kg KG
[b] Ibuprofen ist von allen NSAR mit dem geringsten Risiko gastrointestinaler Nebenwirkungen behaftet

pädiatrische Zulassung in den USA, die europäische Zulassung ist beantragt (Dosis bei einem Körpergewicht > 10-25 kg: 2×50 mg/d; bei einem Körpergewicht > 25 kg: 2×100 mg/d p. o.). Eine andere Studie gibt Dosisempfehlungen für Kinder, die zwischen 3-6 mg/kg KG $2 \times$ täglich liegen (Foeldvari et al. 2009).

▪▪ Paracetamol
Paracetamol ist das gängigste Nichtopioidanalgetikum in der Pädiatrie. Wissenschaftliche Studien über die Wirksamkeit von Paracetamol in der pädiatrischen Palliativmedizin fehlen. Paracetamol beeinflusst die thrombozytäre Thromboxan-A_2-Produktion und die periphere COX nur wenig. Daher fehlen ein klinisch relevanter hemmender Effekt auf die Plättchenaggregation und eine antiinflammatorische Wirkung (▶ Kap. 7). Auch die für nichtsteroidale Antirheumatika typischen Nebenwirkungen wie gastrointestinale Mukosaschäden treten nicht auf. Der genaue Wirkmechanismus von Paracetamol, der aber sicher zentralnervös ist, ist bislang ungeklärt. Diskutiert wird eine COX-Hemmung im ZNS, eine über Substanz P und am NMDA-Rezeptor vermittelte Analgesie oder die Aktivierung des serotoninergen Systems (Pini et al. 1996). Klinische und experimentelle Daten zeigen, dass eine Wirkungsvermittlung über das serotoninerge schmerzhemmende System eine entscheidende Rolle spielt (Pickering et al. 2006; Tjolsen et al. 1991). Werden gesunde Probanden mit den 5-HT_3-Antagonisten Tropisetron oder Granisetron vorbehandelt, zeigt Paracetamol keine messbare analgetische Wirkung mehr (Bandschapp et al. 2011; Pickering et al. 2006) – eine Beobachtung, die auch für die pädiatrische Schmerztherapie von wichtiger Bedeutung sein könnte, da viele kinderonkologische Patienten regelmäßig 5-HT_3-Antagonisten erhalten. Andere Autoren widersprechen dieser Auffassung: In Studien zur postoperativen Schmerztherapie bei Erwachsenen wurde eine durch Paracetamol vermittelte Analgesie nicht bei Gabe von Ondansetron abgeschwächt (Jokela et al. 2010), wohl aber in einer randomisiert kontrollierten Studie bei 2- bis 7-jährigen Kindern nach Tonsillektomie (Ramirez et al. 2014).

Die auf der Schmerzkarte und in ◘ Tab. 21.1 angegebenen Maximaldosierungen von Paracetamol sollten nicht überschritten werden. Ab einer Einzel-

dosis von 100 mg/kg KG sollte eine primäre Giftentfernung diskutiert werden. In der pädiatrischen Palliativmedizin kann die **Entgiftungskapazität der Leber** für Paracetamol durch wiederholte Einnahme, Fehlernährung und weitere Medikamente eingeschränkt sein. Eine genetisch bedingte (autosomal-rezessiv vererbte) Defizienz für Glutathionsynthese scheint homozygote, aber auch heterozygote Individuen besonders empfindlich für die lebertoxische Wirkung von Paracetamol zu machen (Stamer u. Stüber 2004). So liegt die Vermutung nahe, dass eine Paracetamoltoxizität selbst unter niedriger Dosierung speziell bei Homozygoten für diesen Enzymdefekt zu erwarten ist. Andererseits kann auch eine vermehrte Bildung des toxischen Metaboliten N-Acetyl-P-Benzochinonimin (NAPQI), hervorgerufen durch eine Enzyminduktion der Zytochrome, z. B. durch Alkohol (CYP2E, CYP3A) und Phenobarbital (CYP2B, CYP2A), die Lebertoxizität begünstigen. **Paracetamolüberdosierungen** sind der häufigste Grund für Leberversagen bei Kindern (Squires et al. 2006). Diese können auch auftreten, wenn die Dosisempfehlungen befolgt werden (Savino et al. 2011).

Für die pädiatrische Palliativmedizin gilt: Anhand postoperativer Daten gewonnene neue Erkenntnisse zu höheren Paracetamoldosierungen bei rektaler Applikation dürfen keinesfalls kritiklos übernommen werden. Wenn mit Paracetamol eine Langzeittherapie über mehr als 72 h vorgesehen ist, sollten regelmäßig im Serum die Enzyme Glutamat-Oxalazetat-Transaminase (S-GOT) und Glutamat-Pyruvat-Transaminase (S-GPT) sowie die Blutgerinnung kontrolliert werden. Unter Paracetamolgabe kommt es extrem selten zu Überempfindlichkeitsreaktionen oder zur Störung der Blutbildung bis hin zur Panzytopenie.

Eine wertvolle Alternative zur peroralen oder rektalen Applikation kann die intravenöse Gabe von Paracetamol (Perfalgan, 10 mg/ml) sein. Eine Sättigungsdosis wie bei der peroral oder rektalen Applikation von Paracetamol ist nicht notwendig; die empfohlene Tagesdosis (◘ Tab. 21.1) bleibt weit unterhalb der bislang als toxisch eingestuften peroral/rektalen Paracetamoldosierungen. Bis dato wurde die Effektivität dieser Therapie leider nur im Bereich der postoperativen Schmerztherapie untersucht (Alhashemi u. Daghistani 2006; Granry et al. 1997; Murat et al. 2005). Die Darreichungsform birgt die Gefahr der 10-fachen Überdosierung, wenn eine in Milligramm verordnete Dosis als Verordnung auf Milliliterbasis fehlinterpretiert wird (Beringer et al. 2011). Bei solchen Fällen sollte eine Antidottherapie mit Azetylzystein ab einer intravenösen Einzelüberdosis von 60 mg/kg KG Paracetamol eingeleitet werden.

▪▪ Azetylsalizylsäure (ASS)

Eine ASS-Behandlung von Begleitsymptomen und Schmerzen im Rahmen fieberhafter Infektionen im Kindesalter ist wegen der Gefahr der Auslösung eines Reye-Syndroms (Hurwitz 1989) obsolet. ASS führt zu einer tagelangen Störung der Blutstillung. Da viele krebskranke Kinder auch in der Palliativsituation durch die vorangegangene hochdosierte Chemotherapie anhaltend thrombozytopenisch sind, sollte ASS bei ihnen gar nicht und in der übrigen Pädiatrie nur mit strenger Indikationsstellung eingesetzt werden.

▪▪ Ibuprofen und Diclofenac

In der pädiatrischen Palliativmedizin werden auch diese NSAR wegen der Störung der Plättchenaggregation nur dann eingesetzt, wenn weder eine Thrombozytopenie vorliegt noch eine aplasiogene Chemotherapie geplant ist (◘ Tab. 21.2). Knochenschmerzen sind eine wichtige Indikation für NSAR bei Erwachsenen. Studien zum Einsatz von NSAR bei Kindern mit lebenslimitierenden Erkrankungen existieren nicht. In der Langzeittherapie sollte Ibuprofen bevorzugt werden, da es mit dem geringsten Risiko gastrointestinaler Nebenwirkungen behaftet zu sein scheint. Eine Dosisreduktion muss bei Nieren- oder Leberinsuffizienz erfolgen. Im Rahmen einer Dehydratation, die insbesondere in den letzten Lebensmonaten bei Kindern häufig ist, kann die Gabe von NSAR zu akutem Nierenversagen führen (Krause et al. 2005; Leroy et al. 2007). Die Gabe von Omeprazol zur Prophylaxe von gastrointestinalen Ulzera ist bei Kindern nicht erforscht, wird aber in der täglichen Praxis vorgenommen. Bei gleichzeitiger Gabe von NSAR mit Digoxin oder Methotrexat kommt es zur Serumspiegelerhöhung dieser beiden Medikamente.

▪▪ Metamizol

Studien zu Verträglichkeit und Wirksamkeit von Metamizol in der pädiatrischen Palliativmedizin

fehlen. In Deutschland wird Metamizol häufig in Kombination mit Tramadol oder Morphin eingesetzt, um die notwendige Opioidmenge und die damit verbundenen Nebenwirkungen (v. a. die Obstipation) zu minimieren, auch wenn dieser Effekt nicht wissenschaftlich belegt ist. Die antipyretische Wirkung von Metamizol birgt die Gefahr, dass Fieber als Zeichen einer Infektion bei neutropenischen Patienten supprimiert wird und sich dadurch der Beginn einer suffizienten antibiotischen Therapie verzögert. Die spasmolytischen Eigenschaften von Metamizol sind bei abdominellen Schmerzen willkommen. Wichtige Nebenwirkungen sind Überempfindlichkeitsreaktionen, Allergien und in extrem seltenen Fällen die Agranulozytose. Insbesondere bei hohem Fieber sollte Metamizol nur kontinuierlich intravenös oder als Kurzinfusion, bei instabilen Kreislaufverhältnissen gar nicht verabreicht werden. Vorsicht ist bei Patienten mit Asthma- oder Allergieanamnese geboten.

> ❯ Metamizol weist eine für die pädiatrische Palliativmedizin wichtige Arzneimittelinteraktionen mit Ciclosporin auf: Bei gleichzeitiger Anwendung kann der Ciclosporinspiegel absinken.

▪▪ Kombination verschiedener Nichtopioide

Romsing et al. (2002) kommen nach einer Analyse von mehreren randomisierten und kontrollierten Studien zu dem Schluss, dass zwar der analgetische Effekt einer Kombination eines NSAR mit Paracetamol der Wirkung von Paracetamol allein überlegen ist, jedoch keine gesicherten Daten für die analgetische Überlegenheit der Kombination gegenüber der alleinigen Gabe des NSAR bestehen. Viitanen et al. (2003) konnten in ihrer Studie bei der Kombination von Ibuprofen und Paracetamol eine länger anhaltende und im späteren postoperativen Verlauf bessere Analgesie beobachten als bei Durchführung einer Monotherapie mit Paracetamol oder Ibuprofen. Zu ähnlichen Ergebnissen gelangen Riad u. Moussa (2007).

Auch in der Versorgung von Kindern mit lebenslimitierenden Erkrankungen gibt es Situationen, in denen die Gabe von Opioiden nicht möglich ist. Hier kann eine Kombination verschiedener Nichtopioide (z. B. Metamizol plus Paracetamol) sinnvoll sein.

▪▪ Flupirtin

Flupirtin ist ein zentral wirksames Analgetikum, dessen Wirkmechanismus noch nicht abschließend geklärt ist. Es soll neben analgetischen auch muskelrelaxierende Wirkungen haben; Studien in der pädiatrischen Palliativmedizin fehlen. In Deutschland sind Kinderzäpfchen (75 mg) auf dem Markt. Die Dosisempfehlung laut »Roter Liste« lautet: Kinder ab dem 6. Lebensjahr 3–4 × 1 Zäpfchen, die kumulative Tageshöchstdosis beträgt 300 mg/d. Unter Flupirtin tritt häufig eine Hepatotoxizität auf, die sogar zum Abbruch klinischer Studien geführt hat (Michel et al. 2012) sowie zu einer Warnung der Europäischen Arzneimittelbehörde (European Medicine Agency – Restrictions in the use of flupirtine-containing medicines; ► http://www.ema.europa.eu/ema/).

▪ WHO-Stufe 2: Niedrigpotentes Opioid (± Nichtopioidanalgetikum, ± Adjuvans)

Auf der WHO-Stufe 2 kommen niedrigpotente Opioide zum Einsatz (◘ Tab. 21.3). Das Opioid wird gemäß individuellem Schmerzverlauf ausgewählt:

- Bestehen mittelstarke Schmerzen ohne zu erwartende Progredienz, wird ein niedrigpotentes Opioid eingesetzt.
- Ist eine rasche Progredienz zu starken Schmerzen absehbar, startet die Therapie schon initial mit einem Opioid der WHO-Stufe 3.

▪▪ Tramadol

Tramadol ist ein reiner Opioidrezeptoragonist. Seine analgetische Wirkung wird durch eine Zunahme der Serotoninsekretion und durch die Blockade der synaptischen Wiederaufnahme von Noradrenalin im ZNS gesteigert (weitere Einzelheiten zur Pharmakologie ► Kap. 7). Die unerwünschten Nebenwirkungen Übelkeit, Erbrechen und Atemdepression werden beim Einsatz in der Pädiatrie selten beobachtet. Dies gilt auch, weil vornehmlich Dauertropfinfusionen und Retardpräparate anstatt Einmalinjektionen und schnell freisetzende Darreichungsformen eingesetzt werden und bei Dosierungen von über 10 mg/kg KG/d in der Regel ein Wechsel auf Morphin vorgenommen wird.

Tramadol wird in der deutschen Pädiatrie breit klinisch eingesetzt (Zernikow et al. 2006); erste positive Erfahrungen werden jetzt auch von außerhalb Deutschlands berichtet (Erhan et al. 2007). Zu beachten ist, dass eine ohnehin abgesenkte Schwelle für zerebrale Krampfanfälle durch die Gabe von Tramadol weiter herabgesetzt wird und dadurch zerebrale Krampfanfälle provoziert werden können (Li et al. 2012; Moreno-Izco u. Ruibal 2006; Potschka et al. 2000; Singh et al. 2009; Yarkan Uysal et al. 2011).

▪▪ Kodein, Dihydrokodein, Tilidin, Dextropropoxyphen

Für diese Analgetika stehen nur peroral zu verabreichende Präparate zur Verfügung (Zernikow u. Lindena 2001). Der wesentliche analgetische Effekt von Kodein wird nicht durch die Muttersubstanz, sondern durch das erzeugte Morphin hervorgerufen. Die Metabolisierung von Kodein zum aktiven Metaboliten Morphin läuft über CYP2D6. Die mangelnde Analgesie durch Kodein bei CYP2D6-PM (poor metabolizer) wurde in mehreren Untersuchungen nachgewiesen (Übersicht bei Stamer u. Stüber 2004). Dabei blieben diese Patienten jedoch nicht von den unerwünschten Nebenwirkungen wie Sedierung, Juckreiz und Nausea verschont. Kodein und seine weiteren Metaboliten scheinen also auch selbst einige (unerwünschte) Effekte hervorzurufen. Die FDA und die EMA warnen davor, v. a. postoperativ nach Tonsillektomie Kodein bei Kindern und Jugendlichen einzusetzen (► Kap. 19; ► http://www.ema.europa.eu/ema/; Restrictions on use of codeine for pain relief in children), weil es zu schweren tödlich verlaufenden Komplikationen gekommen ist (Friedrichsdorf et al. 2013; Kuehn 2013; Prows et al. 2014; Racoosin et al. 2013; Robb 2013).

Die Autoren setzen Tilidin/Naloxon häufig bei schwerstmehrfachbehinderten Kindern ein. Fallberichte belegen die guten Erfahrungen mit dieser Therapie (Zernikow et al. 2005b).

▪ WHO-Stufe 3: Hochpotentes Opioid (± Nichtopioidanalgetikum, ± Adjuvans)

Der Einsatz hochpotenter Opioide zu Beginn einer Schmerztherapie ist in der pädiatrischen Palliativmedizin die Regel. An ihrem Lebensende erhalten 75–96 % aller sterbenden Kinder Opioide; hierbei wird Morphin am häufigsten eingesetzt (Drake et al. 2003; Robinson et al. 1997; Siden u. Nalewajek 2003; Sirkiä et al. 1998). Wie bei Erwachsenen

21

☐ **Tab. 21.3** Übliche Startdosis für opioidnaive Kinder mit einem Körpergewicht > 10 kg und einem Lebensalter > 6 Monate

Opioide	Applikation	Dosierung[a]	Äquianalgetische Dosis	Präparatebeispiel
Opioide für starke und sehr starke Schmerzen (WHO-Stufe 3)				
Buprenorphin				
Intravenös	Bolus	0,003 mg/kg KG (max. 0,15 mg) alle 6 h	0,2 mg	Temgesic Ampullen 0,3 mg = 1 ml
	PCA Bolus	0,001 mg/kg KG (max. 0,06 mg)		
	DTI	0,0005 mg/kg KG/h (max. 0,03 mg/h)		
Sublingual		0,004 mg/kg KG (max. 0,2 mg) alle 8 h	0,3 mg	Temgesic sublingual 0,2 mg; sublingual forte 0,4 mg
Hydromorphon				
Intravenös	Bolus	0,01 mg/kg KG (max. 0,5 mg) alle 3 h	1,5 mg	Palladon Injekt 2 mg = 1 ml; 10 mg = 1 ml; 100 mg = 10 ml
	PCA Bolus	0,004 mg/kg KG (max. 0,2 mg)		
	DTI	0,005 mg/kg KG/h (max. 0,2 mg/h)		
peroral	Unretardiert	0,03 mg/kg KG (max. 1,3 mg) alle 4 h	4,5 mg	Palladon 1,3 mg, 2,6 mg
	Retardiert	0,06 mg/kg KG (max. 4 mg) alle 8 h		Palladon 4 mg, 8 mg, 16 mg, 24 mg
Morphin[b]				
Intravenös/ subkutan	Bolus	0,05 mg/kg KG (max. 3 mg) alle 3 h	10 mg	MSI 10 mg = 1 ml; 20 mg = 1 ml; 100 mg = 5 ml; 200 mg = 10 ml
	PCA Bolus	0,02 mg/kg KG (max. 2 mg)		
	DTI	0,02 mg/kg KG/h (max. 0,5 mg/h)		
peroral	Unretardiert	0,2 mg/kg KG (max. 5 mg) alle 4 h	30 mg	Morphin-Merck Tropfen 0,5 % = 16 Tr. = 1 ml = 5 mg; 2 % = 16 Tr. = 1 ml = 20 mg
	Retardiert	0,4 mg/kg KG (max. 10 mg) alle 8 h		MST Retardgranulat 20 mg, 30 mg, 60 mg, 100 mg, 200 mg
Oxycodon				
Intravenös/ Subkutan	Bolus	0,04 mg/kg KG (max. 2 mg) alle 4 h	8 mg	Oxygesic Injekt 10 mg = 1 ml; 20 mg = 2 ml
	PCA Bolus	0,02 mg/kg KG (max. 1,3 mg)		
	DTI	0,02 mg/kg KG/h (max. 0,5 mg/h)		

☐ Tab. 21.3 Fortsetzung

Opioide	Applikation	Dosierung[a]	Äquianalge-tische Dosis	Präparatebeispiel
peroral	Unretardiert	0,1 mg/kg KG (max. 5 mg) alle 4 h	15 mg	Oxygesic akut 5 mg, 10 mg, 20 mg
	Retardiert	0,2 mg/kg KG (max. 10 mg) alle 8 h		Oxygesic 5 mg, 10 mg, 20 mg, 40 mg, 80 mg Targin Retardtabl; Oxycodon plus Naloxon in den Dosierungen: 5 mg/2,5 mg, 10 mg/5 mg, 20 mg/10 mg, 40 mg/20 mg

Opioide für mäßig starke und starke Schmerzen[c]

Nalbuphin

Intravenös	Bolus	0,05 mg/kg KG (max. 2,5 mg) alle 3-4 h	–	Nubain Ampullen 2 ml=20 mg

Tramadol

Intravenös	Bolus	1 mg/kg KG (max. 50 mg) alle 4 h	100 mg	Tramal 1 ml=50 mg; 2 ml=100 mg
	PCA Bolus	0,3 mg/kg KG (max. 10 mg)		
	DTI	0,3 mg/kg KG/h (max. 10 mg/h)		
peroral	Unretardiert	1 mg/kg KG (max. 50 mg) alle 4 h	150 mg	Tramal Tropfen, 1 Tropf.=2,5 mg 1 Tr.=2,5 mg; Kapsel ab 50 mg
	Retardiert	2 mg/kg KG (max. 100 mg) alle 8 h		Tramal long 50 mg; 100 mg, 150 mg, 200 mg (Retardtabl.)

Tilidin/Naloxon

peroral	Unretardiert	1 mg/kg KG (max. 50 mg) alle 4 h	150 mg	Valoron N Tropfen 1 Tr.=2,5 mg
	Retardiert	2 mg/kg KG (max. 100 mg) alle 8 h		Valoron N retard 50/4 mg, 100/8 mg, 150/12 mg, 200/16 mg

[a] Für Säuglinge < 6 Monate und Kinder mit einem Körpergewicht von < 10 kg oder für Kinder mit einer ZNS-Erkrankung sollten die Startdosen um 2/3 auf 1/3 der hier angegebenen Dosis reduziert werden. Immer sollten die Folgedosen am Erfolg langsam titriert werden.

[b] Parenteral wird Piritramid wie Morphin dosiert. Cave: Piritramid (Dipidolor) ist mit vielen Substanzen inkompatibel und sollte möglichst über einen eigenen intravenösen Zugang infundiert werden.

[c] Für Tramadol und Tilidin sollte eine Dosis von 10 mg/kg KG/d oder 600 mg/d, für Nalbuphin von 2 mg/kg KG/d i. v. nicht überschritten werden.

DTI: Dauertropfinfusion, im Falle einer DTI ist die maximale Stundenstartdosis angegeben; max.: maximale Einzeldosis am Beginn einer Opioidtherapie bei älteren Kindern, Jugendlichen und jungen Erwachsenen schwankt der individuelle Dosisbedarf stark (Collins et al. 1995b; Drake et al. 2003). Mittlere intravenöse Morphinäquivalenzdosen betrugen

- 1,9 mg/kg KG/d (Variationsbreite: 0,3–24,5 mg/kg KG/d; Drake et al. 2003),
- 2,0 mg/kg KG/d (Variationsbreite: 0,024–1.773,6 mg/kg KG/d; Siden u. Nalewajek 2003) und
- 4,9 mg/kg KG/d (Variationsbreite: 0,2–55 mg/kg KG/d; Sirkiä et al. 1998).

Die höchste Opioiddosis berichteten Collins et al. (1995a, b). Ein Kind mit einer Metastase im periaquäduktalen Grau erhielt ein Morphinäquivalent von 11.832 mg/kg KG/d i. v. (elftausendachthundertzweiunddreißig).

Hochpotente Opioide können aber nicht nur zu Analgesie führen, sondern auch zu Hyperalgesie; die im klinischen Alltag beobachtete Schmerzreduktion ist dann der Nettoeffekt zwischen analgetischen und hyperalgetischen Effekten. Werden extrem hohe Dosen hochpotenter Opioide eingesetzt, kann die Hyperalgesie stärker ausgeprägt sein als die Analgesie: Das Kind gibt mit jeder Steigerung der Opioiddosis mehr Schmerzen an oder wird extrem berührungsempfindlich (Hallett u. Chalkiadis 2012; Heger et al. 1999). Dieser Zustand wird opioidinduzierte Hyperalgesie genannt. In diesen seltenen Fällen sollte das Opioid gewechselt werden, z. B. auf (Levo –)Methadon (► Methadon/Levomethadon).

Die in der pädiatrischen Palliativmedizin eingesetzten hochpotenten Opioide sowie das praktische Vorgehen bei Beginn einer Therapie findet sich in folgender Übersicht und auf der Schmerzkarte (zu bestellen über ► http://www.deutscheskinderschmerzzentrum.de/).

Einsatz von Opioiden in der Palliativmedizin

Hochpotente Opioide:
- Morphin: Standardanalgetikum bei starken Schmerzen
- Hydromorphon: Ersatzopioid bei individueller Unverträglichkeit von Morphin
- Piritramid: Behandlung postoperativer Schmerzen
- Levomethadon: Wechselopioid beim Versagen einer Morphintherapie im Verlauf, bei neuropathischen Schmerzen oder bei Niereninsuffizienz
- Fentanyl- oder Buprenorphinpflaster: wenn die Einnahme von Tabletten unerwünscht oder nicht möglich ist, sobald eine stabile Schmerzsituation vorliegt
- Buprenorphin: Wechselopioid, v. a. bei neuropathischen Schmerzen und Niereninsuffizienz
- Fentanyl als schnell wirkende bukkale, sublinguale oder intranasale Darreichungsform: für Durchbruchschmerz oder bei schmerzhaften Eingriffen (**Cave:** Suchtpotenzial beachten!)

Beginn und Steuerung einer intravenösen Opioidtherapie (Beispiel Morphin)
Dauertropfinfusion am Beispiel Morphin bei einem 30 kg schweren Kind:
- Gabe von Nichtopioiden, prophylaktischem Antiemetikum und Laxans erwägen. Immer Antiemetikum »bei Bedarf« verordnen. In der Regel ist die prophylaktische Gabe eines Laxans sinnvoll.
- Start mit Bolusdosis über 10 min, 30 kg KG × 0,05 mg; Anordnung: »1,5 mg Morphin über 10 min i. v.«.
- Nach 20 min erneute Schmerzmessung. Bei Schmerzen und fehlender Sedierung: Bolusdosis alle 20 min wiederholen; bei Sedierung und Schmerzen: Bolusdosis halbieren.
- Nach ausreichender Schmerzreduktion: Start der Dauertropfinfusion: 30 kg × 0,02 mg × 24 h = ca. 15 mg. Anordnung: »15 mg Morphin ad 48 ml NaCl 0,9 %; Laufrate 2 ml/h«. Bedarfsmedikation (50–100 % der Stundendosis) unter laufender Dauertropfinfusion anordnen: »Bei Bedarf: 0,5 mg Morphin bis zu halbstündlich i. v. als KI über 15 min«.
- Anordnung: »Schmerzmessung und Überwachung mittels SaO_2-Monitor«.
- Naloxondosierung für den Notfall in der Kurve notieren: »Nofallmedikation für schwere Atemdepression: Naloxon (Narcanti) 1:10 verdünnt: 0,15 mg = 3,8 ml, ggf. wiederholen«.

- Bei häufigen Schmerzdurchbrüchen oder Dauerschmerzen unter Dauertropfinfusion: Zunächst Bolus geben, dann Laufrate um 20–50 % steigern.

Beginn und Steuerung einer peroralen Opioidtherapie (Beispiel Morphin)
Durchführung einer Therapie mit peroral Morphin bei einem 30 kg schweren Kind:

- Gabe von Nichtopioiden, prophylaktischem Antiemetikum und/oder Laxans erwägen. Immer Antiemetikum »bei Bedarf« verordnen. In der Regel ist die prophylaktische Gabe eines Laxans sinnvoll.
- Nach der Schmerzmessung mit standardisierten Schmerzmessinstrumenten werden Morphintropfen in einer Dosis von 0,15 mg/kg KG (max. 5 mg) p. o. alle 30 min bis zur Schmerzarmut verabreicht.
- Basisanalgesie: Anordnung: »MST-Retardgranulat 10 mg alle 8 h p. o.« (1 mg/kg KG/d in 3 Dosen; MST-Retardgranulat 20 mg auf 20 ml auflösen, 10 ml geben, Rest verwerfen).
- Für Durchbruchschmerzen: 1/6 der Tagesdosis. Anordnung: »Morphintropfen 0,5 % 16 Tr. = 5 mg bei Bedarf bis zu 2-stündlich«.
- Nach 24 h Therapieevaluation.

Wechsel des Applikationsweges oder des Opioids (Beispiel Morphin)
Beim Wechsel der Applikationswege von intravenös auf peroral muss die Morphindosis verdreifacht, im umgekehrten Falle (peroral nach intravenös) gedrittelt werden. Dieser Umrechnungsfaktor kann für andere starke Opioide verschieden sein. Beim Wechsel von einem Opioid auf ein anderes wird die äquianalgetische Dosis anhand ◗ Tab. 21.3 berechnet. Wegen der inkompletten Kreuztoleranz von Opioiden wird die Schmerztherapie zunächst mit nur 30–50 % der berechneten äquianalgetischen Dosis weitergeführt. In der Regel sollten 2 verschiedene Opioide nicht miteinander kombiniert werden.

Transdermale Opioide

- Nur bei stabilen opioidpflichtigen Schmerzen einsetzen, nicht zu Beginn einer Opioidtherapie.

- Erstes Pflaster zeitgleich mit letzter Gabe des retardierten Opioids aufkleben.
- Zusätzlich schnell wirksames perorales Opioid für Durchbruchschmerzen verordnen.
- Pflasterwechsel (Fentanylpflaster) oft alle 48 h notwendig.
- Morphin p. o. 60 mg/d = Fentanylpflaster (Durogesic SMAT) 25 µg/h = Buprenorphinpflaster (Transtec) 35 µg/h
- DurogesicSMAT ab 12 µg/h bei Kindern zugelassen! Buprenorphinpflaster ab 5 µg/h (Norspan) erhältlich, aber nicht für Kinder zugelassen.

Beenden der Opioidtherapie

- Bei einer Anwendungsdauer < 5 Tagen wird die Opioidmenge bei Therapieende langsam über 3–4 Tage ausgeschlichen.
- Bei längerer Anwendungsdauer reduziert man die Dosis anfangs um 20–40 %/24 h, später um 10–20 %/24 h.
- Die Entwöhnung kann bis zu 2 Wochen in Anspruch nehmen.

Dosierungsempfehlungen für hochpotente Opioide finden sich auf der Schmerzkarte und in ◗ Tab. 21.3. Bei Säuglingen, die **jünger als 6 Monate** sind, und bei Kindern mit **vorbestehender ZNS-Erkrankung** beträgt die Startdosis hochpotenter Opioide ein Viertel bis ein Drittel der vorgeschlagenen Dosis. Die Überwachung der Opioidwirkungen und -nebenwirkungen sollte auch im häuslichen Bereich gewährleistet sein. In der Regel ist zu einer Basisanalgesie eine Bedarfsmedikation zu verordnen. Die Opioiddosis für Durchbruchschmerzen beträgt ca. ein Sechstel bis ein Zehntel der Opioidtagesdosis und muss regelmäßig an einen eventuell steigenden Grundbedarf angepasst werden (Hanks et al. 2001). Bei der Verwendung von rasch wirksamen Fentanylpräparaten ist die Dosis der Durchbruchschmerzmedikation auszutitrieren und zeigt keine lineare Beziehung zur Opioidtagesdosis (Mercadante et al. 2011). Bei einer Anwendungsdauer über 5 Tage wird die Opioidmenge bei Therapieende langsam über 3–4 Tage ausgeschlichen. Bei längerer Anwendungsdauer reduziert man die Dosis anfangs um 20–40 %/24 h, später um 10–20 %/24 h. Die Reduktion wird ausgesetzt,

21

sobald sich Entzugssymptome zeigen. Diese können am besten durch die Zusatzgabe eines Opioids und nicht durch die Gabe eines Benzodiazepins therapiert werden. Manchmal wird die Reduktion durch die regelmäßige Gabe von Clonidin (Dosis bei Erwachsenen: 75–150 μg in 2–3 Dosen) erleichtert. Bei Kindern liegen Erfahrungen mit der Clonidinprämedikation vor: Eine Gabe von 4 μg/kg KG präoperativ, peroral verabreicht reduziert die postoperative Agitiertheit signifikant (Tazeroualti et al. 2007). Die Opioidentwöhnung kann bis zu mehrere Wochen in Anspruch nehmen. Bei Wechsel von einem hochpotenten Opioid zu einem anderen wird die neue Therapie sicherheitshalber mit der Hälfte der äquianalgetischen Dosis des neuen Opioids unter Bereitstellung einer adäquaten Bedarfsmedikation begonnen.

■■ Morphin

Für Morphin existiert keine obere Dosisgrenze; die Morphindosis sollte generell am Effekt titriert werden. Nach peroraler Gabe kommt es zu einer variablen Absorption (Bioverfügbarkeit ca. 30 %). Wechselt man den Applikationsweg von peroraler zu intravenös, beginnt man die intravenöse Therapie mit einem Drittel der peroralen Dosis, um einen äquianalgetischen Effekt zu erreichen (Zernikow et al. 2009). Die Pharmakokinetik bei rektaler Gabe von Morphin ist schwer vorhersagbar; die Bioverfügbarkeit ist etwas höher als bei peroraler Gabe. Maximale Wirkspiegel werden bei Erwachsenen nach einer Stunde erreicht.

Morphin wird primär hepatisch in Morphin-6- bzw. Morphin-3-Glukuronid (M-6-G, M-3-G) metabolisiert (▶ Kap. 7). M-6-G hat eine analgetische, M-3-G eine neuroexzitatorische Wirkung. Morphin und seine Metaboliten werden renal eliminiert, sodass M-6-G bei Niereninsuffizienz mit der Folge zentralnervöser Nebenwirkungen wie der Atemdepression akkumulieren kann. Eine Akkumulation von M-3-G kann zu Krampfanfällen, Myoklonie und Unruhe führen. Bei Nierenversagen empfiehlt sich der Wechsel auf Buprenorphin oder Levomethadon.

Die kleinste verfügbare Retardtablette hat eine Wirkstärke von 10 mg und sollte nicht mechanisch geteilt werden. Hat ein Kind eine Abneigung gegen Tabletten, treten Schluckstörungen auf oder beträgt

sein Körpergewicht weniger als 20 kg, bietet sich die Gabe von Morphinretardgranulat an. Dieses kann in Wasser aufgeschwemmt werden, ist daher auch für die Anwendung bei Säuglingen gut dosierbar und kann problemlos über sehr dünne Magen- oder PEG-Sonden appliziert werden. Wegen seines Himbeergeschmacks wird es von kleinen Kindern gut toleriert. Für die Therapie von Durchbruchschmerzen stehen Morphintropfen oder -suppositorien zur Verfügung.

■■ Hydromorphon

Hydromorphon kann primär oder bei im Verlauf einer Morphintherapie auftretenden nicht tolerablen oder nicht therapierbaren Nebenwirkungen eingesetzt werden. Hydromorphon hat keine analgetisch wirksamen Metaboliten. Hydromorphon-3-Glukuronid (H-3-G) – der Hauptmetabolit – hat jedoch neuroexzitatorische Wirkungen und kann Unruhe, Myoklonien und Krampfanfälle auslösen. Der proklamierte Vorteil von Hydromorphon gegenüber Morphin bei Vorliegen einer Niereninsuffizienz ist wissenschaftlich nicht belegt. Zwar ist die Hydromorphon-Clearance von der Nierenfunktion unabhängig, da Hydromorphon hepatisch zu H-3-G verstoffwechselt wird. H-3-G jedoch kann – nicht nur bei Niereninsuffizienz – akkumulieren und zu Hyperexzitabilität führen (Smith 2000; Thwaites et al. 2004; Wright et al. 1998, 2001). Dieses ist bei Patienten mit Niereninsuffizienz unter Hydromorphon wiederholt berichtet worden (Babul 1992).

Wie Morphin ist Hydromorphon ein reiner Opioidagonist. Es kann intravenös oder peroral verabreicht werden. Äquianalgetische Dosierungen zu Morphin finden sich in ◘ Tab. 21.3 und auf der Schmerzkarte (Collins et al. 1996).

■■ Piritramid

Postoperativ wird in Deutschland traditionell Piritramid eingesetzt, ohne dass Studien die Überlegenheit dieses Opioids gegenüber anderen Opioiden bewiesen hätten. Piritramid und Morphin sind gleich potent, wobei Morphin im direkten Vergleich weniger Übelkeit zu verursachen scheint (Breitfeld et al. 2003). Wegen seiner hohen Lipophilie ist der Wirkeintritt prompt; dies macht die intravenöse Therapie gut steuerbar. Gleichzeitig besteht aber die Gefahr, durch zu schnelle intravenöse Applikation eine Euphorie auszulösen und die Kinder »auf den Schuss« zu konditionieren. Entscheidende Nachteile der Substanz: Piritramid lässt sich so gut wie gar nicht mit anderen Pharmaka oder Infusionslösungen mischen und ist nur zur intravenösen Applikation erhältlich (Muller et al. 2006).

■■ Oxycodon
Oxycodon steht in Deutschland mittlerweile peroral retardiert und unretardiert, zur intravenösen Applikation und in fester Kombination mit Naloxon als Retardtablette zur Verfügung. Intravenös appliziertes Oxycodon weist insbesondere bei jungen Kindern eine enorme interindividuelle Variabilität der Pharmakokinetik auf (Pokela et al. 2005). In der Schmerztherapie von Erwachsenen ist die Gabe der festen Kombination von Oxycodon plus Naloxon anscheinend mit weniger Obstipation verbunden als die alleinige Oxycodontherapie (Van Dongen et al. 2014). Bei der Verwendung von Targin sind jedoch Tageshöchstdosen von 80 mg Oxycodon plus 40 mg Naloxon zu beachten, weil bei höheren Dosen die Gefahr besteht, dass peroral verabreichtes Naloxon in der Leber nicht komplett abgebaut wird und die analgetische Opioidwirkung antagonisiert. Die analgetische Potenz von Oxycodon ist bei peroraler Gabe 2×höher als die von Morphin.

■■ Methadon/Levomethadon
Methadon ist ein synthetisches Opioid und wie Morphin ein reiner μ-Agonist. Zudem wird seine analgetische Wirkung über einen Antagonismus am NMDA-Rezeptor vermittelt. Es ist wegen seiner extrem langen terminalen β-Halbwertzeit von 13–100 h schlecht steuerbar. Methadon ist ein Razemat, das zu gleichen Teilen aus dem Rechtsisomer, dessen Wirkungen nicht gut untersucht sind, und dem analgetisch wirksamen Linksisomer (Levomethadon) besteht. Obwohl exakte wissenschaftliche Daten fehlen, legen wir den Berechnungen in diesem Kapitel eine Tagesdosisumrechnung von 2:1 (Methadon zu Levomethadon) zugrunde, d. h., wir nehmen an, dass Methadon nur halb so wirksam ist wie Levomethadon. Besonders wichtig ist die Nebenwirkung einer QTc-Verlängerung unter Methadontherapie, die bei Gabe von Levomethadon seltener auftritt. Daher sollten vor Therapiebe-

ginn und im Verlauf EKG-Kontrollen erfolgen. Da Methadon und Levomethadon auch dann noch analgetisch wirken, wenn Morphin, Oxycodon, Fentanyl oder Hydromorphon keine ausreichende Analgesie herbeiführen können (Anghelescu et al. 2010), stellt sich im Alltag die Frage, wie ein Opioidwechsel durchgeführt werden kann, insbesondere da die Umrechnung in eine äquianalgetische Levomethadondosis schwierig ist. Ein Wirkverhältnis von peroralem Levomethadon zu peroralem Morphin von 2,5:1 bis 30:1 ist beschrieben (d. h., Levomethadon soll 2,5–30× potenter sein als Morphin; Davies et al. 2008; Sabatowski et al. 2002; Zernikow et al. 2009).

Folgt man den Ergebnissen eines Reviews zur Methadonrotation bei Erwachsenen, sollte zwischen Patienten, die Dosen über 1.000 mg/d perorales Morphinäquivalent einnehmen, und solchen mit niedrigerem Morphinbedarf unterschieden werden (Pollock et al. 2011). Für Patienten mit einer peroralen Morphinäquivalenzdosis von weniger als 1.000 mg/d empfiehlt sich ein Vorgehen, wie von Ayonrinde u. Bridge (2000) vorgeschlagen, welches sehr dem Vorgehen von Ripamonti et al. (1998) ähnelt.

Langsame, überlappende Umstellung

Der Opioidwechsel wird über 3 Tage mit täglicher Reduktion des vorherigen Opioids und Gabe von oralem Levomethadon alle 8 h durchgeführt:

- Am 1. Tag wird die alte Opioidtagesdosis um 30 % reduziert und durch orales Levomethadon ersetzt, und zwar nach folgender Umrechnungstabelle (OMÄD = orale Morphinäquivalenzdosis):
  - OMÄD < 100 mg/d (Umrechnung 6:1 für Morphin:Levomethadon)
  - OMÄD 101–300 mg/d (Umrechnung 10:1)
  - OMÄD 301–600 mg/d (Umrechnung 20:1)
  - OMÄD 601–800 mg/d (Umrechnung 24:1)
  - OMÄD 801–1.000 mg/d (Umrechnung 30:1)
- Nach frühestens 3 Tagen sollte das Kind dann ausschließlich Levomethadon alle 8–12 h erhalten.
- Für Durchbruchschmerzen wird zusätzlich ein Zehntel der Tageslevomethadondosis als Einzelbedarfsbolusdosis verordnet.

Für Patienten mit einer peroralen Morphinäquivalenzdosis von mehr als 1.000 mg/d empfiehlt sich ein Vorgehen nach Nauck et al. (1998, 2001), Morley u. Makin (1998) bzw. Ostgathe et al. (2012), bei dem die bisherige Opioidtherapie komplett beendet und eine feste Dosis Levomethadon verabreicht wird, wobei Nauck et al. eine **fixe Dosis** empfehlen, Morley hingegen eine Dosierung **nach Bedarf** (15 mg Levomethadon bis zu 3-stündlich).

Stop-and-Go-Umstellung

Die bis dato durchgeführte Opioidtherapie wird komplett beendet und auf Levomethadon umgestellt:

- An Tag 1 des Opioidwechsels 0,1 mg/kg KG (max. 5 mg) Levomethadon p. o. (oder 0,05 mg/kg KG, max. 2,5 mg i. v.) alle 4 h und zusätzlich bei Bedarf bis stündlich verabreichen.
- An den Tagen 2 und 3 Dosis austitrieren, indem jede Einzeldosis um bis zu 30 % gesteigert wird. Dosierungsintervalle beibehalten.
- An Tag 4 wird die jetzt austitrierte Einzeldosis nur noch alle 8 h fest und zusätzlich 3-stündlich bei Bedarf verabreicht.
- An den folgenden Tagen kann unter Beibehaltung des Dosisintervalls die Einzeldosis am Effekt titriert noch gesteigert werden (Nauck et al. 2001).

Die langsame überlappende Umstellung auf (Levo −)Methadon scheint im Erwachsenenalter mit weniger Komplikationen behaftet zu sein, als die in Deutschland praktizierte Stop-and-Go-Variante (Moksnes 2012).

Mercadante et al. (2005) untersuchten die Umstellung von transdermalem Fentanyl auf Methadon an Erwachsenen. Als Äquivalenzdosis wurden für je 25 µg/h transdermales Fentanyl 12 mg Methadon p. o. bzw. 9,6 mg Methadon i. v. eingesetzt. Die erste Dosis Methadon wurde mit Pflasterentfernung verabreicht, die folgenden Dosen im Abstand von je 8 h mit zusätzlichen Gaben von einem Sechstel der Tagesdosis gegen Durchbruchschmerzen. Die Schmerzwerte sanken nach der Umstellung signifi-

kant ab (von 5,9 auf 1,8 in einer VAS von 0–10) und es wurden weniger Nebenwirkungen beobachtet. Die mediane perorale Methadontagesdosis betrug 84 mg/d (mindestens 52 mg/d bis maximal 115 mg/d). Setzt man bei Erwachsenen Methadon als »First-Line«-Opioid ein, ergibt sich kein Vorteil gegenüber Morphin (Bruera et al. 2004).

In Deutschland sind L-Polamidon-Lösung (1 ml=19–20 Tr.=5 mg Levomethadon) und L-Polamidon-Injektionslösung (1 ml=2,5 mg) auf dem Markt.

▪▪ Pethidin

Traditionell wird Pethidin in Deutschland bei schmerzhaften Eingriffen und international bei Sichelzellkrisen eingesetzt, obwohl Pethidin für beide Indikationen Nachteile und gegenüber anderen Opioiden keine die Nachteile aufwiegenden Vorteile bietet. Einerseits kommt es nach Pethidingabe bei schmerzhaften Eingriffen wegen der Lipophilie rasch zur Analgesie, andererseits verhindert die altersabhängige Halbwertzeit von mindestens einigen Stunden eine schnelle Rekonvaleszenz des Kindes. Hohe Dosen von Pethidin wirken zudem direkt kardiodepressiv. Bei schmerzhaften Eingriffen bietet sich der Einsatz von Fentanyl, Ketamin und Propofol oder die Durchführung einer Allgemeinanästhesie an.

Im Rahmen einer chronischen Erkrankung wie der Sichelzellananämie oder bei Tumorschmerzen ist die Anwendung von Pethidin bei Kindern (und Erwachsenen) nicht zu empfehlen, da der Metabolit Norpethidin kumulieren und zu zerebralen Krampfanfällen führen kann. Die Halbwertzeit von Norpethidin beträgt zwischen 20 und 85 h. Bei einem Einsatz zusammen mit MAO-Hemmern, z. B. Moclobemid und Tranylcypromin (Psychopharmaka), kann es zu lebensgefährlichen Komplikationen wie Hyperpyrexie, arterieller Hypo- oder Hypertonie, Delirium und zerebralen Krampfanfällen kommen.

▪▪ Fentanyl

Für die Analgesie bei schmerzhaften Eingriffen ist Fentanyl sehr geeignet, da bei langsamer intravenöser Gabe gut an der Wirkung titriert werden kann. Transdermal kann Fentanyl mithilfe eines speziellen Pflasters appliziert werden. Das transdermale therapeutische System mit Fentanyl (Fentanyl-TTS, Durogesic SMAT) ist ab dem 2. Lebensjahr zugelassen (Durogesic SMAT, das 12,5 µg/h Fentanyl freisetzt, aber aus Sicherheitsgründen 12 µg im Namen trägt, um Kommafehler zu vermeiden; Übersicht bei Zernikow et al. 2007). Laut Produktinformation ist bei Umstellung auf das kleinste Fentanyl-TTS (12,5 µg/h) eine minimale perorale Tagesmorphinäquivalenzdosis von 30 mg/d gefordert. Das Pflaster soll nur bei stabiler Schmerzsituation und keinesfalls zu Beginn einer Schmerztherapie eingesetzt werden. Die Wirkung tritt mit einer Verzögerung von 12 h ein und hält eher 48 als 72 h an, daher wird ein Wechsel des Fentanyl-TTS alle 2 Tage empfohlen. Fieber geht mit einer erhöhten Resorption von Fentanyl einher.

> **Als Umrechnungsfaktor gilt in der Schmerztherapie bei Erwachsenen:**
> **Perorale Morphindosis [mg]/d:transdermale Fentanyldosis [mg]/d = 100:1**
> **Beträgt die perorale Tagesdosis von Morphin 30 mg, so wählt man das kleinste erhältliche Fentanylpflaster (0,3 mg Fentanyl/d = 12,5 µg/h).**

In ◻ Tab. 21.4. ist die in der Studie von Finkel et al. (2005) verwendete Umrechnungsformel aufgezeigt.

Das Fentanyl-TTS sollte zeitgleich mit der letzten Gabe retardierten Morphins aufgebracht werden. Zusätzlich zum Fentanyl-TTS müssen immer schnell wirkende Fentanyl- oder Morphinzubereitungen gegen Durchbruchschmerzen verordnet werden. Die Morphindosis für Durchbruchschmerzen beträgt ca. ein Sechstel der Morphintagesdosis und muss regelmäßig an einen eventuell steigenden Grundbedarf angepasst werden. Bei Verwendung schnell wirksamer Fentanylpräparate muss die Dosis für Durchbruchschmerzen individuell austitriert werden. Nach Entfernen des Pflasters fällt der Fentanylblutspiegel nur langsam ab. Eine häufig geübte Praxis ist das Zerschneiden der Fentanyl-Matrix-TTS; dies geht unter Umständen mit einer veränderten Pharmakokinetik einher und führt immer zum Verlust der Produkthaftung.

In der Palliativversorgung krebskranker Erwachsener hat sich für die Behandlung des Durchbruchschmerzes die Gabe schnell wirksamer Fentanylzubereitungen etabliert (Mercadante 2012), wenn die Gabe von schnell wirksamen Mor-

◻ **Tab. 21.4** Umrechnung auf ein Fentanyl-TTS

Perorales Tagesmorphinäquivalent [mg/d]	Fentanyl-TTS [µg/h]
30–44	12,5
45–134	25
135–180	37,5
181–224	50

phin nicht ausreichend wirksam ist (Caraceni et al. 2012; Zeppetella u. Davies 2013; Zeppetella et al. 2014). Durchbruchschmerz ist definiert als eine rezidivierende und zeitlich begrenzte Schmerzzunahme bei einem Patienten, dessen Schmerz ansonsten durch die regelmäßige Gabe von Opioiden gut behandelt ist. Es kann unterschieden werden in
- »incident pain« (der Schmerz kann vorausgesagt werden, z. B. beim Umlagern) und
- spontan auftretende, nicht zu antizipierende Durchbruchschmerzen.

An schnell wirksamen Fentanylzubereitungen stehen zur Verfügung: perorales transmuköses Fentanylzitrat (OTFZ), Bukkaltabletten, Sublingualtabletten und Nasalsprays. Zu beachten ist, dass erwachsene Krebspatienten diese Präparate in der Regel zur Therapie von Durchbruchschmerzen oder Dyspnoe am Lebensende erhalten. Hier ist die Gefahr des Missbrauchs zwar gegeben, aber als gering einzuschätzen. Bei längerer Lebenserwartung jedoch kann die angstlösende, sedierende und entspannende, teilweise sogar euphorisierende Wirkung des schnell im ZNS anflutenden Fentanyls zu Missbrauch und Sucht führen – v. a. dann, wenn schon eine Abhängigkeitsproblematik vor der Erkrankung bestand (Nunez-Olarte u. Varez-Jiménez 2011). In Studien mit schnell wirksamen Fentanylpräparaten zeigen 11 % der Studienteilnehmer ein besorgniserregendes, auf die Einnahme von Opioiden gerichtetes Verhalten (Passik et al. 2010), wie das folgende Fallbeispiel 2 zeigt.

■ **Fallbeispiele**

Fallbeispiel 1 Die 15-jährige, türkischstämmige Yasemin wurde mit starken Schmerzen im Rahmen eines therapierefraktären Glioblastoma multiforme auf die Kinderpalliativstation aufgenommen. Der Tumor hatte eine intrathekale und spinale Ausbreitung, letztere in Höhe der Halswirbelkörper 2–6. Leidvolle Symptome bestanden in Durchbruchschmerzen der Stärke 10 (NRS 0–10) v. a. bei Bewegung, einer Tetraplegie, Durchschlafstörungen, der Veränderung des Aussehens im Rahmen eines Cushing-Syndroms sowie einer depressiven Verstimmung. Die muslimische Religion spielte in der Familie eine große Rolle, das Thema »Tod« wurde tabuisiert. Die Medikation bestand u. a. in 60 mg peroral retardiertem Morphin, Pregabalin und Dexamethason. Die Durchbruchschmerzmedikation mit intranasalem Fentanyl wurde von der Patientin innerhalb von 10 Tagen auf 5.000 μg/d gesteigert, ohne dass eine ausreichende Schmerzlinderung der Durchbruchschmerzattacken berichtet wurde. Durch die kontinuierliche Arbeit des multiprofessionellen Teams war am 10. Tag ein Gespräch mit der Patientin, ihren Eltern und Geschwistern sowie einem muslimischen Geistlichen möglich. 2 Tage später konnte die Patientin mithilfe eines pädiatrischen Palliative-Care-Teams nach Hause entlassen werden. 2–3 × täglich auftretende Durchbruchschmerzen waren mit jeweils 50 μg Fentanyl intranasal rasch und befriedigend zu therapieren.

Fallbeispiel 2 Der 20-jährige Patient mit einem multifokal ossären und pulmonalen Rezidiv eines Osteosarkoms, der zusammen mit seiner Familie lebte, wurde in die spezialisierte ambulante Palliativversorgung (SAPV) eingeschlossen. Er litt unter Schmerzen durch langsam wachsende ossäre und Weichteilmetastasen (thorakal, zervikal und paravertebral). Letztere wuchsen in die Neuroforamina ein. Pregabalin wurde wegen neuropathischer Schmerzen im ehemaligen Operationsbereich des linken Beins verabreicht, löste aber ab einer Dosis von > 100 mg/d Migräneattacken aus. Die Begleittherapie bestand in Dexamethason (Tagesdosis 4–8 mg). Retardiertes Morphin wurde in einer Startdosis von 2 × 20 mg p. o. begonnen, 10 mg unretardiertes Morphin als Bedarfsmedikation verschrieben und Pregabalin durch Gabapentin ersetzt. Zunächst gelang hierdurch eine gute Schmerzkontrolle. Im Verlauf berichtete der Patient von nicht in direktem Zusammenhang mit

Belastung plötzlich auftretenden Schmerzexazerbationen (Durchbruchschmerzen), »bei denen die Morphintropfen zu spät wirken und mich anschließend dann so müde machen«. Außerdem klagte er über eine ausgeprägte und zunehmende Fatigue, die ihn daran hindere, »zumindest etwas am Tag zu unternehmen«. Die Bedarfsmedikation mit Morphintropfen wurde durch intranasales Fentanyl (Start: 50 μg mit zunächst rascher Steigerung auf 100 μg) ersetzt. Im Rahmen des wochenlangen Tumorprogresses wurde die Dosis des peroral retardierten Morphins auf 230 mg/d und Fentanylnasenspray auf 300-μg-Dosis gesteigert. Der Patient äußerte in zunehmender Häufigkeit, dass er Sorge vor einer Abhängigkeit vom Spray habe, da er insbesondere in den Abendstunden das Gefühl habe, dass er das Spray gerne benutzen würde. In der ambulanten Betreuungssituation war es für die Behandelnden häufig nicht zu unterscheiden, ob und wenn ja, wie erfolgreich der Patient das Fentanylnasenspray gegen seinen Durchbruchsschmerz einsetzte, oder ob er sich mithilfe des schnell anflutenden Opioids euphorisierte, ohne dass Durchbruchschmerzen vorlagen. Insbesondere an den Wochenenden kam es mehrfach zu der Situation, dass er das verschriebene Nasenspray verbraucht hatte und heftig bis aggressiv auf das Ausstellen eines neuen Rezeptes beharrte, ohne dass genau zu erfragen war, warum es zum Verbrauch der vorher gut abgeschätzten und rezeptierten Menge gekommen war. Die Kommunikation wurde vom Patienten oft mit Sätzen wie »Das bringt doch nichts mehr!« beendet. Die Miteinbindung der Mutter in die Medikamentengabe scheiterte an Interaktionsstörungen, die schon vor dem Rezidiv bestanden hatten. In dieser für alle Seiten unbefriedigenden Gesamtsituation wiesen wir den Patienten auf eine Palliativstation ein. Mit dieser Maßnahme war der Patient einverstanden. Dort wurde ein erfolgreicher Opioidwechsel auf Levomethadon (3 × 9 mg p. o., Bedarfsmedikation: 5 mg) durchgeführt. Das Bedürfnis nach nasalem Fentanyl hielt aber auch während des stationären Aufenthaltes an und war auch unter stationären Bedingungen für die Behandelnden nicht klar von einer psychischen Abhängigkeit zu unterscheiden. Der Patient konnte kurzfristig nach Hause entlassen werden. Bei Tumorprogression wurde Levomethadon bis auf

3×18 mg p. o. gesteigert. Der Patient erhielt kein intranasales Fentanyl mehr, hatte aber nach wie vor ein starkes Verlangen danach, unabhängig von dem tatsächlichen Schmerzniveau. Am Lebensende kam es zu einer starken Dyspnoe, die eine erneute Betreuung auf der Palliativstation bis zum Tode notwendig machte. Dort erhielt er zusätzlich zur basalen Dauermedikation mit Levomethadon kontrolliert zur Symptomkontrolle auch Fentanyl intranasal.

Das peroral transmuköse Fentanylzitrat (OTFZ; Actiq Stick) ist in Dosen von 200–1.600 µg erhältlich. In Studien bei Erwachsenen wurden 200 µg Fentanyl als Stick mit 2 mg intravenös verabreichtem bzw. 6 mg peroral appliziertem Morphin verglichen. Im Rahmen schmerzhafter Eingriffe erhielten Kinder 10–20 µg/kg KG (Wundversorgung) und 15–20 µg/kg KG (Knochenmarkpunktion) Fentanyl-OTFZ. Fentanylhaltige Bukkaltabletten (Effentora) und Sublingualtabletten (Abstral) sind die »Nachfolger« des OTFZ (Pharmakologie ▶ Kap. 7). Wirkbeginn ist bei beiden Präparaten schon nach ca. 5 min, das Wirkmaximum ist nach 20–60 min erreicht. Beide Präparate sind nicht für Kinder zugelassen. Effentora und Abstral stehen als 100, 200, 300 (nur Abstral), 400, 600 und 800 µg/Tablette zur Verfügung. Es existieren definierte Titrationsschemata, die der Produktinfomation zu entnehmen sind.

In der Therapie akuter Schmerzen bei Kindern in der Notfallaufnahme und postoperativ wird Fentanyl auch intranasal schon länger mit gutem Erfolg eingesetzt (Hansen et al. 2012). Neu sind Erfahrungen auch in der Palliativversorgung von Neugeborenen und älteren Kindern (Harlos et al. 2013). Zum Einsatz kommt sowohl das für die intravenöse Applikation vorgesehene Fentanyl mit einer Konzentration von 50 µg/ml als auch spezielle Rezepturen oder Fertigarzneimittel, die Fentanyl in höheren Konzentrationen enthalten (Instanyl 500, 1.000 oder 2.000 µg/ml; PecFent 1.000 oder 4.000 µg/ml). Ein Hub der Fertigarznei mit 100 µl=0,1 ml enthält 50, 100 oder 200 µg (Instanyl) bzw. 100 oder 400 µg (PecFent) Fentanyl. Die Anschlagzeit beträgt 5 min, das Wirkmaximum ist nach maximal 20 min erreicht. Zur Applikation einer eigenen Rezeptur stehen Atomizers zur Verfügung, die man auf eine 1-ml-Spritze aufsetzen kann (Bezugsquelle: ▶ http://www.nofamed.de/; MAD 300

Nasenzerstäuber der Firma LMA, Artikelnummer 7300MAD, oder Pumpsprays zur Befüllung in der Apotheke – weitere Informationen unter ▶ http://www.intranasal.net/).

▪▪ Buprenorphin

Seit über 25 Jahren wird Buprenorphin, ein (partieller) µ-Agonist und κ-Antagonist, zur parenteralen und sublingualen Applikation (Temgesic) weltweit vertrieben. Seit 2001 ist in Deutschland ein Buprenorphin-TTS (Transtec PRO, Wirkstärken 35, 52,5 und 70 µg/h) für die Schmerztherapie bei Erwachsenen zugelassen, im Jahr 2007 kam das niedriger dosierte Norspan (Wirkstärken 5, 10 und 20 µg/h) hinzu. Laut Produktinformation muss Transtec PRO 2×/Woche gewechselt werden, während die Wirkung von Norspan 7 Tage anhalten soll. Das kleinste Transtec PRO (35 µg/h) entspricht einer peroralen Morphindosis von 60–80 mg/d, das kleinste Norspan (5 µg/h) ca. 10 mg/d. Beide Pflaster basieren auf einer Matrixtechnologie (Übersicht in Michel et al. 2011).

Die sehr starke Opioidrezeptorbindung erklärt die lange Wirkungs- und ggf. Nebenwirkungsdauer. Der Ceilingeffekt, durch weitere Dosissteigerung über das obere Dosislimit hinaus lässt sich keine Steigerung der Wirkung/Nebenwirkung erzielen, ist in der klinischen Anwendung beim Menschen weder für die Analgesie noch für schwere Nebenwirkungen wie z. B. die Atemdepression klar bewiesen (Kim et al. 2012). In den üblichen analgetischen Dosen scheint es als reiner µ-Agonist ohne Ceilingeffekt für die analgetische Wirkung zu wirken. Bei Kindern sind die Eliminationshalbwertzeit von Buprenorphin kleiner und die Clearance deutlich höher als bei Erwachsenen (Michel u. Zernikow 2006). In der postoperativen Schmerztherapie bei Kindern scheint die atemdepressive, emetogene und sedierende Wirkung von Buprenorphin größer zu sein als diejenige Morphindosis, die als äquianalgetisch angesehen wurde. In der Literatur wird über mehrere Kinder berichtet, die postoperativ und bei zeitgleicher Gabe anderer zentral wirksamer Medikamente eine klinisch relevante Atemdepression zeigten (Maunuksela et al. 1988; Zanette et al. 1996). Da Buprenorphin eine im Vergleich zu Morphin geringere obstipierende Wirkung zugeschrieben wird (nicht wissenschaftlich bewiesen), wird es »in praxi« dann angewendet, wenn eine Obstipation vorbesteht oder unbedingt verhindert werden soll. Bei Erwachsenen scheinen zudem weniger zentralnervöse Nebenwirkungen aufzutreten, dies wird der κ-antagonistischen Wirkung zugeschrieben. Ein weiteres Einsatzgebiet von Buprenorphin könnten Tumorschmerzen bei gleichzeitig bestehender Niereninsuffizienz sein, da Buprenorphin weitgehend unabhängig von der Nierenfunktion ausgeschieden wird (Michel u. Zernikow 2006).

Eine häufig gehandhabte Praxis ist das Zerschneiden des Buprenorphinmatrixpflasters, doch dies führt unter Umständen zu einer veränderten Pharmakokinetik und immer zum Verlust der Produkthaftung.

Nach intravenöser Einzelbolusapplikation an 5- bis 8-Jährigen sind 3 μg/kg KG Buprenorphin äquianalgetisch zu 100 μg/kg KG Morphin (Dosisverhältnis Buprenorphin i. v. zu Morphin i. v. = 1:33).

▪▪ Tapentadol
Ein völlig neues Opioid auf dem deutschen Markt ist das Tapentadol (Palexia). Bislang gibt es keine publizierten, pädiatrischen Erfahrungen mit Tapentadol (▶ Kap. 7). Eine äquianalgetische Dosis zu 40 mg peroralem Morphin sind 150 mg Tapentadol.

▪ Nebenwirkungen der Analgetikatherapie

▪▪ Strategien zur Minimierung
Das Nebenwirkungsprofil einzelner hochpotenter Opioide kann beim individuellen Patienten äußerst verschieden sein. Betrachtet man jedoch ein großes Kollektiv, unterscheiden sich die verschiedenen Opioide hinsichtlich Art und Ausmaß ihrer Nebenwirkungen kaum.

Es existieren Strategien zur Minimierung der Nebenwirkungen, die nach der »Versuch-und-Irrtum-Methode« ausprobiert werden müssen (Zernikow u. Lindena 2001):
— Dosisreduktion
— Symptomatische Therapie (▪ Tab. 21.5)
— Wechsel des Opioids
— Wechsel des Applikationsweges

In der einzigen palliativmedizinischen pädiatrischen Studie (Drake et al. 2004) zu diesem Themenkomplex konnten durch Opioidwechsel 90 %

der Opioidnebenwirkungen (v. a. Juckreiz unter Morphin) erfolgreich behandelt werden.

Selten und insbesondere bei der intravenösen Applikation hochpotenter Opioide kann es zu arterieller Hypotonie, Urtikaria und bei Allergikern zu Asthmaanfällen kommen. Psychische Veränderungen (z. B. Euphorie, Verwirrtheit, Albträume, Halluzinationen), Spasmen des Sphinkter Oddi, Mundtrockenheit und Schwitzen werden bei Kindern unter Opioidtherapie selten gesehen.

▪▪ Obstipation
Obstipation ist die häufigste und klinisch bedeutsamste Nebenwirkung einer Opioidtherapie (Zernikow u. Lindena 2001). Eine manifeste Obstipation sollte vor der regelmäßigen peroralen Laxanziengabe durch rektale Laxanziengabe beseitigt werden. Bestehen weder Obstipation noch Diarrhö, sollten mit Beginn einer Opioidtherapie prophylaktisch Laxanzien eingesetzt werden (▪ Tab. 21.5). Über Wirksamkeit und Verträglichkeit von Makrogol 3350 zur opioidbedingten Obstipationsprophylaxe im Kindesalter fehlen wissenschaftliche Daten. Die transdermale Gabe von hochpotenten Opioiden scheint weniger obstipierend zu sein als die perorale. Ebenso besteht die Möglichkeit, auf Präparate zu wechseln, die ein Opioid mit Naloxon kombinieren wie Targin (Oxycodon plus Naloxon) oder Valoron (Tilidin plus Naloxon), andere Wirkmechanismen zu nutzen wie Tapentadol oder Tramadol oder keine reinen μ-Agonisten wie Buprenorphin einzusetzen (Ahmedzai et al. 2012). Bei therapierefraktärer opioidbedingter Obstipation wird bei Erwachsenen Methylnaltrexon verwendet (Candy et al. 2011; Thomas et al. 2008). Methylnaltrexon ist ein peripherer Opioidantagonist, d. h., es überwindet nicht die Blut-Hirn-Schranke und kann somit auch nicht die zentral vermittelte Analgesie beeinflussen. Stattdessen blockiert es die Opioidrezeptoren im Darm, ohne eine rezeptorvermittelte Wirkung (Kontraktion der glatten Muskulatur) auszulösen. Der »Opioidentzug« im Darm löst eine Stuhlentleerung aus. Nach der subkutanen Gabe von 0,15 mg/kg KG Methylnaltrexon tritt diese bei 50 % der erwachsenen Patienten nach 4 h ein, sodass eine subkutane Gabe alle 2 Tage empfohlen wird. Abdominelle Schmerzen wie vor einer normalen Defäkation werden oft als Nebenwirkung

◻ Tab. 21.5 Begleitmedikation bei der Schmerztherapie mit Opioiden und NSAR

Indikation	Medikament	Dosis		Applikationsmodus
Prophylaktisch				
Obstipation	Laktulose (z. B. Bifiteral)	≤ 3 Jahre		Peroral
		Startdosis:	3 × 2 ml	
		Mittlere Dosis:	3 × 5 ml	
		> 3 Jahre		
		Startdosis:	3 × 5 ml	
		Mittlere Dosis:	3 × 10 ml	
	Natriumpicosulfat (z. B. Laxoberal)	≥ 4 Jahre:	4–8 Tr./24 h	Peroral
		≥ 12 Jahre:	10 bis maximal 18 Tr./24 h	Peroral
	Bisacodyl (z. B. Dulcolax)	2–6 Jahre:	5 mg/d	Rektal
		> 6 Jahre:	10 mg/d	Rektal
		> 6 Jahre:	10 mg/d	Peroral (nicht mit Milch einnehmen)
Übelkeit	Domperidon (z. B. Motilium)	0,3 mg (=1 Tr.)/kg KG Einzelhöchstdosis: 33 Tr. = 10 mg	alle 6–8 h	Peroral
	Dimenhydrinat (z. B. Vomex)	1–2 mg/kg KG	alle 6–8 h	Intravenös
		2–5 mg/kg KG	alle 6–12 h	Peroral/rektal
	Ondansetron (z. B. Zofran)	0,17 mg/kg KG	alle 12 h	Intravenös/peroral/ sublingual
		Höchste Einzeldosis: 8 mg		
Therapeutisch				
*Juckreiz	Clemastin (z. B. Tavegil)	0,03 mg/kg KG alle 12–24 h		Intravenös
		2–4 Jahre:	0,25 mg, alle 12 h	Peroral
		5–6 Jahre:	0,5 mg, alle 12 h	Peroral
		7–12 Jahre:	0,5–1 mg, alle 12 h	Peroral
		> 12 Jahre:	1 mg, alle 12 h	Peroral
Harnverhalt	Distigminbromid (Ubretid)	Erwachsenendosis:		
		0,5 mg	alle 12–24 h	Intramuskulär
		5 mg	alle 8–24 h	Peroral
Müdigkeit	Methylphenidat (z. B. Medikinet)	0,1 mg/kg KG 2 × täglich (morgens und mittags, damit es zu keiner Störung des nächtlichen Schlafs kommt)		Peroral
Ulkusprophylaxe	Omeprazol (z. B. Antra)	ab dem 1. Lebensjahr:		Peroral
		10–20 kg KG: 10 mg abends		
		> 20 kg KG: 20 mg abends		

▣ Tab. 21.5 Fortsetzung

Indikation	Medikament	Dosis	Applikationsmodus
Atemdepression	Naloxon (z. B. Narcanti)	1 Ampulle à 0,4 mg auf 10 ml NaCl 0,9 % → 1:10 → 0,04 mg/ml	Intravenös
		Dosis: 0,001–0,01 mg/kg KG i. v. = 0,025–0,25 ml/kg KG i. v.	
		Bei Buprenorphinintoxikation: Naloxon 0,05 mg/kg KG (unverdünnt) i. v., eng überwachen!	
		Cave: Wirkdauer von Buprenorphin > Naloxon, Naloxongabe muss in der Regel wiederholt werden, auch mehrfach	

beschrieben, die jedoch im Verlauf der Therapie eher weniger werden (Slatkin et al. 2011). Unter Methylnaltrexontherapie wurden aber auch andere schwerwiegende Symptome beschrieben, bis hin zur Darmperforation, wobei der Zusammenhang zwischen Medikation und Ereignis bei den schwer kranken, zum Teil terminalen Patienten unklar war (Mackey et al. 2010). Eine Dosissteigerung ist bei ausbleibendem Erfolg nicht sinnvoll, da keine positive Dosis-Wirkungs-Beziehung besteht. Sinnvoller ist eine einmalige Wiederholung der Gabe am nächsten Tag, weil einige Patienten erst nach der zweiten Gabe ein Ansprechen zeigen (Slatkin et al. 2009). Es bestehen nur begrenzte Erfahrungen mit der Gabe von Methylnaltrexon bei Kindern. Bei einem Neugeborenen wurde Methylnaltrexon intravenös in einer Dosis von 0,15 mg/kg mit gutem Erfolg eingesetzt (Garten et al. 2011). Bei einem 4-jährigen Jungen mit Epidermolysis bullosa wurde die Methylnaltrexontherapie peroral durchgeführt. Die Dosis wurde von 2 mg/d (0,16 mg/kg KG) langsam bis auf 280 mg/d gesteigert, ohne dass der Erfolg der Behandlung aus der Publikation klar ersichtlich wäre (Lee u. Raja 2011). Andere Arbeiten berichten von guten Erfolgen bei krebskranken Kindern unter therapierefraktärer opioidinduzierter Obstipation (Dosis: 0,15 ± 0,02 mg/kg KG s. c.; Laubisch u. Baker 2013; Rodrigues et al. 2013).

▪▪ Übelkeit und Erbrechen

Bei Kindern über 12 Jahren ist der prophylaktische Einsatz von Antiemetika zu Beginn einer Opioidtherapie gerechtfertigt. Bei Kindern entwickelt sich typischerweise innerhalb 1 Woche eine Toleranz gegen die emetische Wirkung von Opioiden. Einige Kinder profitieren in der ersten Behandlungswoche von einem Dimenhydrinat-Kaugummi (10 oder 20 mg). 5-HT$_3$-Antagonisten (Ondansetron, Tropisetron etc.) haben sich bei der Therapie und Prophylaxe von postoperativer (opioidinduzierter) Übelkeit und Erbrechen bewährt (Kovac 2007). Aktuelle Studien (Maxwell et al. 2005; Monitto et al. 2011) belegen die positive Wirkung von niedrig dosiertem intravenösem Naloxon (1 µg/kg KG/h). Weitere sinnvolle Antiemetika sind Neuroleptika oder Domperidon (Cave: kann QTc-Verlängerungen und Herzrhythmusstörungen auslösen). Hält die Übelkeit länger an, empfiehlt sich ein Opioidwechsel.

▪▪ Juckreiz

Bei stabiler Schmerzsituation wird diesem Symptom mit einer passageren Dosisreduktion begegnet. Ein Therapieversuch kann auch mit Clemastin erfolgen. Bleibt dies ohne Erfolg, ist ein Opioidwechsel sinnvoll. In Studien an Kindern und Jugendlichen mit postoperativen Schmerzen reduzierte Naloxon (0,25–1 µg/kg KG/h i. v.) als Dauertropfinfusion die Opioidnebenwirkungen Juckreiz und Übelkeit (Maxwell et al. 2005; Monitto et al. 2011). Studien bei Erwachsenen und Kindern auf der Intensivstation kommen zu widersprüchlichen Ergebnissen hinsichtlich der Wirksamkeit von niedrig dosiertem Naloxon (Cepeda et al. 2002, 2004; Cheung et al. 2007; Miller u. Hagemann 2011). Naloxon und Morphinsulfat wurden in den Studien über den gleichen intravenösen Zugang infundiert und in einer Spritze gemischt. Ob die 5-HT$_3$-Antagonisten wie Ondansetron, Tropisetron oder Granisetron opioidbedingten Juckreiz vermindern können, ist zurzeit noch unklar. Individuelle Therapieversuche sind aber sicherlich gerechtfertigt.

▪▪ Harnverhalt

Jenseits der Neonatalphase ist Harnverhalt eine seltene Nebenwirkung einer Opioidtherapie, kann aber bei betroffenen Kindern Panik auslösen. Der Harnverhalt ist oft schon durch beruhigende Worte, einen nassen Waschlappen auf die Haut über der Blasenregion oder das Geräusch eines laufenden Wasserhahns zu beheben. Reichen diese Maßnahmen nicht aus, kann bei jugendlichen Patienten Distigminbromid (Ubretid, Erwachsenendosis: 1 Ampulle à 0,5 mg i. m. oder 1 Tablette à 5 mg p. o.) verabreicht oder bei jüngeren Kindern eine Einmalkatheterisierung durchgeführt werden. Pädiatrische Fallberichte zeigen auch den positiven Effekt der parenteralen – hier intravenösen – Gabe von Methylnaltrexon auf den opioidbedingten Harnverhalt (Arai et al. 1996; Garten u. Bührer 2012).

▪▪ Atemdepression

Unter peroraler Therapie mit retardiertem Morphin ist bei adäquater Dosierung keine Atemdepression zu befürchten. Letztere tritt jedoch im Rahmen von schmerzhaften Eingriffen auf, wenn ein Opioid schnell intravenös appliziert wird, oder bei Kombination mehrerer zentral dämpfender Medikamente. Die Einstellungsphase einer parenteralen Opioidtherapie sollte unter Monitoring der arteriellen Sauerstoffsättigung (SaO_2) und regelmäßiger Kontrolle der Sedierungstiefe durchgeführt werden. Eine schwere Atemdepression erfordert den Einsatz von Naloxon (◘ Tab. 21.5). Gegebenenfalls muss die Naloxongabe wiederholt werden, da Naloxon kürzer wirkt als einige Opioide. Insbesondere bei einer Atemdepression durch Buprenorphin sind hohe Dosen von Naloxon als Dauertropfinfusion zu verabreichen (Startdosis: 0,05 mg/kg KG i. v.). Empfohlen wird bei Erwachsenen eine Sättigungsdosis von 2 mg Naloxon i. v. über 90 s, gefolgt von einer Dauertropfinfusion mit 4 mg/h, bis klinisch keine Atemdepression mehr vorliegt. Daten zu Kindern fehlen.

▪▪ Halluzinationen

Beim Auftreten seltener Nebenwirkungen wie Halluzinationen und Verwirrtheit sollte ein Opioidwechsel erfolgen. Wegen seiner κ-antagonistischen Wirkungen bietet sich die Therapie mit Buprenorphin an (über den κ-Rezeptor werden psychomimetische Wirkungen von Opioiden vermittelt).

▪▪ Müdigkeit

Fast immer zu Beginn, aber nicht selten auch während der Dauertherapie oder bei Dosisanpassungen, tritt eine opioidbedingte Sedierung auf. Diese kann extrem verstärkt werden, wenn im Rahmen einer Niereninsuffizienz der M −6-G-Spiegel im Plasma steigt, eine Leberinsuffizienz fortschreitet oder weitere zentral dämpfende Medikamente verabreicht werden. Bei einer Niereninsuffizienz bietet sich die Opioidrotation auf Buprenorphin an. Spielen Organinsuffizienzen keine Rolle, profitieren manche der jugendlichen Patienten oder jungen Erwachsenen zumindest zeitweise von der morgendlichen Gabe eines Psychostimulans wie Methylphenidat (Startdosis: 2,5 mg).

▪▪ Myoklonus

Bei hohen Opioiddosen können Myoklonien auftreten, die sehr gut auf die Gabe von Benzodiazepinen ansprechen, aber immer auch Anlass für eine Opioidrotation sein sollten.

▪▪ Adjuvanzien des WHO-Stufenschemas

Auch in der pädiatrischen Palliativversorgung sind adjuvante Schmerzmittel (Dosierung ◘ Tab. 21.6) indiziert. Zusätzliche Symptome wie Schlaflosigkeit und Angst sowie spezielle Schmerzsyndrome (Knochenschmerzen, neurogene Schmerzen; ▶ Abschn. 21.4) können ihren Einsatz in Ausnahmefällen erforderlich machen. Mögliche Nebenwirkungen und das Vorliegen nur beschränkter Erfahrungen im Kindesalter sollten vorab mit Eltern und Kindern besprochen werden.

▪▪ Trizyklische Antidepressiva

Die Indikationen für trizyklische Antidepressiva umfassen neuropathische Schmerzen mit brennendem Charakter (z. B. nach Vincristin, Tumorinvasion), Phantomschmerzen und schmerzbedingte Schlafstörungen. Bei gestörtem Schlaf(-rhythmus)

21

◘ **Tab. 21.6** Adjuvante Schmerzmittel

Stoffgruppe	Medikament	Dosierung	Bemerkung
Anästhetikum	Ketamin (z. B. Ketanest)	Intravenös oder subkutan: – 1–5 mg/kg KG/d	– Ketamin kann mit Morphinsulfat in einer Spritze zur intravenösen oder subkutanen Applikation gemischt werden; bei subkutaner Gabe empfiehlt es sich, die Lösung mit Natriumbikarbonat auf einen pH-Wert von ca. 5,5 einzustellen. Dieser pH-Wert sollte nicht überschritten werden, da die Lösung sonst ausfällt. – Nebenwirkungen ▶ Kap. 7
Antikonvulsiva	Carbamazepin (z. B. Timonil)	– Startdosis: 2 mg/kg KG alle 12 h p. o. – Zieldosis: maximal 20 mg/kg KG/d in 2 (retardiert) bis 3 Einzeldosen	– Einschleichende, titrierende Dosierung – Wöchentlich steigern um 4 mg/kg KG/d bis zum gewünschten Erfolg. – Regelmäßig Plasmaspiegel bestimmen (Ziel: 4–12 mg/l).
	Gabapentin (z. B. Neurotin)	– Schrittweise Aufdosierung auf 15–30 mg/kg KG/d in 3 Einzeldosen p. o. innerhalb von 3–7 Tagen je nach Schmerzstärke und orientiert am Auftreten von Nebenwirkungen. Maximaldosis in Ausnahmefällen 60 mg/kg KG/d. Maximale Tagesdosis bei Erwachsenen nicht über 3.600 mg, verteilt auf 3 Einzelgaben.	– Im Allgemeinen sehr gut verträglich, jedoch in der Schmerztherapie wenig Erfahrungen bei Kindern.
Bisphosphonate	Pamidronat (z. B. Aredia)	– 1 mg/kg KG alle 4 Wochen – Intravenöse Infusion nach Packungsbeilage	– Eine negative Beeinflussung des Knochenwachstums nach Überleben der Krebserkrankung kann nicht ausgeschlossen werden. – Die Halbwertzeit von Bisphosphonaten im Knochen beträgt bei Erwachsenen 10 Jahre. – Häufige Nebenwirkung während der Infusion: passagere Pyrexie, grippeartige Symptome.
Glukokortikosteroide	Dexamethason (z. B. Fortecortin)	– Bei akutem Hirndruck oder Nervenkompression: 1–2 mg/kg KG als »loading dose« in Form einer Kurzinfusion i. v. (bei Erwachsenen und Jugendlichen maximal 100 mg) Cave: Nausea, Erbrechen und Hitzegefühl bei schneller intravenöser Gabe.	– Bekannte Nebenwirkungen meist nur bei Langzeitanwendung. – Nicht reflektorisch bei Hirndruck in der palliativen Situation einsetzen: Das Tumorwachstum wird nicht aufgehalten, sondern nur kurzzeitig das Ödem verringert. – Ein Umsetzen auf Hydrokortison zum Ausschleichen ist möglich, aber nicht unbedingt nötig. – Soll eine längerdauernde Therapie erfolgen, kann wie folgt verfahren werden: - Vom 3.–5. Tag (oder nach Ende der Hirndruckkrise) 0,15 mg/kg KG/d in 2 Einzeldosen bis zum 14. Tag, ggf. 0,1 mg/kg KG/d in 2 Einzeldosen, danach gleiche Dosis alle 2 Tage, dann absetzen.

◨ **Tab. 21.6**   Fortsetzung

Stoffgruppe	Medikament	Dosierung	Bemerkung
		– Anschließend 1,5 mg/ kg KG/d in 4 Einzeldosen peroral oder i. v. (bei Kleinkindern > 4 mg/ Einzeldosis selten sinnvoll; bei Jugendlichen und Erwachsenen bis zu 10 mg pro Einzeldosis); Dosis bis zu 5–7 Tagen beibehalten, dann absetzen.	- Bei längerem Einsatz (> 6 Wochen) Dosis wöchentlich um 30 % reduzieren, bis physiologische Dosen erreicht sind (Hydrokortison: 10 mg/m² KOF [Körperoberfläche], entsprechend ca. 0,33 mg/kg KG) – 1 mg Dexamethason äquivalent zu 20 mg Hydrokortison = 5 mg Prednison –, dann Kortisolspiegel bestimmen; bei Kortisolserumspiegeln von > 10 µg/dl kann die Medikation abgesetzt werden, bei < 10 µg/dl sollte bis zum Einsetzen der Eigenproduktion in physiologischer Substitutionsdosis weiterbehandelt werden; unter Umständen kann ein ACTH-Test nötig werden.
Neuroleptika, schwache	Levopromazin (z. B. Neurocil)	Peroral: – < 12 Jahre 0,15 – 0,5 mg/kg KG alle 12 h (maximal 12,5 mg/d), – > 12 Jahre 3–6 mg alle 12 h; Intravenös: – 1 mg/kg KG bis max. 100 mg als Bolusgabe – Bei Dauertropfgabe maximal 3 mg/kg KG/d	– Langsam ein- und ausschleichen.
Neuroleptika, starke	Haloperidol (z. B. Haldol)	Peroral/intravenös: 0,01–0,2 mg/kg KG/d in 2–3 Einzeldosen Jugendliche: 5–15 mg/d in 2–3 Einzeldosen	– **Cave:** Nicht reversible Spätdyskinesien möglich! – **Cave:** Sehr langsam starten und ausschleichen!
Spasmolytika	Butylscopolamin (z. B. Buscopan)	Intravenös: – 0,5–1 mg/kg KG als Kurzinfusion, Höchstdosis 20 mg. Rektal: – < 15 kg KG 1/2 Supp. à 7,5 mg alle 6–8 h. – > 15 kg KG 1 Supp. à 7,5 mg alle 6–8 h	– Gut verträglich, schwerwiegendste Nebenwirkungen sind Überempfindlichkeitsreaktionen. – **Cave:** Blutdruckabfall bei intravenöser Gabe!
Sedativa	Midazolam (z. B. Dormicum)	Dauertropfinfusion: Startdosis 0,05 mg/kg KG/h	– Dosierung bei schmerzhaften Eingriffen und Nebenwirkungen ▶ Kap. 7 und 18
	Lorazepam (z. B. Tavor)	Peroral/intravenös 0,02–0,05 mg/kg KG	– Suchtpotenzial – Keine analgetische Wirkung
Trizyklische Antidepressiva	Amitriptylin (Saroten)	– Therapiebeginn mit 0,2 mg/kg KG/d p. o. abends – Steigern über 2–3 Wochen (alle 2–3 Tage um 25 %), Zieldosierung 1–2 mg/kg KG/d	– Langsam ein- und ausschleichen. – Analgetische Wirkung unabhängig von antidepressivem Effekt – Wirkeintritt nach 1–14 Tagen

21

sollten trizyklische Antidepressiva abends verabreicht werden (Dosierung ◘ Tab. 21.6). Kinder verstoffwechseln trizyklische Antidepressiva schneller als Erwachsene. Daher kann es nach ca. 16 h zu Entzugssymptomen wie Übelkeit und Myalgien kommen, die gern als Toxizität fehlgedeutet werden. In einem solchen Fall ist die Tagesdosis auf 2 Gaben zu verteilen. Typische Nebenwirkungen sind Mundtrockenheit, Obstipation, Harnverhalt, Sedierung, orthostatische Dysregulation, unspezifische Beschwerden wie Schwindel und Schwitzen, insbesondere bei zu schneller Steigerung oder zu hoher Anfangsdosis. Teilweise tritt Gewöhnung ein (Shannon u. Berde 1989). Bei starken anticholinergen Nebenwirkungen oder Gewichtszunahme ist ein Wechsel von tertiärem Amin (Amitriptylin, Imipramin) auf ein sekundäres Amin (Desipramin) ratsam. Gefährlichste Nebenwirkung ist eine Beeinträchtigung von Herzfunktion und Herzreizleitungssystem (Wilens et al. 1996). Daher sollten regelmäßige EKG-Kontrollen erfolgen. Bei persistierender Tachykardie, Reizleitungsstörungen oder QT-Zeiten von > 450 ms muss eine erneute Risikoabwägung vorgenommen werden. Die therapeutische Breite von Amitriptylin ist schmal.

▪▪ Sedativa und Hypnotika

Lorazepam (Tavor) wird in der Palliativsituation insbesondere bei starken Schlafstörungen, zerebralen Krampfanfällen, Dyspnoe und Angst eingesetzt (Dosierung ◘ Tab. 21.6). Benzodiazepine haben ein hohes Suchtpotenzial. Außerdem kommt Midazolam zur Sedierung vor schmerzhaften Prozeduren zum Einsatz. Benzodiazepine haben keine eigene analgetische Wirkung!

▪▪ Neuroleptika

Haloperidol (Haldol, Janssen) kann bei ausgeprägter Übelkeit und Erbrechen in einer Dosis von 0,01–0,1 mg/kg KG alle 12 h intravenös oder peroral verabreicht werden. Ein opioidsparender Effekt bei gleichzeitiger Medikation mit einem Neuroleptikum ist wissenschaftlich nicht bewiesen. Bei der Therapie kinderpsychiatrischer Krankheitsbilder mit Haloperidol ist von teils schweren Nebenwirkungen (Kopfschmerzen, extrapyramidal-motorischen Störungen, Depression, Angst) berichtet worden (Sallee et al. 1997). Die Möglichkeit des

Auftretens dieser Nebenwirkungen muss mit dem Patienten und seinen Eltern vorab besprochen werden. Haloperidol ist ein starkes Neuroleptikum, das nur schwach sedierend wirkt, im Gegensatz zu Promethazin (Atosil), einem schwachen Neuroleptikum mit stark sedierender Wirkung, das insbesondere bei Dyspnoe oder zur Sedierung (immer in Kombination mit einem Opioid; Dosierung ◘ Tab. 21.6) eingesetzt wird. Für diese Indikationen kommen auch andere schwache Neuroleptika wie Levomepromazin (Neurocil) oder Chlorprotixen (Truxal) zum Einsatz.

▪▪ Antikonvulsiva

Antikonvulsiva wie Gabapentin und Pregabalin werden bei plötzlich einschießenden Schmerzen mit dysästhetischem Charakter (Phantomschmerz, Neuralgie; Dosierung ◘ Tab. 21.6) eingesetzt (Butkovic et al. 2006; Vondracek et al. 2009). Eine Kombination mit trizyklischen Antidepressiva ist möglich. Bei Niereninsuffizienz muss eine Dosisanpassung erfolgen.

▪▪ Glukokortikosteroide

Indikationen für den Einsatz von Dexamethason umfassen Hirndruck, Übelkeit und Erbrechen, infiltratives Tumorwachstum, Nervenkompression, ausgeprägte Knochenmetastasierung und Kapselschmerz. Die typische Anfangsdosierung beträgt 0,5 mg/kg KG peroral oder intravenös. Danach sollte die Dosis zügig reduziert werden. Bei Erwachsenen werden bei Nervenkompressionsschmerzen oder Schmerzen durch eine Leberkapselspannung 8 mg/d und bei Hirndruck oder drohender Rückmarkkompression 24 mg/d eingesetzt. Wegen der langen Halbwertzeit ist die 1×tägliche Gabe ausreichend. In der pädiatrischen Palliativmedizin ist eine kurzzeitige Therapie in der Regel mit wenigen Nebenwirkungen verbunden. Werden Glukokortikosteroide über längere Zeiträume verabreicht, spielen Nebenwirkungen wie Cushing-Syndrom, Soor, Myalgie, Diabetes eine große Rolle.

▪▪ S-Ketamin

Es existieren Fallberichte über einen opioidsparenden Effekt bei Tumorpatienten in der Terminalphase und eine gute analgetische Wirksamkeit bei neuropathischen Schmerzen (Dosierung

Tab. 21.6; Bredlau et al. 2013). Eine prospektive, randomisierte Doppelblindstudie bei Erwachsenen konnte diesen Effekt jedoch nicht belegen (Hardy et al. 2012). S-Ketamin kommt ferner zur Analgesie bei schmerzhaften Eingriffen zum Einsatz (▶ Kap. 18), außerdem in Kombination mit starken Opioiden bei der Therapie von Mukositis, Sichelzellkrise etc., wenn die alleinige Opioidtherapie keine ausreichende Wirkung zeigt (James et al. 2010; White et al. 2010b; Zempsky et al. 2010). Eine aktuelle Cochrane-Analyse konnte für diese Indikationen jedoch keine positive Evidenz nachweisen (Bell et al. 2012). Möglich ist auch der Einsatz als PCA bei Krebsschmerzen, die auf Opioide nicht mehr ausreichend ansprechen (Taylor et al. 2014). Zum Einsatz kamen mediane Dosen von 0,06 mg/kg KG/h (Spanne: 0,014–0,308 mg/kg KG/h) mit Bolusdosen von 0,05 mg/kg KG (Spanne: 0,03–0,5 mg/kg KG), die üblicherweise alle 15 min (Spanne: 10–60 min) abrufbar waren.

- **Analgetische Maßnahmen neben dem WHO-Stufenschema**

Mögliche weitere analgetische Therapieoptionen sollen nur kurz genannt werden:
- Krankengymnastik/physikalische Therapie
- Strahlentherapie/Radioisotope: besonders hilfreich bei Knochenschmerzen im Rahmen einer Metastasierung, drohender Rückenmarkkompression, Hirnmetastasen oder Leberkapselschmerz
- Bisphosphonate: eventuell hilfreich bei durch Metastasen bedingten Knochenschmerzen (insgesamt existieren für diese Indikation wenige Erfahrungen bei Kindern), bei schweren Formen der Osteogenesis imperfecta (▶ Abschn. 21.4) oder rezidivierenden Frakturen bei schwerstmehrfachbehinderten Kindern
- Neurochirurgie
- Rückenmarksnahe und regionale Analgesie: In der Lebensendphase erreicht man eine befriedigende Schmerzlinderung in Ausnahmefällen ausschließlich über epidurale Opioid- und/oder Lokalanästhetikagaben, insbesondere wenn dosislimitierende Nebenwirkungen der Opioidtherapie auftreten, die Schmerzen nicht auf hochpotente Opioide ansprechen (v. a. bei Nerveninfiltration) oder wiederholt invasive

Eingriffe wie Thorakozentesen durchgeführt werden müssen (Collins et al. 1996).
- Alternative Maßnahmen (z. B. Hypnose)

21.3.3 Patientenkontrollierte Analgesie

Die PCA ist eine hervorragende Option der Schmerztherapie in der pädiatrischen Palliativmedizin, erfordert aber eine Infrastruktur, die nicht in allen Abteilungen garantiert ist. Deshalb wird hier nur kurz auf diese Methode eingegangen. Bestehen bei Kindern zwischen 5 und 7 Jahren manchmal noch gewisse Verständnisprobleme, begreifen nahezu alle Kinder ab einem Alter von 7 Jahren das Prinzip der PCA problemlos. Vor dem Start einer PCA müssen Patient, Eltern und Pflegekräfte genauestens über die PCA aufgeklärt werden. Vor dem Einsatz der PCA sollte eine Schmerztitration mit Opioiden durch einen Arzt erfolgen. Erst bei Schmerzarmut ist die PCA zu beginnen. Die Einstellungen der PCA sollten initial alle 3–4 h überprüft und ggf. angepasst werden.

Die PCA bei pädiatrischen Palliativpatienten weist im Gegensatz zur postoperativen PCA einige im Folgenden beschriebene Besonderheiten auf:

Startdosen Bis zu einem Körpergewicht von 50 kg wird Morphin bei opioidnaiven Kindern zusätzlich kontinuierlich mit 4 μg/kg KG/h infundiert. Die Bolusgröße beträgt 0,02 mg/kg KG (20 μg/kg KG, zu Beginn maximal 1 mg), das Sperrintervall 10 min, die Bolusdauer 5 min. Bei den Dosisempfehlungen handelt es sich um Startdosen für nicht mit Opioiden vortherapierte Kinder, die im Verlauf angepasst werden müssen. In der Regel kommt die PCA während einer Therapie zum Einsatz, wenn das Kind schon mit Opioiden vorbehandelt ist. In diesem Fall erhält es die bis dato verabreichte Opioiddosis als kontinuierliche Basisrate; die Bolusdosis ist etwa die Stundendosis.

Verlauf Basalrate und Bolusdosis müssen regelmäßig an den Opioidverbrauch angepasst werden. Schmerz ist ein nützliches Warnsymptom für Komplikationen der Analgetika- oder Antitumortherapie bzw. der Grundkrankheit an sich. Durch die Selbstapplikation von Opioiden verliert der

21

Schmerz seine Warnfunktion. Auf Therapiekomplikationen wie Harnretention, Frühzeichen einer Pankreatitis und einen durch den Krankheitsverlauf nicht zu erklärenden steigenden Opioidverbrauch ist deshalb besonders zu achten.

Wichtig ist, dass die Morphininfusionsleitung an einer eigenen Verweilkanüle angeschlossen ist, um akzidentelle Bolusinjektionen bei Manipulationen am Infusionsbesteck zu vermeiden. Ist dies nicht möglich, muss Morphin möglichst körpernah über einen Drei-Wege-Hahn mit Rückschlagventil infundiert werden. Die Eltern müssen davor gewarnt werden, aus Fürsorglichkeit »schon mal« den PCA-Knopf für ihr schlafendes Kind zu betätigen. Bei korrekter Durchführung des oben beschriebenen Monitorings durch das Pflegepersonal ist gegen die »nurse controlled analgesia« (NCA) nichts einzuwenden (Czarnecki et al. 2011). Eine subkutane PCA ist möglich, aber heutzutage wegen der Möglichkeit, Opioide schmerzarm transdermal und intranasal zu applizieren, selten sinnvoll.

Im Krankenhaus wird neben einem pulsoximetrischen Monitoring in der Einstellungsphase folgende 2-stündliche Überwachung durch das Pflegepersonal empfohlen: PCA-System, Atmung, Herzfrequenz, Blutdruck, Schmerzscore, Ausmaß von Sedierung und Übelkeit. In der Palliativphase zu Hause sollte die Überwachung des Kindes nach klinischen Gesichtspunkten festgelegt werden; auf ein regelmäßiges Monitoring der Sauerstoffsättigung oder des Blutdrucks sollte verzichtet werden.

Eine weitere Voraussetzung zur PCA ist ein 24-h-Bereitschaftsdienst eines PCA-Kundigen. Die PCA muss einschließlich aller Parameter (Füllvolumen, Medikament, Konzentration etc.) durch den Arzt verordnet werden (Schiessl et al. 2008a). Sind diese Voraussetzungen im Rahmen einer häuslichen spezialisierten Palliativversorgung gegeben, profitieren krebskranke Kinder auch in der Lebensendphase zu Hause von einer PCA (Schiessl et al. 2008b).

21.4   Spezielle Schmerzsyndrome

■ **Neuropathische Schmerzen**
Brennende, einschießende oder dysästhetische Schmerzen werden häufig durch Infiltration von Nervengewebe verursacht. Weitere Phänomene bei neuropathischen Schmerzen sind Parästhesien (z. B. Kribbeln), Schmerzprovokation durch nicht schmerzhafte Reize (Allodynie) oder eine verstärkte Schmerzwahrnehmung (Hyperalgesie). In der pädiatrischen Palliativversorgung kommen neuropathische Schmerzen v. a. bei krebskranken Kindern im Rahmen von Hirntumoren oder Nerventumorinfiltration vor, aber auch als Folge der antineoplastischen Therapie (Anghelescu et al. 2014; Smith et al. 2013). Meist haben die Kinder sowohl nozizeptive als auch neuropathische Schmerzen, daher spielen – obwohl neuropathische Schmerzen als relativ »opioidresistent« gelten – Opioide eine große Rolle in der Therapie. Unter den Opioiden werden Levomethadon, Tramadol oder Buprenorphin als besonders wirksam bei neuropathischen Schmerzen beschrieben. Als Adjuvanzien kommen infrage: Antikonvulsiva (v. a. bei einschießendem Schmerz) und/oder trizyklische Antidepressiva peroral (v. a. bei brennendem Schmerz); wenn die perorale Gabe nicht möglich ist, auch intravenös. Bei der intravenösen Applikation von Amitriptylin muss die perorale Dosis halbiert werden (Dosierung ◘ Tab. 21.6). Neben Carbamazepin und Gabapentin (Anghelescu 2011; Butkovic et al. 2006; Rusy 2010) wird bei Erwachsenen häufig Pregabalin eingesetzt; kürzlich sind auch positive Erfahrungen in der Pädiatrie berichtet worden (Vondracek et al. 2009). Bei den 10–17 Jahre alten Patienten wurden 150–300 mg/d (im Mittel 225 mg/d) verteilt auf 2 Dosen eingesetzt. Die Startdosis betrug 75 mg/d. Häufige Nebenwirkungen von Pregabalin sind Kopfschmerzen, Müdigkeit, Verwirrtheit und Gewichtszunahme.

Zusätzliche Therapieoptionen bei neuropathischem Schmerz sind regionalanästhetische oder strahlentherapeutische Maßnahmen und der Einsatz von Ketamin (als Dauertropfinfusion, PCA oder peroral; Anghelescu u. Oakes 2005; Conway et al. 2009). Bei lokal begrenzten neuropathischen Schmerzen können auch Lidocainpflaster (Lidoderm 5 %-ig) appliziert werden (Orellana Silva et al. 2013). Ein Pflaster enthält 700 mg Lidocain und muss nach 12 h entfernt werden.

■ **Haut- und Schleimhautschmerzen**
Insbesondere bei der Epidermolysis bullosa können im Rahmen von Haut- oder Schleimhautdefekten

chronische Schmerzen auftreten. Erste Erfahrungen mit topischen Opioiden sind vielversprechend (Watterson et al. 2004). Im Rahmen der PCA-basierten Schmerztherapie bei Mukositis hat sich die Kombination aus Opioid und Ketamin bewährt: Die Ketaminstundendosis liegt bei 20–40 µg/kg KG/h; der Ketaminbolus beträgt 20–40 µg/kg KG (James et al. 2010; White et al. 2010a).

- **Knochenschmerzen**

Die Ursache von Knochenschmerzen kann auch in der pädiatrischen Palliativmedizin vielfältig sein: Knochenmetastasen, Knochenmarksinfiltration oder -expansion, Osteogenesis imperfecta, Knochenveränderungen im Rahmen einer Speicherkrankheit wie den Mukopolysaccharidosen, Frakturen im Rahmen der Osteoporose bei Immobilisation Schwerstmehrfachbehinderter. Die analgetische Therapie richtet sich nach der Ursache.

Bei Fortbestehen von Knochenschmerzen trotz Optimierung der Kombinationstherapie von hochpotentem Opioid plus Nichtopioidanalgetikum gemäß WHO-Stufe 3 (► Abschn. 21.3.2) zeigt die Strahlentherapie – auch als Einmaldosis – in Metaanalysen eine zusätzliche hohe analgetische Potenz bei Knochenmetastasen.

Analgetische Potenz und Nebenwirkungsprofil von Bisphosphonaten im Kindesalter sind vorwiegend bei juveniler Osteoporose und verschiedenen Formen der Osteogenesis imperfecta gut untersucht (Dwan et al. 2014), bei Schmerzen im Rahmen von aseptischen Knochennekrosen oder Knochenmetastasen noch weitgehend ungeklärt (Kotecha et al. 2010). In Falldarstellungen wurde über die analgetische Wirkung bei Knochenmetastasen auch im Kindesalter berichtet (Siden 2007). Ob die zyklische Gabe von Bisphosphonaten bei Kindern mit schweren Zerebralparesen eine entscheidende Verbesserung erbringt, bleibt abzuwarten; erste Studien sind vielversprechend (Allington et al. 2005; Wagner et al. 2011). Schwer zu behandelnde mögliche Langzeiteffekte der Bisphosphonattherapie wie Osteopetrosis und mögliche sofort auftretende Nebenwirkungen wie die Akut-Phase-Reaktion oder Hypokalzämie sollten mit den Patienten und/oder deren Eltern ausführlich besprochen werden. Eine Osteonekrose des Kieferknochens – wie bei Erwachsenen berichtet – scheint bei Kindern keine typische Nebenwirkung der Bisphosphonattherapie zu sein (Hennedige et al. 2013).

- **Pankreatitis**

Starke Schmerzen im Rahmen einer Pankreatitis sollten mit Opioiden behandelt werden. Es existieren keine Studien bei Kindern oder Erwachsenen, die die Überlegenheit eines bestimmten Opioids belegen (Übersicht in van Voorthuizen et al. 2000). Tramadol scheint den Sphinkter Oddi zu relaxieren, und Buprenorphin scheint keinen Einfluss auf den Muskeltonus des Sphinkter Oddi zu haben (Cuer et al. 1989; Staritz 1988). Ob die Beeinflussung des Sphinkter-Oddi-Tonus in Zusammenhang mit dem Heilungsverlauf einer Pankreatitis steht, ist völlig unklar. Die Autoren raten aus klinischer Erfahrung dazu, die Therapie mit Tramadol zu beginnen, eventuell in Kombination mit Metamizol, und als hochpotentes Opioid den Einsatz von Buprenorphin zu erwägen. Weitere Therapieoptionen bestehen in der intravenösen Gabe von Lokalanästhetika oder Ketamin sowie in der Anlage einer Periduralanästhesie. Studien zu diesem Themenkomplex fehlen.

- **Spastik**

In der lokalen Therapie schmerzhafter Muskelspasmen wird Botulinumtoxin eingesetzt, in Einzelfällen bei extremer Spastik und/oder Dystonie intrathekales Baclofen (Zernikow u. Dietz 2003). Botulinumtoxin A reduziert die schmerzhafte muskuläre Hyperaktivität durch Hemmung der Azetylcholinausschüttung an der neuromuskulären Endplatte. Weiterhin beeinflusst Botulinumtoxin die exzitatorischen Neurotransmitter (dazu gehört Substanz P) auf spinaler Ebene, nachdem Botulinumtoxin retrograd über das zweite motorische Neuron ins ZNS aufgenommen wurde. Die präoperative lokale Gabe von Botulinumtoxin A führt bei Kindern mit Zerebralparese zu einer signifikanten Verringerung postoperativer spastikassoziierter Schmerzen (Pin et al. 2013). Bei schwerer Spastik sind weitere Einsatzgebiete Ruhe- oder Bewegungsschmerz (z. B. Rückenschmerzen wegen opisthotoner Haltung) und Schmerzen bei der Pflege der Genitalregion oder beim Sitzen.

21.5   Schmerzhafte Eingriffe

In Deutschland sind zwei Drittel des Kinderkrankenpflegepersonals und der ärztlichen sowie psychosozialen Mitarbeiter mit der Schmerztherapie

21

bei schmerzhaften Eingriffen in der pädiatrischen Onkologie unzufrieden (Zernikow u. Lindena 2001). Für Knochenmarkpunktionen wird eine Allgemeinanästhesie bzw. die Kombination von Analgetikum, Sedativum und Lokalanästhetikum empfohlen (Zeltzer et al. 1990). Untersuchungen belegen die Wichtigkeit einer effektiven Analgesie beim ersten schmerzhaften Eingriff zum Zweck der Diagnosestellung: Kinder, bei denen eine unzureichende Analgesie während des initialen Eingriffs erfolgte, benötigten bei Folgeeingriffen höhere Analgetikadosen. Sie erlebten trotzdem mehr Stress und Schmerzen (Weisman et al. 1998).

■ »Kleine« medizinische Eingriffe

Neben den großen schmerzhaften Eingriffen leiden Kinder fast ebenso stark unter kleinen Eingriffen wie venösen oder kapillären Blutabnahmen. Hier hat sich auch in der pädiatrischen Onkologie der Einsatz von EMLA-Pflaster, einer Mischung der Lokalanästhetika Prilocain und Lidocain, bewährt. Die empfohlene Einwirkzeit beträgt 60 min. Belässt man EMLA aber 90–120 min, können Ausmaß und Tiefe der Analgesie noch verbessert werden. Das Pflaster sollte mindestens 10 min vor dem Legen der Venenverweilkanüle oder der Gefäßpunktion entfernt werden, damit sich das Hautödem zurückbilden kann (▶ Kap. 17).

■ »Große« medizinische Eingriffe

Alle Strategien zur Analgosedierung bei schmerzhaften Eingriffen sind mit einem nicht zu unterschätzenden Risiko für das Leben und die Gesundheit des Kindes verbunden (Philippi-Höhne et al. 2010). Es existiert keine risikofreie Strategie zur Analgosedierung bei schmerzhaften Eingriffen; das Risiko steigt, je schlechter das Allgemeinbefinden des Kindes ist. In der pädiatrischen Palliativmedizin wird es also generell eher hoch sein. Schmerzhafte Eingriffe sollten, wenn irgend möglich, in Zusammenarbeit mit Anästhesisten und immer in geeigneten Räumlichkeiten (z. B. Intensivstation, Reanimationszimmer) durchgeführt werden (Philippi-Höhne et al. 2010; ▶ Kap. 18). Das Einverständnis des Kindes und/oder eines Erziehungsberechtigten muss nach Aufklärung über mögliche Zwischenfälle eingeholt werden. Bei der Kombination eines Analgetikums mit einem Sedativum

kommt es unter Umständen zur Potenzierung der Nebenwirkungen (Atem- und Kreislaufdepression, Einschränkung der Schutzreflexe). Daher sind diese Medikamente grundsätzlich an ihrer Wirkung zu titrieren. Generelle hausinterne Richtlinien bei schmerzhaften Prozeduren sind zu befolgen, ansonsten sollte man sich an der Standardliteratur orientieren (▶ Kap. 18; AAP et al. 2006, 2008; Dübbers u. Boos 1997; Hockenberry et al. 2011; Holzman et al. 1994; Meyer u. Kleinschmidt 2005; Philippi-Höhne et al. 2010; Yaster et al. 1997).

Gute Erfahrungen, insbesondere wenn schmerzhafte Verbandswechsel regelmäßig zu Hause durchgeführt werden müssen, haben die Autoren mit der peroralen oder der rektalen Gabe von Ketamin gemacht. Im Off-Label-Gebrauch werden 5–10 mg/kg KG der intravenösen Ketaminlösung peroral oder rektal verabreicht (bei S-Ketamin 2,5–5 mg/kg KG). Die perorale Bioverfügbarkeit beträgt ca. 15 %, maximale Plasmakonzentrationen werden bei peroraler Gabe nach 30 min, bei rektaler Verabreichung nach 45 min erreicht. Die Halbwertzeit bei peroraler oder rektaler Gabe beträgt 1,5–5 h.

21.6   Betäubungsmittelverschreibung

Seit Februar 1998 gilt die 10. Novelle der Betäubungsmittelverschreibung (BtmVV), die die Verordnung BtmVV-pflichtiger Medikamente (Opioide, Methylphenidat etc.) regelt. Btm-Rezeptformulare können beim Bundesinstitut für Arzneimittel und Medizinprodukte (BfArM) angefordert werden (BfArM 2014; Kurt-Georg-Kiesinger-Allee 3, 53175 Bonn; Tel. 0188/8307-0, Fax 0188/8307-5207; ▶ http://www.bfarm.de/).

Bis März 2013 waren die Rezepte mit einer langen Zahlenfolge gekennzeichnet, die ab März 2013 auf eine 9-stellige Rezeptnummer reduziert wurde. Ab 01.01.2015 dürfen zur Verschreibung von Betäubungsmitteln ausschließlich die Rezeptformulare mit der 9-stelligen Zahlenfolge verwendet werden (▶ http://www.bfarm.de/SharedDocs/Pressemitteilungen/DE/mitteil2014/pm13-2014.html).

Die Rezeptvordrucke werden für jeden einzelnen Arzt individuell erstellt, sodass der »Besitzer« über die Kodierung identifiziert werden kann. Für den Stationsbedarf bedarf es spezieller

Betäubungsmittelanforderungsscheine, die den abteilungsleitenden Ärzten vom BfArM zur Verfügung gestellt werden. Näheres zum Betäubungsmittelrezept ist dem folgenden Abschnitt zu entnehmen.

- ■ **Betäubungsmittelrezepte**
- Ein Btm-Rezept besteht aus drei Teilen (Durchschriftverfahren):
  - Zwei Teile erhält der Patient zur Weitergabe an die Apotheke, die ihrerseits einen Teil archiviert und den zweiten Teil zwecks Abrechnung weitergibt.
  - Den Mittelteil behält der verordnende Arzt.

Es gilt eine Aufbewahrungsfrist von 3 Jahren, sowohl für den Arzt als auch für den Apotheker.
- Ein Btm-Rezept muss folgende Angaben enthalten:
  - Name des Patienten
  - Ausstellungsdatum
  - Arzneimittelbezeichnung: soweit dadurch nicht eindeutig bestimmt, die Bezeichnung und Gewichtsmenge des enthaltenen Btm; die Menge des Arzneimittels in Milligramm, Milliliter oder Stückzahl
  - Gebrauchsanweisung mit Einzel- und Tagesgabe oder im Fall einer gesonderten schriftlichen Gebrauchsanweisung für den Patienten mit dem Vermerk »gem. schriftl. Anw.« (gemäß schriftlicher Anweisung)
  - Name, Berufsbezeichnung, Anschrift einschließlich Telefonnummer des verschreibenden Arztes
  - Eigenhändige Unterschrift des Arztes, im Vertretungsfall der Vermerk »i. V.« (in Vertretung)
- Eine Liste der Medikamente, die der BtmVV unterliegen, und die Höchstmengen der zu verordnenden Medikamente finden sich auf den rosa Seiten der Roten Liste.
- Für den Praxisbedarf darf bis zu einer Menge des durchschnittlichen Zwei-Wochen-Bedarfs (und mindestens die kleinste Packungsgröße) verschrieben werden.
- In der Praxis darf nicht mehr als der Monatsbedarf gelagert werden.

■ **Tab. 21.7** Betäubungsmittelhöchstmengen innerhalb von 30 Tagen

Wirkstoff	Dosis [mg]
Buprenorphin	150
Dronabinol	500
Fentanyl	1.000
Hydrocodon	1.200
Hydromorphon	5.000
Levomethadon	1.500
Methylphenidat	2.000
Modafinil	12.000
Morphin	20.000
Opiumtinktur	40.000
Oxycodon	150.000
Pentazocin	15.000
Pethidin	10.000
Piritramid	6.000
Tapentadol	18.000
Tilidin	18.000

- Es darf nur ein Betäubungsmittel pro Patientenrezept verordnet werden.
- Für die Verordnung von Betäubungsmitteln gelten als Obergrenzen
  - der individuelle Medikamentenbedarf für maximal 30 Tage oder
  - die in ■ Tab. 21.7 aufgeführte Höchstmenge.

Im Sonderfall darf auch mehr verordnet werden; das Rezept ist dann mit einem »A« zu kennzeichnen.
- Im Notfall kann die dem Notfall entsprechende Menge auch auf einem Normalrezept (kennzeichnen mit »Notfall-Verschreibung«) verordnet werden. Diese Verordnung muss jedoch »unverzüglich« auf einem BtmRezept (kennzeichnen mit »N«) an die abgebende Apotheke nachgereicht werden.
- Das Btm-Rezept muss innerhalb von 7 Tagen eingereicht werden, sonst wird es ungültig.

- Erkennbare Fehler auf dem Btm-Rezept können vom Apotheker korrigiert werden (eventuell telefonische Rücksprache).
- Nach § 15 BtmVV dürfen Btms für den eigenen medizinischen Bedarf auch auf Reisen mitgeführt werden. Reisende sollten geeignete Unterlagen, z. B. die ärztliche Verschreibung, Angabe zu verordneter Tagesdosis und Dauer der Reise mitführen. Bei Reisen innerhalb des Schengener Abkommens ist eine Bescheinigung gemäß Art. 75 des Schengener Durchführungsübereinkommens zu verwenden. Das Formular kann von den Internetseiten des Bundesinstituts für Arzneimittel und Medizinprodukte (▶ www.bfarm.de) heruntergeladen werden.

■ Betäubungsmittelrechtliche Vorschriften

Mit Verkündigung im Bundesgesetzblatt (BGB) I 2011 Nr. 22 vom 17.5.2011 ist die 25. Verordnung zur Änderung betäubungsmittelrechtlicher Vorschriften (Betäubungsmittel-Verschreibungsverordnung, BtmVV) in Kraft getreten (▶ http://www.gesetze-im-internet.de/bundesrecht/btmvv_1998/gesamt.pdf). Für das Ausstellen von Btm-Rezepten für Patienten in Alten- und Pflegeheimen, Hospizen und in der spezialisierten ambulanten Palliativversorgung wie auch für Notfälle in diesen Einrichtungen sind die §§ 5b und c relevant.

---

§ 5b Verschreiben für Patienten in Alten- und Pflegeheimen, Hospizen und in der spezialisierten ambulanten Palliativversorgung

(1) Der Arzt, der ein Betäubungsmittel für einen Patienten in einem (…), einem Hospiz oder in der spezialisierten ambulanten Palliativversorgung verschreibt, kann bestimmen, dass die Verschreibung nicht dem Patienten ausgehändigt wird. In diesem Falle darf die Verschreibung nur von ihm selbst oder durch von ihm angewiesenes oder beauftragtes Personal seiner Praxis, des Alten- und Pflegeheimes, des Hospizes oder der Einrichtung der spezialisierten ambulanten Palliativversorgung in der Apotheke vorgelegt werden.

(2) Das Betäubungsmittel ist im Falle des Absatzes 1 Satz 1 dem Patienten vom behandelnden Arzt oder dem von ihm beauftragten, ein-

---

gewiesenen und kontrollierten Personal des Alten- und Pflegeheimes, des Hospizes oder der Einrichtung der spezialisierten ambulanten Palliativversorgung zu verabreichen oder zum unmittelbaren Verbrauch zu überlassen.

(3) Der Arzt darf im Falle des Absatzes 1 Satz 1 die Betäubungsmittel des Patienten in dem Alten- und Pflegeheim, dem Hospiz oder der Einrichtung der spezialisierten ambulanten Palliativversorgung unter seiner Verantwortung lagern; die Einwilligung des über die jeweiligen Räumlichkeiten Verfügungsberechtigten bleibt unberührt. (…)

(4) Betäubungsmittel, die nach Absatz 3 gelagert wurden und nicht mehr benötigt werden, können von dem Arzt

1. einem anderen Patienten dieses Alten- und Pflegeheimes, dieses Hospizes oder dieser Einrichtung der ambulanten spezialisierten Palliativversorgung verschrieben werden,
2. an eine versorgende Apotheke zur Weiterverwendung in einem Alten- und Pflegeheim, einem Hospiz oder einer Einrichtung der spezialisierten ambulanten Palliativversorgung zurückgegeben werden oder
3. in den Notfallvorrat nach § 5c Absatz 1 Satz 1 überführt werden.

---

§ 5c Verschreiben für den Notfallbedarf in Hospizen und in der spezialisierten ambulanten Palliativversorgung

(1) Hospize und Einrichtungen der spezialisierten ambulanten Palliativversorgung dürfen in ihren Räumlichkeiten einen Vorrat an Betäubungsmitteln für den unvorhersehbaren, dringenden und kurzfristigen Bedarf ihrer Patienten (Notfallvorrat) bereithalten. Berechtigte, die von der Möglichkeit nach Satz 1 Gebrauch machen, sind verpflichtet,

1. einen oder mehrere Ärzte damit zu beauftragen, die Betäubungsmittel, die für den Notfallvorrat benötigt werden, nach § 2 Absatz 4 Satz 2 zu verschreiben,
2. die lückenlose Nachweisführung über die Aufnahme in den Notfallvorrat und die

Entnahme aus dem Notfallvorrat durch interne Regelungen mit den Ärzten und Pflegekräften, die an der Versorgung von Patienten mit Betäubungsmitteln beteiligt sind, sicherzustellen und

3. mit einer Apotheke die Belieferung für den Notfallvorrat schriftlich zu vereinbaren und diese Apotheke zu verpflichten, den Notfallvorrat mindestens halbjährlich zu überprüfen, insbesondere auf einwandfreie Beschaffenheit sowie ordnungsgemäße und sichere Aufbewahrung; (…)

21.7 Fazit

Optimale Schmerztherapie ist in der pädiatrischen Palliativmedizin eine große Herausforderung. Die Basis zum Erfolg liegt in einer strukturierten Schmerzanamnese und der regelmäßigen Schmerzmessung mithilfe alters- und entwicklungsgerechter Instrumente. Psychologische Maßnahmen zu Therapie und Prophylaxe von Schmerzen, insbesondere bei invasiven Eingriffen, sind von gleicher Wichtigkeit wie die medikamentöse Schmerztherapie. Letztere orientiert sich am WHO-Stufenschema, wobei die einzelnen Stufen vom Kind nicht erklommen werden müssen – starke Schmerzen bedürfen hochpotenter Opioide. Opioide sollen, wenn möglich, peroral und »nach der Uhr« verabreicht werden, schnell wirksame Opioide zusätzlich bei Durchbruchschmerzen. Alternativen sind die PCA, die Dauertropfinfusion oder die transdermale Applikation.

Die häufigste Nebenwirkung der Opioidtherapie ist die Obstipation. Diese und auch andere mögliche Nebenwirkungen müssen antizipiert und konsequent prophylaktisch behandelt werden. Eine Schlüsselstellung zum Therapieerfolg nimmt das pädiatrische Palliative-Care-Team ein: Über eine regelmäßige Dokumentation von Schmerzwerten, Medikamentengaben und Nebenwirkungen schafft es die Grundlage für den Beginn und die Steuerung der ambulanten Schmerztherapie – psychologische, soziale und spirituelle Anteile können nur im Team ausreichend gewürdigt werden.

Literatur

Ahmedzai SH, Nauck F, Bar-Sela G, Bosse B, Leyendecker P, Hopp M (2012) A randomized, double-blind, active-controlled, double-dummy, parallel-group study to determine the safety and efficacy of oxycodone/naloxone prolonged-release tablets in patients with moderate/severe, chronic cancer pain. Palliat Med 26: 50–60

Alhashemi JA, Daghistani MF (2006) Effects of intraoperative i. v. acetaminophen vs i.m. meperidine on post-tonsillectomy pain in children. Br J Anaesth 96: 790–795

Allington N, Vivegnis D, Gerard P (2005) Cyclic administration of pamidronate to treat osteoporosis in children with cerebral palsy or a neuromuscular disorder: a clinical study. Acta Paediatr Belg 71: 91–97

American Academy of Pediatrics (AAP), American Academy of Pediatric Dentistry (AAPD), Coté CJ, Wilson S, Workgroup on Sedation (2006) Guidelines for monitoring and management of pediatric patients during and after sedation for diagnostic and therapeutic procedures: An update. Pediatrics 118: 2587–2602

American Academy of Pediatrics (AAP), American Academy of Pediatric Dentistry (AAPD), Coté CJ, Wilson S (2008) Guidelines for monitoring and management of pediatric patients during and after sedation for diagnostic and therapeutic procedures: an update. Paediatr Anaesth 18: 9–10

Anghelescu DL, Oakes LL (2005) Ketamine use for reduction of opioid tolerance in a 5-year-old girl with end-stage abdominal neuroblastoma. J Pain Symptom Manage 30: 1–3

Anghelescu DL, Oakes LL, Hankins GM (2010) Treatment of Pain in Children after Limb-Sparing Surgery: An Institution's 26-Year Experience. Pain Manag Nurs 12: 82–94

Anghelescu DL, Faughnam LG, Hankins GM, Ward DA, Oakes LL (2011) Methadone use in children and young adults at a cancer center: a retrospective study. J Opioid Manage 7: 353–361

Anghelescu DL, Faughnan LG, Popenhagen MP, Oakes LL, Pei D, Burgoyne LL (2014) Neuropathic Pain Referrals to a Multidisciplinary Pediatric Cancer Pain Service. Pain Manag Nurs 15: 126–131

Arai L, Stayer S, Schwartz R, Dorsey A (1996) The use of ondansetron to treat pruritus associated with intrathecal morphine in two paediatric patients. Paediatr Anaesth 6: 337–339

Ayonrinde OT, Bridge DT (2000) The rediscovery of methadone for cancer pain management. Med J Autral 173: 536–540

Babul N (1992) Putative role of hydromorphone metabolites in myoclonus. Pain 51: 260–261 [Erratum: 1993, Pain 52: 123]

Bandschapp O, Filitz J, Urwyler A, Koppert W, Ruppen W (2011) Tropisetron blocks analgesic action of acetaminophen: A human pain model study. Pain 152: 1304–1310

Bell RF, Eccleston C, Kalso EA (2012) Ketamine as an adjuvant to opioids for cancer pain. Cochrane Database Syst Rev 11: CD003351

Berde CB, Walco GA, Krane EJ, Anand KJ, Aranda JV, Craig KD, Dampier CD, Finkel JC, Grabois M, Johnston C, Lantos J, Lebel A, Maxwell LG, McGrath P, Oberlander TF, Schanberg LE, Stevens B, Taddio A, von Baeyer CL, Yaster M, Zempsky WT (2012) Pediatric analgesic clinical trial designs, measures, and extrapolation: report of an FDA scientific workshop. Pediatrics 129: 354–364

Beringer RM, Thompson JP, Parry S, Stoddart PA (2011) Intravenous paracetamol overdose: two case reports and a change to national treatment guidelines. Arch Dis Child 96: 307–308

Bundesinstitut für Arzneimittel und Medizinprodukte (BfArM) (2014) Muster- und Referenztexte. ▶ http://www.bfarm.de/DE/Arzneimittel/zul/amInformationen/mufag/_node.html. Zugegriffen: 22. Okt. 2014

Biersdorff KK (1991) Pain insensitivity and indifference: alternative explanations for some medical catastrophes. Ment Retard 29: 359–562

Biersdorff KK (1994) Incidence of significantly altered pain experience among individuals with developmental disabilities. Am J Ment Retard 98: 619–631

Bradshaw DH, Brown CJ, Cepeda MS, Pace NL (2011) Music for pain relief (Protocol). Cochrane Database Syst Rev: CD009284

Bredlau AL, Thakur R, Korones DN, Dworkin RH (2013) Ketamine for pain in adults and children with cancer: a systematic review and synthesis of the literature. Pain Med 14: 1505–1517

Breitfeld C, Peters J, Vockel T, Lorenz C, Eikermann M (2003) Emetic effects of morphine and piritramide. Br J Anaesth 91: 218–223

Bruera E, Palmer JL, Rico MA, Moyano J, Sweeney C, Strath SJ, Strasser F, Willey J, Bertolino M, Mathias C, Spruyt O, Fisch MJ (2004) Methadone versus morphine as a first-line strong opioid for cancer pain: a randomized, double-blind study. J Clin Oncol 22: 185–192

Butkovic D, Toljan S, Mihovilovic-Novak B (2006) Experience with gabapentin for neuropathic pain in adolescents: report of five cases. Paediatr Anaesth 16: 325–329

Candy B, Jones L, Goodman ml, Drake R, Tookman A (2011) Laxatives or methylnaltrexone for the management of constipation in palliative care patients. Cochrane Database Syst Rev: CD003448

Caraceni A, Hanks G, Kaasa S, Bennett MI, Brunelli C, Cherny N, Dale O, De Conno F, Fallon M, Hanna M, Haugen DF, Juhl G, King S, Klepstad P, Laugsand EA, Maltoni M, Mercadante S, Nabal M, Pigni A, Radbruch L, Reid C, Sjogren P, Stone PC, Tassinari D, Zeppetella G (2012) Use of opioid analgesics in the treatment of cancer pain: evidence-based recommendations from the EAPC. Lancet Oncol 13: e58–e68

Cepeda MS, Africano JM, Manrique AM, Fragoso W, Carr DB (2002) The combination of low dose of naloxone and morphine in PCA does not decrease opioid requirements in the postoperative period. Pain 96: 73–79

Cepeda MS, Alvarez H, Morales H, Carr DB (2004) Addition of ultralow dose naloxone to postoperative morphine PCA: unchanged analgesia and opioid requirement but decreased incidence of opioid side effects. Pain 107: 41–46

Cepeda MS, Carr DB, Lau J, Alvarez H (2006) Music for pain relief. Cochrane Database Syst Rev: CD004843

Cheung CL, van Dijk M, Green JW, Tibboel D, Anand KJS (2007) Effects of low-dose naloxone on opioid therapy in pediatric patients: a retrospective case-control study. Intensive Care Med 33: 190–194

Chicoine MR, Park TS, Kaufman BA (1997) Selective dorsal rhizotomy and rates of orthopedic surgery in children with spastic cerebral palsy. J Neurosurg 86: 34–39

Collins JJ, Berde CB, Grier HE, Nachmanoff DB, Kinney TR (1995a) Massive opioid resistance in an infant with a localized metastasis to the midbrain periaqueductal gray. Pain 63: 271–275

Collins JJ, Grier HE, Kinney HC, Berde CB (1995b) Control of severe pain in children with terminal malignancy. J Pediatr 126: 653–657

Collins JJ, Grier HE, Sethna NF, Wilder RT, Berde CB (1996) Regional anesthesia for pain associated with terminal pediatric malignancy. Pain 65: 63–69

Collins JJ, Byrnes ME, Dunkel IJ, Lapin J, Nadel T, Thaler HT, Polyak T, Rapkin B, Portenoy RK (2000) The measurement of symptoms in children with cancer. J Pain Symptom Manage 19: 363–377

Conway M, White N, Jean CS, Zempsky WT, Steven K (2009) Use of continuous intravenous ketamine for end-stage cancer pain in children. J Pediatr Oncol Nurs 26: 100–106

Cuer JC, Dapoigny M, Larpent JL, Lunaud B, Ferrier C, Bommelaer G (1989) Effects of buprenorphine on motor activity of the sphincter of Oddi in man. Eur J Clin Pharmacol 36: 203–204

Czarnecki ML, Salamon KS, Jastrowski Mano KE, Ferrise AS, Sharp M, Weisman SJ (2011) A Preliminary Report of Parent/Nurse-controlled Analgesia (PNCA) in Infants and Preschoolers. Clin J Pain 27: 102

Davies D, DeVlaming D, Haines C (2008) Methadone analgesia for children with advanced cancer. Pediatr Blood Cancer 51: 393–397

Drake R, Frost J, Collins JJ (2003) The symptoms of dying children. J Pain Symptom Manage 26: 594–603

Drake R, Longworth J, Collins JJ (2004) Opioid rotation in children with cancer. J Pall Med 7: 419–422

Drake R, Anderson BJ, Anker JN, Zernikow B (2013) Managing persisting pain in children with medical illnesses: Another frontier unexplored. Paediatr Anaesth 23: 381–384

Dübbers A, Boos J (1997) Fakten zur Sedierung von Kindern. Zuckerschwerdt, München

Dwan K, Phillipi CA, Steiner RD, Basel D (2014) Bisphosphonate therapy for osteogenesis imperfecta. Cochrane Database Syst Rev 7: CD005088

Erhan E, Inal MT, Aydinok Y, Balken C, Yegul I (2007) Tramadol infusion for the pain management in sickle cell disease: a case report. Paediatr Anaesth 17: 84–86

Finkel JC, Finley A, Greco C, Weisman SJ, Zeltzer L (2005) Transdermal fentanyl in the management of children with chronic severe pain: results from an international study. Cancer 104: 2847–2857

Foeldvari I, Szer IS, Zemel LS, Lovell DJ, Giannini EH, Robbins JL, West CR, Steidle G, Krishnaswami S, Bloom BJ (2009) A prospective study comparing celecoxib with naproxen in children with juvenile rheumatoid arthritis. J Rheumatol 36: 174–182

Friedrichsdorf SJ, Nugent AP, Strobl AQ (2013) Codeine-associated pediatric deaths despite using recommended dosing guidelines: Three case reports. J Opioid Manage 9: 151–155

Garten L, Bührer C (2012) Reversal of morphine-induced urinary retention after methylnaltrexone. Arch Dis Child Fetal Neonatal Ed 97: F151–F153

Garten L, Degenhardt P, Bührer C (2011) Resolution of opioid-induced postoperative ileus in a newborn infant after methylnaltrexone. J Pediatr Surg 46: e13–e15

Goldman A, Chir B (2000) Symptoms and suffering at the end of life in children with cancer [Letter to the editor]. N Engl J Med 342: 1998–1999

Granry JC, Rod B, Monrigal JP, Merckx J, Berniere J, Jean N, Boccard E (1997) The analgesic efficacy of an injectable prodrug of acetaminophen in children after orthopaedic surgery. Paediatr Anaesth 7: 445–449

Hallett BR, Chalkiadis GA (2012) Suspected opioid-induced hyperalgesia in an infant. Br J Anaesth 108: 116–118

Hanks GW, Conno F, Cherny N, Hanna M, Kalso E, McQuay HJ, Mercadante S, Meynadier J, Poulain P, Ripamonti C, Radbruch L, Casas JR, Sawe J, Twycross RG, Ventafridda V; Expert Working Group of the Research Network of the European Association for Palliative Care (2001) Morphine and alternative opioids in cancer pain: the EAPC recommendations. Br J Cancer 84: 587–593

Hansen MS, Mathiesen O, Trautner S, Dahl JB (2012) Intranasal fentanyl in the treatment of acute pain: a systematic review. Acta Anaesthesiol Scand 56: 407–419

Hardy J, Quinn S, Fazekas B, Plummer J, Eckermann S, Agar M, Spruyt O, Rowett D, Currow DC (2012) Randomized, double-blind, placebo-controlled study to assess the efficacy and toxicity of subcutaneous ketamine in the management of cancer pain. J Clin Oncol 30: 3611–3617

Harlos MS, Stenekes S, Lambert D, Hohl C, Chochinov HM (2013) Intranasal Fentanyl in the Palliative Care of Newborns and Infants. J Pain Symptom Manage 46: 265–274

Hauer J (2010) Identifying and managing sources of pain and distress in children with neurological impairment. Pediatr Ann 39: 198–205

Hechler T, Blankenburg M, Friedrichsdorf S, Garske D, Hübner B, Menke A, Wamsler C, Wolfe J, Zernikow B (2008) Parents' perspective on symptoms, quality of life, characteristics of death and end-of-life decisions for children dying from cancer. Klin Päd 220: 166–174

Hechler T, Denecke H, Hünseler C, Schroeder S, Zernikow B (2009) Messen und Erfassen von Schmerz. In: Zernikow B (Hrsg) Schmerztherapie bei Kindern, Jugendlichen und jungen Erwachsenen. 4. Aufl. Springer, Heidelberg, S 49–74

Heger S, Maier C, Otter K, Helwig U, Suttorp M (1999) Lesson of the week: Morphine induced allodynia in a child with brain tumour. What is allodynia? BMJ 319: 627–629

Hennedige AA, Jayasinghe J, Khajeh J, Macfarlane TV (2013) Systematic review on the incidence of bisphosphonate related osteonecrosis of the jaw in children diagnosed with osteogenesis imperfecta. J Oral Maxillofac Surg 4: e1

Hicks CL, von Baeyer CL, Spafford PA, van Korlaar I, Goodenough B (2001) The Faces Pain Scale – Revised: Toward a common metric in pediatric pain measurement. Pain 93: 173–183

Hockenberry MJ, McCarthy K, Taylor O, Scarberry M, Franklin Q, Louis CU, Torres L (2011) Managing painful procedures in children with cancer. J Pediatr Hematol Oncol 33: 119–127

Holzman RS, Cullen DJ, Eichhorn JH, Philips JH (1994) Guidelines for sedation by nonanaesthesiologists during diagnostic and therapeutic procedures. J Clin Anesth 6: 265–276

Hunt KA, Franck LS (2011) Special needs require special attention: a pilot project implementing the paediatric pain profile for children with profound neurological impairment in an in-patient setting following surgery. J Child Health Care 15: 210–220

Hurwitz ES (1989) Reye's syndrome. Epidemiol Revue 11: 249–253

James PJ, Howard RF, Williams DG (2010) The addition of ketamine to a morphine nurse or patient controlled analgesia infusion (PCA/NCA) increases analgesic efficacy in children with mucositis pain. Paediatr Anaesth 20: 805–811

Jokela R, Ahonen J, Seitsonen E, Marjakangas P, Korttila K (2010) The influence of ondansetron on the analgesic effect of acetaminophen after laparoscopic hysterectomy. Clin Pharmacol Ther 87: 672–678

Kim HK, Smiddy M, Hoffman RS, Nelson LS (2012) Buprenorphine may not be as safe as you think: a pediatric fatality from unintentional exposure. Pediatrics 130: e1700–e1703

Kotecha RS, Powers N, Lee SJ, Murray KJ, Carter T, Cole C (2010) Use of bisphosphonates for the treatment of osteonecrosis as a complication of therapy for childhood acute lymphoblastic leukaemia (ALL). Pediatr Blood Cancer 54: 934–940

Kovac AL (2007) Management of postoperative nausea and vomiting in children. Pediatr Drugs 9: 47–69

Krause I, Cleper R, Eisenstein B, Davidovits M (2005) Acute renal failure, associated with non-steroidal anti-inflammatory drugs in healthy children. Paediatr Nephrol 20: 1295–1298

Kuehn BM (2013) FDA: no codeine after tonsillectomy for children. JAMA 309: 1100

Kuttner L (2006) Pain – an integrative approach. In: Goldman A, Hain R, Liben S (eds) Oxford Textbook of Palliative Care in Children. University Press, Oxford, pp 260–270

Laubisch JE, Baker JN (2013) Methylnaltrexone use in a seventeen-month-old female with progressive cancer and rectal prolapse. J Pall Med 16: 1486–1488

Lee FH, Raja SN (2011) Complementary and alternative medicine in chronic pain. Pain 152: 28–30

Lenton S, Stallard P, Lewis M (2001) Prevalence and morbidity associated with non-malignant, life-threatening conditions in childhood. Child Care Health Dev 27: 389–398

Leroy S, Mosca A, Landre-Peigne C, Cosson MA, Pons G (2007) Ibuprofen in childhood: evidence-based review of efficacy and safety. Archives de Pédiatrie 14: 477–484

Li X, Zuo Y, Dai Y (2012) Children's seizures caused by continuous intravenous infusion of tramadol analgesia: two rare case reports. Paediatr Anaesth 22: 308–309

Mackey AC, Green L, Greene P, Avigan M (2010) Methylnaltrexone and gastrointestinal perforation. J Pain Symptom Manage 40: e1–e3

Maunuksela EL, Korpela R, Olkkola KT (1988) Double-blind, multiple-dose comparison of buprenorphine and morphine in postoperative pain in children. Br J Anaesth 60: 48–55

Maxwell LG, Kaufmann SC, Bitzer S, Jackson EV Jr, McGready J, Kost-Byerly S, Kozlowski L, Rothman SK, Yaster M (2005) The effects of a small-dose naloxone infusion on opioid-induced side effects and analgesia in children and adolescents treated with intravenous patient-controlled analgesia: a double-blind, prospective, randomized, controlled study. Anesth Analg 100: 953–958

Mercadante S (2012) Pharmacotherapy for Breakthrough Cancer Pain. Drugs 72: 181–190

Mercadante S, Ferrera P, Villari P, Casuccio A (2005) Rapid switching between transdermal fentanyl and methadone in cancer patients. J Clin Oncol 23: 5229–5234

Mercadante S, Ferrera P, Adile C, Casuccio A (2011) Fentanyl buccal tablets for breakthrough pain in highly tolerant cancer patients: preliminary data on the proportionality between breakthrough pain dose and background dose. J Pain Symptom Manage 42: 464–469

Meyer S, Kleinschmidt S (2005) Diagnostische und therapeutische Prozeduren. Sedierung und Analgesie im Kindesalter. Monatsschr Kinderheilkd 153: 291–303

Michel E, Zernikow B (2006) Buprenorphineinsatz bei Kindern. Eine klinisch-pharmakologische Übersicht. Monatsschr Kinderheilkd 154: 799–807

Michel E, Anderson BJ, Zernikow B (2011) Buprenorphine TTS for children – a review of the drug's clinical pharmacology. Paediatr Anaesth 21: 280–290

Michel MC, Radziszewski P, Falconer C, Marschall-Kehrel D, Blot K (2012) Unexpected frequent hepatotoxicity of a prescription drug, flupirtine, marketed for about 30 years. Br J Clin Pharmacol 73: 821–825

Miller JL, Hagemann TM (2011) Use of pure opioid antagonists for management of opioid-induced pruritus. Am J Health Syst Pharm 68: 1419–1425

Moksnes K, Kaasa S, Paulsen, Rosland JH, Spigset O, Dale O (2012) Serum concentrations of opioids when comparing two switching strategies to methadone for cancer pain. Eur J Clin Pharmacol 68: 1147–1156

Monitto CL, Kost-Byerly S, White E, Lee CKK, Rudek MA, Thompson C, Yaster M (2011) The optimal dose of prophylactic intravenous naloxone in ameliorating opioid-induced side effects in children receiving intravenous patient-controlled analgesia morphine for moderate to severe pain: a dose finding study. Anesth Analg 113: 834–842

Moreno-Izco F, Ruibal M (2006) Myoclonic seizures induced by tramadol in patients with juvenile myoclonic epilepsy. Rev Neurol 43: 255

Morley J, Makin M (1998) The use of methadone in cancer pain poorly responsive to other opioids. Pain Reviews 5: 51–58

Muller C, Kremer W, Harlfinger S, Doroshyenko O, Jetter A, Hering F, Hünseler C, Roth B, Theisohn M (2006) Pharmacokinetics of piritramide in newborns, infants and young children in intensive care units. Eur J Pediatr 165: 229–239

Murat I, Baujard C, Foussat C, Guyot E, Petel H, Rod B, Ricard C (2005) Tolerance and analgesic efficacy of a new i. v. paracetamol solution in children after inguinal hernia repair. Paediatr Anaesth 15: 663–670

Nauck F, Ostgathe C, Dickerson ED (2001) A German model for methadone conversion. Am J Hosp Palliat Care 18: 200–202

Nunez-Olarte JM, Varez-Jiménez P (2011) Emerging opioid abuse in terminal cancer patients taking oral transmucosal fentanyl citrate for breakthrough pain. J Pain Symptom Manage 42: e6–e8

Orellana Silva M, Yanez V, Hidalgo G, Valenzuela F, Saavedra R (2013) 5 % lidocaine medicated plaster use in children with neuropathic pain from burn sequelae. Pain Med 14: 422–429

Ostgathe C, Voltz R, Van Aaaken A, Klein C, Sabatowski R, Nauck F, Gaertner J (2012) Practicability, safety, and efficacy of a "German model" for opioid conversion to oral levo-methadone. Support Care Cancer 20: 2105–2110

Passik SD, Messina J, Golsorkhi A, Xie F (2010) Aberrant drug-related behavior observed during clinical studies involving patients taking chronic opioid therapy for persistent pain and fentanyl buccal tablet for breakthrough pain. J Pain Symptom Manage 41: 125

Philippi-Höhne C, Becke K, Wulff B, Schmitz B, Strauß J, Reinhald P (2010) Entschließung zur Analgosedierung für diagnostische und therapeutische Verfahren im Kindesalter. Anästh Intensivmed 51: 603–614

Pickering G, Loriot MA, Libert F, Eschalier A, Beaune P, Dubray C (2006) Analgesic effect of acetaminophen in humans. First evidence of a central serotonergic effect. Clin Pharmacol Ther 79: 371–379

Pin TW, Elmasry J, Lewis J (2013) Efficacy of botulinum toxin A in children with cerebral palsy in Gross Motor Function Classification System levels IV and V: a systematic review. Dev Med Child Neurol 55: 304–313

Pini LA, Sandrini M, Vitale G (1996) The antinociceptive action of paracetamol is associated with changes in the serotonergic system in the rat brain. Eur J Pharmacol 308: 31–40

Pokela ML, Anttila E, Seppälä T, Olkkola KT (2005) Marked variation in oxycodone pharmacokinetics in infants. Paediatr Anaesth 15: 560–565

Pollock AB, Tegeler ml, Morgan V, Baumrucker SJ (2011) Morphine to methadone conversion: an interpretation of published data. Am J Hosp Pall Med 28: 135–140

Potschka H, Friderichs E, Löscher W (2000) Anticonvulsant and proconvulsant effects of tramadol, its enantiomers and its M1 metabolite in the rat kindling model of epilepsy. Br J Pharmacol 131: 203

Prows CA, Zhang X, Huth MM, Zhang K, Saldana SN, Daraiseh NM, Esslinger HR, Freeman E, Greinwald JH, Martin LJ, Sadhasivam S (2014) Codeine-related adverse drug reactions in children following tonsillectomy: a prospective study. Laryngoscope 124:1242–50

Racoosin JA, Roberson DW, Pacanowski MA, Nielsen DR (2013) New evidence about an old drug – risk with codeine after adenotonsillectomy. N Engl J Med 368: 2155–2157

Ramirez L, Cros J, Marin B, Boulogne P, Bergeron A, Lafont GE, Renon-Carron F, de Vinzelles MA, Guigonis V, Nathan N, Beaulieu P (2014) Analgesic interaction between ondansetron and acetaminophen after tonsillectomy in children: The Paratron randomized, controlled trial. Eur J Pain. doi: 10.1002/ejp.587 [Epub ahead of print]

Riad W, Moussa A (2007) Pre-operative analgesia with rectal diclofenac and/or paracetamol in children undergoing inguinal hernia repair. Anaesthesia 62: 1241–1245

Ripamonti C, Groff L, Brunelli C, Polastri D, Stavrakis A, de Conno F (1998) Switching from morphine to oral methadone in treating cancer pain: what is the equianalgesic dose ratio? J Clin Oncol 16: 3216–3221

Robb PJ (2013) More codeine fatalities after tonsillectomy in North American children. Time to revise prescribing practice! Clin Otolaryngol 38: 365–367

Robinson WM, Ravilly S, Berde C, Wohl ME (1997) End-of-life care in cystic fibrosis. Pediatrics 100: 205–209

Rodrigues A, Wong C, Mattiussi A, Alexander S, Lau E, Dupuis LL (2013) Methylnaltrexone for Opioid-Induced Constipation in Pediatric Oncology Patients. Pediatr Blood Cancer 60: 1667–1670

Romsing J, Moiniche S, Dahl JB (2002) Rectal and parenteral paracetamol, and paracetamol in combination with NSAIDs, for postoperative analgesia. Br J Anaesth 88: 215–226

Rusy LM, Hainsworth KR, Nelson TJ, Czarnecki ml, Tassone JC, Thometz JG, Lyon RM, Berens RJ, Weisman SJ (2010) Gabapentin use in pediatric spinal fusion patients:

a randomized, double-blind, controlled trial. Anesth Analg 110: 1393–1398

Sabatowski R, Kasper SM, Radbruch L (2002) Patient-controlled analgesia with intravenous L-methadone in a child with cancer pain refractory to high-dose morphine. J Pain Symptom Manage 23: 3–5

Sallee FR, Nesbitt L, Jackson C, Sine L, Sethuraman G (1997) Relative efficacy of haloperidol and pimozide in children and adolescents with Tourette's disorder. Am J Psychiatry 154: 1057–1062

Saunders C (1978) The Philosophy of Terminal Care. In: Saunders C (ed) The Management of Terminal Disease. Arnold, London, pp 193–202

Savino F, Lupica MM, Tarasco V, Locatelli E, Garazzino S, Tovo PA (2011) Fulminant hepatitis after 10 days of acetaminophen treatment at recommended dosage in an infant. Pediatrics 127: e494–e497

Schiessl C, Gravou C, Zernikow B, Sittl R, Griessinger N (2008a) Use of patient-controlled analgesia for pain control in dying children. Support Care Cancer 16: 531–536

Schiessl C, Sittl R, Griessinger N, Lutter N, Schuettler J (2008b) Intravenous morphine consumption in out-patients with cancer during their last week of life-an analysis based on patient-controlled analgesia data. Support Care Cancer 16: 917–923

Shannon M, Berde CB (1989) Pharmacologic management of pain in children and adolescents. Pediatr Clin North Am 36: 855–871

Siden H (2007) The boy who refused an IV: a case report of subcutaneous clodronate for bone pain in a child with Ewing Sarcoma. J Med Case Rep 1: 7

Siden H, Nalewajek V (2003) High dose opioids in pediatric palliative care. J Pain Symptom Manage 25: 397–399

Siden HB, Carleton BC, Oberlander TF (2013) Physician variability in treating pain and irritability of unknown origin in children with severe neurological impairment. Pain Res Manag 18: 243–248

Singh NK, Haleem S, Gupta V, Ansari MM, Khan AQ, Moh'd M (2009) Tramadol induced seizure. Is Isoniazid the culprit? Neurosciences 14: 294–295

Sirkiä K, Saarinen UM, Ahlgren B, Hovi L (1997) Terminal care of the child with cancer at home. Acta Paediatr 86: 1125–1130

Sirkiä K, Hovi L, Pouttu J, Saarinen-Pihkala UM (1998) Pain medication during terminal care of children with cancer. J Pain Symptom Manage 15: 220–226

Slatkin N, Thomas J, Lipman AG, Wilson G, Boatwright ml, Wellman C, Zhukovsky DS, Stephenson R, Portenoy R, Stambler N, Israel R (2009) Methylnaltrexone for treatment of opioid-induced constipation in advanced illness patients. J Support Oncol 7: 39–46

Slatkin NE, Lynn R, Su C, Wang W, Israel RJ (2011) Characterization of abdominal pain during methylnaltrexone treatment of opioid-induced constipation in advanced illness: a post hoc analysis of two clinical trials. J Pain Symptom Manage 42: 754–760

Smith ER (2000) Research Design. In: Reis HT, Judd CM (eds) Handbook of Research Methods in Social and Personality Psychology. University Press, Cambridge, pp 17–39

Smith EML, Li L, Hutchinson RJ, Ho R, Burnette WB, Wells E, Bridges C, Renbarger J (2013) Measuring vincristine-induced peripheral neuropathy in children with acute lymphoblastic leukemia. Cancer Nurs 36: E49–E60

Squires RH Jr, Shneider BL, Bucuvalas J, Alonso E, Sokol RJ, Narkewicz MR, Dhawan A, Rosenthal P, Rodriguez-Baez N, Murray KF, Horslen S, Martin MG, Lopez MJ, Soriano H, McGuire BM, Jonas MM, Yazigi N, Shepherd RW, Schwarz K, Lobritto S, Thomas DW, Lavine JE, Karpen S, Ng V, Kelly D, Simonds N, Hynan LS (2006) Acute liver failure in children: the first 348 patients in the pediatric acute liver failure study group. J Pediatr 148: 652–658

Stamer U, Stüber F (2004) Pharmakogenetik und pädiatrische Schmerztherapie. Kinder- und Jugendmedizin 4: 161–167

Staritz M (1988) Pharmacology of the sphincter of Oddi. Endoscopy 20: 171–174

Taylor M, Jakacki R, May C, Howrie D, Maurer S (2014) Ketamine PCA for Treatment of end-of-life neuropathic pain in pediatrics. Am J Hosp Pall Med pii: 1049909114543640 [Epub ahead of print]

Tazeroualti N, De Groote F, De Hert S, De Ville A, Dierick A, van der Linden P (2007) Oral clonidine vs midazolam in the prevention of sevoflurane-induced agitation in children. A prospective, randomized, controlled trial. Br J Anaesth 98: 667–671

Thomas J, Karver S, Cooney GA, Chamberlain BH, Watt CK, Slatkin NE, Stambler N, Kremer AB, Israel RJ (2008) Methylnaltrexone for opioid-induced constipation in advanced illness. N Engl J Med 358: 2332–2343

Thwaites D, McCann S, Broderick P (2004) Hydromorphone neuroexcitation. J Pall Med 7: 545–550

Tietze A-L, Blankenburg M, Hechler T, Michel E, Koh M, Schlüter B (2012) Sleep disturbances in children with multiple disabilities. Sleep Med Rev 16: 117–127

Tjolsen A, Lund A, Hole K (1991) Antinociceptive effect of paracetamol in rats is partly dependent on spinal serotonergic systems. Eur J Pharmacol 193: 193–201

Tsao JC, Zeltzer L (2005) Complementary and alternative medicine approaches for pediatric pain: A review of the State-of-the-science. Evid Based Complement Alternat Med 2: 149–159

Van Dongen VCPC, Vanelderen PJL, Koopmans-Klein G, Megen YJB, Van Zundert J, Huygen FJPM (2014) Patient preference with respect to QoL and reduction in opioid-induced constipation (OIC) after treatment with prolonged-release (PR) oxycodone/naloxone compared with previous analgesic therapy [PREFER study]. Int J Clin Pract 68: 1364–1375

Van Voorthuizen T, Helmers JH, Tjoeng MM, Otten MH (2000) Meperidine (pethidine) outdated as analgesic in acute pancreatitis. Ned Tijdschr Geneeskd 144: 656–658

Veyckemans F, Anderson BJ, Wolf AR, Allegaert K (2014) Intravenous paracetamol dosage in the neonate and small infant. Br J Anaesth 112: 380–381

Viitanen H, Tuominen N, Vaaraniemi H, Nikanne E, Annila P (2003) Analgesic efficacy of rectal acetaminophen and ibuprofen alone or in combination for paediatric daycase adenoidectomy. Br J Anaesth 91: 363–367

von Lützau P, Hechler T, Herzog S, Menke A, (2011) Pädiatrische Schmerztherapie: Wie ist der Wissensstand von Pflegenden? Schmerz 25: 423–433

Vondracek P, Oslejskova H, Kepak T, Mazanek P, Sterba J, Rysava M, Gal P (2009) Efficacy of pregabalin in neuropathic pain in paediatric oncological patients. Eur J Paed Neurol 13: 332–336

Wagner S, Poirot I, Vuillerot C, Berard C (2011) Tolerance and effectiveness on pain control of Pamidronate – intravenous infusions in children with neuromuscular disorders. Ann Phys Rehab Med 54: 348–358

Watterson G, Howard R, Goldmann A (2004) Peripheral opioids in inflammatory pain. Arch Dis Child 89: 679–681

Weisman SJ, Bernstein B, Schechter NL (1998) Consequences of inadequate analgesia during painful procedures in children. Arch Pediatr Adolesc Med 152: 147–149

White KS, Craft JM, Gervino EV (2010a) Anxiety and hypervigilance to cardiopulmonary sensations in non-cardiac chest pain patients with and without psychiatric disorders. Behav Res Ther 48: 394–401

White MC, Hommers C, Parry S, Stoddart PA (2010b) Pain management in 100 episodes of severe mucositis in children. Paediatr Anaesth 20: 805–811

Wilens TE, Biederman J, Baldessarini RJ, Geller B, Schleifer D, Spencer TJ, Birmaher B, Goldblatt A (1996) Cardiovascular effects of therapeutic doses of tricyclic antidepressants in children and adolescents. J Am Acad Child Adolesc Psychiatry 35: 1491–1501

Wolfe J, Grier HE, Klar N, Levin SB, Ellenbogen JM, Salem-Schatz S, Emanuel EJ, Weeks JC (2000) Symptoms and suffering at the end of life in children with cancer. N Engl J Med 342: 326–333

Wolfe J, Hammel JF, Edwards KE, Duncan J, Comeau M, Breyer J, Aldridge SA, Grier HE, Berde C, Dussel V, Weeks JC (2008) Easing of suffering in children with cancer at the end of life: is care changing? J Clin Oncol 26: 1717–1723

World Health Organisation (WHO) (1998) Cancer pain relief and palliative care in children. World Health Organisation in collaboration with the International Association for the Study of Pain, Genova

Wright AW, Nocente ml, Smith MT (1998) Hydromorphone-3-glucuronide: biochemical synthesis and preliminary pharmacological evaluation. Life Sci 63: 401–411

Wright J, Vaze P, Russell G, Gundry SW, Ferro-Luzzi A, Mucavele P, Nyatsanza J (2001) Seasonal aspects of weight-for-age in young children in Zimbabwe. Public Health Nutr 4: 757–764

Yarkan Uysal H, Bilimgut B, Dikmen B, Inan N, Ulger G, Eruyar S (2011) Epileptic seizure following IV tramadol in a patient with mental retardation and cerebellar ataxia. Pain Med 12: 833–836

Yaster M, Krane EJ, Kaplan RF, Coté CJ, Lappe DG (1997) Pediatric pain and sedation handbook. Mosby, St Louis

Zanette G, Manani G, Giusti F, Pittoni G, Ori C (1996) Respiratory depression following administration of low dose buprenorphine as postoperative analgesic after fentanyl balanced anaesthesia. Paediatr Anaesth 6: 419–422

Zeltzer LK, Altman A, Cohen D (1990) Consensus Conference on the Management of Pain in Childhood Cancer – Report of the Subcommittee on the Management of Pain Associated with Procedures in Children with Cancer. Pediatrics 5: 826–831

Zempsky WT, Loiselle KA, Corsi JM, Hagstrom JN (2010) Use of low-dose ketamine infusion for pediatric patients with sickle cell disease-related pain: a case series. Clin J Pain 26: 163–167

Zeppetella G, Davies A, Eijgelshoven I, Jansen JP (2014) A network meta-analysis of the efficacy of opioid analgesics for the management of breakthrough cancer pain episodes. J Pain Symptom Manage 47: 772–785

Zeppetella G, Davies AN (2013) Opioids for the management of breakthrough pain in cancer patients. Cochrane Database Syst Rev 10: CD004311.pub3

Zernikow B, Lindena G (2001) Long acting morphine for pain control in paediatric oncology. Pediatr Oncol 36: 451–458

Zernikow B, Dietz B (2003) Schmerzerkennung, -messung und -therapie bei Kindern mit kognitiver und körperlicher Behinderung. Neuropädiatrie in Klinik und Praxis 2: 12–17

Zernikow B, Friedrichsdorf S, Wamsler C, Michel E (2002) Schmerztherapie und Palliative Versorgung krebskranker Kinder. [Deutsche Ausgabe der WHO-Empfehlungen »Cancer pain relief and palliative care in children«]. Vestische Kinderklinik Datteln – Universität Witten/ Herdecke, Datteln

Zernikow B, Meyerhoff U, Michel E, Wiesel T, Hasan C, Janssen G, Kuhn N, Kontny U, Fengler R, Görtitz I, Andler W (2005a) Pain in pediatric oncology – children's and parents' perspectives. Eur J Pain 9: 395–406

Zernikow B, Schiessl C, Wamsler C, Grießinger N, Sittl R (2005b) Opioidtherapie chronischer Schmerzen bei Kindern – Fallbesprechungen. Schmerz 19: 418–425

Zernikow B, Smale H, Michel E, Hasan C, Jorch N, Andler W (2006) Paediatric cancer pain management using the WHO analgesic ladder – Results of a prospective analysis from 2265 treatment days during a quality improvement study. Eur J Pain 10: 587–595

Zernikow B, Michel E, Anderson BJ (2007) Transdermal fentanyl in childhood and adolescence: a comprehensive literature review. J Pain 8: 187–207

Zernikow B, Michel E, Craig F, Anderson BJ (2009) Pediatric palliative care: Use of opioids for the management of pain. Pediatr Drugs 11: 129–151

Chronische Schmerzen bei jungen Erwachsenen

Michael Frosch, Julia Wager, Mira Mönter, Elisabeth Fusswinkel,
Boris Zernikow

B. Zernikow (Hrsg.), *Schmerztherapie bei Kindern, Jugendlichen und jungen Erwachsenen*,
DOI 10.1007/978-3-662-45057-4_22, © Springer-Verlag Berlin Heidelberg 2015

22.1   Einleitung

Der Zeitraum des jungen Erwachsenenalters ist nicht statisch definiert. In epidemiologischen Studien wird häufig die Alterspanne 18–39 Jahre betrachtet (Schmidt et al. 2011). In diesem Kapitel beziehen wir uns bei jungen Erwachsenen auf 18- bis 25-Jährige.

Primäre (funktionelle) chronische Schmerzen zeigen eine starke Altersabhängigkeit: Mit zunehmendem Alter der Kinder und Jugendlichen nimmt die Prävalenz chronischer Bauchschmerzen ab, die von Kopfschmerzen und insbesondere von muskuloskelettalen Schmerzen zu (▶ Kap. 4). Die 11- bis 17-Jährigen haben ähnlich häufig wie die Gruppe der 18- bis 39-Jährigen chronische Kopfschmerzen. Nur 0,8 % der 7- bis 9-Jährigen, aber 10,4 % der 16- bis 17-Jährigen berichten Rückenschmerzen, deren Prävalenzplateau in der Altersgruppe zwischen 18 und 39 Jahren beginnt (Schmidt et al. 2011; Hestbaek et al. 2006; Einzelheiten ▶ Kap. 4). Die Pathophysiologie der muskuloskelettalen Schmerzen unterscheidet sich jedoch zwischen jungen und älteren Erwachsenen. Mit zunehmendem Alter spielen degenerative Erkrankungen (Arthrose, Osteoporose etc.) eine größere Rolle (Schmidt et al. 2011).

22.2   Lebensphase 18–25 Jahre

Die Lebensphase des jungen Erwachsenenalters – im Englischen auch treffend als »emerging adulthood« bezeichnet – ist gekennzeichnet durch vielfältige Herausforderungen. Die Bedeutung des Elternhauses, der Peergroup, schulischer Strukturen und des initialen Wohnumfeldes nehmen ab. Es kommt zu einem Zuwachs an Autonomie und Selbstständigkeit. Berufswahl, Ausbildung oder Studium, Partnerschaften und Sexualität sowie der Aufbau einer selbstständigen Existenz, Verantwortungsübernahme für das eigene Leben, verbunden mit der Möglichkeit zu scheitern, prägen diesen Altersabschnitt. Er ist weniger strukturiert als die Kindheit, Jugend oder das spätere Erwachsenenleben (Arnett 2007). Ambivalenz scheint ein prägendes Element zu sein. Beispielsweise werden medizinisch-psychologische Therapien oft nicht konsequent durchgeführt, obwohl diese fehlende Adhärenz zu einem suboptimalen Therapieergebnis und

einer weiteren Einschränkung der Lebensqualität führen kann (Rapoff 2010; Simons et al. 2010).

22.3   Versorgungsrealität

Einige junge Erwachsene mit chronischen Schmerzen hatten diese schon als Kinder oder Jugendliche. Sie wurden teilweise von schmerztherapeutischen Einrichtungen wie dem Deutschen Kinderschmerzzentrum versorgt. Ab dem 18. Lebensjahr dürfen viele Ermächtigungsambulanzen, sozialpädiatrische Zentren oder andere Einrichtungen der ambulanten Sekundär- oder Tertiärversorgung diese Schmerzpatienten nicht weiter betreuen bzw. können die erbrachten Leistungen nicht mehr ohne Weiteres abrechnen. Die Abrechnung stationärer Leistungen für junge Erwachsene scheint in Kinder- und Jugendkliniken mit geringeren Problemen behaftet zu sein.

Zu diesen strukturellen Herausforderungen gesellen sich inhaltliche. In schmerztherapeutischen Einrichtungen für Erwachsene – insbesondere in solchen die stationär oder teilstationär arbeiten – fühlen sich junge Erwachsene oft nicht ernst genommen mit ihren speziellen Problemen. Die Angebote sind oft auf ältere Erwachsene mit degenerativen Muskel- und Gelenkerkrankungen ausgerichtet. Während bei diesen Patienten häufig ein Rentenbegehren im Vordergrund steht, ist es für junge Erwachsene existenziell notwendig, wieder in das Berufsleben bzw. die Berufsausbildung integriert zu werden.

22.4   Informationen aus Interviews mit jungen Erwachsenen

In einer qualitativen Interviewstudie mit jungen Erwachsenen, die an chronischen Schmerzen litten, wurden insbesondere vier Themen angesprochen (Stinson et al. 2013):

- Schmerzbedingte Beeinträchtigung
- Mögliche Schmerzmanagementstrategien
- Schwierigkeiten einer angemessenen Versorgung
- Optimierungsmöglichkeiten einer schmerztherapeutischen Versorgung

Schmerzbedingte Beeinträchtigung Beeinträchtigungen aufgrund der Schmerzen sahen die befragten jungen Erwachsenen in ihrem sozialen Leben, ihren Emotionen sowie bei körperlichen Aktivitäten. Im Detail umfassen diese (angelehnt an Stinson et al. 2013):

— **Soziale und emotionale Beeinträchtigungen:**
  — Führen einer (sexuellen) Beziehung
  — Schwierigkeiten in der Peergroup
  — Schmerz und Schmerztherapie als Belastung für die Ursprungsfamilien
  — Teilnahme an Schulunterricht, Studium oder Job
  — Arbeitslosigkeit
  — Probleme, ein gesundes Selbst zu entwickeln
  — Angst vor der Zukunft
— **Körperliche Beeinträchtigungen:**
  — Nebenwirkungen der Medikation
  — Sport, Tanzen gehen

Mögliche Schmerzmanagementstrategien Im Gegensatz zu den professionellen Schmerztherapeuten, welche in Interviews immer wieder die große Bedeutung einer aktiven Schmerzbewältigung betonen, scheinen für junge Erwachsene externe Hilfen wie Analgetika, physikalische Therapie und soziale Hilfsangebote wichtiger zu sein, wobei am ehesten während der physikalischen Therapie eine aktive Rolle eingenommen wird (z. B. beim Sport). Hier scheint auch ein Ausgangspunkt für eine erfolgreiche Therapie zu liegen. Die Einstellung zu Schmerzmedikamenten ist ambivalent, einerseits erhoffen sich die jungen Erwachsenen eine Schmerzreduktion, befürchten aber andererseits Nebenwirkungen. Psychologische Strategien werden selten erwähnt und noch seltener als hilfreich beschrieben – vielleicht auch, weil die Befragten solche bis dato nicht ausreichend kennengelernt haben. Eltern scheinen auch bei jungen Erwachsenen das wichtigste und verlässlichste Unterstützungssystem zu sein.

Schwierigkeiten einer angemessenen Versorgung Viele junge Erwachsene berichten von Problemen, eine angemessene Versorgung zu erhalten. Bei vielen hat es lange gedauert, bis die Diagnose »chronische Schmerzstörung« vergeben wurde und sie Zugang zu einem spezialisierten schmerztherapeutischem Angebot erhielten. Oft waren zahlreiche Krankenhausaufenthalte bei Schmerzkrisen vorausgegangen. Aber selbst wenn die jungen Erwachsenen eine spezielle Schmerztherapie erhielten, waren deren Angebote oft nur auf ältere Schmerzpatienten zugeschnitten und führten v. a. zu einer zunehmenden Frustration (Stinson et al. 2013).

Optimierungsmöglichkeiten einer schmerztherapeutischen Versorgung Die jungen Erwachsenen haben das Gefühl, für ihre angemessene Versorgung kämpfen zu müssen. Sie wünschen sich einen Patientenanwalt, jemand der ihre Bedarfe im Blick hat sowie eine auf ihre Situation zugeschnittene, bedarfsadaptierte Versorgung. Dies beinhaltet auch die Kompatibilität der Therapieangebote mit Ansprüchen ihrer Arbeitsstelle oder ihrer schulischen Verpflichtungen.

22.5 Schmerztherapieprogramm für junge Erwachsene am Deutschen Kinderschmerzzentrum

In den letzten fünf Jahren meldeten sich zunehmend junge Erwachsene, deren Eltern oder behandelnde Ärzte in der Kinderschmerzambulanz, weil die betroffenen Patienten – obwohl volljährig – gerne am Deutschen Kinderschmerzzentrum behandelt werden würden oder Adressen von Kliniken für junge Erwachsene suchten. Da solche Angebote in Deutschland nicht existieren, haben wir ein neues multimodales Therapieangebot ins Leben gerufen. Das dreiwöchige stationäre Schmerztherapieprogramm richtet sich an junge Erwachsene im Alter von 18–25 Jahre und wurde basierend auf Erfahrungen aus der Therapie jugendlicher Schmerzpatienten, den formulierten Bedürfnissen der jungen Erwachsenen (Stinson et al. 2013) sowie den deutschen Therapieprogrammen für Erwachsene konzipiert. Es sieht eine Gruppengröße von 6 Personen vor, die zeitgleich aufgenommen werden. Sie werden durch Ärzte, Psychologen und ein Pflege- und Therapeutenteam betreut.

22

◧ Tab. 22.1 Elemente des multimodalen Therapieprogramms für junge Erwachsene		
Psychologisch	**Medizinisch**	**Weitere**
Aufnahmegespräch mit erneuter ausführlicher Anamneseerhebung		**Gruppe:** Kunsttherapie, Yoga, Physiotherapie, Sport, Aktivitäten, Zubereiten und Einnehmen der Mahlzeiten
Tägliche multiprofessionelle Visite		
Einzeltermine	Einzeltermine	**Einzeln:** Physiotherapie, TENS, Biofeedback
Psychologische Edukationsgruppe	Medizinische Edukationsgruppe	
Entspannungsgruppe		
Psychotherapiegruppe		
Abschlussgespräch, Entlassplanung inklusive Rückfallprophylaxe		

Auswahlprozess Nach telefonischer Kontaktaufnahme mit der Schmerzambulanz erfolgt ein Rückruf durch einen psychologischen oder ärztlichen Schmerztherapeuten. Es werden die Motivation erfragt sowie geprüft, ob die Kriterien der OPS 8-918 (stationäre multimodale Schmerztherapie) für den Beginn einer stationären Schmerztherapie erfüllt sind. Hiernach erhalten die jungen Erwachsenen postalisch Fragebögen (▶ Diagnostikinstrumente). Nach Rücksendung und Durchsicht der ausgefüllten Fragebögen erfolgt eine zweite Prüfung, ob die jungen Erwachsenen für das Angebot geeignet sind. Der dritte Schritt beinhaltet eine persönliche ambulante Vorstellung. Ein ärztlicher und psychologischer Schmerztherapeut beurteilen die kompletten Vorbefunde und führen eine klinische Untersuchung durch. Passen die Voraussetzungen der jungen Erwachsenen zu dem Angebot, wird eine Teilnahme am Programm angeboten. Weitere Einschlusskriterien für die Teilnahme sind:
- Alter zwischen 18 und 25 Jahre
- Ausreichende organische Diagnostik
- Erfüllung der Eingangskriterien der OPS 8-918
- Kein Vorliegen anderer psychischer Erkrankungen, die bedeutender als die Schmerzerkrankung sind, sowie kein Bedarf einer andersartigen Versorgung (ambulante/stationäre psychotherapeutische oder psychiatrische Behandlung, Medikamentenentzug, Operation etc.)
- Keine akute Suizidalität und/oder selbstverletzendes Verhalten

Von allen jungen Erwachsenen, die initial nach einer Therapie anfragen, sind ca. 50 % für die Teilnahme an der Behandlung geeignet.

Diagnostikinstrumente

- Semistrukturiertes telefonisches Vorgespräch
- Per Post vorher versandt:
  - Becks Depressionsinventar (BDI-II)
  - Deutscher Schmerzfragebogen (DSF)
  - Persönlichkeits-Stil- und Störungs-Inventar (PSSI)
- Während des Ambulanztermins:
  - Beurteilung der medizinischen Vorbefunde
  - Psychologische Evaluation
  - Ärztliche körperliche Untersuchung

Zeitliche und inhaltliche Gestaltung Das multimodale Schmerztherapieprogramm für jungen Erwachsenen erstreckt sich über drei Wochen und beinhaltet zwei Belastungserprobungen jeweils über das Wochenende. Während der Belastungserprobungen sollen bereits erlernte Strategien angewendet werden, um zu sehen, welche Schwierigkeiten sich noch in der Umsetzung in den Alltag zeigen. Eine Übersicht über die Therapieelemente des Programms findet sich in ◧ Tab. 22.1 und ◧ Tab. 22.2. Es sind unterschiedliche Disziplinen an der Therapie beteiligt, wie z. B. Ärzte, Psychologen, Kunsttherapeuten, Physiotherapeuten, Pflegende. Das Programm strebt die Stärkung der Patientenautonomie an, es betont die Eigenverantwortung der jungen

Tab. 22.2	Rationale für wichtige Therapieelemente
Ausgewählte Therapieelemente	**Inhalte**
Entspannungsgruppe	Vermittlung und Durchführung der progressiven Muskelrelaxation nach Jacobson, Psychoedukation zum Thema Stress und Stressbewältigung
Edukationsgruppe	Teufelskreis der Schmerzen, Biopsychosoziales Krankheitsmodell, erste Strategien zum Umgang mit Schmerzen
Psychotherapiegruppe	Erarbeitung von und Austausch über Strategien im Umgang mit Schmerzen, achtsamkeitsbasierte Techniken, Psychoedukation zu weiteren von den Patienten als relevant benannten Themen, z. B. Schlafhygiene, Rückfallprophylaxe
Einzelgespräche	Vertiefung und Wiederholung der Gruppeninhalte, Erarbeitung des individuellen Störungsmodells, Entwicklung individueller Therapieziele, Kombination von Elementen aus der kognitiven Verhaltenstherapie (insbesondere ABC-Modell nach Ellis), achtsamkeitsbasierter Therapie sowie Akzeptanz- und Commitment-Therapie

Erwachsenen für den Therapie- und Krankheitsverlauf und begegnet den jungen Erwachsenen als erwachsenen, selbstständigen Individuen. Die Stärke des Programms liegt in seinem multimodalen, interdisziplinären Ansatz, der von gegenseitiger Wertschätzung zwischen Patienten und Therapeuten geprägt ist. Neben einer allgemeinen Schmerzedukation wird die individuelle Schmerzproblematik der Patienten ausführlich im Lichte der bisherigen Lebens- und Krankheitsgeschichte analysiert. Eine individuelle Lebensplanung ist oft ebenso wichtig wie konkrete Anleitungen zum Einsatz bzw. zur Reduktion von Analgetika sowie das Einüben schmerzreduzierender Techniken. Sport spielt bei der Schmerzbewältigung eine große Rolle.

Bis dato haben zwölf junge Erwachsene an dem Therapieangebot teilgenommen. Sie litten vornehmlich an folgenden Schmerzerkrankungen: Kopfschmerzen, Bauchschmerzen sowie muskuloskelettalen Schmerzen. Viele der Teilnehmer brachten Komorbiditäten wie depressive Störungen, Persönlichkeitsakzentuierungen, Anpassungsstörungen, somatoforme autonome Funktionsstörungen und Agoraphobie mit. Eine formale Evaluation des Programms ist noch nicht erfolgt. Aus dem Feedback der Teilnehmerinnen wird folgendes deutlich:

– Die Gruppengröße von 6 Patienten ist gut.
– Die gemischtgeschlechtliche Gruppe wurde als angenehm erlebt.
– Die Analyse der individuellen Lebens- und Krankheitssituation sowie die daraus abgeleiteten langfristigen Therapiestrategien wurden von den Patienten als hilfreich erlebt.

– Angeleitete sportliche Aktivitäten waren besonders wichtig.

Die Nachsorge der Patienten oder eine Anbindung an für junge Erwachsene geeignete Institutionen ist ein ungelöstes Problem, da die ambulante Betreuung nicht abgerechnet werden kann. Daher wird bereits während der Therapie die weitere Anbindung, z. B. an ambulante Psychotherapeuten geplant.

Literatur

Arnett JJ (2007) Emerging adulthood: What is it, and what is it good for? Child Dev Perspect 1: 68–73
Hestbaek L, Leboeuf-Yde C, Kyvik KO, Manniche C, Sci M (2006) The course of low back pain from adolescence to adulthood: Eight-year follow-up of 9600 twins. Spine 31: 468–472
Rapoff MA (2010) Adherence to Pediatric Medical Regimens. Springer, New York
Schmidt CO, Fahland RA, Kohlmann T (2011) Epidemiologie und gesundheitsökonomische Aspekte des chronischen Schmerzes. In: Kröner-Herwig B, Frettlöh J, Klinger R, Nilges P (Hrsg) Schmerzpsychotherapie. 7. Aufl. Springer, Berlin, S. 15–27
Simons LE, Logan DE, Chastain L, Cerullo M (2010) Engagement in multidisciplinary interventions for pediatric chronic pain: Parental expectations, barriers, and child outcomes. Clin J Pain 26: 291–299
Stinson J, White M, Isaac L, Campbell F, Brown S, Ruskin D, Gordon A, Galonski M, Pink L, Buckley N, Henry JL, Lalloo C, Karim A (2013) Understanding the information and service needs of young adults with chronic pain: perspectives of young adults and their providers. Clin J Pain 29: 600–612

Metaebenen der Schmerztherapie

Gesprächsführung bei chronisch schmerzkranken Kindern und Jugendlichen

Julia Wager, Uta Rohr, Christine Wamsler, Holger Kriszio, Carola Hasan, Boris Zernikow

B. Zernikow (Hrsg.), *Schmerztherapie bei Kindern, Jugendlichen und jungen Erwachsenen*,
DOI 10.1007/978-3-662-45057-4_23, © Springer-Verlag Berlin Heidelberg 2015

23

23.1   Einleitung

Die Kommunikation mit Patienten und deren Familien stellt einen elementaren Bestandteil der Patientenversorgung dar. Bei den medizinischen, psychologischen und pflegerischen Interventionen in der Behandlung chronischer Schmerzen bei Kindern und Jugendlichen nehmen Gespräche großen Raum ein und stellen einen wichtigen Wirkfaktor dar. Die Kommunikation zwischen Behandelnden und dem Patienten bzw. der Familie ist u. a. die Grundlage für das Verständnis der Situation des Patienten, seiner Belange und Ziele. Sie dient dem Sammeln von Informationen und ist somit unabdingbar für die Diagnosestellung (Ha u. Longnecker 2010). Darüber hinaus kann Kommunikation Behandlungsmotivation schaffen, zur Verbesserung der Compliance beitragen, das Verständnis für die angewandte Behandlung erhöhen und einen wichtigen Beitrag zu einem guten Therapieverlauf leisten (Ha u. Longnecker 2010).

Suchen Patienten aufgrund psychosomatischer Erkrankungen, wie z. B. anhaltender oder wiederkehrender Schmerzen, einen Arzt auf, ist häufig ein erhöhtes Ausmaß an Kommunikation notwendig. Grund hierfür können unklare Symptombeschreibungen und die Beschreibung vieler unterschiedlicher Symptome sein, die sich nicht unmittelbar einer Diagnose zuordnen lassen. Häufig lässt sich keine objektivierbare Entsprechung des beschriebenen Leidens und der Beeinträchtigung auf körperlicher Ebene finden. Während dies aufseiten der Patienten und des Behandelnden zu Unsicherheit führen kann, haben die Patienten zudem häufig bereits eine längere Krankengeschichte und viele Kontakte mit dem Gesundheitssystem hinter sich, sind verzweifelt, fühlen sich von dem Gesundheitssystem im Stich gelassen oder nicht ernst genommen und reagieren mit negativen Gefühlen. All dies sind Bedingungen, die die Interaktion zwischen Patienten mit anhaltenden oder wiederkehrenden Schmerzen und Behandelnden erschweren (Breuner u. Moreno 2011).

Das Gespräch als ein Instrument der Patientenversorgung trägt dazu bei, diese Herausforderungen zu meistern. Der Behandelnde kann maßgeblich zur Gestaltung der Beziehung mit dem Patienten beitragen, indem er Regeln der Gesprächsführung beachtet (Ha u. Longnecker 2010; Hausteiner-Wiehle u. Schaefert 2013). Es gibt unterschiedliche theoretische Ansätze, die Voraussetzungen einer gelungenen Gesprächsführung beschreiben. Darüber hinaus sollen in diesem Kapitel Inhalte für die Kommunikation mit Schmerzpatienten und ihren Eltern sowie Besonderheiten von Gesprächen mit unterschiedlichen Zielgruppen besprochen werden.

23.2   Grundlagen der Gesprächsführung

Ein Gespräch zwischen einem Behandelnden und dem Patienten stellt idealerweise einen bidirektionalen Austausch dar. Monologe, sei es aufseiten des Patienten oder aufseiten des Behandelnden, sollten vermieden werden. Vielmehr ist es erstrebenswert, einen Dialog herzustellen, damit sich beide Seiten mitteilen können (Neo 2011). Es ist in der Regel die Rolle des Behandelnden, das Gespräch entsprechend zu gestalten, um sicherzustellen, dass beide Gesprächspartner die für sie relevanten Informationen mitteilen und erhalten können. Weiterhin kann in einem Dialog überprüft werden, ob das Gesagte vom Gesprächspartner richtig verstanden wurde. Denn das Senden und Empfangen von Informationen bietet viel Raum für Störungen und (Fehl-)Interpretation.

23.2.1   Kommunikationsebenen

Kommunikation beinhaltet nicht nur das Gesagte, also den verbalen Anteil, sondern auch nonverbale Anteile, wie z. B. Körpersprache oder Mimik, und paraverbale Anteile, wie z. B. Sprechtempo, Stimmklang oder Lautstärke. Diese non- und paraverbalen Anteile machen einen beträchtlichen Anteil der überlieferten Nachricht aus (Mehrabian 1981). Bei der Kommunikation von Gefühlen wird lediglich 7 % der Nachricht verbal kommuniziert; die restlichen Informationen werden auf den anderen Kanälen vermittelt, z. B. über Körpersprache und Intonation (Mehrabian 1981). Darüber hinaus ist beispielsweise auch ein eigentliches »Nicht-Kommunizieren« wie Schweigen eine

Form der Kommunikation (Watzlawick et al. 2011). Das heißt: man kommuniziert immer! Auch dann, wenn nichts gesagt wird.

Häufig sind dem Redenden die unterschiedlichen Kommunikationsebenen nicht bewusst. Wissen über diese Ebenen kann jedoch eingesetzt werden, um Informationen gezielt zu vermitteln und Missverständnisse zu vermeiden (Watzlawick et al. 2011). Beispielsweise kann eine nonverbale Informationsvermittlung durch eine zusätzliche verbale Äußerung eindeutiger werden (Beispiel: Patient berichtet seine Symptome; Arzt macht sich Notizen, sagt aber nur wiederholt: »Mmh.« Mögliche Interpretationen dieser Nachricht aufseiten des Patienten könnten sein: »Jetzt hat der Arzt etwas Schlimmes entdeckt. Ich bin schwer krank! Für ihn ist die Situation so unangenehm, dass er mich noch nicht einmal mehr anschaut.« oder »Er hört mir gar nicht zu! Es interessiert ihn nicht, was ich sage.« Durch eine zusätzliche Erklärung kann der Arzt den Interpretationsspielraum verringern, z. B. indem er sagt: »Ich höre mir erst mal genau an, was Sie sagen. Danach stelle ich noch weitere Fragen.«). Die Art und Weise, wie Gesagtes interpretiert wird, hängt stark von den Vorerfahrungen und Grundannahmen der zuhörenden Personen ab und ist von dem Gesprächspartner, wenn überhaupt, nur teilweise einschätzbar. Bei dem ersten Kontakt zwischen Behandelndem und Patienten sind die Interpretationen des Patienten für den Behandelnden somit nicht offensichtlich.

Kommunikationsprobleme und Missverständnisse können auch dann entstehen, wenn die verbalen und nonverbalen Inhalte einer Botschaft nicht kongruent sind, d. h., nicht übereinstimmen (Beispiel: Patient berichtet mit sehr ernstem Gesicht: »Mir geht es sehr gut!«). Diese widersprüchlichen Botschaften machen eine Interpretation des Gesagten quasi unmöglich. Inkongruenz sollte daher aufseiten des Behandelnden möglichst vermieden werden. Falls sie beim Patienten beobachtet wird, kann dies ein wichtiger Hinweis auf innere Zerrissenheit sein. Nimmt ein Behandelnder Inkongruenz bei der Botschaft des Patienten/der Eltern wahr, sollte dies unbedingt registriert und – wenn der Kontext es zulässt – auch thematisiert werden.

Kommunikation ist somit ein komplexer Ablauf, mit unterschiedlichen Kommunikationsebenen, die viel Spielraum für Spekulation, Ursachenzuschreibung und Interpretation erlauben. Damit die Intention des Sprechers und die von ihm beabsichtigte Botschaft den Gesprächspartner erreicht, bietet es sich an, am Ende einer Gesprächssequenz eine kurze Zusammenfassung des Gesagten vorzunehmen. Fasst der Behandelnde noch einmal das zusammen, was er von dem Gesagten für besonders relevant hält, können der Patient bzw. die Eltern eine Rückmeldung geben, ob sie richtig verstanden wurden. Ebenso kann der Behandelnde am Ende einer Gesprächssequenz den Patienten/die Eltern bittet, eine kurze Zusammenfassung von dem zu machen, was sie verstanden haben und für relevant halten. Damit diese Zusammenfassung nicht wie ein »Test« auf den Patienten oder die Eltern wirkt, kann sie genau mit dieser Begründung erbeten werden.

23.2.2 Beziehung zwischen Gesprächspartnern

In einem Gespräch kommt der Beziehung zwischen den beteiligten Personen eine wichtige Rolle zu, da Nachrichten neben den Inhalten auch Beziehungsaspekte beinhalten (Watzlawick et al. 2011). Die Interpretation von Gesagtem hängt beispielsweise stark mit dem Selbstbild des Empfängers der Nachricht zusammen. Weiterhin spielt das Bild, das der Nachrichtenempfänger vom Redenden hat, eine Rolle, wie die Nachricht interpretiert wird. Diese beiden Aspekte werden maßgeblich über die Beziehung mit beeinflusst.

Sobald ein Gespräch begonnen wird, treten die Gesprächspartner miteinander in Kontakt und es wird eine Beziehung hergestellt. Um diese Beziehung möglichst gut zu gestalten, sollten zu Beginn des Gespräches bereits einige Punkte beachtet werden (Büttner u. Quindel 2013):

- Blickkontakt aufnehmen.
- Entspannte, offene Körperhaltung einnehmen.
- Sprachtempo und Wortwahl an den Gesprächspartner anpassen.

Weiterhin sollten während des gesamten Gespräches einige grundlegende Prinzipien der Gesprächsführung eingehalten werden (Büttner u. Quindel 2013; Rogers 2005):

- Wertschätzung
- Empathie (Einfühlung)
- Authentizität (Echtheit)
- Transparenz
- Aktives Zuhören (und Verstehen; auch Gesprächspausen können genutzt werden, um dem Patienten zu zeigen, dass man zuhört und nachdenkt)
- Ausreden lassen

Im Folgenden soll näher beschrieben werden, was diese Begriffe bedeuten und wie sie im Gespräch umgesetzt werden.

Wertschätzung   Wertschätzung in einem Gespräch bedeutet, den Respekt für den Gesprächspartner zu wahren, Akzeptanz und Toleranz gegenüber den Eigenschaften, Gefühlen und Gedanken der Person. Hiermit ist nicht gemeint, in allem mit dem Gesprächspartner übereinzustimmen, sondern vielmehr ihn als Individuum zu respektieren. Eine wertschätzende Haltung im Kontakt mit Patienten hat viele positive Implikationen: Beispielsweise werden Befürchtungen vor negativen Bewertungen verringert, Angst vor Veränderung wird reduziert, Selbstsicherheit und Eigenverantwortung werden gestärkt, und es wird ein Gefühl von Selbstwirksamkeit vermittelt (Büttner u. Quindel 2013). Wertschätzung kann auch ganz offen kommuniziert werden, z. B. durch Komplimente für die Offenheit im Gespräch oder für die gute Beschreibung der Symptome.

Empathie   Empathie bedeutet, sich in den Gesprächspartner hineinzuversetzen und basierend auf Botschaften der unterschiedlichen Kommunikationsebenen ein Gefühl dafür zu bekommen, wie sich der Gesprächspartner fühlt, welche Dinge ihn belasten oder erfreuen. Im Patientenkontakt sollte jedoch immer eine professionelle Distanz eingehalten werden. Es geht nicht um Mitfühlen und Mitleid für den Patienten, sondern um ein Einfühlen und ein Verständnis für die Situation des Patienten.

Echtheit   Echtheit in der Gesprächssituation wird durch die Übereinstimmung von Fühlen, Sprechen und Denken des Redenden erreicht. Dadurch sind die Informationen auf den unterschiedlichen Kommunikationsebenen kongruent und die Botschaft kann eindeutig interpretiert werden. Wird versucht, ein bestimmtes Gefühl zu unterdrücken, kann es hingegen zu Widersprüchen in der Kommunikation kommen. **Inkongruenz** kann auch dann entstehen, wenn der Behandelnde aus strategischen Gründen Komplimente macht, diese aber nicht ernst meint. Der Behandelnde sollte daher versuchen, dem Gesprächspartner gegenüber ehrlich und offen zu sein, um so Informationen ohne Widerspruch zu vermitteln. Es ist allerdings nicht immer sinnvoll und machbar, alle Gefühle offen zu kommunizieren. In diesem Fall sollte der Behandelnde sich über seine Gefühle bewusst und die verbale Botschaft nicht zu weit von diesem Gefühlszustand entfernt sein. Bei der Kommunikation mit »schwierigen« Eltern entstehen oft negative Gefühle. Diese werden noch weiter dadurch verstärkt, wenn unter den Kollegen abwertend über diese Eltern gesprochen wird, wie z. B. »… die sind durchgeknallt«, »… irre«, »… bekloppt«. Sind die negativen Gefühle zu stark, ist es fast unmöglich, mit diesen Eltern authentisch und respektvoll umzugehen. Daher kann es sehr sinnvoll sein, für alle Kollegen der Abteilung abwertende Bemerkungen in der sprachlichen Kommunikation über Eltern zu verbieten (Abteilungsregel). Diese spontanen Emotionen können ggf. in der Supervision Raum finden, jedoch nicht in der regelhaften Kommunikation des Teams bei der Patientenversorgung. Stattdessen sollten die Probleme in der Kommunikation mit schwierigen Eltern möglichst genau analysiert werden. Ist die Situation und Motivation der Eltern besser nachvollziehbar, kann eine wertschätzende, authentische Kommunikation geführt werden.

Transparenz   Transparenz beinhaltet die offene und klare Kommunikation von Therapieschritten, sodass sie für den Patienten nachvollziehbar sind.

Aktives Zuhören   Damit sich der Gesprächspartner ernst genommen fühlt, sollte ihm die volle Aufmerksamkeit geschenkt und zugehört werden.

Aktives Zuhören ist eine Technik, die es ermöglicht, dem Gesprächspartner durch kleine Äußerungen oder nonverbale Signale zu zeigen, dass man sich voll auf das von ihm Gesagte konzentriert. Hierzu gehört die kurze sinngemäße Wiedergabe des Gesagten (Paraphrasieren), Nachfragen, aber auch nonverbale Aspekte wie zustimmendes Nicken.

Ausreden lassen Ebenso ist Ausreden lassen ein Zeichen, den Gesprächspartner ernst zu nehmen.

Diese grundlegenden Prinzipien der Gesprächsführung sind allgemeine Empfehlungen, von denen durchaus in besonderen Situationen abgewichen werden kann, zugunsten der Praktikabilität ebenso wie zugunsten des besseren Gesprächsverlaufs. Beispielsweise sollte ein ausufernder Bericht eines Patienten über seine Symptome unterbrochen werden mit dem Hinweis auf begrenzte zeitliche Ressourcen. Stattdessen sollten dann gezielte Fragen gestellt werden, die für die Diagnosestellung relevant sind. Interveniert ein Behandelnder in einer solchen Situation nicht, können unter Umständen die gesetzten Ziele für das Gespräch nicht erreicht werden.

In einem Gespräch zwischen Behandelnden und Patienten bzw. Eltern besteht zumeist eine gewisse **Asymmetrie** bezüglich des fach-/krankheitsspezifischen Wissensstandes. Da sich Asymmetrie negativ auf die Beziehung auswirken kann, ist es wichtig, auf anderen Ebenen immer wieder Symmetrie herzustellen. Hier bedarf es der Einschätzung des Behandelnden, wie explizit der Gesprächspartner auf die Überlegenheit in anderen Bereichen hingewiesen wird, um eine ausgeglichene Gesprächssituation zu schaffen. Ein Aspekt, in dem der Patient bzw. die Eltern überlegen sind, ist beispielsweise ihr Wissen bezüglich der aktuellen Situation des Kindes und der Krankengeschichte. Hier sind ganz klar der Patient bzw. die Eltern Experten (Büttner u. Quindel 2013). Um eine zu starke Asymmetrie auf inhaltlicher Ebene zu vermeiden, ist es weiterhin sinnvoll, Inhalte an den Intellekt und das Vorwissen des Gesprächspartners anzupassen; das Gespräch sollte nicht mit Fachtermini überladen werden. Neben der Reduzierung von Asymmetrie trägt dies auch zum besseren Verständnis bei und motiviert Patienten und Eltern,

sich aktiv am Gespräch zu beteiligen (Neo 2011). Das größere fachspezifische Wissen bedeutet weiterhin nicht, dass der Behandelnde immer eine Antwort für alle Fragen und Lösungen haben muss. Vielmehr können Antworten und Lösungen gemeinsam im Gespräch entwickelt werden. So wird die Asymmetrie verringert und der Patient kann die Antworten und Lösungen besser annehmen (Büttner u. Quindel 2013).

Schließlich ist die Herstellung eines Arbeitsbündnisses, in dem sowohl der Behandelnde als auch der Patient versuchen, gemeinsam ein Ziel zu erreichen, eine wichtige Voraussetzung für die Therapie (Hausteiner-Wiehle u. Schaefert 2013). Ein Arbeitsbündnis entsteht durch gemeinsam getroffene Entscheidungen, gemeinsam entwickelte (und nicht von außen aufgezwungene!) Ziele und eine gute Beziehung. Wird der Patient so mit einbezogen, ist die Bereitschaft höher, sich mit in die Therapie einzubringen und zu engagieren.

23.2.3 Rahmenbedingungen

Die Qualität eines Gespräches kann durch Rahmenbedingungen gefördert werden. Die Gesprächsteilnehmer sollten sich wohl fühlen; das gilt sowohl für Kinder als auch für Erwachsene und kann z. B. durch die Gestaltung des Raumes sowie durch die allgemeine Atmosphäre unterstützt werden.

Der Zeitrahmen für ein Gespräch sollte bei Beginn für alle Gesprächsteilnehmer bekannt sein und nicht überschritten werden. Dies ermöglicht eine angemessene inhaltliche Gestaltung und Strukturierung des Gesprächs; gleichzeitig ufert das Gespräch nicht aus und ist fokussiert. Vorab sollte klar definiert werden, wer an dem Gespräch teilnimmt. Es sollte ein angemessener Raum genutzt und Störungen vermieden werden. Störungen können vom Patienten negativ interpretiert werden (z. B. »Du bist nicht so wichtig!«) und können auch die Empathiefähigkeit des Behandelnden beeinträchtigen. Zwar ist diese zum Teil neurobiologisch veranlagt (Greimel et al. 2010), jedoch kann Empathiefähigkeit durch Faktoren wie Zeitmangel oder Störungen behindert werden.

Für ein fokussiertes Gespräch ist es hilfreich, die zu besprechenden Themen vorab festzulegen.

23

Damit sich der Gesprächspartner darauf einstellen kann, sollten diese Themen bei Gesprächsbeginn kommuniziert und so eine Struktur vorgegeben werden, die der Gesprächspartner, wenn es sinnvoll ist, mitgestalten und mitbestimmen kann.

Das größte Problem, um gute Rahmenbedingungen in der klinischen Praxis zu schaffen, ist wohl der Zeitfaktor. Häufig stehen einem Arzt oder einem Pflegenden nur wenige Minuten zur Verfügung, um Gespräche mit einem Patienten oder seinen Eltern zu führen. Laut dem »Arztreport 2010« der Barmer GEK hat ein Arzt durchschnittlich 8 min Zeit für ein Patientengespräch. Daten für die pädiatrische Versorgung liegen nicht vor, es ist jedoch anzunehmen, dass auch hier nicht mehr Zeit für die Patientenkontakte zur Verfügung steht. Dieser Umstand stellt somit die Behandelnden vor die große Herausforderung in kurzer Zeit möglichst einfühlsam auf den Patienten einzugehen, eine ruhige Atmosphäre zu schaffen und dem Patienten ausreichend Raum zu geben. Ist man realistisch, sind unter diesen Umständen nur einzelne Elemente der guten Gesprächsführung umsetzbar. Jeder muss somit für sich herausfinden, was möglich ist und an welchen Stellen ggf. noch weiter optimiert werden könnte.

23.3   Kommunikation über Schmerz

Das Vermitteln einer psychosomatischen Diagnose stellt viele Ärzte vor eine große Herausforderung. Schnell ist man geneigt zu sagen: »Du hast nichts!« oder »Es ist alles in Ordnung!«. Auch wenn die somatischen Befunde die Symptome nicht erklären, ist diese Aussage jedoch nicht allgemeingültig. Denn das Kind hat etwas! Es hat Schmerzen, ggf. auch Sorge vor einer gefährlichen Erkrankung oder vor einem dauerhaften Anhalten der Schmerzen. Eine Aussage, die das als »Nichts« bezeichnet, kann sehr frustrierend sein (Hausteiner-Wiehle u. Schaefert 2013). Der Patient fühlt sich nicht ernst genommen, als Lügner oder Simulant abgestempelt. Im weiteren Behandlungsverlauf wird sich der Patient zurückziehen und nicht für eine psychosomatische Behandlung offen sein. Denn wenn man »Nichts« hat, sollte keine Behandlung notwendig sein. Daher ist es sinnvoll, das biopsychosoziale

Schmerzverständnis möglichst gut zu vermitteln und darauf aufbauend die Behandlungsansätze abzuleiten. Eine gute Edukation kann dann auch der Sorge vor einer ernsthaften Erkrankung entgegenwirken.

In der Kommunikation mit dem Schmerzpatienten sollte von Anfang an eine biopsychosoziale Grundhaltung eingenommen werden (Hausteiner-Wiehle u. Schaefert 2013). Ein Fokus auf nur einen Aspekt – sowohl in der Diagnostikphase als auch in der Edukation und Behandlung – erschwert das Störungsverständnis und darauf aufbauende Therapien.

Werden Informationen über Schmerzen vermittelt, sollte das bekannte Wissen und Erklärungsmodelle der Patienten und Eltern mit einbezogen werden. Nur wenn es gelingt, den Patienten und die Eltern bei ihrem ursprünglichen Erklärungsmodell abzuholen und dieses dem Erklärungsmodell des Behandelnden anzupassen, ist eine unmissverständliche Kommunikation über die Erkrankung und somit auch eine gute Behandlung möglich. Bei der Informationsvermittlung sollte auf vier Dinge geachtet werden (Schulz von Thun 2011):

1. Inhalte möglichst einfach darstellen.
2. Inhalte gliedern und in einer nachvollziehbaren Struktur präsentieren.
3. Auf die wichtigsten Inhalte fokussieren, Nebensächlichkeiten auslassen.
4. Informationen lebhaft vermitteln, z. B. Interesse wecken durch das Untermalen mit Beispielen oder den Einsatz von Analogien und Metaphern (◘ Tab. 23.1; weitere Anregungen für Analogien und Metaphern finden sich in Coakley u. Schechter 2013).

Zur Erklärung psychosomatischer Erkrankungen können auch Redewendungen herangezogen werden, die den Zusammenhang zwischen psychischen und körperlichen Prozessen widerspiegeln (z. B. eine schmerzliche Erfahrung machen, etwas schlägt auf den Magen; Hausteiner-Wiehle u. Schaefert 2013).Diese Redewendungen zeigen, dass das Zusammenspiel zwischen Psyche und Körper eine ganz normale Reaktion ist, die viele Menschen erleben.

In der Edukation mit Jugendlichen und Eltern ist es sinnvoll, je nach Interesse, die physiologischen

◘ Tab. 23.1. Analogien und Metaphern zur Erklärung des biopsychosozialen Modells

Vermittelter Inhalt	Kinder[a]	Jugendliche/Eltern
Bio		
Chronische Schmerzen können auch ohne eine Gewebeschädigung entstehen und anhalten.	–	Wenn sich der Computer aufhängt, ist es in den meisten Fällen ein Softwarefehler. Mit der Hardware ist alles in Ordnung. Man würde nicht auf die Idee kommen, deshalb die Festplatte auszutauschen, weil es kein Hardware- sondern ein Softwareproblem ist. Chronischer Schmerz ist wie ein solcher Softwarefehler. Die Hardware im Körper ist in Ordnung, aber die Software hat eine Störung.
Chronische Schmerzen führen zu strukturellen Veränderungen im Gehirn.	Chronischer Schmerz wird vom Gehirn gelernt, wie z. B. Vokabeln, Fahrradfahren oder ein Ohrwurm.	Bei chronischen Schmerzen bildet sich ein sog. Schmerzgedächtnis aus.
Chronische Schmerzen bedingen eine Schmerzsensibilisierung.	–	Die Nervenfasern lassen sich trainieren wie ein Muskel. Wenn immer wieder die Information Schmerz gesendet wird, wachsen sie, sind leistungsfähiger und können Schmerzinformationen besser weiterleiten.
Bei chronischen Schmerzen ist die Hemmung von Schmerzreizen eingeschränkt.	Das Schmerztor steht offen und jedes Schmerzsignal geht ungehindert in den Kopf.	Einen Wasserhahn kann man normalerweise so bedienen, dass genau so viel Wasser herauskommt, wie man möchte. Bei chronischen Schmerzen ist dieser Regler kaputt, und das Wasser (oder in dem Fall die Schmerzinformationen, die aus dem Körper kommen) fließt permanent und ungehindert hindurch.
Psycho		
Negative Emotionen verstärken Schmerzen, positive Emotionen schwächen sie ab.	–	Am Beispiel akuter Zahnschmerz: Vor einer Klassenarbeit, vor der man Angst hat, ist der Schmerz besonders stark; bei schöner Aktivität (z. B. Ausflug, Champions-League-Spiel im Stadion, Kindergeburtstag) ist er deutlich schwächer bzw. kaum zu bemerken.
Schmerzen werden besonders gut und schnell gelernt, weil sie häufig mit negativen Emotionen assoziiert sind (▶ Strukturelle Veränderungen).	»Was hat Deine Mutter zu Dir gesagt, als sie das letzte Mal mit Dir geschimpft hat oder Dich das letzte Mal gelobt hat?« (Erinnerung meist sehr gut und detailliert) »Und was hat Deine Mutter zu Dir gesagt, als Du sie vorgestern um 15:00 Uhr zufällig in der Küche getroffen hast?« (meist keine Erinnerung)	»Wenn man viele Menschen auf einer Party trifft, wird der-/diejenige besonders im Gedächtnis bleiben, den/die Du besonders gut fandest (positive Emotionen), und auch der-/diejenige, den/die du besonders doof fandest, weil er/sie so viel Unsinn geredet hat (negative Emotionen). Die beiden wirst Du wiedererkennen, wenn Du sie in der U-Bahn siehst, die vielen anderen eher nicht.« Schmerz geht in der Regel mit negativen Emotionen einher. Daher lernt das Gehirn Schmerzen besonders gut.

23

◘ Tab. 23.1.	Fortsetzung	
Vermittelter Inhalt	**Kinder**[a]	**Jugendliche/Eltern**
Aufmerksamkeit erhöht die Schmerzwahrnehmung.	–	Beim Computerspielen oder Fernsehen hört man z. B. häufig nicht die Mutter rufen. Was auf dem Bildschirm passiert, bekommt man aber sehr gut mit. Ist die Aufmerksamkeit auf die Schmerzen gerichtet, nimmt man diese auch sehr intensiv wahr. Alles andere tritt in den Hintergrund.
Sozial		
Nach Schmerzen fragen, ruft die Schmerzen wieder hervor oder rückt sie in den Fokus.	–	Fragt jemand nach Schmerzen, ist es so, als wenn ein breites Flutlicht zu einem Spot wird und die Aufmerksamkeit ausschließlich auf die Schmerzen gelenkt wird. Dadurch werden sie dann viel intensiver wahrgenommen (► Aufmerksamkeit).
Durch zunehmenden Rückzug von sozialen Aktivitäten entsteht Stressintoleranz; die Wiederaufnahme dieser Aktivitäten führt somit zu erhöhtem Stress und stärkerer Schmerzwahrnehmung. Dieser Teufelskreis kann nur durch ein Aussitzen durchbrochen werden, nicht durch weiteren Rückzug.	–	Nach einer verletzungsbedingten Trainingspause ist die Kondition und somit die Leistung eingeschränkt. Bei Wiedereinstieg in das Training ist es zunächst nicht möglich, an die alten Leistungen heranzukommen und man ist schneller erschöpft. Die Kondition kann nur durch beständiges Training verbessert werden und nicht durch eine Verlängerung der Pause.

[a] Einige Beispiele wurden auch speziell für Kinder ergänzt. Zum Teil können aber auch die Beispiele aus der Kategorie »Jugendliche/Eltern« für Kinder genutzt werden, zum Teil müssen Inhalte nicht bei jüngeren Kindern erklärt werden

Abläufe bei einer Schmerzstörung zu beschreiben. So fühlen sie sich ernst genommen und können besser nachvollziehen, weshalb Schmerzen da sind, obwohl im Körper eigentlich nichts »kaputt« ist. Zudem sollte Jugendlichen und Eltern ausreichend Raum für Zweifel und Fragen eingeräumt werden. Haben sie den Eindruck, ihnen wird eine fremde Meinung einfach nur aufgezwungen, ohne dass sie ein Mitspracherecht haben, gelingt es nicht, sie zur aktiven Mitarbeit zu gewinnen. Die Edukation mit einem kritischen Jugendlichen kann somit viel Zeit in Anspruch nehmen. Aber diese investierte Zeit lohnt sich. Entwickelt man gemeinsam das Modell, kann der Jugendliche es auch gut annehmen und sich auf die daraus abgeleitete Therapie einlassen.

Ein Teil der Edukation über chronische Schmerzen ist auch die Normalisierung der Erkrankung (Hausteiner-Wiehle u. Schaefert 2013). Wird einem Patienten klar, dass er mit seinem Problem nicht alleine ist, sondern andere Kinder dasselbe Problem haben, kann dies sehr entlastend sein. Die Veranschaulichung, wie viele Kinder in der Stufe dasselbe Problem haben, kann abstrakte Zahlen besser verständlich machen.

Wurden in einem Gespräch viele Informationen vermittelt, z. B. im Rahmen der Edukation, bietet es sich immer an, eine Zusammenfassung der Gesprächsinhalte zum Gesprächsende zu machen. Am wirksamsten ist es, wenn die Zusammenfassung nicht der Behandelnde übernimmt, sondern wenn die Kinder, Jugendlichen und Eltern dies übernehmen. Sie können gefragt werden, was sie aus dem Gespräch mitnehmen und wie sie das Gesagte verstanden haben. Wenn es die Rahmenbedingungen zulassen, können die Kinder und Jugendlichen auch gebeten werden, eine schriftliche Zusammenfassung der Gesprächsinhalte zu machen und beim nächsten Gespräch mitzubringen, wenn nicht zu viel Zeit zwischen den Gesprächsterminen liegt.

23.4 Gesprächsführung mit unterschiedlichen Personen

23.4.1 Patienten – Kinder und Jugendliche

Einige Kinder und Jugendliche kommen zum Arzt, weil die Eltern es so möchten. Sie selbst schätzen ihre Symptome nicht unbedingt als behandlungsbedürftig ein, oder möchten aus anderen Gründen keinen Arzt aufsuchen. Um die Perspektive des Patienten zu erfahren und ihn von Beginn an zu beteiligen, ist es daher wichtig, zunächst direkt auf ihn einzugehen – auch wenn er abweisend wirkt – und ihn nach seiner Einschätzung zu fragen. Darüber hinaus führt ein anfänglicher Fokus auf den Patienten auch dazu, dass er sich ernst genommen fühlt und sich aktiver am Gespräch sowie der Therapie beteiligt (Büttner u. Quindel 2013). Besonders bei unsicheren und schüchternen Kindern ist es wichtig, ihnen Zeit zu geben, sich an die Situation und den Behandelnden zu gewöhnen. Ein anfängliches Gespräch über das liebste Kuscheltier oder den Lieblingsfußballverein kann den Aufbau einer Beziehung erleichtern und dazu beitragen, dass sich das Kind weniger unwohl fühlt. Weiterhin ist Humor ein wichtiges Werkzeug – sowohl bei Kindern als auch bei Jugendlichen –, um Anspannung zu reduzieren (Delfos 2013).

Dieses Kapitel befasst sich mit der Gesprächsführung bei Kindern und Jugendlichen mit chronischen Schmerzen. Aber auch wenn der Schmerz bei vielen einen großen Teil des Lebens bestimmt, gibt es meistens noch andere wichtige Bereiche in ihrem Leben. Für die Gesprächsatmosphäre, aber auch für die Beziehung ist es wesentlich, den Patienten auch in seinen anderen Facetten zu sehen und darauf einzugehen (Delfos 2013). Dies ermöglicht es zugleich, Ressourcen zu erkennen und in die Therapie mit einzubeziehen.

Zu Gesprächsbeginn können geschlossene Fragen v. a. jüngeren Kindern Sicherheit geben. Der Einstieg »Warum kommst du heute hierher?« kann für viele Kinder bereits eine große Herausforderung darstellen. Sie ziehen sich zurück und lassen nur noch die Eltern reden. Kurze geschlossene Fragen wie »War es Deine Idee, heute hierherzukommen?« oder »Ich habe gehört, dass du wegen Bauchschmerzen hierherkommst. Stimmt das?« erleichtern hingegen den Gesprächseinstieg für das Kind (Büttner u. Quindel 2013; Delfos 2012). Fragen zur Diagnosestellung und zu Red-Flags haben häufig eher geschlossenen Charakter. Somit eignen sich diese Fragen ggf. am Anfang des Gesprächs. Es ist nun die Aufgabe des Behandelnden, das Kind in seinem Reden zu verstärken. Durch aktives Zuhören und gezieltes Nachfragen wird dem Kind vermittelt, dass man die gegebenen Informationen und die Offenheit wertschätzt (Delfos 2012). So können im Gesprächsverlauf zunehmend offene Fragen gestellt werden, die das freie Erzählen anregen. Gelingt es, das Kind zum freien Erzählen zu motivieren, werden Informationen gegeben, die der Behandelnde durch konkrete Fragen nicht unbedingt erhalten hätte.

Werden Informationen erfragt, ist es meistens hilfreich, sich auf konkrete Beispiele zu beziehen. Über viele Situationen hinweg zu abstrahieren, ist v. a. für jüngere Kinder sehr schwierig (Delfos 2013). Dann kann die Frage »Wie war das, als du das letzte Mal Kopfschmerzen hattest?« sinnvoll sein, um etwas über die Schmerzintensität, die Umstände etc. herauszufinden. Weiterhin können sich Kinder an Ausnahmen in der Regel gut erinnern (»Wann hattest du keine Schmerzen?« oder »Wann hast du mal nicht an die Schmerzen gedacht?«). Mit einer solchen Frage wird das Kind für Ausnahmen sensibilisiert. Zugleich kann es ein Ansatzpunkt sein, um mit dem Kind Lösungsstrategien zu entwickeln. Auch um selbstständige Interventionen/Hausaufgaben zu besprechen, sollten möglichst konkrete Situationen zuvor besprochen werden: Wie verhält sich das Kind konkret, wenn die nächste Migräneattacke auftritt? Wo ist das Medikament gelagert? Wie wird es eingenommen? Oder: Welche Ablenkungsstrategie wird ausprobiert, wenn eine Bauchschmerzattacke auftritt?

Häufig haben Kinder und Jugendliche im Kontakt mit Erwachsenen bereits die Erfahrung gemacht, dass sie nicht ernst genommen werden (Coyne et al. 2011) oder ihnen nicht geglaubt wird. Ab einem Alter von etwa 6 Jahren spüren Kinder sehr deutlich, wenn ihnen wenig Wertschätzung oder sogar Ablehnung entgegengebracht wird (Delfos 2013). Um Gefühlen des Nicht-Ernstgenommen-Werdens und der Ablehnung entgegenzuwirken, sollte der Fokus im Gespräch v. a. auf dem Patienten (und nicht den Eltern) liegen und die beschriebenen Grundprinzipien der Kommunikation angewendet werden. Eine notwendige Grundhaltung des Behandelnden ist, die Schmerzen des Patienten zweifelsfrei als real anzunehmen (Hausteiner-Wiehle u. Schaefert 2013).

Wenn ein Kind mit seinen Eltern beim niedergelassenen Kinder- und Jugendarzt vorstellig wird, vermuten sie häufig eine organische Ursache der Schmerzen. Je nach Persönlichkeit und Vorerfahrungen der Kinder und der Eltern, können sie bereits zum Zeitpunkt der Erstvorstellung beim Kinderarzt die Befürchtung einer schlimmen Erkrankung haben. Eine solche Sorge wird manchmal verschlimmert, wenn diagnostische Untersuchungen unauffällige Befunde liefern, da die Idee einer organischen Ursache als Auslöser der Schmerzen nicht abnimmt und davon ausgegangen wird, dass sie nur bislang nicht gefunden wurde (somatische Fixierung; Dobe et al. 2012). In diesem Fall kann mithilfe einer guten Beziehung und angemessener Edukation über chronische Schmerzen diesen Sorgen begegnet werden. Weiterhin kann eine offene und transparente Kommunikation zur Reduzierung von Sorgen beitragen, da weniger Raum für Spekulationen und Interpretationen bleibt (Hausteiner-Wiehle 2013). Für Patienten kann es hilfreich sein, wenn die Wege zu einer Entscheidungsfindung besprochen werden (z. B. Arzt: »Ich hatte die Hypothese, dass die Symptome durch die Diagnose x bedingt seien könnten. Weil jedoch Untersuchung y unauffällig war, können wir eindeutig Diagnose x ausschließen. Daher müssen keine weiteren Untersuchungen gemacht werden, um diese Diagnose auszuschließen.«).

Unterschiede im **Entwicklungsstand** von Kindern sollten im Gespräch berücksichtigt werden. Ab etwa 4 Jahren ist eine einfache, inhaltlich aus-

gerichtete Gesprächsführung möglich. Für eine umfassende Ausführung zur Gesprächsführung mit Kindern und Jugendlichen unterschiedlichen Alters sei auf die beiden Bücher von Delfos (2012, 2013) verwiesen. Beispielsweise haben Kinder bis etwa 6 Jahre nur ein eingeschränktes Sprachverständnis. Selbst wenn jüngere Kinder Begriffe kennen, nutzen und richtig aussprechen, muss ihnen die Bedeutung der Begriffe nicht klar sein. Kinder bis zu einem Alter von etwa 8 Jahren gehen davon aus, dass andere dasselbe Wissen haben wie sie. Sie teilen wichtige Informationen nicht mit, weil sie davon ausgehen, dass diese den anderen bekannt sind. Folglich ist ein konkretes Nachfragen bis zu diesem Alter sehr wichtig.

Eine Edukation des biopsychosozialen Schmerzverständnisses ist ab etwa 6 Jahren möglich. Ab diesem Alter gibt es einen Schub in der kognitiven Entwicklung von Kindern, und sie sind in der Lage, abstrakte Inhalte zu fassen, und entwickeln ein zunehmendes Begriffsverständnis. Jedoch können Kinder erst ab einem Alter von etwa 10 Jahren ihre Gedanken umfassend ausdrücken und auch verstehen. Generell können Kindern komplexe Sachverhalte nahegebracht werden, wenn sie kindgerecht formuliert werden. Kinder haben einen großen Drang, Wissen zu aggregieren und zu verstehen, was mit ihnen geschieht (Delfos 2013). Die vermittelten Inhalte des biopsychosozialen Schmerzmodells variieren somit je nach Alter und kognitiver Entwicklung des Kindes. Schaubilder, Analogien und Metaphern können helfen, diese Inhalte verständlich zu machen (▶ Kommunikation über Schmerz in diesem Kapitel und Psychoedukation ▶ Kap. 10).

Bei Gesprächen v. a. mit jüngeren Kindern sollte der Behandelnde die begrenzte Aufmerksamkeitsspanne beachten (Kinder zwischen 6 und 8 Jahren: 15–20 min; Delfos 2013). Nimmt die Konzentration ab, kann das Kind nicht mehr folgen. Daher sollten Gespräche bei jüngeren Kindern in jedem Fall kurz gehalten werden und ggf. weitere zur Verfügung stehende Zeit eher für andere Dinge, wie z. B. Spielen genutzt werden, was wiederum die Beziehungsebene stärkt.

Ab der Pubertät ist es für Jugendliche von großer Wichtigkeit und besonderer Bedeutung, ihnen mit Respekt zu begegnen. Werden sie nicht wie eine eigenständige, ernst zu nehmende Person behandelt, brechen sie schnell das Gespräch ab oder boykottieren es durch Schweigen (Delfos 2012). Ein Boykottieren des Gespräches kann aber auch anderweitig ausgelöst werden, und die Ursache ist für den Behandelnden nicht unbedingt ersichtlich. In einem solchen Fall kann es hilfreich sein, auf die Ebene der Metakommunikation zu wechseln und die Störung direkt anzusprechen (Delfos 2012). Beispiele: »Mit meiner Frage wollte ich … herausfinden. Du hast Dich entschlossen, nicht auf diese Frage zu antworten. Kannst Du mir sagen, was diese Frage bei Dir ausgelöst hat. Hab ich Dich mit meiner Frage vielleicht verärgert?« So wird der Jugendliche ernst genommen und hat die Möglichkeit, seine Sorgen, Zweifel oder Kritik zu äußern. Jugendliche haben meist eine deutliche Vorstellung von dem, was ihnen gefällt oder nicht gefällt, wozu sie bereit sind oder nicht bereit sind. Daher sollte sich der Behandelnde an den Bedürfnissen des Jugendlichen orientieren, ihn in den gesamten Prozess mit einbeziehen und nicht versuchen, ihm Lösungsvorschläge aufzudrücken.

Werden im Rahmen eines Gespräches Ziele formuliert, die im Lauf der Behandlung erreicht werden sollen, ist es wichtig, einige Aspekte zu berücksichtigen (Büttner u. Quindel 2013):

- Die Ziele sollten
  - vom Patienten gewünscht,
  - positiv formuliert und
  - konkret formuliert sein.
- Der Beitrag des Patienten zur Zielerreichung sollte deutlich werden (»Was wirst Du tun?«).
- Das Ziel sollte durch eigenes Tun und nicht durch andere Faktoren erreichbar sein.

Beim Kinder- und Jugendarzt finden die Gespräche in der Regel gemeinsam mit den Eltern statt. Bei regelmäßigen Terminen, z. B. im Rahmen einer spezialisierten Versorgung, ist es dagegen durchaus üblich, auch allein mit den Kindern und Jugendlichen zu reden. Um die Beziehung und das Vertrauen zwischen Behandelndem und Patienten zu sichern, sollte das Kind/der Jugendliche bei Einzelgesprächen auf die Schweigepflicht des Behandelnden hingewiesen werden. Elterngespräche sollten zuvor besprochen werden, um festzulegen, welche

Inhalte aus den Einzelgesprächen nicht im Elterngespräch thematisiert werden.

Zu jedem Zeitpunkt des Therapieverlaufs kann sich die Motivation des Patienten ändern. Oft ist die Motivation für eine psychosomatische Behandlung zu Beginn, wenn noch keine ausführliche Edukation stattgefunden hat, gering und nimmt im weiteren Verlauf zu. Aber es kann immer wieder zu einem Einbruch der Motivation kommen. Um solchen Motivationsproblemen zu begegnen, eignet sich die motivierende Gesprächsführung, z. B. mit dem Ziel das Problembewusstsein zu schärfen und bestehende Zielkonflikte zu vergegenwärtigen (für eine detailliertere Beschreibung der motivierenden Gesprächsführung s. Rau u. Petermann 2008).

23.4.2 Eltern

Während das Kind im Fokus der Bemühungen stehen sollte, darf die Beziehungsgestaltung zu den Eltern nicht vernachlässigt werden. Nur wenn die Eltern mit dem Vorgehen einverstanden sind und es unterstützen, ist eine Schmerzbehandlung des Kindes durchführbar.

Eltern sind unterschiedlich stark besorgt, wenn sie mit ihrem Kind einen Behandler aufsuchen. Das volle Ausmaß ihrer Sorge vermitteln sie häufig nicht direkt, sondern eher nonverbal. Werden Sorgen nicht erkannt, kann dies zu Fehlinterpretationen oder Missverständnissen aufseiten des Behandelnden führen: Eltern werden beispielsweise als stark fordernd, aufdringlich oder sogar unverschämt erlebt, oder sie wirken misstrauisch und wenig wertschätzend. All diese Interpretationen sind belastend für die Beziehung. Werden die Sorgen der Eltern erkannt, sollte der Behandelnde empathisch darauf eingehen. So fühlen Eltern sich verstanden und ernst genommen, die Beziehung wird gestärkt und der Behandelnde gewinnt einen gewissen Vertrauensvorschuss.

Zum Teil suchen Eltern bei hohem Gesprächsbedarf oder vielen drängenden Fragen telefonisch den Kontakt zum Behandler. Kurze Telefonate sind manchmal ausreichend, um Eltern zu signalisieren, dass ihre Sorgen und Fragen wahrgenommen und anerkannt werden. Kurze, konkrete Absprachen lassen sich in der laufenden Behandlung oft am Telefon treffen (»Ja, das haben Sie richtig verstanden, dass ihr Sohn auch mit Schmerzen in die Schule gehen soll.«). Für komplexere Themen und bei Patienten, die noch nicht persönlich vorstellig wurden, sind Telefonate – insbesondere erbetene Rückrufe, die zwischen Terminen eingeschoben werden – nicht günstig. Für eine ausführliche Besprechung sollte dann eher ein direktes, gemeinsames Gespräch vereinbart werden. Eine kurze Rückmeldung mit Verweis auf den anderen Gesprächszeitpunkt soll der Familie dabei ein Zeichen für die Verlässlichkeit und Kooperation des Behandlers geben und den Eltern signalisieren, dass ihre Sorgen und Belange anerkannt werden.

Oft kommen Eltern auch mit sehr hohen und zum Teil unrealistischen Erwartungen. Diese übersteigerten Erwartungen sollten unbedingt relativiert werden, z. B. durch den Hinweis: »Die Schmerzen sind über einen sehr langen Zeitraum entstanden, und es ist ein langer Weg, diese wieder loszuwerden. Das ist wie mit einer gelernten Vokabel – ist sie einmal im Kopf, dauert es sehr lange, bis sie vollständig vergessen ist. Und durch bestimmt Auslöser wird sie auch immer wieder in den Kopf kommen.« Oder den Hinweis: »Zunächst ist es nicht unser Ziel, dass die Schmerzen komplett verschwinden. Es ist zunächst einmal wichtig, dass Ihr Kind trotz der Schmerzen den ganz normalen Alltag leben kann. Geben Sie sich und Ihrem Kind die Zeit, um Schritt für Schritt diese Normalität wiederzuerlangen.« Denn ein Nichterfüllen von Erwartungen geht mit viel Frustration und einem Vertrauensverlust gegenüber dem Behandelnden einher (Hausteiner-Wiehle 2013). Häufig führt Frustration zu einem Wechsel des Behandelnden, was in der Regel die Schmerzproblematik des Kindes nur weiter chronifiziert.

Eltern haben meist sehr viele Informationen, die sie im Laufe der Zeit beobachtet haben und die für die Diagnose und Behandlung des Kindes relevant sind. Dennoch finden diese Informationen erst an zweiter Stelle im Gespräch Platz und Eltern sollten freundlich darauf hingewiesen werden, dass sie später – nach dem Gespräch mit dem Kind – zu Wort kommen und ihre Sicht schildern können. In der tertiären Versorgung ist es zumeist möglich, den Eltern mehr Raum zu geben. In der primä-

ren Versorgung kann der Behandelnde bei eingeschränkten zeitlichen Ressourcen durch gezielte Fragen die Eltern darin unterstützen, alle wichtigen Informationen strukturiert zu berichten. Eine weitere Strukturierungshilfe im Erstgespräch ist ein ausführlicher Fragebogen, wie z. B. der Deutsche Schmerzfragebogen für Kinder und Jugendliche (Schroeder et al. 2010), der von den Kindern und Eltern vorab ausgefüllt wird (▶ Kap. 6).

Nach der (ausführlichen) Problemschilderung der Eltern sollte v. a. ein lösungsorientierter Ansatz verfolgt werden, der dazu anregt, nach vorne zu schauen, Lösungen zu finden und Ziele zu formulieren. Mit einem Blick nach vorne kann Schuldgefühlen entgegengewirkt werden, indem die Eltern mit in den Lösungsprozess eingebunden werden. Sind Eltern sehr auf das Negative fokussiert, kann die Frage nach Ausnahmen den Blick auch für positive Aspekte schärfen. Eltern können ebenfalls gut Ressourcen ihres Kindes benennen.

Wenn Kinder und Jugendliche bereits seit langer Zeit schwer beeinträchtigende Schmerzen haben, ist **Schuld** ein häufiges Thema der Eltern. Die Eltern fragen sich, ob sie etwas falsch gemacht oder etwas versäumt haben. Die wissenschaftliche Evidenz zeigt ganz deutlich den Einfluss des sozialen Umfeldes auf die Schmerzen des Kindes (Caes et al. 2011; Goubert et al. 2011). Diese Zusammenhänge als ein schuldhaftes Verhalten zu interpretieren, ist jedoch nicht richtig und auch nicht zielführend. Schmerzen werden beispielsweise durch fürsorgliches Verhalten aufrechterhalten (Peterson u. Palermo 2004; Walker et al. 1993). Fürsorge ist jedoch prinzipiell ein gutes Elternverhalten und ein Zeichen der elterlichen Verantwortung und Liebe. Im Gespräch ist es daher wichtig, auf die positiven Folgen von fürsorglichem Verhalten hinzuweisen und ein solches Verhalten als gutes Elternverhalten zu normalisieren. Es sollte den Eltern aber gleichzeitig erklärt werden, dass fürsorgliche Zuwendung bei chronischen Schmerzen die Aufmerksamkeit auf die Schmerzen lenkt und das Schmerzverhalten des Kindes verstärkt wird. Alternatives Verhalten kann mit den Eltern besprochen werden, z. B. die Unterstützung des Kindes bei Ablenkungstechniken und eine Zuwendung unabhängig von Schmerzen. Trotzdem ist es für einige Eltern sehr schwierig, ihr intuitives Verhalten zu ändern. Hier ist es wichtig, jede Verhaltensweise verbal zu verstärken, die in die richtige Richtung gehen.

23.4.3 Kollegen

Im klinischen Kontext entsteht Kontakt mit Kollegen z. B. dann, wenn ein Patient in einer Klinik behandelt wird und die Diagnosefindung oder Behandlung sich als nicht machbar bzw. nicht wirksam erweist. Das macht eine Verlegung in eine andere ggf. spezialisiertere Einrichtung notwendig. Dieselbe Situation kann auch aus einem ambulanten Behandlungssetting heraus entstehen. Da solche Patienten meist als »schwierig« wahrgenommen werden und die Hilflosigkeit bei allen Beteiligten in der Regel groß ist, entsteht schnell ein hoher Druck, diesen Patienten möglichst zeitnah weiterzugeben. Die Anfrage bei der aufnehmenden Klinik führt dort zu einem Gefühl von hoher Wertschätzung, da der Klinik eine besondere Expertenrolle zugewiesen wird. Das verlockt, schnell einer Verlegung zuzustimmen, um dieser Rolle gerecht zu werden. Für die aufnehmende Klinik ist es jedoch wichtig, besonnen zu bleiben und genau abzuwägen. Zunächst sollte man sich durch Gespräche ein Bild von dem Patienten machen und analysieren, was genau das Problem ist bzw. sein könnte. Wird der Patient einfach nur von Klinik zu Klinik »weitergereicht«, ist das nicht nur für die Kliniken ein Misserfolg, sondern führt auch bei dem Patienten zunehmend zu Frustration und oft auch zu einer Verschlimmerung der Krankheitssymptome. Es ist wichtig, objektiv einzuschätzen, weshalb die Diagnosestellung oder Behandlung bei dem Patienten so schwierig ist. Liegt es wirklich an der zu behandelnden Symptomatik? Oder spielen weitere Faktoren, wie z. B. psychische Probleme des Patienten oder der Eltern oder eine schwierige familiäre Situation, eine Rolle? Ist Letzteres der Fall, muss genau überlegt werden, ob die neue Klinik eine geeignete Behandlung anbieten kann. Letztlich muss auch die Motivation des Patienten und der Eltern geprüft werden. Ohne eine entsprechende Motivation können therapeutische Ansätze, die die Mitarbeit des Patienten und der Eltern erfordern, nicht wirksam sein. Der subjektiv wahrgenommene (zeitliche) Druck, kann durch eine Objektivierung des Problems in der Regel reduziert werden. Häufig bestehen schwerwiegende chronische Schmerzen bereits seit Langem; daher ist das Verstreichen mehrerer Wochen nur eine kurze Zeit gemessen an der Krankengeschichte des Patienten. Zur Überbrückung dieser Zeit können ggf. unterstützende Hinweise zum Umgang mit dem Patienten gegeben werden. Jedoch sollte noch nicht in den Behandlungsprozess, z. B. in Form von Absetzen bestimmter Medikamente, eingegriffen werden. Das Angebot, in schwierigen Situationen telefonisch zur Verfügung zur stehen, kann die Situation zudem entlasten.

Wechselt ein Patient den Behandler oder wird ein weiterer Behandler mit in die Versorgung integriert, sollten die relevanten Informationen möglichst gut kommuniziert werden. Dies ermöglicht eine nahtlose Weiterbehandlung und verhindert eine Wiederholung diagnostischer und nicht erfolgreicher therapeutischer Ansätze. Auf kollegialer Ebene Informationen oder sogar Ratschläge weiterzugeben, kann eine Herausforderung darstellen. Denn hier zeigt sich häufig ein Kompetenzgefälle, welches oben bereits im Kontext mit Eltern beschrieben wurde. In der Regel hat ein Behandler mehr Erfahrung und Expertise als der andere. Die so vorliegende Asymmetrie kann die Beziehungsebene stören und somit die Kommunikation erschweren. Daher sollte die durch Expertise und Erfahrung erzeugte Asymmetrie beispielsweise durch eine wertschätzende Haltung relativiert werden. Die investierte Zeit und die Ideen des Kollegen sollten anerkannt werden. Erkenntnisse und Empfehlungen sollten möglichst klar beschrieben und auf der Basis des biopsychosozialen Modells begründet werden. Die ausführliche Anamnese, ebenso wie die detaillierte Beschreibung aller diagnostischen Untersuchungen und deren Befunde sowie der Behandlungsansätze und deren Wirksamkeit sollten zudem in einem Arztbrief zusammengefasst werden, damit der Patient selbst Informationen für einen Weiterbehandler übermitteln kann.

23.4.4 Lehrer

Lehrer verhalten sich gegenüber Schülern mit chronischen Schmerzen sehr unterschiedlich. Einige Schüler erfahren viel Verständnis und

23

Unterstützung, andere hingegen nur sehr wenig. Es konnte gezeigt werden, dass die Annahme einer physiologischen Ursache der Schmerzen zu mehr Verständnis und Unterstützung führt, als wenn die Schmerzen auf psychische Ursachen zurückgeführt werden (Logan et al. 2007). Diese Ergebnisse verdeutlichen die Wichtigkeit einer »Aufklärung« der Lehrer. Wenn sie chronische Schmerzen als ein biopsychosoziales Phänomen verstehen, kann dies zur besseren Unterstützung beitragen.

Der richtige Umgang mit chronischen Schmerzen ist nicht unbedingt intuitiv zu ergründen. Um Lehrer in einem sinnvollen Verhalten in Bezug auf die Schmerzen des Kindes zu unterstützen, kann es hilfreich sein, klare Regeln vorzugeben. Diese Regeln können z. B. beinhalten, dass der Lehrer sich nicht nach den Schmerzen erkundigt, oder unter welchen Umständen der Schüler eine Pause einlegen oder seine Schmerzbewältigungstechniken im Unterricht einsetzten darf. Gegebenenfalls kann über den Lehrer auch die Klasse informiert werden, wie sie mit den Schmerzen ihres Mitschülers umgehen sollten.

Informationen an Lehrer sollten in erster Linie über die Eltern weitergegeben werden. Hierzu kann ein Informationszettel von dem Behandelnden mitgegeben werden (z. B. »Informationsblatt für Lehrer« aus dem Elternratgeber Rote Karte für den Schmerz; Dobe u. Zernikow 2009). Nur wenn es starke Konflikte zwischen Eltern und Lehrern gibt, die Eltern sich nicht in der Lage sehen, den Lehrer über die Situation ihres Kindes aufzuklären, oder der Lehrer nicht kooperativ ist, kann der Behandler – in Rücksprache mit den Eltern und dem Kind sowie deren Einverständnis – in direkten Kontakt mit dem Lehrer treten. Dieser Kontakt wird aus zeitlichen Gründen in der Regel telefonisch sein. Bei diesem Telefonat sollten die Regeln der guten Gesprächsführung eingehalten und die unterschiedlichen Ebenen der Kommunikation beachtet werden. Inhalt des Gespräches sollten vorab mit den Eltern und Kindern abgesprochen werden. Allerdings ist es nicht so relevant, auf die individuellen Aspekte des Schülers einzugehen, vielmehr sollten Grundlagen zum biopsychosozialen Schmerzmodell sowie Erkenntnisse zur Aufrechterhaltung von Schmerzen und klare Regeln für den Umgang vermittelt werden.

23.5   Umgang mit den Herausforderungen

In der Primärversorgung von Erwachsenen wird einer von sechs Patienten von den Ärzten als »schwierig« beschrieben (Breuner u. Moreno 2011). Für die pädiatrische Versorgung gibt es hierzu keine Zahlen; es wird jedoch auch solche jungen »schwierigen« Patienten geben bzw. die »schwierigen« Patienten der Erwachsenenversorgung werden auch als Eltern in der pädiatrischen Versorgung vorstellig.

Bei erwachsenen Schmerzpatienten gibt es einige Grundmuster des Schmerzverhaltens, die eine erfolgreiche Therapie erschweren (Franz et al. 2011) Bei diesen Mustern handelt es sich beispielsweise um

- den »Schmerzgequälten«, für den v. a. im Vordergrund steht, zu demonstrieren wie stark er leidet, um möglichst rasch Hilfe zu bekommen;
- den »Märtyrer«, der alles über sich ergehen lässt und dafür Bewunderung erwartet;
- den »Ankläger«, der andere, z. B. den behandelnden Arzt, für sein Leid verantwortlich macht; oder
- den »Koryphäenkiller«, der nach vielen erfolglosen Behandlungen seine ganze Hoffnung in einen Behandler setzt, sehr bald aber aufgrund des ausbleibenden Erfolgs an der ausreichenden Kompetenz des Behandlers zweifelt und davon ausgeht, dass er – so wie die anderen Experten zuvor – nicht helfen kann, weil der Fall des Patienten zu komplex ist.

Diese Muster lassen sich auch bei Eltern beobachten und bedürfen eines speziellen Umgangs. All den Mustern ist der Fokus auf die körperliche Ebene gleich (**somatische Fixierung**). Diesen Fokus übernimmt in der Regel auch das Kind. Persönliche oder familiäre Probleme werden nicht berichtet, weil angenommen wird, dass sie nichts mit den Schmerzen zu tun haben und somit den Fokus des Behandlers verschieben könnten. Die Möglichkeit einer zugrunde liegenden psychischen Störung wird strikt abgelehnt und damit einhergehend auch eine psychosomatische Therapie. Eine solche Haltung des Patienten bedeutet für den Behandler in der Regel mehr Aufwand (zeitliche und andere Ressourcen) und häufig auch Ablehnung sowie die direkte oder indirekte Äußerung negativer Gefühle.

Ein hilfreicher Umgang mit diesen Vorbehalten ist, zunächst einmal die Situation und Motivation des Patienten und der Eltern zu verstehen. Woher kommt die somatische Fixierung? Wovor haben der Patient/die Eltern Angst? Wurden Erfahrungen gemacht, die bestimmte Sorgen begründen? Der Behandelnde muss glaubhaft das Gefühl vermitteln, dass er den Patienten/die Eltern ernst nimmt. Eine vorsichtige Erläuterung der biopsychosozialen Sichtweise, z. B. auch am Beispiel akuter Schmerzen, kann verdeutlichen, dass biopsychosozial nicht nur »psycho« bedeutet, sondern Schmerz ein komplexes Zusammenspiel der unterschiedlichen Ebenen darstellt und alle Ebenen bei jedem Schmerzgeschehen beteiligt sind. Die **Edukation** sollte viel Raum einnehmen; der Patient und die Eltern sollten stark mit einbezogen und immer wieder ermutigt werden, Zweifel zu äußern. Behandelnde sollten unbedingt vermeiden, sich persönlich angegriffen zu fühlen, wenn Eltern oder Patienten ihre Sichtweise anzweifeln. Ist es für den Patienten trotz ausführlicher Edukation schwierig, sich auf ein biopsychosoziales Erklärungsmodell einzulassen, besteht aber eine gute Beziehung zum Patienten, kann der Behandelnde dem Patienten ein Experiment vorschlagen: »So, wie Du bislang an die Schmerzen herangegangen bist, hat es nicht geholfen. Ich würde Dich bitten, Dich auf ein Experiment einzulassen und für einige Zeit zu probieren, ob das, was ich Dir vorschlage, helfen kann.«

In der Behandlung von schmerzkranken Kindern und Jugendlichen stellt v. a. das Muster des oben beschriebenen »Koryphäenkillers« bei Eltern eine deutliche Gefährdung für das Kind dar. Durch die besondere Aufwertung des Behandelnden als die letzte Hoffnung des Patienten können beim Arzt narzisstische Tendenzen geweckt werden. Er übernimmt das Bild, das der Patient/die Eltern in ihn projizieren und entwickelt Allmachtsfantasien. Diese führen beispielsweise zu unnötigen Untersuchungen und zum Teil invasiven Behandlungen ohne Indikation. Auch wenn es kurzfristig zu einer Besserung kommen kann, sind diese nicht von langer Dauer; und nach einiger Zeit wird sich der Patient abwenden und einen neuen Experten auf-

suchen, bei dem eine ähnliche Dynamik entstehen kann (Franz et al. 2011). Bei einigen Patienten führt dies zu massiven und gefährlichen Eingriffen, die jeder medizinischen Grundlage entbehren (Zernikow et al. 2012a).

An dieser Stelle sei jedoch darauf hingewiesen, dass die Entstehung einer solchen Dynamik nicht nur Patienten bzw. deren Eltern ursächlich zugeschrieben werden kann. Die Muster benötigen einen Interaktionspartner, und nur wenn der Behandler sich hinreißen lässt, die Diagnostik oder Therapie zu eskalieren, können sich diese Muster vollständig ausprägen! Daher ist es v. a. bei diesen Patienten, aber auch generell wichtig, ganz klar Möglichkeiten und Grenzen der Therapie aufzuzeigen (Büttner u. Quindel 2013). Übersteigerte Erwartungen sollten vom Behandelnden relativiert werden.

Für viele Behandelnde stellen emotional stark belastete Patienten eine Herausforderung dar. Hier kann sich beim Behandler die Sorge um einen plötzlichen Gefühlsausbruch einstellen und dazu führen, bestimmt Themen nicht anzusprechen, auch wenn sie für die Diagnose oder Therapie wichtig sein könnten. Es ist notwendig sich zu vergegenwärtigen, dass negative Gefühle im Zusammenhang mit wiederkehrenden Schmerzen ganz normal sind (Zernikow et al. 2012b). Diese negativen Gefühle werden von Kindern und Jugendlichen unterschiedlich gut zurückgehalten und nicht unbedingt nach außen getragen, auch wenn sie dauerhaft da sind. Daher bedeutet das Zeigen von Gefühlen in einem Gespräch nicht, dass sie durch das Gespräch entstanden sind, sondern vielmehr, dass sie dadurch offengelegt wurden. Ein hilfreicher Umgang mit Gefühlsausbrüchen ist, Empathie zu zeigen, Gefühle zuzulassen (z. B. beim Weinen nicht sofort versuchen zu trösten), Pausen auszuhalten und zu versuchen, Bedürfnisse hinter den Emotionen zu erkennen und zu akzeptieren (Büttner u. Quindel 2013).

Der Umgang mit Kritik von Patienten und Eltern ist eine alltägliche und dennoch herausfordernde Aufgabe. Generell sollte der Behandelnde versuchen, Kritik als etwas Positives zu interpretieren. Sie ist ein Beziehungsangebot und zugleich ein wichtiges Feedback, um das eigene Verhalten und die Arbeit zu hinterfragen und ggf. weiter

23

zu verbessern. Um sicherzugehen, dass die Kritik richtig verstanden wurde, sollte sie noch einmal zusammenfassend wiedergegeben werden. Kritik sollte ernst genommen werden, jedoch kann sie auch kritisch hinterfragt werden.

In einer angespannten Gesprächssituation, bei offenen oder unausgesprochenen Konflikten kann es hilfreich sein, folgende Aspekte zu beachten (in Anlehnung an Gührs u. Nowak 2014):

- Frühzeitige Thematisierung der Situation und Möglichkeit zur Kritik geben.
- Vermitteln von Ich-Botschaften: Ich-Botschaften spiegeln die rein subjektive Sicht des Sprechenden. Sie transportieren keine Wahrheiten, sondern Einstellungen und Verhaltensbewertungen. Ich-Botschaften können deeskalierend wirken.
- Unterschiedliche Wahrnehmungen klären, um so die Grunddynamik des Konfliktes zu verstehen.
- Perspektivenwechsel anbieten, da hierdurch die Bedürfnisse und Haltungen des anderen häufig besser nachvollziehbar werden.
- Mögliche Interpretationen für das Verhalten der anderen Person anbieten. Dies ermöglicht gerade emotional aufgewühlten Menschen, ihr eigenes Handeln besser zu verstehen.
- Konsequenzen eines gezeigten Verhaltens aufzeigen.
- Am Ende eine Bilanz ziehen, um noch einmal zusammenzufassen, wie die angespannte Situation entstehen konnte oder wie eine mögliche Lösung aussehen kann.

Treten in einem Gespräch schwierige Situationen auf, z. B. Konflikte, Boykottierung des Gesprächs, fehlende Ernsthaftigkeit, kann auch Metakommunikation als ein Instrument eingesetzt werden, d. h. die Kommunikation über die Kommunikation (▶ Abschn. 23.4.1; Delfos 2012). Mit dieser Technik können angespannte oder feindselige Situationen entspannt und zugleich bezüglich der Dynamik analysiert werden. Im Rahmen der Metakommunikation können die Ziele des Gesprächs, Absichten der Gesprächspartner, Regeln des Gesprächs etc., besprochen werden. Eine gemeinsame Analyse der Gesprächssituation, ohne direkt oder indirekt einen Vorwurf zu formulieren, kann zu einem besseren Verständnis führen.

Auch im Rahmen der Gesprächsführung müssen kulturelle Besonderheiten unbedingt beachtet werden, da in anderen Kulturen zum Teil andere Kommunikationsregeln gültig sind. Generell zeigt sich in Studien mit erwachsenen Patienten, dass Ärzte weniger gut mit Menschen anderer kultureller Hintergründe kommunizieren, sowohl auf emotionaler als auch auf inhaltlicher Ebene (Schouten u. Meeuwesen 2006). Ein Beispiel für eine Quelle von Fehlinterpretation der nonverbalen Kommunikation ist der Blickkontakt. In einigen Kulturen ist es ein Zeichen von Respekt, wenn Kinder Erwachsenen während des Redens nicht in die Augen schauen. In westlichen Kulturen wird ein solches Verhalten hingegen als Angst, Schüchternheit, mangelndes Interesse oder ein Ausweichen interpretiert (Delfos 2013).

Nicht zuletzt entstehen schwierige Situationen häufig dann, wenn die Behandelnden unsicher oder überfordert sind. Generell gilt: Nicht-Wissen ist nicht schlimm! Wenn Fragen auftreten, die nicht beantwortet werden können, ist eine Antwort wie »Ich vermute, dass …« oder »Leider weiß ich darauf im Moment keine Antwort. Ich erkundige mich gerne und gebe Ihnen später eine Rückmeldung« durchaus zulässig und kompetent! Allerdings sollte der Behandelnde in der Lage sein, die eigenen Kompetenzen und die Machbarkeit einer Behandlung beurteilen zu können und ggf. den Patienten an Experten zu überweisen. So kann einigen Problemen bereits frühzeitig begegnet werden.

23.6   Fazit

Gesprächsführung ist ein wichtiges Instrument im Umgang mit wiederkehrenden Schmerzen. Der Begriff »Gespräch**führung**« verdeutlicht, dass es eine aktive Aufgabe ist und jemand die Führung übernehmen und die Richtung vorgeben sollte; sonst besteht die Gefahr eines unstrukturierten und konfusen Gesprächs. Trotzdem bedeutet eine gute Gesprächsführung, Symmetrie herzustellen, eine ausgewogene Gesprächssituation zu schaffen und nicht das Gespräch zu dominieren.

Werden einige grundlegende Voraussetzungen der guten Gesprächsführung beachtet wie Wertschätzung, Empathie, Transparenz, aktives Zuhören etc., kann jeder seine Gesprächsführung optimieren. Allerdings ist das Wissen über Gesprächsführung keine Garantie für einen guten Gesprächsausgang. Es gibt unterschiedliche Gesprächsebenen, und auf jeder Ebene kann es zu Missverständnissen und Fehlkommunikation kommen. Manchmal verhindern auch die Rahmenbedingungen (wie eingeschränkte zeitliche Ressourcen) die Realisierung eines gelungenen Gesprächs.

Bei der Kommunikation über chronische Schmerzen ist die Grundhaltung des Behandelnden entscheidend. Ein biopsychosozialer Ansatz sollte sich sowohl in den Gesprächsinhalten zeigen als auch in dem diagnostischen und therapeutischen Vorgehen. Damit Patienten und Eltern diesem Ansatz folgen können, ist die Edukation ein wichtiger inhaltlicher Bestandteil der Patientengespräche.

Literatur

Barmer GEK (2010) Arztreport. ▶ http://www.barmer-gek. de/barmer/web/Portale/Versicherte/Komponenten/ gemeinsame__PDF__Dokumente/Reports/PDF__Arztreport,property=Data.pdf. Zugegriffen: 22. Okt. 2014

Breuner CC, Moreno MA (2011) Approaches to the difficult patient/parent encounter. Pediatrics 127: 163–169

Büttner C, Quindel R (2013) Gesprächsführung und Beratung. Springer, Berlin, Heidelberg

Caes L, Vervoot T, Ecclestone C, Andenhende M, Goubert L (2011) Parental catastrophizing about child's pain and its relationship with activity restriction: the mediating role of parental distress. Pain 152: 212–222

Coakley R, Schechter N (2013) Chronic pain is like…: the clinical use of analogy and metaphor in the treatment of chronic pain in children. Pediatric Pain Letter 15: 12–8

Coyne I, Cheron D, Ehrenreich JT (2011) Messung von Akzeptanz- und Achtsamkeitsprozessen bei jungen Menschen. In: Greco LA, Hayes SC (Hrsg) Akzeptanz und Achtsamkeit in der Kinder-und Jugendlichenpsychotherapie. Beltz, Weinheim, S 47–69

Delfos MF (2012) »Wie meinst du das?« Gesprächsführung mit Jugendlichen. Beltz, Weinheim

Delfos MF (2013) »Sag mir mal …« Gesprächsführung mit Kindern (4–12 Jahre). Beltz, Weinheim

Dobe M, Zernikow B (Hrsg) (2009) Rote Karte für den Schmerz: Wie Kinder und ihre Eltern aus dem Teufelskreislauf chronischer Schmerzen ausbrechen. Carl-Auer-Systeme, Heidelberg

Dobe M, Hartmann R, Kriszio H, Behlert J, Zernikow B (2012) Bausteine des Schmerztherapieprogramms. In: Dobe M, Zernikow B (Hrsg) Therapie von Schmerzstörungen im Kindes- und Jugendalter. Ein Manual für Psychotherapeuten, Ärzte und Pflegepersonal. Springer, Berlin, Heidelberg

Franz C, Frede U, Bautz M (2011) Interaktionsverhalten des Patienten mit »chronisch unbehandelbarem Schmerz«. In: Kröner-Herwig B, Frettlöh J, Klinger R, Nilges P (Hrsg) Schmerzpsychotherapie. Springer, Berlin, Heidelberg, S 673–684

Goubert L, Vlaeyen JW, Crombez G, Craig KD (2011) Learning about pain from others: An observational learning account. J Pain 12: 167–174

Greimel E, Schulte-Rüther M, Fink GR, Piefke M, Herpertz-Dahlmann B, Konrad K (2010) Development of neural correlates of empathy from childhood to early adulthood: an fMRI study in boys and adult men. J Neural Transm 117: 781–791

Gührs M, Nowak C (2014) Das konstruktive Gespräch. Ein Leitfaden für Beratung, Unterricht und Mitarbeiterführung mit Konzepten der Transaktionsanalyse. Limmer, Meezen

Ha JF, Longnecker N (2010) Doctor-patient communication: a review. Ochsner J 10: 38–43

Hausteiner-Wiehle C (2013) Umgang mit Patienten mit nicht-spezifischen, funktionellen und somatoformen Körperbeschwerden: S3-Leitlinien mit Quellentexten, Praxismaterialien und Patientenleitlinie. Schattauer, Stuttgart

Hausteiner-Wiehle C, Schaefert R (2013) Therapeutische Beziehung und Gesprächsführung. Schmerz 27: 419–429

Logan DE, Catanese SP, Coakley RM, Scharff L (2007) Chronic pain in the classroom: Teachers' attributions about the causes of chronic pain. J School Health 77: 248–256

Mehrabian A (1981) Silent messages: Implicit communication of emotions and attitudes. Wadsworth, Belmont, CA

Neo LF (2011) Working toward the best doctor-patient communication. Singapore Med J 52: 720–725

Peterson CC, Palermo T (2004) Parental reinforcement of recurrent pain: The moderating impact of child depression and anxiety on functional disability. J Pediatr Psychol 29: 331–341

Rau J, Petermann F (2008) Motivationsförderung bei chronischen Schmerzpatienten. Schmerz 22: 209–219

Rogers C (2005) Die klientenzentrierte Gesprächspsychotherapie. Client-Centered Therapy. Fischer, Frankfurt a. M.

Schouten BC, Meeuwesen L (2006) Cultural differences in medical communication: a review of the literature. Patient Educ Couns 64: 21–34

Schroeder S, Hechler T, Denecke H, Müller-Busch M, Martin A, Menke A, Zernikow B (2010) Deutscher Schmerzfragebogen für Kinder, Jugendliche und deren Eltern (DSF-KJ) – Ein multimodaler Fragebogen zur Diagnostik und Therapie chronischer Schmerzen im Kindes- und Jugendalter. Schmerz 24: 23–37

Schulz von Thun F (2011) Miteinander reden. 1. Störungen und Klärungen. Allgemeine Psychologie der Kommunikation. 48. Aufl. Rowohlt, Reinbek

Walker LS, Garber J, Greene JW (1993) Psychosocial correlates of recurrent childhood pain: a comparison of pediatric patients with recurrent abdominal pain, organic illness, and psychiatric disorders. J Adolesc Health 102: 248–258

Watzlawick P, Beavin JH, Jackson DD (2011) Menschliche Kommunikation: Formen, Störungen, Paradoxien. Huber, Bern

Zernikow B, Dobe M, Hirschfeld G, Blankenburg M, Reuther M, Maier C (2012a) Bitte nicht noch mehr verletzen! – Plädoyer gegen eine invasive Schmerztherapie bei Kindern mit komplex regionalem Schmerzsyndrom (CRPS). Schmerz 26: 389–395

Zernikow B, Wager J, Hechler T, Hasan C, Rohr U, Dobe M, Meyer A, Hübner-Möhler B, Wamsler C, Blankenburg M (2012b) Characteristics of highly impaired children with severe chronic pain: A 5-year retrospective study on 2249 pediatric pain patients. BMC Pediatrics 12: 1–12

23

Ambulante und stationäre multimodale Schmerztherapie

Tanja Hechler, Michael Dobe, Yvonne Heidenreich, Holger Kriszio, Uta Rohr, Ann-Kristin Ruhe, Boris Zernikow

B. Zernikow (Hrsg.), *Schmerztherapie bei Kindern, Jugendlichen und jungen Erwachsenen*,
DOI 10.1007/978-3-662-45057-4_24, © Springer-Verlag Berlin Heidelberg 2015

24.1 Einleitung

Chronischer Schmerz bei Kindern und Jugendlichen ist ein multidimensionales Phänomen (▶ Kap. 1) und entwickelt sich aufgrund eines komplexen Zusammenspiels aus biologischen Faktoren (z. B. pathophysiologische Funktionsabläufe wie etwa bei der Migräne), psychologischen Faktoren (z. B. eine angstbesetzte Verarbeitung der Schmerzerfahrungen) und sozialen Faktoren (z. B. elterliches Katastrophisieren über die kindlichen Schmerzen). Für Kinder mit rezidivierenden oder anhaltenden chronischen Schmerzen, bei denen der Schmerz einen eigenständigen Krankheitswert erlangt hat und die ein gesteigertes Risiko zur weiteren Chronifizierung aufweisen (Arnold et al. 2009), wird daher eine ambulante interdisziplinäre multimodale Schmerztherapie empfohlen. Ausschlusskriterien für diese Therapie sind eine fehlende Therapiemotivation, eine ausgeprägte Chronifizierung oder schwere psychiatrische Komorbiditäten (akute Suizidalität, schwere Essstörung etc.). Die Chronifizierung ist erkennbar an hohen Schulfehltagen und deutlicher Beeinträchtigung im Alltag (▶ Kap. 1; Wager et al. 2013a). Für diese Kinder wird üblicherweise eine intensive interdisziplinäre Schmerztherapie, häufig stationär, empfohlen (Dobe et al. 2012). Im Folgenden werden die Struktur, Prozesse und Ergebnisse der ambulanten und intensiven interdisziplinären multimodalen Schmerztherapie am Deutschen Kinderschmerzzentrum detailliert dargestellt.

24.2 Ambulante interdisziplinäre multimodale Schmerztherapie

Die ambulante interdisziplinäre multimodale Schmerztherapie umfasst zwei zentrale Bestandteile: Erstens eine umfassende Anamnese vonseiten eines Pädiaters und eines Kinder- und Jugendpsychologen. Zweitens eine niedrigschwellige multimodale Schmerztherapie (Hechler et al. 2011) mit dem Ziel, das Kind und seine Familie umfassend über das biopsychosoziale Modell des chronischen Schmerzes aufzuklären (▶ Kap. 10), die bestehende Schmerzmedikation zu überprüfen und ggf. zu adaptieren, das Funktionsniveau (z. B. den Schulbesuch) der Kinder zu steigern und schmerzhafte

medizinische diagnostische Prozeduren zu verhindern (Zernikow et al. 2012a).

24.2.1 Struktur(qualität) – Personal, Standarddiagnostik, Dokumentation, räumliche Voraussetzungen

■ **Personal**

Für die Aufnahme der betroffenen Kinder, das Versenden der Standarddiagnostik (▶ Kap. 6) und die Terminplanung steht ein Ambulanzsekretariat zur Verfügung. Die interdisziplinäre Schmerztherapie wird am Deutschen Kinderschmerzzentrum dadurch umgesetzt, dass alle Kinder und deren Familien bei der Erstvorstellung zeitgleich von einem Facharzt für Kinder- und Jugendmedizin und einem Kinder- und Jugendpsychologen gesehen werden. Die Erstvorstellung wird zudem durch eine medizinische Fachangestellte begleitet. Die kontinuierliche Weiterbildung des Personals wird durch wöchentliche interdisziplinäre Fallbesprechungen, monatliche interdisziplinäre Schmerzkonferenzen und durch die Teilnahme an nationalen und internationalen Kongressen gesichert.

■ **Standarddiagnostik**

Zur umfassenden Erhebung der Multidimensionalität des chronischen Schmerzproblems erhalten die Kinder postalisch validierte Schmerzmessinstrumente, u. a. den Deutschen Schmerzfragebogen für Kinder und Jugendliche (Schroeder et al. 2010; ▶ Kap. 6). Nach Erhalt der ausgefüllten Fragebögen und sämtlicher bestehender Vorbefunde vereinbart das Ambulanzsekretariat einen Termin für die Erstvorstellung.

■ **Standardisierte Dokumentation**

Jede Vorstellung in der Schmerzambulanz wird ausführlich und standardisiert dokumentiert und bietet die Grundlage für die Arztbriefe, die sowohl an den behandelnden Kinderarzt als auch an die betroffenen Familien gesandt werden. Der Deutsche Schmerzfragebogen für Kinder und Jugendliche stellt dabei die Grundlage der standardisierten Dokumentation dar. Mittels eines eigens entwickelten Softwareprogramms zur Dokumentation der

Schmerztherapie – **Qualität in der Kinderschmerztherapie (QUIKS)** – werden die Daten jedes Kindes manuell in das Programm übertragen. Diese Daten können problemlos in statistische Programme für Auswertungen zur Qualitätskontrolle exportiert werden. Jede Therapiedokumentation ist zudem ohne Voranmeldung jederzeit durch die Kassenärztliche Vereinigung überprüfbar.

■ **Räumliche Voraussetzungen**
Die Räumlichkeiten der Schmerzambulanz sind hell, kinderfreundlich und behindertengerecht gestaltet. Spritzen und Kanülen oder andere potenziell angstauslösende Apparaturen sind nicht sichtbar. Das Personal trägt keinen Kittel. Zudem steht ein kostenfreies Angebot an Getränken und Spielsachen zur Verfügung.

24.2.2 Prozess(qualität) – Zeitlicher Ablauf, therapeutische Strategien und Verantwortlichkeiten

■ **Zeitlicher Ablauf der ambulanten interdisziplinären Schmerztherapie**
Der telefonische Erstkontakt erfolgt entweder durch die betroffenen Familien oder zuweisende Ärzte. Das Ambulanzsekretariat nimmt die Daten der Betroffenen auf und sendet die standardisierten Schmerzerfassungsinstrumente (▶ Kap. 6) zu. Für den Ersttermin wird ein Arztbriefentwurf erstellt, der eine Aufarbeitung sämtlicher Vorbefunde enthält. Das Ambulanzsekretariat bereitet zudem die computerisierte Therapiedokumentation im QUIKS vor. Bei Ankunft der Familie wird die aktuelle Schmerzproblematik von der medizinischen Fachangestellten mittels eines Kurzfragebogens erhoben, und es erfolgt eine kurze körperliche Untersuchung. Die Erstvorstellung, die immer gemeinsam mit Kinder- und Jugendarzt sowie Kinder- und Jugendpsychologen stattfindet, nimmt dann mindestens 60 min ein (Details zu den therapeutischen Interventionen ▶ Kap. 10). Alle Familien haben nach dem Ambulanzgespräch die Möglichkeit, sich bei auftretenden Schwierigkeiten oder Fragen in der Schmerzambulanz telefonisch zu melden, um ggf. einen Folgetermin zu vereinbaren. Üblicherweise werden Folgetermine nach 3 Monaten angeboten und dauern mindestens 30 min.

■ **Therapeutische Strategien und Verantwortlichkeiten**
Die ambulante interdisziplinäre Schmerztherapie umfasst die Evaluation der standardisierten Schmerzanamnese und der Vorbefunde, eine eingehende körperliche Untersuchung und psychologische Exploration, eine differenzialdiagnostische Abklärung der bestehenden Schmerzen, die Erarbeitung eines biopsychosozialen individuellen Schmerzmodells, eine eingehende Edukation über das biopsychosoziale Schmerzmodell, eine eingehende Beratung hinsichtlich geeigneter Schmerzbewältigungsstrategien, wie z. B. aktiv zu bleiben trotz bestehender Schmerzen, und die standardisierte Dokumentation der Schmerztherapie.

> **Interventionen und Verantwortlichkeiten im Rahmen der ambulanten interdisziplinären Schmerztherapie**
>
> **Kinder- und Jugendarzt**
> - Aufarbeitung der Vorbefunde
> - Differenzialdiagnostik
> - Gegebenenfalls Verschreibung von und Edukation zu Analgetika
>
> **Kinder- und Jugendpsychologe**
> - Evaluation der Standarddiagnostik
> - Exploration bezüglich psychologischer und sozialer Faktoren des Schmerzproblems
> - Einschätzung der psychischen Beeinträchtigung
> - Vermittlung von Schmerzbewältigungsstrategien (▶ Kap. 10)
> - Vermittlung von unterstützendem Verhalten der Bezugspersonen (▶ Kap. 10)
>
> **Beide**
> - Diagnose des Schmerzproblems
> - Edukation über das Schmerzproblem und das biopsychosoziale Modell des chronischen Schmerzes für das Kind und seine Bezugspersonen
> - Einführung in die Selbstbeobachtung, z. B. anhand von Kopfschmerztagebüchern (▶ Kap. 6)

- Beratung bezüglich eines angemessenen Umgangs mit dem chronischen Schmerz
- Weitere Therapieplanung mit zeitlich festgelegten Behandlungszielen
- Erstellung des Arztbriefes

24.2.3 Ergebnis(qualität) – Charakteristika der Kinder und Wirksamkeit der ambulanten interdisziplinären Schmerztherapie

■ Charakteristika der Kinder

Die Anzahl der Kinder und Jugendlichen mit chronischen Schmerzen, die sich am Deutschen Kinderschmerzzentrum vorstellen, hat im Jahre 2006 die in der Qualitätssicherungsvereinbarung Schmerztherapie geregelte Obergrenze von 300 Patienten pro Quartal erreicht. Pro Jahr stellen sich entsprechend ca. 1.200 Kinder mit chronischen Schmerzen in der Kinderschmerzambulanz vor. Den Schweregrad der Schmerzen und die ausgeprägte Beeinträchtigung haben Zernikow et al. (2012b) anhand einer Stichprobe von 2.249 Kindern, die sich am Deutschen Kinderschmerzzentrum vorstellten, dargestellt. Demnach leiden die betroffenen Kinder am häufigsten unter Kopf- und Bauchschmerzen. Mehr als 50 % berichten jedoch von Schmerzen an mehreren Stellen, etwa 40 % erfüllen die Kriterien für eine chronische Schmerzstörung mit somatischen und psychischen Faktoren (ICD 10: F 45.41; ► Kap. 6). Dieser Befund unterstreicht die Bedeutung von Therapiezentren, die in der Behandlung von verschiedenen Schmerzsyndromen und nicht ausschließlich im Bereich von Kopf- und Bauchschmerzen spezialisiert sind.

Es zeigte sich außerdem, dass 30 % der Kinder unter andauernden Schmerzen litten. Mehr als die Hälfte fehlte regelmäßig in der Schule. Etwa 20–25 % zeigten klinisch auffällige Werte in standardisierten Fragebögen zur Erfassung von Ängsten und depressiven Verstimmungen (► Kap. 6). Im Vergleich zu Ergebnissen aus epidemiologischen Studien ist diese Gruppe von Kindern, die ein tertiäres Zentrum aufsucht, sehr viel schwerwiegen-

der beeinträchtigt, was ihre Behandlungsbedürftigkeit unterstreicht. Vor dem Hintergrund fehlender spezialisierter Zentren für Kinder und Jugendliche (Hechler et al. 2010a) ist dieses Ergebnis nicht trivial. Die Notwendigkeit von spezialisierten Zentren wird auch dadurch unterstrichen, dass Wager et al. (2013b) kürzlich zeigten, dass Kinder und deren Eltern Anfahrtswege von durchschnittlich 80 km in Kauf nehmen, um das Deutsche Kinderschmerzzentrum zu erreichen. Der Einzugsbereich, aus dem 80 % der Familien kamen, hatte einen Radius von 109 km. Insbesondere Eltern mit höherem beruflichem Qualifikationsgrad nahmen weitere Anfahrtswege auf sich, was auf die Gefahr von Zugangsbarrieren aufgrund eines geringen sozioökonomischen Status und eines geringen Bildungsniveaus hindeutet.

Hervorzuheben sind auch die gefundenen Alters- und Geschlechtseffekte (Zernikow et al. 2012b). Erwartungskonform sind Jugendliche schwerer beeinträchtigt als Kinder. Besorgniserregend ist jedoch, dass diese Jugendlichen sehr viel länger benötigen, um an ein tertiäres Zentrum überwiesen zu werden (Median von 19 Monaten). Die Überweisungsstrukturen in der primären Versorgung sind daher dringend verbesserungswürdig, insbesondere für jugendliche Patienten.

■ Wirksamkeit der ambulanten interdisziplinären Schmerztherapie

Die Wirksamkeit der Therapie haben Hechler et al. (2011) im Rahmen einer unkontrollierten Studie an 275 Kindern und Jugendlichen anhand von drei Fragestellungen analysiert:

Erstens untersuchten sie, wie viele der Kinder, die sich am Deutschen Kinderschmerzzentrum vorstellten und der ambulanten Therapie zugewiesen wurden, eine Therapieintensivierung, z. B. eine intensive (stationäre) interdisziplinäre Schmerztherapie, benötigten. Innerhalb eines 12-Monats-Zeitraums waren dies lediglich 11 %. Dies belegt die angemessene Therapiezuweisung durch das Therapeutenteam.

Zweitens gingen sie der Frage nach, wie viele der Kinder auch noch nach 12 Monaten die Kinderschmerzambulanz aufsuchten. Von den untersuchten Kindern waren es 12 %. Diejenigen, die innerhalb der 12 Monate lediglich die Erstvorstellung und keinen weiteren Termin wahrgenommen hatten, berichteten stärkere Verbesserungen in der Schmerzintensität und der Beeinträchtigung, als diejenigen, die mehrere Termine in der Kinderschmerzambulanz benötigten. Dies deutet analog zu internationalen Studien (Claar et al. 2013) darauf hin, dass bereits die Erstvorstellung bei einer Mehrzahl der Kinder zu deutlichen Verbesserungen führen kann.

Drittens untersuchten Hechler et al. (2011) den Langzeitverlauf der behandelten Kinder und Jugendlichen. Hier zeigten sich signifikante und klinisch relevante Veränderungen in der Schmerzintensität und der Beeinträchtigung. Zudem waren 70 % der Kinder auch nach 12 Monaten in der Lage, die Schule regelmäßig zu besuchen.

24.3 Intensive (stationäre) interdisziplinäre Schmerztherapie

Die intensive interdisziplinäre Schmerztherapie bezeichnet »die gleichzeitige, inhaltlich, zeitlich und in der Vorgehensweise aufeinander abgestimmte umfassende Behandlung von Patienten« (Arnold et al. 2009, S. 112). In der Behandlung werden verschiedene therapeutische Interventionen gleichzeitig von einem Therapeutenteam aus Ärzten und Psychotherapeuten und anderen Berufsgruppen mit demselben Therapieziel durchgeführt. Zentrales Therapieziel ist es, die Funktionseinschränkungen im Alltag (z. B. kein Schulbesuch) signifikant und klinisch relevant zu verbessern. In der aktuellen Version der Operationen- und Prozedurenschlüssel (OPS) erfolgt die Verschlüsselung der Intensiven Multimodalen Schmerztherapie in Abhängigkeit von der Behandlungsdauer (DIMDI 2013):

- OPS 8-918.20: 14–20 Behandlungstage
- OPS 8-918.21: mindestens 21 Behandlungstage

Während es zahlreiche Therapiezentren für erwachsene Patienten gibt, die eine intensive interdisziplinäre Schmerztherapie anbieten (Arnold et al. 2009), fehlt es an entsprechenden Therapiezentren für Kinder und Jugendliche sowohl national als auch international (Hechler et al. 2010a; Peng et al. 2007). Hier präsentieren wir die Strukturen, Prozesse und Ergebnisse der stationären intensiven interdisziplinären Schmerztherapie am Deutschen Kinderschmerzzentrum.

24.3.1 Struktur(qualität) – Personal, Standarddiagnostik, standardisierte Dokumentation, räumliche Voraussetzungen

- **Personal**

Das interdisziplinäre Team auf der Station »Leuchtturm« setzt sich aus dem Pflege- und Erziehungsteam, Kinder- und Jugendmedizinern, Fachärzten für Kinder- und Jugendpsychiatrie, approbierten Kinder- und Jugendlichenpsychotherapeuten, Physiotherapeuten, Musik- und Kunsttherapeuten sowie Sozialarbeitern zusammen. Das Team wird durch ein Stationssekretariat unterstützt. Die Station wird von einem pädiatrischen Chefarzt mit Weiterbildung in Spezieller Schmerztherapie sowie in Vertretungssituationen durch einen Oberarzt geleitet.

- **Standarddiagnostik**

Neben der Standarddiagnostik, die im Rahmen der ambulanten Erstvorstellung (▶ Kap. 6) durchgeführt wird und welche jedes Kind vor der intensiven Therapie durchläuft, erfolgt eine umfassende medizinische und psychologische Diagnostik.

- ■ **Medizinische Diagnostik**

Das Deutsche Kinderschmerzzentrum ist integrativer Teil der Vestischen Kinder- und Jugendklinik Datteln – Universität Witten/Herdecke, die ihrerseits über zahlreiche Fachambulanzen und abteilungen verfügt. Darunter eine Gastroenterologie, Endokrinologie, Hämatoonkologie, Kardiologie, Neuropädiatrie, Rheumatologie und eine eigene kinderradiologische Abteilung. Letztere verfügt neben digitalen Röntgengeräten über hochauflösende Sonografiegeräte und einen 1,5-T-MRT. Konsiliarisch sind daneben eine augenärztliche Klinik und eine kinderchirurgische Praxis verfügbar.

Die erforderlichen differenzialdiagnostischen Untersuchungen werden im Regelfall im ambulanten Erstkontakt veranlasst und sollten vor der stationären Aufnahme abgeschlossen sein. Oft ergeben sich aber während des stationären Aufenthaltes vielfältige differenzialdiagnostische Fragestellungen. Werden diese nicht kompetent beantwortet, verbleibt beim Kind, Jugendlichen oder seinen Eltern eine Unsicherheit, ob der Schmerz nicht doch »die eine« behandelbare Ursache hat oder Ausdruck ist einer bedrohlichen Erkrankung.

Nach der stationären Aufnahme und einem ausführlichen, mindestens 60-minütigen Anamnesegespräch wird jeder Patient fachärztlich untersucht. Dabei hat es sich bewährt, die Untersuchung grundsätzlich gleichgeschlechtlich durchzuführen, d. h., Mädchen werden von einer Ärztin untersucht, Jungen von einem Arzt. Dies geschieht unabhängig davon, welche Ärztin bzw. welcher Arzt das Kind während des stationären Aufenthalts betreut. Bei der körperlichen Untersuchung ist besondere Aufmerksamkeit auf Spuren körperlicher Gewalt und selbstverletzendem Verhalten zu legen. Die Zuständigkeit des Arztes bleibt in der Regel vom Aufnahmegespräch bis zur Entlassung bestehen. Jeder Patient hat somit einen festen ärztlichen Ansprechpartner – auch bei sich neu ergebenen Problemen oder akuten Erkrankungen während des Aufenthalts.

■ ■ **Psychologische Diagnostik**

Die psychologische Diagnostik umfasst neben einer standardisierten Leistungsdiagnostik die Erfassung von schmerzbezogenen Kognitionen und Bewältigungsstrategien, emotionaler Belastung und schmerzbezogenen Emotionen, wie z. B. die affektive Schmerzempfindung (Wager et al. 2010; vgl. auch ► Kap. 6). Eine umfassende Darstellung der eingesetzten validierten Messinstrumente findet sich in Dobe u. Zernikow (2012). Die psychologische Diagnostik wird durch speziell ausgebildete psychologische Fachkräfte durchgeführt.

■ **Standardisierte Dokumentation**

Für die Dokumentation der Interventionen der multiplen Behandelnden ist ein Mitglied des Pflegeteams pro Kind zuständig, das für die Bündelung und die Weitergabe der Informationen an das Team verantwortlich ist. Zudem erfolgt eine ausführliche Dokumentation der durchgeführten Diagnostik

sowie jeder therapeutischen Sitzung in der Akte des behandelten Kindes.

■ **Räumliche Voraussetzungen**

Auf der Station »Leuchtturm« können 19 Kinder und Jugendliche behandelt werden, die während der 3-wöchigen Therapie in Zwei- bis Dreibettzimmern untergebracht sind. Die Kinder erhalten die Möglichkeit, diese Räume individuell zu gestalten, z. B. mit Poster, Bildern oder eigener Bettwäsche. Weitere Räume auf der Station sind der Speiseraum mit integrierter Küchenzeile, ein Spielzimmer, ein Auszeitzimmer mit Boxsack und ein Aufenthaltsraum mit Fernseher und internetfähigem PC. Therapeutenzimmer für die Einzelsitzungen, ein Raum, in dem Biofeedbacksitzungen stattfinden können, und ein Stationszimmer für das Pflege- und Erziehungsteam ergänzen die Räumlichkeiten.

24.3.2 Prozess(qualität) – Ablauf und therapeutisches Programm

■ **Ablauf der intensiven interdisziplinären Schmerztherapie**

Vor Beginn der intensiven Schmerztherapie muss mindestens eine ambulante Vorstellung in der Schmerzambulanz erfolgt sein. Innerhalb dieser Erstvorstellung wird überprüft, ob das Kind die Kriterien für eine stationäre Aufnahme erfüllt. Diese sind

- eine starke Lebensbeeinträchtigung durch die bestehenden Schmerzen (nach Einschätzung des Behandlungsteams),
- eine Behandlungsmotivation des Kindes und seiner Eltern.

Außerdem sollten drei der folgenden fünf Punkte erfüllt sein:

1. Schmerzdauer ≥ 6 Monate
2. Dauerschmerzen durchschnittlich ≥ 5 (numerische Ratingskala, NRS 0–10)
3. Schmerzspitzen ≥ 8 (NRS 0–10) mit einer Häufigkeit von ≥ 2 pro Woche
4. Mehr als 5 Schulfehltage bezogen auf die letzten 4 Wochen
5. Hohe subjektive Lebensbeeinträchtigung aus Sicht des Patienten – z. B. Pediatric Pain

Disability Index (Hübner et al. 2009), P-PDI-Score ≥ 36 von 60 (Dobe et al. 2012)

Die OPS 8-918 beschreibt folgende Bedingungen (DIMDI 2013): »Die Patienten müssen mindestens drei der nachfolgenden Merkmale aufweisen:

1. manifeste oder drohende Beeinträchtigung der Lebensqualität und/oder der Arbeitsfähigkeit
2. Fehlschlag einer vorherigen unimodalen Schmerztherapie, eines schmerzbedingten operativen Eingriffs oder einer Entzugsbehandlung
3. bestehende(r) Medikamentenabhängigkeit oder -fehlgebrauch
4. schmerzunterhaltende psychische Begleiterkrankung
5. gravierende somatische Begleiterkrankung«

Erfüllt das Kind diese Kriterien, erfolgt eine umfassende Darstellung des Behandlungskonzeptes der intensiven interdisziplinären Schmerztherapie, um die Motivation für diese Therapie zu steigern. Außerdem wird dem Kind und seiner Familie eine Stationsbesichtigung ermöglicht, sodass sich das Kind und seine Eltern einen Eindruck von den Räumlichkeiten machen können. Mit der Stationsleitung wird dann die stationäre Aufnahme geplant.

Die stationäre Schmerztherapie stellt eine hochfrequente schmerztherapeutische Intensivtherapie dar. Sie beinhaltet 3–4 Einzeltermine pro Woche, 1 Familiensitzung pro Woche, 2 Gruppensitzungen pro Woche, 2 Belastungserprobungen, wenn möglich mit Heimatschulbesuch, und ggf. eine Hospitation durch die Eltern während der 3-wöchigen Therapie. Die Belastungserprobungen und die Hospitation verfolgen das Ziel, die erworbenen Kompetenzen im Umgang mit den Schmerzen auch im Alltag zu erproben. Vor jeder Belastungserprobung erfolgt ein Familiengespräch, bei dem die familiären Ziele für die anstehende Belastungserprobung erarbeitet werden. Hospitationen der Eltern auf der Station finden dann statt, wenn sich erhebliche Schwierigkeiten in der Umsetzung aktiver Schmerzbewältigungsmaßnahmen zeigen. Eine Hospitation findet z. B. von 7:00 bis 20:00 Uhr auf der Station statt, bei der die vorher benannten Ziele (z. B. in der Lage sein, mein Kind trotz bestehender

Schmerzen in die Schule zu schicken) mit Unterstützung des Pflege- und Erziehungsteams bearbeitet werden. Zeit für therapeutische Hausaufgaben ist explizit im Therapiealltag eingeplant. Insgesamt handelt es sich um einen stark strukturierten Tagesablauf, der neben den therapeutischen Sitzungen durch klare Aufstehzeiten und Zeiten für die gemeinsamen Mahlzeiten geregelt ist (Details zum Tagesablauf bei Dobe et al. 2012; ▶ Tab. 11.2).

■ **Therapeutisches Programm**

Das therapeutische Programm gliedert sich in sechs Module, die in ◘ Tab. 24.1 zusammengefasst sind. Details zur praktischen Umsetzung dieser Module inklusive Fallbeispiele finden sich in Dobe u. Zernikow (2012); Details zu den genannten psychologischen Interventionen in ▶ Kap. 10.

24.3.3 Ergebnis(qualität) – Wirksamkeit der intensiven interdisziplinären Schmerztherapie

Die Studienlage bezüglich der Wirksamkeit der intensiven interdisziplinären Schmerztherapie für Kinder mit Schmerzstörungen ist bis dato noch sehr dünn. Weltweit existierten bis vor Kurzem lediglich vereinzelte, zumeist unkontrollierte Studien (Übersicht in Hechler et al. 2013). Am besten untersucht wurde das stationäre Schmerztherapieprogramm des Deutschen Kinderschmerzzentrums. Bislang ist es das einzige Programm, welches offen ist für schmerzkranke Kinder, unabhängig von Schmerzlokalisation und eventueller organischer sowie psychischer Komorbidität.

Die weltweit erste randomisiert-kontrollierte Studie zur Wirksamkeit der intensiven interdisziplinären Schmerztherapie (Hechler et al. 2013) lieferte eindrucksvolle Ergebnisse. In dieser Studie wurden insgesamt 104 Kinder mit schwer beeinträchtigenden chronischen Schmerzen eingeschlossen. Von diesen wurden 52 Kinder zufällig einer Interventionsgruppe zugeordnet, die die intensive Schmerztherapie unmittelbar nach der Erstvorstellung begann. Die Kontrollgruppe setzte sich aus 52 Kindern zusammen, die nach einer (üblichen) Wartezeit von 3–4 Wochen die intensive Schmerztherapie begann. Zentraler Vergleichspunkt der

⬛ **Tab. 24.1**   Sechs Module der intensiven interdisziplinären Schmerztherapie am Deutschen Kinderschmerzzentrum

Module	Inhalte (beispielhaft)
Modul 1: Vorstellung, Zielklärung, Edukation	– Edukation über das biopsychosoziale Modell chronischer Schmerzen unter Einbezug der Diagnostik und der Vorbefunde – Bearbeitung möglicher Denkfallen (Dobe et al. 2012) – Erarbeitung von realistischen Therapiezielen bezüglich der Schmerzintensität und der Beeinträchtigung – Edukation des Kindes und der Eltern, Vermittlung des erarbeiteten Therapieplans
Modul 2: Schmerzbewältigungstechniken	– Modifikation des Schmerzverhaltens, z. B. durch Stufenpläne mit Aktivitätssteigerung – Modifikation der gesteigerten Aufmerksamkeit auf die Schmerzen, z. B. durch Ablenkungsstrategien, achtsamkeitsbasierte Interventionen – Modifikation von dysfunktionalen Gedanken, z. B. durch kognitive Umstrukturierung und Verhaltensexperimente – Modifikation von schmerzbezogenen Emotionen, z. B. durch Expositionen anhand von »Stresstagen«[a] oder interozeptiven Expositionen (vgl. ▶ Kap. 10) – Modifikation der körperlichen Anspannung, z. B. durch progressive Muskelrelaxation, Biofeedback
Modul 3: Interventionen beim Vorliegen komorbider psychischer Störungen	– Interventionen zur Steigerung der Stresstoleranz, z. B. mehrere »Stresstage« – Traumatherapeutische Interventionen, z. B. Stabilisierungsstrategien wie »Sicherer Ort« – Steigerung der sozialen Kompetenz
Modul 4: Einbezug des Familiensystems	– Edukation über das biopsychosoziale Modell chronischer Schmerzen, Normalisieren und Wertschätzen des elterlichen Verhaltens – Verringerung der familiären Aufmerksamkeit auf die Schmerzen, z. B. durch die 1-Euro-Regel – Erlernen der aktiven Unterstützung von aktiven Schmerzbewältigungsstrategien des Kindes, z. B. durch Hospitationen – Bearbeitung von Konflikten zwischen Autonomie und Abhängigkeit – Hospitationen der Eltern/Bezugspersonen – Reduktion der familiären Belastungen, z. B. durch Unterstützung des Sozialdienstes
Modul 5: Optionale Interventionen	– Aktive Physiotherapie zur Steigerung der Aktivierung der Kinder – Kunst- und Musiktherapie zur Förderung oder Nutzung nonverbaler Ausdrucksformen – Sozialdienst, z. B. zur Beratung bezüglich Maßnahmen der Jugendhilfe – Medikamentöse Schmerztherapie
Modul 6: Poststationäre Planung	– Belastungserprobungen mit Heimatschulbesuch – Rückfallprophylaxe, z. B. Identifikation von und Umgang mit Risikofaktoren wie Erkältungen – Therapieplan für die ambulante Weiterbehandlung

[a] Stresstage sind Tage, während derer die Kinder mit einem erheblichen Zeitdruck und verschiedenen Aufgaben konfrontiert werden. Ziel dieser »Stresstage« ist es, die körperlichen, emotionalen und kognitiven Reaktionen in der Stresssituation zu beobachten und deren Bewältigbarkeit zu überprüfen (Dobe et al. 2012)

Studie war der Zeitpunkt, an dem nur die Interventionsgruppe und (noch) nicht die Kontrollgruppe die Therapie durchlaufen hatte. Bereits zu diesem zeitlich kurzen Zeitpunkt (3–4 Wochen) zeigten sich eindrucksvolle Verbesserungen in der Beeinträchtigung, den Schulfehltagen, der emotionalen

Beeinträchtigung und dem schmerzbezogenen Katastrophisieren bei den Kindern der Interventionsgruppe. Von der Interventionsgruppe zeigten 55 % der Kinder verglichen mit lediglich 14 % der Kontrollgruppe eine allgemeine Verbesserung. Im Langzeitverlauf nach 12 Monaten, nachdem beide Gruppen die intensive Schmerztherapie erhalten hatten, stieg der Prozentsatz der Kinder mit einer allgemeinen Verbesserung auf über 60 % in beiden Gruppen. Das heißt, auch nach 12 Monaten ist die Mehrzahl der Kinder in der Lage, die erzielten Verbesserungen aufrechtzuerhalten. Weiterer Forschungsbedarf besteht u. a. hinsichtlich der Faktoren, die einen ungünstigen Therapieverlauf vorhersagen können. Hier fanden Hirschfeld et al. (2013) in einer unkontrollierten Studie an 167 Jugendlichen, dass die emotionale Belastung zu Beginn der Therapie eine Rolle spielt. Sie verglichen vier Gruppen, die sich bezüglich ihres langfristigen Therapie-Outcomes und hinsichtlich ihrer Charakteristika zu Beginn der Therapie unterschieden. Diese 4 Gruppen waren

1. Jugendliche, die sich stabil nach 3 und 12 Monate gebessert hatten,
2. Jugendliche, die sich erst nach 12 Monaten gebessert hatten,
3. Jugendliche, die sich nach 3 Monaten gebessert hatten, nach 12 Monaten aber verschlechterten,
4. Jugendliche, die sich zu keinem Zeitpunkt verbessert hatten.

Es zeigte sich, dass Jugendliche, die sich im Verlauf wieder verschlechterten (Gruppe 3), eine höhere emotionale Belastung zu Beginn der Therapie berichteten. Dies könnte für zusätzliche Interventionen für emotional stark belastete Kinder sprechen, die insbesondere die Modifikation von emotionalen Faktoren zum Ziel haben (► Kap. 10).

Neben dem generellen Beleg für die Wirksamkeit der Therapie sind Erkenntnisse darüber notwendig, wie die intensive Schmerztherapie genau wirkt. Dabei erscheint neben einer Veränderung der schmerzbezogenen Emotionen, wie z. B. der Angst vor Schmerzen (Simons et al. 2012), auch die Veränderung von ungünstigen Schmerzbewältigungsstrategien, wie z. B. passive Schmerzbewältigung oder aber eine starke Abhängigkeit von anderen bei der Schmerzbewältigung, die man auch als Suche nach sozialer Unterstützung bezeichnet (Hechler et al. 2008), zentral. Dies konnten Hechler et al. (2010b) an 64 Jungen und 103 Mädchen zeigen, die die intensive interdisziplinäre Schmerztherapie erhalten hatten. Zu Beginn der Therapie zeigten Jungen und Mädchen ein ähnliches Muster an vorwiegend ungünstigen Schmerzbewältigungsstrategien. Unterschiede zeigten sich jedoch 3 Monate nach der Therapie. Beide Gruppen reduzierten zwar die passive Schmerzbewältigung und die Suche nach sozialer Unterstützung, Mädchen berichteten jedoch von einer stärker ausgeprägten anhaltenden Suche nach sozialer Unterstützung. Da sich zudem zeigte, dass insbesondere bei Mädchen die Reduktion der Suche nach sozialer Unterstützung auch mit einer Reduktion der empfundenen Schmerzen einherging, erscheinen geschlechtsspezifische Interventionen notwendig. Dabei scheinen Mädchen von Strategien zu profitieren, die sie unabhängig von anderen im Umgang mit ihren Schmerzen machen.

24.4 Ökonomische Aspekte

24.4.1 Ökonomische Auswirkungen chronischer Schmerzen im Kindes- und Jugendalter

- **Inanspruchnahme von medizinischen und sozialen Leistungen**

Chronische Schmerzen im Kindes- und Jugendalter führen zu einer hohen Inanspruchnahme zahlreicher Leistungen im Gesundheitswesen (Campo et al. 2002; Coffelt et al. 2013; Ho et al. 2008; Sleed et al. 2005; Toliver-Sokol et al. 2011), darunter wiederholte Kontakte zum Haus- und Kinderarzt, Konsultationen verschiedener Fachärzte, radiologische Untersuchungen sowie Besuche in der Notaufnahme (Ho et al. 2008). Nach einer Studie aus Großbritannien (Sleed et al. 2005) nehmen betroffene Familien am häufigsten ambulante Termine im Krankenhaus (89 %) in Anspruch, gefolgt von Besuchen beim Allgemeinmediziner (74 %) und stationären Aufenthalten (44 %).

In einer aktuellen Befragung am Deutschen Kinderschmerzzentrum wurden 101 Eltern von

Kindern mit chronischen Schmerzen, die eine intensive interdisziplinäre Schmerztherapie durchlaufen haben, rückblickend zur Inanspruchnahme von Leistungen aus dem Gesundheits- und Sozialwesen innerhalb der letzten 6 Monate vor der Therapie befragt. In diesem Zeitraum nahmen die Kinder und Jugendlichen im Median 4 verschiedene Leistungsanbieter aus dem Sozial- und/oder Gesundheitswesen in Anspruch (Hechler et al. 2013). Maximal wurden 11 verschiedene Leistungsanbieter in diesem Zeitraum in Anspruch genommen. Die meisten Kinder konsultierten in den 6 Monaten vor der stationären Schmerztherapie ihren Haus- (75 %) oder Kinderarzt (74 %) im Median 4 bzw. 3× (Ruhe et al. 2013). Die Familien wurden zusätzlich zu den in Anspruch genommenen Leistungsanbietern 6 und 12 Monate nach der stationären Schmerztherapie gefragt. Die Ergebnisse der Nachbefragung zeigten, dass sich die Anzahl an in Anspruch genommenen Leistungsanbietern 6 und 12 Monate nach der Schmerztherapie auf einen Median von 1 verringerte (Hechler et al. 2013). Deutlich weniger Kinder und Jugendliche konsultierten im Anschluss noch ihren Haus- und Kinderarzt sowie Physiotherapeuten und Heilpraktiker. Auch die Anzahl an Konsultationen des Haus- und Kinderarztes, Physiotherapeuten und Heilpraktikers nahm signifikant ab (Ruhe et al. 2013).

■ **Direkte und indirekte Kosten**

Einhergehend mit einer hohen Leistungsinanspruchnahme durch die Schmerzerkrankung entstehen erhebliche direkte und indirekte Kosten. Laut einer britischen Studie von Sleed et al. (2005) verursachen chronische Schmerzen im Kindesalter jährlich indirekte und direkte Kosten in Höhe von etwa 8.000 £ pro Kind (ungefähr 9.300 €). Eine amerikanische Studie berichtet von durchschnittlich rund 1.761 $ (ungefähr 1.300 €) direkte Kosten durch verschiedene ambulante Arztkontakte aufgrund der chronischen Schmerzen des Kindes 3 Monate vor einer Behandlung in einer multidisziplinären Schmerzklinik (Ho et al. 2008). Auch für die betroffenen Familien geht die kindliche Schmerzerkrankung mit einer erheblichen finanziellen Belastung einher (Anderson et al. 2007; Ho et al. 2008; Hunfeld et al. 2001; Saps et al. 2009). In Großbritannien entstehen den Familien die meisten Ausgaben durch medizinische Behandlungen außerhalb der Regelleistungen (61 %), nichtverschreibungspflichtige Medikamente (47 %) und Transport- bzw. Fahrtkosten (42 %; Sleed et al. 2005).

Laut der Befragung am Deutschen Kinderschmerzzentrum sind den meisten Familien (86 %) Ausgaben durch Fahrtkosten entstanden. Diese lagen in den 6 Monaten vor der stationären Schmerztherapie im Median bei 240 €. Knapp zwei Drittel der Eltern (60 %) nannten Arzneimittel als zusätzlichen Ausgabenbereich. Die Kosten betrugen im Median 72,50 €. Etwa 30 Familien (32 %) hatten in den zurückliegenden 6 Monaten Ausgaben für Nachhilfestunden; 25 % der Familien gaben dafür mehr als 532 € in diesem Zeitraum aus. Während der 6 Monate vor der Schmerztherapie lag die geschätzte Höhe der monatlichen finanziellen Belastung aufgrund der Schmerzerkrankung des Kindes im Median bei 100 €. Knapp ein Viertel der Eltern empfand die finanzielle Situation als stark bis sehr stark belastend (Ruhe et al. 2013). 6 und 12 Monate nach einer stationären Schmerztherapie haben sich die direkten Kosten aus Sicht der Familien reduziert. Signifikant weniger Eltern berichteten, dass ihnen Fahrtkosten aufgrund der Schmerzerkrankung ihres Kindes entstanden sind oder sie Ausgaben durch Arzneimittel hatten (Ruhe et al. 2013).

Eltern chronisch schmerzkranker Kinder berichteten darüber hinaus von einer hohen indirekten Belastung aufgrund von Arbeitszeitausfällen und einem hohen zeitlichen Aufwand durch zahlreiche Arztkontakte und therapeutische Maßnahmen (Ho et al. 2008).

Bei der Befragung der Familien am Deutschen Kinderschmerzzentrum gaben 65 % der Eltern an, 6 Monate vor der stationären Therapie aufgrund der Schmerzerkrankung ihres Kindes zeitweise nicht zur Arbeit gehen zu können. Die Eltern fehlten im Median 4 Tage bei der Arbeit. Die Nachbefragung ergab, dass auch die elterlichen Arbeitszeitausfälle nach der Therapie geringer sind (Ruhe et al. 2013).

Die vorgestellten Studienergebnisse verdeutlichen die ausgeprägte Inanspruchnahme von Leistungsanbietern des Gesundheits- und Sozialwesens durch Familien mit Kindern mit chronischen Schmerzen. Damit einhergehend entstehen erhebliche Kosten für die Familien. Für die Zukunft wäre es wünschenswert, angemessene Diagnostik und Therapiestandards einzusetzen, die dazu beitragen, unnötige und teure Maßnahmen zu vermeiden, und zu einer schnellen Entlastung des Kindes und der Familie führen.

24.5 Fazit

Für stark beeinträchtigte chronisch schmerzkranke Kinder und Jugendliche, die diverse ambulante Behandlungsversuche in der primären Versorgung erfolglos durchlaufen haben, empfiehlt sich eine ambulante interdisziplinäre Schmerztherapie, idealerweise an spezialisierten Zentren. Wir haben hier das therapeutische Konzept der Kinderschmerzambulanz des Deutschen Kinderschmerzzentrums sowie erste Daten zur Wirksamkeit dieser spezialisierten Therapie präsentiert mit vielversprechenden Ergebnissen. Für Kinder, die außerdem hohe Schulfehltage, andauernde Schmerzen und eine extreme Beeinträchtigung im Alltag zeigen, ist die intensive Form der interdisziplinären (stationären) Therapie indiziert, die üblicherweise 3–4 Wochen andauert. Neben strukturellen Aspekten und Details zum Therapieablauf haben wir Ergebnisse aus einer randomisiert-kontrollierten Studie zur Wirksamkeit der intensiven interdisziplinären (stationären) Therapie vorgestellt, die eindrückliche Ergebnisse lieferte. Die Betrachtung der ökonomischen Auswirkungen des kindlichen chronischen Schmerzes, z. B. in Form von Arbeitsfehlzeiten der Eltern, rundet das Kapitel ab. Schätzungen ergeben, dass etwa 350.000 betroffene Kinder in Deutschland von schwer beeinträchtigenden chronischen Schmerzen betroffen sind und eine stationäre Therapie benötigen. Die Anzahl der spezialisierten Zentren nimmt deutschlandweit zu, obwohl sie nach wie vor weit hinter der des Erwachsenenbereichs liegt. Angesichts des persönlichen Leids der betroffenen Kinder und ihrer Familien sowie der im Verlauf der Schmerzerkrankung entstehenden gesellschaftlichen Kosten ist es dringend erforderlich, diesen Weg kontinuierlich fortzuführen, sodass eine angemessene Versorgung für die betroffenen Kinder in Deutschland gewährleistet ist.

Literatur

Anderson D, Dumont S, Jacobs P, Azzaria L (2007) The personal costs of caring for a child with a disability: a review of the literature. Public Health Rep 122: 3–16

Arnold B, Brinkschmidt T, Casser HR, Gralow I, Irnich D, Klimczyk K, Müller G, Nagel B, Pfingsten M, Schiltenwolf M, Sittl R, Söllner W (2009) [Multimodal pain therapy: Principles and indications]. Schmerz 23: 112–120

Campo JV, Comer DM, Jansen-McWilliams L, Gardner W, Kelleher KJ (2002) Recurrent pain, emotional distress, and health service use in childhood. J Pediatr 141: 76–83

Claar RL, Kaczynski KJ, Minster A, Donald-Nolan L, LeBel AA (2013) School functioning and chronic tension headaches in adolescents: improvement only after multidisciplinary evaluation. J Child Neurol 28: 719–724

Coffelt TA, Bauer BD, Carroll AE (2013) Inpatient characteristics of the child admitted with chronic pain. Pediatr 132: e422–e429

Deutsches Institut für Medizinische Dokumentation und Information (DIMDI) (2013) OPS Version 2013. ► http://www.dimdi.de/static/de/klassi/ops/kodesuche/onlinefassungen/opshtml2013/block-8-90…8-91.htm. Zugegriffem: 10. Nov. 2014

Dobe M, Hartmann R, Kriszio H, Behlert J, Zernikow B (2012) Bausteine des Schmerztherapieprogramms. In: Dobe M, Zernikow B (Hrsg) Therapie von Schmerzstörungen im Kindes- und Jugendalter. Ein Manual für Psychotherapeuten, Ärzte und Pflegepersonal. Springer, Berlin, Heidelberg, S 75–178

Hechler T, Kosfelder J, Denecke H, Dobe M, Hübner B, Martin A, Menke A, Schroeder S, Marbach S, Zernikow B (2008) Schmerzbezogene Copingstrategien von Kindern und Jugendlichen mit chronischen Schmerzen – Überprüfung einer deutschen Fassung der Paediatric Pain Coping Inventory (PPCI). Schmerz 22: 442–457

Hechler T, Dobe M, Zernikow B (2010a) Commentary: A worldwide call for multimodal inpatient treatment for children and adolescents suffering from chronic pain and pain-related disability. J Pediatr Psychol 35: 138–140

Hechler T, Kosfelder J, Vocks S, Mönninger T, Blankenburg M, Dobe M, Gerlach AL, Denecke H, Zernikow B (2010b) Changes in pain-related coping strategies and their importance for treatment outcome following multimodal inpatient treatment: Does sex matter? J Pain 11: 472–483

Hechler T, Martin A, Blankenburg M, Schroeder S, Kosfelder J, Hölscher L, Denecke H, Zernikow B (2011) Specialized multimodal outpatient treatment for children with chronic pain: Treatment pathways and long-term outcome. Eur J Pain 15: 976–984

Hechler T, Dobe M, Zernikow B (2013) Is it all worthwhile? – Effectiveness of intensive interdisciplinary pain treatment. In: Dobe M, Zernikow B (eds) Practical treatment options for chronic pain in children and adolescents. Springer, Berlin, Heidelberg, S 215–228

Hechler T, Ruhe AK, Schmidt P, Hirsch J, Wager J, Dobe M, et al. (2014) Inpatient-based intensive interdisciplinary pain treatment for highly impaired children with severe chronic pain: randomized controlled trial of efficacy and economic effects. Pain 155:118–128

Hirschfeld G, Hechler T, Dobe M, Wager J, von Lützau P, Blankenburg M, Kosfelder J, Zernikow B (2013) Maintaining lasting improvements: One-year follow-up of children with severe chronic pain undergoing multimodal inpatient treatment. J Pediatr Psychol 38: 224–236

Ho IK, Goldschneider KR, Kashikar-Zuck S, Kotagal U, Tessman C, Jones B (2008) Healthcare utilization and indirect burden among families of pediatric patients with chronic pain. J Musculoskelet Pain 16: 155–164

Hübner B, Hechler T, Dobe M, Damschen U, Kosfelder J, Denecke H, Schroeder S, Zernikow B (2009) Schmerzbezogene Beeinträchtigung bei Jugendlichen mit chronischen Schmerzen – Erste Überprüfung des Pediatric Pain Disability Index (P-PDI). Schmerz 23: 20–32

Hunfeld JAM, Perquin CW, Duivenvoorden HJ, Hazebroek-Kampschreur AA, Passchier J, van Suijlekom-Smit LWA, van der Wouden JC (2001) Chronic pain and its impact on quality of life in adolescents and their families. J Pediatr Psychol 26: 145–153

Peng P, Stinson J, Choiniere M, Dion D, Intrater H, LeFort S, Lynch M, Ong M, Rashiq S, Tkachuk G, Veillette Y; STOP-PAIN Investigators Group (2007) Dedicated multidisciplinary pain management centres for children in Canada: The current status. Can J Anesthesiol 54: 963–968

Ruhe A, Wager J, Schmidt P, Zernikow B (2013) Ökonomische Auswirkungen chronischer Schmerzen im Kindes- und Jugendalter. Selbsteinschätzung der Krankheitskosten für betroffene Familien vor und nach einer stationären interdisziplinären Schmerztherapie. Schmerz 27: 577–587

Saps M, Youssef N, Miranda A, Nurko S, Hyman P, Di Lorenzo C (2009) Multicenter, Randomized, Placebo-Controlled Trial of Amitriptyline in Children With Functional Gastrointestinal Disorders. Gastroenterology 137: 1261–1269

Schroeder S, Hechler T, Denecke H, Müller-Busch M, Martin A, Menke A, Zernikow B (2010) Deutscher Schmerzfragebogen für Kinder, Jugendliche und deren Eltern (DSF-KJ) – Ein multimodaler Fragebogen zur Diagnostik und Therapie chronischer Schmerzen im Kindes- und Jugendalter. Schmerz 24: 23–37

Simons LE, Kaczynski KJ, Conroy C, Logan DE (2012) Fear of pain in the context of intensive pain rehabilitation among children and adolescents with neuropathic pain: associations with treatment response. J Pain 13: 1151–1161

Sleed M, Eccleston C, Beecham J, Knapp M, Jordan A (2005) The economic impact of chronic pain in adolescence: Methodological considerations and a preliminary costs-of-illness study. Pain 119: 183–190

Toliver-Sokol M, Murray CB, Wilson AC, Lewandowski A, Palermo TM (2011) Patterns and predictors of health service utilization in adolescents with pain: Comparison between a community and a clinical pain sample. J Pain 12: 747–755

Wager J, Tietze A-L, Hamann M, Schroeder S, Vocks S, Kosfelder J, Zernikow B, Hechler T (2010) Schmerzempfindung bei Jugendlichen mit chronischen funktionellen Schmerzen: Adaptation und psychometrische Überprüfung der Schmerzempfindungsskala (SES) nach Geissner. Schmerz 24: 236–250

Wager J, Hechler T, Darlington AS, Hirschfeld G, Vocks S, Zernikow B (2013a) Classifying the severity of paediatric chronic pain – an application of the chronic pain grading. Eur J Pain 17: 1393–1402

Wager J, Ruhe A, Hirschfeld G, Wamsler C, Dobe M, Hechler T, Zernikow B (2013b) Influence of parental occupation on access to specialised treatment for paediatric chronic pain: A retrospective study. Schmerz 27: 305–311

Zernikow B, Dobe M, Hirschfeld G, Blankenburg M, Reuther M, Maier C (2012a) Bitte nicht noch mehr verletzen! – Plädoyer gegen eine invasive Schmerztherapie bei Kindern mit komplex regionalem Schmerzsyndrom (CRPS). Schmerz 26: 389–395

Zernikow B, Wager J, Hechler T, Hasan C, Rohr U, Dobe M, Meyer A, Hübner-Möhler B, Wamsler C, Blankenburg M (2012b) Characteristics of highly impaired children with severe chronic pain: A 5-year retrospective study on 2249 pediatric pain patients. BMC Pediatrics 12: 54

Qualitätssicherung in der postoperativen Schmerztherapie: Erfahrungen einer zertifizierten Kinderchirurgie

Brigitte Messerer

B. Zernikow (Hrsg.), *Schmerztherapie bei Kindern, Jugendlichen und jungen Erwachsenen*,
DOI 10.1007/978-3-662-45057-4_25, © Springer-Verlag Berlin Heidelberg 2015

25.1 Einleitung

Studien weisen auf eine erhebliche schmerzthe-rapeutische Unterversorgung von Kindern nach operativen Eingriffen hin, obwohl Leitlinien evi-denzbasierte Empfehlungen aussprechen und das Befolgen der darin enthaltenen Einzelmaßnah-men in wissenschaftlichen Studien zur suffizienten Schmerztherapie führte (Bremerich et al. 2001; Se-gerdahl et al. 2008; Stamer et al. 2005).

Diese Erkenntnisse führten 2007 dazu, dass sich die Kinderchirurgie des Universitätsklinikums Graz am Projekt »Optimierung des Akutschmerz-managements« beteiligte.

▪ Ausgangssituation

Das Univ.-Klinikum für Kinder- und Jugendchir-urgie ist eine eigene Klinik innerhalb des Univer-sitätsklinikums Graz, mit 70 stationären Betten und je 8 Betten auf der Tageschirurgie und der In-tensivstation. Etwa 6.500 Patienten werden an ca. 24.000 Betreuungstagen jährlich behandelt. Pro Jahr werden über 6.000 Narkosen durchgeführt. Die Versorgung ist dabei sehr breit gefächert: All-gemeinchirurgie, Unfallchirurgie, Kinderorthopä-die, Endoskopie, Orthopädie, Plastische Chirurgie, Neurochirurgie, Augen- und Zahnchirurgie.

▪ Projektbeginn

Die Initiative zur Optimierung der Schmerzthera-pie ging von Mitarbeiterinnen und Mitarbeitern des operativen Bereichs des Klinikums aus. Das Projekt »Optimierung des Akutschmerzmanage-ments« wurde dann von der Klinikleitung unter Einbeziehung der Stabsstelle Qualitätsmanage-ment/Risikomanagement veranlasst. Damit war eine zielorientierte Zusammenarbeit aller betei-ligten Berufsgruppen (Anästhesiologie und In-tensivmedizin, Chirurgie, Pädiatrie, Pflege, Phy-sio-, Ergotherapie und Psychologie) möglich. Die 1–2× pro Monat stattfindenden Besprechungen konnten größtenteils in der regulären Arbeitszeit stattfinden.

▪ Kriterien

Während des Projektes wurden die von Aves Donabadian definierten drei Qualitätsdimensio-nen adressiert: Struktur-, Prozess- und Ergebnis-qualität (Donabadian u. Bashshur 2003):

- Die **Strukturqualität** beinhaltet schriftlich festgelegte Voraussetzungen und Rahmenbe-dingungen in einer Abteilung (Was ist in einer Abteilung vorhanden?).
- Die **Prozessqualität** bezieht sich auf die Arbeitsabläufe im klinischen Alltag (Was wird gemacht?)
- Die **Ergebnisqualität** geht auf den Grad der Zielerreichung ein (Wurde das Therapieziel erreicht?).

Kriterien der Struktur- und Prozessqualität wurden mithilfe der Anforderungskriterien nach Certkom e. V. (◘ Tab. 25.1), der Gesellschaft für Qualifizier-te Schmerztherapie, erarbeitet. Certkom begleite-te und unterstützte das Projekt (Maier et al. 2010, 2013).

▪ Festlegung von Verantwortlichkeiten

Es wurden Verantwortlichkeiten, Zuständigkeiten, Rahmenbedingungen und genaue Abläufe konzipiert und schriftlich niedergelegt mit dem Ziel, Schnitt-stellenproblematiken zu minimieren (Saur 2008).

Die Zuständigkeit des Anästhesisten ist die Be-treuung am Operationstag bis zur nächsten kin-derchirurgischen Morgenvisite. Auf der Patienten-dokumentation (»Fieberkurve«) wird primär eine Schmerztherapie festgelegt, die in weiterer Folge vom Kinderchirurgen bei der morgendlichen Sta-tionsvisite individuell angepasst wird.

Ambulante und konservativ stationär behan-delte Patienten werden schmerztherapeutisch von den kinderchirurgischen Kollegen betreut. Tre-ten bei diesen Patienten spezielle Probleme der Schmerztherapie auf, so steht der Anästhesist kon-siliarisch zur Verfügung.

Patienten mit interventionellen Verfahren (z. B. patientenkontrollierte Analgesie, PCA) werden bis zur Beendigung dieser schmerztherapeutischen Verfahren vom Anästhesisten schmerztherapeu-tisch versorgt. Erst nach Beendigung des Verfahrens ist der Kinderchirurg für diese Kinder zuständig.

In den Aufgabenbereich der Pflege fällt sowohl die Erfassung und Dokumentation der Schmerz-intensität als auch eventueller Analgetikaneben-wirkungen, die standardisierte Überwachung von

Tab. 25.1	Anforderungskriterien nach Certkom e. V. 2011		
Strukturkriterien	**Prozesskriterien**	**Ergebniskriterien**	
Multiprofessionelle Arbeitsgruppe Schmerz	Schmerzanamnese bei der Aufnahme	Schmerzintensität	
Regelungen zur quantifizierbaren Schmerzerfassung und Schmerzdokumentation	Information und Beratung der Patienten	Therapieprozess	
Fachübergreifende Verfahrensregelungen zum medikamentöse und nichtmedikamentöse Schmerzmanagement – Schmerzschemata	Messung und Dokumentation des Schmerzverlaufes während des stationären Aufenthalts	Therapieeffekt	
Regelmäßig stattfindende interdisziplinäre Fortbildungsveranstaltungen zum Schmerz	Umsetzung der interprofessionellen Verfahrensregelungen		
Vorliegendes Informationsmaterial sowie Beratung der Patienten			

Patienten und die Gabe/Ausführung der vom Arzt verordneten Schmerztherapie (▶ Kap. 11).

25.2 Schmerzanamnese

Die Schmerzanamnese dient dem Auffinden von Schmerzzuständen, ist die Basis für die Verordnung einer entsprechenden Schmerztherapie und beeinflusst auch maßgeblich die Notwendigkeit einer chirurgischen Intervention. So wird jedes Kind und jeder Jugendliche vom behandelnden Arzt strukturiert nach Schmerzen befragt. Die Angaben werden im Aufnahmebogen dokumentiert:

- Liegen Schmerzen vor?
- Wie stark sind diese? (Schmerzwert ermittelt durch KUSS, FLACC – Revised oder Faces Pain Scale – Revised; Einzelheiten in ▶ Kap. 6 und im ▶ Anhang)
- Seit wann bestehen sie?
- Wo sind sie lokalisiert?
- Welcher Schmerzcharakter liegt vor?
- Welche Schmerztherapie wurde bisher durchgeführt?

25.3 Patienteninformation/ Aufklärung

Das perioperative Schmerzmanagement beginnt bereits vor einer potenziell schmerzhaften Intervention mit einer altersgerechten Information über die geplanten Maßnahmen der Schmerztherapie, deren spezielle Risiken und mögliche Komplikationen, Erfolgsaussichten, Vor- und Nachteile und Behandlungsalternativen. Ziel ist es, vorhandene Ängste und Vorurteile abzubauen und das Wissen der Patienten/Eltern über den zu erwartenden Schmerzverlauf nach einem Eingriff sowie die Möglichkeit der Einflussnahme zu verbessern (Fortier et al. 2009; Sjöling et al. 2003). Unterstützend wurde vom Projektteam ein Folder zur Behandelbarkeit von postoperativen Schmerzen erstellt (◻ Abb. 25.1).

25.4 Schmerzmessung

Im Rahmen des Zertifizierungsprozesses wurde die Schmerzmessung anhand standardisierter Schmerzmessskalen bei allen stationären Patienten eingeführt.

Wichtige Aspekte bei der Auswahl eines geeigneten Instruments waren sowohl das Alter, die kognitive Entwicklung von Kindern als auch die Gültigkeit, die Metrik, Praktibilität sowie Akzeptanz des Tools im täglichen Einsatz (von Baeyer u. Spagrud 2007; von Baeyer 2006; ▶ Kap. 6). Um einheitliche Beurteilungskriterien zu erreichen, war es entscheidend, dass innerhalb unserer Institution dieselben Instrumente zur Anwendung kommen, um auf deren Basis Interventionsgrenzen und Therapieschemata zu erstellen (Messerer et al. 2011a). Wir haben uns für folgende Skalen entschieden:

25

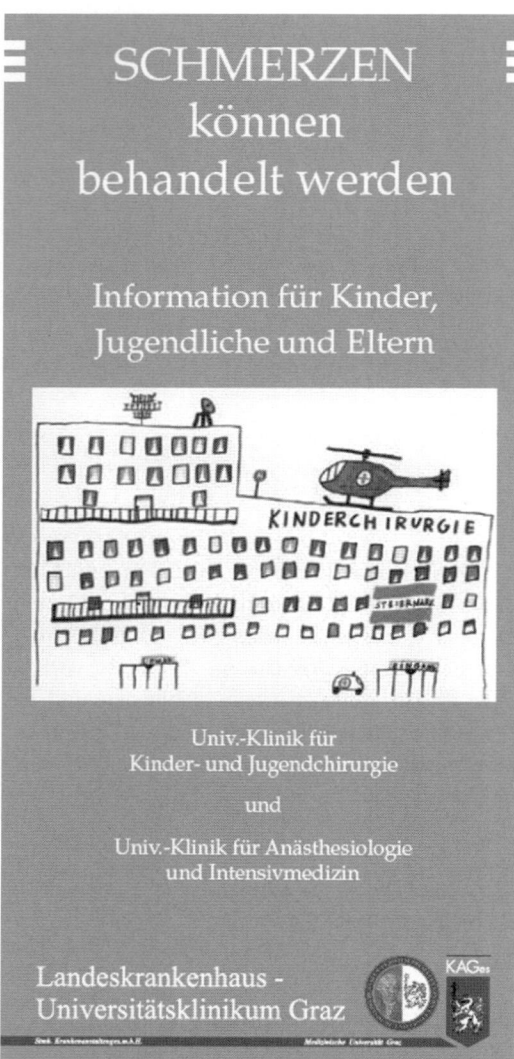

◻ Abb. 25.1 Informationsfolder zur Behandelbarkeit von Schmerzen: Eine ideale Informationsübermittlung ist das Überreichen eines Folders an die Patienten bzw. Eltern. Basierend auf diese geschriebene Information erfolgt die weiterführende mündliche Aufklärung der einzelnen Fachdisziplinen oder Berufsgruppen über den Schmerzverlauf, die Therapiemöglichkeiten und die Möglichkeiten der Schmerzerfassung. (Mit freundlicher Genehmigung der Univ.-Klinik für Kinder- und Jugendchirurgie und Univ.-Klinik für Anästhesiologie und Chirurgie)

- **Kindliche Unbehagen- und Schmerzskala – KUSS**

Für Neugeborene, Säuglinge und Kleinkinder kommt eine Fremdbeurteilungsskala zum Einsatz. Im Rahmen der PCA-Therapie wurde zur Schmerzerfassung auf unseren Stationen die KUSS (Büttner et al. 1998; ► Anhang) bereits verwendet. Da diese Skala eine hohe Spezifität, Reliabilität und Validität besitzt und die Pflege in der Handhabung bereits vertraut war, wurde festgelegt, diese Skala zur Schmerzerhebung für Kinder bis zum Ende des 4. Lebensjahres generell einzusetzen. Die KUSS ist in der Anwendung zeitsparend und hat einen definierten Cut-off-Wert von 4 Punkten, ab dem eine Intervention erforderlich ist.

- **Gesichterskala nach Hicks (Faces Pain Scale – Revised)**

Ab dem 4.–6. Lebensjahr ist eine Selbstbeurteilung von Schmerzen möglich (Zernikow et al. 2003). Wir haben uns für die Gesichterskala nach Hicks entschieden (Hicks et al. 2001; ► Anhang). Diese Skala ist validiert und verfügt zur korrekten Handhabung über eine genaue Anleitung, die in 47 Sprachen zur Verfügung steht. Das erleichtert die Schmerzerfassung bei Kindern mit Migrationsbiografie (► Kap. 6). Die Faces Pain Scale – Revised kommt am pädiatrischen Zentrum bei allen Patienten zum Einsatz, bei denen eine Selbstbeurteilung von Schmerz möglich ist.

- **FLACC – Revised (Face, Leg, Activity, Cry, Consolability – Revised)**

Dieses Tool hat sich zur Beurteilung postoperativer Schmerzen bei kognitiv beeinträchtigten Kindern und Jugendlichen im klinischen Alltag bewährt (Malviya et al. 2006; ► Anhang). Neben der Bewertung von Gesichtsausdruck, Beinen, Aktivität, Weinen und der Möglichkeit des Tröstens bzw. Beruhigens wurden auch die häufigsten individuellen Schmerzindikatoren kognitiv beeinträchtigter Kinder in die Skala mit aufgenommen (z. B. verbaler Gefühlsausbruch, Zittern, erhöhter Muskeltonus, verändertes Atemverhalten). Zusätzlich besteht die Möglichkeit noch nicht angeführte Verhaltensmuster in den entsprechenden Kategorien durch Befragung der Eltern beziehungsweise Betreuer festzuhalten.

25.4.1 Regelung der Schmerzmessung

Die erste Schmerzerhebung erfolgt bei Aufnahme des Kindes, weitere dann routinemäßig 3× täglich bis zur Entlassung. Es wird dabei der Ruheschmerz und (sobald kognitiv möglich) der Belastungsschmerz bestimmt. Sollte ein Kind zum Erhebungszeitpunkt schlafen, so wird dieses für die Messung nicht aufgeweckt. Eine Schmerzmessung erfolgt zusätzlich bei Schmerzäußerung und 30 bis spätestens 60 min nach einer schmerztherapeutischen Intervention (z. B. Analgetikagabe) zur Überprüfung der Therapieeffektivität (Messerer et al. 2011b). Kinder, Jugendliche und Eltern werden bei der stationären Aufnahme über Schmerzmessung genau aufgeklärt. Ausdrücklich wird darauf hingewiesen, dass auftretende Schmerzen oder Befindlichkeitsbeeinträchtigungen sofort mitzuteilen sind, um eine rasche Behandlung zu gewährleisten.

25.4.2 Regelungen der Dokumentation

Eigene Schmerzdokumentationsblätter werden im Klinikalltag meist nicht herangezogen oder »übersehen«, sodass wir die bestehende »Fieberkurve« umstrukturiert haben (Messerer et al. 2010a, 2011a).

25.5 Interventionsgrenze

Eine numerische Interventionsgrenze erweckt den Eindruck, unflexibel zu sein. Der Vorteil liegt jedoch in der Möglichkeit, einfache, klar strukturierte und rasch umsetzbare Therapieregime zu entwickeln. Dies ermöglicht der Pflege, eigenständig das vom Arzt verordnete Bedarfsanalgetikum zu applizieren (▶ Kap. 11). So wurde an unserer Klinik ein Wert von ≥ 4 festgelegt, der sich aus dem validierten Cut-off-Wert der KUSS und aus den geraden Zahlen der Faces Pain Scale – Revised ergibt. Wird dieser Wert erreicht oder überschritten, so ist eine Intervention durchzuführen.

25.6 Medikamentöse Schmerztherapie

Die intravenöse, rektale, orale und alternativ auch sublinguale und nasale Gabe von Medikamenten ist für Kinder geeignet. Keinesfalls sollten Kinder durch die Gabe eines Schmerzmittels selbst Schmerz zugefügt werden. Intramuskuläre oder subkutane Applikationen sind obsolet (Hünseler et al. 2009). Zu bedenken ist auch, dass viele Schulkinder und Jugendliche keine Zäpfchen mögen, die oft für »Windelkinder« die geeignete Darreichungsform sind.

Die Dosisberechnung erfolgt auf einer Menge pro Kilogramm Körpergewicht (kg KG), wobei bei adipösen Kindern das Idealgewicht zugrunde gelegt wird.

Bei der Verordnung ist das Analgetikum, die Dosis, die Applikationsform und das Intervall bzw. die Häufigkeit der Gabe anzugeben.

Nach Operationen und im Rahmen einer postoperativen Schmerztherapie können therapieassoziierte Nebenwirkungen wie Übelkeit, Erbrechen, starke Müdigkeit oder O_2-Sättigungsabfälle, auftreten. Um diese frühzeitig in Zusammenhang mit einer eingeleiteten Therapie zu bringen, ist die Schulung aller Mitarbeiter von entscheidender Bedeutung. Schriftliche Verfahrensanleitungen zur Behandlung von Nebenwirkungen (Obstipation, Erbrechen, O_2-Sättigungsabfall) wurden zur Prozessoptimierung erstellt und liegen online als auch schriftlich auf jeder Station vor.

Die Beschränkung auf wenige Analgetika, die in kindergerechter Applikationsform vorliegen, hat sich bewährt (◘ Abb. 25.2; Rakow et al. 2007). Welche Analgetika eingesetzt werden, richtet sich nach dem Alter des Kindes und nach der Schmerzart. Wir unterscheiden zwischen dem Knochen- bzw. Entzündungsschmerz, dem Weichteil- bzw. Eingeweideschmerz und der Commotio cerebri. Ferner werden zwei Patientengruppen berücksichtigt: Kinder bis zum Ende des 6. Lebensmonat und Kinder über dem 6. Lebensmonat (◘ Abb. 25.3).

In der Akutphase wird immer ein Nichtopioid als Basisschmerztherapie fix verordnet. An unserer Abteilung wird je nach Schmerzart gewichtsadaptiert ein nichtsteroidales Antirheumatikum

25

Basisanalgesie, festes Zeitschema: »FIXE Analgetika« Der Abstand zwischen den Enizelgaben sollte mindestens 4 Stunden betragen!

Wirkstoff/ Handelsname	Dosierung/Applikationsweg	Intervall	Max. TD	Anmerkung
NSAR: – Therapiedauer beachten: 3.–6. LMo.: 3 Tage > 6. LMo.: 5 Tage – Nur ein Präparat dieser Gruppe verordnen! – Entzündungshemmend, gut analgetisch, abschwellend, antipyretisch – Kontraindikationen: bekannte Gerinnungsstörung, bekannte Allergie, Dehydrierung → auf Hydrierung achten, eingeschränkte Nierenfunktion – Thrombozytenaggregationshemmung – Ulkusprophylaxe: bei Anwendung > 5 Tage, bei positiver Anamnese, bei Auftreten von GIT-Schmerz Ulcogant: 1,25ml/10kg KG 2x/d	**Nureflex® (Ibuprofen)** – Saft (20 mg/ml) – 60 mg Supp./125 mg Supp. **Nurofen® 200 mg** **Dolgit® 400/600 mg** – Oral/rektal	10 mg/kg KG 3x/d	30 mg/kg KG	≥ 3. LMo.
	Voltaren® (Diclofenac) – 25 mg Filmtabl./50 mg Dispers. – 50 mg Supp. **Diclofenac®** – 50 mg Filmtabl. – 100 mg ret. Filmtabl. – Oral/rektal	1mg/kg KG 2x/d	3 mg/kg KG	≥ 14. Lj. (< 14 Jahre off label)
	(Diclofenac+ Orphenadrin) **Neodolpasse®** – Kurzinfusion über 30 min	3 ml/kg KG 2x/d	6 (ml/kg KG)	> 14. Lj. (< 14 Jahre off label)
Metamizol – Vor allem bei viszeralen, krampf-und kolikartigen Schmerzen – Kontraindikationen: Pyrazolallergie, Knochenmarkfunktionsstörung, allergische Diathese	**Novalgin®** – Tropfen; 1gtt= 25mg – Ampullen: 1g/ 2ml – 500 mg Filmtabl. – Oral – Kurzinfusion > 10 min: Gefahr des RR↓ – Dauertropf: 2,5mg/kg KG/h	10 mg/kgKG 4–6x/d	60 mg/kg KG	> 4. LMo. bzw. > 5 kg KG
Paracetamol – Keine routinemäßige Anwendung bei > 3.LMo.	**Ben-u-ron®75 mg Supp.** **Mexalen®** – 125/250 mg Supp. – 500 mg Tabl.			s. Tabelle Akute med. Schmerztherapie < 6. LMo.

Zusätzlich bei Bedarf: Opioide: Die Berechnung erfolgt nach dem IDEALGWICHT!

(Wirkstoff) Handelsname	Dosierung/Applikationsweg	Intervall	Max. TD	Anmerkung
– Zur Dosiseinsparung + Nichtopioid verordnen – Pulsoxymetrie bei i. v. Gabe: > bis Ende des 24. LMo. > auf ausdrückliche ärztliche Anordnung > + Psychopharmaka/Benzodiazepine/Schlafmittel – Keine Kombination von Opioiden – Nebenwirkungen: Übelkeit, Erbrechen, Benommenheit, Pruritus, Atemdepression – **Antidot: Naloxon Narcanti®:** 1A = 0,4 mg: auf 10 ml NaCl → 0,04 mg/ml 1–10 µg/kg KG i. v. titrieren	**(Tramadol)** **Tramadol®** – Tropfen; 1gtt= 2,5 mg – Ampullen 100mg/ 2ml – Oral/rektal – Kurzinfusion über 30 min	1 mg/kgKG: 3–4 h	6 mg/kg KG Max. 400 mg	Bei **mittelstarken Schmerzen** > 1Lj (<1Lj off label)
	(Piritramid) **Dipidolor®** – Ampullen: 15 mg/2 ml: 1 Teilstrich = 0,1 ml = 0,75mg 10 Teilstriche = 1 ml = 7,5 mg – Nur i. v. Gabe	0,05–0,1 mg/kgKG: 4–6 h	Max. Einzelgabe 7,5 mg	Bei **mittelstarken Schmerzen** > 1 Lj (< 1Lj off label, nicht < 6.LMo.)

Butylscopolamin:

Handelsname	Dosierung		Intervall	Max. TD	Anmerkung
Buscopan® – Bei intermittierenden kolikartigen Schmerzen – Tonusreduktion der glatten Muskulatur des GIT-und des Harntraktes – Kontraindikation: Ileus	Supp. à 10 mg	< 15 kg KG ½ Supp. > 15 kg KG 1 Supp.	6–8 h	3x/d	> 1. LMo.
	Amp. à 20 mg	Sgl. KK, SK 0,3–0,6 mg/kg Jugendl.| > 12 Lj. 1–2 Amp.		1,5 mg/kg KG 100 mg	

☐ **Abb. 25.2** Medikamentöses Therapieschema an der Univ.-Klinik für Kinder- und Jugendchirurgie Graz. 1A = 1 Ampulle

Bis zum Ende des 6. LMo. – korrigiertes Lebensalter

	Basisschmerztherapie = Fixes Analgetikum		Bedarfsmedikament	
	< 3. LMo.	> 3. LMo.	< 3. LMo.	> 3. LMo.
Knochenschmerz/ Entzündungsschmerz	Paracetamol: Ben-u-ron® 75 mg Supp. Für 2 Tage; bei längerer Gabe: Dosisreduktion oder Intervallverlängerung	Ibuprofen Für maximal 3 Tage	Nalbuphin 0,05 mg/kg KG	Nalbuphin 0,05–0,1 mg/kg KG
Bauchschmerz/ Weichteilschmerz	Metamizol	Ibuprofen	Tramadol	
Commotio	Ibuprofen		> 4. LMo. bzw. 5 kg KG Metamizol	

Paracetamol Dosistabelle:

Alter	KG	Dosis/Tag
< 3 LMo.	3–4 kg	2 Zäpfchen/d
< 3 LMo.	4–5 kg	3 Zäpfchen/d
> 3 LMo.	4 kg	3 Zäpfchen/d

Bedarfsmedikament (Nalbuphin): Alle 4 Stunden möglich, Monitoring: Pulsoximetrie

Tramadol:
- Bei fehlendem i. v. Zugang → oral
- Monitoring bei i. v. Gabe: Pulsoximetrie

> 6. LMo. – korrigiertes Lebensalter

	Basisschmerztherapie = Fixes Analgetikum	Bedarfsmedikament
Knochenschmerz/ Entzündungsschmerz	NSAR	Piritramid
	Bei Kontraindikation von NSAR: Metamizol als Kurzinfusion	
Bauchschmerz/ Weichteilschmerz	Metamizol	Tramadol
Commotio	NSAR	Metamizol

NSAR:
Für maximal 5 Tage!!
!!Präparat hängt vom Alter des Kindes ab!!
- Ibuprofen oder Diclofenac
- Neodolpasse®: ab 14. Lj. (darunter off label)
Insgesamt 3 Gaben (bei spez. Indikation z.B. CP auch länger), dann p. o.

Metamizol:
- Als Kurzinfusion oder Dauertropf in der Akutphase, dann so rasch wie möglich auf oral umstellen
- Oral: bei fehlendem i. v. Zugang

Tramadol:
Wenn Schmerzwert weiter > 4: Tramadol ersetzen durch Piritramid
Butylscopolamin: bei intermittierenden kolikartigen Schmerzen
Kontraindikation = Ileus!

Metamizol (Commotio):
- In der Akutphase i. v., dann so rasch wie möglich auf oral umstellen
- Oral bei fehlendem i. v. Zugang

Spätestens ab dem 5. postop. Tag: nur noch Bedarfsmedikation:
- Metamizol p. o.
- Tramadol p. o.

Abb. 25.3 Therapieschema nach Schmerzart an der Univ.-Klinik für Kinder- und Jugendchirurgie. LMo. = Lebensmonat. CP = Cerebralparese

25

(NSAR; Ibuprofen ab dem 3. Lebensmonat, Diclofenac ab 25 kg KG), Metamizol (ab dem 4. Lebensmonat) und bei Kindern bis zum 3. Lebensmonat oder bei einer vorliegenden Kontraindikation für NSAR bzw. Metamizol Paracetamol verabreicht.

Zusätzlich wird immer ein Bedarfsanalgetikum auf der Patientenkurve festgehalten, das die Pflege eigenständig ab dem definierten Cut-off-Schmerzwert von ≥ 4 appliziert. Meist ist dies ein Opioid (Nalbuphin, Tramadol, Piritramid), beim Vorliegen einer Commotio cerebri Metamizol. Da das Ziel eine schnelle Schmerzlinderung ist, werden Bedarfsmedikamente in der akuten Phase parenteral appliziert.

Eine pulsoximetrische Überwachung ist für Kinder bis zum Ende des 24. Lebensmonats für die Dauer einer Opioidapplikation bis 1 h nach der Gabe zu fordern. Ein Monitoring erfolgt auch, wenn gleichzeitig sedierende Medikamente (Antihistaminika, Benzodiazepine, Antikonvulsiva, Schlafmittel, Psychopharmaka) gegeben werden, bei vorliegenden kardialen, respiratorischen, hämatologischen und neurologischen Begleiterkrankungen, bei einem reduzierten Allgemeinzustand und bei »Sorge« des Arztes.

Dauern Schmerzen voraussichtlich über 24 h an, so wird auch bei Kindern eine PCA durchgeführt (Grass 2005). Bereits präoperativ wird das Verfahren mit den Eltern und dem Kind besprochen und die Handhabung der Pumpe erklärt. Über eine elektronisch kontrollierte Infusionspumpe wird primär eine basale Rate und zusätzlich kleine Analgetikamengen als Bolus programmiert. Altersabhängig erfolgt dabei die Betätigung des Bolusknopfes durch die Eltern, das Pflegepersonal oder durch das Kind selbst. Ein Sperrintervall und ein festgelegtes 4-Stunden-Maximum machen das Verfahren sehr sicher. So rasch wie möglich wird im weiteren Verlauf die kontinuierliche Gabe reduziert bis hin zur alleinigen Bolusgabe des Analgetikums bei unverändertem 4-Stunden-Maximum und Sperrintervall. Eine unbedingte Voraussetzung für die Durchführung sind standardisierte Dosierungstabellen, Überwachungs- und Dokumentationsprotokolle, ein geschultes, kooperatives Stationspersonal und ein Akutschmerzdienst oder Verantwortlicher mit Erreichbarkeit rund um die Uhr. Regelmäßige Visiten zur exakten Anpassung an die jeweiligen Bedürfnisse sind weitere wichtige Kriterien.

25.7   Regionalanästhesie

Regionalanästhesie sollte in allen Altersgruppen, wenn immer diese möglich erscheint, eingesetzt werden (Lönnqvist u. Morton 2005). Die einfachste Form ist die Anwendung topischer Analgetika, das EMLA-Pflaster (▶ Kap. 17). Regelmäßig von uns durchgeführt werden Infiltration und Instillation von Lokalanästhetika, der Peniswurzelblock, Bauchwandblockaden, periphere Leitungsblockaden und rückenmarksnahe Regionalanästhesieverfahren (▶ Kap. 8). Sind starke Schmerzen über den Operationstag hinaus zu erwarten, so wird in Abhängigkeit vom Eingriff – epidural bzw. peripher – ein Katheter eingelegt und postoperativ als PCA genutzt.

25.8   Nichtmedikamentöse Maßnahmen

Viele nichtmedikamentöse Maßnahmen sind in das multimodale postoperative Schmerztherapiekonzept integriert. Dies sind v. a. folgende:

- Altersgerechte Aufklärung
- Ablenkungsstrategien, positive Suggestion und die Anwesenheit eines Elternteils
- Reduktion der Flüssigkeits- und Nahrungskarenz auf ein Minimum
- Bei Früh- und Neugeborenen: Facilitated Tucking, nichtnutritives Saugen, Stillen, multisensorische Stimulation und Kängurupflege
- Vermeiden von zu engen Verbänden, Bandagen und Gipsverbänden
- Anwendung von speziellen Lagerungen, Thermo-, Elektro- und Physiotherapie, TENS, Entspannungstechniken und Akupunktur (▶ Kap. 9 bis 12)

25.9 Vorgehen bei der Entlassung

Der das Kind nach der Operation entlassende Arzt hat dafür Sorge zu tragen, dass die notwendige Schmerzmittelversorgung zu Hause gesichert ist!

Im Entlassungsbericht werden die Intensität von eventuell noch vorliegenden Schmerzen als auch die Schmerzmedikation mit genauer Dosierung, Häufigkeit der möglichen Einnahme und einem Zeitlimit, wie lange das Schmerzmittel maximal eingenommen werden darf, angeführt. Der Patient/die Eltern erhalten genaue Anweisungen über eine noch erforderliche Schmerzmedikation und werden darauf hingewiesen, dass bei weiterhin bestehenden Schmerzen eine Wiedervorstellung an der Klinik oder beim Haus-/Kinderarzt zu erfolgen hat.

25.10 Umsetzung

Ein abteilungsübergreifendes Schmerzkonzept ist nur dann erfolgreich, wenn es ein Anliegen aller Mitarbeiter ist und alle bereit sind, sich aktiv einzubringen und mitzuarbeiten.

Unser Schmerzmanagementkonzept wurde in Informationsveranstaltungen allen an der Schmerztherapie beteiligten Berufsgruppen vorgestellt und schließlich auf vier Bettenstationen umgesetzt. Ansprechpartner für auftretende Probleme waren die Mitglieder des Projektteams als auch speziell zu Schmerzmediatoren ausgebildete Mitarbeiter der Pflege.

Zu den Themen Verantwortlichkeiten, Schmerzmessung, Schmerzdokumentation, patientenkontrollierte Schmerztherapie, systemische Schmerztherapie, regionale Schmerztherapie und nichtmedikamentöse Maßnahmen wurden Arbeitsanweisungen erstellt, die in schriftlicher Form auf jeder Station vorliegen und für alle Mitarbeiter online abrufbar sind.

Als Hilfestellung wurden die Therapieschemata in laminierter Kitteltaschenform verteilt.

25.11 Ergebnisorientierte Schmerztherapie

Ob man durch Implementierung aller Maßnahmen tatsächlich eine Verbesserung der Akutschmerztherapie erreicht hat, lässt sich nur durch eine standardisierte Erhebung und Analyse von Daten zur Therapiequalität erzielen (Meissner et al. 2008). Für Erwachsene steht dafür schon seit Jahren das QUIPS-Register (Qualitätsverbesserung der postoperativen Schmerztherapie) zur Verfügung, das von deutschen und österreichischen Fachgesellschaften und Berufsverbänden der Anästhesie und Chirurgie unterstützt wird.

Wir konnten in Kooperation mit der anästhesiologischen Abteilung der Universität Jena den QUIPS kindgerecht zum QUIPSInfant (Qualitätsverbesserung der postoperativen Schmerztherapie bei Kindern) adaptieren und etablieren (▶ http://www.quips-projekt.de/de/quipsinfant; Messerer et al. 2010b).

Das QUIPSInfant besteht aus drei Erhebungsbögen:

1. **Demografie:** Es werden Alter, Geschlecht, ASA-Klassifikation als auch die Art des operativen Eingriffs und die betreuende Station erhoben.
2. **Prozessparameter:** Zu diesen zählen Prämedikation, Art der Narkose, intraoperative Schmerztherapie sowie die Schmerztherapie im Aufwachraum und der Station.
3. **Kennbogen:** Hier werden aus Patienten- bzw. Elternsicht Schmerzintensität in Ruhe und bei Belastung sowie die maximale Schmerzstärke, die Aufklärungsqualität, die Qualität der Schmerztherapie, Befindlichkeitsbeeinträchtigungen und körperliche Beschwerden nach den kinderchirurgischen Interventionen erfasst.

Alle Daten werden anonymisiert analysiert und an die am QUIPSInfant-Projekt beteiligten Kliniken inklusive der Möglichkeit eines automatischen Benchmarking rückgemeldet. So ist eine kontinuierliche Verlaufsbeobachtung und damit

Überprüfung der eigenen Schmerztherapie und ein Vergleich mit anderen Kliniken durchführbar. Für die ergebnisorientierte Zertifizierung der Akutschmerztherapie von Kindern steht der Kennbogen der Certkom e. V. zur Verfügung. Dieser basiert auf dem QUIPSInfant. Einige, für eine genauere Überprüfung erforderliche Fragen, wurden hinzugefügt. Der Einsatz erfolgte 2009 erstmals in Graz.

25.12 Externe Evaluierung und Zertifizierung

Grundlage dafür, dass ein Schmerzmanagement als »Qualifizierte Schmerztherapie« ausgezeichnet wird, ist der Nachweis einer hohen Struktur-, Prozess- und Ergebnisqualität. Alle Verfahrensregelungen wurden an Certkom e. V. gesendet und dort von ausgewiesenen Experten und auf das Ausmaß der Erfüllung der Anforderungskriterien (◘ Tab. 25.1) geprüft. Zur Einschätzung der ergebnisorientierten Schmerzqualität wurde eine anonymisiert eingerichtete Mitarbeiter- und Patientenbefragung durchgeführt, von Certkom e. V. ausgewertet und als Ergebnisbericht rückgemeldet. Dieser wurde der Zertifizierungsgesellschaft Paincert vorgelegt, die dann durch speziell ausgebildete Visitoren (spezielle Schmerztherapeuten, Pflegewissenschaftler und Pain Nurses), die Umsetzung in der Klinik überprüften (Donabadian u. Bashshur 2003; Ecoffey 2012). Dieses externe Audit stellt eine objektive Ist-Analyse dar.

Nach einem fast 2 Jahre dauernden Prozess (Erstellung und Umsetzung) wurde das Schmerzkonzept nach den Kriterien der Struktur-, Prozessqualität und für Kinder erstmals weltweit nach der Ergebnisqualität im Dezember 2009 von der Certkom/Paincert mit dem Zertifikat »Qualifizierte Schmerztherapie« ausgezeichnet. Im Juli 2013 erfolgte die Rezertifizierung.

25.13 Fazit

Das Wort »Zertifizierung« ist ein extrem negativ behaftetes Wort. Es wird als lästig wahrgenommene Pflicht, als erheblicher und unnötiger Mehraufwand verstanden und kaum als Prozess, der die Qualität der eigenen Arbeit verbessert.

Widerstände mussten v. a. von ärztlicher Seite überwunden werden, denn die schriftlich festgelegten Verantwortlichkeiten, Arbeitsanweisungen und Therapieschemata wurden primär als Angriff auf die ärztliche therapeutische Kompetenz gesehen. Viel Überzeugungsarbeit war erforderlich, aber auch das Wissen, dass die Umsetzung erst knapp vor dem externen Audit wirklich funktioniert. In diesem Sinne ist das externe Audit ein sehr mächtiges Tool bei der Umsetzung des Change-Managements.

Eine weitere ständige Herausforderung stellt das Training neuer Mitarbeiter dar. Wir begegnen dieser mit regelmäßigen Schulungen, Unterweisungen, wo Informationen vorliegen, und möglichst vielen qualifizierten Ansprechpartnern (Schmerzmediatoren, Anästhesisten, Mitglieder der Projektgruppe).

Wir wissen heute um die Wichtigkeit bestimmter Strukturen und Prozesse für ein funktionierendes Schmerzmanagement. Die Schmerztherapie basiert primär auf Patientenrückmeldungen, nicht auf Vermutungen oder Einschätzung ohne Hilfsmittel durch das ärztliche Personal.

Konsequenzen für die Praxis

- Schmerztherapie ist eine interdisziplinäre Aufgabe.
- Verantwortlichkeiten müssen schriftlich festgelegt werden.
- Die Aufklärung der Kinder und Eltern ist ein heikler Punkt.
- Schriftliches Informationsmaterial muss aufgelegt werden.
- Standardisierte Erfassung und Dokumentation der Schmerzintensität/von Nebenwirkungen/Begleiterscheinungen basieren auf schriftlichen Standards.
- Beschränkung auf wenige Analgetika ist sinnvoll und nötig.
- Erst die Festlegung von Interventionsgrenzen ermöglicht eine patientenorientierte Schmerztherapie.
- Therapieschemata (medikamentöse und nichtmedikamentöse) müssen möglichst einfach sein.
- In der Akutphase wird eine fixe Medikation als Basisanalgesie plus eine Bedarfsmedikation mit dem Ziel einer raschen

Schmerzlinderung verordnet. Letztere wird ab einer Interventionsgrenze ≥ 4 durch die Pflege appliziert.

- Regionalanästhesie anwenden, wann immer möglich.
- Schulung aller am Patienten aktiven und neuen Mitarbeiter.
- Erstellung eines Manuals als Sammlung aller schriftlichen Vereinbarungen, Schemata und Standards.
- Die Erfassung der Ergebnisqualität ist auch in der pädiatrischen Schmerztherapie ein entscheidender Qualitätsindikator.

Literatur

Bremerich DH, Neidhart G, Roth B, Kessler P, Behne M (2001) Postoperative Schmerztherapie im Kindesalter - Ergebnisse einer repräsentativen Umfrage in Deutschland. Anaesthesist 50: 102–112

Büttner W, Finke W, Hillecke M, Reckerts S, Vsianka L, Brambrink A (1998) Entwicklung eines Fremdbeobachtungsbogens zur Beurteilung des postoperativen Schmerzes bei Säuglingen. Anasthesiol Intensivmed Notfallmed Schmerzther 33: 353–361

Donabadian A, Bashshur R (2003) An Introduction to Quality assurance in Health Care, Oxford University Press

Ecoffey C (2012) Safety in pediatric regional anesthesia. Paediatr Anaesth 22: 25–30

Fortier MA, Chorney JM, Rony RYZ, Perret-Karimi D, Rinehart JB, Camilon FS, Kain ZN (2009) Children's desire for perioperative information. Anesth Analg 109: 1085–1090

Grass JA (2005) Patient-controlled analgesia. Anesthes Analg 101: S44–S61

Hicks CL, von Baeyer CL, Spafford PA, van Korlaar I, Goodenough B (2001) The Faces Pain Scale – Revised: Toward a common metric in pediatric pain measurement. Pain 93: 173–183

Hünseler C, Roth B, Michel E, Dubbel G, Zernikow B (2009) Klinisch-pharmakologische Grundlagen der Schmerztherapie. In: Zernikow B, (Hrsg.) Schmerztherapie bei Kindern, Jugendlichen und jungen Erwachsenen. 4. Aufl. Springer, Heidelberg, S. 75–130

Lönnqvist PA, Morton NS (2005) Postoperative analgesia in infants and children. Br J Anaesth 95: 59–68

Maier C, Baron R, Tölle TR, Binder A, Birbaumer N, Birklein F, Gierthmühlen J, Flor H, Geber C, Huge V, Krumova EK, Landwehrmeyer GB, Magerl W, Maihöfner C, Richter H, Rolke R, Scherens A, Schwarz A, Sommer C, Tronnier V, Uçeyler N, Valet M, Wasner G, Treede RD (2010) Quantitative Sensory Testing in the German Research Network on Neuropathic Pain (DFNS): Somatosensory abnormalities in 1236 patients with different neuropathic pain syndromes. Pain 150: 439–450

Maier C, Nestler N, Hansel N, Hardinghaus W, Nauck F, Osterbrink J, Pogatzki-Zahn E (2013) Zertifizierung für Qualifizierte Schmerztherapie - Nachhaltige Verbesserung der Versorgungsrealität in deutschen Krankenhäusern. Klinikarzt 42: 80–87

Malviya S, Voepel-Lewis T, Burke C, Merkel S, Tait AR (2006) The revised FLACC observational pain tool: improved reliability and validity for pain assessment in children with cognitive impairment. Paediatr Anaesth 16: 258–265

Meissner W, Meschwa S, Rothaus J, Zwacka S, Goettermann A, Ulrich K, Schleppers A (2008) Qualitätsverbesserung der postoperativen Schmerztherapie. Ergebnisse des QUIPS-Projekts. Dtsch Arztebl 105: 865–870

Messerer B, Gutmann A, Weinberg A, Sandner-Kiesling A (2010a) Implementation of a standardized pain management in a pediatric surgery unit. Pediatr Surg Int 26: 879–889

Messerer B, Weinberg AM, Sandner-Kiesling A, Gutmann A, Mescha S, Meissner W (2010b) QUIPSI - Qualitätsverbesserung der postoperativen Schmerztherapie bei Kindern. Anästhesiol Intensivmed Notfallmed Schmerzther 45: 592–594

Messerer B, Gutmann A, Vittinghoff M, Weinberg AM, Meissner W (2011a) Postoperative Schmerzmessung bei speziellen Patientengruppen. Teil I: Das kognitiv unbeeinträchtigte Kind. Schmerz 25: 245–255

Messerer B, Gutmann A, Vittinghoff M, Weinberg AM, Meissner W (2011b) Postoperative Schmerzmessung bei speziellen Patientengruppen. Teil II: Das kognitiv beeinträchtigte Kind. Schmerz 25: 256–265

Rakow H, Finke W, Mutze K, Reich A, Reinhold P, Strauß JM (2007) Handlungsempfehlung zur perioperativen Schmerztherapie bei Kindern. Vom Wissenschaftlichen Arbeitskreis Kinderanästhesie der Deutschen Gesellschaft für Anästhesiologie und Intensivmedizin (DGAI). Anasthesiol Intensivmed Notfallmed Schmerzther 48: 99–103

Saur P, Junker U, Gaus P, Haeske-Seeberg H, Blöchle C, Neugebauer E (2008) Implementierung eines standardisierten perioperativen Schmerzmanagementkonzepts in drei Krankenhäusern eines Klinikverbundes. Schmerz 22: 34–42

Segerdahl M, Warrén-Stomberg M, Rawal N, Brattwall M, Jakobsson J (2008) Children in day surgery: clinical practice and routines. The results from a nation-wide survey. Acta Anaesthesiol Scand 52: 821–828

Sjöling M, Nordahl G, Olofsson N, Asplund K (2003) The impact of preoperative information on state anxiety, postoperative pain and satisfaction with pain management. Patient Educ Couns 51: 169–176

Stamer U, Mpasios N, Maier C, Stuber F (2005 Jun 16) Postoperative analgesia in children – current practice in Germany. Eur J Pain 9: 555–560 von Baeyer CL (2006) Children's self-report of pain intensity: Scale selection, limitations and interpretations. Pain Res Manag 11: 157–162

von Baeyer CL, Spagrud LJ (2007) Systematic review of observational (behavioral) measures of pain for children and adolescents aged 3 to 18 years. Pain 127: 140–150

Zernikow B, Prager K, Henkel W, Bürk G, Schwegmann I, Andler W (2003) Praxis der Schmerztherapie an einer grossen deutschen Kinderklinik: Eine Mitarbeiterbefragung. Monatsschr Kinderheilkd 151: 844–853

25

Serviceteil

B. Zernikow (Hrsg.), *Schmerztherapie bei Kindern, Jugendlichen und jungen Erwachsenen*,
DOI 10.1007/978-3-662-45057-4, © Springer-Verlag Berlin Heidelberg 2015

Anhang

A1 Neonatal Infant Pain Scale (NIPS) – invasive Maßnahmen bei nichtbeatmeten Früh- und Neugeborenen

Die Neonatal Infant Pain Scale (NIPS) bildet die Reaktionen nichtbeatmeter Früh- und Neugeborener auf invasive Maßnahmen ab (❏ Tab. 1).

❏ **Tab. 1** Neonatal Infant Pain Scale (NIPS). (Deutsche Übersetzung; englische Version: Lawrence et al. 1993. Nachdruck mit freundlicher Genehmigung des Children's Hospital of Eastern Ontario, CHEO)

Punkte	0	1	2
Gesichtsausdruck	**Entspannte Muskeln:** ruhiges, friedliches Gesicht/neutraler Gesichtsausdruck	**Grimassieren:** angespannte Gesichtsmuskulatur, Kiefer, Kinn, gerunzelte Augenbrauen und Stirn	
Weinen/Schreien	**Kein Schreien:** ruhig, schreit nicht	**Wimmern:** leichtes Stöhnen, intermittierend	**Kraftvolles Schreien/Weinen:** lautes, ansteigendes Schreien, schrill, kontinuierlich
Atemmuster	**Entspannt:** normales Atemmuster für dieses Kind	**Veränderungen in der Atmung:** Dyspnoe, Tachypnoe, vermehrte Apnoen, unregelmäßige Atmung	
Arm- und Beinbewegung	**Entspannt/Verhalten:** keine muskuläre Steifheit, gelegentlich zufällige Arm- und Beinbewegungen	**Gebeugt/gestreckt:** angespannte Arme/Beine, starre und/oder schnelle Streckung/Beugung	
Wachheit/Aufmerksamkeit	**Schlafend/wach:** ruhig, friedlich schlafend oder wach, ruhig, aufmerksam	**Unruhig/irritiert:** wach, ruhelos, um sich schlagend, nicht zu beruhigen	

A2 Sedierungsbogen für beatmete Früh-, Neugeborene und Säuglinge

Den Sedierungsbogen für beatmete Früh-, Neugeborene und Säuglinge der Universitäts-Kinderklinik Köln zeigt ◘ Tab. 2.

◘ **Tab. 2** Sedierungsbogen für beatmete Früh-, Neugeborene und Säuglinge der Universitäts-Kinderklinik Köln. (Nachdruck mit freundlicher Genehmigung von Dr. S. Reiser-Hartwig, Universitäts-Kinderklinik Köln)

Name:		Geburtsdatum:		
Datum, Uhrzeit				
A **Motorik**				
B **Mimik**				
C **Augen öffnen**				
D **Beatmung**				
E **Absaugen**				
Summe				

Punkte	1	2	3	4	5
A **Motorik**	Keine Spontanbewegungen	Spontanbewegungen bei Schmerzreizen	Spontanbewegungen mit den Extremitäten	Spontane Massenbewegungen	Dauernde spontane Bewegungen, Unruhe
B **Mimik**	Keine Reaktionen	Grimassieren nur bei Schmerzreizen	Weint nur bei Schmerzreizen, beruhigt sich rasch wieder	Weint auch ohne Schmerzreize, beruhigt sich rasch	Weint, kaum zu beruhigen
C **Augen öffnen**	Kein Öffnen der Augen	Öffnen nur bei Schmerzreizen	Öffnen bei Manipulationen, schläft rasch wieder ein	Öffnet spontan die Augen, schläft nach kurzer Zeit wieder ein	Öffnet spontan die Augen, lange Zeit wach, schwitzt
D **Beatmung**		Keine Eigenatmung	Problemlose Eigenatmung voll synchronisiert	Apparative Beatmung durch Eigenatmung nicht gestört	Atmet gegen den Respirator, Tachypnoe
E **Absaugen**		Keine Reaktionen beim Absaugen	Zeigt allenfalls Grimassieren oder Bewegungen mit den Extremitäten	Kurzes Husten oder Würgen	Wehrt sich heftig, hustet stark, presst

– Minimal 3, maximal 25 Punkte

Bewertung:
– Zielbereich 8–14 Punkte!
– Zu schwach sediert >14 Punkte!
– Zu stark sediert < 8 Punkte!

A3 Kindliche Unbehagen- und Schmerzskala KUSS – postoperativer Schmerz bei nichtbeatmeten Kindern

- Die Skala (◘ Tab. 3) ist gültig für Neugeborene und Kleinkinder bis zum Ende des 4. Lebensjahres.
- Für jede Variable ist nur eine Aussage zulässig. Die **Dauer der Beobachtung** beträgt **15 s**. Es sind nur Daten aus dieser Zeit festzuhalten, auch wenn sich das Verhalten des Kindes danach ändert. Wiederholte Beobachtungen in festen zeitlichen Abständen sind aussagekräftiger als eine Einzelbeobachtung.
- Zu jeder Beobachtung gehört die Kontrolle des Wachheitsgrades. Ein schlafendes Kind hat keinen akuten analgetischen Therapiebedarf.
- Analgetischer Therapiebedarf beginnt mit 4 Punkten. Mit steigender Punktzahl nimmt seine Dringlichkeit zu.

◘ **Tab. 3** Kindliche Unbehagen- und Schmerzskala KUSS – postoperativer Schmerz bei nichtbeatmeten Kindern. (Nach Büttner 1998; Nachdruck mit freundlicher Genehmigung von PD Dr. med. W. Büttner, Ruhr-Universität Bochum)

Beobachtung	Bewertung	Punkte
Weinen	Gar nicht	0
	Stöhnen, Jammern, Wimmern	1
	Schreien	2
Gesichtsausdruck	Entspannt, lächelnd	0
	Mund verzerrt	1
	Mund und Augen grimassieren	2
Rumpfhaltung	Neutral	0
	Unstet	1
	Aufbäumen, Krümmen	2
Beinhaltung	Neutral	0
	Strampelnd, tretend	1
	An den Körper gezogen	2
Motorische Unruhe	Nicht vorhanden	0
	Mäßig	1
	Ruhelos	2

A4 Faces Pain Scale – Revised

Die Faces Pain Scale nach Hicks et al. (2001) zeigt ◘ Abb. 1.
Wählen Sie die Formulierung »wehtun« oder »schmerzen«, je nachdem, was zu dem jeweiligen Kind am besten zu passen scheint.

> Diese Gesichter zeigen, wie weh etwas tun kann (wie sehr etwas schmerzen kann). Dieses hier *[auf das Gesicht ganz links zeigen]* zeigt, dass es gar nicht wehtut (schmerzt). Die anderen Gesichter zeigen, dass es mehr und mehr wehtut (schmerzt) *[auf die Gesichter der Reihe nach zeigen]* bis hin zu diesem Gesicht. E zeigt, dass es ganz stark wehtut (schmerzt). Zeig mir mal das Gesicht, das am besten zeigt, wie sehr es dir (gerade) wehtut (wie stark deine Schmerzen [gerade] sind).

Vergeben Sie die Punkte 0, 2, 4, 6, 8 oder 10 für die Gesichter von links nach rechts, sodass »0« = »kein Schmerz« und »10« = »sehr starker Schmerz« bedeutet. Vermeiden Sie Worte wie »glücklich« und »traurig«. Ziel dieser Skala ist es zu messen, wie viel Schmerzen die Kinder haben und nicht, wie ihr Gesichtsausdruck ist.

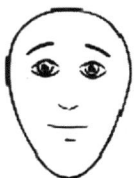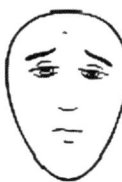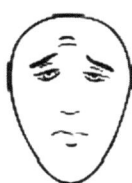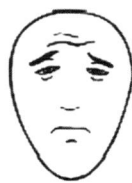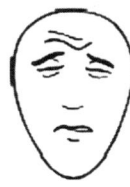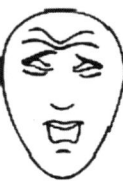

◘ **Abb. 1** Faces Pain Scale – Revised. (Nach Hicks et al. 2001. Nachdruck mit freundlicher Genehmigung der International Association for the Study of Pain→. Für weitere Informationen ▶ http://www.iasp-pain.org/)

A5   Kopfschmerztagebuch

Die ◘ Abb. 2 zeigt das Kopfschmerztagebuch des Deutschen Kinderschmerzzentrums, Vestische Kinder- und Jugendklinik Datteln.

Woche vom................. bis.............................	MONTAG	DIENSTAG	MITTWOCH
Hast Du heute etwas Besonderes erlebt? Wenn ja, war es etwas Schönes ☺ oder Unangenehmes? ☹ Was war es denn?	☐ Ja ☐ Nein ☐ ☺ ☐ ☹	☐ Ja ☐ Nein ☐ ☺ ☐ ☹	☐ Ja ☐ Nein ☐ ☺ ☐ ☹
Hattest Du heute Kopfschmerzen? Bei »Ja« weiter ausfüllen, bei »Nein« aufhören.	☐ Ja ☐ Nein, aufhören	☐ Ja ☐ Nein, aufhören	☐ Ja ☐ Nein, aufhören
Wie stark waren Deine Kopfschmerzen?	☐☐☐☐☐☐☐☐☐☐☐ 0 1 2 3 4 5 6 7 8 9 10	☐☐☐☐☐☐☐☐☐☐☐ 0 1 2 3 4 5 6 7 8 9 10	☐☐☐☐☐☐☐☐☐☐☐ 0 1 2 3 4 5 6 7 8 9 10
Wann hattest Du Kopfschmerzen? Kreuze alle Stundenkästchen an, an denen Du Kopfschmerzen hattest. Wenn Du ein Medikament genommen hast, mache um dieses Stundenkästchen einen Kreis.	0 1 2 3 4 5 6 7 8 9 10 11 12 13 14 15 16 17 18 19 20 21 22 23	0 1 2 3 4 5 6 7 8 9 10 11 12 13 14 15 16 17 18 19 20 21 22 23	0 1 2 3 4 5 6 7 8 9 10 11 12 13 14 15 16 17 18 19 20 21 22 23
Wurde Dein Kopfschmerz schlimmer, wenn Du Dich bewegt hast? (z.B. beim Treppen steigen, Hüpfen, Laufen)	☐ Ja ☐ Nein	☐ Ja ☐ Nein	☐ Ja ☐ Nein
Was war sonst noch?			
War Dir übel oder schlecht?	☐ Ja ☐ Nein	☐ Ja ☐ Nein	☐ Ja ☐ Nein
Musstest Du erbrechen?	☐ Ja ☐ Nein	☐ Ja ☐ Nein	☐ Ja ☐ Nein
Warst Du lichtempfindlich?	☐ Ja ☐ Nein	☐ Ja ☐ Nein	☐ Ja ☐ Nein
Warst Du geräuschempfindlich?	☐ Ja ☐ Nein	☐ Ja ☐ Nein	☐ Ja ☐ Nein
War Dir schwindelig?	☐ Ja ☐ Nein	☐ Ja ☐ Nein	☐ Ja ☐ Nein
Hattest Du Probleme beim Sehen?	☐ Ja ☐ Nein	☐ Ja ☐ Nein	☐ Ja ☐ Nein
War sonst noch etwas? Wenn ja, was?	☐ Ja ☐ Nein	☐ Ja ☐ Nein	☐ Ja ☐ Nein
Hast Du wegen der Kopfschmerzen ein Medikament genommen? Wenn ja, welches?	☐ Ja ☐ Nein	☐ Ja ☐ Nein	☐ Ja ☐ Nein
Wie gut hat es geholfen? Vergib bitte eine Schulnote.	Note 1-6:............	Note 1-6:............	Note 1-6:............
Was hast Du außerdem gemacht, als Du die Kopfschmerzen hattest? (z.B. Ablenkung, Spielen, Ausruhen)			
Wenn ja, wie gut hat das geholfen?	Note 1-6:............	Note 1-6:............	Note 1-6:............
Haben Dich die Kopfschmerzen vom Schulbesuch abgehalten?	☐ Ja ☐ Nein	☐ Ja ☐ Nein	☐ Ja ☐ Nein
Oder haben Dich die Kopfschmerzen von irgendetwas anderem abgehalten? (z.B. Hausaufgaben, Sport, Verabredung) Wenn ja, wovon?	☐ Ja ☐ Nein	☐ Ja ☐ Nein	☐ Ja ☐ Nein
Gab es heute noch etwas Besonderes bezüglich der Schmerzen? Wenn nein, dann: Toll, dass Du heute Dein Kopfschmerztagebuch ausgefüllt hast. Zur Belohnung darfst Du in dieses Feld malen, schreiben, stempeln oder kleben - ganz wie Du magst!	☐ Ja ☐ Nein	☐ Ja ☐ Nein	☐ Ja ☐ Nein

◘ **Abb. 2** Kopfschmerztagebuch des Deutschen Kinderschmerzzentrums, Vestische Kinder- und Jugendklinik Datteln. (© Prof. Dr. med. B. Zernikow)

DONNERSTAG	FREITAG	SAMSTAG	SONNTAG
☐ Ja ☐ Nein	☐ Ja ☐ Nein	☐ Ja ☐ Nein	☐ Ja ☐ Nein
☐ ☺ ☐ ☹	☐ ☺ ☐ ☹	☐ ☺ ☐ ☹	☐ ☺ ☐ ☹
☐ Ja ☐ Nein, aufhören	☐ Ja ☐ Nein, aufhören	☐ Ja ☐ Nein, aufhören	☐ Ja ☐ Nein, aufhören
0 1 2 3 4 5 6 7 8 9 10	0 1 2 3 4 5 6 7 8 9 10	0 1 2 3 4 5 6 7 8 9 10	0 1 2 3 4 5 6 7 8 9 10
0 1 2 3 4 5 6 7	0 1 2 3 4 5 6 7	0 1 2 3 4 5 6 7	0 1 2 3 4 5 6 7
8 9 10 11 12 13 14 15	8 9 10 11 12 13 14 15	8 9 10 11 12 13 14 15	8 9 10 11 12 13 14 15
16 17 18 19 20 21 22 23	16 17 18 19 20 21 22 23	16 17 18 19 20 21 22 23	16 17 18 19 20 21 22 23
☐ Ja ☐ Nein	☐ Ja ☐ Nein	☐ Ja ☐ Nein	☐ Ja ☐ Nein
☐ Ja ☐ Nein	☐ Ja ☐ Nein	☐ Ja ☐ Nein	☐ Ja ☐ Nein
☐ Ja ☐ Nein	☐ Ja ☐ Nein	☐ Ja ☐ Nein	☐ Ja ☐ Nein
☐ Ja ☐ Nein	☐ Ja ☐ Nein	☐ Ja ☐ Nein	☐ Ja ☐ Nein
☐ Ja ☐ Nein	☐ Ja ☐ Nein	☐ Ja ☐ Nein	☐ Ja ☐ Nein
☐ Ja ☐ Nein	☐ Ja ☐ Nein	☐ Ja ☐ Nein	☐ Ja ☐ Nein
☐ Ja ☐ Nein	☐ Ja ☐ Nein	☐ Ja ☐ Nein	☐ Ja ☐ Nein
☐ Ja ☐ Nein	☐ Ja ☐ Nein	☐ Ja ☐ Nein	☐ Ja ☐ Nein
☐ Ja ☐ Nein	☐ Ja ☐ Nein	☐ Ja ☐ Nein	☐ Ja ☐ Nein
Note 1-6:...............	Note 1-6:...............	Note 1-6:...............	Note 1-6:...............
Note 1-6:...............	Note 1-6:...............	Note 1-6:...............	Note 1-6:...............
☐ Ja ☐ Nein	☐ Ja ☐ Nein	☐ Ja ☐ Nein	☐ Ja ☐ Nein
☐ Ja ☐ Nein	☐ Ja ☐ Nein	☐ Ja ☐ Nein	☐ Ja ☐ Nein
☐ Ja ☐ Nein	☐ Ja ☐ Nein	☐ Ja ☐ Nein	☐ Ja ☐ Nein

◘ **Abb. 2** Fortsetzung

A6 Paediatric Pain Profile (PPP)

Das Paediatric Pain Profile nach Hunt et al. (2004) ist in ◘ Tab. 4 dargestellt.

◘ **Tab. 4**   Paediatric Pain Profile. (© 2003 Paediatric Pain Profile. Abdruck mit Genehmigung des Institute of Child Health/University College, London and the Royal College of Nursing Institute. Der PPP befindet sich im Original unter folgender Internetadresse: ▶ http://www.ppprofile.org.uk/)

Paediatric Pain Profile (PPP), Kinderschmerzprofil – fortlaufende Einschätzung

1. Bitte markieren Sie bei jeder Aussage die Zahl (**der entsprechenden Antwortmöglichkeit**), die das Verhalten Ihres Kindes während des Zeitraums, den Sie beurteilen, am besten beschreibt.
2. Wenn Sie eine Aussage nicht beurteilen können, weil die Tätigkeit – z. B. »essen« oder »berührt werden« – in dem zu beurteilenden Zeitraum nicht stattfand, kreuzen Sie bitte das Feld »nicht einschätzbar« an und bewerten die Aussage mit 0.

3. Übertragen Sie die Zahlen, die Sie umkreist haben, in die Spalte »Punkte«.
4. Addieren Sie die Zahlen in der Spalte »Punkte«, um einen Gesamtwert zu erhalten.
5. Übertragen Sie dann den Gesamtwert auf das Auswertungsblatt.

In den letzten Stunden (z. B. 3 h)............................. Name (z. B. Matthias)	Überhaupt nicht	Ein wenig	Ziemlich (oft)	Sehr (häufig)	Nicht einschätzbar	Punkte
War fröhlich	3	2	1	0	0	
War gesellig oder reagierte auf Kontakt	3	2	1	0	0	
Schien zurückgezogen oder niedergeschlagen	0	1	2	3	0	
Weinte/jammerte/stöhnte/schrie oder wimmerte	0	1	2	3	0	
War schwer zu trösten oder zu ermutigen	0	1	2	3	0	
Zeigte selbstverletzendes Verhalten, z. B. biss sich oder schlug mit dem Kopf	0	1	2	3	0	
Aß widerwillig/war schwer zu füttern	0	1	2	3	0	
Hatte einen unruhigen Schlaf	0	1	2	3	0	
Verzog das Gesicht/verdrehte den Kopf oder die Augen	0	1	2	3	0	
Blickte finster/runzelte die Stirn/sah gequält/besorgt aus	0	1	2	3	0	
Sah ängstlich aus (mit weit geöffneten Augen)	0	1	2	3	0	
Knirschte mit den Zähnen oder machte Mundbewegungen	0	1	2	3	0	
War ruhelos/unruhig oder unglücklich	0	1	2	3	0	
War angespannt, versteifte oder verkrampfte	0	1	2	3	0	
Beugte die Beine nach innen oder zog sie hoch zur Brust	0	1	2	3	0	
Zeigte Neigung, bestimmte Körperregionen anzufassen oder zu reiben	0	1	2	3	0	
Sträubte sich dagegen, bewegt zu werden	0	1	2	3	0	
Entwand sich bei Berührung oder wich zurück	0	1	2	3	0	
Drehte sich weg/schüttelte den Kopf/wand oder krümmte sich	0	1	2	3	0	
Machte unwillkürliche oder stereotype Bewegungen/war schreckhaft/aufgeschreckt oder hatte Krampfanfälle	0	1	2	3	0	
Gesamt						

A7 Non-communicating Children's Pain Checklist (NCCPC)

Die Non-communicating Children's Pain Checklist (NCCPC) nach Breau et al. (2001) ist in ◻ Abb. 3 dargestellt.

Name d. Kindes:				Beobachterin:					
Geburtsdatum:		Datum der Beobachtung:				Zeit: Start		Stop	

Schmerz-Checkliste für nich-kommunizierende Kinder – Revidierte Fassung (NCCPC-R)
Wie viele Male **in den letzten zwei Stunden** hat das Kind folgendes Verhalten gezeigt? Die Einstufung soll **nicht auf dem typischen Verhalten basieren** oder in Beziehung zu dem vorgenommen werden, was es normalerweise tut. Bitte kreisen Sie pro Zeile eine Zahl ein. Falls ein Punkt nicht anwendbar ist, d.h. ein Kind **grundsätzlich nicht fähig ist**, ein Verhalten oder einen Ausdruck von sich aus zu zeigen (z.B. das Kind isst keine feste Nahrung oder kann nicht greifen), oder **grundsätzlich nicht bekannt ist**, ob dieses Verhalten vom Kind überhaupt gezeigt werden kann, markieren Sie für diesen Punkt 'nicht beurteilbar' (NB).

0 = nicht vorhanden	1 = nur ein wenig	2 = ziemlich oft	3 = sehr oft	NB = nicht beurteibar

Verbal — Total

1. Stöhnen, jammern, wimmern (ziemlich leise)	0	1	2	3	NB
2. Weinen (mäßig laut)	0	1	2	3	NB
3. Schreien, brüllen (sehr laut)	0	1	2	3	NB
4. Bestimmter Laut oder Ausdruck für Schmerz (z.B. Wort, Schrei od. Art von Lachen)	0	1	2	3	NB

Beziehung / Kontakt — Total

5. unkooperativ, griesgrämig, gereizt, unzufrieden	0	1	2	3	NB
6. Weniger Kontakt zu anderen, zurückgezogen	0	1	2	3	NB
7. Sucht Trost oder körperliche Nähe	0	1	2	3	NB
8. Schwer ablenkbar, kann nicht zufrieden gestellt oder beruhigt werden	0	1	2	3	NB

Gesichtsausdruck — Total

9. Stimrunzeln	0	1	2	3	NB
10. Augenbewegung, beinhaltet: Zusammenkneifen, weit geöffnet, Verdrehen	0	1	2	3	NB
11. Mundwinkel nach unten ziehen, lächelt nicht	0	1	2	3	NB
12. Lippen: schmollen, zusammenpressen, zittern	0	1	2	3	NB
13. Zähneklappern oder Zähneknirschen, Kaubewegungen oder Zunge herausstrecken	0	1	2	3	NB

Aktivität — Total

14. Bewegungslos, weniger aktiv, ruhig	0	1	2	3	NB
15. Herumzappeln, erregt, sehr unruhig	0	1	2	3	NB

Haltung, Körper und Extremitäten — Total

16. Schlaff	0	1	2	3	NB
17. Steif, spastisch, angespannt, starr	0	1	2	3	NB
18. Herumfuchteln oder einen schmerzenden Körperteil berühren	0	1	2	3	NB
19. Schützt, bevorzugt oder schont schmerzhafte Stelle	0	1	2	3	NB
20. Reflexartiges Wegziehen oder bewegt Körperteil weg, reagiert empfindlich auf Berührung	0	1	2	3	NB
21. Den Körper in einer bestimmten Art bewegen, um Schmerz anzuzeigen (z.B. Kopf zurückwerfen, Arme hängen lassen, Knie anziehen etc.)	0	1	2	3	NB

Physiologische Zeichen — Total

22. Schlottern, zittern	0	1	2	3	NB
23. Veränderte Hautfarbe, Blässe	0	1	2	3	NB
24. Schwitzen, Ausdünstung	0	1	2	3	NB
25. Tränen	0	1	2	3	NB
26. Scharfes Einatmen, nach Luft schnappen	0	1	2	3	NB
27. Atem anhalten	0	1	2	3	NB

◻ **Abb. 3** Non-communicating Children's Pain Checklist (NCCPC). (© NCCPC-R: Breau et al. 2001; deutsche Übersetzung: © Kleinknecht 2007)

A8   FLACC – Revised

Die FLACC-Skala nach Merkel et al. (1997) ist in ◘ Tab. 5 dargestellt. Zusätzliche Bewertungen für Kinder mit psychomotorischer Retardierung sind nach Malviya et al. (2006) in eckigen Klammern eingefügt worden.

◘ **Tab. 5**   FLACC – Revised. (Nach Merkel et al. 1997 und Malviya et al. 2006. Abdruck mit freundlicher Genehmigung: © 2002, The Regents of the University of Michigan)

Beobachtung	Beschreibung	Punktwert
Gesicht Face	Kein besonderer Gesichtsausdruck oder Lächeln	0
	Gelegentliches Grimassieren/Stirnrunzeln; zurückgezogen oder desinteressiert [erscheint traurig oder besorgt]	1
	Permanentes Grimassieren oder Stirnrunzeln; häufiges Kinnzittern; angespannter Kiefer [angespannt schauendes Gesicht, Gesichtsausdruck von Angst und Panik]	2
Beine Legs	Normale entspannte Position der Beine [normale Anspannung und Bewegung der Beine]	0
	Unruhig, angespannt, ruhelos [gelegentliche Zuckungen, Tremor]	1
	Beinestrampeln, Beine angezogen [Anstieg spastischer Bewegungen, permanenter Tremor oder Zuckungen]	2
Aktivität Activity	Stilles Liegen, normale Position, bewegt sich leicht/problemlos [regelmäßige, rhythmische Atmung]	0
	Sich Drehen und Wenden, schaukelnde Bewegungen [angespannte und vorsichtige Bewegungen, mäßig agitiert (z. B. Kopfbewegungen vor und zurück), oberflächliche, kurze Atmung, gelegentliches Seufzen]	1
	Sich Krümmen, steife, zuckende Bewegungen [starkes Agitieren, Kopfschlagen; Zittern (keine Starre); Atem anhalten, Keuchen oder scharfes Einatmen, sehr oberflächliche, kurze Atmung]	2
Weinen Cry	Kein Weinen oder Verbalisieren	0
	Stöhnt und jammert; gelegentliches Klagen [gelegentlicher verbaler Ausbruch, permanentes Grunzen]	1
	Kontinuierliches Weinen, Schreien oder Schluchzen, häufiges Klagen [wiederholte Ausbrüche, permanentes Grunzen]	2
Trösten/ Beruhigung Consolability	Zufrieden und entspannt	0
	Beruhigt sich durch gelegentliche Berührungen, Umarmungen oder Ansprechen; ablenkbar	1
	Schwer zu trösten oder zu beruhigen [schiebt Bezugsperson/Betreuer weg, wehrt sich gegen Versorgung oder Beruhigungsversuche]	2
Summe:		

Literatur

Breau LM, Camfield C, McGrath PJ, Rosmus C, Finley GA (2001) Measuring pain accurately in children with cognitive impairments: refinement of a caregiver scale. J Pediatrics 138(5): 721–727

Büttner W (1998) Die Erfassung des postoperativen Schmerzes beim Kleinkind. Arcis, München

Hicks CL, von Baeyer CL, Spafford PA, van Korlaar I, Goodenough B (2001) The Faces Pain Scale - Revised: Toward a common metric in pediatric pain measurement. Pain 93: 173–183

Hunt A, Goldman A, Seers K (2004) Clinical validation of the paediatric pain profile. Develop Med Child Neurol 46(1): 9–18

Kleinknecht M (2007) Reliabilität und Validität der deutschsprachigen »NCCPC-R«. Eine Pilotstudie zu den psychometrischen Eigenschaften eines Schmerzmessinstrumentes bei kognitiv beeinträchtigten Kindern und Jugendlichen. Pflege 20(2): 93–102

Lawrence J, Alcock D, McGrath PJ, Kay J, MacMurray SB, Dulberg C (1993) The development of a tool to assess neonatal pain. Neonatal Network 12: 59–66

Malviya S, Voepel-Lewis T, Burke C, Merkel S, Tait AR (2006) The revised FLACC observational pain tool: improved reliability and validity for pain assessment in children with cognitive impairment. Paediatr Anaesth 16(3): 258–265

Merkel SI, Voepel-Lewis T, Shayevitz JR, Malviya S (1997) The FLACC: A behavioral scale for scoring postoperative pain in young children. Pediatr Nurs 23: 293–297

Stichwortverzeichnis

Printing: Ten Brink, Meppel, The Netherlands
Binding: Ten Brink, Meppel, The Netherlands